Wolfgang J. Kox
Claudia D. Spies (Hrsg.)

Check-up Anästhesiologie

2. Auflage

Wolfgang J. Kox
Claudia D. Spies (Hrsg.)

Check-up Anästhesiologie

Standards Anästhesie – Intensivmedizin – Schmerztherapie – Notfallmedizin

2., erweiterte und aktualisierte Auflage

Mit 35 Abbildungen

Unter Mitarbeit von M. Kastrup

Mit Beiträgen von
K. Arden, K. Bäsell, S. Beholz, J. Birnbaum, A. Bloch, J.-P. Braun, I. Correns, U. Döpfmer, I. Dornberger, K. Duvenek, V. Eggers, A. Foer, G. Fritz, T. Fritzsche, U. B. Göbel, B. Graf, J. Große, E. Halle, U. Hartmann, M. Hensel, U. Kaisers, M. Kastrup, H. Kern, M. Kessler, D. Krahne, D. Krausch, Ch. Lehmann, T. Machholz, C. Mangler, S. Marz, B. Rehberg-Klug, A. Reißhauer, U. Rohr, I. Rundshagen, M. Sander, M.R.F. Schenk, T. Schröder, C. Spies, K. Stangl, H.A. Urnauer, O. Vargas Hein, T. Volk, V. von Dossow, Ch. von Heymann, H. Wauer, J. Weber, S. Zenker

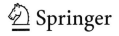

Professor Dr. Dr. Wolfgang J. Kox
Ärztlicher Direktor und Vorstandsvorsitzender
Universitätsklinikum Münster
Domagkstr. 5
48149 Münster

Professor Dr. Claudia D. Spies
Kommissarische Klinikdirektorin
Klinik für Anästhesiologie und operative Intensivmedizin
Campus Charité Mitte
Charité Universitätsmedizin – Berlin
Schumannstr. 20–21
10098 Berlin
sop@charite.de

ISBN 3-540-23093-9
2. Aufl. Springer Medizin Verlag Heidelberg
ISBN 3-540-43651-0 1. Auflage Springer-Verlag Berlin Heidelberg New York

Bibliografische Information Der Deutschen Bibliothek
Die Deutsche Bibliothek verzeichnet diese Publikation in der Deutschen Nationalbibliografie;
detaillierte bibliografische Daten sind im Internet über <http://dnb.ddb.de> abrufbar.

Dieses Werk ist urheberrechtlich geschützt. Die dadurch begründeten Rechte, insbesondere die der Übersetzung, des Nachdrucks, des Vortrags, der Entnahme von Abbildungen und Tabellen, der Funksendung, der Mikroverfilmung oder der Vervielfältigung auf anderen Wegen und der Speicherung in Datenverarbeitungsanlagen, bleiben, auch bei nur auszugsweiser Verwertung, vorbehalten. Eine Vervielfältigung dieses Werkes oder von Teilen dieses Werkes ist auch im Einzelfall nur in den Grenzen der gesetzlichen Bestimmungen des Urheberrechtsgesetzes der Bundesrepublik Deutschland vom 9. September 1965 in der jeweils geltenden Fassung zulässig. Sie ist grundsätzlich vergütungspflichtig. Zuwiderhandlungen unterliegen den Strafbestimmungen des Urheberrechtsgesetzes.

Springer Medizin Verlag.
Ein Unternehmen von Springer Science+Business Media

springer.de

© Springer Medizin Verlag Heidelberg 2003, 2005
Printed in Germany

Die Wiedergabe von Gebrauchsnamen, Handelsnamen, Warenbezeichnungen usw. in diesem Werk berechtigt auch ohne besondere Kennzeichnung nicht zu der Annahme, dass solche Namen im Sinne der Warenzeichen- und Markenschutz-Gesetzgebung als frei zu betrachten wären und daher von jedermann benutzt werden dürften.

Produkthaftung: Für Angaben über Dosierungsanweisungen und Applikationsformen kann vom Verlag keine Gewähr übernommen werden. Derartige Angaben müssen vom jeweiligen Anwender im Einzelfall anhand anderer Literaturstellen auf ihre Richtigkeit überprüft werden.

Planung: Ulrike Hartmann, Heidelberg
Projektmanagement: Gisela Schmitt, Heidelberg
Copy-Editing: Michaela Mallwitz, Tairnbach
Design: deblik Berlin
Satz: K + V Fotosatz, Beerfelden
Druck: Stürtz GmbH, Würzburg
SPIN 1096 1216

Gedruckt auf säurefreiem Papier   22/2122 – 5 4 3 2 1 0

Vorwort für die 2. Auflage

In Ihren Händen halten Sie die zweite überarbeitete und erweiterte Auflage des Buches „Check-up Anästhesiologie".

Die erste Auflage des Buches ist vergriffen. Daher, aber auch wegen der raschen Entwicklung von wissenschaftlichen Erkenntnissen und Technologien ist eine zweite Auflage notwendig geworden. Die erste Auflage dieses Buches scheint eine Lücke auf dem Markt gefüllt zu haben und das kurze und knappe Format ist bei der Leserschaft sehr gut angekommen. Das Buch und jeder Standard ist auf seine Aktualität hin überprüft und überarbeitet worden. Der kurze Zeitraum von 2 Jahren zwischen den Auflagen zeigt die Notwendigkeit, dass auch bewährte Standards und Techniken regelmäßig auf ihre Aktualität hin überprüft werden müssen. Die Einführung neuer Medikamente, das Wissen, welches durch neue Studien gewonnen wurde, und die Einführung neuer Technologien zwingt jeden, in regelmäßigen Abständen sein Handeln kritisch zu überprüfen. Diese Überprüfung bezieht sich nicht nur auf die wissenschaftliche Aktualität der Standards sondern auch auf die praktische Umsetzung vor Ort, anhand der lokalen Gegebenheiten. In unserer eigenen Klinik konnten wir bei einer stichpunktartigen Kontrolle feststellen, dass in unserer Abteilung für ca. 80% der Eingriffe Standards vorliegen. Diese Standards werden zu 75% voll eingehalten. Es kann notwendig sein, bei der zunehmenden Schwere der Vorerkrankungen der Patienten von dem allgemeinen Standard abzuweichen. Zu rigides Vorgehen kann in manchen Fällen den Weg zur besseren Versorgung der Patienten versperren. Es sollte jedoch immer versucht werden, die Abweichung vom Standard zu begründen. Nur so lässt sich bei einer Auswertung die Qualität der vorhandenen Standards überprüfen. Die kontinuierliche Überprüfung der Standards zeigt, ob gegen bestimmte Standards häufig verstoßen wird und ob eventuell Anpassungen oder Änderungen notwendig sind. Diese Änderungen aus unserer Klinik sind in die neue Auflage dieses Buches eingeflossen.

Die Notwendigkeit von Änderungen wird aber nicht nur durch die Kontrolle der Einhaltung erzielt. Auch die vielen Anregungen aus der Leserschaft sowie aus der eigenen Klinik haben zu einer regen Diskussion intern geführt und den Autoren gezeigt, wo Änderungen vorgenommen werden müssen. Initial haben viele Kollegen Angst vor einer „Standardisierung" ihrer gewohnten Tätigkeit geäußert. Später haben diese Kollegen jedoch gesehen, was für eine große Hilfe im klinischen Alltag die Verwendung von Standards sind. Da diese regelmäßig überarbeitet und die Ideen von allen Mitarbeitern bei der Weiterentwicklung berücksichtigt werden, konnten sie sich aktiv an den praktischen Vorgehensweisen in der Klinik mit einbringen. Dieses hat die Motivation der Mitarbeiter gefördert und so haben sich unsere lokalen Standards als wertvolles Instrument für eine qualitativ hochwertige Patientenversorgung erwiesen.

Wie aus zahlreichen Rückmeldungen von Seiten der Leserschaft zu entnehmen war, hat dieses Buch in vielen Abteilungen in Deutschland eine kritische Diskussion über das eigene praktische Vorgehen im Alltag bewirkt. Dieses war eine unserer Absichten und hat uns sehr gefreut. Wir möchten noch einmal explizit darauf hinweisen, dass lokale Standards niemals allgemeine Gültigkeit besitzen. Unsere lokalen Standards können dazu dienen, Ihre eigenen Standards mit Ihrer Praxiserfahrung und mit Ihren eigenen lokalen Bedürfnissen zum Wohle Ihrer Patienten zu entwickeln.

Unter zunehmendem ökonomischem Druck zeichnen sich weitere positive Effekte durch die Integration von Standards ab. Im klinischen Alltag ist es wenig sinnvoll, dass jede Abteilung eines Krankenhauses für sich wirtschaftet. Es kommt auf das wirtschaftliche Gesamtergebnis an. Dieses impliziert die Einführung von komplexen interdisziplinären Behandlungspfaden. Die Anästhesie ist ein Baustein in einem solchen Behandlungspfad. Allerdings können im Rahmen der Narkose – zum Beispiel durch die Anwendung von Regionalverfahren und der anschließenden postoperativen Behandlung der Patienten – solche Pfade maßgeblich beeinflusst werden. In diesem Sinne ist prozessorientiertes Denken gefragt. Durch eine intensive interdisziplinäre Zusammenarbeit lässt sich eine verbesserte Patientenbehandlung implementieren mit der Konsequenz der geringeren Komplikationen und der verkürzten Krankenhausverweildauer, wie dies bei den so genannten Fast-Track Verfahren nachgewiesen werden konnte.

Angemessene und transparente Vorgehensweise kann die Zusammenarbeit mit den Chirurgen verbessern, die so auch einen Blick für die Tätigkeiten hinter dem Tuch bekommen können. Somit konnte unser Buch auch Verständnis für die Vielschichtigkeit der Anästhesie bei den operativ tätigen Kollegen wecken. Dieses interdisziplinäre Management ist für das optimale Wohlbefinden der Patienten von grundlegender Bedeutung.

Inzwischen haben zahlreiche Abteilungen unsere Vorlagen zum Anlass genommen, eigene, an die lokalen Gegebenheiten angepasste Standards zu entwickeln. Wir hoffen, dass dieses Buch eine nützliche und hilfreiche Grundlage für die Erarbeitung eigener Standards gewesen ist. Auch wir haben viele Rückmeldungen in die Überarbeitung und nach interner Diskussion in unsere praktische Arbeit einfließen lassen. Wir hoffen, dass die Diskussion weiter so lebhaft wie bisher geführt wird und wir Ihren hohen Erwartungen weiterhin entsprechen können.

Am Format und am Layout hat sich nichts wesentliches verändert. Die Darstellungen sind in der gewohnten Art und Weise sehr knapp und anschaulich gehalten worden. Das Werk soll weiterhin ein täglicher Begleiter für die praktische tägliche Routinearbeit bleiben.

Die zunehmende Komplexität des klinischen Alltags hat uns bewogen, die bewährte Art der Darstellung, im Gegensatz zu einem ausführlichen Lehrbuch, beizubehalten.

Der Dank der Herausgeber richtet sich an unsere Kollegen, die alle Kapitel nochmals gründlich überarbeitet haben. Wir danken auch dem Springer-Verlag für die hervorragende praktische Unterstützung bei der 2. Auflage.

Wir hoffen, dass das Buch weiterhin so gut angenommen wird wie bisher, und sind schon gespannt auf die Kommentare aus der Leserschaft. Das Buch lebt nicht zuletzt von Ihren Kommentaren.

Prof. Dr. Dr. W. J. Kox   Prof. Dr. C. D. Spies

Inhaltsverzeichnis

Autorenverzeichnis XV
Abkürzungen XVII

A Anästhesie 1

B Intensivmedizin 377

C Schmerztherapie 543

D Notfallmedizin 595

Stichwortverzeichnis 657

Inhaltsverzeichnis

Teil A
Standards in der Anästhesiologie

A-1	Allgemeiner Teil	3
A-1.1	Narkosevorbereitung: Prämedikation	4
	C. Mangler, B. Rehberg-Klug	
A-1.2	Präoperative Untersuchungen und Konsile	4
	C. Mangler, B. Rehberg-Klug	
A-1.3	Anordnung von Medikamenten zur Prämedikation; Flüssigkeits- und Nahrungskarenz, perioperative Stressprophylaxe bei Nebennierenrindensuppression	5
	C. Mangler, M. Kastrup, C. Spies	
A-1.4	Indikationen, Kontraindikationen und Durchführung einer perioperativen β-Blockade	6
	B. Rehberg-Klug	
A-1.5	Prämedikation und intraoperatives Management bei Diabetes mellitus	7
	B. Rehberg-Klug	
A-1.6	Der anästhesiologische Arbeitsplatz	9
	M. Kastrup	
A-1.7	Monitoring	10
	M. Kastrup	
A-1.8	Intubationsnarkose	10
	M. Kastrup	
A-1.9	Maskennarkose unter Spontanatmung ..	12
	M. Kastrup	
A-1.10	Ileuseinleitung (»Rapid Sequence Induction«)	13
	M. Kastrup	
A-1.11	Fiberoptische Intubation	14
	K. Bäsell, C. Lehmann	
A-1.12	Erschwerte Intubation/schwieriger Atemweg	15
	M. Kastrup, T. Volk	
A-1.13	Überwachung im Aufwachraum	18
	M. Kastrup	
A-1.14	Postoperative Übelkeit und Erbrechen (PONV =»Post-Operative Nausea and Vomiting«)	18
	M. Kastrup, T. Schröder	
A-1.15	Zentrales anticholinerges Syndrom (ZAS) .	19
	M. Kastrup	
A-1.16	Spinalanästhesie	20
	M. Kastrup, T. Volk	
A-1.17	Periduralanästhesie/kombinierte Spinal-/ Epiduralanästhesie	21
	M. Kastrup, T. Volk	
A-1.18	Kaudalanästhesie bei Kindern (Single-Shot- und Kathetertechnik)	25
	I. Correns, M. Kastrup, C. Spies	
A-1.19	Periphere Leitungsblockaden	26
	M. Kastrup, T. Volk	
A-1.20	Arterielle Druckmessung und versehentliche intraarterielle Injektion	30
	M. Kastrup	
A-1.21	Zentraler Venenkatheter	31
	M. Kastrup	
A-1.22	Pulmonaliskatheter (PAK)	32
	M. Kastrup	
A-1.23	Transösophageale Echokardiographie (TEE)	33
	J. Große	
A-1.24	Anästhesie für ambulante Operationen bzw. Tageschirurgie	38
	B. Rehberg-Klug, T. Machholz	
A-2	**Standards in der Allgemeinchirurgie** ...	41
	A. Bloch, C. Spies	
A-2.1	Operationen im Analbereich	42
A-2.2	Cholezystektomie, Appendektomie (laparoskopisch oder konventionell)	44
A-2.3	Fundoplikatio	46
A-2.4	Gastrektomie	48
A-2.5	»Gastric Banding« (laparoskopisch) bei Adipositas permagna	50
A-2.6	Fast-track-Kolonchirurgie (laparoskopisch oder konventionell)	52
A-2.7	Leberteilresektion	54
A-2.8	Ösophagusresektion	56
A-2.9	Operationen am Pankreas	58
A-2.10	Leistenhernienreparation	60
A-2.11	Narbenhernienreparation (Netzimplantation)	62
A-2.12	Operationen der Schilddrüse	64
A-3	**Standards in der Gefäßchirurgie**	67
	T. Fritzsche	
A-3.1	Amputationen	68
A-3.2	Operationen bei Bauchaortenaneurysma .	70
A-3.3	Karotisoperationen	74
A-3.4	PAVK – periphere Bypässe/Thrombektomie	76
A-3.5	Operationen zur Anlage eines Dialyseshunts	78
A-3.6	Varikosis – Varizenstripping	80

Inhaltsverzeichnis

A-4	Standards in der Thoraxchirurgie	83
	I. Rundshagen, V. von Dossow, A. Bloch, C. Spies	
A-4.1	Mediastinoskopie	84
A-4.2	Thorakoskopische Operationen	86
A-4.3	Thorakotomie	88
A-4.4	Thymektomie (thorakoskopisch)	90
A-5	Standards in der Mammachirurgie	93
A-6	Standards in der Herzchirurgie	95
A-6.1	CABG (»Coronary Artery Bypass Grafting«) bei koronarer Herzkrankheit	96
	J. P. Braun, T. Große, U. Döpfmer, H. Kern	
A-6.2	»Off-Pump CABG« (OPCAB)	100
	J. P. Braun, T. Große, U. Döpfmer, H. Kern	
A-6.3	Aortenklappenersatz (AKE)	104
	J. P. Braun, T. Große, U. Döpfmer, H. Kern	
A-6.4	Mitralklappenrekonstruktion/-ersatz (MKR/MKE)	108
	J. P. Braun, T. Große, U. Döpfmer, H. Kern	
A-6.5	Kinderherzchirurgische Eingriffe	112
	J. P. Braun, T. Große, U. Döpfmer, H. Kern	
A-6.6	Extrakorporale Zirkulation	119
	M. Kessler, S. Beholz	
A-7	Standards in der Neurochirurgie	133
	B. Rehberg-Klug, G. Fritz	
A-7.1	Allgemeine Hinweise zur Neuroanästhesie	134
A-7.2	Arterielles Aneurysmaclipping/Gefäßmissbildungen	136
A-7.3	Aneurysmen oder arteriovenöse Fehlbildungen	140
A-7.4	Chronisch subdurale Hämatome	142
A-7.5	Hydrozephalus: ventrikuloabdominaler oder ventrikuloatrialer Shunt	144
A-7.6	Intrakranielle Blutung, akutes subdurales oder epidurales Hämatom	146
A-7.7	Eingriffe in sitzender Position	150
A-7.8	Wachkraniotomie	154
A-7.9	Besonderheiten bei epilepsiechirurgischen Eingriffen	157
A-7.10	Besonderheiten bei Trepanationen bei Kindern	158
A-8	Standards in der Kinderchirurgie	159
	I. Correns, C. Spies	
A-8.1	Analatresie	160
A-8.2	Hypospadie	162
A-8.3	Leistenhernie beim Frühgeborenen	164
A-8.4	Malrotation/Volvulus	166
A-8.5	Mekoniumileus	168
A-8.6	Nekrotisierende Enterokolitis	170
A-8.7	Ösophagusatresie	172
A-8.8	Omphalozele/Gastroschisis	176
A-8.9	Pylorusstenose	178
A-8.10	Zirkumzision, Hydrozele, Orchidopexie	180
A-8.11	Zwerchfellhernie	182
A-8.12	Zystoskopie bei Kindern	184
A-9	Standards für HNO-Eingriffe	187
	K. Bäsell, C. Lehmann, T. Volk	
A-9.1	Allgemeine Vorbemerkungen	188
A-9.2	Abszesstonsillektomie	190
A-9.3	Akute Blutung im HNO-Bereich	192
A-9.4	Adenotomie, Tonsillektomie, Paukenhöhlenpunktion	194
A-9.5	Operationen an den Nasennebenhöhlen	196
A-9.6	Laryngoskopie, Panendoskopie, Mikrolarynxchirurgie	198
A-9.7	Uvulopalatopharyngoplastik (UPPP)	202
A-9.8	Nasen-Rachen-Fibrom	204
A-9.9	Ohroperationen	206
A-9.10	Stenteinlage	208
A-9.11	Tumoroperationen mit Tracheotomie und/oder plastische Deckung mit Lappen	212
A-9.12	Tumoroperationen (ohne Tracheotomie, ohne plastische Deckung mit Lappen)	216
A-9.13	Tracheotomie	220
A-10	Anästhesie in der Augenheilkunde	223
	I. Dornberger, M. Kastrup	
A-10.1	Allgemeine Vorbemerkungen	224
A-10.2	Glaukom (grüner Star)	228
A-10.3	Kataraktoperation (grauer Star)	230
A-10.4	Keratoplastik (Hornhauttransplantation)	232
A-10.5	Eingriffe bei Kindern in der Augenheilkunde	234
A-10.6	Netzhautablösung (Amotio/Ablatio retinae)	236
A-10.7	Versorgung von perforierenden Augenverletzungen	238
A-10.8	Pars-Plana-Vitrektomie (PPV)	240
A-10.9	Schieloperation (operative Strabismuskorrektur)	242
A-11	Standards in der Orthopädie und Traumatologie	245
	T. Volk	
A-11.1	Hallux	246
A-11.2	Totale Endoprothese des Hüftgelenkes	248
A-11.3	Hüft-TEP-Wechsel	252
A-11.4	Kniegelenkarthroskopie	254
A-11.5	Kniegelenkersatz	256
A-11.6	Kreuzbandplastik	260
A-11.7	Gelenkluxationen	264
A-11.8	Nucleus-pulposus-Prolaps	266

A-11.9	Eingriffe an der Schulter	268
A-11.10	Operationen am Sprunggelenk	270
A-11.11	Korrekturoperationen bei Trichter- oder Kielbrust	272
A-11.12	Eingriffe am Unterarm oder der Hand	274
A-11.13	Frakturen im Bereich der unteren Extremitäten	276
A-11.14	Operationen an der Wirbelsäule	280
A-12	**Standards in der Gynäkologie**	**283**
	C. Mangler, B. Rehberg-Klug	
A-12.1	Große abdominelle Eingriffe bei Karzinomen	284
A-12.2	Kleine gynäkologische Operationen	288
A-12.3	Laparoskopische Eingriffe in der Gynäkologie	290
A-12.4	Eingriffe bei Myom des Uterus	292
A-12.5	Urogynäkologische Eingriffe	294
A-12.6	Größere Mamma-Operationen	296
A-12.7	Mamma-PE: diagnostische Entnahme, Lumpektomie	298
A-13	**Standards in der Geburtshilfe**	**301**
	M. Schenk	
A-13.1	Vorbemerkungen	302
A-13.2	Austastung/Nachtastung	304
A-13.3	Cerclage/FTMV (frühzeitiger totaler Muttermundsverschluss)	306
A-13.4	Forceps	308
A-13.5	Geburtshilfliche PDA/CSE	310
A-13.6	Geburtsverletzungen	314
A-13.7	Manuelle Plazentalösung in der Geburtshilfe	316
A-13.8	Notfall-Sectio (Cito-Sectio)	318
A-13.9	Sectio: elektiv und eilig	322
A-13.10	Schwangerschaftsabbruch	326
A-13.12	Stand-by für äußere Wendung und Vakuumextraktion	330
A-14	**Standards in der Urologie**	**331**
	C. Mangler	
A-14.1	Endourologische Eingriffe	332
A-14.2	Harnsteinleiden	336
A-14.3	Kleine urologische Eingriffe	338
A-14.4	Laparoskopische Eingriffe in der Urologie	340
A-14.5	Urologische Karzinomchirurgie und andere offene urologische Operationen	344
A-14.6	Nierentransplantationen	348
A-14.7	Lebendnierenspenden	350
A-15	**Anästhesieleistungen bei diagnostischen und therapeutischen Maßnahmen in Sonderbereichen**	**353**
	J. Birnbaum, S. Marz	
A-15.1	Kardiologie	356
A-15.2	Interventionelle Radiologie	360
A-15.3	Radiologische Diagnostik	364
A-15.4	Hals-Nasen-Ohren-Heilkunde	366
A-15.5	Strahlentherapie	368
A-15.6	Endoskopie	372
A-15.7	Psychiatrie	374

Teil B
Standards in der Intensivmedizin

B-1	**Allgemeine Standards bei postoperativen Patienten**	**379**
B-1.1	Dokumentation	380
	D. Krausch	
B-1.2	Patientenübergabe und -transport	382
	D. Krausch	
B-1.3	Aufnahme auf die Intensivstation	383
	D. Krausch	
B-1.4	Sedierung von postoperativen Patienten	384
	D. Krausch	
B-1.5	Beatmung und Extubation	384
	D. Krausch	
B-1.6	Analgesie: postoperativ (intensiv)	385
	D. Krausch	
B-1.7	Flüssigkeitstherapie: postoperativ	386
	D. Krausch	
B-1.8	Begleitmaßnahmen	388
	D. Krausch	
B-1.9	Physiotherapie/Mobilisierung	391
	A. Reißhauer; M. Kastrup	
B-2	**Besonderheiten bei der Behandlung nach Fachgebieten**	**395**
B-2.1	Herzchirurgie	396
	H. Kern, J. P. Braun	
B-2.2	HNO- und Kieferchirurgie	405
	M. Kastrup, U. Rohr, I. Rundshagen	
B-2.3	Orthopädie	406
	T. Volk	
B-2.4	Notfalluntersuchung/Polytrauma	407
	U. Kaisers, C. Spies	
B-2.5	Neurochirurgische Patienten/ Schädel-Hirn-Trauma	409
	O. Vargas Hein	
B-2.6	Gynäkologie und Geburtshilfe	411
	C. Spies, M. Kastrup	

B-2.7	Abdominalchirurgie 413		B-6.1	Pathophysiologie von Lungenfunktionsstörungen 472	
	M. Kastrup, I. Rundshagen			H. Wauer, D. Krausch, C. von Heymann, O. Vargas-Hein, M. Hensel, H. Kern	
B-2.8	Pädiatrische Intensivmedizin .... 417 M. Kastrup, I. Rundshagen		B-6.2	Diagnostik von Lungenfunktionsstörungen 472 H. Wauer, D. Krausch, C. von Heymann, O. Vargas-Hein, M. Hensel, H. Kern	
B-3	**Zentrales Nervensystem** 421		B-6.3	Therapie bei Lungenfunktionstörungen . . 472	
B-3.1	Analgosedierung und Entzugssyndrom . . 422 D. Krahne, K. Bäsell, C. Spies			H. Wauer, D. Krausch, C. von Heymann, O. Vargas-Hein, M. Hensel, H. Kern	
B-3.2	Zerebrale Ischämie .... 432 S. Marz		B-6.4	Besonderheiten bei neurochirurgischen Patienten 475	
B-3.3	Subarachnoidalblutung .... 433 O. Vargas-Hein			H. Wauer, D. Krausch, C. von Heymann, O. Vargas-Hein, M. Hensel, H. Kern	
B-3.4	Status epilepticus .... 437 V. Eggers		B-6.5	Besonderheiten bei kardiochirurgischen Patienten 475	
B-3.5	Der Umgang mit nicht einwilligungsfähigen Patienten .... 441 D. Krausch			H. Wauer, D. Krausch, C. von Heymann, O. Vargas-Hein, M. Hensel, H. Kern	
B-3.6	Forcierter Opiatentzug in Narkose (FOEN) . 442 M. Hensel, U. Hartmann		B-6.6	Deeskalation/Weaning .... 476 H. Wauer, D. Krausch, C. von Heymann, O. Vargas-Hein, M. Hensel, H. Kern	
B-3.7	Enzephalopathie .... 444 V. Eggers, C. Spies		B-6.7	Aspiration .... 477 B. Rehberg-Klug	
B-4	**Herz-Kreislauf-System** 453		B-6.8	Lungenembolie .... 477 M. Kastrup	
B-4.1	Therapie der akuten Herzinsuffizienz .... 454 K. Stangl, H. Kern		B-6.9	Pneumothorax .... 480 M. Kastrup	
B-4.2	Myokardinfarkt .... 456 K. Stangl, M. Kastrup		B-6.10	Punktionstracheotomien .... 481 D. Krausch, M. Kastrup	
B-4.3	Intraaortale Ballonpumpe (IABP) .... 459 K. Stangl, M. Kastrup		B-6.11	Anwendung von inhalativem NO (Stickstoffmonoxid) 484	
B-4.4	Algorithmus der kardiopulmonalen Wiederbelebung 460			M. Kastrup, H. Wauer	
B-4.5	Akutbehandlung von Rhythmusstörungen 460		B-7	**Gastrointestinaltrakt** 485	
B-5	**Volumen- und Blutkomponententherapie in der Intensivmedizin** 461		B-7.1	Akute gastrointestinale Blutungen ..... 486 K. Duvenek	
B-5.1	Allgemeine Bemerkungen zur Volumentherapie .... 462 C. von Heymann		B-7.2	Akute schwere Pankreatitis .... 487 C. von Heymann	
B-5.2	Therapie mit Blut oder Blutbestandteilen . 462 C. von Heymann		B-7.3	Akutes Leberversagen .... 489 A. Foer	
B-5.3	Gerinnungsfaktoren .... 464 C. von Heymann		B-7.4	Obstipation .... 492 M. Sander	
B-5.4	Andere gerinnungsaktive Substanzen ... 465 C. von Heymann		B-8	**Ernährung des Intensivpatienten** ..... 495 C. von Heymann	
B-5.5	Antikoagulanzien .... 466 C. von Heymann		B-8.1	Parenterale Ernährung des Intensivpatienten 496	
B-5.6	Heparin induzierte Thrombozytopenie (HIT II) .... 469 O. Vargas-Hein		B-8.2	Enterale Ernährung des Intensivpatienten . 497	
B-6	**Respiratorisches System** .... 471 H. Wauer, D. Krausch, C. von Heymann, O. Vargas-Hein, M. Hensel, H. Kern		B-9	**Störungen der Nierenfunktion – Prophylaxe und Therapie des akuten Nierenversagens (ANV)** .... 501 O. Vargas-Hein	

B-9.1	Allgemeine Maßnahmen	502
B-9.2	Medikamentöse Therapie	502
B-9.3	Apparative Therapie/Nierenersatztherapie (RRT)	503
B-10	**Antimikrobielle Therapie bei ausgewählten Infektionen**	**507**
B-10.1	Allgemeine Richtlinien	508
	E. Halle, U.B. Göbel, M. Kastrup, C. Spies	
B-10.2	Vorgehensweise bei unklarem Fieber	510
	E. Halle, U.B. Göbel, M. Kastrup, C. Spies	
B-10.3	Schwere ambulant erworbene Pneumonie (»community acquired pneumonia«; CAP)	513
	E. Halle, U.B. Göbel, M. Kastrup, C. Spies	
B-10.4	Therapiestrategien bei Verdacht auf nosokomiale Pneumonie (»hospital acquired pneumonia«; HAP)	514
	E. Halle, U.B. Göbel, M. Kastrup, C. Spies	
B-10.5	Infektiöse Endokarditis (IE)	515
	E. Halle, U.B. Göbel, M. Kastrup, C. Spies	
B-10.6	Urosepsis	518
	E. Halle, U.B. Göbel, M. Kastrup, C. Spies	
B-10.7	Intraabdominale Infektionen	518
	E. Halle, U.B. Göbel, M. Kastrup, C. Spies	
B-10.8	Fremdkörperassoziierte Infektionen (plastikassoziierte Infektionen)	519
	E. Halle, U.B. Göbel, M. Kastrup, C. Spies	
B-10.9	Weichteilinfektionen	519
	E. Halle, U.B. Göbel, M. Kastrup, C. Spies	
B-10.10	Hämatogene Osteomyelitis, septische Arthritis	520
	E. Halle, U.B. Göbel, M. Kastrup, C. Spies	
B-10.11	Posttraumatische/postoperative Ostitis	520
	E. Halle, U.B. Göbel, M. Kastrup, C. Spies	
B-10.12	Bakterielle Meningitis/Enzephalitis	520
	E. Halle, U.B. Göbel, M. Kastrup, C. Spies	
B-10.13	Hirnabszess	521
	E. Halle, U.B. Göbel, M. Kastrup, C. Spies	
B-10.14	Meningitis nach Schädel-Hirn-Trauma oder postoperativ, Liquorfistel nach Trauma	521
	E. Halle, U.B. Göbel, M. Kastrup, C. Spies	
B-10.15	Ventrikulitis bei Liquorshunt	521
	E. Halle, U.B. Göbel, M. Kastrup, C. Spies	
B-10.16	Pilzinfektionen	521
	B. Graf	
B-10.17	Perioperative Antibiotikaprophylaxe	522
	E. Halle, U.B. Göbel, M. Kastrup, C. Spies	
B-10.18	Systematik der Präparate und alphabetisches Verzeichnis der generischen und Handelsnamen der in den Empfehlungen aufgeführten Präparate	522
	E. Halle, U.B. Göbel, M. Kastrup, C. Spies	
B-10.19	Septischer Schock	531
	E. Halle, U.B. Göbel, M. Kastrup, C. Spies	
B-10.20	Therapie mit Drotrecogin α (aktiviert) in der Sepsis	533
	C. Spies	
B-11	**Monitoring und Scores in der Intensivmedizin**	**535**
B-11.1	Monitoringverfahren in der Anästhesie und Intensivmedizin	536
	M. Sander	
B-11.2	Wertigkeit von Scoringverfahren in der Intensivmedizin	538
	H. Kern	

Teil C
Schmerztherapie

C-1	**Allgemeine Prinzipien der Schmerztherapie**	**545**
	M. Schenk, H. Urnauer	
C-1.1	Schmerzanamnese	546
C-1.2	Schmerzdokumentation	547
C-1.3	Psychologische Schmerztherapie	550
C-2	**Einzelne Schmerzsyndrome Kopfschmerzen**	**551**
	M. Schenk, H. Urnauer	
C-2.1	Migräne	552
C-2.2	Kopfschmerzen vom Spannungstyp	554
C-2.3	Atypischer Gesichtsschmerz	555
C-2.4	Clusterkopfschmerz	556
C-2.5	Medikamenteninduzierter Kopfschmerz	557
C-2.6	Trigeminusneuralgie	558
C-3	**Schmerzen am Bewegungsapparat**	**561**
	M. Schenk, H. Urnauer	
C-3.1	Rückenschmerz	562
C-3.2	Radikuläres Wurzelreizsyndrom	563
C-3.3	Pseudoradikuläres Wurzelreizsyndrom	564
C-3.4	Fibromyalgie	564
C-3.5	Osteoporose	565
C-4	**Neuropathische Schmerzen**	**567**
	M. Schenk, H. Urnauer	
C-4.1	»Complex Regional Pain Syndrome« (CRPS) I	568
C-4.2	Phantomschmerz	569
C-4.3	Postzosterische Neuralgie	570

Inhaltsverzeichnis

C-5	Tumorschmerz	573
	M. Schenk, S. Zenker	
C-6	Postoperativer Schmerz	579
	M. Schenk, T. Machholz	
C-6.1	Pflegepersonalkontrollierte Analgesie (»Nurse-Controlled Analgesia«, NCA)	580
C-6.2	Patientenkontrollierte Analgesie (PCA)	582
C-6.3	Periduralanalgesie (PDA)	584
C-6.4	Kontinuierliche Plexusanalgesie und Leitungsanalgesie	587
C-6.5	Systemische Analgesie	589
C-7	Schmerztherapie in der Schwangerschaft	591
	M. Schenk	
C-7.1	Einleitung	592
C-7.2	Pharmakologische Schmerztherapie bei Schwangeren	593

Teil D
Notfallmedizin

D-1	Reanimationsalgorithmen	597
	C. von Heymann, T. Schröder, K. Arden	
D-1.1	Basismaßnahmen der kardiopulmonalen Reanimation Erwachsener	599
D-1.2	Erweiterte Herz-Lungen-Wiederbelebung Erwachsener (ACLS)	599
D-2	Kardiovaskuläre Notfälle	605
D-2.1	Empfehlungen zur Behandlung des akuten Koronarsyndroms (ACS)	606
	C. von Heymann	
D-2.2	Empfehlung für instabile Angina pectoris und den Non-Q-wave-Infarkt	607
	C. von Heymann	
D-2.3	Therapie des kardiogenen Schocks	607
	C. von Heymann	
D-2.4	Herzrhythmusstörungen	608
	K. Arden	
D-2.5	Hypertensiver Notfall	609
	K. Arden	
D-2.6	Arterieller Gefäßverschluss	610
	K. Arden	
D-3	Respiratorische Notfälle	611
D-3.1	Atemnot/Ateminsuffizienz	612
	T. Schröder, K. Arden	
D-3.2	Hyperventilationssyndrom	614
	T. Schröder	
D-3.3	Lungenödem	614
	K. Arden	
D-3.4	Lungenembolie	615
	K. Arden	
D-4	Traumatologische Notfälle	617
D-4.1	Polytrauma – Versorgung durch den Notarzt	618
	K. Arden	
D-4.2	Schädel-Hirn-Trauma	620
	K. Arden	
D-4.3	Wirbelsäulentrauma	621
	K. Arden	
D-4.4	Thoraxtrauma	622
	K. Arden	
D-4.5	Bauchtrauma	622
	K. Arden	
D-4.6	Akutes Abdomen	622
	K. Arden	
D-4.7	Beckenfraktur	623
	K. Arden	
D-4.8	Extremitätenfraktur	623
	K. Arden	
D-4.9	Amputationen	623
	K. Arden	
D-4.10	Augenverletzungen	624
	K. Arden	
D-4.11	Verbrennungen	624
	T. Schröder	
D-4.12	Unterkühlung	626
	T. Schröder	
D-5	Schock	629
	S. Marz, T. Schröder	
D-5.1	Hämorrhagischer/hypovolämischer Schock	630
D-5.2	Kardiogener Schock	630
D-5.3	Anaphylaktischer Schock	631
D-5.4	Septischer Schock	631
D-5.5	Neurogener Schock	632
D-6	Neurologische und psychiatrische Notfälle	633
	K. Arden, J. Weber	
D-6.1	Unklare Bewusstlosigkeit – persistierend	634
D-6.2	Synkope/kurzzeitige Bewusstseinsstörung	635
D-6.3	Hypoglykämie	635
D-6.4	Hyperglykämie	635
D-6.5	Hirninfarkt und Hirnblutung	636
D-6.6	Zerebrale Ischämie/Hirninfarkt	636
D-6.7	Bakterielle Meningitis	637
D-6.8	Status epilepticus	638
D-6.9	Psychiatrische Notfälle	638

D-7	**Spezielle pädiatrische Notfälle** 641		D-9	**Intoxikationen** 651
	S. Marz			*S. Marz*
D-7.1	Kinderreanimation 642		D-9.1	Allgemeines Vorgehen 652
D-7.2	Krupp-Syndrom (Epiglottitis/stenosierende Laryngotracheitis) 646		D-9.2	Alkohol 652
			D-9.3	Alkylphosphate (organische Phosphorsäureester: E 605, Nervenkampfstoffe) 654
D-7.3	Fremdkörperaspiration 647		D-9.4	Kohlenmonoxidvergiftung (CO-Vergiftung) 654
D-8	**Notfälle in der Schwangerschaft** 649		D-9.5	Paracetamolvergiftung 655
	K. Arden			
D-8.1	Schwangerschaftsinduzierter Hypertonus (SIH), Präeklampsie, Eklampsie 650			**Stichwortverzeichnis** 657
D-8.2	Wehen 650			

Autorenverzeichnis

Arden, Dr. med. Klaus
Universitätsklinikum Charité
Klinik für Anästhesiologie und
operative Intensivmedizin
Campus Charité Mitte, 10117 Berlin

Bäsell, Dr. med. Katrin
Universitätsklinikum Charité
Klinik für Anästhesiologie und
operative Intensivmedizin
Campus Charité Mitte, 10117 Berlin

Beholz, Sven, PD Dr. med
Universitätsklinikum Charité
Klinik für kardiovaskuläre Chirurgie
Bereich Kardiotechnik
Campus Charité Mitte, 10117 Berlin

Birnbaum, Dr. med. Jürgen
Universitätsklinikum Charité
Klinik für Anästhesiologie und
operative Intensivmedizin
Campus Charité Mitte, 10117 Berlin

Bloch, Dr. med. Angelika
Universitätsklinikum Charité
Klinik für Anästhesiologie und
operative Intensivmedizin
Campus Charité Mitte, 10117 Berlin

Braun, Dr. med. Jan-Peter
Universitätsklinikum Charité
Klinik für Anästhesiologie und
operative Intensivmedizin
Campus Charité Mitte, 10117 Berlin

Correns, Dr. med. Ingrid
Universitätsklinikum Charité
Klinik für Anästhesiologie und
operative Intensivmedizin
Campus Charité Mitte, 10117 Berlin

Döpfmer, Dr. med. Ulrich
Universitätsklinikum Charité
Klinik für Anästhesiologie und
operative Intensivmedizin
Campus Charité Mitte, 10117 Berlin

Dornberger, Dr. med. Ingeborg
Universitätsklinikum Charité
Klinik für Anästhesiologie und
operative Intensivmedizin
Campus Charité Mitte, 10117 Berlin

Duvenek, Dr. med. Katja
Universitätsklinikum Charité
Klinik für Anästhesiologie und
operative Intensivmedizin
Campus Charité Mitte, 10117 Berlin

Eggers, Dr. med. Verena
Universitätsklinikum Charité
Klinik für Anästhesiologie und
operative Intensivmedizin
Campus Charité Mitte, 10117 Berlin

Foer, Dr. med. Achim
Universitätsklinikum Charité
Klinik für Anästhesiologie und
operative Intensivmedizin
Campus Charité Mitte, 10117 Berlin

Fritz, Dr. med. Georg
Klinik für Anästhesiologie und
operative Intensivmedizin
Charité – Universitätsmedizin Berlin
Campus Virchow Klinikum
Gemeinsame Einrichtung der
Freien Universität Berlin und
der Humboldt-Universität zu Berlin
Augustenburger Platz 1, 13353 Berlin

Fritzsche, Dr. med. Thomas
Universitätsklinikum Charité
Klinik für Anästhesiologie und
operative Intensivmedizin
Campus Charité Mitte, 10117 Berlin

Göbel, Prof. Dr. Dr. Ulf Berthold
Universitätsklinikum Charité
Institut für Mikrobiologie
und Hygiene
Campus Charité Mitte, 10117 Berlin

Graf, Dr. med. Barbara
Institut für Mikrobiologie und
Hygiene
Abteilung Mikrobiologie –
Mykologie CVK
Campus Virchow Klinikum
Südring 8–8a, 13353 Berlin

Große, Dr. med. Jochen
Universitätsklinikum Charité
Klinik für Anästhesiologie und
operative Intensivmedizin
Campus Charité Mitte, 10117 Berlin

Halle, PD Dr. med. Elke
Universitätsklinikum Charité
Institut für Mikrobiologie
und Hygiene
Campus Charité Mitte, 10117 Berlin

Hartmann, Dr. med. Ulrike
Universitätsklinikum Charité
Klinik für Anästhesiologie
und operative Intensivmedizin
Campus Charité Mitte, 10117 Berlin

Hensel, PD Dr. med. Mario
Universitätsklinikum Charité
Klinik für Anästhesiologie
und operative Intensivmedizin
Campus Charité Mitte, 10117 Berlin

Kaisers, Prof. Dr. med. Udo
Klinik für Anästhesiologie und
operative Intensivmedizin
Charité – Universitätsmedizin Berlin
Campus Virchow Klinikum
Gemeinsame Einrichtung der
Freien Universität Berlin und der
Humboldt-Universität zu Berlin
Augustenburger Platz 1, 13353 Berlin

Kastrup, Dr. Marc
Universitätsklinikum Charité
Klinik für Anästhesiologie
und operative Intensivmedizin
Campus Charité Mitte, 10117 Berlin

Kern, PD Dr. med. Hartmut
Universitätsklinikum Charité
Klinik für Anästhesiologie
und operative Intensivmedizin
Campus Charité Mitte, 10117 Berlin

Kessler, Michael
Universitätsklinikum Charité
Klinik für kardiovaskuläre Chirurgie
Bereich Kardiotechnik
Campus Charité Mitte, 10117 Berlin

Kox MBA, FRCP, Prof. Dr. Dr. Wolfgang J.
Universitätsklinikum Charité
Klinik für Anästhesiologie
und operative Intensivmedizin
Campus Charité Mitte, 10117 Berlin
und Univeritätsklinikum Münster
48149 Münster

Krahne, Daniel
Universitätsklinikum Charité
Klinik für Anästhesiologie
und operative Intensivmedizin
Campus Charité Mitte, 10117 Berlin

Krausch, Dr. med. Dietmar
Universitätsklinikum Charité
Klinik für Anästhesiologie
und operative Intensivmedizin
Campus Charité Mitte, 10117 Berlin

Lehmann, PD Dr. med. Christian
Universitätsklinikum Charité
Klinik für Anästhesiologie
und operative Intensivmedizin
Campus Charité Mitte, 10117 Berlin

Machholz, Dr. med. Tamina
Universitätsklinikum Charité
Klinik für Anästhesiologie
und operative Intensivmedizin
Campus Charité Mitte, 10117 Berlin

Mangler, Dr. med. Carola
Universitätsklinikum Charité
Klinik für Anästhesiologie
und operative Intensivmedizin
Campus Charité Mitte, 10117 Berlin

Marz, Dr. med. Susanne
Universitätsklinikum Charité
Klinik für Anästhesiologie
und operative Intensivmedizin
Campus Charité Mitte, 10117 Berlin

Rehberg-Klug, PD Dr. med. Benno
Universitätsklinikum Charité
Klinik für Anästhesiologie
und operative Intensivmedizin
Campus Charité Mitte, 10117 Berlin

Reißhauer, Dr. med. Anett
Universitätsklinikum Charité
Klinik für Physikalische Medizin
und Rehabilitation
Campus Charité Mitte, 10117 Berlin

Rohr, Dr. med. Ute
Universitätsklinikum Charité
Klinik für Anästhesiologie
und operative Intensivmedizin
Campus Charité Mitte, 10117 Berlin

Rundshagen, Dr. med. Ingrid
Universitätsklinikum Charité
Klinik für Anästhesiologie
und operative Intensivmedizin
Campus Charité Mitte, 10117 Berlin

Sander, Dr. med. Michael
Universitätsklinikum Charité
Klinik für Anästhesiologie
und operative Intensivmedizin
Campus Charité Mitte, 10117 Berlin

**Schenk,
Dr. med. Michael Rolf Friedhelm**
Universitätsklinikum Charité
Klinik für Anästhesiologie
und operative Intensivmedizin
Campus Charité Mitte, 10117 Berlin

Schröder, Dr. med. Thorsten
Universitätsklinikum Charité
Klinik für Anästhesiologie
und operative Intensivmedizin
Campus Charité Mitte, 10117 Berlin

Spies, Prof. Dr. Claudia D.
Universitätsklinikum Charité
Klinik für Anästhesiologie
und operative Intensivmedizin
Campus Charité Mitte, 10117 Berlin

Stangl, Prof. Dr. Karl
Medizinische Klinik und Poliklinik
mit Schwerpunkt Kardiologie
Angiologie und Pulmonologie
Campus Charité Mitte, 10117 Berlin

Urnauer, Dipl.-Psych. Hilde A.
Universitätsklinikum Charité
Klinik für Anästhesiologie,
und operative Intensivmedizin
Campus Charité Mitte, 10117 Berlin

Vargas-Hein, Dr. med. Ortrud
Universitätsklinikum Charité
Klinik für Anästhesiologie
und operative Intensivmedizin
Campus Charité Mitte, 10117 Berlin

Volk, PD Dr. med. Thomas
Universitätsklinikum Charité
Klinik für Anästhesiologie
und operative Intensivmedizin
Campus Charité Mitte, 10117 Berlin

von Dossow, Dr. med. Vera
Universitätsklinikum Charité
Klinik für Anästhesiologie
und operative Intensivmedizin
Campus Charité Mitte, 10117 Berlin

von Heymann, Dr. med. Christian
Universitätsklinikum Charité
Klinik für Anästhesiologie
und operative Intensivmedizin
Campus Charité Mitte, 10117 Berlin

Wauer, Dr. med. Helmar
Universitätsklinikum Charité
Klinik für Anästhesiologie
und operative Intensivmedizin
Campus Charité Mitte, 10117 Berlin

Weber, Prof. Dr. Jörg
Universitätsklinikum Charité
Klinik für Neurologie
Campus Charité Mitte, 10117 Berlin

Zenker, Stefanie
Universitätsklinikum Charité
Klinik für Anästhesiologie
und operative Intensivmedizin
Campus Charité Mitte, 10117 Berlin

Abkürzungen

AB	Antibiotika	CVVHD	kontinuierliche venovenöse Hämodialyse
ACLS	erweiterte Herz-Lungen-Wiederbelebung	CVVHF	kontinuierliche venovenöse Hämofiltration
ACS	akutes Koronarsyndrom	DDAVP	Desmopressin
ACT	»activated clotting time«	DIC	»disseminated intravascular coagulation«; disseminierte intravasale Gerinnung
ACVB	aortokoronarer Venenbypass		
Af	Atemfrequenz	DK	(Blasen-)Dauerkatheter
AHA	American Heart Association	EBM	»evidence based medicine«
AHB	Anschlussheilbehandlung	ECMO	extrakorporale Membranoxygenierung
AKE	Aortenklappenersatz	ECT	»ecarin clotting time«
ALAT	Alaninaminotransferase	ED	Einzeldosierung
ALI	akutes Lungenversagen	EF	Ejektionsfraktion
AMV	Atemminutenvolumen	EK	Erythrozytenkonzentrat
ANV	akutes Nierenversagen	EKZ	extrakorporale Zirkulation = Herz-Lungen-Maschine
APACHE II	»Acute Physiology and Chronic Health Evaluation«	EMLA	eutektische Mixtur von Lokalanästhetika
APS	»Acute Pain Service«	EPH-Gestose	»edema« + Proteinurie + Hypertension
aPTT	aktivierte partielle Thromboplastinzeit	ERC	endoskopische retrograde Cholangiographie bzw. European Resuscitation Council (je nach Zusammenhang)
ARDS	»acute respiratory distress syndrome«		
ASAT	Aspartataminotransferase	ESWL	extrakorporale Stoßwellenlithotripsie
ASD	Atrialer Septumdefekt	etCO$_2$	endexspiratorische CO$_2$-Konzentration (in Vol.-%)
ASS	Acetylsalicylsäure	EVLW	»extravascular lung water«; extravasales Lungenwasser
AWMF	Arbeitsgemeinschaft wissenschaftlich-medizinischer Fachgesellschaften	EVLWI	»extravascular lung water index«, Index des extravasalen Lungenwassers
AWR	Aufwachraum	EZR	Extrazellularraum
AZ	Allgemeinzustand	FES	funktionelle endoskopische Siebbeinoperation
BAL	bronchioalveoläre Lavage	FFP	»fresh frozen plasma«
BEL	Beckenendlage	F$_2$O$_2$	inspiratorische Sauerstofffraktion
BGA	Blutgasanalyse	FKDS	farbkodierte Dopplersonographie
BiPAP-Modus	Modus »biphasic positive airway pressure«	FOEN	Forcierter Opiatentzug in Narkose
		FTMV	frühzeitiger totaler Muttermundverschluss
BIS	bispektraler Index	GCS	Glasgow Coma Scale
BK	Blutkultur	GFR	glomeruläre Filtrationsrate
BLS	Basic life support	GI	gastrointestinal
BMI	»body mass index«, Körper-Massen-Index (KG: Körpergröße 2)	HAES	Hydroxyäthylstärke
		HAP	»hospital acquired pneumonia«
BWS	Brustwirbelsäule	HDM	Herzdruckmassage
BZ	Blutzucker	HELLP-Syndrom	Hämolyse; »elevated liver-enzymes«; »low platelets«
CABG	»coronary artery bypass graft«		
CAP	»community acquired pneumonia«	HIPA-Test	»heparin induced platelet activation-test«
CAVHD	kontinuierliche arteriovenöse Hämodialyse	HIT	heparininduzierte Thrombozytopenie
CBF	zerebraler Blutfluss	HLM	Herz-Lungen-Maschine
cCT	kraniales Computertomogramm	HOCM	hypertrophe obstruktive Kardiomyopathie
CFI	kardialer Funktionsindex	HR	Herzfrequenz
CI	»cardiac index«; Herzindex	HRST	Herzrhythmusstörung
CK	Kreatinkinase	HTX	Herztransplantation
CK-MB	Isoenzym der Kreatinkinase	HWS	Halswirbelsäule
COLD	»chronic obstructive lung disease«	HWZ	Halbwertszeit
COPD	»chronic obstructive pulmonary disease«	HZV	Herzzeitvolumen
COPRA	»computer organized patient report assistant«	I:E-Verhältnis	Inspirations-Exspirations-Verhältnis
CPAP	»continuous positive airway pressure«	IABP	intraaortale Ballonpumpe
CPP	zerebraler Perfusionsdruck	IBP	»invasive blood pressure«
CPR	kardiopulmonale Reanimation	ICD	interner Defibrillator
CRP	C-reaktives Protein	ICP	intrazerebraler Druck
CRRT	kontinuierliche venovenöse Nierenersatztherapie	ICR	Interkostalraum
CSE	kombinierte Spinal-Epidural-Anästhesie	ID	Innendurchmesser
CTG	Kardiotokogramm	INH	Isonikotinsäurehydrazid

IOD	intraokulärer Druck	PCWP	»pulmonary capillary wedge pressure«, pulmonalkapillärer Verschlussdruck
IPPV	»intermittent positive pressure ventilation« (kontrollierte Beatmung)	PDA	Periduralanästhesie bzw. -analgesie (je nach Zusammenhang)
IRRT	intermittierende venovenöse Nierenersatztherapie	PDE	Phosphodiesterase
ISG	Iliosakralgelenke	PDMS	»patient data management system«
ITBV	intrathorakales Blutvolumen	PE	Probeexzision
ITBVI	»intrathoracic blood volume index«; Index des intrathorakalen Blutvolumens	PEEP	»positive endexpiratory pressure«; postiv-endexspriratorischer Druck
ITN	Intubationsnarkose	PEG	perkutane endoskopische Gastrostomie
ITP	»intra-thoracal pressure«; intrathorakaler Druck	PEJ	perkutane endoskopische Jejunostomie
ITS	Intensivstation	PFA-Test	Thrombozytenfunktionstest
IVF	In-vitro-Fertilisation	PGI_2	Prostaglandin I_2
KAI	katheterassoziierte Infektion	PONV	postoperative Übelkeit und Erbrechen
KbE	koloniebildende Einheiten	PPSB	Prothrombinkomplex
KG	Körpergewicht	P-Pulmonale	EKG-Veränderungen
KHK	koronare Herzkrankheit	PPV	Pars-Plana-Vitrektomie
KI	Kontraindikation	PRIND	»prolonged ischemic neurological deficit«
KM	Kontrastmittel	PTCA	perkutane transluminale koronare Angioplastie
KNS	koagulasenegative Staphylokokken	PTT	partielle Thromboplastinzeit
KOD	kolloidosmotischer Druck	PVR	Pulmonalgefäßwiderstand oder peripherer vaskulärer Widerstand (je nach Zusammenhang)
KOF	Körperoberfläche	PWB	Peniswurzelblock
LA	Linkes Atrium bzw. Vorhof oder Lokalanästhesie, -anästhetikum (je nach Zusammenhang)	RA	rechtes Atrium bzw. Vorhof oder Regionalanästhesie (je nach Zusammenhang)
LMA	Larynxmaskenanästhesie	RES	retikuloendotheliales System
Lufu	Lungenfunktion	R-L-Shunt	Rechts-links-Shunt
LVAD	»left ventricular assist device«; linksventrikulärer Assist-Device	RRT	»renal replacement therapy«
LVEF	inksventrikuläre Ejektionsfraktion	RSB	Rechtsschenkelblock
LWMH	»low molecular weight heparine«	RTH	Rettungshubschrauber
LWS	Lendenwirbelsäule	RTW	Rettungswagen
MAP	mittlerer arterieller Druck	RV	rechter Ventikel
MARS-System	»Leberdialyse«	RVAD	rechtsventrikulärer Assist-Device
MAT	Maschinelle Autotransfusion	RVOT	»right ventricular outflow tract«; rechtsventrikulärer Ausflusstrakt
MI	Mitralinsuffizienz	SAB	Subarachnoidalblutung
MKE	Mitralklappenersatz	S_aO_2	fraktionelle arterielle Sauerstoffsättigung
MODS	Multiorgandysfunktionssyndrom	SAPS I/II	»Simplified Acute Physiology Score«
MPAP	mittlerer Pulmonalarteriendruck	SBH	Säure-Basen-Haushalt
MRSA/MRSE	methicillinresistente Staphylococcus aureus	SGB-V	Sozialgesetzbuch, 5. Auflage
MSSA	Staphylococcus aureus	SHT	Schädel-Hirn-Trauma
NAW	Notarztwagen	SIADH	»syndrome of inappropriate secretion of antidiuretic hormone«
NIBP	»non invasive blood pressure«	SIH	schwangerschaftsinduzierter Hypertonus
NNR	Nebennierenrinde	SIMV-Modus	»synchronized intermittent mandatory ventilation«
NO	Stickstoffmonoxid	SIRS	»systemic inflammatory response syndrome«
NSAID	»non-steroidal antiinflammatory drug«	SOP	»standard operating procedures«
NSAR	nichtsteroidale Antirheumatika	SPA	Spinalanästhesie
OP	Operationssaal	SSW	Schwangerschaftswoche
PA	Pulmonalarterie	SV	Schlagvolumen
PACU	»post-anesthetic-care unit«; Aufwachraum	SVES	supraventrikuläre Extrasystole(n)
PAK	Pulmonalarterienkatheter	S_vO_2	gemischtvenöse Sättigung
PAMP	pulmonalarterieller Mitteldruck	SVR	systemischer Gefäßwiderstand
p_aO_2	Sauerstoffpartialdruck	SVT	Sinusvenenthrombose
PAP	Pulmonalarteriendruck	TCD	transkranielle Dopplersonographie
pAVK	periphere arterielle Verschlusskrankheit	TD	Tagesdosis
PAWP	»pulmonary artery wedge pressure«; »peak airway pressure«	TE	Transfusionseinheiten
PCA	patientenkontrollierte Analgesie	TEE	transösophageale Echokardiographie
PCT	Procalcitonin		

Abkürzungen

TEMP	Temperatur	TZ	Thrombinzeit
TEP	Totale Endoprothese	UFH	unfraktioniertes Heparin
TI	Trikuspidalklappeninsuffizienz	VAS	visuelle Analogskala
TIA	transitorische ischämische Attacke	VES	ventrikuläre Extrasystole(n)
TIPS	transjugulärer intrahepatischer portosystemischer Stentshunt	VH	Vorhof
		VILI	»ventilator induced lung injury«
TISS	»therapeutic intervention scoring system«	VIP	infraklavikuläre Plexusanästhesie
TIVA	totale intravenöse Anästhesie	VRE	Enterococcus faecalis bzw. vancomycinresistente Stämme (je nach Zusammenhang)
TK	Thrombozytenkonzentrat	VSD	Ventrikelseptumdefekt
TM	Tumor	VT	Tidalvolumen bzw. ventrikuläre Tachykardie (je nach Zusammenhang)
TOF	Fallot-Tetralogie		
TS	Trachealsekret		
TUR	transurethrale Resektion	vWF	von Willebrand-Faktor
TUR-B	transurethrale Blasenresektion	W-Matte	Wärmematte
TUR-P	transurethrale Prostataresektion	ZVD	zentraler Venendruck
TVT	»tension free vaginal tape«	ZVK	zentraler Venenkatheter

Anästhesie

A-1 Allgemeiner Teil 3

A-2 Standards in der Allgemeinchirurgie 41

A-3 Standards in der Gefäßchirurgie 67

A-4 Standards in der Thoraxchirurgie 83

A-5 Standards in der Mammachirurgie 93

A-6 Standards in der Herzchirurgie 95

A-7 Standards in der Neurochirurgie 133

A-8 Standards in der Kinderchirurgie 159

A-9 Standards für HNO-Eingriffe 187

A-10 Allgemeine Vorbemerkungen zur Anästhesie in der Augenheilkunde 223

A-11 Standards in der Orthopädie und Traumatologie 245

A-12 Standards in der Gynäkologie 283

A-13 Standards in der Geburtshilfe 301

A-14 Standards in der Urologie 331

A-15 Anästhesieleistungen bei diagnostischen und therapeutischen Maßnahmen in Sonderbereichen 353

Allgemeiner Teil

A-1.1	Narkosevorbereitung: Prämedikation	4
A-1.2	Präoperative Untersuchungen und Konsile	4
A-1.3	Anordnung von Medikamenten zur Prämedikation; Flüssigkeits- und Nahrungskarenz, perioperative Stressprophylaxe bei Nebennierenrindensuppression	5
A-1.4	Indikationen, Kontraindikationen und Durchführung einer perioperativen β-Blockade	6
A-1.5	Prämedikation und intraoperatives Management bei Diabetes Mellitus	7
A-1.6	Der anästhesiologische Arbeitsplatz	9
A-1.7	Monitoring	10
A-1.8	Intubationsnarkose	10
A-1.9	Maskennarkose unter Spontanatmung	12
A-1.10	Ileuseinleitung (»Rapid Sequence Induction«)	13
A-1.11	Fiberoptische Intubation	14
A-1.12	Erschwerte Intubation/schwieriger Atemweg	15
A-1.13	Überwachung im Aufwachraum	18
A-1.14	Postoperative Übelkeit und Erbrechen (PONV = »Post-Operative Nausea and Vomiting«)	18
A-1.15	Zentrales anticholinerges Syndrom (ZAS)	19
A-1.16	Spinalanästhesie	20
A-1.17	Periduralanästhesie/kombinierte Spinal-/Epiduralanästhesie	21
A-1.18	Kaudalanästhesie bei Kindern (Single-Shot- und Kathetertechnik)	25
A-1.19	Periphere Leitungsblockaden	26
A-1.20	Arterielle Druckmessung und versehentliche intraarterielle Injektion	30
A-1.21	Zentraler Venenkatheter	31
A-1.22	Pulmonaliskatheter (PAK)	32
A-1.23	Transösophageale Echokardiographie (TEE)	33
A-1.24	Anästhesie für ambulante Operationen bzw. Tageschirurgie	38

A-1.1 Narkosevorbereitung: Prämedikation

C. Mangler, B. Rehberg-Klug

Die Prämedikationsvisite hat *das Ziel, pathologische Veränderungen und Erkrankungen, welche die Anästhesie und den perioperativen Verlauf beeinflussen, aufzudecken.* Neben der operativen Grunderkrankung muss sich der Anästhesist im Aufklärungsgespräch ein Bild über die Nebenerkrankungen und deren aktuelle Therapie verschaffen.

Bei den meisten Patienten bzw. bei vielen Krankheitsbildern ist es möglich, zwischen unterschiedlichen Narkoseverfahren zu wählen. Der Patient muss über alle Alternativen zu dem vorgeschlagenen Verfahren, die für ihn in Frage kommen, aufgeklärt werden und sich dann frei entscheiden können.

> **!** Vor dem anästhesiologischen Aufklärungsgespräch sollten nach Möglichkeit die operative Technik und Besonderheiten (z. B. Risikopatienten, Einschluss in Studien) abgesprochen sein.

Die Rechtsprechung erfordert, dass dem Patienten nach dem Aufklärungsgespräch und vor dem Eingriff eine »angemessene Bedenkzeit« zur Verfügung stehen muss. Bei elektiven Eingriffen bedeutet dies, dass die Aufklärung spätestens am Vorabend des Operationstages erfolgen sollte. Am Ende des Aufklärungsgespräches hat der Patient schriftlich in das Anästhesieverfahren einzuwilligen. Der Inhalt und Zeitpunkt des Aufklärungsgespräches sollten aus forensischen Gründen stichwortartig notiert werden.

Nach der Prämedikationsvisite wird das Anästhesieverfahren, die Prämedikation und weitere Anordnungen für die Station (z. B. Nüchternheit) schriftlich auf dem Narkoseprotokoll festgelegt.

»Eine gute, dem Problempatienten angepasste Anästhesie erfordert darüber hinaus ärztliches Einfühlungsvermögen und individuelle Erfahrung. Das beginnt bereits mit der Risikoeinschätzung bei der Voruntersuchung trotz aller hierzu angebotener Schemata. Dies ist auch der Grund, warum ein und dasselbe Verfahren in der Hand des einen Anästhesisten sehr gute, in der Hand eines anderen weniger gute Ergebnisse aufweisen kann.«

Zur Prämedikationsvisite am Vortag der Operation müssen vorliegen:
- Anamnese und körperlicher Untersuchungsbefund
- Der vom Patienten ausgefüllte gelbe (bei Kindern grüne) Anästhesieaufklärungsbogen

Wenn ein Patient in der Prämedikationsambulanz aufgeklärt worden ist, sollte der *Zeitraum zwischen Narkosevisite/Prämedikation und der geplanten Operation nicht länger als 8 Tage betragen.*

Im Notfall kann das Prämedikationsgespräch entfallen. Es ist jedoch unabdingbar, sich einen kurzen Überblick über relevante Diagnosen, Medikamenteneinnahme und Allergien zu verschaffen. Dies ist fast immer, auch in sehr kurzer Zeit, möglich.

Literatur
Opderbecke HW (1997) Welche Bedeutung haben Leitlinien, Richtlinien und Standards für den Anästhesisten? Anästh Intensivmed 38: 313–315

A-1.2 Präoperative Untersuchungen und Konsile

C. Mangler, B. Rehberg-Klug

Bei leerer Anamnese und unauffälligem körperlichem Befund sind keine apparativen Untersuchungen für die Anästhesie notwendig!

Folgende Indikationen für ein *präoperatives EKG* bestehen:
- Verdacht auf oder Vorliegen einer Herzerkrankung
- Einnahme von Kardiaka oder potenziell kardiotoxischer Medikamente
- Brust-, Thoraxschmerz, Belastungsdyspnoe

Folgende Indikationen für eine *präoperative Röntgenthoraxaufnahme* bestehen:
- Pathologischer Untersuchungsbefund an Herz und/oder Lungen
- Lungen-, Herzerkrankungen
- Angina pectoris, Myokardinfarkt
- Intrathorakale Eingriffe
- Dyspnoe, Orthopnoe, Tachypnoe
- Fieber, Schüttelfrost, Tachykardie, Infektionen

Folgende Indikationen für *präoperative Laboruntersuchungen* werden festgelegt:

- Bei allen gesunden Patienten bis zum 65. Lebensjahr sind bei geplanter Allgemeinanästhesie keine präoperativen Laboruntersuchungen für anästhesiologische Leistungen notwendig.
- *Jenseits des 65. Lebensjahres* oder bei Patienten mit *schwerwiegenden Grunderkrankungen* bzw. Organfunktionseinschränkungen sollten die folgenden Laborwerte bestimmt werden: Elektrolyte, Kreatinin, Harnstoff, Blutbild, GPT, γ-GT, Gerinnungsstatus (Quick, PTT), Thrombozytenzahl.
- Wenn bei *ausgedehnten Operationen* Kreuzblut benötigt wird, sollte auch ein Blutbild (HB, Hkt) bestimmt werden.
- Bei *geplantem rückenmarknahem Anästhesieverfahren* (Spinal- oder Periduralanästhesie), auch zur postoperativen Schmerztherapie, kann bei unauffälliger Gerinnungsanamnese von der laborchemischen Analyse des Gerinnungsstatus abgesehen werden. Der Patient muss hierzu spezifisch nach der *Einnahme gerinnungshemmender Medikamente*, einer *Gerinnungsstörung* in der Eigen- oder Familienanamnese sowie nach Symptomen einer *Gerinnungsstörung* befragt werden. Die Erhebung der Gerinnungsanamnese sollte auf dem Narkoseprotokoll dokumentiert werden.
- Bei Patienten mit *endokrinologischen Vor- oder Begleiterkrankungen* sind die entsprechenden Laborparameter zu bestimmen:
  - z. B. Blutzuckerprofil bei Patienten mit Diabetes mellitus,
  - Schilddrüsenfunktionsparameter bei Patienten mit klinisch relevanter Schilddrüsenüberfunktion.

Konsile

Bei Patienten mit schwerwiegenden Vorerkrankungen oder anästhesierelevanten Befunden (z. B. maligner Hyperthermie) sollte einige Tage vor dem geplanten Eingriff ein fachärztlich-anästhesiologisches Konsil angefordert werden. In dem Konsil wird festgelegt, ob weitere apparative Untersuchungen und Konsile notwendig sind. Je nach Dringlichkeit des Eingriffs wird im Team festgelegt, *ob sich der Zustand des Patienten präoperativ verbessern lässt*, um die perioperative Morbidität und Mortalität zu senken.

A-1.3 Anordnung von Medikamenten zur Prämedikation; Flüssigkeits- und Nahrungskarenz, perioperative Stressprophylaxe bei Nebennierenrindensuppression

C. Mangler, M. Kastrup, C. Spies

Vorbestehende Dauermedikation

- Perioperativ weitergeben:
  - Antiarrhythmika
  - Antihypertensiva
  - β-Blocker
  - Kalziumantagonisten
  - Nitroverbindungen
  - Digitalis
  - Antikonvulsiva
  - Thyreostatika
  - Schilddrüsenhormone
  - Immunsuppressiva
  - Selektive MAO-Hemmer (Moclobemid)
  - Anti-Parkinson-Mittel
  - Kontrazeptiva (auf erhöhtes Thromboserisiko und verminderte Zuverlässigkeit der Wirkung hinweisen)
- Präoperativ absetzen:
  - Thrombozytenaggregationshemmer (3–5 Tage vor Eingriff absetzen)
  - Orale Antidiabetika (24 h vor Eingriff absetzen)
  - Metformin (mind. 48 h vor dem Eingriff) insbesondere bei präoperativen Organfunktionseinschränkungen
  - MAO-Hemmer (1–2 Wochen vorher, nach Rücksprache mit dem Psychiater)
  - Eventuell Antidepressiva (nach Rücksprache mit dem Psychiater)
  - Orale Antikoagulanzien
- Präoperativ umstellen:
  - Cumarinpräparate auf Heparin

Prämedikation: Medikamente zur Anxiolyse präoperativ

Individuelle Dosisanpassung (Allgemeinzustand, Begleiterkrankungen, Angst, vorbestehende Dauermedikation, stationäre oder ambulante Behandlung).
- Am *Abend* vor der Operation:
  Flunitrazepam 1–2 mg p.o.

- Am *Morgen* vor der Operation ca. 1 h vor Operationsbeginn:
Midazolam (0,1 mg/kgKG) 5–10 mg Saft oder 7,5 mg Tbl. per os.

❗ Je nach Allgemeinzustand des Patienten oder bei alten Patienten Dosisreduktion; bei sehr schlechtem Allgemeinzustand Prämedikation im Einleitungsraum bzw. ggf. verzichten

Flüssigkeits- und Nahrungskarenz

Bei *elektiven Operationen* ist eine *Nahrungskarenz von 6 h* vor dem Eingriff notwendig. Die *Karenzzeit für klare Flüssigkeiten beträgt 2 h.*

Am Operationstag werden die Dauermedikamente mit einem Schluck Wasser eingenommen.

Literatur

Spies CD, Breuer JP, Gust R et al. (2003) Preoperative fasting. An update. Anaesthesist 11: 1039–1045

Warner MA, Caplan RA, Epstein BS et al. (1999) Practice guidelines for preoperative fasting and the use of pharmacologic agents to reduce the risk of pulmonary aspiration: application to healthy patients undergoing elective procedures. Anesthesiology 90: 896–905

Perioperative Stressprophylaxe bei Nebennierenrindensuppression

Indikation

- Steroidtherapie >1 Woche mit Dosisäquivalent >5–10 mg Prednisolon pro Tag
- Bei großflächiger topischer Anwendung
- Zustand nach Adrenalektomie, Hypophysektomie
- Nebenniereninsuffizienz

Literatur

Oelkers W (1996) New Engl J Med 335: 1206–1212

Dosierung bei gesicherter oder sehr wahrscheinlicher Nebenniereninsuffizienz

- Kleiner Eingriff:
  - Zur Prämedikation übliche Dosis
  - Hydrokortison 25 mg p.o. zusätzlich präoperativ
  - Hydrokortison 50 mg i.v. intraoperativ
  - Postoperativ Wiederaufnahme der oralen Dauermedikation
- Mittlerer Eingriff (Darmresektion, CCE, TEP etc.):
  - Hydrokortison 25–50 mg i.v. zur Einleitung
  - Hydrokortison 100 mg i.v. intraoperativ (Dauerinfusion)
  - Hydrokortison 100 mg i.v. postoperativ bis zum nächsten Morgen
  - Hydrokortison 50–100 mg i.v. für 2–3 Tage, dann 15–10 mg p.o. (4.+5. Tag)
- Großer Eingriff (Gastrektomie, Ösophagusresektion, Operation nach Wertheim etc.):
  - Hydrokortison 50 mg i.v. zur Einleitung
  - Hydrokortison 100 mg i.v. intraoperativ (Dauerinfusion)
  - Hydrokortison 100 mg i.v. postoperativ bis zum nächsten Morgen
  - Hydrokortison 100 mg i.v. für 2–3 Tage, dann 50–15–10 mg p.o.

A-1.4 Indikationen, Kontraindikationen und Durchführung einer perioperativen β-Blockade

B. Rehberg-Klug

Grundsätzlich sollte bei allen Patienten, die bereits präoperativ einen β-Blocker als Dauermedikation erhalten, dieser perioperativ weitergegeben werden. Darüber hinaus profitiert eine große Gruppe von Patienten mit kardialem Risiko von der perioperativen Gabe einer β-Blockade, die postoperativ fortgesetzt werden sollte.

Indikationen für eine perioperative β-Blockade

- Vorliegen von mindestens 2 der folgenden leichten Risikofaktoren (nach Mangano et al. 1996):
  - Alter >65 Jahre
  - Arterieller Hypertonus

- Raucherstatus
- Serumcholesterin > 240 mg/dl (6,2 mmol/l)
- Diabetes mellitus

Oder Vorliegen eines schweren Risikofaktors (mod. nach Boersma et al. 2001):
- Eingriffe mit hohem kardialen Risiko
- Vorliegen einer koronaren Herzkrankheit, d. h. Herzinfarkt oder Angina pectoris in der Anamnese, Nitrospray als Medikation, positiver Belastungstest, auffälliges EKG (Q-Vertiefung), PTCA oder Koronarchirurgie in der Anamnese
- Zerebrovaskuläre Verschlusskrankheit, d. h. TIA oder andere zerebrovaskuläre Ereignisse in der Anamnese
- Insulinpflichtiger Diabetes mellitus
- Chronische Niereninsuffizienz (Serumkreatinin > 2,0 mg/dl)

Kontraindikationen einer perioperativen β-Blockade

- Schweres Asthma bronchiale oder schwere COPD (O_2- oder steroidabhängig)
- Ausgeprägte Herzinsuffizienz (EF < 30% oder Dekompensation in den letzten 6 Monaten)
- Bradykardie < 50/min
- AV-Block II. oder III. Grades
- Allergie gegen β-Blocker

Durchführung der perioperativen β-Blockade

Präoperativ erhalten die Patienten 5 mg Bisoprolol tgl. p.o. (Concor o.ä.), sofern der systolische Blutdruck > 100 mmHg beträgt und die Herzfrequenz > 55/min liegt. Kommt ein Patient mit entsprechenden Risikofaktoren in den OP, ohne oral einen β-Blocker eingenommen zu haben, werden 5 mg Metoprolol i.v. (Beloc o.ä.) verabreicht, wenn keine Kontraindikationen vorliegen. Bleibt der systolische Blutdruck > 100 mmHg und die Herzfrequenz > 55/min, können weitere 5 mg Metoprolol verabreicht werden.

Postoperativ erhalten die Patienten für mindestens 3 Wochen 5 mg Bisoprolol tgl. p.o. (Concor o.ä.), sofern der systolische Blutdruck > 100 mmHg beträgt und die Herzfrequenz > 50/min. Dies muss unbedingt mit den behandelnden Stationsärzten abgesprochen werden. Dabei sollte auch die Notwendigkeit eines kardiologischen Konsils zur langfristigen Einstellung auf einen β-Blocker besprochen werden.

Literatur

Auerbach AD, Goldman L (2002) beta-Blockers and reduction of cardiac events in noncardiac surgery: scientific review. JAMA 287: 1435–1444

Boersma E, Poldermans D, Bax JJ et al. (2001) Predictors of cardiac events after major vascular surgery: Role of clinical characteristics, dobutamine echocardiography, and beta-blocker therapy. JAMA 285: 1865–1873

Eagle KA, Berger PB, Calkins H et al. (2002) ACC/AHA Guideline Update for Perioperative Cardiovascular Evaluation for Noncardiac Surgery – Executive Summary. A report of the American College of Cardiology/American Heart Association Task Force on Practice Guidelines (Committee to Update the 1996 Guidelines on Perioperative Cardiovascular Evaluation for Noncardiac Surgery). Anesth Analg 94: 1052–1064

Fletcher GF, Balady GJ, Amsterdam EA et al. (2001) Exercise standards for testing and training: a statement for healthcare professionals from the American Heart Association. Circulation 104: 1694–1740

Mangano DT, Layug EL, Wallace A, Tateo I (1996) Effect of atenolol on mortality and cardiovascular morbidity after noncardiac surgery. Multicenter Study of Perioperative Ischemia Research Group. N Engl J Med 335: 1713–1720

Park KW (2003) Preoperative cardiology consultation. Anesthesiology 98: 754–762

A-1.5 Prämedikation und intraoperatives Management bei Diabetes mellitus

B. Rehberg-Klug

Sowohl Typ-1- als auch Typ-2-Diabetiker haben ein höheres perioperatives Risiko als Nichtdiabetiker. Der absolute bzw. relative Insulinmangel und die Insulinresistenz werden durch den operativen Eingriff verstärkt. Daher ist eine exakte perioperative Kontrolle des Blutzuckerspiegels von entscheidender Bedeutung für die Minimierung des Risikos. Zielbereich ist ein Blutglukosewert von 6–8 mmol/l.

Orale Antidiabetika

Orale Antidiabetika wie Sulfonylharnstoffe, Acarbose und Glitazone können bis zum Vorabend der Operation weiter verabreicht werden. Hier besteht die Gefahr der verzögerten Hypoglykämie. Metformin als Biguanidderivat sollte 48 h präoperativ abgesetzt werden. Bei Patienten ohne Nierenfunktionseinschränkung (Serumkreatinin > 1,3 mg/dl) oder schwerwiegende Herz- oder Lebererkrankung (ab NYHA III und Child-Klassifikation > 3) ist eine Fortführung der Therapie bis 24 h präoperativ keine Kontraindikation für einen operativen Eingriff, da der Zusammenhang zwischen Metformintherapie und einer perioperativen Laktatazidose nicht gesichert ist (Kienbaum 2002; Landgraf u. Nawroth 2002). Wichtig ist bei diesen Patienten das perioperative Monitoring des Laktatspiegels, bei unauffälligem Verlauf mindestens 3-mal täglich für die ersten 48 h postoperativ.

Perioperatives Management des insulinpflichtigen Diabetikers

Weil Bedside-Blutzuckerbestimmungsgeräte auf den peripheren Stationen nicht zugelassen sind, hat sich folgendes Vorgehen als praktikabel erwiesen:
- Patienten mit einem insulinpflichtigen Diabetes mellitus sollten immer an 1. Position im Programm operiert werden. Dies sollte mit dem jeweiligen Stationsarzt bei der Prämedikationsvisite geklärt werden.
- Wenn der Patient keine Spätmahlzeit zu sich nehmen kann (Darmvorbereitung bei abdominellen Eingriffen), sollte am Vorabend kein langwirksames Verzögerungsinsulin mehr gegeben werden.
- Am Operationstag keine Gabe von Insulin, keine Gabe einer Glukoselösung.
- Um 6:00 Uhr des Operationstages wird ein Nüchternblutzucker bestimmt.
- Falls das Ergebnis dieser Untersuchung pathologische Werte ergibt (unter 80 mg/dl und über 180 mg/dl), muss das individuelle Vorgehen mit dem Anästhesisten besprochen werden. Das Vorgehen richtet sich dann nach dem intraoperativen Schema.
- Bei Übernahme des Patienten in die Einleitung wird nochmals der Blutzuckerwert bestimmt. Das weitere Vorgehen entspricht dem intraoperativen Schema.

Diabetiker unter Insulintherapie erhalten, während sie sich in anästhesiologischer Behandlung befinden, perioperativ Insulin über eine Spritzenpumpe und gleichzeitig eine Glukoseinfusion (5–10 g Glukose/h, z. B. 100 ml/h G 5%). Dabei sollten die Blutzuckerwerte stündlich kontrolliert werden und die Dosierung von Insulin und Glukose entsprechend angepasst werden.

Blutzucker [mg/dl]	Richtwerte für die kontinuierliche Insulindosierung
<120	Keine Gabe von Insulin
120–200	1,0 IE/h
200–250	1,5 IE/h
250–300	2,0 IE/h

Diese Infusionsraten können mit folgenden Faktoren angepasst werden:
- Gesamtsumme der täglichen Insulinmenge /25:
- Bei Patienten mit Nierentransplantationen: 2-mal
- Bei Patienten mit CABG: 3- bis 5-mal

Bei Normoglykämie (Blutzucker 6–8 mmol/l = ca. 100–150 mg/dl) und kurzen Operationen kann unter Abwägung des Risikos und stündlicher Blutzuckerkontrolle auf die perioperative Insulinglukosetherapie verzichtet werden.

Narkoseverfahren sorgfältig abwägen: Regionalanästhesien sind zwar bevorzugt wegen besser erhaltener Glukosetoleranz, es besteht aber die Gefahr der juristischen Konsequenzen bei peripher sensorischen Neuropathien. Spezifische Dokumentation der Lagerung und der intraoperativen Lagerungskontrollen.

 CAVE
Gehäuft Intubationsprobleme: Erhöhtes Aspirationsrisiko bei Vorliegen einer Gastroparese.

Normoglykämie verbessert die Wundheilung, erniedrigt die Mortalität und verkürzt den Krankenhausaufenthalt.

Bei nichtinsulinpflichtigen Typ-2-Diabetikern sollte präoperativ und dann in 1- bis 2-stündigen Intervallen der Blutzuckerspiegel kontrolliert werden. Bei Blutzuckerspiegeln über 150 mg/dl sollte ebenfalls eine kontinuierliche Insulintherapie perioperativ erfolgen.

Literatur

Jacober SJ, Sowers JR (1999) An update and perioperative management of diabetes. Arch Intern Med 159 Nov: 8
Kienbaum P (2002) Perioperatives Metformin und Laktatazidose. Anästhesist 51: 866–867
Landgraf R, Nawroth PP (2002) Metformin und Anästhesie. Anästhesist 51: 491–492
Peters A, Kerner W (1995) Perioperative management of the diabetic patient. Exp Clin Endocrinol 103: 213–218
Scherpereel PA, Tavernier B (2001) Perioperative care of diabetic patients. Eur J Anaesthesiol 18: 277–294

A-1.6 Der anästhesiologische Arbeitsplatz

M. Kastrup

Basisausstattung des Anästhesiearbeitsplatzes

Um Narkosezwischenfälle zu vermeiden, ist *vor jeder Narkose eine sorgfältige Überprüfung des Anästhesiearbeitsplatzes* durchzuführen. Neben der einwandfreien technischen Funktion der Narkose- und Monitoringgeräte müssen sämtliche Medikamente und Geräte für den Notfall am Patienten vorhanden sein. Vor einer Narkose erfolgt ein »Gerätecheck« anhand der am Gerät befindlichen Checklisten.

Material

- Narkosegerät bzw. Narkosesystem
- Ambu-Beutel
- Perfusoren
- Masken in verschiedenen Größen
- Guedel-Tuben in verschiedenen Größen
- Intubationsbesteck mit Spateln in mehreren Größen, funktionierende Lichtquelle
- Endotrachealtuben, verschiedene Größen (Woodbridge und Magill), Cuff auf Dichtigkeit geprüft
- Führungsstäbe in unterschiedlichen Längen
- Blockerspritze
- Magill-Zangen
- Gleitmittel für Tubus und Führungsstab
- Zahnschutz
- Larynxmasken in unterschiedlichen Größen
- Cuffdruckmanometer
- Funktionsbereites Absauggerät mit verschiedenen Absaugkathetern
- Blutdruckmanschette zur manuellen Messung
- Stethoskop
- Magensonden und Sekretauffangbeutel
- Zubehör für die venöse Punktion: Venenverweilkanülen in verschiedenen Größen
- Hautdesinfektionsmittel
- Sterile Tupfer
- Stauschlauch
- Fixationspflaster, steriles Pflaster
- Kristalloidinfusionen (Thomaejonin)
- Kolloidale Lösungen (Haes 6% und 10%, Gelafundin)
- Sterile Spritzen in verschiedenen Größen (1 ml, 2 ml, 5 ml, 10 ml, 20 ml, 50 ml)
- Perfusorspritzen und Leitungen
- Material für Laboruntersuchungen
- Infusions- und Transfusionssysteme
- Unsterile Einweghandschuhe

Medikamente

- Die für die Behandlung von Notfällen und die in der Anästhesie gebräuchlichen Medikamente sollten übersichtlich im Narkosewagen vorhanden sein:
- NaCl 0,9%
- Atropin
- Orciprenalin (Alupent)
- Adrenalin
- Noradrenalin
- Ephedrin (in der Geburtshilfe)
- Akrinor
- Metoprolol
- Lidocain
- Amiodaron
- Theophyllin
- Ketamin
- Prednisolon
- Ranitidin
- Dimetinden (Fenistil)
- Propofol 1%
- Etomidate
- Thiopental (Trapanal)
- Heparin
- Succinylcholin (im Kühlschrank griffbereit)
- Naloxon
- Flumazenil
- Clonidin 0,15 mg/ml
- Uradipil
- Neostigmin/Pyridostigmin
- Metamizol
- Nitro-Spray
- Furosemid
- Butylscopolamin
- Kalzium 10%
- Glykopyrronium

A-1.7 Monitoring

M. Kastrup

Basismonitoring

Qualifiziertes Anästhesiepersonal (Arzt und Fachschwester/-pfleger) müssen *während des gesamten Eingriffes* bei Allgemeinanästhesie, Regionalanästhesie und »Stand-by« mit Überwachung anwesend sein und eine klinische Beobachtung des Patienten sicherstellen.

- EKG-Monitor (bei kardialen Risikopatienten: 5-Kanal-EKG mit ST-Streckenanalyse)
- Pulsoxymetrie
- Nichtinvasive Blutdruckmessung (verschiedene Cuffbreiten)

Bei Allgemeinanästhesie zusätzlich

- Kapnometrie
- Monitoring der inspiratorischen O_2-Konzentration
- In- und exspiratorische Messung der Inhalationsanästhetika
- Volumetrie der Atemgase im Exspirationsschenkel (mit Diskonnektionsalarm)
- Atemwegsdruckmonitoring
- Bei lang dauernden Eingriffen Temperatursonde (im Blasenkatheter integriert oder als Ösophagus- bzw. Rektalsonde)
- Bei Bedarf Relaxometrie (bei Mivacurium empfohlen wegen der atypischen Pseudocholinesterasen)

Erweitertes Monitoring

- Invasive Blutdruckmessung (s. A-1.20 »Arterielle Druckmessung«)
- Messung des zentralvenösen Drucks (s. A-1.21 »Zentraler Venenkatheter«)
- Blasenkatheter zum Monitoring der Nierenfunktion
- Messung des Hirndrucks
- Pulmonalarterienkatheter [s. A-1.22 »Pulmonaliskatheter (PAK)«]
- Mit gemischtvenöser Sättigung (S_vO_2)
- Mit Messung des Herzzeitvolumens
- Mit kontinuierlicher Herzzeitvolumenmessung (CCO)
- Mit Druckmessung im kleinen Kreislauf (PAP und PCWP)
- Bei Bedarf: somatisch oder akustisch evozierte Potenziale (SAP), z. B. bei Karotischirurgie
- Transösophageale Echokardiographie (TEE) (s. A-1.23 »Standard transösophageale Echokardiographie«)
- Wiederholte Blutgasanalysen (BGA)

Literatur

Standards of the American Society of Anesthesiologists: Standards for basic anesthetic monitoring, 1986 and 1998

A-1.8 Intubationsnarkose

M. Kastrup

An dieser Stelle wird der typische Verlauf einer »Intubationsnarkose« dargestellt. Die Besonderheiten und die Medikamente für die einzelnen Narkosen werden bei den Eingriffen erläutert.

Vorbereitung

Arbeitsplatzvorbereitung

- Alle Medikamente aufgezogen und Spritzen beschriftet
- Sicht- und Funktionsprüfung des Narkosegerätes und des Monitorings
- Übernahme des Patienten

Identifikation des Patienten und Überprüfen von

- Nüchternheit
- Prämedikation
- Geplanter Eingriff und Anästhesieverfahren
- Operations- und Anästhesieeinwilligung
- Anästhesieprotokoll

❗ **Bei wahrscheinlichem Blutbedarf, Kontrolle von Blutgruppenschein und Konservenanforderung!**

Monitoring und Vorbereitung zur Einleitung

- Einschätzen, ob Prämedikation ausreichend ist oder ob zusätzliche Anxiolyse notwendig ist
- Anschluss des Basismonitorings: EKG, NIBP, Pulsoxymetrie
- Legen eines periphervenösen Zuganges; ggf. vorherige Lokalanästhesie mit Lidocain 1% als Hautquaddel
- Ausschluss einer paravenösen oder arteriellen Infusion

- Anschluss einer Vollelektrolytlösung (z. B. Thomaejonin)
- *Überprüfung von:* Zahnstatus (**CAVE:** lockere Zähne) und Grad der Mundöffnung
- Vollständiges Entfernen von eventuellen Zahnprothesen
- Dokumentation der Ausgangsvitalparameter
- Kopflagerung des Patienten: »Schnüffelposition«

Einleitung der Anästhesie

- Präoxygenierung mit 100% Sauerstoff und dicht aufsitzender Maske des wachen und spontanatmenden Patienten für 3–5 min
- Gabe des Opioids
- Gabe des Induktionshypnotikums
- Überprüfung, ob Patient eingeschlafen ist, durch: Ansprache, Erlöschen der Schutzreflexe (Lidreflex)
- Wenn Maskenbeatmung möglich, Gabe des Muskelrelaxans
- Weitere Maskenbeatmung mit reinem Sauerstoff, bis volle Wirkung des Relaxans erreicht ist und Weiterführung der Narkose (Inhalationsanästhetikum oder Propofol)

Intubation

Bei ausreichender Mundöffnung und wenn der Patient Zähne hat, stets einen Zahnschutz verwenden!

Orale Intubation

> Ausnahmen sind bei den jeweiligen Eingriffen angegeben.

> **Tubusgröße**
> - Männer: 7,5–8,5 mm Innendurchmesser
> - Frauen: 7,0–7,5 mm Innendurchmesser
> - Kinder: s. Kap. A-8 »Standards in der Kinderchirurgie«

- Auskultation beider Lungen
- Bestätigung der CO_2-Ausatmung durch Kapnometrie
- Fixierung des Tubus mit Pflaster im rechten oder linken Mundwinkel
- Messung des Cuffdrucks mit einem Manometer, falls Lachgas benutzt wird, ca. stündliche Kontrolle des Cuffdrucks
- Zusätzlich Guedel-Tubus platzieren (Schutz vor Obstruktion durch Zubeißen des Patienten in der Aufwachphase)
- Nach Fixierung erneute Lagekontrolle durch Auskultation
- Gegebenenfalls Platzierung einer Magensonde (oral/nasal); weiche Sonden aus Silikon wählen, wenn die Sonde länger postoperativ liegen bleibt
- Lagekontrolle durch Insufflation von Luft bei gleichzeitiger Auskultation im epigastrischen Winkel oder Aspiration von Magensaft
- Fixierung der Magensonde
- Schutz der Augen vor Austrocknung durch Augensalbe (Panthenol-Augensalbe) oder Augenpflaster

Lagerung des Patienten

- Erfolgt in Absprache und zusammen mit dem Operator
- Kontrolle, ob alle potenziellen Druckstellen gepolstert sind
- Kontrolle der Zugänge und des Monitorings

Aufrechterhaltung der Narkose

Fortführung der Narkose mit Inhalationsanästhetika, als balancierte Anästhesie oder als TIVA (totale intravenöse Anästhesie)

- Gabe von Opioiden nach Bedarf
- Repetitionsdosen von Relaxanzien nach Bedarf
- Normoventilation mit einem PEEP von ca. 5 cm H_2O (wenn keine Kontraindikationen vorliegen) und einer $p_{et}CO_2$ von 35–45 mmHg

Ausleitung der Narkose

- Stetiger Kontakt mit dem Operator, um die Dauer der Operation abschätzen zu können
- Mit Beginn des Wundverschlusses Reduktion bzw. Abstellen des Narkosegases bzw. des Hypnotikums
- Am Ende der Narkose Gabe von 100% Sauerstoff, um eine Diffusionshypoxie zu vermeiden

> **Patient muss die Extubationskriterien erfüllen:**
> - Kein Exzitationsstadium mehr
> - Kein Überhang an Opioiden
> - Kein Überhang an Muskelrelaxanzien
> - Die Schutzreflexe müssen vorhanden sein

- Patient muss ausreichende Spontanatmung aufweisen und angemessen kontaktierbar sein
- Vor der Extubation oropharyngeales Absaugen, um eine pulmonale Aspiration von Sekret zu verhindern
- Wenn bei der Auskultation tracheales Sekret vorhanden ist, wird dies vor der Extubation abgesaugt
- Extubation unter Blähen der Lunge
- Nach der Extubation Sauerstoffinsufflation und erneute Prüfung der Suffizienz der Spontanatmung und der Kontaktfähigkeit des Patienten
- Nach der Ausleitung kann bei stabilen Kreislaufverhältnissen das Monitoring abgebaut werden und der Patient in den Aufwachraum verlegt werden

Dokumentation

Sämtliche im Rahmen der Anästhesie erhobenen Befunde und durchgeführten Maßnahmen werden auf einem maschinenlesbaren Narkoseprotokoll dokumentiert.

- Jede Applikation von Medikamenten (auch Inhalationsanästhetika) muss dokumentiert werden
- Aus forensischen Gründen sollte stichpunktartig die problemlose Einleitung und Intubation dokumentiert werden
- Die Vitalzeichen sollten während des Narkoseverlaufes alle 5 min auf dem Narkoseverlaufsprotokoll dokumentiert werden
- Die Beatmungsparameter sollten ca. alle 20 min oder bei Veränderungen dokumentiert werden
- Die laryngoskopischen Sichtverhältnisse werden nach Cormack u. Lehane dokumentiert
- Wenn Besonderheiten oder Komplikationen aufgetreten sind, werden diese auch auf dem Narkoseprotokoll dokumentiert; bei Bedarf wird zusätzlich nach dem Eingriff ein Gedächtnisprotokoll angelegt

Qualitätskontrolle

- Im Aufwachraum Schmerzbefragung und Dokumentation der VAS (0–10; Steuerung der Medikation und zur Entlassung); bei Regionalverfahren: motorische und sensible Blockade
- Nach jeder Anästhesie wird von dem verantwortlichen Anästhesisten eine *postanästhesiologische Visite* durchgeführt. Die hierbei erhobenen Befunde und Beschwerden des Patienten (Übelkeit, Erbrechen, Kopfschmerzen, Heiserkeit usw.) werden auf dem Narkoseprotokoll dokumentiert. In Absprache mit dem Stationsteam kann eine eventuelle Behandlung eingeleitet werden

A-1.9 Maskennarkose unter Spontanatmung

M. Kastrup

Vorbereitung

Näheres in A-1.11.

Einleitung der Anästhesie

- Ausreichende Präoxygenierung mit 100% Sauerstoff und dicht aufsitzender Maske des wachen und spontanatmenden Patienten
- Gabe des Opioids (bevorzugt ein kurzwirksames Opioid)
- Gabe des Induktionshypnotikums (bevorzugt: Propofol, wegen der relaxierenden Wirkung auf die Larynx-/Hypopharynxmuskulatur)
- *Überprüfung, ob Patient eingeschlafen ist*, durch: Ansprache, Erlöschen der Schutzreflexe (Lidreflex)
- Beginn der Maskenbeatmung mit dicht aufsitzender Maske und Prüfung, ob Beatmung suffizient ist durch
  - klinische Beurteilung der Thoraxexkursionen des Patienten
  - Messung des exspiratorischen Minutenvolumens
  - Nachweis von CO_2 in der Exspirationsluft
  - vorsichtige Weiterbeatmung des Patienten, ohne den Magen zu überblähen
  - Begrenzung des Beatmungsdrucks auf 20 cm H_2O
- Bei länger dauernden Eingriffen (>10 min) kann auch eine *Larynxmaske* platziert werden.

Vorbereitung und Einführen der Larynxmaske

- Eine ausreichende Narkosetiefe muss sichergestellt sein
- Die Luft aus der Maske muss vollständig ohne Faltenbildung abgesaugt werden
- Die Kopflagerung entspricht der zur Intubation: Jackson-Lagerung
- Eine geringe Menge wasserlösliches Gleitmittel wird auf die Maske aufgebracht
- Einführen der Maske unter Zuhilfenahme des Zeigefingers
- Füllen des Cuffs und Auskultation
- Fixierung der Maske mit zusätzlichem Beißschutz und Pflaster
- Cuffdruckmessung: maximaler Druck 60 cm H_2O

- Der maximale Beatmungsdruck sollte 20 cm H$_2$O nicht überschreiten
- Häufig ist ein Übergang zu Spontanatmung möglich
- Bei Kindern Vorsicht bei der Anwendung von Desfluran bei der Larynxmaske: Gefahr von Laryngospasmus

Größe von Larynxmasken

Maskengröße	Patientengröße	Maximales Füllvolumen des Cuffs
1	Neugeborene/Kleinkinder bis 5 kgKG	Bis zu 4 ml
1,5	Kleinkinder 5–10 kgKG	Bis zu 7 ml
2	Kleinkinder/Kinder 10–20 kgKG	Bis zu 10 ml
2,5	Kinder von 20–30 kgKG	Bis zu 14 ml
3	Kinder/Erwachsene 30–50 kgKG	Bis zu 20 ml
4	Erwachsene 50–70 kgKG	Bis zu 30 ml
5	Erwachsene 70–100 kgKG	Bis zu 40 ml
6	Große Erwachsene >100 kgKG	Bis zu 50 ml

Hierbei kann nur ein ungefährer Hinweis gegeben werden. Die Größe kann von Patient zu Patient schwanken und richtet sich nach der individuellen Anatomie.

Aufrechterhaltung der Narkose

- Propofol (bolusweise oder kontinuierliche Applikation mit einem Perfusor)
- Inhalationsanästhetikum (Isofluran oder Sevofluran; Desfluran ist wegen des stechenden Geruchs ungeeignet)
- Übergang zu Spontanatmung möglich

Ausleitung der Narkose

- Kurz vor dem Entfernen der Larynxmaske wird der Cuff vollständig entleert
- Sobald der Patient den Mund selbstständig öffnen kann, wird die Larynxmaske entfernt
- Auf suffiziente Spontanatmung achten
- Bei der Maskennarkose gelten die gleichen Kriterien für die Beendigung der Narkose und der Verlegung des Patienten in den Aufwachraum wie bei der Intubationsnarkose

A-1.10 Ileuseinleitung (»Rapid Sequence Induction«)

M. Kastrup

> Bei allen Erkrankungen mit erhöhtem Aspirationsrisiko wird eine Ileuseinleitung durchgeführt.

- Fehlende Nahrungskarenz und dringlicher Eingriff
- Ileus, Pylorusstenose, große Pankreaszyste
- Blutungen aus Magen-Darm-Trakt und HNO-Bereich
- Akutes Abdomen
- Notfälle und Unfälle aller Art, Polytrauma
- Schwangerschaft (ab der 12. SSW bis 48 h post partum), Sectio caesarea
- Extreme Adipositas (BMI > 35)
- Symptomatischer Reflux (bei z. B. B-II-Magen)

Die allgemeinen Vorbereitungen entsprechen denen des Standards für die Intubationsnarkose.

> Abweichend vom allgemeinen Standard werden das Einleitungshypnotikum und Succinylcholin doppelt aufgezogen. Es sollten 2 Laryngoskope mit jeweils intakten Lichtquellen und verschiedenen Spatel griffbereit liegen. 3 Tuben, jeweils einer größer und kleiner als die zu erwartende Größe, liegen griffbereit. Tuben sind immer mit einem Mandrin versehen. Ein funktionierender Sauger (am besten Operationssauger mit dickem Ansatzstück) liegt funktionsbereit neben dem Patienten.

Technik und Durchführung

- Entleerung flüssigen Mageninhalts über eine Magensonde, bei z. B. hohem Dünndarmileus Dauersog anschließen; bei festem Mageninhalt und nach unmittelbar stattgehabter Mahlzeit ist eine Sonde relativ wertlos
- *Ausnahmen* für die Anlage einer *Magensonde*: Somnolenz (nicht vorhandene Schutzreflexe), Ösophagusvarizen, Mittelgesichts- und Schädelbasisfrakturen, erhöhter intrakranieller Druck
- Funktionstüchtige Saugung mit dickem Absaugkatheter bereithalten

- Operationstisch um 30° fußwärts kippen (Anti-Trendelenburg-Lagerung), dabei auf sichere Fixation des Patienten achten
- Ausreichende Präoxygenierung für 3–5 min mit 100% Sauerstoff bei hohem Frischgasfluss und dichtsitzender Maske (im Notfall reichen ca. 4 maximale Atemzüge mit 100% Sauerstoff)
- Applikation des Einleitungsanästhetikums (Wahl nach Allgemeinzustand und Kreislaufsituation)
- *Krikoiddruck* nach Sellick durch versierten Helfer: der Krikoiddruck wird solange aufrecht erhalten, bis die erfolgreiche tracheale Intubation nachgewiesen ist!
- Applikation von Succinylcholin 1–1,5 mg/kgKG zur Intubation

! Keine Zwischenbeatmung über Narkosemaske.

- In den meisten Fällen kann die Intubation per os nach 30–60 s erfolgen; anschließend sofortige Blockung des Tubuscuffs
- Auskultation zur Kontrolle der regelrechten Tubuslage
- Der Patient darf erst extubiert werden, wenn die Schutzreflexe vollständig zurückgekehrt sind

! Kernstück der Ileuseinleitung ist die zügige und sichere Intubation. Grundsätzlich wird hierzu Succinylcholin verwendet. Nach Möglichkeit einen weiteren (erfahrenen) Kollegen hinzuziehen.

A-1.11 Fiberoptische Intubation

K. Bäsell, C. Lehmann, J. Birnbaum, T. Volk

Prämedikation nach Standard; zusätzliche Aufklärung des Patienten über die Möglichkeit einer schwierigen Intubation und daraus folgender Möglichkeit einer Wachintubation (dann kein Sedativum/Anxiolytikum zur Prämedikation)

Besonderheiten

Monitoring und die generellen Vorbereitungen entsprechen den Vorbereitungen für die Intubationsnarkosen. Zusätzlich sollte Zubehör für eine schwierige Intubation (spezieller Intubationswagen) bereitliegen: z. B. überlanger und gerader Spatel, Woodbridge-Tuben unterschiedlicher Größen, Lidocain-Pumpspray und Lidocain-Gel, kleine Absaugkatheter und Bronchoskop, möglichst mit Monitor.

Monitoring

- Standardmonitoring
- Je nach Eingriff zusätzlich: invasive Druckmessung, ZVK, Temperatursonde

Narkoseeinleitung

! Im Vorfeld mit dem Operateur klären, ob nasale oder orale (schwerer) Intubation erforderlich ist.

- Anschluss des Monitorings
- Periphervenöser Zugang
- Infusionsbeginn
- Unmittelbar nach Übernahme in den OP Gabe von Hydrocodon (Dicodid) (je 5 mg i.v.)
- Abschwellende Nasentropfen in jedes Nasenloch applizieren; z. B. Xylometazolin (= Otriven 0,1%)
- Lokalanästhesie über jedes Nasenloch und den Rachenraum mit Lidocainpumpspray (dünner Absaugkatheter für Applikation) – Auswahl des günstigeren Nasenweges für Intubation
- ggf. Atropingabe
- Sauerstoffzufuhr über den Enk-Adapter
- Tubus und Naseneingang mit Lidocaingel einreiben
- Tubus über Bronchoskop schieben und fixieren
- Antibeschlagmittel auf Bronchoskopieoptik geben
- Oropharynx sorgfältig absaugen
- Patienten unter sicherem Erhalt der Spontanatmung vorsichtig analgosedieren, nur wenn nötig z. B. 1–2 mg Midazolam oder Propofol niedrigstdosiert 20–30 mg
- Einführen des Bronchoskops durch das weitere Nasenloch und vorsichtiges Vorschieben entlang des unteren Nasengangs (bei oraler Intubation Beißschutz einlegen, der dann auch Einführen des Tubus ermöglicht!)
- Einstellen der Glottis und ggf. Anästhesierung des Kehlkopfeingangs mit 1 ml Lidocain 2% über den Enk-Adapter
- Bronchoskop in die Trachea einführen
- Tubus platzieren
- Erst nach sicherer Platzierung des Tubus Narkoseeinleitung mit Propofol (2 mg/kgKG), ggf. Relaxation
- Kontrolle der Tubuslage über Bronchoskop
- Fortsetzung der Narkose als Kombinationsnarkose
- Nicht vergessen: Bronchoskop sofort gut durchspülen!

Besonderheiten

- Bei schlechten Sichtverhältnissen durch Sekret oder Blut Optik vorsichtig mit wenig NaCl 0,9% über den Arbeitskanal freispülen
- Möglichst nicht über den Absaugkanal des Bronchoskopes absaugen, sondern über einen zusätzlichen Katheter, da sich sonst die Optik mit Sekret verlegen kann

Komplikationen und Gefahrenquellen

- Blutung und/oder Sekret behindern Sicht
- Tubusplatzierung gelingt nicht: dann kein gewaltsamer Versuch, sondern Abbruch, Oxygenierungssituation optimieren und erneuter Versuch durch einen erfahrenen Anästhesisten

Narkoseausleitung bei fiberoptischer Intubation

- Rücksprache mit dem Operator, ob Extubation möglich erscheint: wenn nicht, Festlegung der Weiterbehandlung und der Extubation mit dem Operator (z. B. Kontrolle des Befundes nach 6 h, Dauer der Nachbeatmung, Extubation auf der Intensivstation oder im OP)
- Extubation nach den üblichen Extubationskriterien (Nebenluftversuch durchführen, ggf. Extubation über Ex-Change)
- Auf Stridor und Oxygenierungsprobleme achten: ggf. zügige Reintubation

Literatur
Fulling PD, Roberts JT (2000) Fiberoptic intubation. Int Anesthesiol Clin 38(3): 189–217
Agai T, Shingo K (2004) Difficulty in advancing a tracheal tube over a fibreoptic bronchoscope. Br J Anaesth 92(6): 870–881

A-1.12 Erschwerte Intubation/ schwieriger Atemweg

M. Kastrup, J. Birnbaum, T. Volk

Hierzu zählen:
- Schwierige Maskenbeatmung (Undichtigkeit, Gasleck, Widerstände erhöht)
- Schwierige Laryngoskopie (Stimmbänder können nicht eingesehen werden)
- Schwierige endotracheale Intubation (nach mehreren Versuchen mit und ohne Pathologie)

> ⚠ Eine schwierige Intubation liegt dann vor, wenn mit konventioneller Laryngoskopie mehr als 3 Versuche notwendig sind, um den Tubus korrekt zu platzieren, oder der Intubationsvorgang länger als 10 min dauert.
> Schwierige Atemwege liegen dann vor, wenn ein durchschnittlich ausgebildeter Anästhesist Schwierigkeiten bei der Durchführung einer adäquaten Maskenbeatmung und/oder Intubation hat.
> Schwierige Laryngoskopie bedeutet, dass sonst sichtbare Larynxanteile nicht eingesehen werden können – Cormack-und-Lehane-Einteilung Grad III und IV.

Warnhinweise für eine schwierige Intubation

- Anatomische Besonderheiten im HNO-Bereich: Missbildungen, Tumoren, Verletzungen, Narben, ungewöhnliche Größenrelationen (z. B. Makroglossie)
- Bewegungseinschränkungen im Bereich der HWS (<80°) und/oder des Kiefergelenks (z. B. M. Bechterew)
- Voroperationen oder Bestrahlungen
- Einblutungen im Bereich der Halsweichteile
- Extreme Adipositas
- Anamnestische Intubationsschwierigkeiten

Klinische Screeningverfahren

LEMON-Konzept: Look externally, Evaluate: 3-3-2-Regel, Mallampati, Obstruction, Neck movement
- Einteilung nach Mallampati
- Test nach Patil (thyreomentaler Abstand)
- Dicker, kurzer Hals
- Obere Schneidezähne erscheinen lang
- Überbiss
- Zahnspalte >3 cm
- Gaumenbogen stark gebogen

Grundregeln

- Genaue Erhebung der Anamnese vor jeder Einleitung einer Anästhesie
- Erhebung von medizinischen, chirurgischen oder anästhesiologischen Faktoren, welche auf eine erschwerte Intubation hinweisen; alte Narkoseprotokolle anfordern und auf frühere erschwerte Intubationen achten
- Körperliche Untersuchung: auf die oben genannten Warnhinweise achten

> **CAVE**
> Normalbefunde schließen eine erschwerte Intubation nicht aus!

- In begründeten Verdachtsfällen weitere Diagnostik: z. B. HNO-Konsil (Spiegelbefund?) oder Tracheazielaufnahme bei einer Struma oder mediastinalen Raumforderungen
- Genaues Management vor Intubationsbeginn festlegen (Oberarzt/Operateur/Materialien einschließlich Notfallzubehör)
- Bereithalten des speziellen »Notintubationswagens«, in dem sich sämtliche für eine erschwerte Intubation notwendigen Materialien befinden

Vorbereitungen

Ist aufgrund der Voruntersuchungen mit einer erschwerten Intubation zu rechnen, sollten folgende Vorbereitungen getroffen werden:

- Aufklärung des Patienten über Risiken und Gefahren der erschwerten Intubation, Erklärung des Vorgehens bei der wachen fiberoptischen Intubation
- Bereitstellen des »Notintubationswagens« und eines Bronchoskops (am besten mit Monitor)
- Sicherstellen, dass zumindest ein erfahrener Kollege (in der Regel Oberarzt) assistiert
- Sicherstellen, dass der Patient bei der Einleitung ausreichend mit Sauerstoff versorgt werden kann:
- Oxygenierung über den Arbeitskanal des Bronchoskops
- Präoxygenierung mit Maske, Jet-Ventilation, Einstellung der Trachea über Stützrohr der HNO-Ärzte
- HNO-Ärzte in Bereitschaft zur Nottracheotomie, ggf. primäre Tracheotomie in Lokalanästhesie

Entwicklung einer Strategie

Wahrscheinlichkeiten abwägen

- Erschwerte Intubation
- Erschwerte Ventilation/Maskenbeatmung
- Unkooperativer Patient

Vor- und Nachteile und klinische Durchführbarkeit von drei grundsätzlichen Vorgehensweisen abwägen

- Primärer konventioneller Intubationsversuch vs. primärer chirurgischer Zugang zur Intubation (Tracheotomie in Lokalanästhesie)
- Wache Intubation vs. Intubationsversuche nach Einleitung der Narkose
- Erhaltung der Spontanatmung während der Intubation (fiberoptische Wachintubation) vs. Einleitung der Narkose und Verzicht auf Erhaltung der Spontanatmung

Vorgehen festlegen in folgenden Fällen

- Wachintubation
- Patient kann adäquat ventiliert werden, aber nicht intubiert werden
- Lebensbedrohlicher Situation, bei der der Patient weder beatmet noch intubiert werden kann

Alternativen bereit haben, falls die ursprüngliche Vorgehensweise missglückt

Es gibt verschiedene Techniken, welche bei der schwierigen Intubation und der erschwerten Maskenbeatmung angewendet werden können. Welche der genannten Möglichkeiten zum Einsatz kommt, hängt u. a. von der klinischen Situation (Notfall, Operation kann in Masken-/Larynxmaskennarkose durchgeführt werden, Operation kann verschoben werden etc.), der Erfahrung des Anästhesisten sowie der klinischen Verfügbarkeit von Material ab.

Bewährt hat sich unser Algorithmus für schwierige Atemwege (◘ Abb. A-1).

Techniken bei der schwierigen Intubation

Hilfsmittel und Techniken bei der erschwerten Intubation

- *Fiberoptische Intubation* (grundsätzlich Mittel der ersten Wahl)
- *Blinde Intubation* (oral oder nasal): unsichere Methode
- *Intubation über eine Larynxmaske*:
  - Platzieren einer Larynxmaske Größe 4 oder 5
  - Durch diese Larynxmaske wird unter fiberoptischer Kontrolle ein Aintree-Katheter platziert. Darüber wird anschließend ein Tubus gewechselt
  - Unter guter Fixierung des Tubus kann die Larynxmaske entfernt werden
  - Falls ein größerer Tubus zur Operation benötigt wird, kann über einen Tubuswechselstab auf einen größeren Tubus umintubiert werden

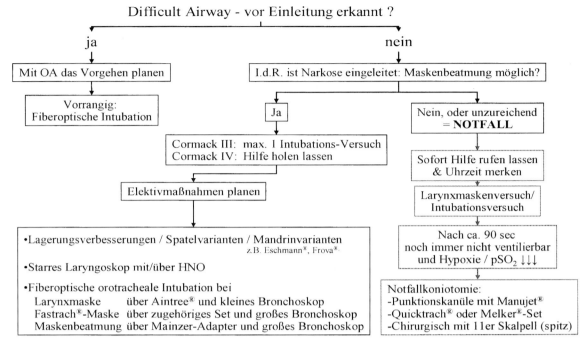

Abb. A-1. Algorithmus für schwierige Atemwege

- Intubation über die Fastrach-Larynxmaske: Zugehörige Tuben können blind oder besser fiberoptisch positioniert werden
- Intubation über Führungsdraht oder Tubuswechselstab (z. B. bei Cormack III)
- Retrograde Intubation
- Zuhilfenahme spezieller Intubationslarnygoskope
- Chirurgischer Zugang (Tracheotomie)
- QuickTrach
- Manujet
- Melker-Set

Hilfsmittel und Techniken bei der erschwerten Beatmung/Maskenbeatmung

- Einsatz der Larynxmaske
- 2-Personen-Maskenbeatmung
- Combitube: Kombinationstubus mit trachealem und ösophagealem Ende
- Larynxtubus
- Intratracheale Jet-Ventilation nach Punktion der Trachea (Manujet), nur bei erhaltenem Abfluss, sonst Gefahr der Entwicklung eines Pneumothorax
- Starres Bronchoskop mit Jet-Ventilationsanschluss
- Chirurgischer Zugang
- QuickTrach
- Manujet
- Melker-Set

Nach erfolgreicher Intubation bei schwierigem Atemweg erhält der Patient einen DGAI-Ausweis, sofern er noch keinen hat.

Literatur

Martel M, Reardon RF, Cochrane J (2001) Initial experience of emergency physicians using the intubating laryngeal mask airway: a case series. Acad Emerg Med 8/8: 815–822

Practice guidelines for management of the difficult airway (1993) A report by the American Society of Anesthesiologists. Task force on management of the difficult airway. Anesthesiology 78: 597–602

Langenstein H, Cunitz GTI (1996) Die schwierige Intubation beim Erwachsenen. [Difficult intubation in adults]. Anästhesist 45/4: 372–383

Mark LJ, Beattie C, Ferrell CL, Trempy G, Dorman T, Schauble JF (1992) The difficult airway: mechanisms for effective dissemination of critical information. J Clin Anesth 4/3: 247–251

Candido KD, Saatee S, Appavu SK, Khorasani A (2000) Revisiting the ASA guidelines for management of a difficult airway. Anesthesiology 93/1: 295–298

Dimitriou V, Voyagis GS, Malefaki A, Tsoutsos D (1997) Use of the LMA for management of difficult airway due to extensive facial and neck contracture. Anesthesiology 86/4: 1011–1012

A-1.13 Überwachung im Aufwachraum

M. Kastrup

Übergabe des Patienten an das Pflegepersonal mit Information über

- Name und Alter
- Durchgeführte Operation
- Durchgeführtes Anästhesieverfahren
- Eventuelle Besonderheiten
- Lage der Wunddrainagen und aktuelle Verluste
- Anordnungen zur Schmerztherapie
- Sonstige Anordnungen (z. B. Röntgenuntersuchungen, EKG etc.)

> **Alle Anordnungen und durchzuführende Maßnahmen müssen auf dem Narkoseprotokoll schriftlich vom Anästhesisten fixiert werden.**

Maßnahmen im Aufwachraum

- Insufflation von Sauerstoff
- Basismonitoring
- Fortsetzung der Infusionstherapie
- Bilanzierung der Drainageverluste, Urinausscheidung
- Bei Regionalanästhesien: Rückläufigkeit der Anästhesie dokumentieren
- Dokumentation der Vitalparameter und Maßnahmen
- Bei Hypothermie Wärmeapplikation bis zur Normothermie
- Nach großen Operationen mit hohen Blutverlusten Laborkontrollen
- Schmerzzahlen dokumentieren

Schmerztherapie im Aufwachraum

Siehe auch postoperative Schmerztherapie in der Sektion »Schmerztherapie«. Besonderheiten werden bei den einzelnen Eingriffen aufgeführt. Für Erwachsene gilt im Allgemeinen:

- 1–2 g Metamizol (Novalgin) in 100 ml NaCl über 15 min (oder Paracetamol (Perfalgan) 1 g i.v.
- Bei Bedarf 3–5 mg Piritramid (Dipidolor) i.v.

Bei großem postoperativem Analgetikabedarf

Wenn großer postoperativer Schmerzmittelbedarf erwartet wird, ist postoperativ eine Schmerztherapie mit einer *PCA-Pumpe* (Vygon-System) mit Piritramid zu empfehlen:

- Vorbereitung im Aufwachraum oder bereits im OP
- Für Patienten >18 und <80 Jahren: *Füllung* mit 60 mg Piritramid (Dipidolor 4 Amp. à 15 mg) auf 20 ml mit 0,9% NaCl. Selbstbedienung per Knopfdruck durch den Patienten. Er appliziert sich 1,5 mg (in 0,5 ml) mit einem Sperrintervall von 5 min. Für Patienten >80 Jahre ist eine Dosisreduktion zu empfehlen. Verwendung anderer PCA-Pumpen nur nach Einweisung.
- Für den Schmerzkatheter oder PCA ist ein Protokoll anzulegen und der anästhesiologische Schmerzdienst zu informieren

Stärkste Schmerzen

Wenn ein Patient, trotz ausreichender Gabe von Analgetika, noch über starke oder stärkste Schmerzen klagt, sollte immer auch der Chirurg informiert werden. Der Patient wird eingehend untersucht, um *Komplikationen oder Nachblutungen möglichst frühzeitig zu entdecken*, da sich hinter den Schmerzen auch immer eine chirurgische Komplikation der frühen postoperativen Phase verstecken kann. Unter Unständen ist auch im Aufwachraum weitere Diagnostik notwendig, z. B. Ultraschalluntersuchung.

A-1.14 Postoperative Übelkeit und Erbrechen (PONV=»Post-Operative Nausea and Vomiting«)

M. Kastrup, T. Schröder

Klinische Risikofaktoren

- Volatile Anästhetika
- Opioide
- Weibliches Geschlecht
- Nichtraucherstatus
- Anamnestisch Übelkeit und Erbrechen nach Narkose oder Reisekrankheit

Prophylaxe: Emetogene Einflüsse vermindern

Falls mindestens 2 Risikofaktoren vorliegen, *volatile Anästhetika und Opioide reduzieren!* Bei anamnestisch

bekanntem PONV: prophylaktisch 4 mg Dexamethason i.v./0,625 mg Droperidol
- Wenn möglich, Regionalanästhesie bevorzugen
- Kombination von Regionalanästhesie und TIVA
- Erhöhung der inspiratorischen Sauerstoffkonzentration (>50%)
- TIVA mit Propofol (und evtl. Remifentanil, wenn möglich)
- Gabe von Atropin bei Vagusstimulation
- Gabe von hochdosierten Nichtopioidanalgetika (auch zur postoperativen Prophylaxe gegen Schmerzen)

Therapie von Übelkeit und Erbrechen

Übelkeit und Erbrechen sollte umgehend behandelt werden, da ein hohes Wiederholungsrisiko besteht
- Tropisetron 2 mg i.v. oder bei Kindern Dimenhydrinat (z.B. Vomex A) Suppositorien [s. A-10.8 »Schieloperation« (operative Strabismuskorrektur)]
- Im Aufwachraum Therapieversuch mit 10–20 mg Propofol i.v. (fraktionierte Gabe durch Arzt; **CAVE:** Atemdepression)
- Bei anhaltender Übelkeit und Erbrechen eine noch nicht verwendete Substanzklasse benutzen!

Literatur

Apfel CC et al. (1999) A simplified risk score for predicting postoperative nausea and vomiting. Anesthesiology 91: 693–700
Apfel NEJM (2004)
Pierre S, Corno G, Beanis H, Apfel CC (2004) A risk score dependent antiemetic approach effectively reduces postoperative nausea and vomiting – a continous quality improvement initiative. Can J Anesth 51 (4): 320–325
Tramer M, Moore A, Reynolds DJ, McQuay H (1997) A quantitative systematic review of ondansetron in treatment of established postoperative nausea and vomiting. BMJ 314: 1088–1092
Watcha MF, White PF (1992) Postoperative nausea and vomiting its etiology, treatment, and prevention. Anesthesiology 77:162–184
Watcha MF, Simeon RM, White PF, Stevens JL (1991) Effect of propofol on the incidence of postoperative vomiting after strabismus surgery in pediatric outpatients. Anesthesiology 75: 204–209

A-1.15 Zentrales anticholinerges Syndrom (ZAS)

M. Kastrup

Ein ZAS kann durch jede antimuskarinerg wirkende Substanz, welche die Blut-Hirn-Schranke überwinden kann, ausgelöst werden.

Mögliche Triggersubstanzen

- Belladonna-Alkaloide: Atropin, Scopolamin
- Lokalanästhetika: Procain, Kokain
- Opioide: Methadon, Pethidin
- Neuroleptika: Droperidol, Haloperidol
- Inhalationsanästhetika, Antihistaminika, Anti-Parkinson-Mittel (Biperiden)
- Trizyklische Antidepressiva, Propofol (umstritten)

Symptome

- Zentrale Symptome
  - Somnolenz, Stupor bis Koma
  - Verwirrtheit, Halluzinationen
  - Ängstlichkeit
  - Agitiertheit bis hin zum Delir
  - Temperaturanstieg
  - Atemdepression
- Periphere Symptome
  - Trockene warme Haut und Schleimhäute (Mundtrockenheit)
  - Hautrötung
  - Mydriasis mit Lichtscheu
  - Tachykardie, evtl. Arrhythmie
  - Harnretention

Differenzialdiagnosen

- Anästhetikaüberhang, Restrelaxation, Hypoxie/Hyperkapnie
- Elektrolytstörungen, Hyper-/Hypoglykämie

! Die Diagnose sollte nur gestellt werden, wenn mindestens ein peripheres und ein zentrales Symptom vorliegt. Die genaue Diagnosestellung ist meist schwierig und die Diagnose eines ZAS bleibt meist eine Ausschlussdiagnose.

Therapie

- Weitere Überwachung des Patienten im Aufwachraum oder Intensivstation bis zum Abklingen der Symptomatik
- Medikamentöse Therapie mit Physiostigmin (Anticholium):
  - Zentral wirksamer Cholinesterasehemmstoff (tertiäres Amin)
  - Dosierung: 0,03–0,04 mg/kgKG langsam i.v. (in der Regel 1 mg langsam i.v.; wenn nach 5–10 min keine Wirkung, Wiederholung der Gabe)

- Wirkeintritt nach 2–5 min: bei einem ZAS deutliche Besserung der Symptomatik; Wirkdauer: ca. 30 min; Nachinjektion evtl. erforderlich
- Nebenwirkungen: Bradykardie, Bronchokonstriktion, Übelkeit/Erbrechen, Schweißausbruch, Krämpfe
- Kontraindikationen: Schädel-Hirn-Trauma, Epilepsie, schwere COPD, Bronchospasmus

Literatur

Katsanoulas K, Papaioannou A, Fraidakis O et al. (1999) Undiagnosed central anticholinergic syndrome may lead to dangerous complications. Eur J Anaesthesiol 16 (11): 803–809

Link J, Papadopoulos G, Dopjans D et al. (1997) Distinct central anticholinergic syndrome following general anaesthesia. Eur J Anaesthesiol 14 (1): 15–23

Kaiser-Stadler M, Altmayer P (1995) Zentral-anticholinerges Syndrom nach einer Propofolanästhesie. [Central anticholinergic syndrome after propofol anesthesia.] Anaesthesiol Intensivmed Notfallmed Schmerzther 30 (2): 116–167

Ruprecht J, Schneck H J, Dworacek B (1998) Physostigmin – Neuere pharmakologische Befunde und ihre Bedeutung für den Einsatz in der Praxis. [Physostigmine – recent pharmacologic data and their significance for practical use.] Anaesthesiol Reanim 14 (4): 235–241

A-1.16 Spinalanästhesie

M. Kastrup, J. Birnbaum, T. Volk

Vorbereitung

Die Prämedikationsvisite entspricht dem Vorgehen bei der Allgemeinanästhesie. Der Patient wird immer zusätzlich für eine Allgemeinanästhesie aufgeklärt (Versagen der Spinalanästhesie). Bei der Prämedikationsvisite wird zusätzlich nach Gerinnungsstörungen gefragt (häufig und schnell blaue Flecke, häufiges Nasenbluten, Schleimhaut- oder Zahnfleischblutungen, Petechien = punktförmige Blutungen beim Stauen einer Extremität). Es wird explizit nach der Einnahme von Schmerzmitteln und anderen Antikoagulanzien gefragt (welches Präparat, welche Menge und Zeitpunkt der letzten Einahme). Bei der körperlichen Untersuchung im Rahmen der Prämedikationsvisite wird die Wirbelsäule inspiziert.

Arbeitsplatzvorbereitung

- Alle Medikamente aufgezogen und Spritzen beschriftet
- Sicht- und Funktionsprüfung des Narkosegerätes (bei Versagen der Spinalanästhesie und für den Notfall) und des Monitorings

Material

- Desinfektionsmittel, Gefäß für Desinfektionslösung, sterile Tupfer oder Kompressen, sterile Tupferklemme (oder fertiges Set)
- Steriles Lochtuch, sterile Handschuhe, Kopfbedeckung, Mundtuch
- Je eine Kanüle zum Aufziehen der Medikamente, für die Hautquaddel und für die Infiltrationsanästhesie
- Jeweils eine 2-ml- und eine 5-ml-Spritze
- Spinalnadeln (in der Regel 27-G-Sprotte) mit Führungskanüle
- Steriles Pflaster

Identifikation des Patienten und Überprüfung von:

- Nüchternheit
- Prämedikation
- Gerinnungswerten
- Allergien
- Geplantem Eingriff und Anästhesieverfahren
- Operations- und Anästhesieeinwilligung
- Anästhesieprotokoll

Monitoring und Vorbereitung zur Einleitung

- Einschätzen, ob Prämedikation ausreichend ist, oder ob zusätzliche Anxiolyse notwendig ist
- Anschluss des Basismonitorings: EKG, NIBP, Pulsoxymetrie
- Legen eines peripher-venösen Zugangs; ggf. vorherige Lokalanästhesie mit Lidocain 1% als Hautquaddel
- Ausschluss einer paravenösen oder arteriellen Infusion
- Anschluss einer Vollelektrolytlösung (z.B. E153)
- Ausreichende Volumenvorgabe: mindestens 500 ml Vollelektrolytlösung
- Dokumentation der Ausgangsvitalparameter

Lagerung des Patienten

Die Punktion kann am liegenden oder sitzenden Patienten durchgeführt werden:

Empfohlene Zeitintervalle vor und nach rückenmarknaher Punktion bzw. Katheterentfernung (DGAI)

	Vor Punktion/ Katheterentfernung	Nach Punktion/ Katheterentfernung	Laborkontrolle
Unfraktionierte Heparine („low dose")	4 h	1 h	Thrombozyten bei Therapie > 5 Tagen
Unfraktionierte Heparine („high dose")	4 h	1 h	aPTT, (ACT), Thrombozyten
Niedermolekulare Heparine („low dose")	10–12 h	2–4 h	Thrombozyten bei Therapie > 5 Tagen
Niedermolekulare Heparine („high dose")	24 h	2–4 h	Thrombozyten bei Therapie > 5 Tagen
Fondaparinux[a]	20–22 h	2–4 h	
Kumarine	INR < 1,4	Nach Katheterentfernung	
Hirudine (Lepirudin, Desirudin)	8–10 h	2–4 h	
Melagatran	8–10 h	2–4 h	
Acetylsalicylsäure	> 2 Tage	Nach Katheterentfernung	
Clopidogrel	> 7 Tage	Nach Katheterentfernung	
Ticlopidin	> 10 Tage	Nach Katheterentfernung	

[a] Bei normaler Nierenfunktion, bei eingeschränkter Nierenfunktion (Kreatininclearance < 50 ml/min) 36–42 h.

- Liegend:
Der Patient liegt auf der Seite an der Kante des Operationstischs, die Beine werden angehockt, sodass die Kniescheiben in Richtung Kinn angezogen werden und das Kinn Richtung Brust gelangt. Der Patient versucht, einen möglichst runden Rücken zu machen. Die Wirbelsäule sollte parallel zur Unterlage liegen und die Schultern und Beckenschaufeln senkrecht dazu. Der Kopf wird mit einem Kissen unterstützt. Eine Hilfsperson steht vor dem Patienten und stützt ihn in dieser Position.
- Sitzend:
Der Patient sitzt auf der Kante des Operationstischs mit dem Gesäß an der Hinterkante, Füße bequem auf einem Hocker mit leicht angewinkelten Beinen, mit den verschränkten Unterarmen stützt sich der Patient auf den Oberschenkeln ab, Kinn auf die Brust, Versuch, einen »Katzenbuckel« zu machen. Eine Hilfsperson steht vor dem Patienten (**CAVE**: Kreislaufkollaps).

Durchführung der Punktion

- Nach der Lagerung wird die Einstichstelle markiert
- Meist Punktion L3/L4 oder L4/L5
- Anästhesist sitzt oder steht hinter dem Patienten (inkl. Kopfbedeckung, Mundtuch, sterilen Handschuhen)
- Alkoholsprühdesinfektion und anschließend 2-malige großzügige und großflächige Hautdesinfektion um die markierte Punktionsstelle
- Abdecken der Punktionsstelle mit sterilem Lochtuch
- Steriles Aufziehen der Medikamente (Ampullen werden durch Hilfsperson angereicht)
- Setzen einer Hautquaddel mit z. B. 0,5–1 ml 1-%igem Lidocain (Patienten informieren)
- Unter Abstützen am Rücken Führungskanüle durch die Hautquaddel einführen

Generische Namen und Handelsnamen von zzt. verwendeten Antithrombotika/Thrombozytenaggregationshemmern

	Generikum	Handelsname (Auswahl)
Acetylsalicylsäure	Acetylsalicylsäure	Aspisol Aspirin ASS Togal Thomapyrin
Unfraktioniertes Heparin	Heparin	Calciparin Heparin Liquemin Thrombophob
Niedermolekulares Heparin	Certoparin Dalteparin Enoxaparin Nadroparin Reviparin Tinzaparin	Mono-Embolex Fragmin Clexane Fraxiparin Clivarin Innohep
Synthetisches Pentasaccharid	Fondaparinux	Arixtra
Heparinoid	Danaparoid	Orgaran
Thrombininhibitoren	Desirudin Lepirudin Melagatran	Revasc Refludan Exanta
Kumarine (Vitamin-K-Antagonisten)	Phenprocoumon Warfarin	Falithrom Marcumar Coumadin
Thienopyridine (ADP-Antagonisten)	Ticlopidin Clopidogrel	Tiklyd Iscover Plavix
GIIb/IIIa-Antagonisten	Abciximab Eptifibatid Tirofiban	Reopro Integrilin Aggrastat

- Durch die Führungskanüle Punktion des Liquorraums mit der Spinalnadel
- Nach Entfernung des Mandrins muss der Liquor klar sein und frei abtropfen
- Aspirationstest und anschließende Injektion des vorbereiteten Lokalanästhetikums (LA) durch die aufgesetzte Spritze
- Nadel und Führungskanüle entfernen und steriles Pflaster auf die Einstichstelle
- Patienten sofort lagern

Überwachung nach der Injektion

- Beobachtung des Patienten: Atmung, Sprache, Übelkeit, Erbrechen
- Minütliche Blutdruck- und Pulskontrolle
- Überprüfung der Anästhesieausbreitung mit Kältereizen
- Nach Ablauf der Fixierung: Vor Operationsbeginn abschließende Beurteilung der Ausbreitung und Qualität der Anästhesie und entsprechende Dokumentation auf dem Narkoseprotokoll (anhand der segmentalen Ausbreitung)

Intraoperativ

- Überwachung des Patienten wie bei Allgemeinanästhesie
- Auf Wunsch kann der Patient eine leichte Sedierung erhalten: Midazolam 1-mg-weise bis zur gewünschten Wirkung oder Propofol mit 0,5–2 mg/kgKG/h
- Bei Sedierung: Sauerstoffapplikation über eine Nasensonde (ca. 3 l/min)

Postoperativ

- Patienten werden immer im Aufwachraum postoperativ weiterbetreut
- Vor Verlegung muss eine Regredienz der Anästhesie um mindestens 2 Segmente nachgewiesen und auf dem Narkoseprotokoll dokumentiert werden
- Patient über den postoperativen Verlauf aufklären (Mobilisation, Schmerzen bei Nachlassen der Wirkung, Verhalten bei Kopfschmerzen, bei Bauchschmerzen usw.)
- Trinken und Nahrungsaufnahme sind bei Wohlbefinden ab sofort möglich
- Das erste Aufstehen nach der vollständigen Rückbildung der Anästhesie sollte nur in Begleitung eines Pflegers bzw. einer Schwester erfolgen

A-1.17 Periduralanästhesie/kombinierte Spinal-/Epiduralanästhesie

M. Kastrup, J. Birnbaum, T. Volk

Vorbereitung

Die Periduralanästhesie und die kombinierte Spinal-/Epiduralanästhesie können als alleiniges Narkoseverfahren oder in Kombination mit einer Allgemeinanästhesie durchgeführt werden. Der Patient wird immer zusätzlich für eine Allgemeinanästhesie aufgeklärt (Versagen der Regionalanästhesie). Bei der Prämedikationsvisite wird zusätzlich nach *Gerinnungsstörungen* gefragt. Es wird explizit nach der Einnahme von Schmerzmitteln und anderen Antikoagulanzien gefragt. Bei der körperlichen Untersuchung im Rahmen der Prämedikationsvisite wird die Wirbelsäule inspiziert.

Arbeitsplatzvorbereitung

- Alle Medikamente aufgezogen und Spritzen beschriftet
- Sicht- und Funktionsprüfung des Narkosegerätes (bei Versagen der PDA und für den Notfall) und des Monitorings
- Sämtliches Material ist vorhanden, eine Hilfsperson kann benötigtes Material steril anreichen
- In allen Fällen steriles Vorgehen: steriler Tisch, steriler Kittel mit Kopfbedeckung und Mundschutz, sterile Handschuhe

Materialvorbereitung

- Desinfektionsmittel, Gefäß für Desinfektionslösung, sterile Tupfer oder Kompressen, sterile Tupferklemme (oder fertiges Set)
- Steriles Lochtuch, sterile Handschuhe, steriler Kittel, Kopfbedeckung, Mundtuch
- Je eine Kanüle zum Aufziehen der Medikamente, für die Hautquaddel und für die Infiltrationsanästhesie
- Jeweils eine 2-ml-, eine 5-ml-, und eine 10-ml-Spritze (für die Medikamente)
- PDK-Set enthält Nadel, Katheter, Einführhilfe, Loss-of-Resistance-Spritze, Bakterienfilter
- Steristrips, Nahtmaterial, durchsichtiger Wundverband, Pflaster

Identifikation des Patienten und Überprüfung von

- Nüchternheit
- Prämedikation
- Gerinnungswerten
- Allergien
- Geplantem Eingriff und Anästhesieverfahren
- Operations- und Anästhesieeinwilligung
- Anästhesieprotokoll

Monitoring und Vorbereitung zur Einleitung

- Einschätzen, ob Prämedikation ausreichend ist, oder ob zusätzliche Anxiolyse notwendig ist
- Anschluss des Basismonitorings: EKG, NIBP, Pulsoxymetrie
- Legen eines periphervenösen Zuganges; ggf. vorherige Lokalanästhesie mit Lidocain 1% als Hautquaddel
- Ausschluss einer paravenösen oder arteriellen Infusion
- Anschluss einer Vollelektrolytlösung (z. B. Thomaejonin)
- Ausreichende Volumenvorgabe: mindestens 500 ml Vollelektrolytlösung
- Dokumentation der Ausgangsvitalparameter

Lagerung des Patienten

Wie bei der Spinalanästhesie (s. oben) kann die Punktion in sitzender oder liegender Position durchgeführt werden.

Durchführung der Punktion

- Nach der Lagerung wird die Einstichstelle markiert
- Anästhesist steht oder sitzt hinter dem Patienten (mit Kopfbedeckung, Mundtuch, sterilen Handschuhen und sterilem Kittel)
- alkoholische Sprühdesinfektion
- 2-malige großzügige und großflächige Hautdesinfektion um die markierte Punktionsstelle (2,5 min)
- Abdecken der Punktionsstelle mit sterilem Lochtuch
- Steriles Aufziehen der Medikamente (Ampullen werden durch Hilfsperson angereicht)
- Setzen einer Hautquaddel mit z. B. 0,5–1 ml Lidocain 1% intracutan (Patienten informieren)
- Weitere interspinale Infiltrationsanästhesie mit 3–5 ml 1%igem Lidocain
- Unter Abstützen am Rücken Nadel durch die Hautquaddel einführen
- Punktionsnadel mit Mandrin bis zum Erreichen des Ligamentum interspinale vorschieben
- Entfernen des Mandrins und weiteres Vorgehen in Loss-of-resistance-Technik mit ca. 5 ml NaCl in spezieller Spritze aus PDK-Set
- Nach Erreichen des Periduralraums (Tiefe in cm merken) Aspirationsprobe
- Einführen des Katheters ca. 4 cm in den Periduralraum
- Entfernen der Nadel

- Erneute Aspirationsprobe mit 2-ml-Spritze
- Anschluss des Bakterienfilters
- Injektion der Testdosis (meist 15 mg Bupivacain 0,5%-isobar/60 mg Lidocain 2%-isobar)
- Gute Fixierung des Katheters mit einer Naht und Steristrips und anschließend durchsichtiger Wundverband

Kombinierte spinale/epidurale Anästhesie (CSE)

- Gleiches Vorgehen wie bei Periduralanästhesie
- Nach Erreichen des Periduralraums
  - Variante 1:
    Vor der Einführung des Katheters: spinale Punktion durch die Tuohy-Nadel mit 29-G-Spinalnadel und anschließend Einführen des Periduralkatheters, Testdosis nach Regression
  - Variante 2:
    Wenn ein separater Kanal in der Epiduralnadel für die Spinalnadel vorhanden ist (z. B. Rüsch-Set), wird erst der Periduralkatheter eingeführt, dann die Testdosis appliziert und anschließend die spinale Punktion durchgeführt

Überwachung nach der Injektion

- Beobachtung des Patienten: Atmung, Sprache, Übelkeit, Erbrechen
- Minütliche Kontrolle von Blutdruck und Puls
- Überprüfung der Anästhesieausbreitung mit Kältereizen
- Beobachtung der Motorik
- Nach Ablauf der Fixierung: Vor Operationsbeginn abschließende Beurteilung der Ausbreitung und Qualität der Anästhesie und entsprechende Dokumentation im Anästhesieprotokoll
- Genaue Dokumentation der PDK-Anlage (Punktionshöhe, Besonderheiten bei der Anlage, Ergebnis der Testdosis, Lagetiefe im Periduralraum, applizierte Medikamente)
- Zusätzliches Protokoll für den Acut-Pain-Service anlegen und dort auch entsprechende Dokumentation

Intraoperativ

- Überwachung des Patienten wie bei Allgemeinanästhesie
- Auf Wunsch kann der Patient eine leichte Sedierung erhalten: Midazolam 1-mg-weise bis zur gewünschten Wirkung oder Propofol mit einem Perfusor kontinuierlich ca. 50–100 mg/h 0,5–2 mg/kgKG/h
- Bei Sedierung: Sauerstoffapplikation mit einer Nasensonde

Postoperativ

- Nach Regionalverfahren werden die Patienten im Aufwachraum weiterbetreut
- Die postoperative Betreuung der liegenden Periduralkatheter erfolgt durch den »Acute Pain Service« (APS)
- Durch den Schmerzdienst erfolgt 2-mal tgl. eine Visite. Erfasst werden hier:
  - die analgetische Wirksamkeit
  - die Patientenzufriedenheit (Dosisanpassungen)
  - motorische Beeinträchtigungen und neurologische Ausfälle, wie Blasenfunktionsstörungen
  - Auffälligkeiten an der Kathetereinstichstelle
  - Schmerzen im Rückenbereich, Druckschmerz im Injektionsgebiet, Fieber, Leukozytose

❗ Das Auftreten neurologischer Symptome nach Beendigung der Anästhesiewirkung erfordert sofortige neurologische Abklärung und weitere Diagnostik mit bildgebenden Verfahren. Bei nachweisbaren Ursachen ist eine sofortige chirurgische Intervention zu veranlassen.

Entfernung des Katheters

❗ Wenn der Katheter postoperativ nicht mehr verwendet wird, wird er umgehend gezogen.

Beim Ziehen zu beachten:
- Standards bei Antikoagulation und Einhaltung von Zeitintervallen und Laborkontrollen lt. Tabelle am Anfang von A-1.14 beachten
- Vollständiges Entfernen des Katheters (Markierungen beachten)
- Auffälligkeiten an der Einstichstelle
- Bei infizierter Einstichstelle wird der Katheter zur mikrobiologischen Untersuchung eingeschickt
- Neurologische Auffälligkeiten
- Nach Entfernung steriler Verband

- Patienten darauf hinweisen, dass er sich bei neurologischen Auffälligkeiten sofort melden soll
- Vollständige Dokumentation

A-1.18 Kaudalanästhesie bei Kindern (Single-Shot- und Kathetertechnik)

I. Correns, M. Kastrup, C. Spies

Benötigtes Material

- Narkosegerät mit Säuglings-/Kinderschläuchen (für Maskeneinleitung)
- Sterile Handschuhe
- Desinfektionslösung
- Single-Shot: 22-G-Spinalnadel (z. B. »Yale spinal« 0,7×40 mm von BD) bzw. Kaudalkanüle G25 von Braun, bzw. „Butterfly" Kanülen G25
- Kathetertechnik: 19-G-Tuohy-Nadel (z. B. Portex-Minipack)

Benötigte Medikamente

- Bupivacain (Carbostesin) 0,25% mit Adrenalin 1:200 000 (für die Single-Shot-Technik)
- Alternativ für Kinder >1 Jahr: Ropivacain 0,2% 1 ml/kgKG für Blockade bis Th10/12
- Bei Kathetertechnik zusätzlich: Bupivacain 0,125% in Perfusorspritze, evtl. Morphin 1 mg/10 ml (0,03–0,05 mg kgKG; **CAVE**: immer intensivmedizinische Überwachung für 24 h) bzw. Clonidinzusatz 1–2 µg/kgKG

Monitoring

Standardmonitoring, Temperaturmessung, präkordiales Stethoskop (für die Operation meist schon vorhanden). Nach Maskeneinleitung der Allgemeinanästhesie unter üblichem Monitoring und Anlage eines periphervenösen Zugangs.

- Umlagerung in Seiten- oder Bauchlage (bei Bauchlage Becken unterpolstern, bei Seitenlage Beine in Richtung Kinn anziehen)
- Steriles Vorgehen mit sterilen Handschuhen
- Sakralregion desinfizieren (3-mal)
- Abdecken mit sterilem Lochtuch
- Identifikation der Cornua sacralis und des Hiatus sacralis durch Palpation, idealerweise kann das Lig. coccygeum als elastische Membran getastet werden

Bei *Single-Shot* mit 22-G-Nadel (Yale spinal, BD, 0,7×40 mm) in der Mittellinie zwischen den beiden Sakralhörnern im Winkel von 45° nach kranial einstechen (charakteristisches Widerstandsgefühl), anschließend Aspirationstest auf Blut oder Liquor. Wenn dieser negativ ist, wird eine Testdosis von 0,5–1 ml Bupivacain 0,25% mit Adrenalin 1:200 000 gegeben und das EKG einige Minuten auf Tachykardien und/oder Arrhythmien beobachtet. Erst dann wird die volle errechnete Medikamentendosis gegeben und zur Operation gelagert.

Bei *Kathetertechnik* mit 19-G-Tuohy-Nadel (Portex-Minipack) in gleicher Technik wie bei Single-Shot punktieren.

- Nach Durchstechen des Ligamentum sacrococcygeum (Widerstandsverlust) Nadel noch 2–3 mm im Kaudalkanal vorschieben
- Einführen des Katheters und Vorschieben bis auf die gewünschte Höhe (muss *leicht* gehen!)
- Applikation der Testdosis von 0,5–1 ml Bupivacain 0,25% mit Adrenalin 1:200 000
- Weiteres Vorgehen wie beim Legen eines Periduralkatheters (Standard A-1.17)

Nach Durchführung der Kaudalanästhesie wieder Rückenlagerung und für 15 min engmaschige Blutdruckkontrollen und kontinuierliche EKG-Überwachung.

Dosierungshinweise (in Anlehnung an ARMITAGE)

- Maximaldosierung der Lokalanästhetika beachten! Bupivacain (mit oder ohne Adrenalin) = 3 mg/kgKG
- Single-Shot (Bupivacain 0,25% mit Adrenalin 1:200 000):
  - Analgesieniveau: lumbosakral: 0,5 ml/kgKG
  - Analgesieniveau: bis Th10: 1,0 ml/kgKG
  - Analgesieniveau: bis Th7: 1,25 ml/kgKG
- Kathetertechnik (Bupivacain 0,125%):
  - Erst Bolus mit Bupivacain 0,25% entsprechend dem Analgesieniveau
  - Dann kontinuierlich Bupivacain 0,125% mit 0,1–0,3 ml/kgKG/h (Höchstmenge 0,4 ml/kgKG/h)
  - Eventuell Morphin-Bolusgaben 0,03–0,05 mg/kgKG alle 8 h (auf mögliche Nebenwirkungen

wie Juckreiz, Übelkeit, Harnverhalt und Atemdepression achten) und intensivmedizinische Überwachung!

Postoperatives Management

- Alle Kinder mit Kaudalkathetern werden auf der ITS überwacht!
- Auf Neurologie und Miktion achten und dokumentieren!

A-1.19 Periphere Leitungsblockaden

J. Birnbaum, T. Volk

Die peripheren Leitungsblockaden kommen v. a. im Bereich der Orthopädie und in der Traumatologie zum Einsatz. An dieser Stelle erfolgt eine Übersicht über das jeweils benötigte Material und die für die einzelnen Blockaden benötigten Medikamente.

Allgemein

- Patientenvorbereitung im Einleitungsraum
    - Identitätssicherung
    - Lokalisation des Eingriffs erfragen
    - Erklären des Verfahrens
    - Allergie gegen Lokalanästhetika
    - Jodallergie
    - Anschluss des Standardmonitorings
    - in der Regel sind hohe Dosen notwendig. Daher möglichst unter Aspiration punktieren und nach Aspirationskontrollen langsam fraktioniert injizieren

Bei Latexallergie:
- Single-Shot: Stimuplex-Nadeln sind latexfrei
- Kathetertechnik: Plexolong-Set nach Meier und Stimucath sind latexfrei
- Contiplex-D-Set enthält Latex im Stempel der Spritze

Übliche Medikamente/Maximaldosis

- Prilocain 1% (Xylonest) 600 mg
- Ropivacain 0,2–1% (Naropin) 300 mg
- Bupivacain 0,5% (Carbostesin) 150 mg
- Lidocain 1% (Xylocain) 400 mg (500 mg mit Adrenalin)
- Levobupivacain 0,5% (Chirocain) 150 mg

Leitungsanästhesien der oberen Extremität

Interskalenäre Plexusanästhesie

- Für Eingriffe an der Schulter und Oberarm
- Rückversicherung, dass keine funktionelle Phrenikusparese oder Rekurrensparese vorliegt! (**CAVE**: Heiserkeit)
- *Katheterverfahren*, falls Schultersteife mit starken Schmerzen bei Rehabilitation einhergeht, bei chronischen Schmerzsyndromen, bei Schulter-TEP oder auf Wunsch des Patienten (bei Zweifeln Rücksprache mit dem behandelnden Orthopäden)
- *Single-Shot-Verfahren* sind indiziert bei arthroskopischen Eingriffen (in Kombination mit einer Allgemeinanästhesie) und bei offenen Eingriffen auch ohne Allgemeinanästhesie
- Technik nach Meier mit Punktionsrichtung in den Verlauf des Plexus, alternativ nach Borgeat oder Boezaart; Standardstimulationserfolg im Oberarm oder in der Schulter mit ≤0,4 mA bei 0,1 ms und 2 Hz

Material

- Tisch
- Basisset
- Braunovidon
- Sterile Handschuhe
- Katheterset von Arrow (Stimucath) oder Pajunk (Plexolong acc. Meier)
- Single-Shot von Braun (4–5 cm Stimuplex)
- Nervenstimulator (Stimuplex HNS 11 oder Multistim vario mit Adapterkabel)
- Steriler Verband bei Katheter
- Pflaster

Medikamente

- 5 ml Lidocain 1% zur Infiltrationsanästhesie
- Mit ITN: 20 ml Ropivacain 1% (Naropin)
  Ohne ITN: 20 ml Prilocain (Xylonest)
  + 10 ml Ropivacain 0,75% (Naropin), oder
  + 10 ml Bupivacain 0,5% isobar (Carbostesin)
- Katheterverfahren postoperativ: Ropivacain 0,2% (Naropin) mit 6–8 ml/h

Literatur
Borgeat A (2003) Evaluation of the lateral modified approach for continuous interscalene block after shoulder surgery. Anesthesiology 99: 436–442
Meier G, Bauereis C, Maurer H, Meier T (2001) [Interscalene plexus block. Anatomic requirements–anesthesiologic and operative aspects.] Anästhesist 50 (5): 333–341
Wu CL, Rouse LM, Chen JM, Miller RJ (2002) Comparison of postoperative pain in patients receiving interscalene block or general anesthesia for shoulder surgery. Orthopedics 25 (1): 45–48
Chelly JE, Greger J, Gebhard R, Casati A (2001) How to prevent catastrophic complications when performing interscalene blocks. Anesthesiology 95 (5): 1302
Urmey WF (2000) Interscalene block: the truth about twitches. Reg Anesth Pain Med 25 (4): 340–342

Infraklavikuläre Plexusanästhesie
(z. B. vertikaler infraklavikulärer Plexus o.ä.)

- Für Eingriffe am Arm – Katheterverfahren sind ebenfalls möglich
- Standardstimulationserfolge sind Stimulationen in der Hand oder des N. radialis mit ≤0,4 mA bei 0,1 ms und 2 Hz

Material

- Tisch
- Basisset
- Braunovidon
- Sterile Handschuhe
- Katheterset von Braun (Contiplex D) oder Pajunk (Plexolong acc. Meier) oder Arrow (Stimucath)
- Single-Shot von Braun (6 cm Stimuplex)
- Nervenstimulator (Stimuplex HNS 11 oder Multistim vario mit Adapterkabel)
- Steriler Verband bei Katheter
- Pflaster

Medikamente

- 5 ml Lidocain 1% zur Infiltrationsanästhesie
- 20 ml Prilocain (Xylonest) + 10 ml Ropivacain 0,75% (Naropin), oder + 10 ml Bupivacain 0,5% isobar (Carbostesin)
- Katheterverfahren postoperativ: Ropivacain 0,2% (Naropin) mit 6–8 ml/h

Literatur
Borgeat A (2001) An evaluation of the infraclavicular block via a modified approach of the Raj technique. Anesth Analg 93: 436–441
Hempel V (1999) [Anesthesia in the brachial plexus.] Anästhesist 48 (5): 341–355
Neuburger M, Kaiser H, Rembold-Schuster I, Landes H (1998) [Vertical infraclavicular brachial-plexus blockade. A clinical study of reliability of a new method for plexus anesthesia of the upper extremity.] Anästhesist 47 (7): 595–599
Kilka HG, Geiger P, Mehrkens HH (1995) [Infraclavicular vertical brachial plexus blockade. A new method for anesthesia of the upper extremity. An anatomical and clinical study.] Anästhesist 44 (5): 339–444

Axilläre Plexusanästhesie

- Für Eingriffe am Unterarm inkl. Hand: meist handelt es sich um Sehnenverletzungen, Dupuytren, Shunt-Anlagen, Handwurzelverletzungen
- Nach Möglichkeit midhumeralen Zugang wählen
- Auf genaue Lokalisation der Nervenstimulation achten (z. B. reicht eine Stimulation des N. medianus für einen Dupuytren aus, bei Sehnenverletzung auf Innervationsgebiet achten, da der N. radialis auf-

gesucht werden muss, falls er mit betroffen ist). Nachblockaden im Verlauf der Nerven möglich.
- Material und Medikamente: s. oben: VIP (vertikaler infraklavikulärer Plexus)
- Empfohlene Technik: Einzelnervstimulation (midhumeral), Stimulationen der den unten genannten Nerven zugehörigen Kernmuskulatur mit ≤0,3 mA bei 0,1 ms und 2 Hz:
    - N. musculocutaneus: 3–5 ml
    - N. medianus/ulnaris: 7–10 ml
    - N. radialis: 3–5 ml
    - ggf. zur längeren Wirkung zuzüglich 5–10 ml Ropivacain 0,75% oder Bupivacain 0,5% isobar in gewünschter Hauptausbreitung

Literatur
Frizelle HP, Moriarty DC (1998) The »midhumeral« approach to the brachial plexus. Anesth Analg 86 (2): 447–448
Carles M, Pulcini A, Macchi P et al. (2001) An evaluation of the brachial plexus block at the humeral canal using a neurostimulator (1417 patients): the efficacy, safety, and predictive criteria of failure. Anesth Analg 92 (1): 194–198
Bouaziz H, Narchi P, Mercier FJ et al. (1997) Comparison between conventional axillary block and a new approach at the midhumeral level. Anesth Analg 84 (5): 1058–1062
Koscielniak-Nielsen ZJ, Nielsen PR et al. (1999) Comparison of transarterial and multiple nerve stimulation techniques for axillary block using a high dose of mepivacaine with adrenaline. Acta Anaesthesiol Scand 43 (4): 398–404
Meier G (2003) Axillary brachial plexus block. Anästhesist 52: 535–539

Handblock

Für kleine Eingriffe an der Hand, bei denen keine Blutsperre nötig ist.

Material
- Tisch
- Basisset
- Sterile Handschuhe
- Braunovidon
- Pflaster

Medikamente
- 15 ml Prilocain 1% (Xylonest):
    - N. radialis: 3–5 ml
    - N. ulnaris: 2-mal 2 ml
    - N. medianus: 3 ml

IVRA (intravenöse Regionalanästhesie nach Bier)

Für Eingriffe am distalen Unterarm; 2 Blutdruckmanschetten distal des Fibulaköpfchens.

Material
- Basisset
- Sprühdesinfektion
- 2 Blutdruckmanschetten
- Steriles Pflaster

Medikamente
- 40 ml Prilocain 0,75% (Xylonest)
- oder 40 ml Ropivacain 0,2%

Literatur
Johnson CN (2000) Intravenous regional anesthesia: new approaches to an old technique. CRNA 11 (2): 57–61
Hartmannsgruber MW, Silverman DG, Halaszynski TM et al. (1999) Comparison of ropivacaine 0.2% and lidocaine 0.5% for intravenous regional anesthesia in volunteers. Anesth Analg 89 (3): 727–723

Leitungsanästhesien der unteren Extremität

N.-femoralis-Block (ehemals 3-in-1-Block)

Material

- Tisch
- Basisset
- Braunovidon
- Sterile Handschuhe
- Katheterset von Braun (Contiplex D) oder Arrow (Stimucath)
- Single-Shot-Nadeln von Braun (4–6 cm Stimuplex)
- Nervenstimulator (Stimuplex HNS 11 oder Multistim vario mit Adapterkabel)
- Steriler Verband bei Katheter
- Pflaster

Medikamente

- 5 ml Lidocain 1% zur Infiltrationsanästhesie
- z.B. 20 ml Ropivacain 0,75% (Naropin) oder 20 ml Bupivacain 0,5% isobar (Carbostesin)
- Katheterverfahren postoperativ: Ropivacain 0,2% (Naropin) mit 6–8 ml/h

Literatur
Meier G (2001) Periphere Nervenblockaden der unteren Extremität. Anästhesist 50 (7): 536–557
Capdevila X, Biboulet P, Morau D et al. (2002) Continuous three-in-one block for postoperative pain after lower limb orthopedic surgery: where do the catheters go? Anesth Analg 94 (4): 1001–1006
Capdevila X, Barthelet Y, Biboulet P et al. (1999) Effects of perioperative analgesic technique on the surgical outcome and duration of rehabilitation after major knee surgery. Anesthesiology 91 (1): 8–15

N.-obturatorius-Block

- Siehe oben: N.-femoralis-Block
- 10 ml Ropivacain 0,75% oder 10 ml Bupivacain 0,5%

Literatur
Meier G (2001) Periphere Nervenblockaden der unteren Extremität. Anästhesist 50 (7): 536–557

Psoas-compartment

- Siehe oben: N.-femoralis-Block mit Katheterset von Pajunk (Plexolong) oder Arrow (Stimucath)
- Single-Shot-Verfahren: 20 ml Ropivacain 0,75%
- Katheterverfahren: Ropivacain 0,2% mit 8–12 ml/h

Literatur
Meier G (2001) Periphere Nervenblockaden der unteren Extremität. Anästhesist 50 (7): 536–557
Brooks DM (2000) Psoas compartment block. CRNA 11 (2): 62–65
Horlocker TT, Hebl JR, Kinney MA et al. (2002) Opioid-free analgesia following total knee arthroplasty – a multimodal approach using continuous lumbar plexus (psoas compartment) block, acetaminophen, and ketorolac. Reg Anesth Pain Med 27 (1): 105–108
Chudinov A, Berkenstadt H, Salai M et al. (1999) Continuous psoas compartment block for anesthesia and perioperative analgesia in patients with hip fractures. Reg Anesth Pain Med 24 (6): 563–568

N.-ischiadicus-Block/-Katheter

- Siehe oben: N.-femoralis-Block
- Plexolong-Set

Literatur
Meier G (2001) Periphere Nervenblockaden der unteren Extremität. Anästhesist 50 (7): 536–557
Di Benedetto P, Casati A, Bertini L et al. (2002) Postoperative analgesia with continuous sciatic nerve block after foot surgery: a prospective, randomized comparison between the popliteal and subgluteal approaches. Anesth Analg 94 (4): 996–1000
Guntz (2004) Sciatic nerve block in the popliteal fossa. Can J Anaesth 51(8): 817–820
Panchin (2003) Sciatic nerve blockade in the supine position. Can J Anaesth 50(1): 52–56

Fußblock

Material

- Tisch
- Basisset
- Braunovidon
- Sterile Handschuhe
- Pflaster

Medikamente

- 5 ml Lidocain 1% zur Infiltrationsanästhesie
- N. tibialis: je 2 ml Prilocain 1% (Xylonest)
- N. peroneus profundus: je 2 ml Prilocain 1% (Xylonest)
- Nn. peroneus superficialis, saphenus, suralis: Feldblock 10–20 ml Prilocain 1% (Xylonest)

Literatur

Meier G (2001) Periphere Nervenblockaden der unteren Extremität. Anästhesist 50: 536–559

Beland B, Prien T, van Aken H (2000) Differenzialindikation zentraler und peripherer Leitungsanästhesien. Anästhesist 49: 495–504

A-1.20 Arterielle Druckmessung und versehentliche intraarterielle Injektion

M. Kastrup

Indikationen

- Intraarterielle Druckmessung, um unerwünschte Veränderungen des Blutdrucks frühzeitig zu erkennen
- Wiederholte Blutgasanalysen
- Erwartete größere Volumenverschiebungen oder Blutverluste
- Hämodynamisch instabile Patienten

Vorbereitung

Vorbereitung des Materials (steril auf Tisch)

- Tisch (mit sterilem Tuch abgedeckt)
- Sterile Handschuhe
- Lochtuch
- Katheterset (enthält Katheter, Seldinger-Draht, Einführungskanüle)
- ca. 20 ml NaCl
- Desinfektionsmittel
- Große Tupfer
- Fadenhalter
- Faden zur Fixierung des Katheters
- 2-ml-Spritze für Lokalanästhetikum bei Wachpunktion (Lidocain 1%)
- Insulinkanüle für Hautquaddel
- Kanüle um Medikamente aufzuziehen
- Steriles Pflaster
- Druckspülsystem mit 500 ml NaCl 0,9%, Druckaufnehmer mit Modul und Halterung, Zuleitung mit 3-Wege-Hahn

Anamnese und Untersuchung

- Durchblutungs- und Gerinnungsstörungen
- Inspektion der Punktionsstelle
- Funktionsprüfung durch Allen-Test bei der A. radialis
- Keine Allergien gegen Lokalanästhetika und Desinfektionsmittel

Vorgehen bei der Punktion

Bevorzugte Punktionsstellen sind die A. radialis der nicht dominanten Hand oder die A. femoralis; als Reservezugänge: A. dorsalis pedis, A. brachialis, A. temporalis superficialis.

Größe: A. radialis: Männer 18 G; Frauen: 20 G (immer abhängig vom Situs)

- Lagerung der Hand: überstreckt mit einer Rolle fixiert, Daumen kann ausgestreckt bleiben
- Gründliche Desinfektion unter Beachtung der Einwirkzeit
- Weiteres Vorgehen mit sterilen Handschuhen
- Lochtuch auflegen
- Bei wachen Patienten: Setzen einer Hautquaddel mit Lidocain 1% zur Lokalanästhesie
- Nach Tasten der Arterie Punktion mit der Kanüle aus Katheterset

- Nach Treffen der Arterie Einführen des Seldinger-Drahtes mit dem flexiblen Ende durch die Kanüle
- Entfernen der Nadel unter Fixierung des Drahtes
- Einführen des Katheters über den Draht
- Festnähen des Katheters
- Entfernung des Drahtes und Anschluss des Druckaufnehmers über starre Zuleitung mit 3-Wege-Hahn
- Steriler Verband
- Kennzeichnung mit rotem Aufkleber zur Verhinderung akzidenteller arterieller Injektionen

CAVE
Auf sichere Konnektion achten, speziell bei Lagerung unter Tüchern zur Operation, um akzidentelle Diskonnektion mit hohem Blutverlust zu vermeiden.

Versehentliche intraarterielle Injektion
Klinik
- Brennender Schmerz
- Durchblutungsstörungen distal von der Einstichstelle: Blässe, fleckige Haut, Zyanose
- Im weiteren Verlauf Ausbildung von Nekrosen
- Puls nicht palpabel

Therapie
- Katheter liegen lassen
- Zum Verdünnen Nachspülen mit 20 ml NaCl 0,9%
- 20 ml 1%iges Lidocain langsam intraarteriell
- Methyl-Prednisolon 50 mg intraarteriell
- Bei Ischämien und starken Schmerzzuständen: Plexusblockade zur Sympathikolyse und Schmerztherapie
- Eventuell operative Therapie notwendig (Thrombektomie, Faszienspaltung)

Prävention
- Wenn möglich, keine periphervenösen Zugänge im Bereich der Ellenbeuge
- Immer Lagekontrolle durch Anlegen einer Infusion (ohne Rückschlagventil) oder, falls Zweifel bestehen, Anschluss einer Druckmessung
- Bei Unklarheiten: immer BGA durchführen
- Arterielle Kanülen immer deutlich kennzeichnen

A-1.21 Zentraler Venenkatheter

M. Kastrup

An dieser Stelle wird der typische Verlauf einer Anlage eines zentralen Venenkatheters beschrieben. Das Vorgehen kann im Einzelfall leicht variieren. Vorzugsweise wird die V. jugularis interna punktiert. Bei Kontraindikationen gegen diesen Punktionsort kann auch die V. subclavia oder die V. femoralis punktiert werden.

Vorbereitung
Vorbereitung des Materials (steril auf Tisch)
- Tisch (mit sterilem Tuch abgedeckt)
- Kopfbedeckung, Mundschutz, steriler Kittel, sterile Handschuhe
- 3 sterile Tücher (alternativ: großes Lochtuch)
- Katheterset: Katheter, Seldinger-Draht, Dilatator, 10-ml-Spritze, Fixierungsmaterial, sterile Verschlussstopfen
- Etwa 20 ml NaCl
- Schale für Desinfektionsmittel
- Desinfektionsmittel (**CAVE**: Jodallergie)
- Große Tupfer
- Sterile Klemme für Tupfer
- Fadenhalter
- Faden zur Fixierung des Katheters
- Etwa 5 Kompressen
- 5-ml-Spritze zur Vorpunktion
- 5-ml-Spritze für Lokalanästhetikum bei Wachpunktion (1%iges Lidocain)
- Insulinkanüle für Hautquaddel bei Wachpunktion
- Kanüle, um Medikamente aufzuziehen
- 22-G-Kanüle für Vorpunktion
- Kabel für Vorhof-EKG (z. B. Alpha-Card)
- Steriles Pflaster

Voraussetzungen für Punktion
- Unterschriebene Einverständniserklärung des Patienten
- Unauffällige Gerinnungswerte
- Keine Allergien gegen Lokalanästhetika und Desinfektionsmittel
- Unauffällige Punktionsstelle

Relative Kontraindikationen
- Fehlende Einwilligung (Ausnahme: dringliche Indikation bei nicht einwilligungsfähigem Patienten)

- Entzündungen und anatomische Veränderungen im Bereich der Einstichstelle
- Anatomische Veränderungen an der Lunge, Thorax oder Mediastinalorganen
- Stenosen der A. carotis auf der Gegenseite bei V.-jugularis-interna-Punktionen
- Gerinnungsstörungen
- Pneumothorax auf der kontralateralen Seite
- Erfolglose Punktion der kontralateralen Seite ohne Pneumothoraxausschluss (durch Röntgen)

Anschluss des Patienten an das Monitoring

- EKG zur Detektion von Rhythmusstörungen
- Messung des Blutdrucks
- Bei ZVK-Anlage in Lokalanästhesie wird dem Patienten das Vorgehen erklärt

Lagerung des Patienten (V. jugularis und V. subclavia)

- Rückenlage mit dem Kopf zur Gegenseite der geplanten Punktion
- Eventuell leichte Unterpolsterung der Schultern
- Lagerung in Trendelenburg-Position (**CAVE:** pulmonaler Hypertonus, Herzinsuffizienz, Luftnot)
- Eventuell Applikation von Sauerstoff mit Gesichtsmaske
- Eventuell Rasur im Bereich der Einstichstelle

Vorgehen bei der Punktion

- Steriles Vorgehen mit Kopfhaube, Mundschutz, sterilem Kittel und sterilen Handschuhen
- alkoholische Sprühdesinfektion
- 2-malige großflächige (mindestens Handbreit um die Punktionsstelle) Desinfektion der Punktionsstelle und Beachtung der Einwirkzeit des Desinfektionsmittels
- Bei V. jugularis interna auch Einstichstelle für V. subclavia mit desinfizieren
- Abdecken mit sterilen Tüchern
- Ansprechbare Patienten über alle manuellen Maßnahmen informieren; großzügige Lokalanästhesie mit Lidocain 1% mit dünner Nadel
- Anatomische Orientierung und Vorpunktion mit 0,9%igem NaCl gefüllter Spritze und kleiner Nadel unter Palpation der A. carotis bei der V.-jugularis-Punktion
- Nach Auffinden der Vene erneute Punktion mit Systemnadel und gefüllter Spritze
- Bei müheloser Aspiration von venösem Blut Diskonnektion der Spritze (**CAVE:** Lufteintritt) und Vorschieben des Seldinger-Drahtes mit gebogenem weichem Ende

> **CAVE**
> Herzrhythmusstörungen.

- Bei sicherer intravasaler Lage des Drahtes Bougierung der Haut mit Dilatator aus Katheterset
- Einführen des mit 0,9%igem NaCl vorgefüllten Katheters über den Draht
- Entfernung des Drahtes und Anschluss eines 3-Wege-Hahns
- Prüfung, ob durch alle Lumen des Katheters gut zu aspirieren ist

> **Ausschluss einer intraarteriellen Lage durch Anschluss einer Infusion ohne Rückschlagventil oder durch BGA oder durch Anschluss eines Druckwandlers.**

Lagekontrolle/Fixierung

- Lagekontrolle des Katheters mit Vorhof-EKG
- Fixierung des Katheters mit mitgeliefertem Befestigungsmaterial mit Naht
- Steriler Verband
- Dokumentation (auch eventueller Fehlpunktionen)
- Bei V.-subclavia-Katheteranlage (postoperativ) Röntgenkontrolle des Thorax zum Ausschluss eines Pneumothorax
- Nach einer problemlosen Punktion der V. jugularis interna ist keine routinemäßige Röntgenkontrolle des Thorax notwendig (dann allerdings genaue Dokumentation der Lagekontrolle)

A-1.22 Pulmonaliskatheter (PAK)

M. Kastrup

Indikationen

- Anästhesie bei Patienten mit klinisch manifester Herzinsuffizienz (bzw. EF < 30%)
- In den ersten 6 Monaten nach Herzinfarkt
- Patienten mit hochdosierter Volumen- und Katecholamintherapie

Vorgehen bei der Anlage

- Der Pulmonaliskatheter wird unter sterilen Kautelen über eine Schleuse eingeführt
- Die Schleuse wird analog einem ZVK wie im Standard ZVK-Anlage in Seldinger-Technik in die V. jugularis interna oder in die V. subclavia gelegt
- Alle Lumina des PAK werden mit 0,9%igem NaCl gefüllt und mit einem 3-Wege-Hahn verschlossen

> **CAVE**
> Latexallergie: Schleuse und Pulmonaliskatheter enthalten Latex!

- Das distale Lumen des Katheters wird mit dem Druckaufnehmer für den Pulmonalarteriendruck verbunden
- Der Katheter wird über die Schleuse ca. 20 cm eingeführt und dann unter Beobachtung der Druckkurve vorgeschoben
- Im rechten Vorhof wird der Ballon mit ca. 1,5 ml Luft geblockt
- Der Katheter wird dann mit dem Blutstrom in die Pulmonalarterie eingeschwemmt
- Die Wedge-Position ist aus dem Verlauf der Druckkurve zu ersehen

> **CAVE**
> Nach Platzierung sicherstellen, dass der Ballon nicht mehr geblockt ist.

- Bei richtiger Lage des Katheters Fixierung, sodass die Lage später noch unter sterilen Bedingungen verändert werden kann (sterile Schutzhülle)

A-1.23 Transösophageale Echokardiographie (TEE)

J. Große

Indikation in der perioperativen Medizin und Intensivtherapie

Die transösophageale Echokardiographie (TEE) bietet als schnell einsetzbares Diagnostikum eine ausgezeichnete Möglichkeit, Kontraktilität, Schlagvolumen, Füllungszustand, Klappenfunktion und differenzierte Funktionen des Kreislaufs zu untersuchen.
Indikationen sind:

- Instabiler Patient mit ungeklärter hämodynamischer Beeinträchtigung
- Verdacht auf Aortenaneurysma, Dissektion oder Ruptur
- Intraoperative, hämodynamisch instabile Situationen, mit unklarer ventrikulärer Funktion oder Nichtansprechen der Therapie
- Intraoperativ zur Detektion von Luftembolien in der Neurochirurgie
- Bei kardialen Traumen
- Bei Verdacht auf Klappenerkrankung
- Zum Ausschluss oder zur Bestätigung eines endokarditischen Fokus, bei Thromboembolien
- In der Kardioanästhesie ist die TEE prinzipiell indiziert, besonders bei:
  - Klappenchirurgie, chirurgischen Maßnahmen an der Aorta ascendens
  - Beurteilung der Kontraktilität und Wandbewegung bei CABG-Patienten
  - Unklare hämodynamische Situation nach HLM
  - EKG-Zeichen der Myokardischämie nach HLM
  - Kontrolle aller ASD/VSD-Verschlüsse
  - Zur Anlagekontrolle einer intraaortalen Ballonpumpe
  - Intraoperativ bei kongenitalen Vitien und Einsatz der Herz-Lungen-Maschine
  - Intraoperativ bei chirurgischer Therapie einer hypertroph obstruktiven Kardiomyopthie (HOCM)
  - Monitoring der Funktion und Anlage kardialer Assistsysteme
  - Intraoperative Untersuchung bei Perikarderguss, Perikardektomie oder bei anderen chirurgischen Eingriffen am Perikard

Untersuchungsablauf, Standardeinstellungen

- Sonde mit handelsüblichem Überzug (CAVE: Latexallergie) versehen
- Im Transducerbereich muss das Ultraschallgel blasenfrei vorhanden sein
- Sonde wird im vorderen Bereich leicht gebogen, mit nicht arretierten Bowdenzügen in den Pharynx eingeführt; Beißring verwenden
- Mit leichtem Druck Übergang Pharynx-Ösophagus aufsuchen: evtl. Kopf leicht anteflektieren oder auf den Unterkiefer Zug ausüben

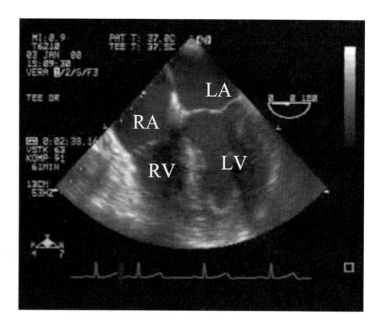

Abb. A-2. 4-Kammer-Blick
(*RA* rechter Vorhof, *RV* rechter Ventrikel, *LA* linker Vorhof, *LV* linker Ventrikel)

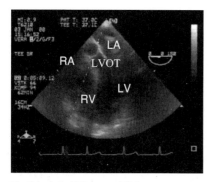

Abb. A-3. 5-Kammer-Blick
(*LA* linker Vorhof, *LVOT* linksventrikulärer Ausflusstrakt, *LV* linker Ventrikel, *RA* rechter Vorhof, *RV* rechter Ventrikel)

Eine vollständige Untersuchung des Herzens ist maßgebend, nicht die Reihenfolge der echokardiographischen Schnittebenen. Der Untersucher sollte sich jedoch eine bestimmte Untersuchungsabfolge angewöhnen, um in jeder Situation vollständige Befunde erheben zu können.

Aus der mittleren transösophagealen Position wird der sog. 4-Kammer-Blick (0°) eingestellt, um einen Überblick über die Klappenstrukturen und Herzkammern zu erhalten. In einem Abstand von ca. 30 cm ab Zahnreihe ist diese Schnittebene meist unproblematisch einzustellen. Beide Vorhöfe, Trikuspidalklappe (Abb. A-2) und Mitralklappe, Vorhof- und Ventrikelseptum sowie die laterale Wand beider Ventrikel sind gut darstellbar und beurteilbar.

Die Sonde wird nun um wenige Zentimeter herausgezogen und der Sondenkopf retroflektiert. Man erhält den 5-Kammer-Blick (Abb. A-3). In dieser Schnittebene kommt zusätzlich der linksventrikuläre Ausflusstrakt (LVOT) ins Bild. Aortenklappeninsuffizienzen sind in dieser Standardebene mit Hilfe des Farbdopplers darstellbar und können anhand der Breite und Ausdehnung des Jets semiquantitativ bestimmt werden.

Wird die Retroflektion des Sondenkopfes zurückgenommen erscheint die Aortenklappe und lässt sich durch geringe Rotation der Schallebene (ca. 30°) orthogonal darstellen, Anteile des rechten Ventrikels und des rechtsventrikulären Ausflusstraktes erscheinen dahinter (Abb. A-4).

Die Klappenränder können morphologisch beurteilt werden, und Verkalkungen oder aber auch Vegetationen werden sichtbar. Aortenklappenstenosen können anhand der planimetrisch bestimmbaren Aortenklappenöffnungsfläche quantifiziert werden.

Aus dem 4-Kammer-Blick entsteht durch eine 90°-Drehung der Schallebene der 2-Kammer-Blick. Linker Vorhof, Mitralklappe und linker Ventrikel sind nun in der Anterior-inferior-Achse beurteilbar. Regionale

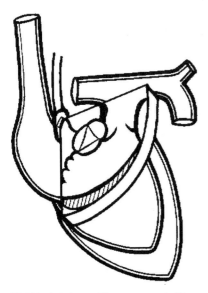
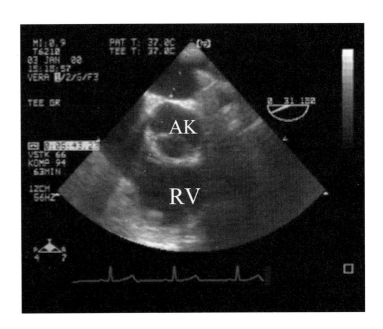

◘ Abb. A-4. **Aortenklappenquerschnitt**
(*AK* Aortenklappe, *RV* rechter Ventrikel)

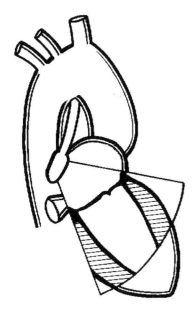
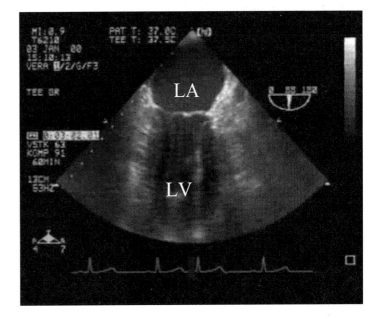

◘ Abb. A-5. **2-Kammer-Blick**
(*LA* linker Vorhof, *LV* linker Ventrikel)

Wandbewegungsstörungen in bisher nicht dargestellten linksventrikulären Myokardabschnitten (anterior, inferior) können erkannt werden (◘ Abb. A-5).

Durch eine weitere Drehung der Sonde auf ca. 130° können die anteroseptalen und posterioren Wandabschnitte dargestellt werden (◘ Abb. A-6). Der linksventrikuläre Ausflusstrakt (LVOT) kommt erneut ins

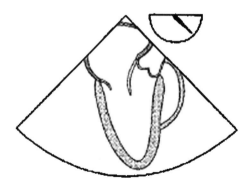

Abb. A-6. Transösophageale lange Achse (130°)

Bild und lässt sich in der Regel mit dem proximalen Anteil der Aorta ascendens gut beurteilen (transösophageale Längsachse). In gleicher Sondenposition findet sich bei ungefähr 60° eine wichtige Einstellung zur Beurteilung des anterioren und posterioren Mitralklappensegels.

Die Sonde wird nun bis in den Magenfundus eingeführt, durch Anteflexion und vorsichtigen Rückzug kommen der linke Ventrikel und Teile des rechten Ventrikels im Querschnitt (transgastrale kurze Achse) ins Bild. Die Möglichkeit der Real-time-Darstellung des ventrikulären Kontraktionsverhaltens, des Füllungszustands des linken Ventrikels und der systolischen/diastolischen Flächenänderung (in %, FAC = »fractional area change«) machen diese Schallebene für das intraoperative Monitoring und die Intensivtherapie bedeutend (Abb. A-7).

Perikardergüsse und -tamponaden sind in diesem Kurzachsenschnitt genau zu beurteilen. Durch Drehung des Transducers auf 90° wird der linke Ventrikel in seiner Längsachse betrachtet. Anteriore und inferiore Myokardabschnitte des LV lassen sich bis in optimale Bereiche beurteilen. Durch eine weitere Drehung auf ca. 130° erscheint der LVOT im unteren Bildbereich. Flussgeschwindigkeiten und Druckgradienten (Bernoulli-Gleichung) lassen sich dabei ohne größeren Winkelfehler bestimmen.

Weitere Schnittebenen können in die Standarduntersuchung integriert werden. So erscheint z. B. die Aorta descendens durch Drehen der Sonde aus dem 4-Kammer-Blick nach links.

Klinische Fragestellungen

Systolische Funktion

Die Darstellung der Herzkammern ermöglicht die Quantifizierung der Ventrikelfläche und lässt analog der transthorakalen Schnittebenen die mathematische

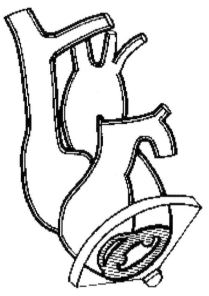
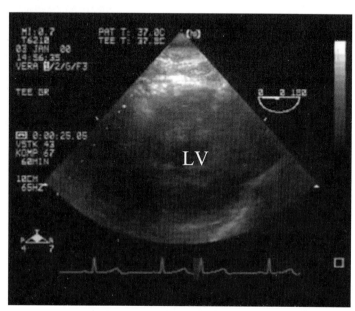

Abb. A-7. Kurze Achse, mittlere Papillarmuskelebene (*LV* linker Ventrikel)

(Abbildungen A-2 bis A-9 mit freundlicher Genehmigung des Thieme-Verlags aus: Böhmeke 2001)

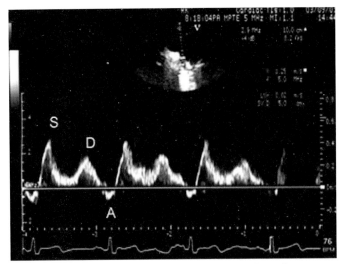

Abb. A-8. Normaler PW-Doppler in linker oberer Pulmonalvene

Berechnung (Scheibchensummationsmethode, Teichholz-Formel) der „Ejektionsfraktion" (EF) zu. In der „kurzen, transgastrischen Achse", einer Querschnittsdarstellung des linken Ventrikels in Höhe des Papillarmuskels, lässt sich die Differenz der enddiastolischen (EDA) und der endsystolischen Fläche (ESA) zur „fractional area change" (FAC) umrechnen: (EDA−ESA)/EDA×100. Der Normwert für die FAC beträgt 50–70%. Eine deutliche systolische Funktionseinschränkung liegt bei Werten unter 25% vor.

Dopplermessungen in der Pulmonalarterie, im linksventrikulären Ausflusstrakt (LVOT) oder des transvalvulären Mitralflusses ermöglichen in Verbindung mit dem jeweiligen Durchmesser eine Errechnung des Schlagvolumens und somit des Herzzeitvolumens. Ursachen systolischer Dysfunktion sind hauptsächlich eine zugrunde liegende koronare Herzerkrankung, aber auch dilatative Kardiomyopathien nichtischämischer Genese.

Diastolische Funktion

Füllungsbehinderungen durch seröse Ergüsse imponieren in den Schnittebenen als echofreier Raum zwischen Epikard und Perikard. Bei Perikardtamponaden kommt es zur diastolischen Kompression des rechten Vorhofs bzw. zur direkten Kompression anderer Herzhöhlen. Fibrotisch verändertes Perikard verschlechtert die myokardiale Compliance und imponiert als echodichter Randsaum. Relaxationsstörungen (z.B. bei Myokardischämie, ventrikulärer Hypertrophie oder hypertropher Kardiomyopathie) lassen sich durch Analyse des pulmonalen oder transmitralen Blutstromprofils beurteilen. Die Abb. A-8 zeigt einen normalen PW-Doppler in der linken oberen Pulmonalvene.

Ischämiediagnostik

Regionale Wandbewegungsstörungen sind ein ausgesprochen sensitiver Nachweis einer Myokardischämie und treten häufig vor ST-Streckenveränderungen auf. Zeichen fehlender systolischer Myokardverdickung und fehlender Einwärtsbewegung des Myokards sind charakteristisch. Wandbewegungen werden als normokinetisch, hypokinetisch, akinetisch oder dyskinetisch klassifiziert. Das linksventrikuläre Myokard wird in ein 16-Segmentmodell unterteilt und evaluiert. Akinesien nach Myokardinfarkten sind eine häufige Ursache eingeschränkter linksventrikulärer Pumpfunktion.

Unklare hämodynamische Situation

Jede unklare hämodynamisch instabile Situation ist eine Indikation für die TEE. Hypovolämie, Linksherzversagen, peripheres Kreislaufversagen, Tamponade und intrakardiale Einflussbehinderungen, Pulmonalembolie (Abb. A-9), Aortendissektion und akute Herzklappenerkrankung können v.a. schnell voneinander differenziert werden und gewährleisten eine prompte Therapieentscheidung.

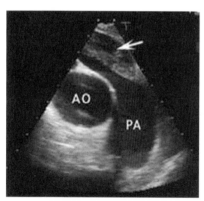

◻ Abb. A-9. **Pulmonalarterienembolie**
(*AO* Aorta, *PA* Pulmonalarterie)

Endokarditis

Neben der anatomischen und funktionellen Beurteilung der Klappenfunktionen können Klappenvegetationen, die meist in typischer Weise als flottierende, echodichte Strukturen imponieren, vom erfahrenen Untersucher als Ursache einer Embolie, einer intermittierenden Bakteriämie oder Sepsis erkannt oder ausgeschlossen werden. Die Sensitivität ist ausgesprochen hoch.

Thromben und Embolien

Intrakardiale Thromben, bei Vorhofflimmern v. a. im linken Herzohr, können als Emboliequelle gesucht oder als Zufallsbefund erkannt werden. In vielen Fällen ist bei einer fulminanten Lungenembolie der Thrombus im Pulmonalishauptstamm oder in der rechten Pulmonalarterie nachweisbar. Zeichen der Rechtsherzbelastung, wie ein vergrößerter und hypokinetischer rechter Ventrikel, Abflachung/Hypokinesie und/oder Linksverlagerung des Ventrikelseptums, Vergrößerung des rechten Vorhofs und linksatriale Septumverlagerung sowie Dilatation der Pulmonalarterie sind indirekte Zeichen einer höhergradigen Lungenarterienembolie. Mittels CW-Dopplermessung über eine häufig begleitende Trikuspidalklappeninsuffizienz kann der pulmonale Spitzendruck (unter Berücksichtigung des zentralen Venendrucks) hinreichend genau berechnet werden (Bernoulli-Gleichung).

Aortendissektion

Die diagnostische Wertigkeit der TEE bei thorakaler Aortendissektion ist der Computertomographie und Angiographie ebenbürtig. Durch die räumliche Nähe des Ösophagus zur Aorta ist diese bis auf den proximalen Aortenbogen gut darstellbar. Echokardiographisch ist die Dissektionsmembran zwischen wahrem und falschem Lumen zu erkennen, und bei akuten, traumatischen Dissektionen können frei flottierende Wandabschnitte (»flaps«) im Lumen identifiziert werden. Falsch-positive Diagnosen können durch arteriosklerotische Wandveränderung hervorgerufen sein, eine Sicherung der Diagnose sollte durch ein weiteres Verfahren erfolgen.

Literatur

ASE/SCA guidelines for performing a comprehensive intraoperative multiplane transesophageal echocardiography examination: recommendations of the American Society of Echocardiography Council for Intraoperative Echocardiography and the Society of Cardiovascular Anesthesiologists Task Force for Certification in Perioperative Transesophageal Echocardiography. Shanewise JS, Cheung AT, Aronson S et al. (1999) Anesth Analg 89(4): 870–884
Böhmeke T (2001) Checkliste Echokardiografie. Thieme, Stuttgart
Loick HM et al. (1997) TEE in der Anästhesie und Intensivmedizin. Anästhesist 46: 504–514
Practice guidelines for perioperative transesophageal echocardiography (1996) A report by the American Society of Anesthesiologists Task Force on Transesophageal Echocardiographie. Anesthesiology 84: 986–1006
Sidebotham D (2004) Practical perioperative transoesophageal echocardiography. Butterworth Heinemann, New York

A-1.24 Anästhesie für ambulante Operationen bzw. Tageschirurgie

B. Rehberg-Klug, T. Machholz

Als ambulante Operationen sind alle Eingriffe geeignet, bei denen ein minimales Risiko einer Nachblutung und von Beeinträchtigungen kardiovaskulärer oder respiratorischer Parameter besteht, keine spezielle postoperative Pflegebedürftigkeit zu erwarten ist und postoperativ eine rasche Flüssigkeits- und Nahrungsaufnahme möglich ist.

Für die Patientenauswahl sind folgende Aspekte zu berücksichtigen:

Soziale Aspekte
- Bereitschaft des Patienten, sich ambulant operieren zu lassen
- Verantwortliche Person für den Heimtransport sowie verantwortliche Person zur postoperativen Überwachung der ersten 24 h

- In den ersten 24 h sollte auch die Person, die diese Betreuung durchführt, in der Lage sein, die Instruktionen zu verstehen und physisch und mental in der Lage sein, Entscheidungen zum Wohle des Patienten, wenn notwendig, zu treffen
- Vorhandene telefonische Verbindung
- Wohnung mit Minimalstandard (Heizung, Licht, Küche, Bad, Toilette)

Medizinische Aspekte
- Einsicht in den geplanten Eingriff und in die Nachsorge
- Körperlich und physisch stabiler Patient (ASA I/II) bzw. bei chronischer Erkrankung, wie z.B. Diabetes, Asthma, gut eingestellte Hypertonie (ASA III), jedoch nur nach anästhesiologischer Konsultation
- Kinder mit normalem Geburtstermin >3 Monate; bei jüngeren Säuglingen bzw. Frühgeborenen vor der 37. Schwangerschaftswoche frühestens 60 Wochen postpartal, nur nach anästhesiologischer Konsultation
- Keine Adipositas per magna, kein Schlafapnoesyndrom
- Präoperativ vorliegende klinische Untersuchung, vorliegende Einwilligungserklärung sowie Aufklärung über mögliche Komplikationen
- Auswahl des Patienten nach physiologischem Status, nicht nach Alter

Ambulante Patienten erhalten in der Prämedikationsambulanz das „Merkblatt Anästhesie bei ambulanten Operationen" ausgehändigt und werden über die besonderen Verhaltenshinweise für ambulante Operationen aufgeklärt. Mit dem Patienten wird über die Notwendigkeit einer verantwortlichen Person für Heimtransport und Überwachung für 24 h gesprochen und die Notfallrufnummer bekanntgegeben. Der Name der Person, die sich in den ersten 24 h nach der Operation um den Patienten kümmert, die Telefonnummer des Patienten und die Adresse des Hausarztes werden in der Akte notiert.

Postoperativ gelten folgende Kriterien für die Entlassung aus der Klinik:

- Stabile, vitale Zeichen für mindestens 1 h (entspricht der Leitlinie der DGAI)
- Orientierung nach Zeit, Ort und bekannten Personen
- Ausreichende Schmerztherapie mit oralen Analgetika
- Fähigkeit, sich anzuziehen und herumzugehen entsprechend dem präoperativen Zustand
- Übelkeit, Erbrechen oder Benommenheit sollten minimal sein
- Aufnahme oraler Flüssigkeit ohne Erbrechen sollte toleriert werden
- Minimale Blutung bzw. Wunddrainageverlust
- Fähigkeit, die Harnblase zu entleeren, sollte gesichert sein
- Der verantwortliche Erwachsene zur Begleitung nach Hause sollte feststehen

Die Entlassung muss grundsätzlich von dem Operateur und dem Anästhesisten vorgenommen werden, und zwar frühestens 2 h nach dem operativen Eingriff. Eine schriftliche und mündliche Instruktion muss für alle relevanten Aspekte der postnarkotischen und postoperativen Nachsorge dem Patienten übermittelt sowie auch der Begleitperson mitgegeben werden (Patient bzw. Begleitperson erhalten, sofern nicht vorzeigbar, ein weiteres Exemplar des „Merkblatt Anästhesie bei ambulanten Operationen". Der Patient wird noch einmal davor gewarnt, innerhalb der ersten 24 h postoperativ einen Wagen zu fahren, Abschlüsse jeglicher Art vorzunehmen oder Alkohol bzw. Sedativa zu nehmen (außer den ihm empfohlenen Medikamenten).

Bei der Entlassung werden eine geeignete Analgesietherapie für mindestens den 1. Tag nach der Operation vorgeschlagen und Hinweise zur Dauermedikation gegeben.

Literatur
Leitlinie für ambulantes Operieren bzw. Tageschirurgie (1998) Anästh Intensivmed 39: 201–206

Standards in der Allgemeinchirurgie

A. Bloch, C. Spies

A-2.1 Operationen im Analbereich 42

A-2.2 Cholezystektomie, Appendektomie (laparoskopisch oder konventionell) 44

A-2.3 Fundoplikatio 46

A-2.4 Gastrektomie 48

A-2.5 »Gastric Banding« (laparoskopisch) bei Adipositas permagna 50

A-2.6 Fast-track-Kolonchirurgie (laparoskopisch oder konventionell) 52

A-2.7 Leberteilresektion 54

A-2.8 Ösophagusresektion 56

A-2.9 Operationen am Pankreas 58

A-2.10 Leistenhernienreparation 60

A-2.11 Narbenhernienreparation (Netzimplantation) 62

A-2.12 Operationen der Schilddrüse 64

A-2.1 Operationen im Analbereich

Checkliste

ITN	PVK: 18 G	W-MATTE	
Maske/LMA		(W-TOUCH)	
SPA			

- Operationsdauer: je nach Eingriff: ca. 15–45 min
- Prämedikation: nach Standard
- Sowohl in *Spinalanästhesie* als auch in einer *Allgemeinanästhesie* durchführbar
- falls Bauchlage/Seitenlage erforderlich ist, wird eine Intubationsnarkose durchgeführt

Besonderheiten

- Zu diesen Eingriffen zählen: Hämorrhoidaloperationen, Kondylom- und Polypabtragung, Versorgung von Fisteln, Fissuren, Sinus pilonidalis.
- Die Lagerung (meistens Steinschnittlage) erfolgt in Absprache mit dem Operateur. Viele dieser Eingriffe sind sehr schmerzhaft: Ausreichende Analgesie beachten!
- TEM: Längere Operationsdauer, in der Regel Intubationsnarkose.

Vorbereitung im OP

Material

- ▶ Periphervenöser Zugang (18 G)
- ▶ Spinalnadel 27 G
- ▶ Larynxmaske Größe 3 und 4
- ▶ Endotrachealtubus (Woodbridge) 7,5 (–8,0) mm Innendurchmesser bei Bauchlage
- ▶ Bei Spinalanästhesie: steriler Tisch

Medikamente

- ▶ NaCl 0,9% 10 ml
- ▶ Atropin 0,5 mg/ml
- ▶ Vollelektrolytlösung

Für SPA:
- ▶ Lidocain 1% 5 ml für Hautquaddel, Bupivacain 0,5% isobar

Für LMA:
- ▶ Propofol 200 mg/20 ml
- ▶ Fentanyl 0,5 mg/10 ml
- ▶ Propofolperfusor 1% oder Verdampfer für Inhalationsanästhetikum
- ▶ Bei ITN: zusätzlich Cis-Atracurium 15 mg/15 ml

Monitoring

- Standardmonitoring

Narkoseeinleitung

- Anschluss des Monitorings
- Periphervenöser Zugang
- Infusionsbeginn

Spinalanästhesie

- Punktion L3/4 oder L4/5 nach Standard
- Injektion von 3–3,5 ml Bupivacain 0,5% (15–17,5 mg) isobar
- Falls ein Sattelblock gewünscht wird: 2 ml Bupivacain 0,5% (=10 mg) hyperbar

Allgemeinanästhesie

Larynxmaske

Einleitung

- Fentanyl 0,1–0,2 mg
- Propofol 3 mg/kgKG
- Nach Erreichen einer ausreichenden Narkosetiefe Platzieren der Larynxmaske und Auskultation
- Augenschutz
- Bei länger dauernden Eingriffen: Warm-Touch

Intubationsnarkose

- Bei Seiten- und Bauchlagerung, TEM

Einleitung

- Fentanyl 0,1–0,2 mg
- Propofol 2–3 mg/kgKG
- Cis-Atracurium 0,1 mg/kgKG
- Intubation und Auskultation (Zahnschutz)
- Augenschutz

Lagerung

- Steinschnittlagerung, mit einem Arm ausgelagert
- Rücksprache mit Operateur: auch Seitenlage oder Bauchlage möglich

Narkoseführung

- Bei Spinalanästhesie: auf Wunsch des Patienten leichte Sedierung mit Propofol (50–100 mg/h) oder mit Midazolam in 1- bis 2-mg-Fraktionen
- Gabe von Sauerstoff über eine Sauerstoffnasensonde

Beatmung bei LMA oder ITN

- N_2O-O_2-Gemisch, PEEP: 5 cm H_2O
- F_IO_2: 0,3
- $p_{et}CO_2$: 35–45 mmHg
- Bei LMA: Übergang zur Spontanatmung möglich

Narkose

- Aufrechterhaltung mit volatilem Anästhetikum (Sevofluran, Isofluran oder Desfluran) oder mit kontinuierlicher Propofolgabe über Perfusor
- Fentanyl nach Bedarf; 2 g Metamizol ca. 20 min vor Ausleitung
- Infusion: Vollelektrolytlösung
- Extubation auf dem Operationstisch
- Betreuung im Aufwachraum postoperativ

Postoperatives Management

- Überwachung und Behandlung im Aufwachraum mit Standardmonitoring
- Bei der Spinalanästhesie muss eine Regredienz um 2 Segmente nachgewiesen werden, entsprechende Dokumentation im Aufwachraumprotokoll
- Bei LMA oder ITN: Gabe von Piritramid nach Bedarf, ca. 0,1 mg/kgKG
- Bei sehr starken Schmerzen: PCA-Pumpe in üblicher Dosierung
- Verlegung nach Anweisung

A-2.2 Cholezystektomie, Appendektomie (laparoskopisch oder konventionell)

Checkliste

| ITN: oral | PVK: 18 G | W-MATTE | |
| | | MS | |

- Operationsdauer: ca. 60 min
- Prämedikation nach Standard

Besonderheiten

Bei Notfalleingriff (akutes Abdomen) Ileuseinleitung.

Vorbereitung im OP

Material
- Endotrachealtubus (Magill) 7,5 (–8,5) mm Innendurchmesser
- 2 periphervenöse Zugänge 18 G
- Magensonde mit Mandrin 16 Charr

Medikamente
- NaCl 0,9% 10 ml
- Atropin 0,5 mg/ml
- Fentanyl 0,5 mg/10 ml
- Thiopental 500 mg/20 ml
- Cis-Atracurium 15 mg/15 ml
- Inhalationsanästhetikum
- Vollelektrolytlösung
- Metamizol 2 g/100 ml
- Antibiotika in Absprache mit dem Operateur: z. B. Ampicillin/Sulbactam (Unacid) 3 g/100 ml

Monitoring
- Standardmonitoring

Narkoseeinleitung

- Anschluss des Standardmonitorings
- Periphervenöser Zugang
- Infusionsbeginn

Einleitung
- Fentanyl 0,1–0,2 mg
- Thiopental 3–5 mg/kgKG
- Cis-Atracurium 0,15 mg/kgKG
- Intubation (Zahnschutz)
- Magensonde per os
- 2. periphervenöser Zugang
- Augenschutz

Lagerung
- Rückenlage mit beidseits angelagerten Armen (Gelkissen)

Beachte »Gallelagerung« zur konventionellen Cholezystektomie bei angelagerten Armen – Gefahr der Überstreckung der Arme.

Narkoseführung

Beatmung
- Luft-Sauerstoff-Gemisch unter Zusatz von Isofluran ca. 1 Vol.-%, PEEP: 5 cm H_2O
- F_IO_2: 0,5
- $p_{et}CO_2$: 35–45 mmHg (<60 mmHg bei endoskopischer Operation)

Narkose
- Sevofluran/Desfluran
- Fentanyl nach Bedarf (stündlich ca. 0,1 mg)
- Relaxation: Cis-Atracurium nach Bedarf
- Infusion: Vollelektrolytlösung ca. 500 ml/h
- 15–20 min vor Ausleitung: 2 g Metamizol als Kurzinfusion
- Entfernen der Magensonde
- Extubation auf dem Operationstisch

Postoperatives Management

- Überwachung und Behandlung im Aufwachraum unter Standardmonitoring
- Sauerstoffgabe
- Infusion
- Piritramid intermittierend nach Bedarf (3–5 mg Boli)
- Verlegung nach Anweisung

A-2.3 Fundoplikatio

Checkliste

ITN: oral	PVK: 18 G	W-MATTE	
	Arterie	W-TOUCH	
		MS	

– Operationsdauer: ca. 2 h
– Prämedikation: nach Standard

Besonderheiten

Bei gastroösophagealem Reflux Ileuseinleitung.

Vorbereitung im OP

Material

- ▶ Endotrachealtubus (Magill) 7,5 (–8,5) mm Innendurchmesser
- ▶ 2 periphervenöse Zugänge 18 G
- ▶ Magensonde 42 Charr
- ▶ Kanüle für arterielle Druckmessung
- ▶ Steriler Tisch und Druckwandler für Arterie

Medikamente

- ▶ NaCl 0,9% 10 ml
- ▶ Atropin 0,5 mg/ml
- ▶ Fentanyl 0,5 mg/10 ml
- ▶ Propofol 200 mg/20 ml
- ▶ Propofolperfusor 2%
- ▶ Remifentanilperfusor 5 mg/50 ml
- ▶ Rocuronium 50 mg/10 ml
- ▶ Vollelektrolytlösung
- ▶ Metamizol 2 g/100 ml
- ▶ Morphin 10 mg/10 ml
- ▶ Antibiotika in Absprache mit dem Operateur: z. B. Ampicillin/Sulbactam (Unacid) 3 g/100 ml

Monitoring

- Standardmonitoring
- Invasive Druckmessung
- Temperatur

Narkoseeinleitung

- Periphervenöser Zugang
- Infusionsbeginn
- Kanülierung der A. radialis in Lokalanästhesie

Einleitung

⚠ **Bei ausgeprägtem gastroösophagealem Reflux Ileuseinleitung mit Succinylcholin.**

sonst:
- Fentanyl 0,1–0,2 mg
- Propofol 2–3 mg/kgKG
- Rocuronium 0,6 mg/kgKG
- Intubation (Zahnschutz)
- Magensonde unter Sicht per os platzieren
- TIVA starten: Propofol 6–8 mg/kgKG/h, Remifentanil 0,2–0,4 µg/kgKG/min
- Augenschutz
- 2. periphervenöser Zugang

Lagerung

- Rückenlage mit beidseits angelagerten Armen (Gelkissen)
- Anti-Trendelenburg (beachte Blutdruckabfall)

Narkoseführung

Beatmung

- Luft-Sauerstoff-Gemisch, PEEP: 5 cm H_2O
- F_IO_2: 0,5
- $p_{et}CO_2$ < 60 mmHg

Narkose

- TIVA weiterführen; s. oben
- Nachrelaxation mit Rocuronium (selten notwendig)
- Bedienung der Magensonde nach Maßgabe des Operateurs
- 15–20 min vor Ausleitung: 2 g Metamizol als Kurzinfusion und 10 mg Morphin
- Parallel TIVA reduzieren und ca. 5 min vor der letzten Naht beenden
- Extubation auf dem Operationstisch

Postoperatives Management

- Überwachung und Behandlung im Aufwachraum unter Standardmonitoring
- Sauerstoffgabe
- Infusion
- PCA mit Piritramid nach Standard, alternativ nach Stationsstandard
- Vor Verlegung auf die periphere Station BGA unter Luftatmung; wenn die Werte im Normbereich liegen, wird der arterielle Katheter entfernt und ein Druckverband für 1 h angelegt
- Verlegung nach ärztlicher Anweisung

A-2.4 Gastrektomie

Checkliste

ITN: oral	PVK: 16 G	W-MATTE	Blutprodukte	
PDK	ZVK (4 Lumen)	W-TOUCH		
	Arterie	MS		
		DK mit Temp.		
		Automatisierte Druckinfusion, z. B. LEVEL 1		

- Operationsdauer: ca. 4 h
- Prämedikation: nach Standard

Besonderheiten

Bei Magenausgangsstenose: Ileuseinleitung!
Mögliche Kreislaufdepression besonders nach PDA und Einleitung nicht nur mit Volumen therapieren, sondern auch rechtzeitiger Einsatz von Vasokonstriktoren (adäquate Volumensubstitution = Normovolämie anstreben!)

Vorbereitung im OP

Material

- Periphervenöser Zugang (16 G)
- Endotrachealtubus (Magill) 7,5 (–8,5) mm Innendurchmesser
- PDK 18 G
- Katheter für arterielle Druckmessung
- ZVK 8,5 F, 4 Lumen
- Enterale Ernährungssonde mit Mandrin 12 F, 120 cm
- Blasenkatheter mit Temperatursonde
- Druckwandler und System für Arterie und ZVK
- Steriler Tisch für Arterie und ZVK
- Steriler Tisch für PDK

Medikamente

- NaCl 0,9% 10 ml
- Atropin 0,5 mg/ml
- Akrinor 1 Amp./10 ml
- Fentanyl 0,5 mg/10 ml
- Propofol 200 mg/20 ml
- Propofolperfusor 2%
- (Remifentanilperfusor 5 mg/50 ml)
- Cis-Atracurium 20 mg/20 ml
- Ropivacain 0,75% 10 ml + Sufentanil epidural 2 ml (10 µg)
- Ropivacain 0,2% + Sufentanil 0,5 µg/ml – Perfusor (Apothekenanfertigung)
- Vollelektrolytlösung
- Gelatinelösung
- Antibiotika in Absprache mit dem Operateur: z. B. Ampicillin/Sulbactam (Unacid) 3 g/100 ml
- (Noradrenalinperfusor 5 mg/50 ml)

Blut und Blutprodukte

- Erythrozytenkonzentrate: 4
- FFP-Einheiten: 2 auf Abruf

Monitoring

- Standardmonitoring
- Invasive Druckmessung
- Zentraler Venendruck
- Temperatur
- Diurese

Narkoseeinleitung

- Anschluss des Standardmonitorings
- Periphervenöser Zugang
- Infusionsbeginn
- PDK-Anlage Th 6–7 (Testdosis: 3 ml Bupivacain 0,5% isobar)
- Kanülierung der A. radialis in Lokalanästhesie
- PDK-Beschickung: 6 ml des Ropivacain (0,75%)-Sufentanil-Gemisches
- Gabe des Antibiotikums

Einleitung

> Bei Magenausgangsstenose Ileuseinleitung mit Succinylcholin.

sonst:

- Fentanyl 0,1–0,2 mg
- Propofol 2–3 mg/kgKG
- Cis-Atracurium 0,15 mg/kgKG
- Intubation (Zahnschutz)
- Magensonde nasal
- TIVA starten: Propofol 6–8 mg/kgKG/h
- Augenschutz
- ZVK via V. jugularis interna dextra nach Standard
- Anlage des Blasenkatheters mit integrierter Temperatursonde
- Warm-Touch
- Ausgangs-BGA
- PDK-Beschickung: 6 ml des Ropivacain (0,75%)-Sufentanil-Gemisches

Lagerung

- Rückenlage mit beidseits angelagerten Armen (Gelkissen)

Narkoseführung

Beatmung

- Luft-Sauerstoff-Gemisch, PEEP: 5 cm H_2O
- F_IO_2: 0,5
- $p_{et}CO_2$: 35–45 mmHg

Narkose

- Kombination TIVA–PDA
- TIVA: Propofol 6–8 mg/kgKG/h; Fentanyl 0,1 mg bei Bedarf
- PDA: Ropivacain 0,2% + Sufentanil 0,5 µg/ml kontinuierlich mit 6–10 ml/h
- Wenn der Patient wegen Kontraindikationen oder Ablehnung keinen PDK erhält: Remifentanil 0,2–0,4 µg/kgKG/min ca. 20 min vor Ausleitung 2 g Metamizol und 10 mg Morphin
- Relaxation mit Cis-Atracurium nach Bedarf
- Infusion: Vollelektrolytlösung ca. 500 ml/h
- BGA, Elektrolyte, Hb/Hkt, BZ, Laktat ca. stündlich und bei Bedarf
- Plasmaersatzstoffe und Transfusion nach Bedarf
- Platzieren der Ernährungssonde durch Operator
- Die Patienten werden postoperativ unter Monitoring auf die Intensivstation oder PACU verlegt

Postoperatives Management

- PDA: Ropivacain 0,2% + Sufentanil 0,5 µg/ml kontinuierlich mit 6–10 ml/h
- Standard Intensivmedizin

A-2.5 »Gastric Banding« (laparoskopisch) bei Adipositas permagna

Checkliste

ITN: oral	PVK: 16 G/18 G	W-MATTE	
	Arterie	MS	

- Operationsdauer: ca. 2 h
- Prämedikation: nach Standard, maximal 10 mg Midazolam

Besonderheiten

Auf Intubationsschwierigkeiten achten! Außerdem relativ häufig erschwerte venöse und arterielle Punktion.

Häufige Nebendiagnosen sind arterieller Hypertonus, Diabetes mellitus, Hyper- und Dyslipidämie, koronare Herzkrankheit und Herzinsuffizienz sowie Schlafapnoesyndrom. Bereits im Vorfeld (Anästhesieambulanz) klären, ob weitere Voruntersuchungen und/oder eine Therapieoptimierung notwendig sind.

Vorbereitung im OP

Material

- ▶ Periphervenöse Zugänge (16 G/18 G)
- ▶ Endotrachealtubus (Magill) 7,5 (–8,5) mm Innendurchmesser
- ▶ Katheter für arterielle Druckmessung
- ▶ Spezialsonde aus Magenbandset
- ▶ Druckwandler und System für Arterie
- ▶ Steriler Tisch für Arterie

Medikamente

- ▶ NaCl 0,9% 10 ml
- ▶ Atropin 0,5 mg/ml
- ▶ Fentanyl 0,5 mg/10 ml
- ▶ Propofol 200 mg/20 ml
- ▶ Propofolperfusor 2%
- ▶ Remifentanilperfusor 5 mg/50 ml
- ▶ Rocuronium 50 mg/10 ml (2-mal)
- ▶ Metamizol 2 g/100 ml
- ▶ Morphin 10 mg/10 ml
- ▶ Vollelektrolytlösung
- ▶ Antibiotika in Absprache mit dem Operateur: z. B. Ampicillin/Sulbactam (Unacid) 3 g/100 ml

Monitoring
- Standardmonitoring
- Invasive Druckmessung

Narkoseeinleitung

- Anschluss des Standardmonitorings
- Periphervenöser Zugang
- Infusionsbeginn
- Kanülierung der A. radialis in Lokalanästhesie
- Ausgangs-BGA unter Spontanatmung ohne Sauerstoff
- Gabe des Antibiotikums

Einleitung
- Ausreichend präoxygenieren!
- Dosierung der Medikamente nach angenommenem Normalgewicht (Körpergröße minus 100 nach Broca-Formel)
- Fentanyl 0,1–0,2 mg
- Propofol 2–3 mg/kgKG
- Rocuronium 0,9 mg/kgKG
- Intubation
- Gastrale Ballonsonde per os platzieren
- TIVA starten: Propofol 6–8 mg/kgKG/h, Remifentanil 0,3–0,5 µg/kgKG/min
- Augenschutz
- 2. periphervenöser Zugang

Lagerung
- Rückenlage mit beidseits ausgelagerten Armen (Gelkissen)
- Anti-Trendelenburg (beachte Blutdruckabfall)

Narkoseführung

Beatmung
- Luft-Sauerstoff-Gemisch, PEEP: 5 cm H_2O
- F_IO_2: 0,5
- $p_{et}CO_2$ < 60 mmHg

Narkose
- TIVA: Propofol 6–8 mg/kgKG/h; Remifentanil 0,3–0,5 µg/kgKG/min
- Relaxation mit Rocuronium (selten notwendig)
- Bedienung der gastralen Ballonsonde nach Maßgabe des Operateurs
- Etwa stündlich BGA
- 15–20 min vor Ausleitung: 2 g Metamizol als Kurzinfusion und 5–10 mg Morphin
- Parallel TIVA reduzieren und ca. 5 min vor der letzten Naht beenden
- Extubation auf dem Operationstisch

Postoperatives Management

- Überwachung und Behandlung im Aufwachraum
- Initial Sauerstoffgabe obligat
- Oberkörperhochlagerung
- PCA-Pumpe mit Piritramid nach Standard, alternativ nach Stationsstandard
- Vor Verlegung auf die periphere Station BGA unter Luftatmung; wenn die Werte im Bereich der Ausgangs-BGA liegen, wird der arterielle Katheter entfernt und ein Druckverband für 1 h angelegt
- Verlegung nach ärztlicher Anweisung

A-2.6 Fast-track-Kolonchirurgie (laparoskopisch oder konventionell)

Checkliste

ITN: oral	PVK: 16 G	W-MATTE	
PDK		W-TOUCH	
	Arterie	MS	
		DK mit Temp.	

- Operationsdauer: ca. 2–3 h, auch länger, z. B. abdomino-perineale Rektumamputationen, tiefe anteriore Resektionen, laparoskopische Resektionen
- Prämedikation: nach Standard, bei geplanter PDK-Anlage: Gerinnung und Wirbelsäulenanatomie beachten

Besonderheiten

Durch die Darmvorbereitung kann es zu Hypokaliämie und Exsikkose kommen. Bei Notfalleingriff (akutes Abdomen) grundsätzlich Ileuseinleitung.

Mögliche Kreislaufdepression besonders nach PDA und Einleitung nicht nur mit Volumen therapieren, sondern auch rechtzeitiger Einsatz von Vasokonstriktoren.

Vorbereitung im OP

Material

- Periphervenöse Zugänge (16 G)
- Endotrachealtubus (Magill) 7,5 (–8,5) mm Innendurchmesser
- PDK 18 G
- Katheter für arterielle Druckmessung
- Magensonde mit Mandrin 16 Charr
- Blasenkatheter mit Temperatursonde
- Druckwandler und System für Arterie
- Steriler Tisch für Periduralkatheter
- Steriler Tisch für Arterie

Medikamente

- NaCl 0,9% 10 ml
- Atropin 0,5 mg/ml
- Akrinor 1 Amp./10 ml
- Parecoxib 40 mg/10 ml
- Fentanyl 0,5 mg/10 ml
- Propofol 200 mg/20 ml (alternativ: Thiopental)
- Propofolperfusor 2%
- (Remifentanilperfusor 5 mg/50 ml)
- Ropivacain 0,75% 10 ml + Sufentanil epidural 2 ml (10 µg)
- Ropivacain 0,2%/Sufentanil 0,5 µg/ml – Perfusor (Apothekenanfertigung)
- Cis-Atracurium 15 mg/15 ml
- Vollelektrolytlösung
- Antibiotika nach Rücksprache mit dem Operator: z. B. Ampicillin/Sulbactam (Unacid) 3 g/100 ml NaCl 0,9%
- (Noradrenalinperfusor 5 mg/50 ml)

Monitoring

- Standardmonitoring
- Invasive Druckmessung
- ZVD
- Temperatursonde

Narkoseeinleitung

- Anschluss des Monitorings
- Periphervenöser Zugang
- Infusionsbeginn
- PDK-Anlage Th 8–9
  (Testdosis: 3 ml Bupivacain 0,5% isobar)
- Arterielle Kanülierung der A. radialis sinister in Lokalanästhesie (außer bei ASA-1-Patienten: arterielle Kanülierung erst nach Einleitung)
- PDK-Beschickung: 6 ml des Ropivacain (0,75%)-Sufentanil-Gemisches ca. 10 min nach Testdosis
- Gabe des Antibiotikums
- Parecoxib 40 mg

Einleitung

- Ausreichend präoxygenieren
- Fentanyl 0,1–0,2 mg
- Propofol ca. 2–3 mg/kgKG, alternativ: Thiopental 3–5 mg/kgKG
- Cis-Atracurium 0,15 mg/kgKG
- Intubation
- Magensonde p. o.
- TIVA starten: Propofol 6–8 mg/kgKG/h
- Augenschutz
- Anlage des Blasenkatheters mit integrierter Temperatursonde
- 2. periphervenöser Zugang
- Warm-Touch
- Ausgangs-BGA
- PDK-Beschickung: 6 ml des Ropivacain (0,75%)-Sufentanil-Gemisches

Lagerung

- Steinschnittlage mit beidseits angelagerten Armen (Gelkissen)
- Rückenlage bei Hemikolektomie rechts mit beidseits angelagerten Armen (Gelkissen)
- Bei laparoskopischen Eingriffen teilweise extreme Kopftieflagerung

Narkoseführung

Beatmung

- Luft-Sauerstoff-Gemisch, PEEP: 5 cm H_2O
- F_IO_2: 0,5
- $p_{et}CO_2$: 35–45 mmHg
  (< 60 mmHg bei endoskopischer Operationstechnik)

Narkose

- Kombination TIVA und Periduralanalgesie
- PDA: Ropivacain 0,2% + Sufentanil 0,5 µg/ml kontinuierlich mit 6–10 ml/h
- Propofol 6–8 mg/kgKG/h
- Fentanyl 0,1 mg nach Bedarf
- Wenn Patient wegen Kontraindikationen oder Ablehnung keinen PDK erhält: Remifentanil 0,2–0,4 µg/kg·min, ca. 20 min vor Ausleitung 2 g Metamizol und 10 mg Morphin
- Relaxation mit Cis-Atracurium nach Bedarf
- Infusion: Vollelektrolytlösung ca. 500 ml/h
- Regelmäßige BGA
- Magensonde vor Extubation entfernen

Postoperatives Management

- Überwachung und Behandlung im Aufwachraum unter Standard- und invasivem Blutdruckmonitoring
- Sauerstoffgabe
- PDA: Ropivacain 0,2% + Sufentanil 0,5 µg/ml kontinuierlich mit 6–10 ml/h
- Vor Verlegung auf die periphere Station BGA unter Luftatmung; wenn die Werte im Normbereich liegen, wird der arterielle Katheter entfernt und ein Druckverband für eine Stunde angelegt
- Verlegung nach ärztlicher Anweisung

Literatur

Kehlet H, Wilmore DW (2002) Multimodal strategies to improve surgical outcome. Am J Surg 183: 630–641

A-2.7 Leberteilresektion

Checkliste

ITN: oral	PVK: 16 G	W-MATTE	Blutprodukte	
PDK	ZVK (4 Lumen)	W-TOUCH	Evtl. MAT	
	Arterie	MS		
		DK mit Temp.		
		LEVEL 1		

- Operationsdauer: ca. 2–4 h, abhängig von der Größe des Befundes und der Lage der zu resezierenden Lebersegmente
- Prämedikation: nach Standard, bei schwerer Leberinsuffizienz Midazolam in niedriger Dosierung

Besonderheiten

Auf vorbestehende Leberfunktionsstörungen achten. Bei Notfalleingriff (z. B. Leberverletzung) hämorrhagischer Schock möglich. Vor jeder elektiven Leberteilresektion sollte präoperativ mit dem Operateur der Umfang der Operation geklärt werden.

Vor Abklemmen des Ligamentum hepatoduodenale erhält der Patient nach Maßgabe des Operateurs 500 mg Methylprednisolon.

Die Klemmzeit ist dem Operateur alle 10 min anzusagen und zu dokumentieren.

Intraoperativ können relativ plötzlich hohe Blutverluste auftreten, aber auch der Gesamtblutverlust über die Zeit kann erheblich sein. Bei nicht maligner Erkrankung frühzeitig Blut sammeln zur maschinellen Autotransfusion.

Während der chirurgischen Präparation kann es zur *passageren Kompression der V. cava* mit Abfall des Herzzeitvolumens kommen (ggf. Gabe von Vasopressoren). In seltenen Fällen kann ein rechtsseitiger Pneumothorax entstehen.

Mögliche Kreislaufdepression besonders nach PDA und Einleitung nicht nur mit Volumen therapieren, sondern auch rechtzeitiger Einsatz von Vasokonstriktoren.

Vorbereitung im OP

Material

- Periphervenöser Zugang (16 G)
- Endotrachealtubus (Magill) 7,5 (–8,5) mm Innendurchmesser
- PDK 18 G
- Katheter für arterielle Druckmessung
- ZVK 8,5 F, 4 Lumen
- Blasenkatheter mit Temperatursonde

Medikamente

- NaCl 0,9% 10 ml
- Atropin 0,5 mg/ml
- Akrinor 1 Amp./10 ml
- Fentanyl 0,5 mg/10 ml
- Propofol 200 mg/20 ml
- Propofolperfusor 2%
- (Remifentanilperfusor 5 mg/ 50 ml)
- Cis-Atracurium 15 mg/15 ml
- Ropivacain 0,75% 10 ml + Sufentanil epidural 2 ml (10 µg)
- Ropivacain 0,2% + Sufentanil 0,5 µg/ml – Perfusor (Apothekenanfertigung)
- (Noradrenalinperfusor 5 mg/ 50 ml)
- Vollelektrolytlösung
- Gelatinelösung
- 500 mg Methylprednisolon
- Antibiotikum in Absprache mit dem Operateur: z. B. Ampicillin/Sulbactam (Unacid) 3 g/100 ml

Blut und Blutprodukte

- Erythrozytenkonzentrate: 4
- FFP-Einheiten: 2 auf Abruf

Monitoring

- Standardmonitoring
- Invasive Druckmessung
- ZVD
- Temperatur
- Diurese

Narkoseeinleitung

- Anschluss des Standardmonitorings
- Periphervenöser Zugang
- Infusionsbeginn
- PDK-Anlage Th 6–7
  (Testdosis: 3 ml Bupivacain 0,5% isobar)
- Kanülierung der A. radialis in Lokalanästhesie
- PDK-Beschickung: 6 ml des Ropivacain
  (0,75%)-Sufentanil-Gemisches
- Gabe des Antibiotikums

Einleitung

- Präoxygenieren
- Fentanyl 0,1–0,2 mg
- Propofol 2–3 mg/kgKG
- Cis-Atracurium 0,15 mg/kgKG
- Intubation (Zahnschutz)
- Magensonde nasal
- TIVA starten: Propofol 6–8 mg/kgKG/h
- Augenschutz
- ZVK via V. jugularis interna dextra nach Standard
- Anlage des Blasenkatheters mit integrierter Temperatursonde
- Warm-Touch
- Ausgangs-BGA
- PDK-Beschickung: 6 ml des Ropivacain
  (0,75%)-Sufentanil-Gemisches
- Gabe des Antibiotikums

Lagerung

- Rückenlage mit beidseits angelagerten Armen (Gelkissen)

Narkoseführung

Beatmung

- Luft-Sauerstoff-Gemisch
- F_IO_2: 0,5
- $p_{et}CO_2$: 35–45 mmHg

Narkose

- Kombination TIVA-PDA
- TIVA: Propofol 6–8 mg/kgKG/h;
  Fentanyl 0,1 mg bei Bedarf
- PDA: Ropivacain 0,2% + Sufentanil 0,5 µg/ml
  kontinuierlich mit 6–10 ml/h
- Wenn der Patient wegen Kontraindikationen oder Ablehnung keinen PDK erhält: Remifentanil 0,2–0,4 µg/kg·min, ca. 20 min vor Ausleitung 2 g Metamizol und 10 mg Morphin
- Relaxation mit Cis-Atracurium nach Bedarf
- Infusion: Vollelektrolytlösung ca. 500 ml/h
- BGA, Elektrolyte, Hb/Hkt, BZ, Laktat ca. stündlich und bei Bedarf
- Plasmaersatzstoffe und Transfusion nach Bedarf, in der Regel Extubation im Operationssaal
- Die Patienten werden postoperativ unter Monitoring auf die Intensivstation oder PACU verlegt

Postoperatives Management

- PDA: Ropivacain 0,2% + Sufentanil 0,5 µg/ml kontinuierlich mit 6–10 ml/h
- Standard Intensivmedizin

A-2.8 Ösophagusresektion

Checkliste

ITN: oral (DLT)	PVK: 16 G	W-MATTE	Blutprodukte	
PDK	ZVK	W-TOUCH	Automatisierte Druck-infusion, z. B. LEVEL 1	
	Arterie (PiCCO)	MS		
		DK mit Temp.		

– Operationsdauer: 4–5 h
– Prämedikation: nach Standard

Besonderheiten

– Oft alkoholkranke Patienten, häufig Nikotinabusus
– Operatives Vorgehen (stumpfe Dissektion oder thorakale Resektion mit Magenhochzug) ist präoperativ mit dem Operateur möglichst vor der Prämedikationsvisite abzuklären

Vorbereitung im OP

Material

- Periphervenöse Zugänge (16 G)
- Endotrachealtubus (Magill) 7,5 (–8,5) mm Innendurchmesser und DLT 37/39 F left (z. B. Bronchocath) bei thorakaler Resektion
- PDK 18 G
- PiCCO-Katheter (Pulsiocath) und Gerät
- ZVK 8,5 F, 4 Lumen
- Enterale Ernährungssonde mit Mandrin 12 F, 120 cm
- Blasenkatheter mit Temperatursonde
- Ggf. Thoraxsaugung (durch Operateur)
- Druckwandler und System für Arterie und ZVK
- Steriler Tisch für Periduralkatheter
- Steriler Tisch für Arterie und ZVK

Medikamente

- NaCl 0,9% 10 ml
- Atropin 0,5 mg/ml
- Akrinor 1 Amp./10 ml
- Fentanyl 0,5 mg/10 ml
- Propofol 200 mg/20 ml
- Propofolperfusor 2%
- Remifentanilperfusor 5 mg/50 ml
- Ropivacain 0,2% 10 ml + Sufentanil epidural 2 ml (10 µg)
- Ropivacain 0,2%/Sufentanil 0,5 µg/ml – Perfusor (Apothekenanfertigung)
- Cis-Atracurium 20 mg/20 ml
- Vollelektrolytlösung
- Gelatinelösung
- Methylprednisolon 30 mg/kgKG in 50 ml NaCl 0,9%
- Antibiotika nach Rücksprache mit dem Operateur: z. B. Ampicillin/Sulbactam (Unacid) 3 g/100 ml
- Ggf. Noradrenalinperfusor 5 mg/50 ml
- Ggf. Clonidinperfusor 0,6 mg/40 ml

Blut und Blutprodukte

- Erythrozytenkonzentrate: 4
- FFP-Einheiten: 2 auf Abruf

Monitoring

- Standardmonitoring
- Invasive Druckmessung (PiCCO)
- ZVK
- Temperatursonde
- Diurese

Narkoseeinleitung

- Anschluss des Monitorings
- Periphervenöser Zugang
- Infusionsbeginn
- Methylprednisolon 30 mg/kgKG als Kurzinfusion
- PDK-Anlage Th 6–7 (Testdosis: 3 ml Bupivacain 0,5% isobar)
- PDK-Beschickung: 6 ml des Ropivacain (0,2%)-Sufentanil-Gemisches

Einleitung

- Fentanyl 0,1–0,2 mg
- Propofol ca. 2–3 mg/kgKG, alternativ: Thiopental
- Cis-Atracurium 0,15 mg/kgKG
- Intubation
- TIVA starten mit Propofol 6–8 mg/kgKG/h; Remifentanil 0,1–0,2 µg/kg·min
- Arterielle Kanülierung der A. femoralis mit Pulsiocath
- Magensonde platzieren (nasal), bei tumorbedingter Ösophagusstenose manchmal nicht möglich (niemals gegen Widerstand vorschieben), Stahlmandrin auf keinen Fall entfernen – erst am Operationsende nach endgültiger Platzierung durch Operateur
- ZVK via V. jugularis interna dextra (auf keinen Fall linke V. jugularis interna wegen kollarer Anastomose), Lagekontrolle mittels Vorhof-EKG
- Blasenkatheteranlage
- Augenschutz
- Warm-Touch
- Ausgangs-BGA

- PDK-Beschickung: 6 ml des Ropivacain (0,2%)-Sufentanil-Gemisches

Lagerung

- Rückenlage mit beidseits angelagerten Armen (Gelkissen) bei stumpfer Dissektion
- Linksseitenlage mit späterer Umlagerung auf den Rücken bei thorakoabdominaler Resektion

Narkoseführung

Beatmung

- Luft-Sauerstoff-Gemisch, PEEP 5 cm H_2O
- F_IO_2: 0,5

Narkoseführung

- Kombination TIVA–PDA
- Propofol kontinuierlich 6–8 mg/kgKG/h
- Remifentanil, kontinuierlich 0,1–0,2 µg/kgKG·min
- PDA: Ropivacain 0,2% + Sufentanil epidural 0,5 µg/ml mit 6–10 ml/h
- Wenn der Patient wegen Kontraindikationen oder Ablehnung keinen PDK erhält, TIVA in entsprechend höherer Dosierung
- Bei Bedarf Relaxation mit Cis-Atracurium
- Infusion: Vollelektrolytlösung nach Bedarf
- Plasmaersatzstoffe und Transfusionen nach Bedarf (Level 1)
- Vor Absetzen des Magens/Ösophagus muss die Magensonde zurückgezogen werden. Auf keinen Fall ganz herausziehen, da das Einfädeln in den Ösophaguseingang bei Kopfseitlagerung unter den Abdecktüchern schwierig sein kann. In Abhängigkeit vom operativen Vorgehen kann auch die Anlage einer Katheterjejunostomie durch den Operateur erfolgen

Kritische Momente

Stumpfe Dissektion mit Magenhochzug

> Während der chirurgischen Präparation im Mediastinum kann es zu ausgeprägten Herzrhythmusstörungen und passageren Blutdruckabfällen kommen. Diese sind in der Regel kurzzeitig und tolerabel. Ständigen Kontakt mit Operateur halten.

Die operative Eröffnung der Pleurahöhlen bei der Ösophaguspräparation von abdominal ist nicht selten und bedarf in der Regel der Anlage einer Thoraxdrainage.

Sehr selten, aber problematisch sind Verletzungen der Trachea. Hier sollte vorsorglich Hilfe angefordert werden.

Thorakoabdominale Resektion

Diese erfordert eine Einlungenventilation bevorzugt über einen Doppellumentubus. Am Operationsende wird für die weitere Beatmung auf einen Magill-Tubus umintubiert.

> Intraoperativ können relativ plötzlich hohe Blutverluste auftreten, aber auch der Gesamtblutverlust über die Zeit kann erheblich sein.

Postoperatives Management

- Intensivstation
- In der Regel Nachbeatmung
- Fortführung der Infusions- und Schmerztherapie nach ITS-Regime

A-2.9 Operationen am Pankreas

Checkliste

ITN: oral	PVK: 16 G	W-MATTE	Blutprodukte	
PDK	ZVK (4 Lumen)	W-TOUCH	Automatisierte Druckinfusion z. B. LEVEL 1	
	Arterie	MS		
		DK mit Temp.		

- Operationsdauer: ca. 4–5 h
- Prämedikation: nach Standard

Mögliche Kreislaufdepression besonders nach PDA und Einleitung nicht nur mit Volumen therapieren, sondern auch rechtzeitiger Einsatz von Vasokonstriktoren.

Besonderheiten

Zu diesen Eingriffen zählen Operationen nach Whipple, Linksresektion des Pankreas, Pankreatektomie. Bei entzündlichen Erkrankungen liegt häufig eine Alkoholanamnese vor. Eingriffe bei entzündlichen Erkrankungen sind in der Regel komplizierter und blutreicher (häufig alkoholkranke Patienten). Bei Prozessen im Pankreaskopf und/oder Pankreaszysten ist eine Magenausgangsstenose möglich, dann Ileuseinleitung!

Vorbereitung im OP

Material

- Periphervenöser Zugang (16 G)
- Endotrachealtubus (Magill) 7,5 (–8,5) mm Innendurchmesser
- PDK 18 G
- Katheter für arterielle Druckmessung
- ZVK 8,5 F, 4 Lumen
- Magensonde aus Silikon 16 F, 125 cm
- Blasenkatheter mit Temperatursonde
- Druckwandler und System für Arterie und ZVK
- Steriler Tisch für Arterie und ZVK
- Steriler Tisch für Periduralkatheter

Medikamente

- NaCl 0,9% 10 ml
- Atropin 0,5 mg/ml
- Akrinor 1 Amp./10 ml
- Fentanyl 0,5 mg/10 ml
- Propofol 200 mg/20 ml
- Propofolperfusor 2%
- Remifentanilperfusor 5 mg/50 ml
- Cis-Atracurium 20 mg/20 ml
- Ropivacain 0,2% 10 ml + Sufentanil epidural 2 ml (10 µg)
- Ropivacain 0,2% + Sufentanil 0,5 µg/ml – Perfusor (Apothekenanfertigung)
- Vollelektrolytlösung
- Gelatinelösung
- Somatostatin 6 mg/50 ml
- Antibiotika in Absprache mit dem Operateur: z. B. Ampicillin/Sulbactam (Unacid) 3 g/100 ml
- (Noradrenalinperfusor 5 mg/50 ml)
- (Clonidinperfusor 0,6 mg/40 ml)

Blut und Blutprodukte

- Erythrozytenkonzentrate: 4
- FFP-Einheiten: 2 auf Abruf

Monitoring

- Standardmonitoring
- Invasive Druckmessung
- Zentraler Venendruck
- Temperatur
- Diurese

Narkoseeinleitung

- Anschluss des Monitorings
- Periphervenöser Zugang
- Infusionsbeginn
- PDK-Anlage Th 6–7 (Testdosis: 3 ml Bupivacain 0,5% isobar)
- Kanülierung der A. radialis in Lokalanästhesie
- PDK-Beschickung: 6 ml des Ropivacain (0,2%)-Sufentanil-Gemisches
- Gabe des Antibiotikums

Einleitung

- Ausreichend präoxygenieren
- Fentanyl 0,1–0,2 mg
- Propofol 2–3 mg/kgKG
- Cis-Atracurium 0,15 mg/kgKG
- Intubation (Zahnschutz)
- Magensonde nasal
- TIVA starten: Propofol 6–8 mg/kgKG/h; Remifentanil kontinuierlich 0,1–0,2 µg/kgKG·min
- Augenschutz
- ZVK via V. jugularis interna dextra nach Standard
- Anlage des Blasenkatheters mit integrierter Temperatursonde
- Warm-Touch
- Ausgangs-BGA
- PDK-Beschickung: 6 ml des Ropivacain (0,2%)-Sufentanil-Gemisches

Lagerung

- Rückenlage mit beidseits angelagerten Armen (Gelkissen)

Narkoseführung

Beatmung

- Luft-Sauerstoff-Gemisch, PEEP 5 cm H_2O
- F_IO_2: 0,5
- $p_{et}CO_2$: 35–45 mmHg

Narkose

- Kombination TIVA-PDA
- TIVA: Propofol 6–8 mg/kgKG/h; Remifentanil kontinuierlich 0,1–0,2 µg/kgKG·min
- PDA: Ropivacain 0,2% + Sufentanil 0,5 µg/ml kontinuierlich mit 6–10 ml/h
- Wenn der Patient wegen Kontraindikationen oder Ablehnung keinen PDK erhält, TIVA in entsprechend höherer Dosierung
- Relaxation mit Cis-Atracurium nach Bedarf
- Infusion: Vollelektrolytlösung ca. 500 ml/h
- Somatostatin 250 µg als Bolus, danach kontinuierlich 6 mg/24 h
- BGA, Elektrolyte, Hb/Hkt, BZ, Laktat ca. stündlich und bei Bedarf
- Plasmaersatzstoffe und Transfusion nach Bedarf
- Die Patienten werden postoperativ unter Monitoring auf die Intensivstation verlegt

> **!** Intraoperativ können relativ plötzlich hohe Blutverluste auftreten, aber auch der Gesamtblutverlust über die Zeit kann erheblich sein.

Postoperatives Management

- Standard Intensivmedizin

A-2.10 Leistenhernienreparation

Checkliste

| PVK: 18 | W-MATTE |

- Operationsdauer: ca. 45 min
- Prämedikation: nach Standard
- In der Regel erfolgt die Operation in Lokalanästhesie durch Operateur mit anästhesiologischem »stand by« und Analgosedierung

Besonderheiten

Bei sehr großen Hernien, bei Rezidiven oder bei Ablehnung der Lokalanästhesie durch den Patienten ist in erster Linie eine Spinalanästhesie angezeigt. Nur bei Kontraindikationen sollte eine Allgemeinanästhesie mit Larynxmaske durchgeführt werden.

Vorbereitung im OP

Material
- ▶ Periphervenöser Zugang (18 G)
- ▶ Narkosegerät in Bereitschaft

Medikamente
- ▶ NaCl 0,9% 10 ml
- ▶ Atropin 0,5 mg/ml
- ▶ Morphin 10 mg/10 ml (alternativ: Fentanyl 0,1 mg/2 ml)
- ▶ Propofolperfusor 1%
- ▶ Vollelektrolytlösung
- ▶ Antibiotika nach Rücksprache mit dem Operateur: z. B. Ampicillin/Sulbactam (Unacid) 3 g/100 ml NaCl 0,9%

Monitoring
- Standardmonitoring

Narkoseeinleitung

Anschluss des Monitorings
- Anschluss des Monitorings
- Periphervenöser Zugang
- Infusionsbeginn
- Gabe von Sauerstoff über Nasensonde 3 l/min
- Gabe des Antibiotikums

Einleitung
- Propofol ca. 50–200 mg/h kontinuierlich zur Sedierung

Lagerung
- Rückenlage mit auf der Operationsseite ausgelagertem Arm (Gelkissen)

Narkoseführung

Spontanatmung

Narkose
- Morphin 2 mg intermittierend nach Bedarf (alternativ Gabe von Fentanyl besonders bei jüngeren Patienten)
- Propofol 50–200 mg/h
- Infusion: Vollelektrolytlösung

Postoperatives Management
- Überwachung und Behandlung im Aufwachraum
- Da die Lokalanästhesie noch wirkt, ist meist keine Schmerztherapie erforderlich

A-2.11 Narbenhernienreparation (Netzimplantation)

Checkliste

ITN: oral	PVK: 18 G	W-MATTE	
PDK		W-TOUCH	
	ARTERIE	MS	
		DK mit Temp.	

- Operationsdauer: ca. 2–3 h
- Prämedikation: nach Standard

Besonderheiten

Der Umfang der Operation kann entsprechend der Größe des Bruches sehr unterschiedlich sein, zur Wahl des geeigneten Narkoseverfahrens und Monitorings ist deshalb ein genaues Eruieren des Befundes wichtig (Gespräch mit dem Operateur). Wegen erheblicher postoperativer Schmerzen immer PDA anstreben.

Häufig Begleiterkrankungen wie Adipositas, Diabetes mellitus und/oder längere Krankenhausaufenthalte in der Anamnese (z. B. Zustand nach Sepsis, Platzbauch etc.).

Vorbereitung im OP

Material

- ▶ Periphervenöser Zugang (16 G) mit Verlängerung
- ▶ Endotrachealtubus (Magill) 7,5 (–8,5) mm ID
- ▶ PDK 18 G
- ▶ Katheter für arterielle Druckmessung
- ▶ Magensonde mit Mandrin 16 Charr
- ▶ Blasenkatheter mit Temperatursonde
- ▶ Druckwandler und System für Arterie
- ▶ Steriler Tisch für Arterie
- ▶ Steriler Tisch für Periduralkatheter

Medikamente

- ▶ NaCl 0,9% 10 ml
- ▶ Atropin 0,5 mg/ml
- ▶ Akrinor 1 Amp./10 ml
- ▶ Fentanyl 0,5 mg/10 ml
- ▶ Propofol 200 mg/20 ml
- ▶ Propofolperfusor 2%
- ▶ Cis-Atracurium 15 mg/15 ml
- ▶ Ropivacain 0,75% 10 ml + Sufentanil epidural 2 ml (10 µg)
- ▶ Ropivacain 0,2% + Sufentanil 0,5 µg/ml – Perfusor (Apothekenanfertigung)
- ▶ (Noradrenalinperfusor 5 mg/50 ml)
- ▶ Vollelektrolytlösung
- ▶ Antibiotika in Absprache mit dem Operateur: z. B. Ampicillin/Sulbactam (Unacid) 3 g/100 ml

Monitoring
- Standardmonitoring
- Invasive Druckmessung
- Temperatur
- Diurese

Narkoseeinleitung
- Anschluss des Standardmonitorings
- Periphervenöser Zugang
- Infusionsbeginn
- PDK-Anlage Th 8–9
  (Testdosis: 3 ml Bupivacain 0,5%-isobar)
- Kanülierung der A. radialis in Lokalanästhesie
- PDK-Beschickung: 6 ml des Ropivacain 0,75%-Sufentanil-Gemisches
- Gabe des Antibiotikums
- Parecoxib 40 mg

Einleitung
- Präoxygenieren
- Fentanyl 0,1–0,2 mg
- Propofol 2–3 mg/kgKG
- Cis-Atracurium 0,15 mg/kgKG
- Intubation (Zahnschutz)
- Magensonde p.o.
- TIVA starten: Propofol 6–8 mg/kgKG/h
- Augenschutz
- Anlage des Blasenkatheters mit integrierter Temperatursonde
- Warm-Touch
- Ausgangs-BGA
- PDK-Beschickung: 6 ml des Ropivacain 0,75%-Sufentanil-Gemisches

Lagerung
- Rückenlage mit beidseits angelagerten Armen (Gelkissen)

Narkoseführung
Beatmung
- Luft-O_2-Gemisch, PEEP 5 cm H_2O
- F_IO_2: 0,5
- $p_{et}CO_2$: 35–45 mmHg

Narkose
- Kombination TIVA-PDA
- TIVA: Propofol 6–8 mg/kgKG/h;
  Fentanyl 0,1 mg bei Bedarf
- PDA: Ropivacain 0,2% + Sufentanil 0,5 µg/ml kontinuierlich mit 6–10 ml/h
- Relaxation mit Cis-Atracurium nach Bedarf
- Infusion: Vollelektrolytlösung ca. 500 ml/h
- BGA, Elektrolyte, Hb/Hkt, Blutzucker, Laktat ca. stündlich und bei Bedarf
- In der Regel Extubation im Operationssaal
- Magensonde vor Extubation entfernen

Postoperatives Management
- Überwachung und Behandlung im Aufwachraum unter Standard- und invasivem Blutdruckmonitoring
- Sauerstoffgabe
- Fortführung der Infusions- und Schmerztherapie (PDA)
- Vor Verlegung auf die periphere Station Laborkontrolle. Wenn die Werte im Normbereich liegen, wird der arterielle Katheter entfernt und ein Druckverband für 1 h angelegt
- Verlegung nach ärztlicher Anweisung

A-2.12 Operationen der Schilddrüse

Checkliste

ITN: oral	PVK: 16 G/18 G	W-MATTE

- Operationsdauer: ca. 1–3 h, sehr abhängig vom Befund
- Prämedikation: nach Standard

Bei geplanter Sternotomie wegen Schilddrüsenkarzinom (Thyreoidektomie mit LAD) ist ein erweitertes Monitoring (invasiver arterieller Druck, Diurese, Temperatur, evtl. ZVD) notwendig. Dabei ist die Katheterisierung der Femoralgefäße vorzuziehen.

Besonderheiten

Zu diesen Eingriffen zählen Enukleation von Schilddrüsenknoten, Strumaresektion, (Hemi)thyreoidektomie.

Präoperative Beurteilung der Stoffwechsellage anhand der Klinik und der Laborparameter (T3, T4, TSH). Bei Hyperthyreose medikamentöse Vorbereitung notwendig (am günstigsten durch Endokrinologen). Operation nur bei Euthyreose. HNO-Konsil zum Ausschluss einer vorbestehenden Parese der Nn. laryngei recurrens und zur Mitbeurteilung möglicher Intubationsschwierigkeiten (veranlasst in der Regel Operateur).

> Bei *zu erwartenden Intubationsschwierigkeiten* über fiberoptische »Wachintubation« aufklären. Bei ausgeprägter Trachealeinengung und/oder Struma permagna und/oder Verdacht auf Tracheomalazie über prolongierte Intubation mit Notwendigkeit der Stentimplantation bzw. Tracheotomie aufklären (am besten gemeinsam mit Operateur).

Bei Struma permagna können intraoperativ größere Blutverluste auftreten, deshalb 2 EK in Bereitschaft halten. Frühzeitig Blut zur maschinellen Autotransfusion sammeln (nicht bei maligner Erkrankung).

Vorbereitung im OP

Material

- ▶ Periphervenöse Zugänge (16 G/18 G) mit Verlängerungen
- ▶ Endotrachealtubus (Woodbridge) 7,5 (–8,5) mm Innendurchmesser

Medikamente

- ▶ NaCl 0,9% 10 ml
- ▶ Atropin 0,5 mg/ml
- ▶ Fentanyl 0,5 mg/10 ml
- ▶ Propofol 200 mg/20 ml
- ▶ Propofolperfusor 1%
- ▶ Cis-Atracurium 15 mg/15 ml
- ▶ Vollelektrolytlösung

Monitoring
- Standardmonitoring

Narkoseeinleitung

- Anschluss des Standardmonitorings
- Periphervenöser Zugang
- Infusionsbeginn

Einleitung
- Präoxygenieren
- Fentanyl 0,1–0,2 mg
- Propofol 2–3 mg/kgKG
- Cis-Atracurium 0,15 mg/kgKG
- Intubation mit Woodbridge-Tubus (Zahnschutz)
- Auf sichere Fixierung des Tubus mit Pflaster oberhalb der Mundwinkel achten
- Augenschutz
- 2. periphervenöser Zugang

Lagerung
- Rückenlage mit beidseits angelagerten Armen (Gelkissen)
- Halbsitzende Position mit überstrecktem, nicht freihängendem Kopf. Der Operateur lagert den Kopf in der Regel selbst

Narkoseführung

Beatmung
- N_2O-O_2-Gemisch, PEEP: 5 cm H_2O
  CAVE: Luftembolie bei halbsitzender Position!
- F_IO_2: 0,5
- $p_{et}CO_2$: 35–45 mmHg

Narkose
- Propofol 6–8 mg/kgKG/h
- Bei Bedarf Fentanylbolus 0,05–0,1 mg
- Relaxation mit Cis-Atracurium nach Bedarf
- Auf Wunsch des Operateurs Gewichte zum Freihalten des Operationsgebietes anbringen
- Extubation auf dem Operationstisch
- Nach Extubation auf Stridor achten!

Postoperatives Management

- Überwachung und Behandlung im Aufwachraum unter Standardmonitoring
- Sauerstoffgabe
- Infusion
- Piritramid intermittierend nach Bedarf (Boli 3–5 mg)
- Verlegung nach Anweisung
- *Stridor nach Extubation* bei intraoperativer Dehnung/Verletzung eines N. laryngeus recurrens (einseitige Rekurrensparese): Sauerstoffgabe, Prednisolon 100 mg, adäquate Analgosedierung unter ärztlicher Beobachtung, rechtzeitige *Reintubation (Beurteilung der Stimmlippen)*
- *Bei beidseits Rekurrensparese oder Trachealkollaps* bei z. B. Tracheomalazie zwingt schnell zunehmende Ateminsuffizienz nach Extubation zur Reintubation
- Bei Reintubation in der Regel Verlegung auf die Intensivstation notwendig

Standards in der Gefäßchirurgie

T. Fritzsche

A-3.1   Amputationen   68

A-3.2   Operationen bei Bauchaortenaneurysma   70

A-3.3   Karotisoperationen   74

A-3.4   PAVK – periphere Bypässe/Thrombektomie   76

A-3.5   Operationen zur Anlage eines Dialyseshunts   78

A-3.6   Varikosis – Varizenstripping   80

A-3.1 Amputationen

Checkliste

ITN: oral	PVK: 16 G	W-MATTE	Blutprodukte	
LMA				
SPA				
PDK				

- Operationsdauer: ca. 45–60 min
- Prämedikation: nach Standard, Labor (einschließlich Gerinnung)
- In der Regel sollte allen Patienten ein *Regionalverfahren* nahegelegt werden (wg. Phantomschmerz), auf ausreichende Sedierung ist zu achten

Besonderheiten

Häufig liegen anästhesierelevante Begleiterkrankungen vor, z. B. koronare Herzkrankheit, arterieller Hypertonus, Diabetes mellitus. Nicht selten handelt es sich um Wiederholungseingriffe.

Vorbereitung im OP

Material

- Periphervenöse Zugänge (16 G)
- Endotrachealtubus (Magill) 7,5 (–8,5) mm Innendurchmesser oder Larynxmaske Größe 3, 4, 5
- PDK 18 G
- Spinalnadel 27 G, Sprotte
- Steriler Tisch bei PDK/SPA

Medikamente

- NaCl 0,9% 10 ml
- Atropin 0,5 mg/ml
- Vollelektrolytlösung
- Gelatinelösung und HÄS 6%
- Antibiotika nach Rücksprache mit dem Operateur

Für PDK:
- Bupivacain 0,5% isobar (Testdosis)
- Ropivacain 0,75%

Für SPA:
- Bupivacain 0,5% isobar

Bei ITN/LMA:
- Fentanyl 0,5 mg/10 ml
- Propofol 200 mg/20 ml
- Propofolperfusor 1%
- Cis-Atracurium 15 mg/15 ml

Blut und Blutprodukte

- Erythrozytenkonzentrate: 2

Monitoring
- Standardmonitoring

Narkoseeinleitung

- Anschluss des Monitorings
- Periphervenöser Zugang
- Infusionsbeginn
- Antibiotikagabe

PDA
- 1 l Volumenvorgabe
- Punktion zwischen L 2 und L 4 (Punktion im Wachzustand obligat!)
- Testdosis mit 3 ml Bupivacain 0,5%
- Titrieren der PDA mit 0,75% Ropivacain bis L 1
- Zusätzliche Sedierung mit Propofol ca. 100 mg/h möglich

SPA
- 1 l Volumenvorgabe
- Punktion zwischen L 2 und L 4
- 3–4 ml Bupivacain 0,5% isobar intrathekal in Abhängigkeit von der Körpergröße
- Zusätzliche Sedierung mit Propofol ca. 100 mg/h

ITN

Einleitung
- Fentanyl 1–2 µg/kgKG
- Propofol ca. 1,5–3 mg/kgKG
- Cis-Atracurium 0,15 mg/kgKG
- Intubation und Auskultation

LMA

Einleitung
- Fentanyl 1–2 µg/kgKG
- Propofol ca. 1,5–3 mg/kgKG
- Einsetzen der Larynxmaske und Auskultation

Lagerung
- Rückenlage, ein Arm wird angelagert

Narkoseführung

Beatmung
- N_2O-O_2-Gemisch
- F_IO_2: 0,3–0,5
- PEEP: 5 cm H_2O (bei ITN)
- $p_{et}CO_2$: 35–45 mmHg

Narkose
- Propofol kontinuierlich 2–6 mg/kgKG/h, alternativ volatile Anästhetika
- Bolusgaben von Fentanyl nach Bedarf
- Bolusgaben von Cis-Atracurium nach Bedarf bei ITN, in der Regel nicht notwendig

Bei Regionalverfahren
- Spontanatmung, milde Sedierung mit Propofol, kontinuierlich
- Dosisanpassung bei laufender Infusion von Ropivacain in PDK
- Zusätzlich kann bei Regionalverfahren auf Wunsch des Patienten auch eine Vollnarkose durchgeführt werden

Postoperatives Management

- Nach Aufwachraumstandard

Bei ITN oder LMA
- Piritramid 3–5 mg i.v. als Bolus bei Bedarf und PCA-Pumpe

Bei PDK
- Ropivacain 0,1% + Sufentanil epidural 0,5 µg/ml mit 6–8 ml/h
- Dokumentation der sensiblen und motorischen Blockade bei Regionalanästhesie

A-3.2 Operationen bei Bauchaortenaneurysma

Checkliste

ITN: oral	PVK: 14 G/16 G	W-MATTE	Blutprodukte	
PDK	ZVK (3 Lumen)	W-TOUCH	Cellsaver	
LEVEL 1	Arterie	MS		
	Temp.	DK		

- Operationsdauer: ca. 2–4 h
- Prämedikation: nach Standard, Labor (einschließlich Gerinnung)
- Zu diesen Eingriffen zählen:
  - Aortale Bypässe bei PAVK
  - Einlage von Aortenstents

Besonderheiten

- Häufige anästhesierelevante Begleiterkrankungen:
  - Koronare Herzkrankheit
  - Arterieller Hypertonus
  - Herzinsuffizienz II–III°, HRST
  - PAVK, ACI-Stenosen
  - Nieren- und urologische Erkrankungen (insbesondere bei suprarenalen BAA)

Vorbereitung im OP

Material

- ▶ Periphervenöse Zugänge (14 G/16 G)
- ▶ Endotrachealtubus (Magill) 7,5 (–8,5) mm Innendurchmesser
- ▶ PDK 18G
- ▶ Katheter für arterielle Druckmessung
- ▶ ZVK 7,5 F 3-Lumen, bei suprarenalem BAA 8,5 F (4-Lumen)
- ▶ Magensonde mit Mandrin
- ▶ Blasenkatheter mit Temperatursonde
- ▶ Druckwandler und System für Arterie und ZVD
- ▶ Steriler Tisch für Arterie und ZVK und ggf. PDK

Medikamente

- ▶ NaCl 0,9% 10 ml
- ▶ Atropin 0,5 mg/ml
- ▶ Fentanyl 0,5 mg/10 ml
- ▶ Propofol 200 mg/20 ml
- ▶ Propofolperfusor 1%
- ▶ Cis-Atracurium 15 mg/15 ml
- ▶ Fentanylperfusor 2,5 mg/50 ml; alternativ Remifentanilperfusor 5 mg/50 ml
- ▶ Heparin (meist 3000 IE – lt. Operateur)
- ▶ Dopaminperfusor 250 mg/50 ml
- ▶ Nitroglycerinperfusor 50 mg/50 ml
- ▶ Für Testdosis: Bupivacain 0,5% 3 ml
- ▶ Ropivacain 0,75% + 10 µg Sufenta epidural (=12 ml)
- ▶ Ropivacain 0,1%/Sufentanil 0,5 µg/ml – Perfusor (Apothekenanfertigung)
- ▶ Vollelektrolytlösung
- ▶ Gelatinelösung und HÄS 6%
- ▶ Antibiose nach Maßgabe des Operateurs

Blut und Blutprodukte

- ▶ Erythrozytenkonzentrate: 4–6
- ▶ FFP-Einheiten: 2 auf Abruf

Monitoring

- Standardmonitoring
- Invasive Druckmessung
- Zentraler Venendruck
- Temperatursonde
- Diurese

Narkoseeinleitung

- Anschluss des Monitorings
- Periphervenöser Zugang
- Infusionsbeginn
- PDK-Anlage Th 8–10
  (Testdosis: 3 ml Bupivacain 0,5% isobar)
- Arterielle Kanülierung der A. radialis der nichtdominanten Hand in Lokalanästhesie (Lidocain 1%)

Einleitung

- Einleitung in Ruhe, Titrierung der Medikamente nach hämodynamischen und anästhetischen Wirkungen, unter Berücksichtigung einer evtl. deutlich verlängerten Kreislaufzeit
- Fentanyl 0,15–0,3 mg
- Propofol ca. 1,5–3 mg/kgKG
- Cis-Atracurium 0,15 mg/kgKG
- Intubation
- Gabe des Antibiotikums
- TIVA starten: Propofol kontinuierlich 6–8 mg/kgKG/h, Remifentanil- bzw. Fentanylperfusor starten
- Magensonde platzieren (nasal)
- ZVK via V. jugularis interna rechts, nach Standard für ZVK und Lagekontrolle mittels Vorhof-EKG
- Blasenkatheteranlage
- Augenschutz
- 2. periphervenöser Zugang
- Warm-Touch
- Ausgangsblutgasanalyse

PDK

> Die Anlage eines thorakalen PDK sollte stets erwogen werden!

- Volumenvorgabe
- Anlage zwischen Th 8 und Th 10, Testdosis mit 3 ml Bupivacain 0,5% isobar (Punktion im Wachzustand obligat!)
- Nach Einleitung, bei stabilen Kreislaufverhältnissen und möglichst vor Operationsbeginn je 5 ml Naropin 0,75% + 5 µg Sufentanil epidural
- Bei stabilen Kreislaufverhältnissen: PDK mit 6–8 ml/h Ropivacain 0,1% mit 20 µg Sufentanil-epidural/40 ml bedienen.
- **CAVE:** Demaskierung eines Volumendefizits (ZVD beachten)! Eventuell Gabe eines Bolus.

Lagerung

- Rückenlage mit beidseits angelagerten Armen (Gelkissen)

Narkoseführung

Beatmung

- Beatmung mit N_2O-O_2-Gemisch, PEEP: 5 cm H_2O
- F_iO_2: 0,3–0,5
- $p_{et}CO_2$: 35–45 mmHg

Narkose

- Propofol kontinuierlich 6–8 mg/kgKG/h oder »balanced anesthesia« (volatil)
- Bei liegendem PDK: Propofolbolus (1–2 mg/kgKG), dann mit Perfusor kontinuierlich 2–6 mg/kgKG/h, in Abhängigkeit von Klinik, Wirkung des PDK; Reduktion bis auf 2 mg/kgKG/h
- Remifentanil- bzw. Fentanylperfusor
- Cis-Atracurium Bolusgaben
- Dopaminperfusor (250 mg/50 ml)
- Nitroglycerinperfusor (50 mg/50 ml)
- Intraoperativ sind Blutgasanalyse, Blutbild- und Gerinnungskontrollen zwingend erforderlich, Häufigkeit richtet sich nach Blutungsausmaß
- In der Regel werden die Patienten postoperativ auf die Intensivstation verlegt. In Abhängigkeit vom Operationsverlauf kann ein Intensivstationsaufenthalt auch umgangen werden

Kritische Momente

Aortenclamping

- Gabe von Heparin vor dem Aortenclamping nach Maßgabe des Operateurs
- Clamping wird meist von Herzgesunden gut toleriert, bei eingeschränkter linksventrikulärer Funktion auf Zeichen der Myokardischämie im EKG und verringertes Output achten!
- Gabe von Nitroglycerin nach Bedarf
- Aufrechterhalten der Diurese: durch ausreichende Flüssigkeitssubstitution und evtl. Gabe von Lasix, Mannitol und Dopamin

Aortendeclamping

- Das intravasale Volumen sollte vor dem Declamping normal bis hochnormal sein
- Verhinderung von Blutdruckabfällen durch:
  - Volumenvorgabe
  - Beenden der Vasodilatatorzufuhr
  - Gabe eines Vasopressors
  - Vorsichtiges und langsames Öffnenlassen der Aorten-Klemme
- Durch die Reperfusion der unteren Extremität kommt es zu einem vermehrten Anfall saurer Stoffwechselprodukte (dadurch negativ-inotrope Effekte)
- Eine Pufferung mit Natriumbikarbonat ist selten erforderlich (Ausnahme: bei suprarenalen BAA und längerdauernder Ischämie des Splanchnikusgebietes Pufferung häufig indiziert)

Besonderheiten bei Stentimplantation

- Eventuell PDK (bereits am Vorabend)
- Röntgentisch notwendig, Strahlenschutz für Patient und Mitarbeiter beachten
- Spüllösungen mit Heparin (500 IE/500 ml) für 2 arterielle Schleusen (vom Operateur gelegt) notwendig
- Gegebenenfalls linken Arm frei lassen für freien Zugang für den Operateur (z. B. operative arterielle Schleuse in der A. brachialis notwendig)
- ACT-Kontrollen sind wiederholt notwendig (Heparin von den Operateuren)

> **CAVE**
> Umsteigen auf konventionelle Operation.

> **CAVE**
> Rhythmusstörungen durch Drahtmanipulationen möglich: Defibrillator sollte im Saal stehen.

Postoperatives Management

- Postoperativ Intensivtherapie (Ausnahmen möglich: z. B. Stenteinlage) mit Nachbeatmung, wenn die Extubationskriterien nicht erfüllt werden
- Zur Analgesie liegenden PDK benutzen, ansonsten 3–5 mg i.v. Piritramid und anschließend PCA-Pumpe
- PDK:
  Ropivacain 0,1% mit 20 µg Sufentanil-epidural/ 40 ml über Perfusor mit 6–8 ml/h
- PDK-Protokoll anlegen und anästhesiologischen Schmerzdienst informieren
- Bei entsprechendem Operationsverlauf (Normovolämie, ausgeglichene Homöostase, Körpertemperatur >36 °C, kein Narkoseüberhang, kein Relaxansüberhang: Relaxometer!) ist die Extubation möglich und ein Intensivstationsaufenthalt u. U. nicht notwendig

Literatur

Cunningham AJ (1989) Anaesthesia for abdominal aortic surgery – a review (part II). Can J Anaesth 36(5): 568–577
Ragaller M, Albrecht DM (2000) Anästhesie in der Gefäßchirurgie, Teil II. Anäthesiol Intensivmed Notfallmed Schmerzther 35(9): 571–591

Raum für Notizen

A-3.3 Karotisoperationen

Checkliste

ITN: oral	PVK: 2×18G	W-MATTE	SEP	
	Arterie	W-Touch		

- Operationsdauer: ca. 45–120 min
- Prämedikation: nach Standard

Besonderheiten

Häufig liegen anästhesierelevante Begleiterkrankungen vor, z. B. koronare Herzkrankheit, arterieller Hypertonus, Herzinsuffizienz II–III°, HRST. Klassische Grunderkrankungen sind transitorische ischämische Attacken (TIA), »prolonged ischemic neurological deficit« (PRIND) und Hirninfarkte.

Vorbereitung im OP

Material

- ▶ Periphervenöse Zugänge (18 G/18 G)
- ▶ Endotrachealtubus (Magill) 7,5 (–8,5) mm Innendurchmesser
- ▶ Katheter für arterielle Druckmessung
- ▶ Druckwandler und System für Arterie
- ▶ Steriler Tisch für Arterie

Medikamente

- ▶ NaCl 0,9% 10 ml
- ▶ Atropin 0,5 mg/ml
- ▶ Fentanyl 0,5 mg/10 ml
- ▶ Etomidat 20 mg/10 ml
- ▶ Propofolperfusor 1%, alternativ volatile Anästhetika
- ▶ Cis-Atracurium 20 mg/20 ml
- ▶ Remifentanilperfusor 5 mg/50 ml
- ▶ Heparin (meist 3000 IE – lt. Operateur)
- ▶ Dopaminperfusor 250 mg/50 ml
- ▶ Vollelektrolytlösung
- ▶ Gelatinelösung
- ▶ Antibiotikum nach Maßgabe des Operateurs: z. B. Ampicillin/Sulbactam (Unacid) 3 g/100 ml

Monitoring

- Standardmonitoring
- Invasive Druckmessung
- SEP

Narkoseeinleitung

- Anschluss des Monitorings
- Periphervenöser Zugang auf der zu operierenden Seite
- Infusionsbeginn
- Arterielle Kanülierung der A. radialis in Lokalanästhesie (Lidocain 1%) auf der zu operierenden Seite
- Gegebenenfalls transkraniell Doppler-Schallfenster markieren (besser am Vorabend)

Einleitung

🛈 **Einleitung in Ruhe, Titrierung der Medikamente nach hämodynamischen und anästhetischen Wirkungen, unter Berücksichtigung einer evtl. deutlich verlängerten Kreislaufzeit.**

- Fentanyl 0,15–0,2 mg
- Propofol ca. 1,5–3 mg/kgKG
- Cis-Atracurium 0,15 mg/kgKG
- Intubation
- Gabe des Antibiotikums
- TIVA starten:
  Propofol kontinuierlich 6–8 mg/kgKG/h, Remifentanilperfusor 0,05–0,1 µg/kgKG/min
- Augenschutz
- 2. periphervenöser Zugang
- Warm-Touch
- Ausgangs-BGA

Lagerung

- Rückenlage mit beidseits angelagerten Armen (Gelkissen)
- Kopf überstreckt und zur Seite gelagert, Oberkörper leicht erhöht, ggf. TCD fixieren

Narkoseführung

Beatmung

- Luft-Sauerstoff-Gemisch, PEEP 5 cm H_2O
- F_IO_2: 0,3–0,5
- $p_{et}CO_2$: 35–45 mmHg

Narkose

- Propofol kontinuierlich 6–8 mg/kgKG/h oder »balanced anesthesia« (volatil)
- Remifentanilperfusor 0,05–0,25 µg/kgKG/min
- Cis-Atracurium Bolusgaben nach Bedarf
- Dopaminperfusor (250 mg/50 ml) nach Bedarf
- Nitroglycerinperfusor (20 mg/50 ml) nach Bedarf

🛈 **Blutdruck während der Operation im Bereich der normotensiven Ausgangswerte, in der Abklemmphase +10–20%.**

- Änderungen der Konzentration von volatilen Anästhetika während der Abklemmphase erschweren die Interpretation der SEP-Werte!
- Intraoperative BGA-Kontrollen, Häufigkeit nach Blutungsausmaß
- Eventuell Gabe von 5–10 mg Morphin und 2 g Metamizol/100 ml NaCl 0,9% zur Schmerztherapie ca. 15 min vor der Extubation
- Ausleitung im OP
- Extubation auf dem Operationstisch
- Verlegung auf die Intensivstation mit Monitoring und Applikation von Sauerstoff

Postoperatives Management

- Postoperativ Intensivtherapie (ausnahmsweise Aufwachraum)
- Piritramid 3–5 mg i.v. als Bolus zur Schmerztherapie
- Weitere intensive Überwachung des Blutdrucks und der Neurologie

A-3.4 PAVK – periphere Bypässe/Thrombektomie

Checkliste

ITN: oral	PVK: 14 G und 16 G	W-MATTE	Blutprodukte	
PDK	Anwärmer, z.B. HOTLINE	W-TOUCH		
SPA		DK		

- Operationsdauer: ca. 1–3 h (u. U. auch viel länger)
- Prämedikation: nach Standard, Labor (einschließlich Gerinnung), Venenstatus
- Die Wahl des Anästhesieverfahrens richtet sich nach der zu erwartenden Dauer des Eingriffes: bei Eingriffen bis zu 2 h: SPA möglich; länger als 2 h: CSE oder PDA. Auch wenn der Patient eine Allgemeinanästhesie wünscht, immer die Kombination mit einem regionalen Verfahren favorisieren (Sympathikolyse) und entsprechend anbieten

Besonderheiten

Häufige anästhesierelevante Begleiterkrankungen sind koronare Herzkrankheit, arterieller Hypertonus, Diabetes mellitus. Nicht selten handelt es sich um Re-Eingriffe.

Vorbereitung im OP

Material

- Periphervenöse Zugänge (16 G/14 G)
- Endotrachealtubus (Magill) 7,5 (–8,5) mm Innendurchmesser
- Larynxmasken Größe 3–5
- PDK 18 G
- Gegebenenfalls Spinalnadel 27 G Sprotte
- Blasenkatheter mit Temperatursonde bei Operationsdauer über 3 h
- Steriler Tisch bei Regionalverfahren

Medikamente

- NaCl 0,9% 10 ml
- Atropin 0,5 mg/ml
- Heparin (meist 3000 IE – lt. Operateur)
- Regionalverfahren: PDK/SPA:
- Lidocain 1% 10 ml (für LA), Bupivacain 0,5% isobar, Ropivacain 0,75% und 10 µg Sufenta (bei PDA)

ITN:

- Fentanyl 0,5 mg/10 ml, Etomidate 20 mg/10 ml, Cis-Atracurium 15 mg/15 ml
- Propofolperfusor 1%
- Vollelektrolytlösung
- Antibiotika lt. Operateur: z.B. Ampicillin/Sulbactam (Unacid) 3 g/100 ml
- Gelatinelösung und HÄS 6%

Blut und Blutprodukte

- Erythrozytenkonzentrate: 2

Monitoring

- Standardmonitoring
- Temperatursonde und Blasenkatheter bei langer Operationsdauer

Narkoseeinleitung

- Anschluss des Monitorings
- Periphervenöser Zugang
- Infusionsbeginn
- Gabe des Antibiotikums

PDA

- 1 l Volumenvorgabe
- Punktion zwischen L 1 und L 4 (Punktion im Wachzustand obligat!)
- Testdosis mit 3 ml Bupivacain 0,5%
- Titrieren der PDA mit Ropivacain 0,75%/Sufenta 10 µg bis Th 10
- Zusätzliche Sedierung mit Propofol ca. 100 mg/h möglich

SPA

- 1 l Volumenvorgabe
- Punktion zwischen L 2 und L 4
- 3–4 ml Bupivacain 0,5% intrathekal in Abhängigkeit von der Körpergröße
- Zusätzliche Sedierung mit Propofol ca. 100 mg/h möglich

CSE

- 1 l Volumenvorgabe
- Punktion zwischen L 2 und L 4
- PDK-Testdosis mit 3 ml Lidocain 1–2%
- Nach Testergebnis: 3–4 ml Bupivacain 0,5% isobar intrathekal in Abhängigkeit von der Körpergröße
- Anschluss eines Perfusors an den PDK mit Ropivacain 0,75% + 2 ml Sufentanil (10 µg) mit einer Laufrate von 6–10 ml/h
- Zusätzlich Sedierung mit Propofol ca. 100 mg/h möglich
- Postoperative Schmerztherapie mit Ropivacain 0,1% und 20 µg Sufentanil-epidural/40 ml

ITN

Einleitung

- Fentanyl 0,15–0,3 mg
- Propofol ca. 1,5–3 mg/kgKG
- Cis-Atracurium 0,15 mg/kgKG
- Intubation
- Bei länger als 3 h dauernden Operationen Anlage eines Blasenkatheters

Lagerung

- Rückenlage, ein Arm wird angelagert

Narkoseführung

- Bei Regionalverfahren zur Sedierung Propofol

Beatmung

- N_2O-O_2-Gemisch, PEEP: 5 cm H_2O
- F_IO_2: 0,3–0,5
- $p_{et}CO_2$: 35–45 mmHg

Narkose

- Propofol kontinuierlich 6–8 mg/kgKG/h oder »balanced anesthesia« (volatil)
- Bolusgaben von Fentanyl ca. 0,1 mg/h, wenn kein PDK liegt; alternativ Remifentanilperfusor
- Cis-Atracurium Bolusgaben
- Eventuell Dopaminperfusor (250 mg/50 ml)
- Intraoperativ können Blutgasanalysen erforderlich sein, Häufigkeit nach Blutungsausmaß
- Extubation auf dem Operationstisch

Postoperatives Management

- Überwachung und Behandlung im Aufwachraum mit Standardmonitoring
- Zur Analgesie liegenden PDK benutzen, ansonsten 3–5 mg i.v. Piritramid und anschließend PCA-Pumpe
- PDK: Ropivacain 0,1% mit 20 µg Sufentanil-epidural/40 ml über Perfusor mit 5–8 ml/h
- PDK- oder PCA-Protokoll anlegen und anästhesiologischen Schmerzdienst informieren
- Bei Regionalanästhesieverfahren: postoperativ auf neurologische Ausfälle achten und entsprechend dokumentieren

> **Auf Durchblutungsstörungen achten, im Zweifelsfall Chirurgen informieren**

- Auf Drainageverluste achten

Literatur

Prenner K, Rendl KH, Funtan E (1982) Periphere Gefäßchirurgie beim Risikopatienten. Wien Klin Wochenschr 94(17): 443–446

Ragaller M, Albrecht DM (2000) Anästhesie in der Gefäßchirurgie. Teil I. Anästhesiol Intensivmed Notfallmed Schmerzther 35(7): 443–458

A-3.5 Operationen zur Anlage eines Dialyseshunts

Checkliste

LMA	PVK: 18 G	W-MATTE	
PLA			

- Operationsdauer: ca. 1–2 h
- Prämedikation: nach Standard, Labor (einschließlich Gerinnung), Venenstatus, liegender Dialysekatheter, letzte Dialyse, Bilanzierung
- Genaue Lokalisation der Operation nach persönlicher Absprache mit dem Operateur notwendig zur *Anästhesieplanung*, z.B. ob Plexusanästhesie oder Vollnarkose

Besonderheiten

Häufige anästhesierelevante Begleiterkrankungen sind Niereninsuffizienz/Dialysepflicht, koronare Herzkrankheit, arterieller Hypertonus, Diabetes mellitus.

Vorbereitung im OP

Material

- Periphervenöser Zugang (18 G)
- Larynxmasken Größe 3–5
- Plexusnadel: Single-Shot von Braun (z.B. Stimuplex von Fa. Braun)
- Nervenstimulator (Stimuplex HNS 11 oder Alphaplex-RS mit Adapterkabel)
- Steriler Tisch bei Regionalverfahren

Medikamente

- NaCl 0,9% 10 ml
- Atropin 0,5 ml/ml
- Heparin (meist 3000 IE – lt. Operateur)
- Regionalverfahren: VIP oder axillärer Plexus:
- 1 ml Lidocain 1% zur Infiltrationsanästhesie
- 30 ml Prilocain (Xylonest) + 10 ml Ropivacain 0,75% (Naropin) oder + 10 ml Bupivacain 0,5% isobar (Carbostesin)

LMA:
- Alfentanil 1,0 mg/2 ml, Propofol 200 mg/20 ml
- Propofolperfusor 1%
- NaCl 0,9% oder Vollelektrolytlösung
- Laut Operateur: Ampicillin/Sulbactam (Unacid) 3 g/100 ml

Monitoring

- Standardmonitoring

Narkoseeinleitung

- Anschluss des Monitorings (Blutdruckmanschette an der nicht zu operierenden Seite)
- Periphervenöser Zugang an der nicht zu operierenden Seite (Infusionssystem mit Rückschlagventil)
- Infusionsbeginn
- Gabe des Antibiotikums

Vertikaler infraklavikulärer Plexus (VIP) oder axilläre Plexusanästhesie

- Bei Shunts am Unterarm und evtl. bei Shunts am distalen Oberarm
- Anlage nach Klinikstandards
- 30 ml Prilocain (Xylonest) + 10 ml Ropivacain 0,75% (Naropin) oder + 10 ml Bupivacain 0,5% isobar (Carbostesin)
- Ausreichend lange Wartezeit bis zum Wirkungseintritt einplanen (mindestens 30 min)
- Zusätzliche Sedierung mit Propofol ca. 100 mg/h möglich

Larynxmaske

Einleitung

- Alfentanil 0,5–1 mg
- Propofol 1,5–2 mg/kgKG
- Intubation
- Augenschutz

Lagerung

- Rückenlage, beide Arme ausgelagert, zu operierender Arm auf speziellem Armtisch

Narkoseführung

- Bei Regionalverfahren zur Sedierung Propofolperfusor mit bis zu 100 mg/h möglich; Gabe von Sauerstoff über eine Nasensonde oder Gesichtsmaske

Beatmung bei LMA

- N_2O-O_2-Gemisch
- F_IO_2: 0,3–0,5
- $p_{et}CO_2$: 35–45 mmHg

Narkose

- Propofol kontinuierlich 6–8 mg/kgKG/h oder »balanced anesthesia« (volatil)
- Nachinjektion von Alfentanil nach Bedarf
- Eventuell venöse BGA zur Bestimmung von Blutzucker (bei Diabetikern) und Kaliumkontrollen bei Dialysepatienten
- Extubation auf dem Operationstisch

Postoperatives Management

- Überwachung und Behandlung im Aufwachraum mit Standardmonitoring
- Bei Regionalverfahren keine postoperative Schmerztherapie notwendig, ansonsten Gabe von Piritramid 3–5 mg i.v. Eine PCA-Pumpe ist meist nicht notwendig
- Postoperativ auf neurologische Ausfälle achten und entsprechend dokumentieren

> **Auf Durchblutungsstörungen achten, im Zweifelsfall Chirurgen informieren.**

A-3.6 Varikosis – Varizenstripping

Checkliste

ITN: oral	PVK: 18 G	W-MATTE	Blutprodukte	
LMA				
SPA				

– Operationsdauer: ca. 1–2 h
– Prämedikation: nach Standard, Labor (einschließlich Gerinnung), Venenstatus

Besonderheiten

Vor der Operation unbedingt Rücksprache mit dem Operateur über Lagerung und Ausdehnung des Eingriffes.

Die *Wahl des Anästhesieverfahrens* richtet sich nach der zu erwartenden Dauer und der Lagerung bei dem Eingriff: Meist kann eine SPA durchgeführt werden. Bei beidseitiger Varikosisoperation dauert die Operation manchmal länger als 2 h: Hier bietet sich die Larynxmaske an. Bei Varikosis im Parvabereich findet die Operation häufig in Bauchlage statt; dann Intubationsnarkose.

Vorbereitung im OP

Material

- Periphervenöse Zugänge (18 G)
- Endotrachealtubus (Magill) ggf. Woodbridge 7,5 (–8,5) mm Innendurchmesser
- Larynxmasken Größe 3–5
- Gegebenenfalls Spinalnadel 27 G Sprotte
- Steriler Tisch bei Spinalanästhesie

Medikamente

- NaCl 0,9% 10 ml
- Atropin 0,5 mg/ml
- Laut Operateur: Ampicillin/Sulbactam (Unacid) 3 g/100 ml
- Vollelektrolytlösung
- Regionalverfahren: SPA:
- Lidocain 1% 5 ml (für LA), Bupivacain 0,5% isobar 3–4 ml

ITN:
- Fentanyl 0,5 mg/10 ml, Propofol 200 mg
- Cis-Atracurium 15 mg/15 ml

LMA:
- Alfentanil 1,0 mg/2 ml, Propofol 200 mg/20 ml
- Propofolperfusor 1%

Monitoring

- Standardmonitoring

Narkoseeinleitung

- Anschluss des Monitorings
- Periphervenöser Zugang
- Infusionsbeginn

SPA

- 1 l Volumenvorgabe
- Punktion zwischen L 2 und L 4
- 3–4 ml Bupivacain 0,5% intrathekal in Abhängigkeit von der Körpergröße
- Dokumentation der Anästhesieausbreitung
- Zusätzliche Sedierung mit Propofol ca. 100 mg/h möglich

ITN

Einleitung

- Fentanyl 0,15–0,3 mg
- Propofol 1,5–2,0 mg/kgKG
- Cis-Atracurium 0,15 mg/kgKG
- Intubation
- Nach Bauchlagerung erneute Auskultation

Larynxmaske

Einleitung

- Alfentanil 0,5–1 mg
- Propofol 1,5–2 mg/kgKG
- Intubation
- Gabe des Antibiotikums
- Augenschutz

Lagerung

- Rückenlage, ein Arm wird ausgelagert; nach Rücksprache mit Operateur bei Varizen im Parvabereich auch Bauchlage möglich

Narkoseführung

- Bei Spinalanästhesie zur Sedierung Propofolperfusor mit bis zu 100 mg/h möglich

Beatmung bei ITN und LMA

- N_2O-O_2-Gemisch, PEEP: 5 cm H_2O (bei ITN)
- F_IO_2: 0,3–0,5
- $p_{et}CO_2$: 35–45 mmHg

Narkose

- Propofol kontinuierlich 6–8 mg/kgKG/h oder »balanced anesthesia« (volatil)
- Nachinjektion von Fentanyl nach Bedarf
- Cis-Atracurium: Bolusgaben bei Intubationsnarkose, selten erforderlich
- Extubation auf dem Operationstisch

Postoperatives Management

- Überwachung und Behandlung im Aufwachraum mit Standardmonitoring
- Bei Allgemeinanästhesie zur Schmerztherapie 3–5 mg i.v. Piritramid, eine PCA-Pumpe ist selten erforderlich
- Bei SPA Rückläufigkeit der Anästhesie um mindestens 2 Segmente abwarten und dokumentieren
- Postoperativ auf neurologische Ausfälle achten und entsprechend dokumentieren

Standards in der Thoraxchirurgie

I. Rundshagen, V. von Dossow, A. Bloch, C. Spies

A-4.1   Mediastinoskopie   84

A-4.2   Thorakoskopische Operationen   86

A-4.3   Thorakotomie   88

A-4.4   Thymektomie (thorakoskopisch)   90

A-4.1 Mediastinoskopie

Checkliste

ITN: oral	PVK 16 G	W-MATTE	

- Operationsdauer: ca. 20 min
- Prämedikation: nach Standard, Absprache mit dem Operateur, ob Operationserweiterung wahrscheinlich, Routinelabor, Thoraxröntgenaufnahme bzw. Thorax-CT, EKG

Besonderheiten

Der Eingriff dient zur Diagnostik mediastinaler Raumforderungen. Spezielle Risiken hierbei sind Blutung und Herzrhythmusstörungen.

Vorbereitung im OP

Material
- Periphervenöse Zugänge 16 G
- Endotrachealtubus (Woodbridge) 7,5–8,5 mm Innendurchmesser

Medikamente
- NaCl 0,9% 10 ml
- Atropin 0,5 mg/ml
- Fentanyl 0,5 mg/10 ml
- Propofol 200 mg/20 ml, alternativ: Thiopental
- Propofolperfusor 1%
- Cis-Atracurium 20 mg/20 ml
- Vollelektrolytlösung

Monitoring

- Standardmonitoring

Narkoseeinleitung

- Anschluss des Monitorings
- Periphervenöser Zugang
- Infusionsbeginn

Einleitung

- Fentanyl 0,1–0,2 mg
- Propofol ca. 2 mg/kgKG, alternativ Thiopental 3–5 mg/kgKG
- Cis-Atracurium 0,1–0,15 mg/kgKG
- Intubation mit Woodbridge-Tubus
- Auskultatorische Kontrolle
- Augenschutz

Lagerung

- Rückenlage mit beidseits angelagerten Armen und leicht rekliniertem Kopf

Narkoseführung

Beatmung

- N_2O-O_2-Gemisch, PEEP: 5 cm H_2O
- F_IO_2: 0,5
- $p_{et}CO_2$: 35–45 mmHg

Narkose

- Als balancierte Anästhesie mit Isofluran oder Sevofluran in N_2O/O_2-Gemisch oder Aufrechterhaltung mit Propofol kontinuierlich 6–8 mg/kgKG/h
- Extubation bei guter Atemmechanik und entsprechender Vigilanz

Postoperatives Management

- Standardmonitoring im Aufwachraum
- Analgesie mit nichtsteroidalen Analgetika und Piritramid 3–5 mg i.v.
- O_2-Insufflation
- Bei Bedarf: Thoraxröntgenkontrolle

A-4.2 Thorakoskopische Operationen

Checkliste

ITN: oral mit DLT	PVK: 16 G	W-MATTE	Blutprodukte	
	Arterie		Thoraxdrainage	

Operationsdauer: je nach Eingriff, Rücksprache mit dem Operateur über Ausmaß des Eingriffes
Prämedikation: nach Standard, insbesondere Einschätzung der pulmonalen und kardialen Belastbarkeit, Routinelabor (kleines Blutbild, Elektrolyte, Gerinnung, Kreatinin, Harnstoff), EKG, Thoraxröntgenaufnahme, evtl. Thorax-CT, kapilläre BGA, Lungenfunktionsdiagnostik

Besonderheiten

Thorakoskopien werden durchgeführt bei Bronchiektasen, Bronchialkarzinom, atypischer Lungenresektion, Lobektomie, Pleurodese und zur Diagnostik.
Spezielle Risiken sind Hypoxie, Blutung, Herzrhythmusstörungen.

Vorbereitung im OP

Material

- Periphervenöser Zugang (16 G)
- Doppellumentubus links Bronchocath-Tubus (Frauen: 37 Ch, Männer: 39 Ch)
- Klemmen
- Dünne Absaugkatheter
- Thoraxdrainagen
- Thoraxklemmen
- Bronchoskop
- Katheter für arterielle Druckmessung
- Druckwandler und Spülsystem für Arterie
- Steriler Tisch für Arterie

Medikamente

- NaCl 0,9% 10 ml
- Atropin 0,5 mg/ml
- Fentanyl 0,5 mg/10 ml
- Propofol 200 mg/20 ml (bei Bedarf Etomidat)
- Propofolperfusor 1% 50 ml
- Remifentanilperfusor 5 mg/50 ml
- Cis-Atracurium 20 mg/20 ml
- Metamizol 2 g/100 ml
- Morphin 10 mg/10 ml
- Theophyllin 200 mg/10 ml
- Vollelektrolytlösung
- Antibiotika nach Rücksprache mit dem Operateur: z. B. Cefuroxim (Zinacef) 1,5 g/100 ml

Blut und Blutprodukte

- Erythrozytenkonzentrate: 2 bei geplanter Resektion

Monitoring

- Standardmonitoring
- Invasive Druckmessung

Narkoseeinleitung

- Anschluss des Monitorings
- Periphervenöser Zugang am ipsilateralen Arm
- Infusionsbeginn
- Arterielle Kanülierung der A. radialis kontralateral zum Eingriff in Lokalanästhesie (Xylocain 1%)
- Ausgangs-BGA bei Raumluft

Einleitung

- Fentanyl 0,1–0,2 mg
- Propofol ca. 2 mg/kgKG
- Cis-Atracurium 0,15 mg/kgKG

- **Intubation mit Doppellumentubus (Bronchocath-Tubus) routinemäßig linksseitig endobronchial, Ausnahme: Prozesse am linken Hauptbronchus, dann rechtsläufiger Bronchocath-Tubus.**

- Auskultatorische Kontrolle
- TIVA starten: Propofol 6–8 mg/kgKG/h, Remifentanil ca. 0,3 µg/kgKG/min
- Fiberoptische Kontrolle der Tubuslage
- Gegebenenfalls Gabe des Antibiotikums
- Augenschutz

Lagerung

- Lagerung immer gemeinsam mit den Operateuren
- Seitenlage auf Vakuummatratze
- Arm auf Armschiene über dem Kopf gelagert

- **Nach jeder Umlagerung fiberoptische Kontrolle der Tubuslage.**

- Gegebenenfalls intraoperative Umlagerung, falls bilateraler Eingriff geplant

Narkoseführung

Beatmung

Einlungenventilation (ELV) vor Beginn der chirurgischen Maßnahmen einleiten (Dokumentation)

- Initial F_IO_2: 1,0
- Reduktion entsprechend BGA auf F_IO_2: 0,5 möglich
- Atemzugvolumen 10 ml/kgKG
- Frequenz adaptieren, um Normokapnie aufrecht zu erhalten
- Beatmungsdrücke < 40 mmHg, ggf. I:E adaptieren, ggf. Atemzugvolumen bis minimal 6 ml/kgKG adaptieren
- Laborkontrollen: arterielle BGA in Abhängigkeit von den klinischen Parametern 15–20 min nach ELV, während ELV ca. alle 30 min sowie 15–20 min nach Beendigung von ELV
- bei Hypoxie: PEEP bis 5 cm H_2O auf die beatmete Lunge und CPAP auf die nicht beatmete Lunge (ggf. Sauerstoffinsufflation) in Rücksprache mit dem Operateur

Narkose

- TIVA mit Remifentanil ca. 0,3 µg/kgKG/min und Propofol 6–8 mg/kgKG/h
- ggf. Nachrelaxation mit Cis-Atracurium 0,03 mg/kgKG

Ausleitung

- Primäre Extubation
- Vor erneutem Beginn der Zweilungenventilation Sekret aus nicht ventilierter Lunge absaugen
- Manuelles Blähen der Lunge unter Sicht von Operateur und Anästhesist nach Beendigung der ELV zur Atelektaseprophylaxe
- 15 min vor Narkoseende 2 g Metamizol i.v. als Kurzinfusion und 5–10 mg Morphin i.v.
- Bei Wirkungseintritt langsame Reduktion der TIVA-Dosierung, und vor der letzten Hautnaht Zufuhr beenden
- Gegebenenfalls 200 mg Theophyllin i.v. bei COPD (nach Ende der ELV)
- Thoraxdrainagen mit Wasserschloss anschließen, ggf. aktiver Sog nach Maßgabe des Operateurs (bei Pneumektomie keinesfalls aktiver Sog)
- Extubation anstreben (bei guter Atemmechanik und entsprechender Vigilanz bei möglichst niedrigen Beatmungsdrücken)
- Verlegung mit O_2-Insufflation und Pulsoxymetrie
- Falls Extubation nicht möglich: Umintubation und Verlegung intubiert auf die Intensivstation unter vollständigem Monitoring

Postoperatives Management

- Überwachung: Standardmonitoring im Aufwachraum, inkl. invasiver Druckmessung
- Regelmäßige BGA-Kontrollen
- Großzügige Analgesie mit nichtsteroidalen Analgetika und Piritramid 3–5 mg i.v., danach via PCA-Pumpe
- O_2-Insufflation und intensive Atemtherapie ohne inspiratorische Druckerhöhung, Sekretolyse
- Engmaschige Überwachung der Drainagen

- **CAVE**
  Pneumothorax, Spannungspneumothorax.

- Im Aufwachraum: Thoraxröntgenkontrolle
- VAS zur Schmerzerfassung

A-4.3 Thorakotomie

Checkliste

ITN: oral DLT	PVK: 16 G	W-MATTE	Blutprodukte	
PDK	ZVK	Anwärmer z.B. HOTLINE	Thoraxdrainage	
	Arterie			

- Operationsdauer: ca. 120 min
- Prämedikation: nach Standard, insbesondere Einschätzung der pulmonalen und kardialen Belastbarkeit, Routinelabor (kleines Blutbild, Elektrolyte, Gerinnung, Kreatinin, Harnstoff), EKG, Thoraxröntgenaufnahme, evtl. Thorax-CT, kapilläre BGA, Lungenfunktionsdiagnostik

Besonderheiten

Eine Thorakotomie ist indiziert bei Lungenabszess, Pleuraempyem, Bronchiektasen, Bronchialkarzinom, atypischer Lungenresektion, Lobektomie, Pneumektomie, Dekortikation. Spezielle Risiken stellen Hypoxie, Blutung, Herzrhythmusstörungen und bei entzündlichen Prozessen das SIRS dar.

Vorbereitung im OP

Material

- Periphervenöser Zugang (16 G)
- Doppellumentubus Bronchocath-Tubus (Frauen: 37 Ch, Männer: 39 Ch)
- Klemmen
- Dünne Absaugkatheter
- Thoraxdrainagen
- Thoraxklemmen
- Bronchoskop
- Katheter für arterielle Druckmessung
- ZVK 3-Lumen 7,5 F
- PDK-Set 18 G
- Druckwandler und Spülsysteme für Arterie und ZVD
- Steriler Tisch für PDK, Arterie, ZVK

Medikamente

- NaCl 0,9% 10 ml
- Atropin 0,5 mg/ml
- Fentanyl 0,5 mg/10 ml
- Propofol 200 mg/20 ml (bei Bedarf Etomidat)
- Propofolperfusor 1% 50 ml
- Remifentanilperfusor 5 mg/50 ml
- Cis-Atracurium 20 mg/20 ml
- Metamizol 2 g/100 ml
- Morphin 10 mg/10 ml
- Theophyllin 200 mg/10 ml
- Vollelektrolytlösung

Bei PDK
- Bupivacain 0,5% isobar 5 ml Testdosis
- Ropivacain 0,2% 10 ml + Sufentanil epidural 2 ml (10 µg)

- Antibiotika nach Rücksprache mit dem Operateur: z.B. Cefuroxim (Zinacef) 1,5 g/100 ml
- Ropivacain 0,1–0,2% + Sufentanil 0,5 µg/ml – Perfusor für postoperative Schmerztherapie (abhängig von Alter und Größe des Patienten)

Blut und Blutprodukte

- Erythrozytenkonzentrate: 2

Monitoring

- Standardmonitoring
- Invasive Druckmessung
- ZVD

Narkoseeinleitung

- Anschluss des Monitorings
- Periphervenöser Zugang am ipsilateralen Arm
- Infusionsbeginn
- Arterielle Kanülierung der A. radialis kontralateral zum Eingriff in Lokalanästhesie (Xylocain 1%)
- Ausgangs-BGA bei Raumluft
- Gegebenenfalls PDK-Anlage Th 4–Th 7 (Testdosis: 3 ml Bupivacain 0,5% isobar)
- PDK-Beschickung: 6 ml des Ropivacain (0,2%)-Sufentanil-Gemisches (CAVE: langes Aufspritzen, Hypotonie)

Einleitung

- Fentanyl 0,1–0,2 mg
- Propofol ca. 2 mg/kgKG
- Cis-Atracurium 0,15 mg/kgKG

- **Intubation mit Doppellumentubus (Bronchocath-Tubus) routinemäßig linksseitig endobronchial, Ausnahme: Prozesse am linken Hauptbronchus, dann rechtsläufiger Bronchocath**

- Auskultatorische Kontrolle
- TIVA starten: Propofol 6–8 mg/kgKG/h, Remifentanil ca. 0,3 µg/kgKG/min
- Fiberoptische Kontrolle der Tubuslage
- ZVK-Anlage (7,5 F, 3-lumig) in die V. subclavia der zu operierenden Seite, Lagekontrolle mit Vorhof-EKG
- Gabe des Antibiotikums
- Augenschutz
- 2. periphervenöser Zugang
- PDK-Beschickung: 6 ml des Ropivacain (0,2%)-Sufentanil-Gemisches (CAVE: langsames Aufspritzen empfohlen, Hypotonie)

Lagerung

- Lagerung immer gemeinsam mit den Operateuren
- Seitenlage auf Vakuummatratze

- **Nach jeder Umlagerung fiberoptische Kontrolle der Tubuslage.**

- Gegebenenfalls intraoperative Umlagerung, falls bilateraler Eingriff geplant

Narkoseführung

Beatmung

Einlungenventilation (ELV) vor Beginn der chirurgischen Maßnahmen einleiten (Dokumentation)

- Initial F_IO_2: 1,0
- Reduktion entsprechend BGA auf F_IO_2: 0,5 möglich
- Atemzugvolumen 10 ml/kgKG
- Frequenz adaptieren, um Normokapnie aufrecht zu erhalten
- Beatmungsdrücke < 40 mmHg, ggf. I:E adaptieren, ggf. Atemzugvolumen bis minimal 6 ml/kgKG adaptieren
- Laborkontrollen: arterielle BGA in Abhängigkeit von den klinischen Parametern 15–20 min nach ELV, während ELV ca. alle 30 min sowie 15–20 min nach Beendigung von ELV bei Hypoxie PEEP bis 5 cm H_2O auf die beatmete Lunge und CPAP auf die nichtbeatmete Lunge (ggf. Sauerstoffinsufflation)

Narkose

- Ropivacain 0,2% + Sufentanil 0,5 µg 6–10 ml/h (abhängig von Alter, Größe und Gewicht des Patienten)
- TIVA mit Remifentanil ca. 0,3 µg/kgKG/min und Propofol 6–8 mg/kgKG/h
- ggf. Nachrelaxation mit Cis-Atracurium 0,03 mg/kgKG

Ausleitung

- Primäre Extubation anstreben
- Vor erneutem Beginn der Zweilungenventilation Sekret aus nichtventilierter Lunge absaugen
- Manuelles Blähen der Lunge unter Sicht von Operateur und Anästhesist nach Beendigung der ELV zur Atelektaseprophylaxe
- 15 min vor Narkoseende 2 g Metamizol i.v. als Kurzinfusion und 5–10 mg Morphin i.v.
- Bei Wirkungseintritt langsame Reduktion der TIVA, und vor der letzten Hautnaht Zufuhr beenden
- Gegebenenfalls 200 mg Theophyllin i.v. bei COPD (nach Ende der ELV)
- Thoraxdrainagen mit Wasserschloss anschließen, ggf. aktiver Sog nach Maßgabe des Operateurs (bei Pneumektomie keinesfalls aktiver Sog)
- Extubation anstreben (bei guter Atemmechanik und entsprechender Vigilanz bei möglichst niedrigen Beatmungsdrücken)
- Verlegung auf die Intensivstation unter vollständigem Monitoring und O_2-Insufflation
- Falls Extubation nicht möglich: Umintubation und Verlegung intubiert auf die Intensivstation unter vollständigem Monitoring

Postoperatives Management

- Überwachung: Standardmonitoring auf der Intensivstation inkl. invasiver Druckmessung
- Regelmäßige BGA-Kontrollen
- Großzügige Analgesie via PDK (6–8 ml Ropivacain 0,1–0,2% und 0,5 µg/ml Sufentanil)
- Wenn kein PDK liegt, nichtsteroidale Analgetika und Piritramid 3–5 mg i.v., danach via PCA-Pumpe
- O_2-Insufflation und intensive Atemtherapie ohne inspiratorische Druckerhöhung, Sekretolyse
- Engmaschige Überwachung der Drainagen

- **CAVE**
  Pneumothorax, Spannungspneumothorax.

- Thoraxröntgenkontrollen
- VAS zur Schmerzerfassung

A-4.4 Thymektomie (thorakoskopisch)

Checkliste

ITN: oral DLT	PVK 16 G	W- MATTE	
	ZVK	Anwärmer, z.B. HOTLINE	
	Arterie	MS	
		Thoraxdrainage	

- Operationsdauer: ca. 120 min, bei thorakoskopischer Resektion ca. 180 min
- Die *Prämedikation* umfasst neben Routinelabor BGA, Lufu, Thoraxröntgenaufnahme bzw. Thorax-CT, EKG:
  - Eine Einschätzung des Schweregrades der Myasthenie (Klassifikation nach Ossermann)
  - Erforderliche Konsile: neurologisches Konsil, optimale präoperative medikamentöse Einstellung
  - Risiken für Einwilligung: Exazerbation der neurologischen Symptomatik, bei bulbären Schluckstörungen erhöhte Aspirationsgefahr
- Eine bestehende Vormedikation mit Cholinesterasehemmern und Immunsuppressiva sollte weitergegeben werden; zur Prämedikation selbst eignet sich Promethazin (Atosil) 25–50 mg p.o.

Besonderheiten

Der Eingriff wird bei *Myasthenia gravis* thorakoskopisch oder durch eine mediane Sternotomie durchgeführt. Das Vorgehen wird mit dem Operateur abgestimmt. Es handelt sich dabei um eine Erkrankung der neuromuskulären Endplatte, krankheitsauslösend ist eine Antikörperbildung gegen Acetylcholinrezeptoren. Sie äußert sich als globale Schwäche, insbesondere durch rasche Ermüdbarkeit der Skelettmuskulatur.

Für die Narkose selbst wichtig ist die verstärkte Empfindlichkeit gegenüber Anästhetika, insbesondere Muskelrelaxanzien.

Spezielle Narkoserisiken sind Hypoxie, Blutung und Herzrhythmusstörungen.

Vorbereitung im OP

Material

- ▶ Periphervenöser Zugang (16 G)
- ▶ Doppellumentubus linksseitig Bronchocath-Tubus (Frauen: 37 Ch, Männer: 39 Ch)
- ▶ Klemmen
- ▶ Dünne Absaugkatheter
- ▶ Thoraxdrainagen
- ▶ Thoraxklemmen
- ▶ Bronchoskop bei DLT
- ▶ Katheter für arterielle Druckmessung
- ▶ ZVK 3-lumig, 7,5 F
- ▶ Druckwandler und Spülsystem für Arterie
- ▶ Steriler Tisch für Arterie

Medikamente

- ▶ NaCl 0,9% 10 ml
- ▶ Atropin 0,5 mg/ml
- ▶ Fentanyl 0,5 mg/10 ml
- ▶ Propofol 200 mg/20 ml (bei Bedarf Etomidat)
- ▶ Propofolperfusor 1% 50 ml
- ▶ Remifentanilperfusor 5 mg/50 ml
- ▶ Cis-Atracurium 20 mg/20 ml
- ▶ Metamizol 2 g/100 ml
- ▶ Morphin 10 mg/10 ml
- ▶ Vollelektrolytlösung
- ▶ Antibiotika nach Rücksprache mit dem Operateur: z.B. Cefuroxim (Zinacef) 1,5 g/100 ml

Monitoring
- Standardmonitoring
- Invasive Druckmessung
- Zentraler Venendruck
- Relaxometrie

Narkoseeinleitung

- Anschluss des Monitorings
- Periphervenöser Zugang am ipsilateralen Arm
- Infusionsbeginn
- Arterielle Kanülierung der A. radialis der nicht dominanten Hand in Lokalanästhesie (Xylocain 1%)
- Ausgangs-BGA bei Raumluft

Einleitung
- Fentanyl 0,1–0,2 mg
- Propofol 2 mg/kgKG
- Cis-Atracurium 0,1 mg/kgKG
- Intubation mit Bronchocath-Tubus links
- Auskultatorische Kontrolle
- TIVA starten: Propofol 6–8 mg/kgKG/h, Remifentanil ca. 0,3 µg/kgKG/min
- Fiberoptische Kontrolle der Tubuslage bei Doppellumentubus
- ZVK-Anlage: bevorzugt in die linke V. subclavia bei linksseitiger thorakoskopischer Operation, Lagekontrolle mit Vorhof-EKG
- Gegebenenfalls Gabe des Antibiotikums
- Augenschutz

Lagerung
- Lagerung immer gemeinsam mit den Operateuren entsprechend dem operativen Vorgehen
- Rückenlage mit angelagerten Armen und leicht rekliniertem Kopf
- Rechtsseitenlage auf Vakuummatratze, Arm am Narkosebügel befestigt über dem Kopf gelagert

❗ **Bei Doppellumentubus nach jeder Umlagerung fiberoptische Kontrolle der Tubuslage.**

Narkoseführung

Beatmung

Bei *Doppellumentubus und Seitenlage Einlungenventilation* (ELV) *vor* Beginn der chirurgischen Maßnahmen einleiten (Dokumentation)
- Initial F_1O_2: 1,0
- Reduktion entsprechend BGA auf F_1O_2: 0,5 möglich
- Atemzugvolumen 10 ml/kgKG
- Frequenz adaptieren, um Normokapnie aufrecht zu erhalten
- Beatmungsdrücke < 40 mmHg, ggf. I:E adaptieren, ggf. Atemzugvolumen auf minimal 6 ml/kgKG reduzieren
- *Laborkontrollen:* Arterielle BGA in Abhängigkeit von den klinischen Parametern 15–20 min nach ELV, während ELV ca. alle 30 min sowie 15–20 min nach Beendigung von ELV
- bei Hypoxie PEEP bis 5 cm H_2O auf die beatmete Lunge und CPAP auf die nicht-beatmete Lunge (ggf. Sauerstoffinsufflation)

❗ **Bei Rückenlage zur Sternotomie Endotrachealtubus Magill; kurz diskonnektieren (Gefahr der Lungenverletzung).**

Narkose
- TIVA mit Remifentanil ca. 0,3 µg/kgKG/min und Propofol 6–8 mg/kgKG/h

❗ **Keine Nachrelaxation notwendig; unbedingt Relaxometrie beachten.**

Ausleitung
- Primäre Extubation anstreben
- Vor erneutem Beginn der Zweilungenventilation Sekret aus nicht ventilierter Lunge absaugen
- Manuelles Blähen der Lunge unter Sicht von Operator und Anästhesist nach Beendigung der ELV zur Atelektaseprophylaxe
- 15 min vor Narkoseende 2 g Metamizol i.v. als Kurzinfusion und 5–10 mg Morphin i.v.
- Bei Wirkungseintritt langsame Reduktion der TIVA, und vor der letzten Hautnaht Zufuhr beenden
- Thoraxdrainagen mit Wasserschloss anschließen, ggf. aktiver Sog nach Maßgabe des Operators
- Extubation anstreben (bei guter Atemmechanik und entsprechender Vigilanz und ausreichender Kraft, Kontrolle der Relaxometrie)
- Falls Extubation nicht möglich ist: Umintubation und Verlegung intubiert auf die Intensivstation unter vollständigem Monitoring
- Postoperativ Verlegung auf die Intensivstation mit O_2-Insufflation und vollständigem Monitoring

Postoperatives Management

- Überwachung: Standardmonitoring auf der Intensivstation, inkl. invasiver Druckmessung
- Regelmäßige BGA-Kontrollen
- Engmaschige neurologische Befundkontrolle und Fortführung der spezifischen Therapie mit Cholinesterasehemmern und Immunsuppressiva in Absprache mit neurologischen Konsilarius
- Analgesie mit nichtsteroidalen Analgetika und Piritramid 3–5 mg i.v., danach via PCA-Pumpe
- O_2-Insufflation und intensive Atemtherapie ohne Erhöhung der Atemdrücke, Sekretolyse
- Engmaschige Überwachung der Drainagen und Thoraxröntgenkontrollen

 CAVE
Pneumothorax, Spannungspneumothorax, myasthene Krise, cholinerge Krise, Aspiration (Magensonde).

Standards
in der Mammachirurgie

Siehe Kap. A-12.

Standards in der Herzchirurgie

J.P. Braun, J. Große, U. Döpfmer, V. Hegmann

A-6.1 CABG (»Coronary Artery Bypass Grafting«)
bei koronarer Herzkrankheit 96

A-6.2 »Off-Pump CABG« (OPCABG) 100

A-6.3 Aortenklappenersatz (AKE) 104

A-6.4 Mitralklappenrekonstruktion/-ersatz (MKR/MKE) 108

A-6.5 Kinderherzchirurgische Eingriffe 112

A-6.6 Extrakorporale Zirkulation 119

A-6.1 CABG (»Coronary Artery Bypass Grafting«) bei koronarer Herzkrankheit

J. P. Braun, J. Grosse, U. Döpfmer, V. Hegmann

Checkliste

ITN: oral	ART	ZVK (8,5 F)	PVK: 14 G	W-Matte	Cellsaver
DK (m. Temp.)	MS	Schleuse (8,5 F)	Bei Bedarf PAK		

— Prämedikation: nach Standard; meistens ältere Patienten. Folgende Befunde sollten vorliegen: EKG, Echokardiographie, Thoraxröntgenaufnahme, Lungenfunktionstest (wenn klinische Hinweise), Labor (kleines Blutbild, Gerinnung, Elektrolyte, Kreatinin, Harnstoff, kapilläre oder arterielle BGA), bei klinischem Hinweis oder Alter >60 Jahre: extrakranielle Dopplersonographie oder Duplexsonographie

Besonderheiten

— Atemtraining sollte bereits präoperativ begonnen sein (Triflow)
— Antikoagulanzientherapie: z.B. ADP-Hemmer wie Clopidogrel sollten, sofern es das koronare Risiko erlaubt, 5–7 Tage präoperativ abgesetzt werden
— ASS, Cumarine, niedermolekulares Heparin: auf hämostaseologische Anamnese achten, bei positiver Blutungsanamnese hämostaseologisches Konsil
— kurz wirksame GPIIb/IIIa-Hemmer wie Tirofiban und Eptifibatid erfordern in der Regel keine Transfusion von Thrombozyten

❗ Bei der präoperativen Aufklärung beachten: Auf Gabe von Fremdblut (in ca. 5–10% der Fälle bei elektiven CABG-Operationen notwendig), postoperative Intensivstation und Gefäß-/Nervenschäden hinweisen. In Absprache auch Verlegung auf Intermediate-Care Unit nach Post-Anesthetic-Care Unit (PACU) möglich.

Vorbereitung im OP

Material

- Periphervenöse Zugänge (14 G/16 G)
- Magill-Tubus (7,5–8,5 mm Innendurchmesser)
- ZVK 4-Lumen 8,5 F
- Katheter für arterielle Druckmessung (18 G Männer, 20 G Frauen für A. radialis)
- Schleuse (9 F Männer, 8,5 F Frauen)
- Blasenkatheter mit Temperatursonde
- Magensonde mit Mandrin 16 Ch
- Thoraxdrainagen
- Druckaufnehmer für invasive Druckmessung, ZVD
- Steriler Tisch für Arterie und ZVK
- Externe Defi-Klebeelektroden bei erneuter Operation, rhythmusinstabilen Patienten oder Ejektionsfraktion (EF) <30%
- Eventuell Pulmonaliskatheter bei EF <30% und vermutlich verlängerter Intensivtherapie
- Pacemaker (DDD oder VVI) in Bereitschaft
- Defibrillator in Bereitschaft
- Cellsaver (zunächst nur Sammelreservoir)
- TEE (nach Indikation)
- IABP (nach Indikation)

Medikamente

- NaCl 0,9% 10 ml
- Atropin 0,5 mg/ml
- Midazolam 10 mg/10 ml
- Fentanyl 0,5 mg/10 ml
- Fentanylperfusor 2,5 mg/50 ml
- Etomidate 20 mg/10 ml
- Pancuronium 12 mg/12 ml oder Cis-Atracurium 20 mg/20 ml bei Niereninsuffizienz (Krea >1,3 mg/dl)
- Cafedrin-1HCl 200 mg, Theodrenalin-HCl 10 mg (= 1 Amp. Akrinor) auf 10 ml
- Heparin 25 000 IE/5 ml
- Protamin 25 000 IE auf 5 ml (vor Verwendung mit 100 ml NaCl verdünnen)
- Lidocain 1% zur Lokalanästhesie für Arterie
- Aprotinin (Trasylol) 1,5 Mio. KIE
- Dopaminperfusor 250 mg/50 ml
- Nitroglycerinperfusor 20 mg/50 ml
- Vollelektrolytlösung
- 1,5 g Cefuroxim in 100 ml

Blut und Blutprodukte

- Erythrozytenkonzentrate: 2 bei unauffälliger Anamnese und Gerinnung
- FFP-Einheiten: bei Bedarf
- Thrombozytenkonzentrate: bei Bedarf

Monitoring

- Standardmonitoring
- Invasive Druckmessung, ZVD, Temperaturmessung
- Bei Bedarf: PAP, HZV, SvO_2
- Bei Bedarf: TEE

Narkoseeinleitung – Anästhesiebeginn

- Anschluss des Monitorings
- Periphervenöser Zugang
- Infusionsbeginn
- Kanülierung der A. radialis an der nicht dominanten Hand in Lokalanästhesie mit Lidocain 1% (bei schlechten Verhältnissen auch A. femoralis möglich, wenn keine pAVK vorliegt, dann langen Katheter)

Einleitung

- Fentanyl 1–4 µg/kgKG
- Midazolam 0,02–0,04 mg/kgKG
- Etomidate 0,2–0,3 mg/kgKG
- Pancuronium 0,1 mg/kgKG [bei Niereninsuffizienz: Cis-Atracurium (Nimbex) 0,15 mg/kgKG]
- Warten auf Blutdruck- und Frequenzentwicklung: Gabe von Akrinorverdünnung (s. o.) 2-ml-weise, Ziel ist MAP > 60 mmHg
- Nach Kreislaufstabilisierung weitere Gabe von Fentanyl bis mindestens 7–10 µg/kgKG vor Intubation (maximale Wirkung nach ca. 4 min)
- Intubation bei stabilem Kreislauf
- Fentanylperfusor auf 0,25–1 mg/h
- Anlage der Magensonde (bevorzugt oral wegen Blutungsgefahr bei Vollheparinisierung)
- ZVK- und Schleusenanlage bevorzugt in die rechte V. jugularis interna als Doppelpunktion
- Anlage des Blasenkatheters
- Augenschutz
- Gabe des Antibiotikums
- Anschluss des Dopaminperfusors (Dosierung nach Kreislaufsituation) an den ZVK
- Anschluss des Nitroperfusors (Dosierung nach Kreislaufsituation) an den ZVK (getrennte Schenkel)
- Ausgangs-BGA

Lagerung

- Rückenlage mit leichter Oberkörperhochlage: Sternum sollte waagerecht sein, Kopf etwas abknicken, angehobene Beine (Füße in Brusthöhe), Arme angelegt mit gesicherten Zugängen, Knie- und Fersenrolle, Kopfunterlage (Silikonring)

Narkoseführung

Beatmung

- F_iO_2: 0,5 und Luft-Sauerstoff-Gemisch
- PEEP: 5 mmHg
- Druckkontrollierte Beatmung
- Normoventilation

Narkoseführung

- Fentanylperfusor 0,5–1,0 mg/h
- Isofluran 0,5–1,5 Vol.-% (nach Bedarf)
- Midazolam während des Anschlusses an die HLM repetieren, falls der Einsatz von volatilen Anästhetika nicht möglich ist (Repetitionsdosen von 0,02–0,04 mg/kgKG alle 30–60 min (zurückhaltend bei älteren Patienten dosieren)
- Weitere Relaxierung nach Bedarf (vor Anschluss an HLM)

> Zur Sternotomie mit der nichtoszillierenden Säge wird der Tubus kurz diskonnektiert (Gefahr der Lungenverletzung).

Nach Sternotomie und nach Rücksprache mit dem Operateur:
- Gabe von Heparin 300–400 IE/kgKG, 5 min später die ACT+ (»activated clotting time«; Hemochron Junior II) bestimmen. Ziel: >410 s. Eventuell ist eine Nachinjektion von Heparin notwendig. Bei Überschreiten einer Gesamtdosis von 600 IE/kgKG und noch nicht ausreichender ACT-Zeit die Gabe von AT III erwägen
- Bei der Präparation der A. mammaria interna kann die Lunge dem Operateur die Sicht einschränken: PEEP und Tidalvolumen reduzieren, bei Bedarf entsprechend Atemfrequenz anheben
- Gabe von Aprotinin (1,5 Mio. IE i.v.)

> **CAVE**
> Druck durch den zur Mammariapräparation verwendeten Thoraxsperrer kann zum HZV-Abfall führen. Therapie: Öffnung des Thoraxsperrers verringern, Volumengabe.

- Zur Kanülierung der Aorta sollte der systolische Druck zwischen 90 und 100 mmHg liegen. Steuerung des Druckes durch Vertiefung der Narkose mit Isofluran oder Gabe von Nitro i.v.
- Nachdem die HLM einen Fluss von 2,5 l/m² /min erreicht hat, beenden der Beatmung in Rücksprache mit dem Operateur

Abgang von der Herz-Lungen-Maschine

- Nach Aorten-Declamping und zentralem Anastomosenanschluss: Beatmung einschalten, vorher Lunge blähen mit Blickkontakt über das Operationstuch und Rücksprache mit Operateur (**CAVE:** A. mamaria interna kann an Pleura abscheren und die LAD-Anastomose ausreißen)
- Nach HML-Abgang: Protamin (Initialdosis: Heparindosis + 5000 IE) langsam über mindestens 10 min periphervenös infundieren, nach der Hälfte der Dosis Operateur und Kardiotechniker informieren, damit der Sauger der HLM abgeschaltet wird
- Kreislauf bei Bedarf mit Dopamin und Nitro stützen. In Absprache mit dem Operateur Volumenoptimierung aus dem Reservoir der HLM, deshalb vorher Rücksprache mit Kardiotechniker über Umfang des Reservoirvolumens. Weitere Applikation inotroper und vasoaktiver Substanzen nach Hämodynamik
- 5 min nach Protamingabe: ACT-Kontrolle und BGA-Kontrolle
- Tachykardien >100/min evtl. mit Esmolol (**CAVE:** nicht über 5 mg initial) therapieren, evtl. später auf Metoprolol (Beloc, fraktionierte Gaben von 1 mg) umsteigen (**CAVE:** Blutdruckabfall), ST-Streckenanalyse beobachten, bei hämodynamisch relevanten Rhythmusstörungen zunächst Kalium normalisieren. Bei Persistenz Magnesiumsulfat (initial bis 2 g) und, wenn notwendig, Amiodaron (5 mg/kgKG i.v.) oder Lidocain (1,5 mg/kgKG i.v.). Bei tachykarden Störungen kardiovertieren (intern: 20 J, extern: 200 J initial); neu aufgetretenes Vorhofflimmern sollte nach Normalisierung des Kaliumspiegels kardiovertiert werden
- Fentanylperfusor abschalten (bis Operationsende vergehen noch ca. 30–45 min), Narkose mit volatilem Anästhetikum fortführen
- Systolischer Blutdruck nicht über 120 mmHg; MAP sollte bei ≥60 mmHg liegen
- Adrenalin äußerst zurückhaltend verwenden!
- Wenn Herzfrequenz <60/min: Indikation für Pacemaker mit Operateur besprechen; speziell Patienten mit schwerer diastolischer Funktionsstörung und AV-Überleitungsstörungen können durch AV-sequenzielle Stimulierung hämodynamisch profitieren
- Bei Low-output-Syndrom: Gabe von Volumen in Abhängigkeit von der Füllung des Herzens und der diastolischen Funktion (Absprache mit dem Operateur, **CAVE:** Rechtsherzdilatation), wenn keine rasche Stabilisierung erreicht werden kann: TEE zur Diagnostik; ggf. Gabe von Adrenalin mit initialer Dosierung von 0,05 µg/kgKG/min; Gabe von Enoximone 0,3–0,5 mg/kgKG (Milrinone 0,05 mg/kgKG). Gegebenenfalls Erweiterung des hämodynamischen Monitorings durch Einschwemmen eines pulmo-

- nalarteriellen Katheters (mit kontinuierlicher gemischtvenöser Sättigungsmessung). Falls eine hämodynamische Stabilisierung nach der Gabe von Inotropika nicht erreicht werden kann, Implantation einer IABP bzw. LVAD
- Bei Entwicklung eines Low-output-Syndroms rechtzeitig einen erfahrenen Kardioanästhesisten zu Hilfe holen
- Nach Stabilisierung des Kreislaufs 2. Gabe des Antibiotikums
- Bei Gerinnungsproblemen: Hemochron Junior II >130 s: Nachprotaminisieren (3000–5000 IE Protamin, **CAVE**: zuviel Protamin erzeugt Gerinnungshemmung), evtl. erneute Gabe von Aprotinin (0,5 Mio IE), evtl. DDAVP (Minirin) 0,3 µg/kgKG als Kurzinfusion (sinnvoll bei ASS-induzierter Gerinnungsstörung). **CAVE**: erhöhtes Risiko perioperativer Infarkte
- Transport auf Intensivstation (Aufwachraum) mindestens mit arterieller Druckmessung, Beatmung mit möglichst < 100% O_2
- Lage der Thoraxdrainagen dokumentieren

Besonderheiten

- Laborkontrollen: nach Einleitung (BGA, Laktat, BZ), nach Heparinisierung (ACT-Kontrolle), nach HLM-Abgang (BGA, Laktat, BZ, ACT+)
- Bei PAK: HZV-Messung nach Einleitung, nach HLM-Abgang und nach Thoraxverschluss
- Beurteilung der linksventrikulären Funktion und regionaler Wandbewegungsstörungen mittels TEE
- Maschinelle Autotransfusion (MAT):
Cellsaver einsetzen und Blut waschen, wenn
  a) in der HLM die Restmenge zu groß zur Retransfusion ist,
  b) jegliche Restheparinisierung vermieden werden soll.
- Pacemaker-Elektroden wären generell wünschenswert als sequenzielles Vorhof-Kammer-Pacing (DDD). Sie erübrigen sich bei vorbestehendem Vorhofflimmern. Der Pacemaker sollte intraoperativ getestet werden
- Patienten mit präoperativer LVEF < 30% oder LVEDP ≥20 erhalten einen Pulmonaliskatheter (PAK). Ein konventioneller PAK zur Bolus-HZV-Messung kann ausreichen, ansonsten gilt die Priorität: kontinuierliches SvO_2 ist wichtiger als kontinuierliches HZV
- Patienten mit bekannten oder erwartet hohen Pulmonalgefäßdrücken erhalten einen PAK auch unabhängig von oben stehender Indikation (z. B. gelegentlich ältere Patienten mit Septumdefekt, frische Myokardinfarkte, Hinweise auf deutliche Rechtsherzbelastung). Auch hier externe Defi-Klebeelektroden. In solchen Fällen ist obligat das HZV (mit berechnetem SVR und CI) nach Einleitung, nach HLM-Abgang und nach Thoraxverschluss zu dokumentieren
- Patienten mit bekanntem Low-output und/oder pulmonalem Hochdruck können von Enoximon bereits zum Ende der HLM profitieren (0,5 mg/kgKG). Bei solchen Patienten unbedingt mindestens Adrenalin in der Verdünnung 1 mg/100 ml bereithalten, wenn möglich bereits einen Perfusor (3 mg/50 ml). Diese Konzentration ermöglicht bei üblicher Dosierung eine ausreichend hohe Flussrate des Medikamentes durch den Perfusor (>3 ml/h)

Postoperatives Management

- Überwachung: Standardmonitoring auf ITS, inkl. invasiver Druckmessung, regelmäßige BGA-Kontrollen
- Engmaschige Überwachung der Drainagen

CAVE
Pneumothorax, SIRS, Nachblutung.

- Thoraxröntgenkontrollen
- EKG- und Enzymverlauf

A-6.2 »Off-Pump CABG« (OPCABG)

J. P. Braun, J. Grosse, U. Döpfmer, V. Hegmann

Checkliste

ITN: oral	ART	ZVK (8,5 F)	PVK: 14 G	PAK	Cellsaver
DK (m. Temp.)	MS	W-Matte	W-TOUCH	Schleuse (8,5 F)	

– Prämedikation: nach Standard; folgende Befunde sollten vorliegen: EKG, Echokardiographie, Thoraxröntgenaufnahme, Lungenfunktionstest (wenn klinische Hinweise), Labor (kleines Blutbild, Gerinnung, Elektrolyte, Kreatinin, Harnstoff, kapilläre oder arterielle BGA), bei klinischem Hinweis oder Alter >60 Jahre: extrakranielle Dopplersonographie oder Duplexsonographie

Besonderheiten

– Das Herz wird durch ein Fixierungssystem (z. B. Octopus-System) im Bereich der zu anastomosierenden Koronarien fixiert, und die Anastomosen werden am schlagenden Herzen genäht. Bei Off-pump-Verfahren ist meist eine leichte Torquierung des Herzens notwendig. Während der Bypassnaht kann ein Stent im Bereich der Anastomose eingelegt werden
– Eine rasche postoperative Extubation wird angestrebt
– Atemtraining sollte bereits präoperativ begonnen sein (Triflow)

– Antikoagulanzientherapie: z. B. ADP-Hemmer wie Clopidogrel sollten, sofern es das koronare Risiko erlaubt, 5–7 Tage präoperativ abgesetzt werden
– ASS, Cumarine, niedermolekulares Heparin: auf hämostaseologische Anamnese achten, bei positiver Blutungsanamnese hämostaseologisches Konsil
– kurz wirksame GPIIb/IIIa-Hemmer wie Tirofiban und Eptifibatid erfordern in der Regel keine Transfusion von Thrombozyten

❗ Bei der präoperativen Aufklärung beachten: auf Gabe von Fremdblut (in ca. 5–10% der Fälle bei elektiven CABG-Operationen notwendig), postoperative Intensivstation und Gefäß-/Nervenschäden hinweisen. In Absprache auch Verlegung auf Intermediate-Care Unit nach Post-Anesthetic-Care Unit (PACU) möglich.

Vorbereitung im OP

Material

- ▶ Periphervenöse Zugänge (14 G/16 G)
- ▶ Magill-Tubus (7,5–8,5 mm Innendurchmesser)
- ▶ ZVK 4-Lumen 8,5 F
- ▶ Katheter für arterielle Druckmessung (18 G Männer, 20 G Frauen für A. radialis)
- ▶ Schleuse (9 F Männer, 8,5 F Frauen)
- ▶ Blasenkatheter mit Temperaturmessung
- ▶ Thoraxdrainagen
- ▶ Druckaufnehmer für invasive Druckmessung, ZVD
- ▶ Steriler Tisch für Arterie und ZVK
- ▶ Externe Defi-Klebeelektroden
- ▶ TEE
- ▶ Pacemaker (DDD oder VVI) in Bereitschaft
- ▶ Defibrillator in Bereitschaft
- ▶ Cellsaver (zunächst nur Sammelreservoir)

Medikamente

- NaCl 0,9% 10 ml
- Atropin 0,5 mg/ml
- Midazolam 10 mg/10 ml
- Fentanyl 0,5 mg/10 ml
- Falls PDK liegt: Remifentanilperfusor: 5 mg/50 ml sonst:
- Fentanylperfusor 2,5 mg/50 ml
- Etomidate 20 mg/10 ml
- Cis-Atracurium 20 mg/20 ml
- Cafedrin-1HCl 200 mg, Theodrenalin-HCl 10 mg (= 1 Amp. Akrinor) auf 10 ml
- Heparin 25 000 IE/5 ml
- Protamin 25 000 IE auf 5 ml (vor Verwendung mit 100 ml NaCl verdünnen)
- Lidocain 1% zur Lokalanästhesie für Arterie
- Dopaminperfusor 250 mg/50 ml
- Nitroglycerinperfusor 20 mg/50 ml
- Vollelektrolytlösung
- 1,5 g Cefuroxim in 100 ml

Blut und Blutprodukte

- Erythrozytenkonzentrate: 2 bei unauffälliger Anamnese und Gerinnung
- FFP-Einheiten: bei Bedarf
- Thrombozytenkonzentrate: bei Bedarf

Monitoring

- Standardmonitoring
- Invasive Druckmessung, ZVD, Temperaturmessung
- TEE, evtl. erweitertes Monitoring mit Pulmonaliskatheter + SvO_2

Narkoseeinleitung – Anästhesiebeginn

- Anschluss des Monitorings
- Periphervenöser Zugang
- Infusionsbeginn
- Kanülierung der A. radialis an der nicht dominanten Hand in Lokalanästhesie mit Lidocain 1%

Einleitung

- Remifentanilperfusor auf 0,5–1,0 µg/kgKG/min (zur Einleitung)
- Etomidate 0,2–0,3 mg/kgKG
- Cis-Atracurium 0,15 mg/kgKG
- Warten auf Blutdruck- und Frequenzentwicklung: Gabe von Akrinorverdünnung 2-ml-weise, Ziel ist MAP > 60 mmHg
- Intubation bei stabilem Kreislauf
- Remifentanilperfusor auf 0,1–1,0 µg/kgKG/min
- ZVK- und Schleusenanlage bevorzugt in die rechte V. jugularis interna als Doppelpunktion
- Anlage des Blasenkatheters
- Augenschutz
- Einführen der TEE-Sonde
- Gabe des Antibiotikums
- Anschluss des Dopaminperfusors (Dosierung nach Kreislaufsituation) an den ZVK
- Anschluss des Nitroperfusors (0,1–0,5 µg/kgKG/min) an den ZVK (getrennte Schenkel)
- Ausgangs-BGA und Dokumentation von HZV, SvO_2, und PAP-Werten

Lagerung

- Rückenlage mit leichter Oberkörperhochlage: Sternum sollte waagerecht sein, Kopf etwas abknicken, angehobene Beine (Füße in Brusthöhe)
- Warm-Touch frühzeitig anlegen (ein Bein wird aus Sicherheitsgründen für einen evtl. erforderlichen Venenbypass mit abgewaschen, dieses nicht bedecken)
- Arme angelegt mit gesicherten Zugängen, Knie- und Fersenrolle, Kopfunterlage (Silikonring), Defi-Elektroden ausreichend weit vom Operationsgebiet entfernt kleben

Narkoseführung

Beatmung

- F_IO_2: 0,5 und Luft-Sauerstoff-Gemisch
- PEEP: 5 mmHg
- Druckkontrollierte Beatmung
- Normoventilation nach BGA

Narkoseführung
- Remifentanilperfusor 0,05–0,5 µg/kgKG/min
- Isofluran 0,5–1,5 Vol.-% (nach Bedarf)
- Weitere Relaxierung nach Bedarf

❗ **Falls der mediane Zugang gewählt wird, wird zur Sternotomie mit der nichtoszillierenden Säge der Tubus kurz diskonnektiert (Gefahr der Lungenverletzung).**

❗ **Vor der Sternotomie Remifentanilperfusor rechtzeitig erhöhen.**

Nach Sternotomie und nach Rücksprache mit dem Operateur:
- Gabe von Heparin 200 IE/kgKG, 5 min später die ACT+ (»activated clotting time«) bestimmen. Ziel: 200–300 s. Eine Nachinjektion ist selten notwendig
- Um dem Operateur bessere Operationsbedingungen zu schaffen, ist manchmal die Gabe von β-Blockern (z. B. Esmolol) indiziert
- Nach Beendigung der letzten Anastomose: Gabe von Protamin über mindestens 10 min periphervenös; Menge in Absprache mit dem Operateur (meist wird die Hälfte des Heparins antagonisiert)
- Kreislauf zunächst mit Dopamin und Nitro stützen
- 5 min nach Protamingabe: ACT-Kontrolle und BGA-Kontrolle
- Tachykardien >100/min evtl. mit Esmolol (**CAVE:** nicht über 5 mg initial) therapieren, evtl. später auf Metoprolol (Beloc, fraktionierte Gaben von 1 mg) umsteigen (**CAVE:** Blutdruckabfall), ST-Streckenanalyse beobachten (intern: 20 J, extern: 200 J initial); neu aufgetretenes Vorhofflimmern sollte nach Normalisierung des Kaliumspiegels kardiovertiert werden
- Systolischer Blutdruck nicht über 120 mmHg; MAP sollte bei ≥60 mmHg liegen
- Adrenalin äußerst zurückhaltend verwenden!
- Wenn Herzfrequenz <70, Indikation für Pacemaker mit Operator besprechen
- Bei Low-output-Syndrom: TEE, Adrenalin ab 0,05 mg/kgKG/min, evtl. Enoximon (langsamer Bolus von maximal 0,5 mg/kgKG), ggf. IABP oder LVAD
- Nach Stabilisierung des Kreislaufs: 2. Gabe des Antibiotikums
- Auskühlung des Patienten vermeiden, damit er am Operationsende oder nach kurzer Zeit postoperativ extubiert werden kann
- Transport auf Intensivstation (Aufwachraum) mindestens mit arterieller Druckmessung, Beatmung mit möglichst <100% O_2
- Lage der Thoraxdrainagen dokumentieren

Kritische Momente

- Vorsicht bei Fixierung der Anastomosenstabilisatoren und Einlage des koronaren Shunts, ST-Streckenanalyse beobachten und bei Torquierung des Herzens auf Druckabfälle achten. Operateur informieren
- Möglich sind auch Rhythmusstörungen
- Ein schneller Abfall der SVO_2 deutet darauf hin, dass die Torquierung des Herzens vom Patienten schlecht toleriert wird
- TEE-Monitoring der LV-Kontraktilität meist möglich

❗ **Rechtzeitig an eine Konvertierung des Verfahrens zur HLM denken.**

Besonderheiten

- Laborkontrollen:
    - Nach Einleitung (BGA, Laktat, BZ)
    - Nach Heparinisierung (ACT-Kontrolle)
    - Nach Gabe von Protamin/Beendigung der Anastomosen

Postoperatives Management

- Überwachung: Standardmonitoring auf ITS, inkl. invasiver Druckmessung, regelmäßige BGA-Kontrollen
- Engmaschige Überwachung der Drainagen
- Für ausreichende Analgesie sorgen

❗ **CAVE**
Pneumothorax, Nachblutung, SIRS.

- Thoraxröntgenkontrollen
- EKG- und Enzymverlauf

Literatur

Djaiani GN, Ali M, Heinrich L, Bruce J, Carroll J, Karski J, Cusimano RJ, Cheng D (2001) Ultra-fast-track anesthetic technique facilitates operating room extubation in patients undergoing off-pump coronary revascularization surgery. J Cardiothorac Vasc Anesth 15 (2): 152–157

Heres EK, Marquez J, Malkowski MJ, Magovern JA, Gravlee GP (1998) Minimally invasive direct coronary artery bypass: anesthetic, monitoring, and pain control considerations. J Cardiothorac Vasc Anesth 12 (4): 385

A-6.3 Aortenklappenersatz (AKE)

J. P. Braun, J. Grosse, U. Döpfmer, V. Hegmann

Checkliste

| ITN: oral | ART | ZVK (8,5 F) | PVK: 14 G | W-Matte | Cellsaver |
| DK (m. Temp.) | Schleuse (8,5 F) | | | | |

- Prämedikation: nach Standard; meistens ältere Patienten
- Folgende Befunde sollten vorliegen: EKG, Echokardiographie, Thoraxröntgenaufnahme, Lungenfunktionstest (wenn klinische Hinweise), Labor (kleines Blutbild, Gerinnung, Elektrolyte, Kreatinin, Harnstoff, kapilläre oder arterielle BGA), bei klinischem Hinweis oder Alter > 60 Jahre: extrakranielle Dopplersonographie oder Duplexsonographie

Besonderheiten

- Aortenklappenersatz mit mechanischen oder biologischen Klappen möglich. Es existieren unterschiedlichste Implantate: als Bioklappen werden zzt. vorwiegend sog. »stentless« Klappen verwendet. Eine Besonderheit ist, dass die Klappe in nächster Nähe zu den Koronarostien inseriert werden muss
- Indikationen: Aortenstenosen und -insuffizienzen. Die präoperative Kontraktilität des LV ist meistens gut bei Stenosen, jedoch häufig deutliche LV-Hypertrophie mit kleinem LV-Lumen (Druckbelastung). Bei Klappeninsuffizienz häufig Myokarddilatation, großes LV-Lumen mit/ohne Wandhypertrophie (durch Volumenbelastung), nur mäßig gute Kontraktilität
- Besonders schlecht sind Kombinationen aus AS/AI + KHK (häufig). In solchen Fällen ist nicht selten mit einer unvollständigen Kardioplegie zu rechnen
- Atemtraining sollte bereits präoperativ begonnen sein (Triflow)
- Antikoagulanzientherapie: z. B. ADP-Hemmer wie Clopidogrel sollten mindestens 5–7 Tage abgesetzt werden
- GPIIb-/-IIIa-Hemmer, ASS, NSAR, Cumarine, Heparin: auf hämostaseologische Anamnese achten

> **Bei der präoperativen Aufklärung beachten:**
> auf Gabe von Fremdblut, postoperative Intensivstation und Gefäß-/Nervenschäden hinweisen.
> In Absprache auch Verlegung auf Intermediate-Care Unit nach Post-Anesthetic-Care Unit (PACU) möglich.

Vorbereitung im OP

Material

- Periphervenöse Zugänge (14 G/16 G)
- Magill-Tubus (7,5–8,5 mm Innendurchmesser)
- ZVK 4-Lumen 8,5 F
- Katheter für arterielle Druckmessung (18 G Männer, 20 G Frauen für A. radialis)
- Schleuse (9 F Männer, 8,5 F Frauen)
- Blasenkatheter mit Temperaturmessung
- Thoraxdrainagen
- Druckaufnehmer für invasive Druckmessung, ZVD
- Steriler Tisch für Arterie und ZVK
- Externe Defi-Klebeelektroden
- Eventuell Pulmonaliskatheter bei deutlich eingeschränkter LV-Funktion
- Pacemaker (DDD oder VVI) in Bereitschaft
- Defibrillator in Bereitschaft
- Cellsaver (zunächst nur Sammelreservoir)
- TEE

Medikamente

- NaCl 0,9% 10 ml
- Atropin 0,5 mg/ml
- Midazolam 10 mg/10 ml
- Fentanyl 0,5 mg/10 ml
- Fentanylperfusor 2,5 mg/50 ml
- Etomidate 20 mg/10 ml
- Pancuronium 12 mg/12 ml oder Cis-Atracurium 20 mg/20 ml bei Niereninsuffizienz
- Cafedrin-1HCl 200 mg, Theodrenalin-HCl 10 mg (=1 Amp. Akrinor/2 ml) auf 10 ml
- 1 g Calcium/10 ml
- Heparin 25 000 IE/5 ml
- Protamin 25 000 IE auf 5 ml (vor Verwenden mit 100 ml NaCl verdünnen)
- Lidocain 1% zur Lokalanästhesie für Arterie
- Aprotinin (Trasylol) 1,5 Mio. KIE
- Dopaminperfusor 250 mg/50 ml
- Nitroglycerinperfusor 20 mg/50 ml
- Vollelektrolytlösung
- 1,5 g Cefuroxim in 100 ml

Blut und Blutprodukte

- Erythrozytenkonzentrate: 2 bei unauffälliger Anamnese und Gerinnung
- FFP-Einheiten: bei Bedarf
- Thrombozytenkonzentrate: bei Bedarf

Monitoring

- Standardmonitoring
- Invasive Druckmessung, ZVD, Temperaturmessung
- TEE (selten Pulmonaliskatheter: PAP, HZV, SvO_2)

Narkoseeinleitung – Anästhesiebeginn

- Anschluss des Monitorings
- Periphervenöser Zugang
- Infusionsbeginn, vor Einleitung mindestens 0,5 l infundieren
- Kanülierung der A. radialis an der nicht dominanten Hand in Lokalanästhesie mit Lidocain 1% (bei schlechten Verhältnissen auch A. femoralis möglich, wenn keine pAVK vorliegt, dann langen Katheter)

Einleitung

- Fentanyl 1–4 µg/kgKG
- Midazolam 0,04–0,08 mg/kgKG
- Etomidate 0,2–0,3 mg/kgKG
- Pancuronium 0,1 mg/kgKG [bei Niereninsuffizienz: Cis-Atracurium (Nimbex) 0,15 mg/kgKG]
- Warten auf Blutdruck- und Frequenzentwicklung: Gabe von Noradrenalin 5- bis 10-µg-weise, Ziel ist MAP > 60 mmHg
- Druckeinbrüche während der Induktion primär mit Noradrenalin behandeln
- Tachykardien vermeiden (hochgradige Aortenstenosen sind praktisch nicht zu reanimieren, wenn sie ins Kammerflimmern gekommen sind). Besondere Vorsicht auch bei der PAK-Anlage (Auslösen von Rhythmusstörungen)
- Nach Kreislaufstabilisierung weitere Gabe von Fentanyl bis mindestens 7–10 µg/kgKG vor Intubation (maximale Wirkung nach ca. 4 min)
- Intubation bei stabilem Kreislauf
- Fentanylperfusor auf 0,5–1 mg/h
- ZVK- und Schleusenanlage bevorzugt in die rechte V. jugularis interna in Doppelpunktion
- Anlage des Blasenkatheters
- Augenschutz
- Defi-Elektroden an Thorax
- Einführen der TEE-Sonde
- Gabe des Antibiotikums
- Anschluss des Dopaminperfusors (ca. 1,5 µg/kgKG/min) an den ZVK
- Anschluss des Nitroperfusors (0,1 µg/kgKG/min) an den ZVK (getrennte Schenkel)
- Ausgangs-BGA und Dokumentation von HZV, SvO_2, und PAP-Werten

Lagerung

- Rückenlage mit leichter Oberkörperhochlage: Sternum sollte waagerecht sein, Kopf etwas abknicken, angehobene Beine (Füße in Brusthöhe), Arme angelegt mit gesicherten Zugängen, Knie- und Fersenrolle, Kopfunterlage (Silikonring)

Narkoseführung

Beatmung

- F_IO_2: 0,5 und Luft-Sauerstoff-Gemisch
- PEEP: 5 mmHg
- Druckkontrollierte Beatmung
- Normoventilation nach BGA

Narkoseführung

- Fentanylperfusor 0,5–1,0 mg/h
- Isofluran 0,5–0,8 Vol.-% (nach Bedarf)
- Midazolam ca. alle 60 min repetieren (zurückhaltend bei älteren Patienten dosieren)
- Weitere Relaxierung nach Bedarf (vor Anschluss an Herz-Lungen-Maschine)

! **Zur Sternotomie mit der nichtoszillierenden Säge wird der Tubus kurz diskonnektiert (Gefahr der Lungenverletzung).**

Nach Sternotomie und nach Rücksprache mit dem Operateur:

- Gabe von Aprotinin – Trasylol (1,5 Mio. IE) grundsätzlich periphervenös, bei wiederholten Eingriffen vorher intrakutane Allergietestung
- Gabe von Heparin 300–400 IE/kgKG, 5 min später die ACT+ (»activated clotting time«) bestimmen. Ziel: >410 s. Eventuell ist eine Nachinjektion von Heparin notwendig. Bei Überschreiten einer Gesamtdosis von 600 IE/kgKG und noch nicht ausreichender ACT-Zeit die Gabe von AT III erwägen
- Zur Kanülierung der Aorta sollte der systolische Druck zwischen 90 und 100 mmHg liegen. Steuerung des Drucks durch Vertiefung der Narkose mit Isofluran oder Gabe von Nitro i.v.
- Nachdem die Herz-Lungen-Maschine einen Fluss von 2,5 l/m²/min erreicht hat, beenden der Beatmung in Rücksprache mit dem Operateur

Abgang von der Herz-Lungen-Maschine

- Nach Aorten-Declamping Beatmung einschalten, vorher Lunge blähen mit Blickkontakt über das Operationstuch und Rücksprache mit Operateur
- Beurteilung der Klappenfunktion und der intrakardialen Luftmenge mittels TEE, v. a. im linken Herzohr und linksventrikulär anteroseptal
- Nach Herz-Lungen-Maschinen-Abgang
- Protamin (Initialdosis + 5000 IE Protamin) langsam über mindestens 10 min periphervenös infundieren, nach der Hälfte der Dosis Operateur und Kardiotechniker informieren, damit der Sauger der Herz-Lungen-Maschine abgeschaltet wird
- Kreislauf zunächst mit Vasokonstriktoren oder Vasodilatatoren stützen, häufig peripherer Widerstandsverlust, daher Vasokonstriktoren notwendig (Noradrenalin, Bolus initial nicht über 3 µg), dann nach Wirkung dosieren, wenn sehr häufige Bolusgaben notwendig: kontinuierlich (Perfusor mit 3 oder 5 mg/50 ml) beginnend mit 0,1 µg/kgKG/min
- 5 min nach Protamingabe: ACT-Kontrolle und BGA-Kontrolle
- Tachykardien >100/min unbedingt therapieren, z. B. mit Esmolol (**CAVE**: nicht über 5 mg initial), evtl. später auf Metoprolol (Beloc, fraktionierte Gaben von 1 mg) umsteigen (**CAVE**: Blutdruckabfall), ST-Streckenanalyse beobachten, bei hämodynamisch relevanten Rhythmusstörungen zunächst Kalium normalisieren. Bei Persistenz bis 2 g Magnesiumsulfat und, wenn notwendig, Amiodaron (5 mg/kgKG i.v.) oder Lidocain (1,5 mg/kgKG i.v.). Bei tachykarden Störungen kardiovertieren (intern: 20 J, extern: 200 J initial); neu aufgetretenes Vorhofflimmern sollte nach Normalisierung des Kaliumspiegels kardiovertiert werden
- Fentanylperfusor abschalten (bis Operationsende vergehen noch ca. 30–45 min), Narkose mit volatilem Anästhetikum weiterführen
- Systolischer Blutdruck nicht über 120 mmHg
- Wenn Herzfrequenz <60/min: Indikation für Pacemaker mit Operateur besprechen; speziell Patienten mit schwerer diastolischer Funktionsstörung und AV-Überleitungsstörungen können durch AV-sequenzielle Stimulierung hämodynamisch profitieren
- Bei Low-output-Syndrom: Gabe von Volumen in Abhängigkeit von der Füllung des Herzens und der diastolischen Funktion (Absprache mit dem Operateur, **CAVE**: Rechtsherzdilatation), wenn keine rasche Stabilisierung erreicht werden kann: TEE zur Diagnostik; ggf. Gabe von Adrenalin aber einer Dosierung von 0,05 µg/kgKG/min; Gabe von Enoximone 0,5 mg/kgKG (Milrinone 0,05 mg/kgKG). Gegebenenfalls Erweiterung des hämodynamischen Monitorings durch Einschwemmen eines pulmonalarteriellen Katheters (mit kontinuierlicher gemischtvenöser Sättigungsmessung). Falls eine hämodynamische Stabilisierung nach der Gabe von Inotropika nicht erreicht werden kann, Implantation einer IABP bzw. LVAD

- Bei Entwicklung eines Low-output-Syndroms rechtzeitig einen erfahrenen Kardioanästhesisten zu Hilfe holen
- Nach Stabilisierung des Kreislaufs 2. Gabe des Antibiotikums
- Bei Gerinnungsproblemen: Hemochron Junior II >130: Nachprotaminisieren (3000–5000 IE Protamin, **CAVE**: zuviel Protamin erzeugt Gerinnungshemmung), evtl. DDAVP (Minirin) 0,3 μg/kgKG als Kurzinfusion (sinnvoll bei ASS-induzierter Gerinnungsstörung). **CAVE**: erhöhtes Risiko perioperativer Infarkte, TK können notwendig werden (möglichst vorher Minirin-Wirkung abwarten)
- Transport auf Intensivstation mindestens mit arterieller Druckmessung, Beatmung mit möglichst <100% O_2
- Lage der Thoraxdrainagen dokumentieren

Kritische Momente

- Bei AS und LV-Hypertrophie: Adrenalin *zurückhaltend* verwenden (diastolische Relaxationsstörung)! Praktisch immer ist die Therapie der Wahl die Vorlastoptimierung *(Volumen)* + Nachlastsenkung + Verbesserung der diastolischen Funktion (PDE III-Hemmer), Monitoring mittels TEE äußerst sinnvoll
- Bei AI: Adrenalin kann primär wegen bekannter schlechter Kontraktilität notwendig werden. Hier kann es hilfreich sein, Enoximon bereits während HLM zu geben
- Liegen keine begleitenden Koronarstenosen vor, kann ein MAD von 50–60 mmHg toleriert werden

Besonderheiten

- Laborkontrollen:
  - Nach Einleitung (BGA, Laktat, Blutzucker)
  - Nach Heparinisierung (ACT-Kontrolle)
  - Nach Herz-Lungen-Maschinen-Abgang (BGA, Laktat, Blutzucker, ACT+)
- Bei PAK: HZV-Messung nach Einleitung, nach Herz-Lungen-Maschinen-Abgang und nach Thoraxverschluss
- TEE: Beurteilung der linksventrikulären Funktion und Klappenkompetenz, Ausschluss relevanter subvalvulärer Stenose
- Vorsicht vor zuviel Volumen, v. a. bei Linksherzinsuffizienz. Dies kann zur Dilatation des Vorhofs und des Ventrikels führen mit konsekutiven Rhythmusstörungen (Verlust des Sinusrhythmus) und/oder AV-Klappeninsuffizienzen

> **MAT**: Cellsaver einsetzen und Blut waschen, wenn
> a) in der HLM die Restmenge zu groß zur raschen Retransfusion ist,
> b) jegliche Restheparinisierung vermieden werden soll.

- Pacemaker-Elektroden wären generell wünschenswert als sequenzielles Vorhof-Kammer-Pacing. Sie erübrigen sich bei vorbestehendem Vorhofflimmern. Der Pacemaker sollte intraoperativ überprüft werden
- Patienten mit präoperativer LVEF <30% oder LVEDP ≥20 erhalten einen Pulmonaliskatheter (PAK). Ein konventioneller PAK zur Bolus-HZV-Messung kann ausreichen, ansonsten gilt die Priorität: kontinuierliches SvO_2 ist wichtiger als kontinuierliches HZV
- Patienten mit bekanntem Low-output-Syndrom und/oder pulmonalem Hochdruck können von Enoximon bereits zum Ende der HLM profitieren (0,5 mg/kgKG). Bei solchen Patienten unbedingt mindestens Adrenalin in der Verdünnung 1 mg/100 ml bereithalten, wenn möglich bereits einen Perfusor (3 mg/50 ml). Diese Konzentration ermöglicht bei üblicher Dosierung noch eine ausreichend hohe Flussrate des Medikamentes durch den Perfusor (>3 ml/h)

Postoperatives Management

- Überwachung: Standardmonitoring auf ITS, inkl. invasiver Druckmessung, regelmäßige BGA-Kontrollen
- Engmaschige Überwachung der Drainagen

> **CAVE**
> Pneumothorax, SIRS, Nachblutung.

- Thoraxröntgenkontrollen
- EKG- und Enzymverlauf

A-6.4 Mitralklappenrekonstruktion/-ersatz (MKR/MKE)

J. P. Braun, J. Grosse, U. Döpfmer, V. Hegmann

Checkliste

| ITN: oral | ART | ZVK (8,5 F) | PVK: 14 G | W-Matte | Cellsaver |
| DK (m. Temp.) | Schleuse (8,5 F) | PAK | | | |

- Prämedikation: nach Standard; meistens ältere Patienten
- Folgende Befunde sollten vorliegen: EKG, Echokardiographie, Thoraxröntgenaufnahme, Lungenfunktionstest (wenn klinische Hinweise), Labor (kleines Blutbild, Gerinnung, Elektrolyte, Kreatinin, Harnstoff, kapilläre oder arterielle BGA), bei klinischem Hinweis oder Alter >60 Jahre: extrakranielle Dopplersonographie oder Duplexsonographie

Besonderheiten

- Mitralklappenrekonstruktion mit unterschiedlichen Techniken
- Klappenersatz durch mechanisches oder biologisches Implantat
- Indikationen: Mitralstenosen (MS) und -insuffizienzen (MI). Bei Klappeninsuffizienz häufig Myokarddilatation, großes LV-Lumen ohne Wandhypertrophie, mäßig gute Kontraktilität, die LVEF wegen Regurgitation nicht korrekt abschätzbar, häufig nicht kardiovertierbare absolute Arrhythmie
- Tachykardien sollten vermieden werden, v. a. bei Mitralstenosen wegen der schlechten diastolischen Füllung des LV
- Atemtraining sollte bereits präoperativ begonnen sein (Triflow)
- Antikoagulanzientherapie: z. B. ADP-Hemmer wie Clopidogrel sollten, sofern es das koronare Risiko erlaubt, 5–7 Tage präoperativ abgesetzt werden
- ASS, Cumarine, niedermolekulares Heparin: auf hämostaseologische Anamnese achten, bei positiver Blutungsanamnese hämostaseologisches Konsil
- kurz wirksame GPIIb/IIIa-Hemmer wie Tirofiban und Eptifibatid erfordern in der Regel keine Transfusion von Thrombozyten

! Bei der präoperativen Aufklärung beachten: auf Gabe von Fremdblut, postoperative Intensivstation und Gefäß-/Nervenschäden hinweisen. In der Regel intensivstationärer Aufenthalt nötig. In Absprache auch Verlegung auf Intermediate-Care Unit nach Post-Anesthetic-Care Unit (PACU) möglich.

Vorbereitung im OP

Material

- Periphervenöse Zugänge (14 G/16 G)
- Magill-Tubus (7,5–8,5 mm Innendurchmesser)
- ZVK 4-Lumen 8,5 F
- Katheter für arterielle Druckmessung (18 G Männer, 20 G Frauen für A. radialis)
- Schleuse (9 F Männer, 8,5 F Frauen)
- Blasenkatheter mit Temperaturmessung
- Thoraxdrainagen
- Druckaufnehmer für invasive Druckmessung, ZVD
- Steriler Tisch für Arterie und ZVK
- Externe Defi-Klebeelektroden bei Wiederholungseingriff, rhythmusinstabilen Patienten oder EF <30%
- Pulmonaliskatheter
- Pacemaker (DDD oder VVI) in Bereitschaft
- Defibrillator in Bereitschaft
- Cellsaver (zunächst nur Sammelreservoir)
- TEE

Medikamente

- NaCl 0,9% 10 ml
- Atropin 0,5 mg/ml
- Midazolam 10 mg/10 ml
- Fentanyl 0,5 mg/10 ml
- Fentanylperfusor 2,5 mg/50 ml
- Etomidate 20 mg/10 ml
- Pancuronium 12 mg/12 ml oder Cis-Atracurium 20 mg/20 ml bei Niereninsuffizienz
- Cafedrin-1HCl 200 mg, Theodrenalin-HCl 10 mg (=1 Amp. Akrinor) auf 10 ml
- 1 g Calcium/10 ml
- Heparin 25 000 IE/5 ml
- Protamin 25 000 IE auf 5 ml (vor Verwendung mit 100 ml NaCl verdünnen)
- Lidocain 1% zur Lokalanästhesie für Arterie
- Aprotinin (Trasylol) 1,5 Mio. KIE
- Dopaminperfusor 250 mg/50 ml
- Nitroglycerinperfusor 20 mg/50 ml
- Vollelektrolytlösung
- 1,5 g Cefuroxim in 100 ml

Blut und Blutprodukte

- Erythrozytenkonzentrate: 2 bei unauffälliger Anamnese und Gerinnung
- FFP-Einheiten: bei Bedarf
- Thrombozytenkonzentrate: bei Bedarf

Monitoring

- Standardmonitoring
- Invasive Druckmessung, ZVD, Temperaturmessung
- TEE (Pulmonaliskatheter: PAP, HZV, SvO_2)

Narkoseeinleitung – Anästhesiebeginn

- Anschluss des Monitorings
- Periphervenöser Zugang
- Infusionsbeginn
- Kanülierung der A. radialis an der nicht dominanten Hand in Lokalanästhesie mit Lidocain 1% (bei schlechten Verhältnissen auch A. femoralis möglich, wenn keine pAVK vorliegt, dann langen Katheter)

Einleitung

- Fentanyl 1–4 µg/kgKG
- Midazolam 0,02–0,04 mg/kgKG
- Etomidate 0,2–0,3 mg/kgKG
- Pancuronium 0,1 mg/kgKG (bei Niereninsuffizienz: Cis-Atracurium 0,15 mg/kgKG)
- Warten auf Blutdruck- und Frequenzentwicklung: Gabe von Akrinorverdünnung 2-ml-weise, Ziel ist MAP > 60 mmHg
- Bei Mitralstenose Tachykardien vermeiden, bei MI Bradykardien vermeiden
- Nach Kreislaufstabilisierung weitere Gabe von Fentanyl bis mindestens 7–10 µg/kgKG vor Intubation (maximale Wirkung nach ca. 4 min)
- Fentanylperfusor auf 0,5–1 mg/h

- ZVK- und Schleusenanlage bevorzugt in die rechte V. jugularis interna als Doppelpunktion
- Anlage des Blasenkatheters
- Augenschutz
- Einführen der TEE-Sonde
- Gabe des Antibiotikums
- Anschluss des Dopaminperfusors (Dosierung nach Kreislaufsituation) an den ZVK
- Anschluss des Nitroperfusors (Dosierung nach Kreislaufsituation) an den ZVK (getrennte Schenkel)
- Ausgangs-BGA und Dokumentation von HZV, SvO_2, und PAP-Werten

Lagerung

- Rückenlage mit leichter Oberkörperhochlage: Sternum sollte waagerecht sein, Kopf etwas abknicken, angehobene Beine (Füße in Brusthöhe), Arme angelegt mit gesicherten Zugängen, Knie- und Fersenrolle, Kopfunterlage (Silikonring)

Narkoseführung

Beatmung

- F_IO_2: 0,5 und Luft-Sauerstoff-Gemisch
- PEEP: 5 mmHg
- Druckkontrollierte Beatmung
- Normoventilation nach BGA

Narkoseführung

- Fentanylperfusor 0,5–1,0 mg/h
- Isofluran 0,5–1,5 Vol.-% (nach Bedarf)

- Midazolam während des Anschlusses an die HLM repetieren, falls der Einsatz von volatilen Anästhetika nicht möglich ist (Repetitionsdosen von 0,02–0,04 mg/kgKG alle 30–60 min
- Weitere Relaxierung nach Bedarf (vor Anschluss an HLM)

❗ Zur Sternotomie mit der nichtoszillierenden Säge wird der Tubus kurz diskonnektiert (Gefahr der Lungenverletzung).

Nach Sternotomie und nach Rücksprache mit dem Operateur:
- Gabe von Aprotinin – Trasylol (1,5 Mio. IE) grundsätzlich periphervenös, bei Wiederholungseingriffen vorher intrakutane Allergietestung
- Gabe von Heparin 300–400 IE/kgKG, 5 min später die ACT+ bestimmen. Ziel: >410 s. Eventuell ist eine Nachinjektion von Heparin notwendig. Bei Überschreiten einer Gesamtdosis von 600 IE/kgKG und noch nicht ausreichender ACT-Zeit die Gabe von AT III erwägen
- Bis zum Anschluss an die HLM sollte der Blutdruck systolisch 100–110 mmHg nicht überschreiten
- Zur Kanülierung der Aorta sollte der systolische Druck zwischen 90 und 100 mmHg liegen. Steuerung des Drucks durch Vertiefung der Narkose mit Isofluran oder Gabe von Nitro i.v.
- Nachdem die HLM einen Fluss von 2,5 l/m^2/min erreicht hat, beenden der Beatmung in Rücksprache mit dem Operateur

Kritische Momente

Abgang von der Herz-Lungen-Maschine

- Nach Aorten-Declamping Beatmung einschalten, vorher Lunge blähen mit Blickkontakt über das Operationstuch und Rücksprache mit Operateur
- Beurteilung der Klappenfunktion und der intrakardialen Restluftmenge mittels TEE
- Nach HML-Abgang: Protamin (Initialdosis: Heparindosis + 5000 IE) langsam über mindestens 10 min periphervenös infundieren, nach der Hälfte der Dosis Operateur und Kardiotechniker informieren, damit der Sauger der HLM abgeschaltet wird
- Kreislauf zunächst mit Dopamin und Nitro stützen, gelegentlich Low-output-Syndrom, daher Katecholamine notwendig (Adrenalinbolus initial nicht über 5 μg), dann nach Wirkung dosieren, wenn sehr häufige Bolusgaben notwendig: kontinuierlich (Perfusor mit 3 oder 5 mg/50 ml) beginnend mit 0,05–0,1 mg/kgKG/min
- Tachykardien >130/min unbedingt therapieren, z.B. mit Esmolol (**CAVE**: nicht über 5 mg initial), evtl. später auf Metoprolol (fraktionierte Gaben von 1 mg) umsteigen (**CAVE**: Blutdruckabfall), ST-Streckenanalyse beobachten, bei hämodynamisch relevanten Rhythmusstörungen zunächst Kalium normalisieren. Bei Persistenz bis 2 g Magnesiumsulfat und, wenn notwendig, Amiodaron (5 mg/kgKG i.v.) oder Lidocain (1,5 mg/kgKG i.v.). Bei tachykarden Störungen kardiovertieren (intern: 20 J, extern: 200 J initial); neu aufgetretenes Vorhofflimmern sollte nach Normalisierung des Kaliumspiegels kardiovertiert werden
- Fentanylperfusor abschalten (bis Operationsende vergehen noch ca. 30–45 min), Narkose mit volatilem Anästhetikum fortführen
- Systolischer Blutdruck nicht über 120 mmHg
- Liegen keine begleitenden Koronarstenosen vor, sollte ein MAD von 50–60 mmHg toleriert werden können
- Wenn Herzfrequenz <70, Indikation für Pacemaker mit Operateur besprechen
- Nach Stabilisierung des Kreislaufs: 2. Gabe des Antibiotikums
- Bei Gerinnungsproblemen: Hemochron Junior II >130: Nachprotaminisieren (3000–5000 IE Protamin, **CAVE**: zuviel Protamin erzeugt Gerinnungshemmung), evtl. DDAVP (Minirin) 0,3 μg/kgKG als Kurzinfusion (sinnvoll bei ASS-induzierter Gerinnungsstörung). TK können notwendig werden
- Transport auf Intensivstation mindestens mit arterieller Druckmessung, Beatmung mit möglichst <100% O$_2$
- Vorsicht bei der Gabe von Volumen. Der große LV bei MI verleitet zur leichtfertigen Volumengabe, um die notwendige Vorlast zu erhalten. Zuviel Volumen kann zur Rechtsherzdekompensation führen. Eine langbestehende MI führt häufig zu pulmonalem Hypertonus und somit zur Nachlasterhöhung für den rechten Ventrikel (RV). Daher bei Bedarf einen pulmonal gut wirksamen Vasodilatator einsetzen, nötigenfalls kann auf einen Phosphodiesterasehemmer zurückgegriffen werden: im OP fraktioniert als Bolus: z.B. Enoximon 0,3–0,5 mg/kgKG. Häufig muss bei Einsatz von PDE-III-Hemmern später der

- periphere Widerstandsverlust durch geringe Noradrenalingaben (ca. 0,05 µg/kgKG/min) ausgeglichen werden
- Bei MI kann Adrenalin primär bei bekannter schlechter Kontraktilität notwendig werden. Bei schlechter Kontraktilität kann es hilfreich sein, Enoximon bereits zum Ende der HLM zu geben

> Es ist besser, bei schwierigen Verhältnissen zunächst mit niedriger, aber stabiler, kontinuierlicher Adrenalininfusion (Perfusor) von der HLM abzugehen, um einen ausreichenden Perfusionsdruck zu erhalten, und diese dann noch im OP auszuschleichen, als zunächst mit Dopamin einen zu niedrigen Perfusionsdruck unzureichend zu therapieren. Sollte Adrenalin eingesetzt werden, muss immer das Ziel sein, durch konsequente Volumentitration und Vasopressor-/Vasodilatanzientherapie so schnell wie möglich eine Reduktion zu erreichen. Besonders ungünstig ist die negative Lusitropie des Adrenalins bei hypertrophiertem Myokard.

Besonderheiten

- Laborkontrollen:
  - Nach Einleitung (BGA, Laktat, BZ)
  - Nach Heparinisierung (ACT-Kontrolle)
  - Nach HLM-Abgang (BGA, Laktat, BZ, ACT+)
- Bei PAK: HZV-Messung nach Einleitung, nach HLM-Abgang und nach Thoraxverschluss
- Beurteilung der linksventrikulären Funktion und Klappenkompetenz mittels TEE

> MAT: Cellsaver einsetzen und Blut waschen, wenn
> a) in der HLM die Restmenge zu groß zur raschen Retransfusion ist,
> b) jegliche Restheparinisierung vermieden werden soll.

- Epikardiale Pacemaker-Elektroden sind notwendig bevorzugt als sequenzielles Vorhof-Kammer-Pacing. Sie erübrigen sich bei vorbestehendem Vorhofflimmern. Der Pacemaker sollte intraoperativ überprüft werden
- TEE: Neben den üblichen echokardiographischen Befunden: Dokumentation des Operationsergebnisses, Frage nach MI, paravalvulären Leckagen, transvalvulärem Druckgradienten, Öffnungsbewegung der Klappensegel und intrakavitärer Luft
- Patienten mit präoperativer LVEF < 30% oder LVEDP ≥ 20 erhalten einen Pulmonaliskatheter (PAK). Ein konventioneller PAK zur Bolus-HZV-Messung kann ausreichen, ansonsten gilt die Priorität: kontinuierliches SvO_2 ist wichtiger als kontinuierliches HZV. Das HZV (mit berechnetem SVR und CI) ist nach Einleitung, nach HLM-Abgang und nach Thoraxverschluss zu dokumentieren
- Patienten mit bekanntem Low-output-Syndrom und/oder pulmonalem Hochdruck können von Enoximon bereits während der HLM profitieren (0,5 mg/kgKG). Bei solchen Patienten unbedingt mindestens Adrenalin in der Verdünnung 1 mg/100 ml bereithalten, wenn möglich bereits einen Perfusor (3 mg/50 ml). Diese Konzentration ermöglicht bei üblicher Dosierung noch eine ausreichend hohe Flussrate des Medikamentes durch den Perfusor (>3 ml/h)

Postoperatives Management

- Überwachung: Standardmonitoring auf ITS, inkl. invasiver Druckmessung, regelmäßige BGA-Kontrollen,
- Engmaschige Überwachung der Drainagen

> **CAVE**
> Pneumothorax, SIRS, Nachblutung.

- Thoraxröntgenkontrollen
- EKG- und Enzymverlauf

A-6.5 Kinderherzchirurgische Eingriffe

J. P. Braun, J. Grosse, U. Döpfmer, V. Hegmann

Checkliste

| ITN: nasal | ART | ZVK | PVK | W-Matte | Cellsaver |
| DK | MS | TEMP | | | |

- Prämedikation: nach Standard, Kinder unter 6 Monaten erhalten in der Regel keine medikamentöse Prämedikation. Kinder über 6 Monate erhalten Midazolam 0,5 mg/kgKG oral 45 min vor Transport in den OP
- Prämedikationsvisite:
    - Pathologische Anatomie und Pathophysiologie des Herzfehlers anhand von Echokardiographiebefunden und evtl. Herzkatheterbefunden
    - Thoraxröntgenaufnahme
    - Laborwerte (Hb, Hkt, Elektrolyte, Gerinnung, HST, Kreatinin)
    - Blutgasanalysen
    - SpO_2: im Verlauf und bei Belastung
    - Klinik (Status und persönlicher Eindruck vom Kind, Erfassung der zu erwartenden Punktionsverhältnisse)
    - Art des herzchirurgischen Eingriffs

Besonderheiten

Eingriffe ohne HLM:
- Ductus arteriosus ligatur
- Pulmonalarterien (PA)-Banding
- Glenn-OP
- Eingriffe im Katheterlabor

Vorbereitung im OP

Material

- ▶ Periphervenöse Zugänge (20–24 G)
- ▶ Magill-Tubus: je nach Alter des Kindes
- ▶ ZVK 3-Lumen 5,5 F (ab 3 kgKG)
- ▶ Katheter für arterielle Druckmessung (24 G für A. radialis)
- ▶ Blasenkatheter je nach Größe des Kindes
- ▶ Magensonde
- ▶ Druckaufnehmer für invasive Druckmessung, ZVD
- ▶ Steriler Tisch für Arterie und ZVK
- ▶ Thoraxdrainagen
- ▶ Pacemaker (DDD oder VVI) in Bereitschaft
- ▶ Defibrillator in Bereitschaft
- ▶ Cellsaver (zunächst nur Sammelreservoir)
- ▶ TEE mit pädiatrischer Sonde ab 3 kgKG
- ▶ Isolationsmaterial, um Auskühlung zu verhindern (Kopfmütze, Arm- und Beinstulpen)

Medikamente

- Bei Bedarf Medikamente in Insulinspritzen aufziehen
- NaCl 0,9% 10 ml
- Atropin 0,5 mg/ml
- Midazolam 5 mg/5 ml
- Sufentanil 0,25 mg/50 ml
- Etomidate 20 mg/10 ml
- Pancuronium 5 mg/5 ml
- Cafedrin-1HCl 200 mg, Theodrenalin-HCl 10 mg (= 1 Amp. Akrinor) auf 10 ml
- 1 g Calcium/10 ml
- Heparin 25 000 IE/5 ml
- Protamin 25 000 IE auf 5 ml (vor Verwendung mit 100 ml NaCl verdünnen)
- Dopaminperfusor 50 mg/50 ml
- Nitroglycerinperfusor 4 mg/50 ml
- Vollelektrolytlösung; HD 5%
- Cefuroxim (z. B. Zinacef) 30 mg/kgKG

Blut und Blutprodukte

- Erythrozytenkonzentrate: 2 bei unauffälliger Anamnese und Gerinnung
- FFP-Einheiten: 1
- Thrombozytenkonzentrate: evtl. 1 auf Abruf

Monitoring

- Standardmonitoring, Pulsoxymetrie an der oberen und unteren Extremität (prä- und postduktal)
- Invasive Druckmessung, ZVD, Temperaturmessung
- TEE

Narkoseeinleitung – Anästhesiebeginn

- Anschluss des Monitorings
- Einleitung der Narkose als Maskennarkose mit Sevofluran
- Wenn Narkose ausreichend tief ist, Legen eines periphervenösen Zugangs (24 G)

Einleitung

- Wenn Zugang liegt: Supplementierung der Narkose mit
  - Dormicum 0,2–0,4 mg/kgKG
  - Sufentanil-Bolus ca. 1–2 µg/kgKG
  - Pancuronium 0,1 mg/kgKG
- Intubation (Tubus nasal); bis zum 6. Lebensjahr
- Sufentanilperfusor auf ca. 1,0–4,0 µg/kgKG/h
- ZVK-Anlage (unter 3,0 kgKG 4,0-F-; ab 3,0 kgKG 5,5-F-Katheter)
- Punktion der Arterie: bevorzugt die A. radialis 24 G/22 G
- Anlage des Blasenkatheters
- Einführen der Magensonde
- Gabe des Antibiotikums
- Augenschutz
- Anschluss des Dopaminperfusors (ca. 1,5 µg/kgKG/min) an den ZVK
- Anschluss des Nitroperfusors (0,1–0,5 µg/kgKG/min) an den ZVK (getrennte Schenkel)
- Ausgangs-BGA
- Temperatursonde rektal; bei Kreislaufstillstand 2 Temperatursonden: ösophageal und rektal
- Auf gute Wärmeisolierung achten: Arm- und Beinstulpen, Kopfbedeckung

Lagerung

- Rückenlage mit leichter Oberkörperhochlage: Sternum sollte waagerecht sein, Kopf etwas abknicken, Rolle unter Schulterblätter, Arme mit gesicherten Zugängen angelegt, bei Säuglingen neben dem Kopf, Kopfunterlage (Silikonring)

Narkoseführung

Beatmung

- Druckkontrollierte Beatmung
- F_IO_2: so niedrig wie möglich
- PEEP: 3 cm H_2O
- Obere inspiratorische Druckgrenze: maximal 20 cm H_2O
- Beatmungsfrequenz adaptieren an Ergebnis der BGA: Ziel: p_aCO_2 im Normbereich (Kapnometrie ist gelegentlich nur bedingt aussagekräftig)

Narkoseführung

– Sufentanil 1–3 µg/kgKG/h
– Sevofluran nach Bedarf und Kreislaufsituation
– Midazolam erneuter Bolus vor Anschluss an die Herz-Lungen-Maschine
– Weitere Relaxierung nach Bedarf (vor Anschluss an HLM)

> ⚠ Zur Sternotomie mit der Schere (bei Säuglingen, älteren Kindern mit der nichtoszillierenden Säge) wird der Tubus kurz diskonnektiert (Gefahr der Lungenverletzung).

Nach Sternotomie und nach Rücksprache mit dem Operateur:

– Gabe von Heparin 400 IE/kgKG, 5 min später die ACT+ bestimmen. Ziel: >410 s. Eventuell ist eine Nachinjektion von Heparin notwendig. Bei Überschreiten einer Gesamtdosis von 600 IE/kgKG und noch nicht ausreichender ACT die Gabe von AT III erwägen
– Nachdem die HLM einen Fluss von 2,5 l/m^2/min erreicht hat, Beenden der Beatmung in Rücksprache mit dem Operateur
– Nach Ansage des Operateurs Anschluss der Kardioplegie (steriles Infusionssystem wird vom Operateur angereicht)
– Gabe der kardioplegischen Lösung (nach Brettschneider 4°C) 20 mg/kgKG; ab ca. 15 kg Körpergewicht Blutkardioplegie möglich
– Nach Aorten-Declamping: Beatmung einschalten, vorher Lunge blähen mit Blickkontakt über das Operationstuch und Rücksprache mit Operateur
– Bei Kindern über 3 kgKG zum HLM-Abgang TEE mit spezieller Kindersonde
– Zum Abgang Stützen des Kreislaufs mit Dopamin oder Dobutamin kontinuierlich nach Bedarf
– Phosphodiesterasehemmer und Nitro bereithalten; Gabe nach Bedarf: s. einzelne Vitien
– Antagonisierung des Heparins mit Protamin langsam periphervenös (Dosis richtet sich nach Heparinmenge: 1:1)
– Bei Shuntvitien: nach HLM-Abgang evtl. arterielle und venöse BGA zur Shuntberechnung
– Pacer immer in Bereitschaft halten
– Flüssigkeitstherapie: insgesamt sehr restriktiv: bei den meisten Eingriffen bekommen die Kinder durch das Primingvolumen der Herz-Lungen-Maschine und durch die Perfusoren genug Volumen zugeführt
– Bei Gerinnungsstörungen: Gabe von FFP
– Wiederholte Blutgaskontrollen und bei Bedarf Gabe von Erythrozytenkonzentraten
– Mögliche Indikationen für Thrombozyten: Diffuse Blutung aus dem Operationsgebiet, lange HLM-Zeit (>2 h) oder Eingriffe in Hypothermie
– Nach Stabilisierung des Kreislaufs: 2. Gabe des Antibiotikums
– Vor Verlegung auf die Intensivstation ist eine Temperatur von ca. 37°C anzustreben
– Verlegung des Kindes unter vollem Monitoring auf die Intensivstation
– Vorteilhaft ist es, schon während der Operation die Perfusoren (v. a. mit den Katecholaminen und Nitro) an einem fahrbaren Infusionsständer zu befestigen, sodass diese vor der Verlegung auf die Intensivstation nicht in ihrer Höhe verändert werden müssen (Förderrate des Perfusors abhängig vom hydrostatischen Druck)

Vitienbezogene Besonderheiten

In diesem Abschnitt häufig verwendete Abkürzungen:

PA	Pulmonalarterie
PV	Pulmonalvene
RV	Rechter Ventrikel
SVC	Obere Hohlvene
IVC	Untere Hohlvene
RA	Rechtes Atrium bzw. Vorhof
LA	Linkes Atrium bzw. Vorhof
R-L-Shunt	Rechts-links-Shunt
RVOT	Rechtsventrikulärer Ausflusstrakt
ASD	Atrialer Septumdefekt
VSD	Ventrikulärer Septumdefekt
PFO	Persistierendes Foramen ovale

Atrioventrikulärer (AV)-Kanal

Anatomie

– Defekt des atrialen und ventrikulären Septums
– In direkter Nachbarschaft zur AV-Klappe, wobei diese selbst unvollständig ausgebildet ist und eine biventrikuläre Klappe darstellt
– Der AV-Klappendefekt kann hierbei inkomplett (anteriores Mitralsegel ist noch zusammenhängend) oder komplett (anteriores Mitralsegel ist komplett in superioren und inferioren Teil getrennt) sein
– Einteilung nach Rastelli

AV-Kanaldefekte sind häufig mit anderen kardialen Defekten vergesellschaftet und treten besonders häufig bei der Trisomie 21 auf

Pathophysiologie

- Es besteht ein Links-rechts-Shunt mit $Q_P:Q_S$ von 3:1
- Je später die Operation, desto höher die Wahrscheinlichkeit, dass sich ein pulmonaler Hypertonus entwickelt
- Arterielle O_2-Sättigung normal; venöse Sättigung ist mit 80% und mehr erhöht
- Durch die starke Volumenbelastung bildet sich eine rechtsventrikuläre Hypertrophie aus
- Es besteht zudem eine AV-Klappeninsuffizienz, die bei steigender Herzinsuffizienz und Bradykardie zunimmt

Chirurgisches Vorgehen

- Palliativ ist ein pulmonalarterielles (PA)-Banding möglich, wenn eine Korrekturoperation nicht durchgeführt werden kann
- Idealerweise wird aber frühzeitig anatomisch korrigiert unter HLM: Verschluss des Septumdefektes mit Patch
- Bei kompletten AV-Kanaldefekten ist es zudem nötig, die Mitralklappe mit einem Patch zu versorgen

Anästhesiologische Besonderheiten

> **CAVE**
> Luft im Infusionssystem!

> **CAVE**
> Bei Narkoseeinleitung: bei extremen SVR ↓ ist Shuntumkehr (R–L) möglich, was zum Abfall der arteriellen O_2-Sättigung führt.

- Bradykardie unbedingt wegen der hochgradigen AV-Klappeninsuffizienz vermeiden
- Zum Abgang von HLM sollte DDD-Pacing ermöglicht werden, da häufig post operationem ein AV-Block vorliegt
- Dopplerkontrolle (TEE) der AV-Klappenfunktion erfolgt im OP, um eventuelle Nachkorrekturen der Klappen sofort zu ermöglichen
- Oftmals ist die Unterstützung des Herzens mit Inotropika notwendig (Katecholamine oder PDE-III-Hemmer)

Hypoplastisches Linksherzsyndrom

Anatomie

- Hypo-/aplastischer linker Ventrikel mit Mitralklappenhypo-/aplasie und hypoplastischem Aortenbogen
- Häufig in Ausprägung eines »Double-outlet right ventricle« oder eines kompletten AV-Kanals (s. AV-Kanal)

Pathophysiologie

- Pulmonalvenöses (PV)-Blut gelangt über ASD, Foramen ovale oder PV-Fehlmündung ins rechte Atrium, die AV-Klappe, in den rechten (System-) Ventrikel, die PA-Klappe, in den Truncus pulmonalis, in die rechte und linke PA und über den persistierenden Botalli-Ductus in die Aorta
  - 1. orthograd in Aorta descendens
  - 2. retrograd in hypoplastische Aorta ascendens
- Arterielle O_2-Sättigung ist abhängig von $Q_P:Q_S$; ideal ist $Q_P:Q_S=1$, O_2-Sättigung 80±5%
- Je höher die O_2-Sättigung, desto schlechter die Blutversorgung des Körpers

Chirurgisches Vorgehen

- Wenn kein ASD bei Geburt vorhanden: Notfallintervention über Herzkatheter: Einreißen des Vorhofseptums (Rashkind Manöver)
- Norwood-Prozedur in 3 Schritten:
  - Norwood I: in den ersten Lebenstagen Schaffung eines Neo-Aortenbogens in hypothermen Kreislaufstillstand aus Patch und Truncus pulmonalis
    Trennung der Pulmonalarterien (PA) vom Truncus pulmonalis und palliative Blutversorgung der PA über Gefäßrohrprothese (4,0 mm) meist aus der rechten A. subclavia [Blalock-Taussig (BT)-Shunt = R-L-Shunt] oder der Aorta direkt
  - Norwood II (Hemifontan oder bidirektionale Glenn-Operation)
    Ideal 4 Monate nach der Geburt
    Gelingt meist ohne HLM
    Trennung der oberen Hohlvene (SVC) vom rechten Atrium und Anastomosierung mit rechter Pulmonalarterie (PA)
    Ligatur der V. azygos und Entfernung des aortopulmonalen Shunts

- Norwood III oder Operation nach Fontan
  Meist im Kleinkindalter
- Je nach Technik mit oder ohne HLM
  Untere Hohlvene (IVC) wird vom rechten
  Atrium (RA) getrennt und ebenfalls mit rechter
  PA anastomosiert
- Meist wird eine kleine Rechts-links-Shuntmöglichkeit zwischen ICV und RA vorübergehend belassen (Shunt ↑ wenn PVR ↑)
- Operation ist möglich über intrakardialen »baffle« oder über extrakardialen (Prothesen)-Conduit

Anästhesiologische Besonderheiten

Zu Norwood I:
- Inotrope Unterstützung für Systemventrikel, um genügend HZV für parallel geschalteten Lungen- und Körperkreislauf aufzubringen (Katecholamine und/oder PDE-III-Hemmer)
- Ideal: O_2-Sättigung (%) = systemischer Blutdruck (mmHg) = 80; p_aO_2 = 40 mmHg; p_aCO_2 = 40 mmHg
- Wenn O_2-Sättigung fällt, ist meist das HZV zu niedrig; seltener: BT-Shunt hat zu hohe Resistance oder PVR ↑ (sehr selten)
- Wenn O_2-Sättigung steigt, ist PVR zu niedrig bzw. SVR zu hoch
- Therapie: Nachlastsenkung (z.B. α-Blocker, Phosphodiesterasehemmer) und/oder PEEP-Beatmung oder inspiratorisch CO_2-Beimischung (eher selten notwendig)
- **CAVE:** Blutdruck muss ausreichend sein, um Widerstand der Aorta ascendens zu überwinden (kritische Koronarperfusion)

Zu bidirektionalem Glenn (Norwood II):
- Venöses Blut der oberen Körperhälfte fließt passiv durch die Lunge
- Venöses Blut der unteren Körperhälfte fließt in das Herz (R-L-Shunt)
- Voraussetzung für Oxygenierung: PVR fällt: deshalb ZVK in Jugularvene legen; Möglichkeit, Vasodilatatoren in die PA zu applizieren
- Wenn nötig, Katecholamine über untere Körperhälfte
- Vermeiden langer Phasen von hohen intrathorakalen Drücken (I:E = 1:3 oder 1:4)
- Auf Normoventilation achten: Hyperventilation vermeiden, da sonst CBF fällt Hypoventilation vermeiden, da sonst PVR steigt und HZV fällt
- Ideal: schnelle Extubation eines ruhigen und entspannten Kindes

Zu Fontan-Operation (Norwood III):
- Vollständig passiver venöser Fluss des Blutes durch die Lunge (ZVD = PAD ~ 18)
- Daher PVR niedrig halten: I:E = 1:4 oder 1:5
- Frühe Extubation des ruhigen, entspannten und analgesierten Kindes
- **CAVE:** postoperativ hohe Eiweiß- und Volumenverluste, weil ZVD im Abdomen und im Thorax steigt (Aszites und Pleuraergüsse); daher ist es wichtig, für ausreichend intravasales Volumen zu sorgen
- Häufig FFP-Gaben notwendig
- Kinder fühlen sich in den ersten Wochen post operationem meist krank
- Wichtig: Sonographische Kontrollen von Leber, Abdomen, Thorax und Herz

Truncus arteriosus

Anatomie

- Gemeinsamer Stamm der Aorta ascendens und des Truncus pulmonalis mit gemeinsamer Taschenklappe, die meist rechtsführend über einen membranösen Ventrikelseptumdefekt reitet
- Nach der Lokalisation des Abgangs der linken und rechten Pulmonalarterien aus dem Truncus arteriosus richtet sich die Nomenklatur (nach Collet u. Edwards oder van Praagh)
- Der Truncus ist häufig mit anderen kardiovaskulären Anomalien vergesellschaftet sowie mit dem DiGeorge-Syndrom (Thymus und Parathyreoidea-Aplasie/-Hypoplasie)

Pathophysiologie

- Das Herz pumpt mischoxygeniertes Blut aus dem rechten und linken Ventrikel über ein Gefäß in den Körper- und Pulmonalkreislauf
- Je später die Korrektur durchgeführt wird, desto größer ist die Gefahr, einen pulmonalen Hypertonus zu entwickeln

Chirurgie

- Operation immer mit HLM
- Verschluss des Ventrikelseptumdefektes mit Patch; die trunkale Klappe wird dem linken Ventrikel zugeordnet
- Trennung der Pulmonalarterien aus dem Truncus und Verschluss der Abgangsstelle mit einem Patch
- Einsetzen eines klappentragenden Homografts im rechtsventrikulären Ausflusstrakt (RVOT) und Anastomosierung mit Pulmonalarterien

Anästhesiologische Besonderheiten

- Bei Anästhesieeinleitung auf ST-Veränderungen achten
- **CAVE:** bei unkontrolliertem Verlust des SVR Zunahme des R-L-Shunts und Verlust der O_2-Sättigung
- Auf Normoventilation achten
- Bei pulmonalem Hypertonus kann es post operationem zur Rechtsherzbelastung kommen
- Post operationem sind häufig Inotropika notwendig
- Je nach Truncustyp und RVOT-Konstruktion sind post operationem Rhythmusstörungen möglich
- DDD-Pacing sollte möglich sein

Fallot-Tetralogie/TOF (»Tetralogy of Fallot«)

Anatomie

- Kombination eines VSD mit einer rechtsventrikulären Ausflusstraktobstruktion durch große muskuläre Bündel oder Pulmonalklappenstenose
- Resultierende RV-Hypertrophie und überreitende Aorta

Pathophysiologie

- Rechts-links-Shunt über den VSD in die überreitende Aorta, Zyanose

Operation

- VSD-Verschluss
- RV-Ausflusstraktrekonstruktion mit Patch oder (klappentragendem) Conduit
- Evtl. Exzision des infundibulären rechtsventrikulären Muskelbandes

Anästhesiologische Besonderheiten

- Reduktion des systemischen Widerstandes erhöht den R-L-Shunt und führt zu Sättigungsabfall; prompte Vasokonstriktorgabe erforderlich
- Vor Narkoseinduktion mögliche Hypovolämie ausgleichen, normovolämer Status ist essenziell
- Pulmonalvaskulärer Widerstand sollte gering gehalten werden. **CAVE:** Hypoventilation
- Postoperativ Volumenbelastung des rechten Ventrikels beachten wegen möglicher Pulmonalklappeninsuffizienz

TGA (Transposition der großen Arterien)

Anatomie

- Transposition der großen Arterien: die Aorta entspringt aus dem rechten Ventrikel, der Truncus pulmonalis aus dem linken Ventrikel
- Die Koronarostien befinden sich in der Aorta, hierbei existieren viele anatomische Variationen:
  - L-TGA: Aorta befindet sich ventral und links des Truncus pulmonalis
  - D-TGA: Aorta befindet sich ventral und rechts des Truncus pulmonalis (selten)

Pathophysiologie

- Nur durch eine Shuntmöglichkeit der beiden parallelen Kreisläufe wird eine Oxygenierung der systemischen Zirkulation gesichert. Dies können intrakardiale Shunts: PFO, ASD und VSD, oder extrakardiale Shuntmöglichkeiten über einen offenen Ductus arteriosus Botalli oder aorto-pulmonale Kollateralen sein
- Die Korrektur sollte erfolgen, solange der linke Ventrikel noch gegen einen hohen pulmonalen Widerstand adaptiert und deshalb muskelkräftig ist

Operation

- ASO: »arterial-switch operation«: Aorta und Truncus pulmonalis werden abgesetzt. Die Koronarostien werden aus der »falschen« Position des rechtsventrikulären Ausflusstraktes (RVOT) herausgeschnitten und die Koronarien soweit wie nötig mobilisiert und in den Gefäßstamm des linksventrikulären Ausflusstraktes (LVOT) eingesetzt. Die Aorta wird mit dem LVOT anastomosiert. Der Truncus pulmonalis wird nach anterior mobilisiert und mit dem RVOT verbunden, die

- Defekte der explantierten Koronarostien werden mit einem Patch verschlossen
- Damus-Kaye-Stenzel-Operation: der proximale Truncus pulmonalis wird End-zu-Seit an die Aorta anastomosiert. Ein klappentragendes Conduit wird zwischen rechtem Ventrikel und distalem Truncus pulmonalis anastomosiert
- Rastelli-Procedure: Über einen VSD wird durch Verwendung eines Patches der linksventrikuläre Ausfluss in die Aorta geleitet. Der Truncus pulmonalis wird abgesetzt oder legiert und ein klappentragendes Conduit zwischen rechtem Ventrikel und distalem Truncus pulmonalis gesetzt

Anästhesiologische Besonderheiten

- Preload, Herzfrequenz und Kontraktilität sollten konstant gehalten werden
- Der Ductus arteriosus Botalli muss in der Regel bis zum HLM-Anschluss offengehalten werden (Prostaglandin E: 50–100 ng/kgKG/min)
- Anstieg des pulmonalen Widerstandes, genauso wie Senkung des peripheren Widerstandes müssen vermieden werden: keine Azidose, Normo- bis Hyperventilation, geringer intrathorakaler Druck, keine systemische Vasodilatation

PDA (persistierender Ductus arteriosus)

Anatomie

- Persistierender Ductus arteriosus Botalli

Pathophysiologie

- Unter Umständen zu hohes Shuntvolumen mit konsekutiver Herzinsuffizienz
- L-R-Shunt, wenn pulmonaler Widerstand abgefallen ist
- Häufig mit anderen Vitien kombiniert und als Shunt überlebenswichtig. Bei pulmonalem Hypertonus ist R-L-Shunt mit Zyanose möglich

Operation

- Linksthorakaler Zugang, Operation ohne HLM, Verschluss des Ductus durch Clip oder Ligatur

Anästhesiologische Besonderheiten

- Häufig Frühgeborene mit entsprechender (pulmonaler) Unreife
- Geringes Körpergewicht erfordert strenge Volumenbilanzierung
- Zu hohe Sauerstoffkonzentrationen vermeiden

Aortenstenose und Aortenisthmusstenose

Anatomie

- Obstruktionen kommen einzeln oder in Kombination vor: Aortenstenosen supravalvulär oder durch Membranen subvalvulär, Aortenklappenstenose oder Koarktation der Aorta (ISTHA)

Pathophysiologie

- Deutlich erhöhtes linksventrikuläres Afterload. Die präduktale Aortenisthmusstenose wird im Säuglingsalter auffällig, die postduktale Form häufig erst wesentlich später
- Es besteht eine Minderperfusion der Bauchorgane und der unteren Körperhälfte. In kritischen Fällen ist eine Systemperfusion nur durch einen R-L-Shunt über den offenen Ductus Botalli möglich

Operation

- Je nach Defekt: Resektion subvalvulärer Membranen, Aortenklappenersatz, Erweiterung der supravalvulären proximalen Aorta oder Beseitigung der Aortenisthmusstenose durch Angioplastie oder Resektion und End-zu-End-Anastomose (ohne HLM)

Anästhesiologische Besonderheiten

- Ductusabhängigkeit beachten
- Linksdekompensation vermeiden (z. B. Stress durch inadäquate Prämedikation)
- ISTHA: arterielle Punktion der rechten A. radialis. Vasodilatatoren bereithalten, da nach Korrektur häufig extremer systemischer Blutdruckanstieg
- Bei lateraler Thorakotomie Interkostalkatheter zur postoperativen Analgesie

A-6.6 Extrakorporale Zirkulation

M. Kessler, S. Beholz

Die meisten offenen herzchirurgischen Eingriffe werden unter dem Schutz der Herz-Lungen-Maschine (HLM) operiert. Zur Durchführung der extrakorporalen Zirkulation (EKZ) ist eine Vollheparinisierung, eine Hämodilution, ein nichtpulsatiler, laminarer Flow (Fluss) und ggf. eine Hypothermie notwendig. Trotz stetiger Verbesserung der Perfusionstechniken und der Myokardprotektion ist mit dem Einsatz der extrakorporalen Zirkulation (EKZ) ein weites Spektrum an Nebenwirkungen verbunden.

Unser Perfusionsverständnis beruht auf einer möglichst physiologischen Interaktion zwischen Patient und Technik. Zur Durchführung der EKZ werden zu 100% nichtokklusive Antriebseinheiten eingesetzt. Das Spektrum umfasst hierbei Axial-, Radial- und die neuere Generation der Diagonalpumpen. Die sicherheitstechnischen und rheologischen Vorteile infolge der vor- und nachlastabhängigen Flowregulierung sind hierbei vordergründig.

Regelmechanismen nichtokklusiver Antriebseinheiten

Preload/Afterload	Flow der nichtokklusiven Antriebseinheit	Beeinflussung
Vorlast ⇑	Flow ⇑	Volumenangebot gut
Vorlast ⇓	Flow ⇓	Volumenmangel
Nachlast ⇑	Flow ⇓	SVR[1] ⇑
Nachlast ⇓	Flow ⇑	SVR[1] ⇓

[1] Systemischer Widerstand.

Kompensatorische Maßnahmen

Zur Optimierung des Perfusionsmanagements erfolgt eine Abwägung der einzuleitenden kompensatorischen Maßnahmen:

Kompensation	Hypotone Krisen	Hypertone Krisen
„Physiologisch"	Flow ⇑	Flow ⇓
Physikalisch	Temperatur ⇓	Temperatur ⇑
Rheologisch	Viskosität ⇑	Viskosität ⇓
Säure-Basen-Haushalt	Basenausgleich auf 0 bis +3 mmol/l	
Medikamentös	Sympathomimetika, SVR ⇑	α-Rezeptorenblocker, SVR ⇓

Referenz- und Grenzwerte

Zur Berechnung des Perfusionsflow (PMV) wird ein „cardiac index" (CI) von 2,5 l/min/m^2 zugrunde gelegt. Um einen Laktatanstieg zu vermeiden, ist ein Perfusionsflow von mindestens 120% anzustreben. Zur Aufrechterhaltung der Organprotektion ist ein Perfusionsdruck (MAP) von 50–90 mmHg sinnvoll. Des Weiteren steht das Management des systemischen Widerstandes zu allen Phasen der Perfusion im Fokus. Die zerebrale Autoregulation, Nierendurchblutung und Splanchnikusperfusion profitieren von diesen Maßnahmen. Nachfolgend sind die angestrebten Referenzwerte beschrieben. Die Grenzwerte benennen das obere und untere Limit.

Berechnungsgrundlagen

Standardperfusion	EKZ Berechnungs-grundlage	Einheit
Körperoberfläche (KOF)	KOF = Wurzel (Körpergröße × Körpergewicht) × 0,01672	m²
Perfusionsflow (PMV)	100% PMV = CI × KOF	l/min
Perfusionsflow (PMV)	120% PMV = (CI × KOF) × 1,2	l/min
Blutvolumen (BV)	BV = kgKG × BVI	ml
Blutvolumenindex (BVI)	Frauen: 60; Männer: 65 Kinder: Tabelle	ml/kgKG
Erwarteter Hämatokrit	Erwarteter Hkt = (kgKG × BVI × aktueller Hkt)/ (kgKG × BVI + ml Priming)	Vol.-%
EK Bedarf	EK Bedarf = [gewünschter Hkt × (ml BV + ml Priming) − aktueller Hkt × ml BV]/55[1]	ml

[1] Aktueller HKT-Wert des Erythrozytenkonzentrates (EK).

Priming

Nach vollständigem und unter sterilen Kautelen durchgeführtem Aufbau der HLM wird mit der Vorfüllung und dem Entlüften des Systems (Priming) begonnen. Der kolloidosmotische Druck (KOD) des konfigurierten Priming entspricht dem physiologischen KOD des nativen Blutes (24–28 mmHg).

Priming Erwachsene >50 kgKG	Konfiguriert
Vollelektrolytlösung	500 ml
HÄS 10%	500 ml
Mannitol 20%	250 ml
Aprotinin	50 000 IE/kgKG
Methylprednisolon	1000 mg
Heparin	8000 IE
EK Bedarf	× ml (Formel: EK Bedarf)

EKZ Erwachsene > 50 kgKG

EKZ Erwachsene >50 kgKG	Referenzwert	Einheit	Grenzwert
„Cardiac index" (CI)	2,5	l/min	
Relativer Flow (PMV)	100–120	%	80–150
Harnblasentemperatur: Standardperfusion	35	°C	milde Hypothermie
Harnblasentemperatur: Wiederholungseingriff CABG[1]	30	°C	Bei offener A. mamaria
Harnblasentemperatur: DHCA[2]	18	°C	
Perfusionsdruck (MAP): Standardperfusion	60–70	mmHg	50–90
MAP: arterieller Hypertonus (HTN), zerebrovaskuläre Insuffizienz (CVI)	70–80	mmHg	65–90
SVR-Management	Isofluran 0,2–1,5	Vol.-%	maximal 2,5

[1] »Coronary artery bypass graft«, [2] »deep hypothermic circulatory arrest« (Kreislaufstillstand in tiefer Hypothermie).

EKZ Kinder < 50 kgKG

Die sicherheits- und verfahrenstechnischen Anforderungen der Perfusion von Säuglingen und Kleinkindern profitieren in besonderem Maße von der Standardisierung. Vom Körpergewicht abhängig, ermöglichen die empfohlenen Berechnungsgrundlagen eine prospektive und zielgerichtete Handlungsweise. Nachfolgend sind einige perfusionsrelevante Ergänzungen aufgeführt. Die Perfusion von Kindern und Säuglingen wird normotherm bei 36 °C durchgeführt. Lediglich die Norwood-Operation bei hypoplastischem Linksherzsyndrom und ähnlich komplexe Herzfehler werden im Kreislaufstillstand in tiefer Hypothermie (DHCA: »deep hypothermic circulatory arrest«) bei 18 °C operiert.

EKZ Kinder Einheit		kgKG	BVI [ml/kgKG]	CI [l/min]	MAP [mmHg]	Temperatur [°C]	Hkt [Vol.-%]	DHCA [°C]	$AVDO_2$ [ml/kgKG]
Neugeborene	bis 1 Monat	<3	80–85	3,0	>40 bis <50	36	>30	18	5–7
Säugling	1–12 Monate	3–10	75–80	2,8	>40 bis <60	36		18	5–7
Kleinkind	1–6 Jahre	10–20	70–75	2,7	>50 bis <60	36		18	3–4
Schulkind	6–12 Jahre	20–50	65–70	2,6	>50 bis <65	36		18	3–4
Erwachsener		>50	50–75	2,5	>60 bis <85	35	>24	18	3–4

Priming

Priming Kinder	Konfiguriert	Grenzwert
NaCl 0,9% oder Vollelektrolyte	x ml (fehlendes Restvolumen)	
HÄS 10%	x ml	>10 kgKG
HA 20%	5%ige Lösung	<10 kgKG
Aprotinin	50 000 IE/kgKG	
Mannitol 20%	2 ml/kgKG	
Methylprednisolon	15 mg/kgKG	
Heparin	100 IE/kgKG	
EK	x ml (Formel: EK Bedarf)	

Antikoagulation

Normalerweise erfolgt eine Antikoagulation mit 400 IE/kgKG Heparin entsprechend einer Vollheparinisierung. Intraoperativ wird die Antikoagulation durch die ACT (»activated clotting time«) gesteuert, wobei 410 s als ausreichend angesehen werden. Ist kein adäquater Anstieg der ACT zu monitoren, wird die Gesamtheparindosis auf maximal 900 IE/kgKG angehoben. Nachfolgend ist zu entscheiden, ob Antithrombin III zu substituieren ist. Der Einsatz kreislaufassistierender Verfahren (Assistdevice) und minimal-invasiver Off-pump-Techniken erfordert eine Teilheparinisierung mit einer Heparingabe von 200 IE/kgKG. Verschiedene ACT-Messverfahren stehen zur Verfügung (z. B. Hemochron Jr. II, Fa. Polystan).

Determinanten

Determinanten der Antikoagulation	
Heparinresistenz	Wurde Heparin präoperativ über eine Infusionspumpe appliziert?
Antithrombin III	Ist der AT-III Spiegel normwertig?
Halbwertzeit des Heparin	Ist die Heparin-HWZ von 90 min überschritten?
ACT	Ist ein adäquater ACT-Anstieg nach Initialgabe messbar?
DHCA	Wie hoch ist die aktuelle Körpertemperatur?
Hämofiltration	Erfolgt eine Hämofiltration unter EKZ?

Heparinmanagement

Heparinmanagement	Referenzwert	Einheit	Grenzwert	Verweis
Vollheparinisierung: EKZ	400	IE/kgKG		
Ziel ACT-EKZ	>410	s	410	Hemochron Jr. II[1]
Teilheparinisierung: Assist	200	IE/kgKG		
Ziel ACT-Assist, Off-pump	150–170	s	200	Hemochron Jr. II[1]
Gesamtheparin maximal	900	IE/kgKG	!	AT-III-Gabe?
AT III	80–100	%	<80	AT-III-Gabe?

[1] Hemochron Jr. II, Fa. Polystan.

Blutgasanalyse

Die Beurteilung der Blutgasanalyse (BGA) erfolgt auf Grundlage der Alpha-Stat-Messmethode und wird sowohl zum Management der EKZ in milder Hypothermie (35 °C) wie auch im Kreislaufstillstand in tiefer Hypothermie (DHCA bei 18 °C) angewandt.

Alpha-Stat BGA[2,3]	Referenzwert	Einheit	Grenzwert	Verweis
pH	7,35–7,45		7,20–7,55	
pCO_2	34–45	mmHg	30–50	
pO_2	100–250	mmHg	80–300	Online-Messung[1]
HCO_3	21–29	mmol/l		
BE	−3 bis +3	mmol/l		
S_vO_2	60–80	%	50	Online-Messung[1]
Chemie				
Na^+	134–145	mmol/l	130–150	
K^+	4,5–6,0	mmol/l	3,5–7,0	
Ca^{2+}	1,10–1,40	mmol/l	1,00–1,50	
Glu	3,5–10,0	mmol/l	3,0–15,0	SI × Faktor 18 = mg/dl
Lac	0,4–1,5	mmol/l	0,3–3,0	>4 **CAVE**: SIRS!
Hkt	23–32	Vol.-%	20–40	Nach Klinik!

[1] Data Master, Fa. Dideco, [2] Gem Premiert 3000, Fa. Instrumentation Laboratory, [3] Radiometer ABL 700, Fa. CibaCorning.

Medikation

Zur Optimierung des Perfusionsmanagements erfolgen die Medikamentengaben am Bypass durch die Kardiotechnik. Die Produktspezifikationen sind zu beachten.
CAVE: Molarität.

Berechnungsgrundlagen

Medikation	Darreichung	mmol/ml	Berechnungsgrundlage
Noradrenalin	1 mg	–	1:100 in 100 ml NaCl 0,9% → fraktioniert
Calcium	10%	0,23	(Differenz × kgKG × 0,2)/Molarität = × ml
Kalium-Mg-L-Aspartam		1	(Differenz × kgKG × 0,2)/Molarität = × ml
Natrium	11,70%	2	(Differenz × kgKG × 0,2)/Molarität = × ml
Tris	36,34%	3	(Differenz × kgKG × 0,2)/Molarität = × ml
NaBic	8,4%	1	(Differenz × kgKG × 0,2)/Molarität = × ml
Glukose	20%	1,221	(Differenz × kgKG × 0,2)/Molarität = × ml
Antithrombin III	1000 IE		(100% – aktueller AT III) × 1,5 = × ml

Medikamente

Medikament	Darreichung	Berechnungsgrundlage
Midazolam	5 mg	ca. alle 60 min repetieren
Isofluran	250 ml	Vapor: 0,2–2,5 Vol.-%
Urapidil-hydrochlorid	50 mg	DHCA: fraktioniert
Phenhydan	250 mg	5 mg × kgKG = × ml
Thiopental	1000 mg	Initial bei DHCA: 5 mg × kgKG = × ml
Furosemid	20 mg	0,1 mg/kgKG
Lidocain	50 mg	1,0–2,0 mg/kgKG
Methylprednisolon	1000 mg	15 mg/kgKG
Alkoholkonzentrat	95%	(Notfallmedikation bei Entschäumerversagen)
Heparin	25 000 IE	(z.B. Liquemin N 25 000, Fa. Roche)

Infusionslösungen

Infusionslösungen	Darreichung	Darreichung	Berechnungsgrundlage
NaCl	0,9%	100/500 ml	
Vollelektrolytlösung		500 ml	
HÄS	10%	500 ml	Maximaldosis: 20 ml/kgKG/Tag
Mannitol	20%	250 ml	
Humanalbumin	20%	50/100 ml	5%ige Lösung
Aprotinin	500.000 IE	50 ml	50 000 IE × kgKG = × ml (Gesamtdosis)

Kardioplegie

Modifizierte Blutkardioplegie nach Calafiore für Patienten >15 kgKG

Der Bypass und die Kardioplegie werden in milder Hypothermie bei 35 °C durchgeführt. Oxygeniertes Blut (ca. 300 ml/min) wird mit farblich kodierter 14,9%iger KCl-Lösung (2 mmol/ml) verabreicht. Die Applikation der Blutkardioplegie erfolgt primär druckkontrolliert. Eingesetzt wird eine IVAC-P7000-Infusionspumpe der Fa. Allaris.

Grundsätzlich gilt: Zur initialen Kardioplegiegabe kurzfristige Flowreduktion der EKZ auf 1 l/min. Nach kompletter Drainage des linken Ventrikels wird die Aorta ausgeklemmt. Die Kardioplegie wird dann wie folgt über die Aortenwurzel infundiert. Der angegebene Perfusionsdruck wird nach der Blasenfalle ermittelt. Der effektive Perfusionsdruck ist aufgrund der Systemspezifikation 40–60 mmHg niedriger.

Koronarchirurgie/Mitralklappenchirurgie

Applikation	KCl-Dosis	Dauer	Σ KCl 14,9%	Perfusionsdruck initial
Initialgabe	160 ml/h	2 min	5,4 mmol	230 mmHg
Bolusgabe	3 ml	–	6,0 mmol	
Reapplikation alle 15 min oder nach erfolgter distaler Anastomose:				
Reapplikation	KCl-Dosis	Dauer	Σ KCl 14,9%	Perfusionsdruck
Alle 15 min	60 ml/h	2 min	4 mmol	160 mmHg

Aortenklappenchirurgie

Applikation	KCl-Dosis	Dauer	Σ KCl 14,9%	Perfusionsdruck initial
Initialgabe	160 ml/h	2 min	5,4 mmol	230 mmHg
Bolusgabe	3 ml	-	6,0 mmol	
Reapplikation alle 15 min selektiv via linkes (2 min) und rechtes (1 min) Ostium: Ist die Gabe im rechten Ostium nicht möglich, wird links insgesamt 3 min kardioplegiert				
Reapplikation	KCl-Dosis	Dauer	Σ KCl 14,9%	Perfusionsdruck
Alle 15 min	60 ml/h	2+1 min	4 mmol	100 mmHg

Patienten <50 kgKG und >100 kgKG

Bei Patienten <50 kgKG und >100 kgKG ist eine Anpassung der empfohlenen Dosisangabe erforderlich. Bei retrograder Kardioplegiegabe wird ein Perfusionsdruck von 80 mmHg angestrebt.

Kristalline Kardioplegie nach Bretschneider für Patienten <15 kgKG

Patienten <15 kgKG erhalten eine kristalline Kardioplegie nach Bretschneider. Hierbei wird die Custodiol-HTK-Lösung nach Bretschneider, Fa. Köhler Chemie, mittels hydrostatischem Druck bei 4 °C infundiert. Die Dosis beträgt 20 ml/kgKG.

Kreislaufstillstand in tiefer Hypothermie

Bei Perfusionen im Kreislaufstillstand in tiefer Hypothermie (DHCA) wird nicht plegiert.

Herz-Lungen-Maschine

Hardware	Produktspezifikation
Herz-Lungen-Maschinen Konsole	HL 20, Fa. Jostra
Normohypothermiegerät	HYP 15–200, Fa. Jostra
Normohypothermiegerät	HLU 50–600, Fa. Jostra

Safety Features

Hardware	Produktspezifikation
Low-Level-Detektor am Kardiotomiereservoir	HL 20, Fa. Jostra
Bubble Detector an der arteriellen Linie	HL 20, Fa. Jostra
Arteriovenöser Shunt	Setup: Schlauchsetspezifikation
»Vacuum assisted venous drainage« (VAVD)	z. B. Fa. Polystan

Oxygenatorenmatrix

Die Setup-Konfiguration erfolgt anhand des individuell ermittelten Perfusionsflows von mindestens 120%. Alternativ sind LowPrime-Systeme verfügbar. Der Einsatz einer Hämofiltration erfolgt optional. Für den kurz- bis mittelfristigen Einsatz nach Postkardiotomieversagen werden modifizierte Systemkonfigurationen (VAD) auf der Intensivstation eingesetzt.

Setup Kinder <50 kgKG

SetUp	Kinder	Kinder	Kinder	Einheit
Grenzflow	0,1–1,5	0,1–2,5	0,1–4,0	l/min
Referenzflow	0,1–1,5	0,1–1,5	0,1–4,0	l/min
Schlauchset: venös/arteriell	1/4 × 3/16	3/8 × 1/4	3/8 × 3/8	Zoll
Oxygenator	Capiox^2 RX$_{05}$	Capiox^2 RX$_{05}$	Capiox^2 SX 10	
Priming Oxygenator und Wärmetauscher	43	43	135	ml
Oxygenator Oberfläche	0,5	0,5	1,0	m^2
Wärmetauscher Oberfläche	0,035	0,035	0,13	m^2
Arterieller Filter (AF)	CxAF 02	CxAF 02	Dideco D733	
Priming AF	40	40	100	ml
Oberfläche AF			300	cm^2
Radialpumpe (RP)	RotaFlow[1]	RotaFlow[1]	RotaFlow[1]	
Priming RP	32	32	32	ml
Priming Σ	300	360	900	ml
Restpriming nach autologem Blutpriming	–	–	–	ml

[1] Fa. Jostra, [2] Fa. Terumo.

Setup Erwachsene >50 kgKG

Setup	Erwachsene	Erwachsene	Erwachsene	Erwachsene	Einheit
Grenzflow	0,5–8,5	0,5–9,0	0,5–8,5	0,5–9,0	l/min
Referenzflow	0,5–7,0	0,5–7,0	0,5–7,0	0,5–8,0	l/min
Schlauchset: venös/arteriell	1/2×3/8	1/2×3/8	1/2×3/8	1/2×3/8	Zoll
Oxygenator	Capiox[2] SX 25	Quadrox[1]	Hilite[3]	Synthesis[4]	
Priming Oxygenator und Wärmetauscher	340	250	275	430	ml
Oxygenator Oberfläche	2,5	1,8	1,9	2,0	m^2
Wärmetauscher Oberfläche	0,22	0,60	0,45	0,14	m^2
Arterieller Filter (AF)	Dideco[4] D734	Quart[1]	Dideco[4] D737	integriert	
Priming AF	195	180	195	–	ml
Oberfläche AF	655	570	655	400	cm^2
Radialpumpe (RP)	RotaFlow[1]	RotaFlow[1]	RotaFlow[1]	RotaFlow[1]	
Priming RP	32	32	32	32	ml
Priming Σ	1450	1450	1450	1450	ml
Restpriming nach autologem Blutpriming	–	–	–	–	ml

[1] Fa. Jostra, [2] Fa. Terumo, [3] Fa. Medos, [4] Fa. Dideco.

Volumenreduzierte Systeme

Ein weiterer Schwerpunkt ist die Entwicklung volumenreduzierter Systemkonfigurationen. Der kardiopulmonale Bypass bedingt in der Regel eine signifikante Hämodilution. Zahlreiche Patienten benötigen im Laufe des Klinikaufenthaltes Blutprodukte. Der Fokus ist auf die Reduktion des Füllvolumens (Priming) der EKZ gerichtet. Des Weiteren kommen Verfahrenstechniken wie das autologe Blutpriming zur Anwendung.

	Volumenreduzierte Systeme	Verfahrenstechniken
PRECiSe	Priming Reduced Extracorporeal Circulation SetuP (Einsatz der DeltaStream[2]-Diagonalpumpe)	Autologes Blutpriming, Restpriming: 50–100 ml, geschlossenes System, volumenkontrolliertes Druckmanagement, vorlastkontrolliert
MECC[1]	Minimal Extracorporeal Circulation (Einsatz der RotaFlow[1]-Radialpumpe)	Autologes Blutpriming, Restpriming: 50–100 ml, geschlossenes System, medikamentöses Druckmanagement: Regulation der systemischen Widerstände

[1] Fa. Jostra, [2] Fa. Medos.

Setup

Setup volumenreduzierte Systeme	MECC[1]	PRECiSE	Einheit
Grenzflow	0,1–8,0	0,1–8,0	l/min
Referenzflow	0,1–6,0	0,1–6,0	l/min
Schlauchset: venös/arteriell	3/8×3/8	3/8×3/8	Zoll
Oxygenator	Quadrox[1]	Hilite[2]	
Priming Oxygenator und Wärmetauscher	250	275	ml
Oxygenator Oberfläche	1,8	1,9	m^2
Wärmetauscher Oberfläche	0,60	0,45	m^2
Arterieller Filter (AF)	Quart[1]	Quart[1]	
Priming AF	180	180	ml
Oberfläche AF	570	570	cm^2
Radialpumpe (RP)/Diagonalpumpe (DP)	RotaFlow[1]	DeltaStream[2] DP1	
Priming RP	32	17	ml
Priming Σ	1000	1250	ml
Restpriming nach autologem Blutpriming	50–100	50–100	ml

[1] Fa. Jostra, [2] Fa. Medos.

Minimal-invasive Chirurgie

In den letzten Jahren wurden verstärkt Anstrengungen unternommen, alternative Techniken zur EKZ zu entwickeln. Hierzu zählen minimal-invasive Operationsverfahren ohne Herz-Lungen-Maschine.

Verfahren	Minimal-invasive Chirurgie	Kurzbeschreibung
Off-pump-OPCAP	Verfahrenstechnik ohne den Einsatz der EKZ, »off pump coronary artery bypass«	Epikardiale Stabilisatoren: lokale Immobilisation der zu anastomosierenden Region (LAD); Anlage einer Saugglocke am Apex: Exposition des Herzens, komplette Revaskularisation möglich
MIDCAB	»Minimally invasive direct coronary artery bypass grafting«	Laterale Thorakotomie; LIMA[1] auf LAD[2]; »beating heart«
Hybridverfahren		Kombination von »off-pump« und Katheterintervention

[1] »left internal mammary artery«, [2] Ramus interventricularis anterior der linken Koronararterie.

Safety Features

Alle volumenreduzierten Systeme und Integrativ-Systeme (z. B. Synthesis), die den Oxygenator, arteriellen Filter und ggf. die systemische Antriebseinheit in sich vereinen, müssen sich an dem hohen Sicherheitsstandard der etablierten Perfusion messen. Dies gilt auch für minimal-invasive Operationsverfahren mit und ohne Herz-Lungen-Maschine. Ausgangspunkt der Kriterienbewertung ist das sog. »worst case management« bei massiver Luftembolie.

Aktuelle Erhebungen von Stammers (2001) unterstreichen diese Notwendigkeit: 73,3% aller Perfusionszwischenfälle werden durch den Anwender verursacht! In 6% der Fälle werden Patienten ernsthaft geschädigt! Die Vermeidung und Problemlösung ist in einer offenen Diskussion zu finden, die auch Fehler benennt. Folgende »safety features« sind zu bedenken:

- Wie ist das Ansaugverhalten am venösen Einlass zu bewerten und zu optimieren
- Ist eine optimierte Luftelimination möglich
- Ist ein AV-Shunt notwendig
- Ist ein arterieller Filter notwendig und wenn ja, ist ein Shunt integriert
- Ist der Austausch einzelner Komponenten gegeben
- Kann eine optimale kardiale Entlastung erreicht werden
- Wie ist bei unvorhergesehenem Operationsverlauf vorzugehen
- Temperaturmanagement

Kreislaufunterstützende Systeme (VAD)

Die Radialpumpen zählen zu den Zentrifugalpumpen und werden u. a. zur temporären, mechanischen Kreislaufunterstützung (VAD) bei postoperativem Herzversagen eingesetzt. In der Therapie des postoperativen Herzversagens können Radialpumpen sowohl als uni- oder biventrikuläre Systeme als auch in Verbindung mit einer extrakorporalen Membranoxygenierung (ECMO) zum Einsatz kommen.

Nach der intraaortalen Ballongegenpulsation (IABP) ist die Radialpumpe das weltweit am häufigsten eingesetzte System zur Durchführung einer temporären mechanischen Kreislaufassistenz.

Aufgrund der Erfahrung aller Mitarbeiter werden diese Systeme im »stand-alone«-Betrieb auf der Intensivtherapiestation eingesetzt. Die Kardiotechnik übernimmt hierbei die Vorbereitung, die Inbetriebnahme und den anschließenden täglichen Support. Eine kontinuierliche kardiotechnische Personalbindung ist nicht erforderlich. Der Rufdienst ist über 24 h gewährleistet.

IABP: intraaortale Ballongegenpulsation

Eingesetzte intraaortale Ballongegenpulsation	Eingesetzte IAB-Katheter
ACAT I, Fa. Arrow	<160 cm: 8 F 30 cc Narrow Flex IAB, Fa. Arrow
ACAT II Wave, Fa. Arrow	160–180 cm: 8 F 40 cc Narrow Flex IAB, Fa. Arrow
System 95, 97 und 98, Fa. Datascope	>180 cm: 8 F 50 cc Narrow Flex IAB, Fa. Arrow

Setup Kurzzeitunterstützung (bis 5 Tage)

Kreislaufunterstützende Systeme (VAD)	Radialpumpe	Diagonalpumpe	Einheit
Grenzflow	0,5 (!) bis 5,0	0,5 (!) bis 5,0	l/min
Referenzflow	0,5 (!) bis 5,0	0,5 (!) bis 5,0	l/min
Schlauchset: venoarteriell, farblich kodiert	3/8×3/8	3/8×3/8	Zoll
Oxygenator	Nein	Nein	
Arterieller Filter	Nein	Nein	
Antriebseinheit	CX-SP 45[1]	DeltaStream[2]	
Flusssensor	Elektromagnetisch	Ultraschalllaufzeitverfahren	
Blasensensor	–	Integriert	
Besonderheiten	–	Vorlastkontrolliert	
Antriebskonsole	Biomedicuskonsole[3]	DC Antriebskonsole[2]	
Priming	44	17	ml
Priming Σ	300	300	ml
Restpriming nach autologem Blutpriming	–	–	ml

[1] Fa. Terumo, [2] Fa. Medos, [3] Fa. Medtronic.

Kanülierung

Die Kanülenauswahl erfolgt anhand der produktspezifischen Flow-Diagramme der Hersteller.

Kanülen für Kinder

Kanülen für Kinder	F	Spezifikation	Hersteller	REF
Aorta	8	–	Medtronic	75008
Aorta	10	–	Medtronic	75010
Aorta	12	–	Medtronic	75012
Aorta	14	–	Medtronic	75014
Aorta	16	–	Medtronic	75016
V.-cava-Katheter	12	–	Medtronic	67312
V.-cava-Katheter	14	–	Medtronic	67314
V.-cava-Katheter	16	–	Medtronic	67316
V.-cava-Katheter	20	–	Medtronic	67320
Vent	12	–	Jostra	LVF 18
Kardioplegiekanüle	–	16 G	Abbocath	4535-16
Koronarperfusionskanüle	–	3,5 mm	Medos	MEP 1135
Maschinensauger	–	–	Terumo	LV 12-45-01
Plug	–	375"×3,5 cm	Edwards	VP038
3-Wege-Hahn	–	–	Smith	089–101

Kanülen für Erwachsene

Kanülen für Erwachsene	F	Spezifikation	Hersteller	REF
Aorta	24	25 cm/Assist	Polystan	462424
Aorta	21	25 cm/<60 kgKG	Polystan	462121
Vene: Stufenkatheter	34/48	–	Medtronic	93464
Vene: Stufenkatheter	34/38	<60 kgKG	Medtronic	93463
V.-cava-Katheter	24	kurz/Assist	Medtronic	69324
V.-cava-Katheter	28	kurz	Medtronic	39328
V.-cava-Katheter	31	kurz/70–80 kgKG	Medtronic	39331
V.-cava-Katheter	24	lang	Medtronic	39424
V.-cava-Katheter	28	lang/70–80 kgKG	Medtronic	69428
V.-cava-Katheter	31	lang	Medtronic	69431
Vent	18	–	Jostra	LVF 18
Kardioplegiekanüle	–	1,5 mm	Medos	MER 1015
Koronarperfusionskanüle	–	3,5 mm	Medos	MEP 1135
Maschinensauger	–	–	Terumo	4300
Plug	–	375"×3,5 cm	Edwards	VP038
3-Wege-Hahn	–	–	Smith	089–101

Retrograde Kanülierung

Retrograde Kanülierung	F	Spezifikation	Hersteller	REF
Arterie	18	Femoral	Edwards	FEM II 0 18 A
Arterie	20	Femoral	Edwards	FEM II 0 20 A
Arterie	16	Femoral	Edwards	FEM II 0 16 A
Vene	18	Femoral	Edwards	VFEM 018
Vene	20	Femoral	Edwards	VFEM 020
Vene	24	Femoral	Edwards	VFEM 024
Vene	28	Femoral	Edwards	VFEM 028

Interdisziplinäre Einbindung

Neben dem traditionellen Einsatz der extrakorporalen Zirkulation ist das moderne Tätigkeitsfeld der Kardiotechnik immer mehr in den interdisziplinären Kontext eingebunden. Infolge der zunehmenden Spezialisierung werden kardiotechnische Dienstleistungen u. a. in folgenden Bereichen angefordert:

Disziplin	Operationsindikation	Perfusionstechniken
Urologie	V.-cava-Zapfentumoren, Nierenzellkarzinome oder ausgeprägte Thrombosen, die die V. cava bis in den rechten Vorhof hinein verlegen können	Venovenöser Bypass (VAD), DHCA (zusätzlich bei Bedarf VAVD)
Neurologie	Korrektur großer basilararterieller oder zerebraler Aneurysmen sowie die Resektion eines Sinus-cavernosus-Tumors	DHCA (zusätzlich bei Bedarf VAVD)
Onkologie	Hypertherme, isolierte Extremitätenperfusion mit lokal hochdosiertem Chemotherapeutikum	Hypertherme isolierte Limb-Perfusion (HILP)
Gefäßchirurgie	Aneurysma der A. descendens, der thorakalen und thorakoabdominellen Aorta	Arterioarterieller Bypass von der A. jugularis zur A. femoralis mit selektiver Perfusion des Truncus coeliacus, der oberen Mesenterialarterie und der beiden Nierenarterien; Einsatz einer isolierten renalen Protektion
Abdominalchirurgie	Behandlung von Mesenterialtumoren	Venovenöser Bypass zur hyperthermen chemotherapeutischen Lavage des Abdominalbereichs

Literatur

Beholz S, Kessler M, Thölke R, Konertz W (2002) PRECiSe (Priming Reduced Extracorporeal Circulation Setup) with the DeltaStream diagonal pump. Artificial Organs 27: 1110–1115

Beholz S, Konertz W (2002) Minimalinvasive koronare Revaskularisation. Technischer Stand und Ausblick. Chir Praxis 60: 687–700. Hanser, Marseille München

Braun J (2004) Splanchnic oxygen transport, hepatic function and gastrointestinal barrier after normothermic cardiopulmonary bypass. Acta Anaesthesiol Scand (in press)

Brest van Kempen AB (2002) Low-prime perfusion circuit and autologous priming in CABG on a Jehovah's Witness: a case report. Perfusion 17 (1): 69–72

Calafiore AM (1995) Intermittent antegrade warm blood cardioplegia. Ann Thorac Surg 59 (2): 398–402

Cormack JE (2000) Size makes a difference: use of a low-prime cardiopulmonary bypass circuit and autologous priming in small adults. Perfusion 15 (2): 129–135

Feindt P, Vetter HO, Weyand M. Synopsis der biologischen und mechanischen Kreislaufunterstützung. Steinkopff, Darmstadt

Göbel C, Arand A, Rau G, H Reul et al. (2002) A new rotary blood pump for versatile extracorporeal circulation: the DeltaStream. Perfusion 17

Göbel C, Eilers R (2001) Development of the Medos/HIA DeltaStream extracorporeal Rotary Blood Pump. Artificial Organs 25 (5): 358–365

Gravlee P (2000) Cardiopulmonary bypass – principles and practice. Lippincott Williams & Wilkins, pp 75–76, 740–741

Kurusz M, Wheeldon DR (1990) Risk containment during cardiopulmonary bypass. Semi Thorac Cardiovasc Surg 2: 400–409

Liebold A (2001) Untersuchungen zur minimalen extrakorporalen Zirkulation (MECC). Universität Regensburg, Medizinische Fakultät, S 45–46, 48

Mendler N. Zentrifugalpumpen im Vergleich: hydraulische Leistung und Blutschädigung

Sexton JB, Thomas EL, Helmreich RL (2000) Error, stress and teamwork in medicine and aviation: cross sectional surveys. BMJ 18, 320: 745–749

Stammers AH (2001) An update on perfusion safety: does the type of perfusion practice affect the rate of incidents to cardiopulmonary bypass? Perfusion 16 (3): 189–198

Stefano B (2002) Biochemical evaluation of vacuum-assisted venous drainage: a randomized, prospective study. Perfusion 17: 57–61

Standards in der Neurochirurgie

B. Rehberg-Klug, G. Fritz

A-7.1 Allgemeine Hinweise zur Neuroanästhesie 134

A-7.2 Arterielles Aneurysmaclipping/ Gefäßmissbildungen 136

A-7.3 Aneurysmen oder arteriovenöse Fehlbildungen 140

A-7.4 Chronisch subdurale Hämatome 142

A-7.5 Hydrozephalus: ventrikuloabdominaler oder ventrikuloatrialer Shunt 144

A-7.6 Intrakranielle Blutung, akutes subdurales oder epidurales Hämatom 146

A-7.7 Eingriffe in sitzender Position 150

A-7.8 Wachkraniotomie 154

A-7.9 Besonderheiten bei epilepsiechirurgischen Eingriffen 157

A-7.10 Besonderheiten bei Trepanationen bei Kindern 158

A-7.1 Allgemeine Hinweise zur Neuroanästhesie/Gefäßmissbildungen

Lagerung

Mit Ausnahme der Patienten mit lumbalem BSP/Spinalkanalstenose oder chronisch subduralem Hämatom (Flachlagerung) werden alle Patienten postoperativ zur Narkoseausleitung und im Bett mit 30° erhöhtem Oberkörper gelagert.

Mayfield-Klemme

Das Anbringen der Mayfield-Klemme verursacht einen starken Schmerzreiz, es ist daher auf eine ausreichende Analgesie, evtl. durch vorherige Bolusgabe Remifentanil, zu achten.

❗ **Ohne EKG und Blutdruckmonitoring keine Mayfield-Klemme.**

Management des erhöhten intrakraniellen Druckes

Patienten mit erhöhten intrakraniellen Druck werden nach Rücksprache mit dem Operateur intraoperativ normoventiliert oder hyperventiliert beatmet (p_aCO_2 30–35 mmHg). Eine Hyperventilation < 30 mmHg p_aCO_2 ist wegen der Gefahr der zerebralen Vasokonstriktion und Minderperfusion kontraindiziert, es sei denn, dies wird von dem Neurochirurgen ausdrücklich gewünscht.

Bei Patienten mit akuter intrakranieller Druckerhöhung stehen zur Akutintervention perioperativ folgende Therapiemaßnahmen zur Verfügung:
- Hyperventilation (30–35 mmHg p_aCO_2)
- Oberkörperhochlagerung (30°)
- Tiefe Sedierung, Muskelrelaxierung, Opioide
- Mannitol s. unten (Rücksprache mit NCH)
- Trapanal: 1,5 mg/kgKg als Bolus (Rücksprache mit NCH)
- Auf Wärmezufuhr verzichten!

Grundsätzlich müssen Patienten mit erhöhtem intrakraniellem Druck immer mit 30° erhöhtem Oberkörper (auch auf dem Transport – Operationstisch u. U. mit Kurbel verstellen) gelagert werden.

Bei indizierter Mannitolgabe werden 0,5 g/kgKG über ZVK innerhalb 20–30 min infundiert. Beispiel: 70 kgKG: 35 g Mannitol (= 180 ml Mannitol 20%).

Postoperative Versorgung

Nur wache, nicht sedierte Patienten sind ausreichend neurologisch beurteilbar. Deswegen gilt, dass zuvor nicht intubierte Patienten postoperativ im OP extubiert werden. Hierbei sind Pressen, Husten und stärkere Blutdruckanstiege unbedingt zu vermeiden. Individuell kann die Gabe von Xylocain (1 mg/kgKG) zur Dämpfung des Hustenreflexes oder Urapidil zur arteriellen Drucksenkung indiziert sein. Als Kontraindikationen für eine postoperative Extubation sind zu beachten: Hypothermie, hämodynamische Instabilität, intraoperative Hirnschwellung oder Blutung.

Zur Prophylaxe von postoperativem Shivering (erhöht den zerebralen O_2-Verbrauch, ICP-Anstieg) hat sich die Gabe von 0,15–0,3 mg Clonidin vor der Extubation bewährt.

Patienten mit PONV in der Anamnese erhalten vor Extubation ein Antiemetikum (5 HT3-Antagonist, Dimenhydrinat oder Fortecortin, falls nicht schon zuvor zur Hirnödemprophylaxe verabreicht). **CAVE**: Bei Patienten mit M. Parkinson sind Substanzen mit dopaminantagonistischer Wirkung kontraindiziert.

Hierzu zählen Metoclopramid (Paspertin) mit Wirkung an Dopamin- und Serotoninrezeptoren und Butyrophenonderivate (Dehydrobenzperidol) mit Wirkung am Dopaminrezeptor. Ondansetron (Zofran) ist ein reiner Serotoninrezeptorantagonist (Typ 3) und hat keine extrapyramidalen Nebenwirkungen, es kann daher bei Parkinson-Patienten mit PONV gegeben werden!

❗ **Alle Patienten erhalten postoperativ Sauerstoff. Alle Patienten erhalten 30 min vor Operationsende 1–2 g Metamizol als Kurzinfusion. Piritramid erhalten die Patienten erst auf der Intensivstation bzw. im Aufwachraum, wenn sie wach sind und Schmerzen angeben.**

Wasser- und Elektrolythaushalt

Einige Patienten fallen intraoperativ durch eine starke oder anscheinend überschießende Diurese auf, wobei bei Operationen in der Nähe des Hypothalamus und der Hypophyse ein Diabetes insipidus (DI) differenzialdiagnostisch in Erwägung zu ziehen ist. Ein sich intraoperativ entwickelnder DI ist jedoch selten, fast immer ist eine gesteigerte Diurese durch ein großzügiges Infusionsregime bedingt. Bleibt auch nach Reduktion der Flüssigkeitszufuhr die Diurese unverändert, besteht eine Hypoosmolalität des Urins (< 1003 mosmol) und steigt die Plasma-Na-Konzentration an, ist ein DI wahrscheinlich. Der Flüssigkeitsverlust sollte zunächst mit Halbelektrolytlösung ersetzt werden. Nach Rücksprache mit dem Operateur kann Vasopressin (Pitressin, bessere Steuerbarkeit als Desmopressin intraoperativ) gegeben werden: 10 IE/50 ml Perfusor, Start mit 10 ml/h, dann je nach Urinmenge auf 1–4 ml/h reduzieren.

Drainagen

Ventrikeldrainagen und Tuohy-Drainagen müssen zum Transport verschlossen werden, um eine Benetzung und Funktionsbeeinträchtigung (Druckausgleich zur Umgebung) des Filters durch Liquor zu vermeiden. Das intra- und postoperative Vorgehen bei liegender Tuohy- oder Ventrikeldrainage ist mit dem Operateur zu besprechen.

Redon-Drainagen werden i. Allg. nach Anlage im OP verschlossen und im weiteren Verlauf nach einem Zeitschema (1. Stunde alle 15 min, 2. Stunde alle 30 min, dann stündlich) im Intervall geöffnet. Danach werden sie offen gelassen. Sollen die Drainagen primär offen gelassen werden, wird dies vom Operateur angeordnet.

Drainagen bei Patienten mit chronischem subduralem Hämatom bleiben offen und werden bei flach liegendem Patienten weit unter Kopfhöhe (knapp über dem Fußboden) angebracht. Darauf achten, dass die Drainagen fördern.

A-7.2 Arterielles Aneurysmaclipping/Gefäßmissbildungen

Checkliste

ITN: oral	PVK: 18 G und 2× 14/16 G	W-MATTE	Blutprodukte	
	ZVK (2/3-Lumen)	W-TOUCH	Anwärmer, z. B. HOTLINE	
	ARTERIE	DK mit Temp.	4 EK im OP	
	Bei schlechten Venenverhältnissen Shaldon			

- Medikamentöse Prämedikation richtet sich nach neurologischen Ausfällen und den Stadien

Besonderheiten

Patienten können elektiv oder akut bei einer Subarachnoidalblutung operiert werden. Maßgeblich für die Narkosestrategie ist die Einteilung nach Hunt u. Hess:
- Grad I: asymptomatisch oder leichter Kopfschmerz, geringer Meningismus
- Grad II: schwere Kopfschmerzen, keine Ausfälle außer Hirnnervenparesen
- Grad III: Somnolenz, hirnorganisches Psychosyndrom, leichtes neurologisches Defizit
- Grad IV: Stupor, Sopor, Hemiparese, Hemiplegie, vegetative Dysregulation, Dezerebrationssyndrome
- Grad V: Koma, keine Reaktion auf Schmerzreize.

Patienten mit Hunt- u. Hess-Grad (III)–IV sind in der Regel bereits vor der Operation intubiert und beatmet. Patienten mit Hunt- u. Hess-Grad I(–III) werden meist erst zur Operation intubiert und können bei komplikationslosem postoperativem Verlauf eher zügig extubiert werden.

Besonderes Augenmerk gilt dem neurologischen Status im Verlauf: Hinweise für Vasospasmus, Vorliegen eines Hydrozephalus, ICP-Erhöhung, aktuelle medikamentöse Therapie, EKG-Veränderungen.

Vorbereitung im OP

Material

- Periphervenöse Zugänge (16 G/14 G)
- Endotrachealtubus (Magill) 7,5 (bis 8,5) mm ID
- Katheter für arterielle Druckmessung (20 G für A. radialis)
- ZVK 8,5 F 2/3-Lumen, evtl. auch Shaldon-Katheter 12 F
- Magensonde mit Mandrin 16 Charr
- Blasenkatheter mit Temperaturmessung
- Druckwandler und System für Arterie und ZVD
- Steriler Tisch für Arterie und ZVK

Medikamente

- NaCl 0,9% 10 ml
- Atropin 0,5 mg/ml
- Fentanyl 0,5 mg/10 ml (zur Einleitung)
- Propofol 200 mg/20 ml oder Thiopental 500 mg/20 ml
- Propofolperfusor 1%
- Remifentanilperfusor 5 mg/50 ml
- Rocuronium 50 mg
- Cafedrin-1HCl 200 mg, Theodrenalin-HCl 10 mg (= 1 Amp. Akrinor) auf 10 ml
- Noradrenalinperfusor 5 mg/50 ml
- Vollelektrolytlösung
- Gelatinelösung und HÄS 6%
- Perioperative Antibiotikatherapie nach Rücksprache mit dem Operateur (z. B. Sulbactam-Ampicillin)

Blut und Blutprodukte

- Erythrozytenkonzentrate: 4 Konzentrate im OP, im Notfall Blutgruppe 0

Monitoring

- Standardmonitoring
- Invasive Druckmessung
- Zentraler Venendruck
- Körpertemperatur
- Relaxometrie

Narkoseeinleitung

- Anschluss des Monitorings
- Periphervenöser Zugang
- Infusionsbeginn
- Eventuell Gabe des Antibiotikums
- Arterielle Kanülierung der A. radialis in Lokalanästhesie (Lidocain 1%)

❗ **Schonende Einleitung ohne Hyper-/Hypotension, ohne Hypoxie, ohne Hyperkapnie und ohne Husten/Pressen des Patienten.**

- Fentanyl 2 µg/kgKG nur initial oder Remifentanil 0,5 µg/kg/min
- Propofol 1–2 mg/kgKG (alternativ Thiopental 3–5–8 mg/KG, titriert, oder Etomidat bei schweren kardialen Begleiterkrankungen)
- Rocuronium 0,6 mg/kgKG
- Intubation in tiefer Narkose und voller Relaxierung
- Bei Bedarf Crush-Einleitung mit Fentanyl, Thiopental, Succinylcholin
- Falls Patient postoperativ intubiert bleiben soll, Anlage der Magensonde
- TIVA starten: Propofol 4–8 mg/kgKG/h, Remifentanil 0,1–0,3 µg/kgKG/min
- ZVK-Anlage
- Anlage des Blasenkatheters
- 2./3. periphervenöser Zugang
- Warm-Touch
- Ausgangs-BGA
- Augenschutz

Lagerung

- Liegende Lagerung, Kopf wird auf die Gegenseite der Operation gelagert
- Eventuell 30° Oberkörperhochlagerung
- Auf ausreichende Narkosetiefe bei dem Einspannen des Kopfes in die Mayfield-Klemme (evtl. Remifentanilbolus notwendig) achten
- Monitoring und Beatmungsgerät am Fußende bzw. neben dem Patienten, ein Arm ausgelagert (zur Anästhesieseite hin)

❗ **Sorgfältige Kontrolle der Kopflagerung und der Tubuskonnektion.**

- Lagerung der Knie auf einer Knierolle und Fersengelkissen

Narkoseführung

Beatmung

- Luft-Sauerstoff-Gemisch, PEEP: 5 cm H_2O
- F_IO_2: 0,5
- $p_{et}CO_2$: 35–45 mmHg

Narkose

- TIVA mit Propofol und Remifentanil kontinuierlich
- Relaxation mit Rocuronium nach Bedarf

- Infusion: Vollelektrolytlösung ca. 500 ml/h (Hotline)
- Wiederholte BGA mit Bestimmung der Elektrolyte, Hb/Hkt, BZ und Laktat
- Elektrolythaushalt, CO_2 und Blutzucker beachten und Entgleisungen entsprechend therapieren
- Ziel: beim Normotoniker: vor dem Clipping mittlerer arterieller Blutdruck von 80–90 mmHg, nach Duraeröffnung 70 mmHg und nach dem Clipping 80–100 mmHg. Beim Hypertoniker: vor dem Clipping mittlere arterielle Druckwerte von 90–100 mmHg und nach dem Clipping von 100–120 mmHg

❗ **Durch eine intraoperative Aneurysmaruptur können sehr schnell massive Blutverluste auftreten: Großvolumige Gefäßzugänge nutzen; Volumenersatz nach Verlusten (über die Sauger bilanzieren). Notfalls kann eine kontrollierte Hypotension oder Druck auf die A. carotis hilfreich sein.**

- ZVD auf 8–10 mmHg
- Eine milde Hypothermie (34 °C) kann den Hirnmetabolismus während der Phasen von zerebraler Ischämie reduzieren. Allerdings sollte der Patient dann langsam nach dem Aneurysmaclipping bei Hunt u. Hess Grad I–III vor der geplanten Extubation mit der Wärmedecke aufgewärmt werden; immer nur in Absprache mit dem Operator und in Abhängigkeit von dem präoperativen neurologischen Befund und dem Zeitpunkt des Clippings
- Gegebenenfalls 0,3–0,5 g/kgKG Mannitol 20% nach dem Clipping
- Vor unmittelbar postoperativ geplanter Extubation Gabe von 2 g Metamizol/100 ml
- Wenn bei Hunt u. Hess Grad I–II(–III) aus neurologischer Sicht möglich, d. h. wacher und kooperativer Patient und präoperativ GCS >8, und wenn anästhesiologisch keine Kontraindikationen bestehen, ist die Extubation auf dem Operationstisch möglich. Neurologische Defizite beachten und dokumentieren
- Ansonsten Verlegung des intubierten und beatmeten Patienten unter vollem Monitoring auf die Intensivstation.

Kritische Momente

Blutdruck während des Clippings

- Zum Clipping wünschen sich einige Operateure eine »kontrollierte Hypotension«:
    - Durch Narkosevertiefung der TIVA gut steuerbar
    - RR-Spitzen können mit Nitroprussidnatrium gesenkt werden (Dosierung streng nach Wirkung: 0,2–10–15 µg/kgKG/min, maximal 1,5 mg/kgKG innerhalb von 2–3 h)
- Manchmal kann während des temporären Clippings auch eine induzierte Hypertension erwünscht sein, um den Blutfluss über Kollateralen zu verbessern; immer in Absprache mit dem Operator
- *Genaue Einhaltung der Blutdruckgrenzen;* Verhinderung von Hypertension: Gefahr der Aneurysmaruptur; Verhinderung von Hypotension: Verminderung des zerebralen Perfusionsdruckes mit allen Folgen (s. unten)

Postoperative Besonderheiten

- Postoperative Betreuung auf der Intensivstation
- Postoperative Probleme:
    - Vasospasmus
    - Clipstenose
    - Nachblutung
    - Hydrozephalus
- Ziele der postoperativen Therapie:
    - Erhöhung des zerebralen Blutflusses durch Vasodilatation
    - Optimale Rheologie
    - Anhebung des CPP
    - Normoventilation
    - Gute Analgosedierung
- Häufung von Vasospasmen am 5. bis 10. Tag nach SAB
- Therapie von Vasospasmen: Triple-H-Therapie (Hypervolämie, Hämodilution, Hypertension), ggf. Nimodipin 0,03 mg/kgKG/h i.v., ggf. zur Sicherung des CPP additive Vasopressorentherapie notwendig
- Engmaschige (1- bis 2-stündlich) neurologische Verlaufsuntersuchungen (Wachheit, Pupillen, motorische Kraft, Krampfanfälle usw.)
- Bei neu auftretenden neurologischen Defiziten oder nicht beurteilbaren sedierten Patienten Kontroll-cCT nach 6 h
- Möglichst frühzeitige Extubation und schnelle neurologische Beurteilung

- Oberkörperhochlagerung (ca. 30°), Kopfkontrolle
- Engmaschige BGA
- Weiter invasives Blutdruckmonitoring
- Eventuell weiteres Monitoring des ICP insbesondere bei Hunt u. Hess (III–)IV–V; wenn bei Duraverschluss erhöhter Hirndruck bestand oder mit diesem in der postoperativen Phase gerechnet werden muss
- Sicherstellung einer adäquaten Oxygenierung
- Beobachtung der Diurese und Bilanzierung (**CAVE:** Diabetes insipidus, SIADH, »cerebral salt wasting syndrome«).

A-7.3 Aneurysmen oder arteriovenöse Fehlbildungen

Checkliste

| ITN: oral | PVK | STAND-BY |

- Ziele der Versorgung von Aneurysmen oder arteriovenöse Fehlbildungen in der interventionellen Radiologie:
  - (»coiling«): Einbringen von mehreren Platinspiralen in den Aneurysmasack, die zur Thrombosierung und damit zum Aneurysmaverschluss führen
  - Embolisation von arteriovenösen Fehlbildungen mit flüssigem Histoacrylmaterial oder Mikropartikeln
- Medikamentöse Prämedikation richtet sich nach neurologischen Ausfällen
- Der Eingriff wird entweder in Allgemeinanästhesie oder in Stand-by durchgeführt. Stand-by erlaubt die neurologische Beurteilung des Patienten, allerdings ist es wichtig, dass der Patient für die Untersuchung still liegt.

Besonderheiten

Besonderes Augenmerk gilt dem neurologischen Status.

Arteriovenöse Fehlbildungen haben einen hohen Fluss und niedrigen Widerstand. Daher kann es zu Stealphänomen mit Minderperfusion der benachbarten Hirnregionen kommen.

Klinisches Erscheinungsbild: SAB, Krampfanfälle, Kopfschmerzen, zunehmende neurologische Defizite durch fokale zerebrale Ischämien.

Auf Nebenwirkungen des Kontrastmittels achten: Anaphylaxie, Volumenüberladung bei vorbestehender Herzinsuffizienz. Andere Komplikationsmöglichkeiten: Gefäßruptur mit schnellem Blutverlust (sofortige Kraniotomie erforderlich) und neurologische Veränderungen.

Vorbereitung zur Intervention

Material
- Periphervenöser Zugang (16 G)
- Endotrachealtubus (Magill) 7,5 (8,5) mm ID bei ITN

Medikamente
- NaCl 0,9% 10 ml
- Atropin 0,5 mg/ml
- Fentanyl 0,5 mg/10 ml (zur Einleitung) oder Remifentanil
- Propofol 200 mg/20 ml oder Thiopental 500 mg/20 ml
- Propofolperfusor 1%
- Rocuronium 50 mg
- Vollelektrolytlösung

Monitoring

- Standardmonitoring.

Narkoseeinleitung

- Anschluss des Monitorings
- Periphervenöser Zugang
- Infusionsbeginn

❗ **Schonende Einleitung ohne Hyper-/Hypotension, ohne Hypoxie, ohne Hyperkapnie und ohne Husten/Pressen des Patienten.**

- Fentanyl 2 µg/kgKG nur initial oder Remifentanil
- Propofol 2–3 mg/kgKG, alternativ Thiopental 3-5-8 mg/KG, titriert, oder Etomidat bei kardiologischen Risikopatienten
- Cis-Atracurium 0,15 mg/kgKG
- Intubation in tiefer Narkose und voller Relaxierung
- Bei Bedarf Crush-Einleitung (mit Fentanyl, Thiopental, Succinylcholin)
- Augenschutz

Lagerung

- Liegende Lagerung
- Auf Röntgenschutz beim Patienten und Personal achten

Narkoseführung

Beatmung

- Luft-Sauerstoff-Gemisch, PEEP: 5 cm H_2O
- F_IO_2: 0,3–0,5
- $p_{et}CO_2$: 35–45 mmHg

Narkose

- *Sedierung:* Der Patient kann zur Sedierung Propofolboli erhalten. (Gabe von Sauerstoff über eine Nasensonde). CAVE: zu tiefe Sedierung verhindert neurologische Beurteilbarkeit
- *Allgemeinanästhesie:* Propofol kontinuierlich 4–8 mg/kgKG/h oder mit volatilen Anästhetika, Relaxation nach Bedarf, Nachinjektion von Fentanyl nach Bedarf (selten erforderlich)
- Wenn Blutungskomplikation auftritt: Transport in den OP und Kraniotomie. Dann Monitoring und Narkose wie Standard für Aneurysmaclipping
- Wenn die Extubationskriterien erfüllt werden, kann der Patient am Ende des Eingriffes extubiert und im Aufwachraum weiterbetreut werden
- Blutdruckregulation nach Wunsch des Neuroradiologen:
  - Blutdrucksteigerung mit Volumen und Noradrenalin
  - Blutdrucksenkung über volatiles Anästhetikum und Urapidil (Ebrantil)

Postoperative Besonderheiten

- Mögliche postoperative Komplikationen:
  - Vasospasmus
  - Dislokation des Coilingmaterials
- Bei komplikationslosem Verlauf: Betreuung im Aufwachraum oder Intermediate Care Unit für 24 h mit Standardmonitoring (Gefahr des Vasospasmus)
- Sorgfältige und engmaschige neurologische Untersuchung und entsprechende Dokumentation
- Bei neurologischen Auffälligkeiten den Neurochirurgen informieren
- Verlegung nach Anweisung

A-7.4 Chronisch subdurale Hämatome

Checkliste

| ITN: oral | PVK: 16 G | W-MATTE |

- Kleine Bohrlochtrepanation mit Anlage einer subduralen Robinson-Drainage (Ablaufdrainage)
- Prämedikation: Nach Standard, Klinik beachten: Weitere Verlangsamung oder Eintrübung (präoperativ neurologische Ausfallerscheinungen dokumentieren)

Besonderheiten

Häufig handelt es sich um alte Patienten.

Vorbereitung im OP

Material

- Periphervenöse Zugänge (16/14 G)
- Endotrachealtubus (Magill) 7,5 (bis 8,5) mm ID

Medikamente

- NaCl 0,9% 10 ml
- Atropin 0,5 mg/ml
- Propofol 200 mg/20 ml oder Thiopental 500 mg/20 ml
- Propofol-Perfusor 1%
- Remifentanil-Perfusor 1 mg/50 ml
- Rocuronium 50 mg
- Vollelektrolytlösung
- 2 g Metamizol/100 ml
- Perioperative Antibiotikatherapie nach Rücksprache mit dem Operateur

Monitoring

- Standardmonitoring
- Temperatursonde

Narkoseeinleitung

- Anschluss des Monitorings
- Periphervenöser Zugang
- Infusionsbeginn
- Eventuell Gabe des Antibiotikums

⚠ Schonende Einleitung ohne Hyper-/Hypotension, ohne Hypoxie, ohne Hyperkapnie und ohne Husten/Pressen des Patienten.

- Remifentanil 0,3–0,5 µg/kgKG/min
- Propofol 1–2 mg/kgKG, alternativ Thiopental 3–5 mg/kgKG oder Etomidat
- Rocuronium 0,6 mg/kgKG
- Intubation in tiefer Narkose und voller Relaxierung
- TIVA starten: Propofol 4–8 mg/kgKG/h, Remifentanil 0,3–0,5 µg/kgKG/min
- Augenschutz

Lagerung

- Rückenlage, Kopf auf die Gegenseite der Operation gelagert
- Auf ausreichende Narkosetiefe achten beim Einspannen des Kopfes in die Mayfield-Klemme (evtl. Remifentanilbolus notwendig)
- Monitoring und Beatmungsgerät am Fußende bzw. neben dem Patienten, ein Arm ausgelagert (zur Anästhesieseite hin)

⚠ Sorgfältige Kontrolle der Kopflagerung und der Tubuskonnektion.

- Lagerung der Knie auf einer Knierolle und Fersengelkissen.

Narkoseführung

Beatmung

- Luft-Sauerstoff-Gemisch, PEEP: 5 cm H_2O
- F_IO_2: 0,5
- $p_{et}CO_2$: 35–45 mmHg

Narkose

- TIVA mit Propofol und Remifentanil kontinuierlich
- Relaxation mit Rocuronium nach Bedarf
- Infusion: Vollelektrolytlösung ca. 500 ml/h (Hotline)
- Vor geplanter Extubation Gabe von 2 g Metamizol/100 ml zur Schmerztherapie
- Wenn aus neurologischer Sicht möglich, d. h. wacher und kooperativer Patient und präoperativ GCS > 8, und wenn anästhesiologisch keine Kontraindikationen bestehen, Extubation auf dem Operationstisch; neurologische Defizite beachten und dokumentieren

Postoperative Besonderheiten

- Postoperativ, wenn neurologisch vertretbar, Betreuung im Aufwachraum mit Standardmonitoring möglich, sonst Nachbehandlung auf der Intensivstation
- Engmaschige neurologische Verlaufsuntersuchungen: Wachheit, Pupillen, motorische Kraft, Krampfanfälle
- Bei neu auftretenden neurologischen Defiziten oder neurologisch nicht beurteilbaren sedierten Patienten Kontroll-cCT
- Flachlagerung
- Sicherstellung einer adäquaten Oxygenierung
- Beobachtung der Diurese und Bilanzierung
- Schmerztherapie mit nichtsteroidalen Antirheumatika und Piritramid nach Bedarf

A-7.5 Hydrozephalus: ventrikuloabdominaler oder ventrikuloatrialer Shunt

Checkliste

ITN: oral	PVK	W-MATTE	Blutprodukte	
		W-TOUCH		
		TEMP		

- Operationsdauer: ca. 1 h
- Prämedikation: nach Standard, falls erforderlich

Besonderheiten

Patienten aller Altersklassen vertreten, oft handelt es sich um Wiederholungseingriffe, dann als Ventilrevisionen. Häufig betroffen sind invasiv überwachte Intensivpatienten.

Vorbereitung im OP

Material

- ▶ Periphervenöser Zugang (16 G) bzw. bei Kindern 20–24 G je nach Alter
- ▶ Endotrachealtubus (Magill) 7,5 (bis 8,5) mm ID bzw. Größe nach Alter

Medikamente

- ▶ NaCl 0,9% 10 ml
- ▶ Atropin 0,5 mg/ml
- ▶ Propofol 200 mg/20 ml oder Thiopental 500 mg/20 ml
- ▶ Propofolperfusor 1% oder Inhalationsanästhetikum
- ▶ Remifentanilperfusor 5 mg/50 ml
- ▶ Fentanyl 0,5 mg
- ▶ Rocuronium 50 mg
- ▶ Vollelektrolytlösung
- ▶ Perioperative Antibiotikatherapie nach Rücksprache mit dem Operateur

Monitoring

- Standardmonitoring
- Relaxometrie

Narkoseeinleitung

- Anschluss des Monitorings
- Periphervenöser Zugang
- Infusionsbeginn
- Eventuell Gabe des Antibiotikums

❗ Schonende Einleitung ohne Hyper-/Hypotension, ohne Hypoxie, ohne Hyperkapnie und ohne Husten/Pressen des Patienten.

- Fentanyl 1–2 µg/kgKG oder Remifentanil 0,3 µg/kgKG/min
- Propofol 1–2 mg/kgKG, alternativ Thiopental 3–5 mg/kgKG oder Etomidat
- Rocuronium 0,6 mg/kgKG
- Intubation in tiefer Narkose und voller Relaxierung
- TIVA starten: Propofol 4–8 mg/kgKG/h, Remifentanil 0,1–0,3 µg/kgKG/min
- Augenschutz
- Warm-Touch

Lagerung

- Rückenlage, Monitoring und Beatmungsgerät am Fußende bzw. neben dem Patienten, ein Arm ausgelagert (zur Anästhesieseite hin)

❗ Sorgfältige Kontrolle der Kopflagerung und der Tubuskonnektion.

Narkoseführung

Beatmung

- Luft-Sauerstoff-Gemisch, PEEP: 5 cm H_2O
- F_IO_2: 0,3–0,5
- Normoventilation $p_{et}CO_2$: 35–45 mmHg; evtl. moderate Hyperventilation (exspiratorischer CO_2: 35 mmHg)

Narkose

- TIVA: mit Propofol und Remifentanil oder balancierte Anästhesie
- Cis-Atracurium nach Bedarf, Kontrolle der Relaxation mit Relaxometrie
- 15–20 min vor Ausleitung: 2 g Metamizol als Kurzinfusion (bei Kindern: Paracetamol-Supp. nach Körpergewicht und Alter)
- Wenn aus neurologischer Sicht möglich d. h. wacher und kooperativer Patient und anästhesiologisch keine Kontraindikationen bestehen, Extubation auf OP-Tisch
- Neurologische Defizite beachten und dokumentieren
- Betreuung im Aufwachraum.

Postoperative Besonderheiten

- Oberkörper-Hochlagerung
- Engmaschige neurologische Verlaufsuntersuchungen: Wachheit, Pupillen, motorische Kraft, Krampfanfälle
- Bei neu auftretenden neurologischen Defiziten evtl. Kontroll-cCT
- Bei Verdacht auf unzureichenden Liquorabfluss, Neurochirurgen informieren

A-7.6 Intrakranielle Blutung, akutes subdurales oder epidurales Hämatom

Checkliste

ITN: oral	PVK: 14 G und 16 G	W-MATTE	Blutprodukte	
	ZVK 3-lumen	W-TOUCH	MAT	
	ARTERIE	Ggf. MS	Anwärmer, z.B. HOTLINE	
		DK mit Temp.		

- OP-Dauer: ca. 3 h
- Prämedikation: **CAVE**: erhöhter ICP! Einklemmungsgefahr. Husten, Pressen und Stress steigern den Hirndruck. Folge ist ein sekundärer Hirnschaden

Besonderheiten

Klinik beachten: Dokumentation der präoperativen neurologischen Defizite:
- Patienten mit GCS <9 sind intubiert und beatmet
- Patienten mit GCS >9 sind in der Regel nicht beatmet

Keine Zeitverzögerung: die zügige Trepanation ist entscheidend!
Bei rasch abfallendem GCS frühzeitige Intubation und maschinelle Beatmung (Normoventilation) anstreben.

Vorbereitung im OP

Material

- Periphervenöse Zugänge (16 G/14 G)
- Endotrachealtubus (Magill) 7,5 (bis 8,5) mm ID
- Katheter für arterielle Druckmessung (20 G für Art. radialis)
- ZVK 8,5 Fr.3 Lumen,
- Magensonde mit Mandrin 16 Charr
- Blasenkatheter mit Temperaturmessung
- Druckwandler und System für Arterie
- Steriler Tisch für Arterie und ZVK

Medikamente

- NaCl 0,9% 10 ml
- Atropin 0,5 mg/ml
- Propofol 200 mg/20 ml oder Thiopental 500 mg/20 ml
- Propofol-Perfusor 1%
- Remifentanil-Perfusor 5 mg/50 ml
- Rocuronium 50 mg
- 2 g Metamizol/100 ml
- Vollelektrolytlösung
- Gelatinelösung und HÄS 6%
- Perioperative Antibiotikatherapie nach Rücksprache mit dem Operateur

Blut und Blutprodukte

- Erythrozytenkonzentrate: 2 Konzentrate

Monitoring

- Standardmonitoring
- Invasive Druckmessung
- Temperatursonde
- Relaxometrie

Narkoseeinleitung

- Anschluss des Monitorings
- Periphervenöser Zugang
- Infusionsbeginn
- Eventuell Gabe des Antibiotikums
- Arterielle Kanülierung der Art. rad. in Lokalanästhesie (Lidocain 1%)

❗ **Schonende Einleitung ohne Hyper-/Hypotension, ohne Hypoxie, ohne Hyperkapnie und ohne Husten/Pressen des Patienten.**

- Remifentanil 0,3 µg/kgKG
- Propofol 2–3 mg/kgKG, alternativ Thiopental 3–5–8 mg/KG, titriert, oder Etomidat bei kardialen Risikopatienten
- Cis-Atracurium 0,15 mg/kgKG
- Intubation in tiefer Narkose und voller Relaxierung
- Bei Bedarf Crush-Einleitung: mit Fentanyl, Propofol, Succinylcholin
- Anlage der Magensonde
- TIVA starten: Propofol 4–8 mg/kgKG/h, Remifentanil 0,1–0,3 µg/kgKG/min
- ZVK-Anlage
- Anlage des Blasenkatheters
- 2. periphervenöser Zugang
- Warm-Touch
- Ausgangs-BGA
- Augenschutz

Lagerung

- Liegende Lagerung, Kopf wird auf die Gegenseite der Operation gelagert. **CAVE:** Auf ausreichende Narkosetiefe bei dem Einspannen des Kopfes in die Mayfield-Klemme (evtl. Remifentanil-Bolus notwendig) achten!
- Monitoring und Beatmungsgerät am Fußende bzw. neben dem Patienten, ein Arm ausgelagert (zur Anästhesieseite hin)

❗ **Sorgfältige Kontrolle der Kopflagerung und der Tubuskonnektion.**

- Lagerung der Knie auf einer Knierolle und Fersengelkissen.

Narkoseführung

Beatmung

- Luft-Sauerstoff-Gemisch, PEEP: 5 cm H_2O
- F_IO_2: 0,5
- $p_{et}CO_2$: 35–45 mmHg

Narkose

- TIVA mit Propofol und Remifentanil kontinuierlich
- Relaxation mit Rocuronium nach Bedarf
- Infusion: Vollelektrolytlösung ca. 500 ml/h (Hotline)
- Wiederholte BGA, Bestimmung der Elektrolyte und Hb/Hkt, BZ und Laktat; Häufigkeit richtet sich auch nach dem Blutungsausmaß
- Elektrolythaushalt, CO_2 und Blutzucker beachten und Entgleisungen entsprechend therapieren
- Ggf. Mannitol
- Vor geplanter Extubation Gabe von 2 g Metamizol/100 ml zur Schmerztherapie
- Wenn aus neurologischer Sicht möglich, d. h. wacher und kooperativer Patient und präoperativ GCS >8; und wenn anästhesiologisch keine Kontraindikationen bestehen, Extubation auf dem Operationstisch; neurologische Defizite beachten und dokumentieren
- Ansonsten Verlegung des intubierten und beatmeten Patienten unter Monitoring (inkl. ICP-Monitoring!) auf die Intensivstation

Kritische Momente

- Auf Blutungskomplikationen achten, Substitution von Erythrozytenkonzentraten und FFP nach Bedarf

Postoperative Besonderheiten

- Postoperativ Intensivstation
- Bei Patienten, die längere Zeit auf der ITS verbleiben und initial eine GCS <8 bieten: Fentanyl- und Midazolamperfusor zur Analgosedierung
- Engmaschige neurologische Verlaufsuntersuchungen: Wachheit, Pupillen, motorische Kraft, Krampfanfälle usw., ICP-Monitoring
- Bei neu auftretenden neurologischen Defiziten, Kontroll-cCT
- Möglichst frühzeitige Extubation und schnelle neurologische Beurteilung
- Oberkörper-Hochlagerung (ca. 30°)
- Engmaschige BGA
- Weiter invasives Blutdruckmonitoring
- Vermeidung einer Hyper/Hypoventilation
- Sicherstellung einer guten Oxygenierung
- Beobachtung der Diurese und Bilanzierung (**CAVE:** Diabetes insipidus)
- Begleitverletzungen nicht unterschätzen
- Schwere Schädel-Hirn-Traumen gehören ausreichend analgosediert mit dem Ziel einen sekundären Hirnschaden zu vermeiden.

Raum für Notizen

A-7.7 Eingriffe in sitzender Position

Checkliste

ITN: oral	PVK: 14 G und 16 G	W-MATTE	Blutprodukte	
	ZVK 3-lumen	W-TOUCH	TEE	
	Ggf. Sheldon bei Blutung	DK mit Temp.	Anwärmer, z. B. HOTLINE	
	ARTERIE			

Besonderheiten

Die Lagerung richtet sich nach Topographie des Tumors. Deshalb immer mit dem Operateur Rücksprache halten. Bei sitzender Lagerung präoperativ transösophageale Echokardiographie (TEE) mit der Fragestellung: Persistierendes Foramen ovale (PFO) vorhanden.

Bei persistierendem Foramen ovale ist die sitzende Position kontraindiziert (Risiko paradoxer Embolien)! Ggf. muss das PFO präoperativ okkludiert werden.

Vorbereitung im OP

Material

- ▶ Periphervenöse Zugänge (16 G/14 G)
- ▶ Endotrachealtubus (Magill) 7,5 (bis 8,5) mm ID
- ▶ Katheter für arterielle Druckmessung (20 G für Art. radialis)
- ▶ ZVK 8,5 Fr.3 Lumen
- ▶ Magensonde mit Mandrin 16 Charr
- ▶ Blasenkatheter mit Temperaturmessung
- ▶ Absaugvorrichtung zum notfallmäßigen Absaugen von Luft im rechten Vorhof
- ▶ Druckwandler und System für Arterie und ZVD
- ▶ steriler Tisch für Arterie und ZVK

Medikamente

- ▶ NaCl 0,9% 10 ml
- ▶ Atropin 0,5 mg/ml
- ▶ Fentanyl 0,5 mg/10 ml (zur Einleitung)
- ▶ Propofol 200 mg/20 ml
- ▶ Propofol-Perfusor 1%
- ▶ Remifentanil-Perfusor 5 mg/50 ml
- ▶ Rocuronium 50 mg
- ▶ Vollelektrolytlösung
- ▶ HÄS 6%
- ▶ Perioperative Antibiotikatherapie nach Rücksprache mit dem Operateur

Monitoring

- Standardmonitoring
- Invasive Druckmessung
- Temperatursonde
- Relaxometrie
- Präkordiale Dopplersonographie
- TEE

Narkoseeinleitung

- Anschluss des Monitorings
- Periphervenöser Zugang
- Infusionsbeginn
- Eventuell Gabe des Antibiotikums
- Arterielle Kanülierung der Art. rad. in Lokalanästhesie (Lidocain 1%)

❗ **Schonende Einleitung ohne Hyper-/Hypotension, ohne Hypoxie, ohne Hyperkapnie und ohne Husten/Pressen des Patienten.**

- Fentanyl 2 µg/kgKG nur initial
- Propofol 1–2 mg/kgKG
- Rocuronium 0,6 mg/kgKG
- Intubation in tiefer Narkose und voller Relaxierung
- Bei Bedarf Crush-Einleitung (mit Fentanyl, Propofol, Succinylcholin)
- TIVA starten: Propofol 4–8 mg/kgKG/h, Remifentanil 0,1–0,3 µg/kgKG/min
- ZVK-Anlage, Lagekontrolle mit Vorhof-EKG (Lage im rechten Vorhof, nach der OP zurückziehen bis in V. cava sup.)
- Anlage des Blasenkatheters
- 2. periphervenöser Zugang
- Bei sitzender Position: ausreichende Volumengabe: mind. 500 ml HÄS 6%
- Augenschutz
- Fixierung der Dopplersonde
- Einführen der TEE-Sonde (sicherste und schnellste Methode Luftembolien zu erkennen)
- Warm-Touch
- Ausgangs-BGA
- Anschluss der Absaugvorrichtung an den ZVK
- Auf sichere Fixierung des Tubus achten.

Lagerung

- Bauchlagerung oder sitzende Lagerung oder Parkbanklagerung. **CAVE:** Auf ausreichende Narkosetiefe bei dem Einspannen des Kopfes in die Mayfield-Klemme (evtl. Remifentanil-Bolus notwendig) achten.
- Langsames Aufrichten des Patienten bei sitzender Position um Blutdruckabfälle zu vermeiden. Vor dem Aufrichten Volumengabe und ZVK-Lage im rechten Vorhof beachten
- Monitoring und Beatmungsgerät am Fußende bzw. neben dem Patienten, ein Arm ausgelagert (zur Anästhesieseite hin)

❗ **Sorgfältige Kontrolle der Kopflagerung und der Tubuskonnektion.**

Narkoseführung

Beatmung

- Luft-Sauerstoff-Gemisch, PEEP: 5–10 cm H_2O
- F_IO_2: 0,5
- $p_{et}CO_2$: 35–45 mmHg, evtl. intraoperative moderate Hyperventilation (exspiratorischer CO_2: 35 mmHg) bei erhöhtem ICP

Narkose

- TIVA mit Propofol und Remifentanil kontinuierlich
- Relaxation mit Rocuronium nach Bedarf, Kontrolle der Relaxierung mit Relaxometrie, Akustikusneurinome nur zur Intubation relaxieren, ansonsten wird das intraoperative Vorgehen mit einem Nervenstimulator erschwert
- Infusion: Vollelektrolytlösung ca. 500 ml/h (Hotline)
- BGA bei Veränderung der Beatmung und Blutungen/Komplikationen; Häufigkeit richtet sich auch nach dem Blutungsausmaß
- Auf Körpertemperatur achten; Änderung der Temperatur des Warm-Touch nach Bedarf
- Elektrolythaushalt, CO_2 und Blutzucker beachten und Entgleisungen entsprechend therapieren
- Einhaltung der Blutdruckgrenzen: Verhinderung von Hypertension und Hypotension
- Eine milde Hypothermie (34 °C) kann den Hirnmetabolismus während der Phasen von zerebraler Ischämie reduzieren, allerdings muss der Patient dann vor der Extubation mit der Wärmedecke aufgewärmt werden
- Gegebenenfalls Mannitol 20% 0,3–0,5 g/kgKG
- Vor geplanter Extubation Gabe von 2 g Metamizol/100 ml

- Wenn aus neurologischer Sicht möglich, d. h. wacher und kooperativer Patient und präoperativ GCS >8, und wenn anästhesiologisch keine Kontraindikationen bestehen, Extubation auf dem Operationstisch; neurologische Defizite beachten und dokumentieren
- Ansonsten Verlegung des intubierten und beatmeten Patienten unter vollem Monitoring auf die Intensivstation

Kritische Momente

Gefahr Luftembolie

Prophylaxe

- Normovolämie
- Monitoring mit präkordialer Dopplersonographie und TEE
- Operationstechnik
- Eventuell PEEP; zu beachten jedoch: Durch hohen intrathorakalen Druck kann es zum ICP-Anstieg, durch offenes Foramen ovale kann es zum Rechts-links-Shunt kommen
- Infusionssysteme und Konnektoren müssen absolut dicht und luftleer sein

Therapie

⚠ Immer im Team arbeiten.

- Durch den Operateur
  - »Fluten« des Operationsgebietes mit NaCl
  - Kompression von venösen Gefäßen
  - Einsatz von Knochenwachs
- Durch den Anästhesisten
  - 100% Sauerstoff
  - Über im rechten Vorhof liegenden ZVK Luft absaugen
  - Kompression der Vv. jugulares
  - Eventuell PEEP(-Erhöhung)
  - Gabe von Volumen
  - Kreislaufstützung durch vasoaktive Substanzen
  - Eventuell Lagerung in Trendelenburg-Position

Postoperative Besonderheiten

- Postoperativ Intensivstation
- Engmaschige (alle 30–60 min in den ersten 6 h postoperativ) neurologische Verlaufsuntersuchungen: Wachheit, Pupillen, motorische Kraft, Krampfanfälle
- Bei neu auftretenden neurologischen Defiziten Kontroll-cCT und Information des Neurochirurgen
- Möglichst frühzeitige Extubation
- Oberkörperhochlagerung (ca. 30°)
- Engmaschige BGA
- Weiter invasives Blutdruckmonitoring
- Eventuell weiteres Monitoring des ICP (wenn bei Duraverschluss erhöhter Hirndruck bestand oder mit diesem in der postoperativen Phase gerechnet werden muss)
- Vermeidung einer Hyper-/Hypoventilation
- Sicherstellung einer adäquaten Oxygenierung
- Beobachtung der Diurese und Bilanzierung (**CAVE**: Diabetes insipidus)
- Schmerztherapie mit nichtsteroidalen Antirheumatika und Piritramid nach Bedarf

Raum für Notizen

A-7.8 Wachkraniotomie

Checkliste

ITN: nasal	PVK: 14 G und 16 G	W-MATTE		
	ZVK: 3-Lumen	W-TOUCH		
	ARTERIE	DK mit Temp.	Anwärmer, z. B. HOTLINE	

Besonderheiten

Indikation

- Eingriffe am Gehirn, bei denen intraoperativ die Kooperation des Patienten im Wachzustand erforderlich ist, z. B.
  - Stereotaktische Implantation von Tiefenelektroden bei M. Parkinson (motorische Tests)
  - Temporallappenteilresektion bei Epilepsie (verbale Tests)

Besonders die Implantation der Tiefenelektroden dauert in der Regel viele Stunden und verlangt ein Höchstmaß an Kooperation zwischen Patient, Anästhesist und Neurochirurg!

Präoperative Visite

Das Prämedikationsgespräch sollte, wenn immer möglich, von dem zuständigen Anästhesisten geführt werden. Hierbei kommt es besonders darauf an, dem Patienten die Angst vor der Wachheitsphase zu nehmen und ein Vertrauensverhältnis zum Anästhesisten aufzubauen.

Die *Aufklärung* sollte beeinhalten:
- Monitoring:
  Arterielle Kanüle, Blasenkatheter, ZVK nur bei TL-Teilresektion
- Ablauf:
  Nasopharyngeale Lokalanästhesie und Einlage von Privintupfern, nasaler Tubus, Phasen der Sedierung und Wachheit – insbesondere intraoperative Aufwachphasen, postoperativ Intensivstation
- Lagerung:
  Rückenlage, Mayfield-Klemme/stereotaktischer Ring verhindern Kopfbewegung
- Sedierung:
  Tiefe Sedierung mit ensprechenden Risiken (Apnoe, Hypoxie, Erbrechen mit Aspiration, mangelnde Kooperation, was bis zum Abbruch des Eingriffs führen kann)
- Sonstiges:
  Blutung, zerebraler Krampfanfall

Prämedikation

- In der Regel kein Dormicum präoperativ, nur wenn der Patient sehr ängstlich ist, 3,75–7,5 mg Dormicum p.o.
- Antiepileptika werden weitergegeben
- Parkinson-Mittel nur nach Rücksprache mit den Neurochirurgen
- Bei Trepanationen mit dem erhöhten Risiko des Erbrechens (Duraeröffnung) oder Patienten mit entsprechender gastraler Anamnese am Abend vor der Operation: 300 mg Ranitidin p.o., am Morgen: 150 mg Ranitidin p.o.

Vorbereitung im OP

Material

- Periphervenöse Zugänge (16/14 G)
- Endotrachealtubus (Magill) 7,5–8,0 mm ID
- Lidocain- und Privinspray
- Katheter für arterielle Druckmessung (20 G für A. radialis)
- ZVK 8,5 F (3-Lumen)
- Magensonde mit Mandrin 16 Charr
- Blasenkatheter mit Temperaturmessung
- Absaugvorrichtung zum notfallmäßigen Absaugen von Luft im rechten Vorhof
- Druckwandler und System für Arterie und ZVD
- Steriler Tisch für Arterie und ZVK
- Lokalanästhesie für Arterie und ZVK

Medikamente

- NaCl 0,9% 10 ml
- Atropin 0,5 mg/ml
- Propofol 200 mg/20 ml
- Propofolperfusor 1%
- Vollelektrolytlösung
- HÄS 6%
- Perioperative Antibiotikatherapie nach Rücksprache mit dem Operateur

Monitoring

- Standardmonitoring
- Invasive Druckmessung
- Temperatursonde

Narkoseeinleitung

- Topische LA mit Xylocainspray 4% nasal und pharyngeal, Privinnasentupfer
- Sedierung mit Propofol einschleichend unter Erhaltung der Spontanatmung. Kontinuierliche Sedierung mit Propofolperfusor 1–3–5 mg/kgKG/h, individuelle Dosisanpassung, einige Patienten benötigen initial relativ viel Propofol (5–8 mg/kgKG/h). O_2-Insufflation zunächst über nasale Sonde
- Unter tiefer Sedierung Platzierung des mit Gleitmittel benetzten Tubus sehr behutsam (**CAVE:** Blutung) transnasal unter laryngoskopischer Sicht direkt vor die Glottis und unter die Epiglottis. Bei korrekter Tubuslage kann man über die Kapnometrie $etCO_2$ messen (evtl. den Tubuscuff etwas mit Luft füllen). Über den geblockten Tubus sollte sich der Patient assistiert beatmen lassen! Tubus nicht zu stark kürzen (33 cm belassen), er lässt sich sonst evtl. im Notfall nicht mehr sicher in der Trachea platzieren. Abschließend den Tubus in der Position fixieren, in der das CO_2-Signal gut auf dem Monitor sichtbar ist.
- Zwei periphervenöse Zugänge (einer an jedem Arm)
- Blasenkatheter ohne Temperatursonde!
- Arterielle Kanüle und ZVK unter Lokalanästhesie legen!
- Bei Patienten mit TL-Teilresektion wird schon im Einleitungsraum ein Skalpblock durch den Operateur gesetzt (Bupivacain 0,5% + 1:200 000 Adrenalin)

Narkoseführung

Beatmung

- Luft-Sauerstoff-Gemisch
- F_IO_2: 0,5
- Spontanatmung, $p_{et}CO_2$: 35–45 mmHg

Narkose

Der Patient darf erst in den OP gefahren werden, wenn er tief sediert ist und ausreichend spontan atmet! Bei sehr unruhigen Patienten kann in Ausnahmefällen die zusätzliche Gabe von Ultiva (0,025–1 µg/kgKG/min) indiziert sein. Rücksprache mit aufsichtführendem Oberarzt!

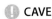 **CAVE**
Propofol reduzieren, da sonst Atemdepression und Apnoe. Alternativ: Clonidin, Dipidolor.

Operationsablauf

Tumorresektion bei Epilepsie etc.

- Sedierung und Kanülierung einschließlich ZVK wie oben beschrieben in der Einleitung
- Skalpblock
- Transport in den OP
- LA des Operationsbereichs
- Einspannen in die Mayfield-Klemme
- Trepanation
- Sedierung abstellen bei Duraeröffnung
- Aufwachphase
- Sprachtests
- Sedierung
- TL-Teilresektion
- Sedierung bis Operationsende
- Verlegung auf die Intensivstation

Stereotaktische Implantation von Tiefenelektroden bei M. Parkinson

- Sedierung und Kanülierung in der Einleitung
- Ultravist (wenn erforderlich) nicht vergessen
- Fahrt in den OP
- Nach LA (Bupivacain 0,5% + 1 : 100 000 Adrenalin) Aufsetzen des stereotaktischen Rings
- Lagerung des Patienten, Einrichtung der Röntgenanlage

> **CAVE**
> Der Operationstisch darf danach nicht mehr verstellt werden.

- Unter Sedierung MRT/CT
- Sedierung erst abstellen, wenn das Bohrloch für die Elektroden angelegt ist
- Aufwachphase
- Motorische Tests
- Optimale Platzierung der Elektroden
- Eventuell erneut Sedierung bis zum 2. Bohrloch

> Die benötigte Dosis für Propofol kann jetzt deutlich geringer sein.

- Tests
- Sedierung bis Operationsende
- Aufwachen lassen
- Verlegung auf die Intensivstation

Aufwachphase

Der Patient sollte langsam, ohne den Kopf zu bewegen, zu husten oder zu würgen (evtl. Tubus etwas zurückziehen, Tubus entblocken!), sanft in den Wachzustand hinübergleiten. Hierbei muss der Anästhesist durch verbalen Kontakt beruhigend auf den Patienten einwirken und ihn durch repetitive Zusprache begleiten. Wenn der Patient ausreichend wach ist, motorische Aufforderungen befolgt und sprechen kann, kann der Neurologe mit den erforderlichen Tests beginnen.

Wesentliche Komplikationen

- Apnoe mit Hypoxie und Hyperkapnie
- Erbrechen mit Aspiration (Saugung prüfen!)
- Zerebraler Krampfanfall
- Intrazerebrale Blutung

> **Auf Notfallintubation vorbereitet sein (Larynxmaske, Bronchoskop etc.).**

A-7.9 Besonderheiten bei epilepsiechirurgischen Eingriffen

Anästhesie bei Epilepsiepatienten

Probleme

Antikonvulsiva

Unter Antikonvulsivatherapie ist eine deutlich höhere Dosierung der Muskelrelaxanzien erforderlich (schnellerer Abbau der Muskelrelaxanzien, Veränderungen an der neuromuskulären Endplatte?). Zudem können toxische Carbamazepinspiegel nach Erythromycingabe auftreten. Deswegen erhalten Patienten mit Penicillinallergie, die mit Carbamazepin eingestellt sind, kein Erythromycin, stattdessen Clindamycin (Sobelin) oder Vancomycin.

Erhöhte Krampfbereitschaft

- Keine Hyperventilation (außer wenn vom Operateur ausdrücklich gewünscht)
- Vermeidung potenziell krampfschwellensenkender Agenzien (Methohexital, Ketamin)

Drei Fälle von intraoperativem akutem Nierenversagen

- Wahrscheinlich in Zusammenhang mit Augmentan + Carbamazepin deswegen kein Augmentan, stattdessen Sobelin 600 mg i.v.
- Narkoseverfahren: TIVA (Propofol, Remifentanil) oder balancierte Anästhesie mit Thiopental zur Narkoseeinleitung und Isofluran + Opioid zur Narkoseaufrechterhaltung

Anästhesie bei EcoG (Elektrokortikographie)

Intraoperativ wird über auf den Kortex aufgelegte Elektroden zur Epilepsiefokussuche ein EEG abgeleitet und durch die Gabe von krampfschwellensenkenden Substanzen ein Spikes-and-waves-EEG induziert. Die Anforderungen an das Anästhesieverfahren bestehen darin, dass zum einen bei ausreichender Narkosetiefe keine ausgeprägte EEG-Suppresion besteht (Isofluran und Propofol unterdrücken EEG-Aktivität) und zum anderen in Absprache mit dem Operateur bzw. den anwesenden Epileptologen, die das EEG-Monitoring durchführen, intermittierend medikamentös ein »Krampf-EEG« induziert werden muss. Niedrigdosierte Inhalationsanästhesie (Isofluran 0,4–0,6%) in Kombination mit DHBP (intermittierend 5 mg i.v.). Opioid- und Muskelrelaxansgabe wie üblich. Zur Induktion von Krampfpotenzialen Brevimytal 1–2 mg/kgKG i.v.

A-7.10 Besonderheiten bei Trepanationen bei Kindern

Auch Kinder werden oral mit Midazolam prämediziert. Wenn eine Operation in sitzender Position geplant ist, wird mit den Kinderkardiologen eine präoperative TEE-Untersuchung in Narkose am Operationstag im Einleitungsraum vereinbart.

Medikamente

Bei Kindern unter 20 kgKG

1. Perfusoren:
   Propofol 1%, Ultiva 6 µg/ml (1 mg/50 ml, davon 15 ml abziehen und auf 50 ml verdünnen)
2. Nimbex (1 mg/ml) in 1-ml-Spritze

Bei Kindern über 20 kgKG

1. Perfusoren: Propofol 2%, Ultiva 20 µg/ml (1 mg/50 ml)
2. Nimbex (1 mg/ml) in 5-ml-Spritze

Ansonsten

- Paracetamol supp. 40 mg/kgKG
- Falls vom Operateur gewünscht, Fortecortin 0,5 mg/kgKG
- Antibiose: Staphylex 50 mg/kgKG

Katheter und Zugänge

- ZVK 2- oder 3-Lumenkatheter (in Abhängigkeit davon, ob das Kind postoperativ beatmet oder parenteral ernährt werden muss) – 5,0 oder 5,5 F. Die Katheteranlage erfolgt ultraschallgesteuert
- Arterielle Kanüle (vorzugsweise A. radialis der nichtdominanten oder paretischen Seite mit »Kinder-Arterien-Set«, alternativ A. femoralis mit Erwachsenen-Arterien-Set)
- Volumenzugang (bei kleinen Kindern 22 G, ansonsten 18 oder 20 G, evtl. Fußrückenvene oder V. saphena magna)
- Blasenkatheter (6- oder 8-F-Katheter)

Standards in der Kinderchirurgie

I. Correns, C. Spies

A-8.1 Analatresie 160

A-8.2 Hypospadie 162

A-8.3 Leistenhernie beim Frühgeborenen 164

A-8.4 Malrotation/Volvulus 166

A-8.5 Mekoniumileus 168

A-8.6 Nekrotisierende Enterokolitis 170

A-8.7 Ösophagusatresie 172

A-8.8 Omphalozele/Gastroschisis 176

A-8.9 Pylorusstenose 178

A-8.10 Zirkumzision, Hydrozele, Orchidopexie 180

A-8.11 Zwerchfellhernie 182

A-8.12 Zystoskopie bei Kindern 184

A-8.1 Analatresie

Checkliste

ITN	PVK	MS	W-MATTE	Blutprodukte
	ZVK (2-Lumen)		Aluminium-extremitätenwärmer	
			Temperatursonde	

- Operationsdauer: ca. 2–4 h
- Prämedikation: Neugeborenes kommt sediert und beatmet, mit Magensonde und einem venösen Zugang versehen in den OP

Besonderheiten

Eine Analatresie entsteht aufgrund einer embryonalen Differenzierungsstörung der Kloake und des Urogenitalsinus.

Man unterscheidet 2 Formen:
- »Hohe« Analatresie:
Hier endet das Rektum oberhalb des Levatormuskels und mündet bei Mädchen als Fistel in die Vagina, beim Jungen in die Urethra oder Blase, die Primäroperation besteht in der Anlage einer Kolostomie, die endgültige Durchzugsoperation erfolgt erst, wenn das Kind alt genug ist (3–6 Monate)
- »Tiefe« Analatresie:
Hier reicht das Rektum bis durch die Levatormuskulatur und endet über eine Fistel oft am Damm oder an der Vulva, die Operation besteht in einer einfachen Eröffnung des Darmes

Vorbereitung im OP

Material

- ▶ Narkosegerät mit Säuglingsschläuchen
- ▶ Für den Notfall: Trachealtubus Größe 2,5–3,5 mm Innendurchmesser
- ▶ ZVK 2-Lumen, 4,0 F
- ▶ Periphervenöser Zugang G 22 oder G 24
- ▶ Steriler Tisch für den ZVK (falls noch nicht gelegt)

Medikamente

- ▶ HD5 5 ml
- ▶ Atropin 0,1 mg/ml
- ▶ Midazolam 1 mg/1 ml
- ▶ Fentanyl 0,05 mg/1 ml
- ▶ Thiopental 25 mg/1 ml
- ▶ Pancuronium 1 mg/1 ml
- ▶ Perfusor 20 ml HD5 + 20 ml NaCl 0,9%
- ▶ Sevofluranverdampfer

Blut und Blutprodukte

- ▶ Erythrozytenkonzentrate: 1
- ▶ FFP-Einheiten: 1 auf Abruf

Monitoring

- Standardmonitoring
- Zentraler Venendruck
- Temperatursonde
- Präkordiales Stethoskop

Narkoseeinleitung

- OP soll vor dem Eingriff aufgeheizt sein: 30–32 °C
- Übernahme des sedierten und beatmeten Kindes von dem Neonatologen
- Lagekontrolle des Tubus und Auskultation nach Umlagerung des Kindes auf den Operationstisch
- Anschluss des Monitorings
- Kontrolle des/der peripheren Zuganges/Zugänge
- Infusionsbeginn

Einleitung/Vertiefung der Narkose

- Fentanyl 2 µg/kgKG
- Thiopental 3–4 mg/kgKG
- Wenn das Neugeborene noch nicht intubiert wurde, *Ileuseinleitung* mit Succinylcholin (2 mg/kgKG), vorher Atropin 0,02 mg/kgKG
- Pancuronium 0,1 mg/kgKG
  CAVE: Bei Relaxierung oft Nervenstimulation des Schließmuskels durch den Operateur.
- Eventuell Anlage eines ZVK 4 F
- Antibiotikaapplikation überprüfen (z. B. letzte Gabe auf der Intensivstation?)
- Auf gute Wärmeisolation achten (Aluminiumextremitätenwärmer)

Lagerung

- Steinschnittlagerung, manchmal auch Knie-Ellbogen-Lagerung; mit Operateur besprechen
- Auf gute Abpolsterung achten

Narkoseführung

Beatmung

- Luft-O_2-Gemisch, kein Lachgas!
- F_IO_2: nach SpO_2 (Ziel: 86–95%)
- Normoventilation: $p_{et}CO_2$: 35–45 mmHg

Narkose

- Supplementierung der Narkose mit Sevofluran (2,5–3,5 Vol.-%)
- Gute Relaxation und ausreichende Fentanyldosierung: Fentanyl 3–10 µg/kgKG
- Hoher Volumenbedarf erforderlich: mindestens 10–20 ml/kgKG,
  CAVE: hypernatriäme Dehydratation
- EK/FFP im Verhältnis 1:1 (nach aktuellem Blutverlust), Richtwert: Hkt-Wert >35%
- Auf Normothermie achten
- Stündliche Kontrollen von zentralvenöser BGA, Hkt, BZ und Elektrolyten; ggf. Kontrolle der Gerinnungsparameter
- Gegebenenfalls arterielle Kanülierung bei metabolischer Entgleisung
- Nachbeatmung auf Intensivstation
- Verlegung des Kindes mit komplettem Monitoring auf die Intensivstation
- Übergabe an den Neonatologen

Postoperatives Management

- Überwachung: Standardmonitoring auf ITS, ZVD
- Engmaschige Kontrollen von zentralvenöser BGA, kleinem BB, BZ und Elektrolyten

A-8.2 Hypospadie

Checkliste

ITN	PVK	W-MATTE	
Kaudalanästhesie		Temperatursonde	
PWB		Aluminium-extremitätenwärmer	

- Operationsdauer: mit dem Operateur besprechen, bis zu 3 h
- Prämedikation: nach Standard, ca. 1 h präoperativ Applikation von 2 LA-Pflastern an typischen Punktionsstellen (Ellenbeugen oder Handrücken) für eine schmerzarme periphere Venenpunktion
- *Kombination mit Kaudalanästhesie* (Single-shot- bzw. Kathetertechnik; s. Standard A-1.17) ist empfehlenswert: so kann das Auftreten einer störenden Reflexerektion vermieden und die postoperative Analgesie gesteuert werden; alternativ kann in Absprache mit dem Operateur ein *Peniswurzelblock (PWB)* durchgeführt werden

Besonderheiten

Bei langer Operationsdauer besonders auf Lagerung achten (Knierolle, Hackenpolster). Postoperative Fistelbildungen sind häufig und Rezidiveingriffe somit nötig. Die betroffenen Kinder sind besonders sensibel, deshalb ist auf eine sehr gute postoperative Analgesie zu achten. Hypospadien sind oft mit anderen Missbildungen, z. B. Herzfehlern, vergesellschaftet.

Auch Latexallergien wurden häufiger beschrieben: bei entsprechenden Hinweisen ist eine latexfreie Versorgung des Kindes notwendig. Bei unklaren allergischen Reaktionen an eine Latexallergie denken!

Vorbereitung im OP

Material
- Narkosegerät mit Säuglings- bzw. Kinderschläuchen
- Trachealtuben (Magill-Tubus) je nach Größe des Kindes
- Periphervenöser Zugang 20 G oder 22 G

Medikamente
- HD5 5 ml und Infusion HD5 250 ml bzw. Vollelektrolytlösung
- Atropin 0,1 mg/ml
- Fentanyl 0,05 mg/1 ml
- Thiopental 25 mg/ml bzw. Propofol 10 mg/ml
- Rocuronium 5 mg/ml
- Propofolperfusor 1% (500 mg/50 ml) alternativ: Remifentanil-Perfusor

Monitoring

- Standardmonitoring
- Temperatursonde
- Präkordiales Stethoskop

Narkoseeinleitung

- OP soll vor dem Eingriff aufgeheizt sein: 26–30 °C
- Anschluss des Monitorings
- Periphere Venenpunktion
- Infusionsbeginn

Einleitung

- Fentanyl 2 μg/kgKG (bis 5–10 μg/kgKG, ggf. Repetitionsdosen von 2–3 μg/kg alle 30 min)
- Thiopental 3–4 mg/kgKG bzw. Propofol 3–5 mg/kgKG
- Rocuronium 0,5 mg/kgKG
- Orale Intubation und Lagekontrolle
- Wegen des schmerzhaften Eingriffes und den günstigen postoperativen Effekten Anlage eines Kaudalkatheters in Seitenlage
- Antibiotikaapplikation überprüfen
- Umlagerung nach Kaudalanästhesie in Rückenlage zur Operation, alternativ PWB
- Auf gute Wärmeisolation achten (Aluminiumextremitätenwärmer)

Lagerung

- Rückenlage mit gesicherten Zugängen, Kopfunterlage (Silikonring)

Narkoseführung

Beatmung

- N_2O-O_2-Gemisch
- F_IO_2: nach SpO_2 (Ziel: 86–95%)
- Normoventilation $p_{et}CO_2$: 35–45 mmHg

Narkose

- Propofolperfusor mit 2–max. 4 mg/kgKG/h, nach Wirkungseintritt der Kaudalanästhesie kann der Propofolperfusor meist reduziert werden alternativ: Remifentanil (Ultiva®): Dauerinfusion mit 0,1–0,5 μg/kgKG/min in Kombination mit Propofol oder Inhalationsanästhetika
- Wenn Kaudalanästhesie oder Peniswurzelblock unmöglich: Applikation eines Paracetamol-Supp. in Standarddosierung (Säugling: 125 mg; Kleinkind: 250 mg; Schulkind: 500 mg) für die postoperative Phase, Gabe direkt nach der Narkoseeinleitung
- Alternativ zum Kaudalblock kann bei der Hypospadie ein *Peniswurzelblock* in Absprache mit dem Operateur angelegt werden:

Bupivacain 0,5% (ohne Adrenalin!)
- 6–12 Monate: 1 ml,
- 1–5 Jahre: 3 ml,
- 6–12 Jahre: 4 ml,
- Ab 13 Jahre: 5–7 ml.

- Gabe von Fentanyl und Relaxans nach Bedarf
- Auf Normothermie achten
- Extubation auf dem Operationstisch

Postoperatives Management

- Überwachung und Behandlung im Aufwachraum, Monitoring mindestens SpO_2
- Bei Kaudalanästhesie auf Neurologie achten: motorische Blockade und Miktion
- Gegebenenfalls Analgesiesupplementierung mit Piritramid 0,1 mg/kgKG i.v.
- Verlegung aus dem Aufwachraum, wenn das Kind völlig wach und kardiopulmonal unauffällig ist

A-8.3 Leistenhernie beim Frühgeborenen

Checkliste

LMA oder Maske	PVK	W-MATTE
Kaudalanästhesie		Aluminiumextremitätenwärmer
SPA		Temperatursonde

- Operationsdauer: ca. 20 min
- Keine medikamentöse Prämedikation, Ausnahme: bestehende Dauersedierung wird weitergegeben
- Operation in Kaudalanästhesie (s. Standard A-1.19), SPA oder Allgemeinanästhesie

Besonderheiten

Frühgeborene mit ihrer Bindegewebsschwäche haben sehr häufig Leistenhernien, die noch vor Entlassung des Kindes aus der Klinik operiert werden sollten, um möglichen Inkarzerationen vorzubeugen.

Vorbereitung im OP

Material

- Narkosegerät mit Säuglings- bzw. Kinderschläuchen
- Für den Notfall: Trachealtubus Größe 2,5–3,5 mm Innendurchmesser
- Larynxmaske (je nach Größe des Kindes) meist Größe 1
- Periphervenöser Zugang: 24 oder 22 G

Medikamente

- HD5 5 ml
- Atropin 0,1 mg/ml
- Fentanyl 0,05 mg/1 ml
- Thiopental 25 mg/1 ml
- Cis-Atracurium 1 mg/ml
- Perfusor 20 ml HD5 + 20 ml NaCl 0,9%
- Bupivacain 0,25% (ggf. mit Adrenalin 1:200 000)
- Bupivacain 0,5% für SPA
- Sevofluranverdampfer, alternativ Propofolperfusor

Monitoring

- Standardmonitoring
- Temperatursonde
- Präkordiales Stethoskop

Narkoseeinleitung

- OP soll vor dem Eingriff aufgeheizt sein: 30–32 °C
- Anschluss des Monitorings
- Legen des peripheren Zuganges, bei unruhigen Kindern erst nach Maskeneinleitung mit Sevofluran
- Infusionsbeginn
- Maskeneinleitung der Anästhesie mit Sevofluran
- Linksseitenlagerung mit angezogenen Beinen für die Anlage der Kaudalanästhesie (Hilfsperson), alternativ SPA
- Durchführung der Kaudalanästhesie bzw. SPA
- Anschließend Rückenlagerung und für 15 min engmaschige Blutdruckkontrollen

Einleitung (falls Kaudalanästhesie/SPA nicht durchgeführt werden kann)

- Fentanyl 2 µg/kgKG
- Thiopental 3–4 mg/kgKG
- Einsetzen einer Larynxmaske und Lagekontrolle
- Antibiotikaapplikation überprüfen
- Auf gute Wärmeisolation achten (Aluminiumextremitätenwärmer)

Lagerung

- Rückenlage mit gesicherten Zugängen, Kopfunterlage (Silikonring)

Narkoseführung

Beatmung

- Maskennarkose bis zum Wirkungseintritt der Kaudalanästhesie nach ca. 15 min beibehalten, dann evtl. nur noch N_2/O_2 (1:1), assistierte Maskenbeatmung, alternativ SPA
- F_IO_2: nach SpO_2 (Ziel: 86–95%)
- Normoventilation $p_{et}CO_2$: 35–45 mmHg

Narkose

- Während der Operation auf Normothermie achten
- Bei Beginn der Hautnaht mit reinem Sauerstoff beatmen
- Verlegung des Kindes in den Aufwachraum

Bei Spinalanästhesie (SPA) ist Folgendes zu beachten

- Sichere Fixierung durch Hilfsperson
- Bei Säuglingen Punktion nicht über L4/L5, bei Kleinkindern nicht über L3/L4
- Nadeln kürzer als bei Erwachsenen wählen (ca. 3,5–5 cm), 26–27 G
- Dosis für Neugeborene im Durchschnitt 0,41 mg/kg (Harnik et al.) isobares Bupivacain:
  <5 kg   0,5–1,0 mg/kgKG
  6–15 kg   0,5–0,7 mg/kgKG
  16–30 kg 0,4–0,5 mg/kgKG
- Methodisch-technisch wie bei Erwachsenen (vgl. Standard A-1.16)

Postoperatives Management

- Überwachung und Behandlung im Aufwachraum, Monitoring mindestens SpO_2
- Auf Neurologie und Miktion achten
- 125 mg Paracetamol Supp.
- Orale Flüssigkeitszufuhr nach 2 h
- Verlegung aus dem Aufwachraum, wenn das Kind völlig wach und kardiopulmonal unauffällig ist

> **Ehemalige Frühgeborene (< 1 Jahr) sind besonders gefährdet hinsichtlich postoperativer Apnoeanfälle mit O_2-Sättigungsabfall und Bradykardie, deshalb mindestens 24 h Überwachung postoperativ unter stationären Bedingungen!**

Literatur

Harnik EV, Hoy GR, Potolicchio S et al (1986) Spinal anesthesia in premature infants recovering from respiratory distress syndrome. Anesthesiology 64:95

Jöhr M (2004) Kinderanästhesie, 6., überarbeitete Aufl., Urban & Fischer, S. 185

A-8.4 Malrotation/Volvulus

Checkliste

ITN	PVK	W-MATTE	Blutprodukte	
Kaudalanästhesie	ZVK: 2-Lumen	MS		
		Temperatursonde		

- Operationsdauer: 0,5–1,5 h
- Prämedikation: Neugeborenes kommt sediert und beatmet, mit Magensonde und einem venösen Zugang versehen, in den OP
- In Absprache mit Kinderchirurgen und abhängig vom chirurgischen Befund: Legen eines Kaudalkatheters (Standard A-1.19) für die intra- und postoperative Phase

Besonderheiten

Bei dieser Erkrankung ist der embryonale Darm nicht vollständig rotiert. Es kommt zu einer Kompression des Duodenums mit intermittierendem galligem Erbrechen. Eine Malrotation kann zum Volvulus führen mit Darminfarzierung und Septikämie. Infolgedessen kann es zu Entgleisungen des Wasser- und Elektrolythaushaltes kommen. Es besteht die Gefahr einer Überblähung des Darms mit Behinderung der Atmung.

Die chirurgische Intervention besteht in der Derotation, Durchtrennung evtl. vorhandener Stränge und Fixierung des Darms.

Vorbereitung im OP

Material

- Narkosegerät mit Säuglingsschläuchen
- Für den Notfall: Trachealtubus Größe 2,5–3,5 mm Innendurchmesser
- ZVK 2-Lumen, 4,0 F

Medikamente

- HD5 5 ml
- Atropin 0,1 mg/ml
- Fentanyl 0,05 mg/ml
- Thiopental 25 mg/ml
- Succinylcholin 10 mg/ml
- Rocuronium 1 mg/ml
- Perfusor 20 ml HD5 + 20 ml NaCl 0,9%
- HAES6% 200/0,5 oder 130/0,4 bereitstellen
- Sevofluranverdampfer, alternativ Propofolperfusor

Blut und Blutprodukte

- Erythrozytenkonzentrate: 1
- FFP-Einheiten: 1 auf Abruf

Monitoring

- Standardmonitoring
- Invasive Druckmessung
- Zentraler Venendruck
- Temperatursonde
- Präkordiales Stethoskop

Narkoseeinleitung

- OP soll vor dem Eingriff aufgeheizt sein: 30–32 °C
- Übernahme des sedierten und beatmeten Neugeborenen
- Lagekontrolle des Tubus und Auskultation nach Umlagerung auf den Operationstisch
- Anschluss des Monitorings
- Kontrolle des peripheren Zugangs
- Infusionsbeginn

Einleitung

- Fentanyl 2 µg/kgKG
- Thiopental 3–4 mg/kgKG
- Rocuronium 0,5 mg/kgKG
- Wenn das Neugeborene noch nicht intubiert wurde, *Ileuseinleitung* mit Succinylcholin (2 mg/kgKG, vorher Atropin 0,02 mg/kgKG)
- Anlage eines ZVK 4 F
- Antibiotikaapplikation überprüfen
- Legen eines Kaudalkatheters (nach Standard)
- Augenschutz
- Auf gute Wärmeisolation achten (Aluminiumextremitätenwärmer)

Lagerung

- Rückenlage mit gesicherten Zugängen, Kopfunterlage (Silikonring)

Narkoseführung

Beatmung

- Luft-O_2-Gemisch, kein Lachgas!
- F_IO_2: nach SpO_2 (Ziel: 86–95%)
- Normoventilation: $p_{et}CO_2$: 35–45 mmHg

Narkose

- Supplementierung der Narkose mit Sevofluran (2,5–3,5 Vol.-%)
- Gute Relaxation und ausreichende Fentanyldosierung: Fentanyl 3–10 µg/kgKG
- Bei kaudaler Kathetertechnik ausreichend hohes Niveau anstreben, dadurch dann weniger Relaxanz und Opiatverbrauch
- Hoher Volumenbedarf erforderlich: mindestens 10–20 ml/kgKG, **CAVE:** hypernatriäme Dehydratation
- EK/FFP im Verhältnis 1:1 (nach aktuellem Blutverlust), Richtwert: Hkt-Wert >35%
- Auf Normothermie achten
- Stündliche Kontrollen von zentralvenöser BGA, Hkt, BZ und Elektrolyten (bei metabolischer Entgleisung); ggf. Kontrolle der Gerinnungsparameter
- Nachbeatmung auf Intensivstation für etwa 24 h
- Verlegung des Kindes unter komplettem Monitoring auf die Intensivstation

Postoperatives Management

- Fortführung der Analgosedierung
- Überwachung: Standardmonitoring auf ITS
- Engmaschige Kontrollen von zentralvenöser BGA, kleinem BB, BZ und Elektrolyten

A-8.5 Mekoniumileus

Checkliste

ITN	PVK	W-MATTE	Blutprodukte	
Kaudalanästhesie	ZVK 2-Lumen	MS		
		Temperatursonde		

- Operationsdauer: ca. 2 h
- Prämedikation: Neugeborenes kommt sediert und beatmet mit Magensonde und einem venösen Zugang versehen in den OP
- Im Absprache mit Kinderchirurgen und in Abhängigkeit vom chirurgischen Befund: Legen eines Kaudalkatheters (Standard A-1.19) für die intra- und postoperative Phase sinnvoll

Besonderheiten

Beim Mekoniumileus kommt es durch eingedicktes Mekonium im Bereich des distalen Ileums zum Darmverschluss mit galligem Erbrechen und der Gefahr einer Perforation (Ileuseinleitung). Die chirurgische Intervention besteht in der Eröffnung des Darms und Absaugen des äußerst zähen Inhalts und anschließender Enterostomie. Ein Mekoniumileus findet sich sehr häufig bei Kindern mit Mukoviszidose.

Bei langer Operationsdauer besonders auf Lagerung und Auskühlung achten.

Vorbereitung im OP

Material

- Narkosegerät mit Säuglingsschläuchen
- Für den Notfall: Trachealtubus Größe 2,5–3,5 mm Innendurchmesser
- ZVK 2-Lumen 4,0 F mit sterilem Tisch
- Druckwandler für ZVD-Messung

Medikamente

- HD5 5 ml
- Atropin 0,1 mg/ml (Vorsicht: zähes Sekret)
- Fentanyl 0,05 mg/1 ml
- Thiopental 25 mg/1 ml
- Succinylcholin 10 mg/ml
- Pancuronium 1 mg/1 ml
- Perfusor 20 ml HD5 + 20 ml NaCl 0,9%
- Sevofluranverdampfer

Blut und Blutprodukte

- Erythrozytenkonzentrate: 1

Monitoring

- Standardmonitoring
- Zentraler Venendruck
- Temperatursonde
- Präkordiales Stethoskop

Narkoseeinleitung

- OP soll vor dem Eingriff aufgeheizt sein: 30–32 °C
- Übernahme des sedierten und beatmeten Neugeborenen
- Lagekontrolle des Tubus und Auskultation nach Umlagerung auf den Operationstisch
- Anschluss des Monitorings
- Kontrolle des peripheren Zuganges
- Infusionsbeginn

Einleitung

- Fentanyl 2 µg/kgKG
- Thiopental 3–4 mg/kgKG
- Pancuronium 0,1 mg/kgKG
- Wenn das Neugeborene noch nicht intubiert wurde, *Ileuseinleitung* mit Succinylcholin (2 mg/kgKG, vorher Atropin 0,02 mg/kgKG)
- Anlage eines ZVK 4 F
- Legen eines Kaudalkatheters, anschließend Umlagerung in Rückenlage zur Operation
- Antibiotikaapplikation überprüfen
- Auf gute Wärmeisolation achten (Aluminiumextremitätenwärmer)

Lagerung

- Rückenlage mit gesicherten Zugängen, Kopfunterlage (Silikonring)

Narkoseführung

Beatmung

- Luft-O_2-Gemisch, kein Lachgas!
- F_IO_2: nach SpO_2 (Ziel: 86–95%)
- Normoventilation $p_{et}CO_2$: 35–45 mmHg

Narkose

- Supplementierung der Narkose mit Sevofluran (2,5–3,5 Vol.-%)
- Gute Relaxation und ausreichende Fentanyldosierung: Fentanyl 3–10 µg/kgKG
- Bei kaudaler Kathetertechnik ausreichend hohes Niveau anstreben, damit dann weniger Relaxans- und Fentanylverbrauch
- Hoher Volumenbedarf erforderlich (mindestens 10–20 ml/kgKG, **CAVE**: hypernatriäme Dehydratation)
- Bei »Frühchen«: EK/FFP im Verhältnis 1:1 (nach aktuellem Blutverlust), Hkt-Wert >35% anstreben
- Auf Normothermie achten
- Stündliche Kontrollen von zentralvenöser BGA, Hkt, BZ und Elektrolyten; ggf. Kontrolle der Gerinnungsparameter
- Nachbeatmung auf der Intensivstation für mindestens 24 h
- Verlegung auf die Intensivstation mit komplettem Monitoring

Postoperatives Management

- Fortführung der Analgosedierung und Kaudalanästhesie
- Überwachung: Standardmonitoring auf ITS
- Engmaschige Kontrollen von zentralvenöser BGA, kleinem BB, BZ und Elektrolyten

Literatur

Cucchiaro G, De Lagausie P, El Ghonemi A, Nivoche Y (2001) Single-dose caudal anesthesia for major intraabdominal operations in high-risk infants. Anesth Analg 92 (6): 1439–1441

A-8.6 Nekrotisierende Enterokolitis

Checkliste

ITN	PVK	W-MATTE	Blutprodukte	
	ZVK 2-Lumen	MS		
	Arterie	Temperatursonde		

- Operationsdauer: ca. 2–3 h
- Prämedikation: Frühgeborenes kommt sediert und beatmet, mit Magensonde und einem venösen Zugang versehen in den OP

Besonderheiten

Es handelt sich um eine hämorrhagisch nekrotisierende und ulzerierende Entzündung des Dünn- und Dickdarms. Betroffen sind hauptsächlich Frühgeborene (<1500 g). Begünstigende Faktoren sind intestinale Minderperfusionen durch Hypovolämie, Hypotension und Hypothermie, Hypoxie und Azidose. Eine chirurgische Intervention erfolgt bei Anzeichen einer Peritonitis bzw. Perforation des Darms, es wird dann eine Darmresektion der nekrotischen Bereiche und die Anlage eines Anus praeter durchgeführt.

> ❗ Die Frühgeborenen sind durch die beginnende Sepsis meist in sehr schlechtem Allgemeinzustand, bereits intubiert und katecholaminpflichtig. Wegen des septisch-toxischen Lungenversagens ist oft eine hohe F_IO_2 erforderlich.

Vorbereitung im OP

Material

- Narkosegerät mit Säuglingsschläuchen
- Für den Notfall: Trachealtubus Größe 2,5–3,5 mm Innendurchmesser
- ZVK 2-Lumen, 4,0 F
- IBP 24-G-Kanüle
- Magensonde
- Steriler Tisch für ZVK
- Druckwandler für Arterie und ZVD-Messung

Medikamente

- HD5 5 ml
- Atropin 0,1 mg/ml
- Midazolam 1 mg/1 ml
- Fentanyl 0,05 mg/1 ml
- Pancuronium 1 mg/1 ml
- Perfusor 20 ml HD5 + 20 ml NaCl 0,9%
- Perfusor mit Midazolam 20 mg/20 ml
- Perfusor mit Fentanyl 1,0 mg/20 ml
- Sevofluranverdampfer

Blut und Blutprodukte

- Erythrozytenkonzentrate: 1
- FFP-Einheiten: 1 auf Abruf
- Thrombozytenkonzentrate: 1 auf Abruf

Monitoring

- Standardmonitoring
- Invasive Druckmessung
- Zentraler Venendruck
- Temperatursonde
- Präkordiales Stethoskop

Narkoseeinleitung

- OP soll vor dem Eingriff aufgeheizt sein: 30–32 °C
- Übernahme des sedierten und beatmeten Kindes von dem Neonatologen
- Lagekontrolle des Tubus und Auskultation nach Umlagerung auf den Operationstisch
- Anschluss des Monitorings
- Kontrolle des peripheren Zugangs
- Infusionsbeginn

Einleitung

- Fentanyl 2 µg/kgKG
- Midazolam 0,1 mg/kgKG
- Pancuronium 0,1 mg/kgKG
- Günstig sind 2 gut laufende periphere Zugänge, da ein hoher Volumenbedarf erforderlich ist und eine ZVK-Anlage bei kleinen Frühgeborenen manchmal sehr schwierig ist

❗ Arterielle Kanülierung (A. radialis oder A. femoralis) mit G-24-Kanüle wünschenswert, jedoch keine massive zeitliche Verzögerung durch diese invasiven Maßnahmen!

- Antibiotikaapplikation überprüfen
- Blasenkatheter anlegen
- Auf gute Wärmeisolation achten

Lagerung

- Rückenlage mit gesicherten Zugängen, Kopfunterlage (Silikonring)

Narkoseführung

Beatmung

- Luft-O_2-Gemisch, kein Lachgas!
- F_IO_2: nach SpO_2 (Ziel: 86–95%)
- Normoventilation $p_{et}CO_2$: 35–45 mmHg

Narkose

- Gute Relaxation
- Ausreichende Fentanyldosierung: Fentanyl 3–10 µg/kgKG
- Fortführen der begonnenen Analgosedierung mit Fentanylperfusor 1–5 µg/kgKG und Midazolamperfusor 0,1–0,3 µg/kgKG
- Hoher Volumenbedarf erforderlich, mindestens 10–20 ml/kgKG, **CAVE:** hypernatriäme Dehydratation
- EK/FFP im Verhältnis 1:1, Hkt-Wert >35% anstreben
- Wenn Katecholamine erforderlich sind, Dopamin (1,5–15 µg/kgKG/min, Dobutamin 2,5–15 µg/kgKG/min) und Hydrocortison 50 mg/kgKG
- Auf Normothermie achten
- Stündliche Kontrollen von arterieller BGA, Hkt, BZ und Elektrolyten; ggf. Kontrolle der Gerinnungsparameter, in Abhängigkeit von den Verlusten
- Immer Nachbeatmung auf Intensivstation!
- Verlegung des Kindes mit komplettem Monitoring auf die Intensivstation

Postoperatives Management

- Fortführung der Analgosedierung
- Überwachung: Standardmonitoring auf ITS, inkl. invasiver Druckmessung und ZVD
- Engmaschige Kontrollen von arterieller BGA, kleinem BB, BZ und Elektrolyten

A-8.7 Ösophagusatresie

Checkliste

ITN	PVK	W-MATTE	Blutprodukte	
Kaudalanästhesie	ZVK 2-Lumen	Temperatursonde		

- Operationsdauer: 2–3 h
- Prämedikation: Kinder kommen in der Regel intubiert, evtl. spontan atmend und mit venösem Zugang versehen in den OP; manchmal ist es wegen der Gefahr des Pneumoperitoneums sinnvoller, erst im OP zu intubieren!
- »Magensonde« liegt (Schlürfsonde)

Besonderheiten

Häufigkeit 1:2500.

Bei ca. 30% der Kinder liegen weitere Missbildungen vor, u.a. Herz und Gastrointestinaltrakt betreffend.

Stadieneinteilung der Ösophagusatresie nach Vogt (◘ Abb. A-10).

Die Kinder fallen durch sehr viel Speichel und Zyanoseanfälle auf, eine Magensonde lässt sich nicht vorschieben. Das Hauptproblem für die Anästhesie ist die ösophagotracheale Fistel. Wegen des Aspirationsrisikos sollte die Operation 12–24 h nach Diagnosestellung durchgeführt werden. Präoperativ muss das Sekret über eine Schlürfsonde kontinuierlich abgesaugt werden; Oberkörperhochlagerung ist erforderlich.

Vorbereitung im OP

Material

- Beatmungsgerät mit Säuglingsschläuchen
- Für den Notfall: Trachealtubus Größe 2,5–3,5 mm Innendurchmesser
- Ösophageale Schlürfsonden unterschiedlicher Größen
- Periphervenöser Zugang 24 G
- Steriler Tisch für ZVK
- ZVK 2-Lumen, 4 F

Medikamente

- HD5 5 ml
- Atropin 0,1 mg/ml
- Fentanyl 0,05 mg/1 ml
- Thiopental 25 mg/1 ml
- Pancuronium 1 mg/1 ml
- Perfusor 20 ml HD5 + 20 ml NaCl 0,9%
- Sevofluranverdampfer

Blut- und Blutprodukte

- Erythrozytenkonzentrate: 1
- FFP-Einheiten: evtl. 1 auf Abruf

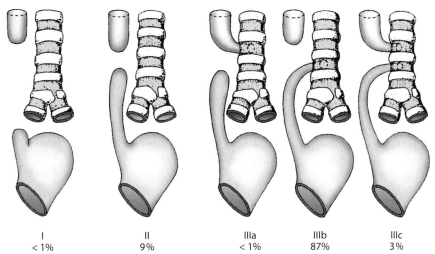

Abb. A-10. Stadieneinteilung der Ösophagusatresie nach Vogt
(Aus: Kretz et al. 1991)

Monitoring

- Standardmonitoring
- Temperatursonde
- Präkordiales Stethoskop

Narkoseeinleitung

- OP soll vor dem Eingriff aufgeheizt sein: 30–32 °C
- Übernahme des sedierten und evtl. beatmeten Neugeborenen
- Lagekontrolle des Tubus und Auskultation nach Umlagerung auf den Operationstisch
- Anschluss des Monitorings
- **CAVE:** Pneumoperitoneum und daraus resultierend Beatmungsprobleme
- Kontrolle des peripheren Zugangs

Einleitung

- Fentanyl 2 µg/kgKG (bis 5–10 µg/kgKG, ggf. Repetitionsdosen von 2–3 µg/kgKG alle 30 min)
- Thiopental 3–4 mg/kgKG
- Pancuronium 0,1 mg/kgKG
- Linksseitenlage und Anlage eines Kaudalkatheters nach (Standard A-1.19), anschließend Umlagerung zur Operation
- ZVK-Anlage bei Oxygenierungsproblemen, ggf. arterielle Kanülierung (**CAVE:** keine Zeitverluste!)
- Antibiotikaprophylaxe: Gentamicin 4,5–7,5 mg/kgKG/Tag und Cefotaxim 50 mg/kgKG/Tag
- Auf gute Wärmeisolation achten

Lagerung

- Rechtsseitige Thorakotomie: üblicher Zugang für den Fistelverschluss ist extrapleural, der Ösophagus wird End-zu-End anastomosiert
- Kopfunterlage (Silikonring)

Narkoseführung

Beatmung

- Luft-O_2-Gemisch, kein Lachgas!
- F_IO_2: nach SpO_2 (Ziel: 86–95%)
- Normoventilation $p_{et}CO_2$: 35–45 mmHg

- **Druckgesteuerte Beatmung unbedingt erforderlich: bei Überdruckbeatmung Gefahr der Überdehnung des Magens!**

Narkose

- Aufrechterhaltung der Narkose mit Sevofluran MAC 1,0–3,2 Vol.-%
- Gabe von Fentanyl und Relaxanz nach Bedarf

- **Während der chirurgischen Manipulation Obstruktion der Atemwege möglich, deshalb oft adaptierte manuelle Beatmung nötig.**

- Intraoperative Platzierung der Magensonde (CH8) unter chirurgischer Kontrolle und sichere Fixierung der Magensonde! (darf nicht »herausfallen«)
- Auf Normothermie achten

- Stündliche Kontrolle von zentralvenöser BGA, Hkt, BZ und Elektrolyten
- *Interkostalblockade postoperativ* wegen Rippenresektion beim chirurgischen Zugang günstig, dazu 0,5 ml/kgKG Bupivacain 0,25%
- Postoperativ Nachbeatmung auf der Intensivstation
- Verlegung des Kindes mit komplettem Monitoring auf die Intensivstation

Postoperatives Management

- Nachbeatmung auf der Intensivstation
- Analgosedierung: Midazolam 0,1–0,2 mg/kgKG/h und Fentanyl 1–2 µg/kgKG/h
- Weiteres ITS-Monitoring
- Regelmäßige BGA

Literatur

Andropoulos B, Rowe RW, Betts JM (1998) Anaesthetic and surgical airway management during tracheo-oesophageal fistula repair. Paediatr Anaesth 8 (4): 313–319

Kretz FJ (Hrsg), Striebel HW (Hrsg), Segerer H, Braun, M, Pankrath K (1991) Kinderanästhesie. Roche Interactiv. Editiones Roche, Basel

Raum für Notizen

A-8.8 Omphalozele/Gastroschisis

Checkliste

ITN	PVK	W-MATTE	Blutprodukte	
Kaudalanästhesie	ZVK 2-Lumen	MS		
		Temperatursonde		
		Aluminium-extremitätenwärmer		

- Operationsdauer: ca. 1–3 h
- Prämedikation: Neugeborenes wird von der Neonatologie übernommen
- Omphalozele: Kein Regionalanästhesieverfahren notwendig
- Gastroschisis: In Absprache mit Kinderchirurgen und abhängig vom chirurgischen Befund Legen eines Kaudalkatheters (Standard A-1.19) für die postoperative Phase, um keine Zeitverzögerung für die chirurgische Versorgung zu haben

Besonderheiten

Häufigkeit Omphalozele 1:5000 Geburten. Bei ca. 50–75% ist sie vergesellschaftet mit anderen Missbildungen wie Malrotation, Herzfehlern und ZNS-Fehlbildungen.

Häufigkeit Gastroschisis 1:20000 Geburten. Sie ist selten mit Fehlbildungen kombiniert.

Diese Fehlbildungen treten auf, wenn eine pathologische Entwicklung der Abdominalwand zeitlich mit der normalen Rückverlagerung des Darms in die Abdominalhöhle zusammenfällt. Primär ist die Omphalozele von einer dünnwandigen Hülle aus Amnion und Peritoneum umgeben, die auch vor, während und nach der Geburt rupturieren kann. Bei der Gastroschisis tritt der Bauchinhalt ohne parietales Peritoneum durch einen Defekt der Bauchwand in der Nähe (normalerweise rechts neben) der Nabelbasis hervor.

Beide Missbildungen gelten als *kinderchirurgische Notfälle*, da die Kinder durch Flüssigkeits- und Wärmeverlust vital gefährdet sind.

Bei kleinen Defekten ist ein primärer Verschluss möglich, bei großen Defekten evtl. ein zweizeitiger Verschluss, wobei in der Erstversorgung die Bauchhöhle mit einem Durapatch erweitert wird und die Bauchwandkorrektur später erfolgt.

Vorbereitung im OP

Material

- Narkosegerät mit Säuglingsschläuchen
- Trachealtubus Größe 2,5–3,5 mm Innendurchmesser
- ZVK 2-Lumen, 4,0 F
- Magensonde (liegt meist schon)
- Periphervenöser Zugang (24 G)
- Steriler Tisch für ZVK-Anlage
- Druckwandler für ZVD-Messung

Medikamente

- HD5 5 ml
- Atropin 0,1 mg/ml
- Fentanyl 0,05 mg/1 ml
- Thiopental 25 mg/1 ml
- Succinylcholin 10 mg/1 ml
- Pancuronium 1 mg/1 ml
- Perfusor 20 ml HD5 + 20 ml NaCl 0,9% (ggf. Elektrolytzusätze)
- Sevofluranverdampfer (alternativ Propofolperfusor)
- Bereitstellung von HAES 6% 200/0,5 zur Volumensubstitution

Blut und Blutprodukte

- Erythrozytenkonzentrate: 1 auf Abruf

Monitoring

- Standardmonitoring
- Zentraler Venendruck
- Temperatursonde
- Präkordiales Stethoskop

Narkoseeinleitung

- OP soll vor dem Eingriff aufgeheizt sein: 30–32 °C
- Anschluss des Monitorings
- Die liegende Magensonde überprüfen und Magen durch Absaugen entleeren
- Gegebenenfalls Legen des periphervenösen Zugangs
- Vorbereitung der *Ileuseinleitung* durch Präoxygenierung

Einleitung

- Fentanyl 2 µg/kgKG
- Thiopental 3–4 mg/kgKG
- Atropin 0,02 mg/kgKG
- Succinylcholin 2 mg/kgKG
- Ileuseinleitung
- Gabe von Pancuronium 0,1 mg/kgKG
- ZVK-Anlage (bevorzugt V. jugularis interna rechts)
- Blasenkatheteranlage
- Antibiotikaapplikation überprüfen
- Auf gute Wärmeisolation achten (Aluminiumextremitätenwärmer)

Lagerung

- Rückenlage mit gesicherten Zugängen, Kopfunterlage (Silikonring)

Narkoseführung

Beatmung

- Luft/O_2-Gemisch, kein Lachgas!
- F_IO_2: nach SpO_2 (Ziel: 86–95%)
- Normoventilation: $p_{et}CO_2$: 35–45 mmHg

Narkose

- Supplementierung der Narkose mit Sevofluran (2,5–3,5 Vol.-%)
- Supplementierung mit Fentanyl 3–10 µg/kgKG und Muskelrelaxation mit einem nicht depolarisierenden Muskelrelaxans (Pancuronium 0,1 mg/kgKG)
- Auf ausreichende intraoperative Flüssigkeitssubstitution achten: 10–20 mg/kgKG; ggf. Substitution mit HAES 6% 200/0,5; bei Frühgeborenen mit eingeschränkter Albuminsynthese ggf. Serumgabe
- Auf Normothermie des Kindes achten
- Stündliche Kontrolle von zentralvenöserBGA, Hkt, BZ und Elektrolyten
- Rückverlagerung der Eingeweide s. unten
- Beatmung muss entsprechend der Oxygenierung angepasst werden
- Verlegung des Kindes mit komplettem Monitoring auf die Intensivstation
- Nachbeatmung auf der Intensivstation

Kritische Momente

Die kritische Operationsphase besteht in der *Rückverlagerung* der *extrakorporalen Eingeweide in die häufig zu kleine Abdominalhöhle*, wobei es zu einer Erhöhung des intraabdominellen Drucks mit einer Einschränkung der Beweglichkeit des Zwerchfells und damit zu einer *Erhöhung des Beatmungsdrucks* kommt. Infolgedessen kann es zur *Kompression der V. cava inferior* mit einer Drosselung des venösen Rückflusses zum Herzen und seinen hämodynamischen Folgen kommen (ggf. zweizeitiger Bauchdeckenverschluss).

Postoperatives Management

- Nachbeatmung auf der Intensivstation
- Fortführung einer Analgosedierung
- Kontinuierliche Absaugung des Magens

A-8.9 Pylorusstenose

Checkliste

ITN	PVK	W-MATTE	
		MS	
		Temperatursonde	

- Operationsdauer: ca. 20–30 min
- Prämedikation: Kinder unter 6 Monaten keine Prämedikation, sonst nach Standard

Besonderheiten

Die Operation besteht in der Längsspaltung der verdickten Muskelbündel bis auf die Magenschleimhaut. Die Pylorusstenose ist gekennzeichnet durch rezidivierendes, schwallartiges Erbrechen (Ileuseinleitung); häufigstes Auftreten um die 6. Lebenswoche; Knaben sind 4- bis 5-mal häufiger betroffen.

Präoperativ sollten die meist bestehende Dehydratation und die hypochlorämische Alkalose ausgeglichen werden. Dazu reicht die Zeit aus; zwar ist die Indikation dringlich, jedoch handelt sich nicht um einen Noteingriff.

Richtgrößen für den *Flüssigkeits- und Säure-Basen-Haushalt*: Cl^-: 90 mmol/l, Na^+: 130 mmol/l, BE: <5 mmol/l.

Vorbereitung im OP

Material

- ▶ Beatmungsgerät mit Säuglingsschläuchen
- ▶ Trachealtubus Größe 2,5 –3,5 mm Innendurchmesser
- ▶ Magensonden unterschiedlicher Größen
- ▶ Periphervenöser Zugang 24 G oder 22 G

Medikamente

- ▶ HD5 5 ml
- ▶ Atropin 0,1 mg/ml
- ▶ Piritramid 1 mg/1 ml
- ▶ Thiopental 25 mg/1 ml
- ▶ Succinylcholin 10 mg/1 ml
- ▶ Perfusor 20 ml HD5 + 20 ml NaCl 0,9%
- ▶ Sevofluranverdampfer

Monitoring

- Standardmonitoring
- Temperatursonde
- Präkordiales Stethoskop

Narkoseeinleitung

- OP soll vor dem Eingriff aufgeheizt sein: 30–32 °C
- Übernahme des Kindes: venöser Zugang und Magensonde liegen
- Anschluss des Monitorings
- Kontrolle des peripheren Zugangs
- Ausreichende Präoxygenierung
- Ileuseinleitung, vorher gründliches Absaugen des Magens

Einleitung

- Piritramid 0,05–0,2 mg/kgKG
- Thiopental 3–4 mg/kgKG
- Succinylcholin 2 mg/kgKG, vorher Atropin 0,02 mg/kgKG
- Orale Intubation und Lagekontrolle durch Auskultation
- Antibiotikaapplikation überprüfen
- Temperatursonde
- Applikation eines Paracetamol-Suppositorium (125 mg Paracetamol für Säuglinge)

Lagerung

- Rückenlage mit gesicherten Zugängen, Kopfunterlage (Silikonring)

Narkoseführung

Beatmung

- N_2O-O_2-Gemisch
- F_IO_2: nach SpO_2 (Ziel: 86–95%)
- Normoventilation: $p_{et}CO_2$: 35–45 mmHg

Narkose

- Aufrechterhaltung der Narkose mit Sevofluran MAC 1,0–3,2 Vol.-%
- Eventuell Nachinjektion von Piritramid (0,05–0,1 mg/kgKG)
- Kurzer Eingriff: Extubation, wenn die Extubationskriterien erfüllt sind
- Am Operationsende Wundinfiltration durch den Chirurgen mit Bupivacain 0,25% 2 ml
- Extubation auf dem Operationstisch

Postoperatives Management

- Überwachung und Behandlung im Aufwachraum, Monitoring mindestens SpO_2
- Analgesie: Paracetamol Supp. 125 mg (wenn intraoperativ noch nicht gegeben); bei Bedarf Piritramid 0,05 mg/kgKG i.v.
- Postoperative Laborkontrolle: kapilläre BGA, Hkt, BZ und Elektrolyte
- Postoperative Nahrungsaufnahme nach 6–12 h

A-8.10 Zirkumzision, Hydrozele, Orchidopexie

Checkliste

LMA	PVK	W-MATTE	
Kaudalanästhesie		Temperatursonde	
PWB			

- Operationsdauer: kurze Eingriffe: 20–40 min
- Prämedikation: nach Standard; ca. 1 h präoperativ Applikation von 2 LA-Pflastern an typischen Punktionsstellen, bevorzugt Handrücken
- *Kombination mit Kaudalanästhesie* (Single-shot- bzw. Kathetertechnik; Standard A-1.19) ist empfehlenswert. So kann das Auftreten einer störenden Reflexerektion vermieden und die postoperative Analgesie gesteuert werden. Alternativ kann in Absprache mit dem Operateur ein *Peniswurzelblock* (PWB) durchgeführt werden

Vorbereitung im OP

Material

- ▶ Narkosegerät mit Säuglings- bzw. Kinderschläuchen
- ▶ Intubationszubehör für den Notfall
- ▶ Larynxmasken: verschiedene Größen: s. Standard Larynxmaske für Größentabelle
- ▶ Periphervenöser Zugang 20 G, 22 G, 24 G
- ▶ Zubehör für Kaudalanästhesie bzw. PWB

Medikamente

- ▶ HD5 5 ml
- ▶ Atropin 0,1 mg/ml
- ▶ Alfentanil 0,1 mg/ml
- ▶ HD5 250 ml bzw. Vollelektrolytlösung
- ▶ Sevofluranverdampfer
- ▶ Bupivacain 0,25 bzw. 0,5%

Monitoring

- Standardmonitoring
- Temperatursonde
- Präkordiales Stethoskop

Narkoseeinleitung

- OP soll vor dem Eingriff aufgeheizt sein: 26–30 °C
- Anschluss des Monitorings
- Bei kooperativen Kindern: Legen des periphervenösen Zugangs
- Bei unruhigem Kind erst Maskeneinleitung per Inhalation mit Sevofluran, anschließend Legen des Zugangs
- Infusionsbeginn

Einleitung

- Alfentanil 0,01–0,02 mg/kgKG
- Propofol 2–3 mg/kgKG
- Einsetzen der Larynxmaske, Blockung und Auskultation
- in Seitenlage Anlage des *Kaudalblockes* (s. dort) oder in Absprache mit dem Operateur Anlage eines Peniswurzelblocks
- Umlagerung in Rückenlage zur Operation

Lagerung

- Rückenlage mit gesicherten Zugängen, Kopfunterlage (Silikonring)

Narkoseführung

Beatmung

- N_2O-O_2-Gemisch
- F_IO_2: nach SpO_2 (Ziel: 86–95%)
- Normoventilation: $p_{et}CO_2$: 35–45 mmHg

Narkose

- Aufrechterhaltung der Narkose mit Sevofluran MAC 2,5–3,2 Vol.-%

> **CAVE**
> Bei zu flacher Narkoseführung Gefahr des Laryngospasmus.

- Supplementierung mit Paracetamol Supp. in Standarddosierung (Säugling 125 mg, Kleinkind: 250 mg, Schulkind: 500 mg) für die postoperative Phase, nach Narkoseinleitung geben
- Alternativ *Peniswurzelblock durch den Operateur* mit Carbostesin 0,5% (ohne Adrenalin) Dosierung: 6–12 Monate 1 ml, 1–5 Jahre 3 ml, 6–12 Jahre 4 ml, ab 13 Jahre 5–7 ml
- Vor Operationsende Sevofluranzufuhr beenden
- Entfernen der Larynxmaske bei suffizient spontan atmendem, aber noch schlafendem Kind
- Gabe von Sauerstoff mit Maske, bis das Kind wach ist
- Verlegung in den Aufwachraum bei suffizienter Atmung und nach Rückkehr der Schutzreflexe

Postoperatives Management

- Überwachung und Behandlung im Aufwachraum, Monitoring mindestens SpO_2
- Überwachung der Sättigung im AWR, bis das Kind wach und kardiopulmonal unauffällig ist
- Bei Kaudalanästhesie auf Neurologie (motorische Blockade und Miktion) achten
- Wenn kein Regionalverfahren verwendet wurde: ggf. Analgesiesupplementierung mit Piritramid 0,05–0,1 mg/kgKG i.v.

A-8.11 Zwerchfellhernie

Checkliste

ITN	PVK	W-MATTE	Blutprodukte	
PDK	ZVK	MS		
Kaudalanästhesie	Arterie	Temperatursonde		
		Aluminium-extremitätenwärmer		

- Operationsdauer: ca. 3–4 h
- Prämedikation: Neugeborenes kommt sediert und beatmet, mit Magensonde, venösem Zugang, ZVK und arterieller Kanüle versehen in den OP
- In Absprache mit Kinderchirurgen und abhängig vom chirurgischen Befund: Legen eines Kaudalkatheters (Standard A-1.19) für die intra- und postoperative Phase

Besonderheiten

Häufigkeit bei Neugeborenen 1 : 4000

Es ist die am schwierigsten zu behandelnde Anomalie im Neugeborenenalter: Trotz großer Behandlungsfortschritte (NO, Hochfrequenzventilation, ECMO) liegt die *Letalitätsrate bei 30–50%!*

Neben dem Zwerchfelldefekt findet sich häufig eine Lungenhypoplasie; es handelt sich überwiegend um linksseitige posterolaterale Zwerchfelldefekte.

Für die postnatale Beatmung sollten Atemfrequenzen von 100–150/min und kleine Tidalvolumen gewählt werden. Die präoperative Azidosetherapie und Senkung des CO_2-Partialdrucks erfolgt durch Sedierung, z.B. mit Fentanyl 3–10 µg/kgKG/h und Midazolam 0,1–0,2 mg/kgKG/h, zusätzlich Hyperventilation, bis der CO_2-Partialdruck < 30 mmHg, Flolandauerinfusion mit 0,01 µg/kgKG/min.

Die Applikation von Surfactant kann die pulmonale Situation verbessern. Eine gastrointestinale Dekompression durch Dauerabsaugung ist günstig für die Ventilation. Oft ist der Einsatz von Katecholaminen (Dopamin/Dobutamin oder Adrenalin/Noradrenalin) erforderlich.

Vorbereitung im OP

Material

- Neonatologen bringen Beatmungsgerät mit in den OP (hohe Beatmungsfrequenzen nur mit diesen Geräten möglich) bzw. Operation auf neonatologischer ITS
- Für den Notfall: Trachealtubus Größe 2,5–3,5 mm Innendurchmesser
- ZVK 2-Lumen, 4,0 F
- IBP 24-G-Kanüle
- Magensonde
- Thoraxdrainagen (8 Ch bzw. 10 Ch) mit Wasserschloss
- Steriler Tisch für die ZVK- und Arterienanlage (falls noch nicht gelegt)
- Periphervenöser Zugang 22 G oder 24 G

Medikamente

- HD5 5 ml
- Atropin 0,1 mg/ml
- Midazolam 1 mg/1 ml
- Fentanyl 0,05 mg/1 ml
- Pancuronium 1 mg/1 ml
- Perfusor 20 ml HD5 + 20 ml NaCl 0,9%
- Perfusor mit Midazolam 20 mg/20 ml
- Perfusor mit Fentanyl 1,0 mg/20 ml
- Sevofluranverdampfer

Blut und Blutprodukte

- Erythrozytenkonzentrate: 1
- FFP-Einheiten: 1 auf Abruf

Monitoring

- Standardmonitoring
- Invasive Druckmessung
- Zentraler Venendruck
- Temperatursonde
- Präkordiales Stethoskop

Narkoseeinleitung

- OP soll vor dem Eingriff aufgeheizt sein: 30–32 °C
- Übernahme des sedierten und beatmeten Kindes von dem Neonatologen
- Lagekontrolle des Tubus und Auskultation nach Umlagerung des Kindes auf den Operationstisch
- Anschluss des Monitorings
- Kontrolle des peripheren Zugangs/der Zugänge
- Infusionsbeginn

Einleitung

- Fentanyl 2 µg/kgKG
- Midazolam 0,1 mg/kgKG
- Pancuronium 0,1 mg/kgKG
- Fortführen der begonnenen Analgosedierung, ggf. Sevofluransupplementierung
- Falls noch nicht geschehen, arterielle Kanülierung (A. radialis oder A. femoralis) mit 24-G-Kanüle
- Falls noch nicht geschehen: Legen eines 4-F-ZVK (bevorzugt auf der betroffenen Seite)
- Antibiotikaapplikation überprüfen (z. B. letzte Gabe auf der Intensivstation?)
- Auf gute Wärmeisolation achten (Aluminiumextremitätenwärmer)
- Ausgangs-BGA

Lagerung

- Rückenlage mit gesicherten Zugängen, Kopfunterlage (Silikonring)

Narkoseführung

Beatmung

- Luft-O_2-Gemisch, kein Lachgas!
- F_IO_2: nach SpO_2 (Ziel: 86–95%)
- Hohe Beatmungsfrequenzen (100–120/min), niedrige Atemzugvolumina; PIP möglichst ≤20 cm H_2O, PEEP ≥3 cm H_2O
- Normoventilation: $p_{et}CO_2$: 35–45 mmHg angepasst an Ergebnisse der BGA

Narkose

- Bei kaudaler Anästhesie ausreichend hohes Niveau bis Th 5 anstreben
- Ansonsten Midazolam und Fentanyl (3–10 µg/kgKG/h) mit Perfusor kontinuierlich (0,1–0,2 mg/kgKG/h)

> **Bei akuter intraoperativer Verschlechterung immer an einen Pneumothorax denken, sofort drainieren, nicht durch Röntgen etc. verzögern! Nach Reposition des Darmes Pneumothoraxgefahr am größten! Lungenblähung kontraindiziert!**

- Verschluss des Abdomens s. unten
- Bei Operationsende Einlage einer Thoraxdrainage: am günstigsten ist der alleinige Anschluss eines Wasserschlosses
- Auf Normothermie achten
- Stündliche Kontrollen von arterieller BGA, Hkt, BZ und Elektrolyten
- Immer Nachbeatmung auf der Intensivstation
- Verlegung des Kindes mit komplettem Monitoring auf die Intensivstation

Kritische Momente

- Bei Verschluss des Abdomens ist darauf achten, dass der *intraabdominelle Druck nicht zu stark ansteigt*, da dieser zu einer Verminderung des venösen Rückstroms führt und damit zu einer Verschlechterung der Lungenfunktion der kontralateralen Seite Pneumothoraxgefahr!

Postoperatives Management

- Fortführen der Analgosedierung und Kaudalanästhesie
- Überwachung: Standardmonitoring auf ITS, inkl. invasiver Druckmessung und zentralem Venendruck
- Engmaschige Kontrollen von arterieller BGA, kleinem BB, BZ und Elektrolyten
- Thoraxröntgenaufnahmen (Verlaufskontrollen)
  CAVE: Pneumothorax

A-8.12 Zystoskopie bei Kindern

Checkliste

LMA	PVK	W-MATTE	
		Temperatursonde	

- Operationsdauer: in aller Regel kurzer Eingriff von 15 min
- Prämedikation: nach Standard; ca. 1 h präoperativ Applikation von 2 LA-Pflastern an typischen Punktionsstellen, bevorzugt Handrücken

Besonderheiten

Bei Kindern mit urologischen Fehlbildungen ist das gehäufte Auftreten einer Latexallergie beschrieben worden. Bei entsprechenden Hinweisen ist eine latexfreie Versorgung des Kindes notwendig. Bei unklaren allergischen Reaktionen an eine Latexallergie denken.

Vorbereitung im OP

Material

- Narkosegerät mit Säuglings- bzw. Kinderschläuchen
- Intubationszubehör für den Notfall
- Larynxmasken: verschiedene Größen: s. Standard Larynxmaske für Größentabelle
- Periphervenöser Zugang 20 G, 22 G, 24 G

Medikamente

- HD5 5 ml
- Atropin 0,1 mg/ml
- Alfentanil 0,1 mg/ml
- Propofol 100 mg/10 ml
- HD5 250 ml bzw. Vollelektrolytlösung
- Sevofluranverdampfer

Monitoring

- Standardmonitoring
- Temperatursonde
- Präkordiales Stethoskop

Narkoseeinleitung

- OP soll vor dem Eingriff aufgeheizt sein: 26–30 °C
- Anschluss des Monitorings
- Bei kooperativen Kindern:
  Legen des periphervenösen Zugangs
- Bei unruhigem Kind erst Maskeneinleitung per Inhalation mit Sevofluran, anschließend Legen des Zugangs
- Infusionsbeginn

Einleitung

- Alfentanil 0,01–0,02 mg/kgKG
- Propofol 3 mg/kgKG
- Einsetzen der Larynxmaske, Blockung und Auskultation
- Alternativ: Maskenbeatmung des Kindes

Lagerung

- Steinschnittlage, venöse Zugänge gesichert

Narkoseführung

Beatmung

- N_2O-O_2-Gemisch
- F_IO_2: nach SpO_2 (Ziel: 86–95%)
- Normoventilation: $p_{et}CO_2$: 35–45 mmHg

Narkose

- Aufrechterhaltung der Narkose mit Sevofluran MAC 2,5–3,2 Vol.-%
  alternativ: Propofolperfusor 2–max. 4 mg/kgKG/h

> **CAVE**
> Bei zu flacher Narkoseführung Gefahr des Laryngospasmus!

- Vor Beginn der Operation: Supplementierung mit Paracetamol-Supp. in Standarddosierung (Säugling: 125 mg, Kleinkind: 250 mg, Schulkind: 500 mg) für die postoperative Phase, nach Narkoseinleitung geben
- Auf ausreichende Narkosetiefe achten, besonders bei Bougierung
- Ausleitung der Narkose erst, wenn die Harnblase vollständig entleert ist
- Entfernen der Larynxmaske bei suffizient spontanatmendem, aber noch schlafendem Kind
- Gabe von Sauerstoff mit Maske, bis das Kind wach ist
- Verlegung in den Aufwachraum bei suffizienter Atmung und nach Rückkehr der Schutzreflexe

Kritische Momente

Bougierung: auf ausreichende Narkosetiefe achten!

Postoperatives Management

- Überwachung und Behandlung im Aufwachraum, Monitoring mindestens SpO_2
- Überwachung der O_2-Sättigung im Aufwachraum, bis das Kind wach und kardiopulmonal unauffällig ist
- Gegebenenfalls Analgesiesupplementierung mit Piritramid 0,05–0,1 mg/kgKG i.v.

Literatur

Hranchook AM (1999) Anesthesia for pediatric urologic procedures In: Zaglaniczny K, Aker J (eds) Clinical guide to pediatric anesthesia. WB Saunders, Philadelphia, pp 217–224
Gunter J (1991) Caudal anesthesia in children: a survey. Anesthesiology 75: A936
Kozek-Langenecker SA, Marhofer P, Jonas K et al. (2000) Cardiovasular criteria for epidural test dosing in sevoflurane- and halothane-anesthetized children. Anesth Analg 90: 579–583
Broadman LM (1999) Blocks and other techniques pediatric surgeons can employ to reduce postoperative pain in pediatric patients. Semin Pediatr Surg 8 (1): 30–33
Hobbhahn J, Funk W (1996) Sevofluran in der Kinderanasthesie [Sevoflurane in pediatric anesthesia]. Anaesthesist 45 Suppl 1S22–1S27
Lehmann KA (1990) Opiate in der Kinderanaesthesie [Opiates in pediatric anesthesia]. Anaesthesist 39 (4): 195–204
Goa KL, Noble S, Spencer CM (1999) Sevoflurane in paediatric anaesthesia: a review. Paediatr Drugs 1 (2): 127–153

Standards für HNO-Eingriffe

K. Bäsell, C. Lehmann, J. Birnbaum, T. Volk

A-9.1 Allgemeine Vorbemerkungen 188

A-9.2 Abszesstonsillektomie 190

A-9.3 Akute Blutung im HNO-Bereich 192

A-9.4 Adenotomie, Tonsillektomie, Paukenhöhlenpunktion 194

A-9.5 Operationen an den Nasennebenhöhlen 196

A-9.6 Laryngoskopie, Panendoskopie, Mikrolarynxchirurgie 198

A-9.7 Uvulopalatopharyngoplastik (UPPP) 202

A-9.8 Nasen-Rachen-Fibrom 204

A-9.9 Ohroperationen 206

A-9.10 Stenteinlage 208

A-9.11 Tumoroperationen mit Tracheotomie und/oder plastische Deckung mit Lappen 212

A-9.12 Tumoroperationen (ohne Tracheotomie, ohne plastische Deckung mit Lappen) 216

A-9.13 Tracheotomie 220

A-9.1 Allgemeine Vorbemerkungen

Operateur und Anästhesist haben oft dasselbe Arbeitsfeld. Gemeinsame und genaue Absprachen sind daher notwendig.

Präoperative Vorbereitungen

- Genaue Anamnese und Statuserhebung einschließlich des HNO-Spiegelbefundes sind notwendig, um Patienten mit zu erwartenden Intubationsschwierigkeiten rechtzeitig zu erkennen und sich im weiteren Management der Narkose darauf vorzubereiten
- Besonders beachten:
  - Anatomie (Missbildungen, Tumoren, Abszesse, Mundöffnung, Zahnstatus)
  - HNO-Spiegelbefund durch einen erfahrenen Operateur
  - Voroperationen (Hinweise auf Intubationsprobleme im Narkoseprotokoll) und Bestrahlungen
  - Hinweise auf Beeinträchtigung der oberen Luftwege (Stridor, Dyspnoe, Schluckstörungen)

Apparative Vorbereitungen

- Neben Standardmonitoring und Standardzubehör muss man immer auf Intubationsschwierigkeiten vorbereitet sein: mindestens noch überlangen und geraden Spatel, Kehlkopfmaske, Führungsmandrin und Tuben unterschiedlicher Größe in Bereitschaft haben, ggf. Bronchoskop

Intubation

- Die gewünschte Intubation (oral, nasal) und der Ort der Tubusfixation sowie die Punktionsseite sind mit dem Operateur abzusprechen
- Die Tubusfixation muss absolut sicher sein, da sie später meist nicht mehr zugänglich ist
- Augenschutz beachten: Abdeckung durch Pflaster und/oder Augensalbe
- Bei zu erwartenden Intubationsschwierigkeiten muss ein Festlegen des Managements mit Oberarzt und Operateur im Vorfeld des Eingriffes erfolgen (z. B. Tracheotomiebereitschaft)
- Immer auf ausgiebige Präoxygenierung achten!
- Keine Langzeitrelaxation bei unsicherer Maskenbeatmung durchführen!

> **CAVE**
> Sollte dennoch ein unvorhergesehener schwieriger Atemweg (Standard A-1.12) vorliegen, so sollte man sich den Algorithmus unserer Klinik vergegenwärtigen (Abb. A-1).

> Die meisten Patienten mit schwierigen Intubationsbedingungen erleiden einen Schaden nicht infolge der Unmöglichkeit der Intubation, sondern weil die Intubationsversuche nicht rechtzeitig beendet und alternative Verfahren zur Oxygenierung eingesetzt werden!

> **CAVE**
> Rechtzeitig Hilfe rufen!

- Eine Nottracheotomie erfolgt grundsätzlich in Lokalanästhesie!
- Bei HNO-Eingriffen besteht stets die Gefahr der Tubusdislokation oder -abknickung durch den Operateur; deshalb bei Beatmungsproblemen und nach jedem Lagerungswechsel immer zuerst die Tubuslage überprüfen

Besonderheiten

- Bei fast allen HNO-Eingriffen erfolgt eine zusätzliche Lokalanästhetika-Applikation mit Adrenalinzusatz (Gefahr von kardiovaskulären Reaktionen)
- In Abhängigkeit vom Operationsbefund und nach Absprache mit dem Operateur rechtzeitig eine antiödematöse Therapie mit Prednisolon einleiten
- Bei deutlicher Veränderung der Luftwege durch die Operation kann eine postoperative Nachbeatmung auf der ITS erforderlich werden

Narkoseausleitung

- Stete Reintubationsbereitschaft!
- Rücksprache mit dem Operateur, ob Extubation aus operative Sicht möglich erscheint
- Die Extubation erfolgt nach den üblichen Extubationskriterien: wacher, reflexaktiver Patient, entfernte Rachentamponade
- Auf Stridor und Oxygenierungsprobleme achten – ggf. zügige Reintubation (Oberarzt rechtzeitig informieren)

Aufwachraum/postoperative Schmerztherapie

- Postoperative Umstellung der oberen Luftwege fällt den Patienten oft schwer – erhöhte Aufmerksamkeit bezüglich der respiratorischen Funktionen erforderlich
- Progrediente lokale Schwellungen sind auch noch postoperativ möglich, deshalb bei geringstem Zweifel keine Verlegung auf eine periphere Station, sondern sekundäre Verlegung zur ITS, ggf. rechtzeitige Reintubation!
- Die Schmerztherapie erfolgt entsprechend den üblichen Standards
- Bei Patienten mit Trachealkanülen ist auf ausreichende Anfeuchtung der Inspirationsluft (»feuchte Nase«) zu achten und regelmäßig endotracheal abzusaugen, um Sekretverhalt zu verhindern

Dokumentation/Qualitätskontrolle

- Intubationsprobleme oder Besonderheiten ehrlich dokumentieren, da insbesondere bei Tumorpatienten häufig Wiederholungseingriffe erforderlich sind.

Literatur

Georgi R, Henn-Beilharz A, Ullrich W, Kienzle F (1999) Anasthesie in der Zahn-, Mund-, Kiefer- und Gesichtschirurgie, der Hals-, Nasen- und Ohrenheilkunde und in der Augenchirurgie. Teil 1: Allgemeine Aspekte und spezifische Aspekte in der Zahn-, Mund-, Kiefer- und Gesichtschirurgie. Anasthesiol Intensivmed Notfallmed Schmerzther 34 (1): 45–65

A-9.2 Abszesstonsillektomie

Checkliste

| ITN: oral | PVK: 18 G | W-MATTE |

- Operationsdauer: ca. 15–30 min
- Prämedikation: nach Standard, zusätzlich HNO-Spiegelbefund und Mundöffnungsmöglichkeiten beachten
- Patienten sollten auf zu erwartende Intubationsschwierigkeiten und die evtl. notwendig werdende fiberoptische Intubation im Wachzustand hingewiesen werden, falls eine konventionelle Intubation schwierig erscheint
- Bei bereits deutlich ausgeprägten Schluckstörungen erfolgt die Prämedikation i.v. bei Ankunft im OP

Besonderheiten

Notfalleingriffe im Rahmen einer akuten Infektion stellen eine dringliche Operationsindikation dar. Die Mundöffnung ist meist schmerzbedingt eingeschränkt, nach Narkoseeinleitung jedoch fast immer problemlos möglich.

Vorbereitung im OP

Material
- Periphervenöser Zugang (18 G)
- Endotrachealtubus (Woodbridge) 7,5–8,0 mm ID (wie bei Ileuseinleitung mehrere Größen in Reserve haben)
- Wärmematte
- Notfallwagen für die schwierige Intubation

Medikamente
- NaCl 0,9% 10 ml
- Atropin 0,5 mg/ml
- Fentanyl 0,5 mg/10 ml
- Propofol 200 mg/20 ml
- Propofolperfusor 1%
- Rocuronium 50 mg/5 ml
- Vollelektrolytlösung
- Antibiotische Therapie nach Rücksprache mit den Operateuren

Monitoring
- Standardmonitoring

Narkoseeinleitung

- Anschluss des Monitorings
- Periphervenöser Zugang (Seite absprechen)
- Infusionsbeginn
- Ausreichende Präoxygenierung vor der Einleitung

❗ Der Operateur sollte bereits bei der Einleitung anwesend sein. Es besteht die Gefahr von Intubationsschwierigkeiten in Kombination mit einer spontanen Abszessperforation!

Einleitung
- Fentanyl 2–5 µg/kgKG
- Propofol ca. 2–3 mg/kgKG
  (alternativ: Thiopental 3–5 mg/kgKG)
- Anschließend vorsichtig Beatmungs- und Mundöffnungsmöglichkeiten überprüfen (Kieferklemme war meist schmerzbedingt)
- Wenn die Beatmung gut möglich ist: Gabe von Rocuronium 0,6 mg/kgKG
- Es erfolgt ein vorsichtiger Intubationsversuch

❗ Falls die *Intubation problematisch* ist, kann auch eine Einstellung durch den Operateur über das Stützrohr erfolgreich sein. Alternativ über eine Maske oder eine Larynxmaske fiberoptisch.
Falls die *Intubation nicht gelingt,* Patienten erwachen lassen und fiberoptische Intubation durchführen!

- Eine *primär fiberoptische Intubation* ist nur selten (z. B. bei stark eingeschränkter Mundöffnung und zusätzlichen Intubationshindernissen) erforderlich
- Auskultation und sichere Fixierung des Tubus in der Mitte des Unterkiefers

Lagerung
- Rückenlage

Narkoseführung

Beatmung
- N_2O-O_2-Gemisch, PEEP: 5 cm H_2O
- F_IO_2: 0,3–0,5
- $p_{et}CO_2$: 35–40 mmHg

Narkose
- TIVA mit Propofol (10 mg/kgKG/h), alternativ Inhalationsanästhetika möglich
- Nachinjektionen von Fentanyl (1–3 µg/kgKG) bei länger dauernden Eingriffen
- Infusion: Vollelektrolytlösung – es besteht ein erhöhter Bedarf durch die schmerzbedingt geringere präoperative Flüssigkeitsaufnahme und die erhöhten Temperaturen im Rahmen der akuten Infektion
- **CAVE:** Der Blutverlust ist im Vergleich zur normalen Tonsillektomie erhöht; auf Menge im Operationssauger achten
- Die schonende Extubation erfolgt erst nach vollkommener Rückkehr der Schutzreflexe

Kritische Momente

- Abszessperforation
  - Sofortige Absaugung des Sekrets und Tieflagerung des Kopfs
  - Schnelle Intubation und sofortiges endobronchiales Absaugen
  - Bei Verdacht auf pulmonale Aspiration Behandlung entsprechend dem Standard für Aspirationen, ggf. Bronchoskopie
  - Zugleich sofortige Information des Operateurs veranlassen

Postoperatives Management

- Standardmonitoring im Aufwachraum
- Schmerztherapie nach Standard im Aufwachraum
- Applikation von Sauerstoff
  (2–4 l/min über Nasensonde oder Maske)

Literatur
Suzuki M, Ueyama T, Mogi G (1999) Immediate tonsillectomy for peritonsillar abscess. Auris Nasus Larynx 26 (3): 299–304

A-9.3 Akute Blutung im HNO-Bereich

Checkliste

ITN: oral	PVK: 14 G und 16 G	W-TOUCH	Blutprodukte	
	Arterie	W-MATTE	Automatisierte Druckinfusion, z.B. LEVEL 1	
	Evtl. ZVK	DK mit Temp.		

- Operationsdauer: unterschiedlich, je nach Blutungsquelle
- Prämedikation: bei vitaler Indikation ist dafür meist keine Zeit mehr vorhanden (Blutverluste abschätzen)
- Wenn möglich noch Folgendes erfragen: Wie lange dauert die Blutung bereits an? Wurde viel Blut erbrochen? Läuft viel Blut im Rachen hinunter? (Beobachten, wie häufig der Patient schluckt!)

Besonderheiten

Die Situation ist immer lebensbedrohlich! Die Patienten sind nie nüchtern, d.h. immer erheblich aspirationsgefährdet, denn sie haben Blut geschluckt!

Postoperative Nachblutung: in Abhängigkeit von der Lokalisation der Blutungsquelle besteht die *Gefahr der Kompression der Luftwege* von außen.

Akute Tumorblutung: meist handelt es sich um bereits bekannte Tumorpatienten (oft mit Tracheostoma); sie kommen häufig akut von zu Hause; die Blutung entsteht durch Tumorarrosion großer Gefäße (A. carotis, V. jugularis).

Es ist immer mit einer schwierigen Intubation zu rechnen (mehrere Helfer)!

Ein Verbluten des Patienten, v.a. bei Finalstadien einer fortgeschrittenen Tumorerkrankung, kann nicht immer verhindert werden.

Vorbereitung im OP

Material

- Periphervenöse Zugänge (14 G/16 G)
- Endotrachealtubus (Magill) 7,5(–8,5) mm Innendurchmesser; zusätzlich auch mehrere kleinere Tuben für den Notfall
- Zubehör für schwierige Intubation
- Großer, leistungsfähiger Sauger (Funktionstüchtigkeit prüfen)
- Eventuell invasive Blutdruckmessung nach Blutstillung
- Level 1
- Notfallwagen für schwierige Intubation

Medikamente

- NaCl 0,9% 10 ml
- Atropin 0,5 mg/ml
- Fentanyl 0,5 mg/10 ml
- Etomidate 20 mg/10 ml
- Succinylcholin 100 mg/5 ml
- Propofolperfusor 1%
- Cis-Atracurium 20 mg/20 ml
- Vollelektrolytlösung
- HAES 6% und Gelatinelösung
- Antibioka nach Rücksprache mit dem Operator

Blut- und Blutprodukte

Abhängig von Art und Ausmaß der Blutung bereitstellen lassen, z.B.

- Erythrozytenkonzentrate: 4
- FFP-Einheiten: 2 auf Abruf
- Thrombozytenkonzentrate: spezielle Indikation

Monitoring

- Standardmonitoring
- Erweiterung des Monitorings (invasive Druckmessung, ZVK, Blasenkatheter) von der Gesamtsituation abhängig

Narkoseeinleitung

- ⚠ Rechtzeitiges Informieren des Oberarztes oder einer anderen erfahrenen Hilfsperson! Hilfe holen auch seitens des Pflegepersonals! Der Operateur muss sofort anwesend sein! Kompression der Blutung von außen oder des zuführenden Gefäßes bei massiver enoraler Blutung durch den Operateur auch während der Narkoseeinleitung erforderlich!
- Anschluss des Monitorings (Minimalvariante: EKG, NIBP, S_aO_2)
- Mehrere großlumige periphervenöse Zugänge
- Sofortige Volumensubstitution
- Versuch der Präoxygenierung und anschließende Blitzintubation
- Ein Helfer saugt, um die Sicht zu erhalten

Einleitung

- Fentanyl 2–5 µg/kgKG
- Etomidate 0,2 mg/kgKG
- Succinylcholin 1,0–1,5 mg/kgKG
- Tubus: nicht zu groß wählen, sofort gut blocken
- Bei Patienten mit Tracheostoma den Tubus über Tracheostoma einsetzen
- Intubation und Auskultation
- Erweiterung des Monitorings in Abhängigkeit von der Gesamtsituation erfolgt intraoperativ: Blutstillung hat absoluten Vorrang!

Lagerung

- Rückenlage

Narkoseführung

Beatmung

- N_2O-O_2-Gemisch, PEEP: 5 cm H_2O
- F_IO_2: 0,5 (in Abhängigkeit von der Oxygenierungssituation)
- $p_{et}CO_2$: 35–40 mmHg

Narkose

- Propofol (6–10 mg/kgKG/h), alternativ: Sevofluran
- Nachinjektion von Fentanyl (1–3 µg/kgKG) nach Bedarf
- Nachinjektion von Cis-Atracurium (Bolus: 0,1 mg/kgKG, repetitiv: 0,02 mg/kgKG) nach Bedarf
- Zügige Infusion von Vollelektrolytlösungen und Plasmaexpandern in Abhängigkeit vom Blutverlust, rasch Isovolämie herstellen
- Bluttransfusionen sind bei Tumorblutung meist erforderlich, daher unmittelbar nach der Einleitung Kreuzblut abschicken
- Intraoperative Hb-/Hkt-Kontrollen
- Transfusion entsprechend den Transfusionsrichtlinien

Kritische Momente

Intubation

- Bei akuten Blutungen handelt es sich immer um eine schwierige Intubation (mehrere Helfer erforderlich)
- Es besteht die Gefahr der Blutaspiration vor oder während der Narkoseeinleitung. Bei Aspirationsverdacht sind folgende Maßnahmen erforderlich: Trachea absaugen (ggf. bronchoskopisch), postoperative Röntgenkontrolle, postoperative Beobachtung mit Sekretolyse, Atemtherapie, ggf. Antibiotikatherapie

Blutverlust

- Ein hämorrhagischer Schock erfordert eine adäquate Volumensubstitution, Transfusionen, ggf. den Einsatz von Katecholaminen und eine Verlegung zur ITS (beatmet übergeben)
- Wenn der Zustand des Patienten sich stabilisiert hat, erfolgt die Anlage einer Magensonde (ermöglicht Abschätzung des Blutverlustes in den Magen und vermindert Aspirationsrisiko in der Extubationsphase)

Extubation

- Grundsätzliche Überlegung: Ist eine Extubation bei vorliegendem Lokalbefund möglich oder sollte gleich eine Tracheotomie angeschlossen werden?
- Erlaubt der klinische Zustand des Patienten eine Extubation oder ist eine Verlegung auf die Intensivstation indiziert (hämorrhagischer Schock, massive Aspiration)?
- Auch bei der Extubation eines wachen, reflexaktiven Patienten auf Stridor nach der Extubation achten, ggf. zügige Reintubation (Oberarzt informieren)
- Aspirationsverdacht dokumentieren!

Postoperatives Management

- Die Überwachung und Behandlung des Patienten im Aufwachraum erfolgt in Abhängigkeit von der Operation und den klinischen Befunden
- Standardmonitoring und Gabe von Sauerstoff (2–4 l/min) über Nasensonde oder Maske
- Es besteht die Notwendigkeit einer verlängerten Überwachungszeit der Vitalparameter
- Auf Anzeichen für eine Nachblutung achten (Hb-, Hkt- und Gerinnungskontrolle)
- Bei Verdacht auf Aspiration ist am Operationsende oder im AWR eine Thoraxröntgenkontrolle durchzuführen

A-9.4 Adenotomie, Tonsillektomie, Paukenhöhlenpunktion

Checkliste

ITN: oral	PVK: 18 G	W-MATTE	

- Operationsdauer: sehr variabel zwischen 15 und 60 min, je nachdem, ob die Eingriffe einzeln oder kombiniert durchgeführt werden
- Prämedikation: nach Standard; bei Kindern an EMLA-Pflaster denken und Zahnstatus (Zahnwechsel) erfragen
- Ist nur eine Paukenhöhlenpunktion vorgesehen, kann der Eingriff auch in Maskennarkose durchgeführt werden (Rücksprache mit dem Operateur vor dem Eingriff)

Besonderheiten

Die Patienten sind oft Säuglinge bzw. Kleinkinder (Ausnahme: Tonsillektomie).

Diese Kinder haben häufig chronische Infekte, die nur bedingt sanierbar sind. Die Operation ist die Therapie. Trotzdem keine Operation bei manifester akuter Infektion mit Fieber und Leukozytose durchführen (Ausnahme: Abszesstonsillektomie). Im Operationsplan beachten, dass Kleinkinder bzw. Kinder an den ersten Positionen stehen.

Vorbereitung im OP

Material

- Periphervenöser Zugang (18–24 G)
- Endotrachealtubus (Woodbridge) 7,5–8,0 mm Innendurchmesser (bei Kindern altersentsprechend)
- Bei Kleinkindern und Säuglingen entsprechendes Narkosegerät und -zubehör
- Wärmematte

Medikamente

- NaCl 0,9% 10 ml
- Atropin 0,5 mg/ml
- Fentanyl 0,5 mg/10 ml
- Propofol 200 mg/20 ml
- Propofolperfusor 1%
- Paracetamol-Supp. (nach Körpergewicht)
- Rocuronium 50 mg/5 ml
- Vollelektrolytlösung
- Bei Kindern alters- und gewichtsadaptierte Verdünnungen wählen!

Monitoring

- Standardmonitoring

Narkoseeinleitung

- Anschluss des Monitorings
- Periphervenöser Zugang (möglichst links)
- Bei sehr ängstlichen oder unkooperativen Kindern: Maskeneinleitung mit Sevofluran und anschließende venöse Punktion
- Infusionsbeginn

Einleitung

- Fentanyl 3–5 µg/kgKG
- Propofol ca. 2–3 mg/kgKG (alternativ: Thiopental 3–5 mg/kgKG)
- Wenn eine sichere Beatmung mit der Maske möglich ist, Gabe von Rocuronium 0,6 mg/kgKG
- Intubation und Auskultation
- Tubusfixation unten mittig
- Augenschutz
- Bei Kindern Gabe eines Paracetamol-Supp. in adäquater Dosierung bereits nach der Einleitung
- Wärmematte

Lagerung

- Rückenlage mit leicht hängendem Kopf

Narkoseführung

Beatmung

- N_2O-O_2-Gemisch, PEEP: 5 cm H_2O
- F_IO_2: 0,3–0,5 nach SpO_2
- $p_{et}CO_2$: 35–40 mmHg

Narkose

- Propofol (6–10 mg/kgKG/h), alternativ Inhalationsanästhetika z. B. Sevofluran
- Operationszeit vorher ungefähr abschätzen lassen, ggf. Nachinjektion von Fentanyl (1–3 µg/kgKG) und Mivacurium (0,1 mg/kgKG)
- Infusionen: Vollelektrolytlösungen bei Erwachsenen; bei Kindern HD5-Lösung 5 ml/kgKG/h unter Berücksichtigung des Defizits durch die Nahrungskarenz
- Vor der Extubation vorsichtiges Absaugen des Sekrets aus dem Mundraum (Wundflächen)
- Extubation nach den üblichen Kriterien nur im Wachzustand

Kritische Momente

Tubusdislokation

Gefahr der Tubusdislokation bzw. akzidentellen Extubation besteht bei den Lagerungswechseln und beim Einsetzen bzw. Herausnehmen des Mundsperrers. Nach den genannten Manipulationen ist eine sofortige Überprüfung der Tubuslage und ggf. Korrektur erforderlich.

Bei *akzidenteller Extubation*: schnelles Rücklagern, O_2-Maskenbeatmung, Reintubation.

Extubation

Auf Entfernung aller Tupfer am Operationsende achten, deshalb den Operateur das Operationsgebiet nasal absaugen lassen und auf leichtes Passieren des Pharynx durch den Sauger achten.

Diskrete Sekretion von Blut und Speichel aus dem Operationsgebiet sind möglich mit der Gefahr des Laryngospasmus, selten der Aspiration, daher erfolgt die Extubation nur im Wachzustand, ggf. sind sofortige Seiten- und Kopftieflage erforderlich, der Sauger ist immer bereitzuhalten.

Häufig tritt postoperatives Erbrechen durch während der Operation in den Magen gelaufenes Blut auf (evtl. Magen am Operationsende einmalig absaugen).

Postoperatives Management

- Standardmonitoring im Aufwachraum
- Applikation von Sauerstoff (2–4 l/min)
- Verlegung bei stabiler Atmung und guter Sättigung ohne Sauerstoff

Literatur

Randall DA, Hoffer ME (1998) Complications of tonsillectomy and adenoidectomy. Otolaryngol Head Neck Surg 118 (1): 61–68

A-9.5 Operationen an den Nasennebenhöhlen

Checkliste

| ITN: oral | PVK: 18 G | W-MATTE |

- Operationsdauer: ca. 45–90 min
- Prämedikation: nach Standard
- Hinweise auf Intubationsschwierigkeiten (Syndrome) beachten
- Häufig besteht bei diesen Patienten eine allergische Diathese: Allergiepass ansehen
- Patienten sollten auf die postoperativ behinderte Nasenatmung (durch Tamponade) hingewiesen werden

Zu diesen Eingriffen zählen

- Operationen der Kieferhöhlen
- Operationen der Siebbeinhöhlen und Stirnhöhlen
- Pansinusoperationen
- Nasenoperationen
- Septumplastiken
- Funktionelle Rhinoplastiken
- FES (funktionelle endoskopische Siebbeinoperation)

Besonderheiten

Oft erfolgt eine Kombination der einzelnen Eingriffe.

Die meisten Operationen werden endoskopisch durchgeführt.

Es handelt sich um erwachsene Patienten aller Altersklassen, häufig bestehen als Begleiterkrankungen chronische Infekte, insbesondere Bronchitiden, infektallergisches Asthma und Patienten mit obstruktiver Schlafapnoe (verlängerte intensivierte postoperative Überwachung erforderlich).

Bei Wiederholungseingriffen ist mit einem erhöhten Blutverlust zu rechnen, hier kann eine Eigenblutspende sinnvoll sein.

Vorbereitung im OP

Material

- ▶ Periphervenöser Zugang (18 G)
- ▶ Endotrachealtubus (Woodbridge) 7,5–8,0 mm Innendurchmesser
- ▶ Wärmematte
- ▶ Rachentamponade

Medikamente

- ▶ NaCl 0,9% 10 ml
- ▶ Atropin 0,5 mg/ml
- ▶ Fentanyl 0,5 mg/10 ml
- ▶ Propofol 200 mg/20 ml
- ▶ Propofolperfusor 1%
- ▶ Cis-Atracurium 15 mg/15 ml
- ▶ Vollelektrolytlösung

Monitoring
- Standardmonitoring

Narkoseeinleitung

- Anschluss des Monitorings
- Periphervenöser Zugang links
- Infusionsbeginn

Einleitung
- Fentanyl 3–5 µg/kgKG
- Propofol 2–3 mg/kgKG (alternativ: Thiopental 3–5 mg/kgKG)
- Cis-Atracurium 0,1 mg/kgKG
- Intubation und Auskultation
- Gute Fixation des Tubus (Rücksprache mit dem Operateur, meist im linken Mundwinkel)
- Einlegen einer Rachentamponade (Knoten am Anfang und am Ende der Binde zur Vollständigkeitskontrolle bei Entfernung)
- Nur Augengel, kein Zukleben der Augen (intraoperative Okulomotoriuskontrolle)

Lagerung
- Rückenlage
- Oberkörper leicht erhöht

Narkoseführung

Beatmung
- N_2O-O_2-Gemisch, PEEP: 5 cm H_2O
- F_IO_2: 0,3–0,5
- $p_{et}CO_2$: 35–40 mmHg

Narkose
- Propofol (6–10 mg/kgKG/h), alternativ Inhalationsanästhetika (Sevofluran) möglich
- Nachinjektionen von Fentanyl (1–3 µg/kgKG) nach Bedarf
- Infusion: Vollelektrolytlösung
- Häufig erfolgt eine zusätzliche Lokalanästhesie mit Vasokontriktorenzusatz durch den Operateur für ein blutarmes Operationsgebiet; nach der Injektion ist auf kardiovaskuläre Nebenwirkungen zu achten
- Zum Ende der Operation legt der Operateur eine Nasentamponade und Splinte ein
- Vor der Extubation erfolgen eine vorsichtige und vollständige Entfernung der Rachentamponade und ein vorsichtiges Absaugen von Sekretresten aus dem Mund-Rachen-Raum
- Die schonende Extubation erfolgt erst nach vollkommener Rückkehr der Schutzreflexe unter Vermeidung von Husten oder Pressen
- Die Patienten sollten nochmals auf die eingeschränkte Nasenatmung aufmerksam gemacht werden

Postoperatives Management

- Standardmonitoring im Aufwachraum
- Applikation von Sauerstoff (2–4 l/min) nur über eine Maske, keine Nasensonden verwenden!
- Die postoperative Umstellung der Hauptatmung über den Mund fällt den Patienten oft schwer, daher ist eine erhöhte Aufmerksamkeit bezüglich der respiratorischen Funktionen erforderlich
- Gelegentlich treten noch leichte Nachblutungen im AWR auf. Folgende Maßnahmen sind dann durchzuführen: Oberkörperhochlagerung, Eisakkus auf die Stirn und in den Nackenbereich legen, Operateur zur Verstärkung der Tamponade rufen. Nur selten ist ein Wiederholungseingriff erforderlich
- Jedoch sind auch durch in den Rachen hinunterlaufendes Blut größere unbemerkte Blutverluste möglich, daher die Patienten dazu befragen und engmaschige Kreislaufkontrollen durchführen
- Bei erhöhten Blutverlusten im AWR Operateur unbedingt dokumentieren lassen, dass vor Verlegung keine Indikation zum Wiederholungseingriff besteht
- Verlegung erfolgt erst, wenn die Blutung sicher sistiert und die Vitalfunktionen stabil sind

Literatur

Fedok FG, Ferraro RE, Kingsley CP, Fornadley JA (2000) Operative times, postanesthesia recovery times, and complications during sinonasal surgery using general anesthesia and local anesthesia with sedation. Otolaryngol Head Neck Surg 122 (4): 560–566

A-9.6 Laryngoskopie, Panendoskopie, Mikrolarynxchirurgie

Checkliste

| ITN: oral | PVK: 18 G | W-MATTE |

- Operationsdauer: ca. 15–30 min, wenn nicht auf Ergebnisse von Schnellschnitten gewartet werden muss
- Prämedikation: erfolgt nach Standard; bei erheblich eingeschränkter respiratorischer Funktion Dosisreduktion oder i.v.-Prämedikation im OP
- Bei der Prämedikationsvisite sind besonders zu beachten: Hinweise auf Intubationsschwierigkeiten, aktuelle respiratorische Funktion, Untersuchungsbefunde der Voroperationen
- Die Information des Patienten erfolgt über: Verhalten bei Intubationsschwierigkeiten, ggf. fiberoptische Intubation im Wachzustand. Eine Nottracheotomie sollte in der Regel vom Operateur schon besprochen worden sein
- Die Narkoseform (ITN oder Jetnarkose) wird nach Rücksprache mit dem Operateur entschieden

Besonderheiten

Oft handelt es sich um orientierende Eingriffe zur Diagnosesicherung und Bestimmung der Ausdehnung von Tumoren, teilweise um Wiederholungsuntersuchungen zur Verlaufskontrolle. Bei kleinem Tumorbefund ist ein therapeutischer Abschluss möglich.

Bei phoniatrischer Operation zur Stimmverbesserung bedenken, dass die Patienten oft Künstler sind bzw. in Sprechberufen arbeiten: Eine besonders schonende Intubation ist erforderlich!

Vorbereitung im OP

Material

- Periphervenöse Zugänge (16 G/18 G)
- Endotrachealtubus (Woodbridge) 6,0 (–6,5) mm Innendurchmesser, bei ausgedehntem Tumor auch kleiner
- Notfallwagen für die schwierige Intubation
- Jet-Gerät und Bronchoskop in Bereitschaft

Medikamente

- NaCl 0,9% 10 ml
- Atropin 0,5 mg/ml
- Alfentanil
- Propofol 200 mg/20 ml
- Propofolperfusor 1%
- Miracron
- Vollelektrolytlösung

Monitoring
- Standardmonitoring

Narkoseeinleitung

- Anschluss des Monitorings
- Periphervenöser Zugang links
- Infusionsbeginn

❗ Der Operateur muss bei zu erwartenden Intubationsschwierigkeiten bereits bei Einleitung anwesend sein.
Vor der Einleitung ist das Vorgehen mit dem Operateur genau abzustimmen: Intubationsnarkose oder Jet-Ventilation über Stützrohr.

- Auf ausreichende Präoxygenierung achten

Einleitung
- Alfentanil
- Propofol 2–3 mg/kgKG
- Wenn eine sichere Beatmung mit der Maske möglich ist, Gabe von Mivacurium (0,2 mg/kgKG), sonst Verhalten entsprechend dem Standard für schwierige Intubationen
- Intubation mit Woodbridge-Tubus (Innendurchmesser 6,0 oder 6,5 mm)
- Sichere Fixation des Tubus im linken Mundwinkel
- Schutz der Augen durch Augensalbe und Augenpflaster
- Nach Einsetzen des Stützrohrs durch den Operateur erneute Überprüfung der Tubuslage

Lagerung
- Rückenlage
- Leicht abgeknickter Kopf

Narkoseführung

Beatmung
- N_2O-O_2-Gemisch, PEEP: 5 cm H_2O
- F_IO_2: 0,3–0,5
- $p_{et}CO_2$: 35–40 mmHg

Narkose
- TIVA mit Propofol (6–10 mg/kgKG/h) und Remifentanil (0,2–0,3 µg/kgKG/min)
- Bei Bedarf Nachrelaxation mit Mivacurium (0,1 mg/kgKG/min)
- Nach Rücksprache mit dem Operateur evtl. Gabe von 100 mg Prednisolon zur antiödematösen Therapie im Operationsbereich
- Infusion: Vollelektrolytlösungen

❗ Als *kardiovaskuläre Nebenwirkungen beim Einstellen des Stützrohres* können Hypertonie oder extreme Bradykardie bis hin zur Asystolie auftreten. Daher ist auf eine ausreichende Narkosetiefe bei der Einstellung zu achten. Bei auftretender Bradykardie ist sofort der Operateur zu informieren und das Stützrohr zu lockern – ggf. ist Atropin (0,5 mg) oder Orciprenalin (0,2–0,5 mg) erforderlich.

Kritische Momente

- Tubusdislokation oder -abknickung durch den Operateur, daher bei Beatmungsproblemen immer zuerst Tubuslage überprüfen
- *Erweiterung des Eingriffs durch Laserchirurgie:* meist erfolgt die Fortführung der Beatmung über Stützrohr. Dann sind Apnoephasen (**CAVE:** Sättigungsabfälle) für den Eingriff und eine sichere Relaxation erforderlich
- Gegebenenfalls wird eine Umintubation auf einen Lasertubus notwendig (s. Standard LAUPP)
- Vor der Narkoseausleitung ist zu überprüfen, ob eine Extubation bei dem vorliegendem Lokalbefund möglich ist oder eine Tracheotomie angeschlossen werden sollte
- Die Extubation bei Tumorpatienten erfolgt erst nach vollkommener Rückkehr der Schutzreflexe und sicher abgeschlossener Blutstillung
- Die Extubation bei phoniatrischen Patienten erfolgt, um Pressen und Husten sicher zu vermeiden, noch in tiefer Narkose. Die Ausleitung erfolgt dann in Maskenbeatmung
- Auf Stridor nach Extubation ist besonders zu achten, ggf. muss eine zügige Reintubation erfolgen (rechtzeitig Hilfe organisieren)

Jetnarkose über Stützrohr

- Einleitung wie für normale ITN
- Nach vollständiger Relaxation Übergabe des Patienten an den Operateur zum Einsetzen des Stützrohres
- Jetgerät mit Stützrohransatz konnektieren (beides präoperativ überprüfen)
- Jetventilation beginnen (Voraussetzung: relaxierte Stimmbänder und nichtverlegte Stimmritze müssen vom Operateur eingesehen worden sein)
- Gefahr von Schleimhautläsionen in der Trachea und Pneumothorax, deshalb korrekte Positionierung (Auskultation) auch intraoperativ wiederholt überprüfen
- Kontrolle des korrekten Effektes: Thoraxexkursion, Atemgeräusch, **CAVE:** Magenblase
- Am Operationsende entweder Umintubation auf konventionellen Tubus oder Ausleitung über Maskenbeatmung (initiale Hyperventilation wegen CO_2-Retention während der Jetventilation erforderlich)

Postoperatives Management

- Standardmonitoring
- Applikation von Sauerstoff (2–4 l/min) über Nasensonde oder Maske
- Patienten sollten nicht sprechen
- Erhöhte Aufmerksamkeit bezüglich der respiratorischen Funktionen
- Reintubationsbereitschaft

Raum für Notizen

A-9.7 Uvulopalatopharyngoplastik (UPPP)

Laserassistierte Uvulopalatopharyngoplastik (LAUPPP)

Checkliste

| ITN: oral | PVK: 18 G | W-MATTE | |

- Operationsdauer: ca. 15–30 min
- Prämedikation: bei ausgeprägtem Schlafapnoesyndrom keine sedierenden Medikamente verabreichen
- Bei der Prämedikationsvisite sind zu beachten: Hinweise auf Intubationsschwierigkeiten, aktuelle respiratorische Funktion, Untersuchungsbefunde bei Voroperationen, Diagnostik des Schlaflabors (Apnoephasen, Entsättigungsindex), bereits präoperativ benutzte technische Hilfsmittel (Heim-CPAP)
- Information des Patienten über: Verhalten bei Intubationsschwierigkeiten, ggf. fiberoptische Intubation im Wachzustand (nur selten erforderlich)

Besonderheiten

Es handelt sich um einen Elektiveingriff bei oft kurzhalsigen, adipösen Patienten mit Schlafapnoesyndrom bei denen eine verlängerte postoperative Überwachung notwendig wird, da die Häufigkeit von Apnoephasen in den ersten beiden postoperativen Stunden am höchsten ist.

Vorbereitung im OP

Material
- Periphervenöse Zugänge (14 G/16 G)
- Endotrachealtubus (Woodbridge) 6,0 (–6,5) mm Innendurchmesser
- Notfallwagen für die schwierige Intubation

Medikamente
- NaCl 0,9% 10 ml
- Atropin 0,5 mg/ml
- Fentanyl 0,5 mg/10 ml
- Propofol 200 mg/20 ml
- Propofolperfusor 1%
- Cis-Atracurium 20 mg/20 ml
- Vollelektrolytlösungen

Monitoring
- Standardmonitoring

Narkoseeinleitung

- Anschluss des Monitorings
- Periphervenöser Zugang links
- Infusionsbeginn
- Auf ausreichende Präoxygenierung achten

> Der Operateur muss bei zu erwartenden Intubationsschwierigkeiten bereits bei der Einleitung anwesend sein.

Einleitung
- Fentanyl 3–5 µg/kgKG
- Propofol 2–3 mg/kgKG (alternativ: Thiopental 3–5 mg/kgKG)
- Wenn eine sichere Beatmung mit der Maske möglich ist, Gabe von Cis-Atracurium 0,1 mg/kgKG
- Intubation mit Woodbridge-Tubus (6,0–6,5 mm Innendurchmesser)
- Nach Rücksprache mit dem Operateur kann auch ein Lasertubus erforderlich sein: dann erfolgt die Blockung mit Kochsalzlösung. Des Weiteren sind Augenschutz für Patient und Personal zu beachten
- Sichere Fixation des Tubus im linken Mundwinkel (Rücksprache mit Operateur)
- Sonst Schutz der Augen durch Augensalbe und Augenpflaster
- TIVA starten: Propofol 6–10 mg/kgKG/h, Remifentanil 0,2–0,3 µg/kgKG/min

Lagerung
- Rückenlage
- Kopf leicht abgeknickt

Narkoseführung

Beatmung
- Air-O_2-Gemisch, PEEP: 5 cm H_2O
- F_IO_2: 0,3–0,5
- $p_{et}CO_2$: 35–40 mmHg

Narkose
- TIVA mit Propofol (6–10 mg/kgKG/h) und Remifentanil (0,2–0,3 µg/kgKG/min)
- Nachrelaxation mit Cis-Atracurium (0,02 mg/kgKG) bei Bedarf
- Nach Rücksprache mit dem Operateur und in Abhängigkeit vom operativen Befund evtl. Gabe von 100 mg Prednisolon zur abschwellenden Therapie
- Infusion: Vollelektrolytlösungen
- Vor der Ausleitung erfolgt eine Rücksprache mit dem Operateur, ob die Extubation möglich erscheint. Ist dies nicht der Fall, sollte möglichst noch die Umintubation auf einen konventionellen Tubus erfolgen. Des Weiteren ist die Weiterbehandlung und das Management der Extubation abzusprechen (Dauer der Nachbeatmung, Befundkontrollen, Extubation auf der ITS oder nach 24 h im OP)
- Extubation erst nach vollkommener Rückkehr der Schutzreflexe
- Auf Stridor nach Extubation ist besonders zu achten, ggf. zügige Reintubation (rechtzeitig Hilfe organisieren)

Kritische Momente

- Bei Intubationsschwierigkeiten Verhalten entsprechend den Richtlinien für die schwierige Intubationen
- *Tubusdislokation oder -abknickung durch den Operateur*: bei Beatmungsproblemen immer zuerst Tubuslage überprüfen
- Tubusbrand
  - Sofort O_2-Zufuhr stoppen
  - Tubus abklemmen
  - Löschen mit Kochsalzlösung
  - Nachdem das Feuer gelöscht ist, Beatmung mit F_IO_2 von 1,0
  - Umintubation
  - Behandlung wie bei schwerem Inhalationstrauma
  - Postoperative Verlegung auf die Intensivstation

Postoperatives Management

- Standardmonitoring und Applikation von Sauerstoff (2–4 l/min) über Nasensonde oder Maske
- Auf Stridor und Oxygenierungsprobleme achten, ggf. zügige Reintubation
- Progrediente lokale Schwellungen sind auch noch postoperativ möglich, daher keine Verlegung auf eine periphere Station bei geringstem Zweifel; sondern sekundäre Verlegung zur ITS
- Reintubationsbereitschaft
- Opiatfreie Schmerztherapie im AWR und auf den peripheren Stationen: z. B. Metamizol oder Paracetamol
- Enge Absprache der Verlegung/Übernahme mit Kollegen der HNO

Literatur

Benumof JL (2001) Obstructive sleep apnea in the adult obese patient: implications for airway management. J Clin Anesth 13 (2): 144–156

A-9.8 Nasen-Rachen-Fibrom

Checkliste

ITN: oral	PVK: 18 G und 14 G	W-MATTE	Blutprodukte	
	Arterie	W-TOUCH	Infusionsanwärmer, HOTLINE	
	ZVK (3-Lumen, 12 F)	DK mit Temp.	Automatisierte Druckinfusion, z. B. LEVEL 1	

- Operationsdauer: ca. 2–5 h
- Prämedikation: nach Standard
- Lage des Tumors und mögliche Intubationshindernisse sind zu beachten
- Es erfolgt eine ausführliche Information des Patienten über erweitertes Monitoring, postoperative Intensivtherapie und die hohe Wahrscheinlichkeit einer Fremdbluttransfusion

Besonderheiten

Das Nasen-Rachen-Fibrom ist ein semimaligner, infiltrierender, bei Jugendlichen vorkommender Tumor. Er ist oft sehr ausgedehnt und gefäßreich, daher erfolgt einen Tag vor der Operation meist eine Chemoembolisation der Tumorgefäße (**CAVE:** selten Hirnödem möglich). Eine Rücksprache mit dem Operator über die genaue Ausdehnung des Tumors und den Erfolg der Embolisation sollte erfolgen.

Vorbereitung im OP

Material

- Periphervenöse Zugänge (14 G/18 G)
- Endotrachealtubus (Woodbridge) 7,0–8,5 mm Innendurchmesser
- Notfallwagen für die schwierige Intubation
- Katheter für arterielle Blutdruckmessung (20 G)
- ZVK (12 F, 3-Lumen)
- Blasenkatheter mit Temperaturmessung
- Druckwandler und Spülsysteme für Arterie und ZVD
- Steriler Tisch für arteriellen und zentralvenösen Katheter
- Warm-Touch
- Hotline

Medikamente

- NaCl 0,9% 10 ml
- Atropin 0,5 mg/ml
- Fentanyl 0,5 mg/10 ml
- Propofol 200 mg/20 ml
- Propofolperfusor 1%
- Cis-Atracurium 20 mg/20 ml
- Cis-Atracuriumperfusor 50 mg/50 ml
- Eventuell Dopaminperfusor 250 mg/50 ml
- Eventuell Nitroperfusor 20 mg/50 ml
- Vollelektrolytlösungen
- Plasmaexpander

Blut und Blutprodukte

- Erythrozytenkonzentrate: 4
- FFP-Einheiten: 2
- Thrombozytenkonzentrate: spezielle Indikationen

Monitoring

- Standardmonitoring
- Arterielle Druckmessung
- Zentraler Venendruck
- Blasenkatheter mit Temperatursonde

Narkoseeinleitung

- Vor Einleitung Punktionsmöglichkeiten und Ort der Tubusfixation mit dem Operateur besprechen
- Anschluss des Monitorings
- Periphervenöser Zugang
- Infusionsbeginn

Einleitung

- Fentanyl 3–5 µg/kgKG
- Propofol ca. 2–3 mg/kgKG (alternativ: Thiopental 3–5 mg/kgKG)
- Wenn eine sichere Beatmung mit der Maske möglich ist, Gabe von Cis-Atracurium 0,1 mg/kgKG
- Intubation und Auskultation
- Falls lt. Operateur erforderlich: Rachentamponade legen, keine Magensonde!
- Augenschutz
- ZVK-Anlage: 12-F-Katheter in die V. femoralis
- Arterielle Punktion der A. radialis oder A. femoralis (wenn der bei der Embolisation gelegte Katheter noch liegt, kann dieser genutzt werden)
- Anlage eines Blasenkatheters mit Temperatursonde
- 2 großlumige periphere Venenverweilkanülen müssen vorhanden sein!
- Gabe des Antibiotikums nach Rücksprache mit dem Operateur

Lagerung

- Rückenlage
- Ein Arm kann meist ausgelagert werden
- Kopf leicht abgeknickt und zur Seite geneigt

Narkoseführung

Beatmung

- N_2O-O_2-Gemisch, PEEP: 5 cm H_2O
- F_IO_2: 0,3–0,5
- $p_{et}CO_2$: 35–40 mmHg

Narkose

- Propofol (6–10 mg/kgKG/h)
- Intermittierende Gabe von Fentanyl (1–3 µg/kgKG) nach Bedarf
- Kontinuierliche Relaxation mit Cis-Atracurium (0,1 mg/kgKG/h)
- Infusionstherapie: Vollelektrolytlösungen als Basis; in Abhängigkeit vom Volumenverlust auch kolloidale Lösungen
- Bei starker Blutung und entsprechender Indikation nach BGA: Gabe von EK und FFP, rechtzeitig Nachkreuzen!
- Regelmäßige Laborkontrollen und adäquater Ausgleich bestehender Defizite
- Zur Verminderung des Blutverlustes Operation in kontrollierter Hypotension: Dopamin (1,5 µg/kgKG/min); Drucksenkung durch kontinuierliche Gabe von Nitroglycerin (0,2–2 µg/kgKG/min) alternativ Urapidil
- Level 1 zur schnellen Transfusion bereithalten
- Cellsavereinsatz: Saugung grundsätzlich möglich, Retransfusion nach Absprache mit dem Operateur (Histologie des Tumors beachten)
- Keine Extubation: Patient wird immer analgosediert, intubiert und beatmet auf die Intensivstation verlegt

Mikulicz-Tamponade

- Auslegen der Wundhöhle mit einer Mulllage und Auffüllung mit weiteren Mullkompressen am Operationsende
- Entfernung erfolgt meist am 3.–4. postoperativen Tag
- Entfernung immer in ITN wegen erneuter Blutungsgefahr

Kritische Momente

- Massive Blutung
  - Rechtzeitig Hilfe holen
  - Konsequenter Volumenersatz und Transfusionen
  - Bei vitaler Indikation auch ungekreuzte Konserven geben, unbedingt Bedside-Test durchführen
  - Auf Gerinnungsstörungen achten: Gabe von FFP, TK, evtl. auch Fibrinogen und AT III, ggf. Rücksprache mit dem Gerinnungsdienst halten
  - **CAVE**: hämorrhagischer Schock, Verlustkoagulopathie

Postoperatives Management

- Verlegung auf die Intensivstation
- Überwachung mit Fortsetzung des erweiterten Monitorings einschließlich der notwendigen Laborkontrollen (Hb, Hkt, Elektrolyte, Gerinnung, BGA) bis zur sicheren Stabilisierung des Patienten
- Schmerztherapie mit Piritramid (0,1 mg/kgKG) und in Abhängigkeit vom Alter des Patienten anschließender PCA-Pumpe mit Piritramid (60 mg/20 ml).

Literatur

Shah H, Garbe L, Nussbaum E, Dumon JF, Chiodera PL, Cavaliere S (1995) Benign tumors of the tracheobronchial tree. Endoscopic characteristics and role of laser resection. Chest 107 (6): 1744–1751

A-9.9 Ohroperationen

Checkliste

ITN: oral	PVK: 18 G	W-MATTE

- Operationsdauer: ca. 2–3 h; bei einigen Eingriffen auch wesentlich länger, z. B. Akustikusneurinom, Cochleaimplantat
- Prämedikation: nach Standard, Hinweise auf Intubationsschwierigkeiten beachten, besonders intensive Aufklärung von tauben und stark hörgeminderten Patienten ist wichtig für die Kommunikation in der Ausleitungsphase

Zu diesen Eingriffen zählen

- Tympanoplastik
- Stapesplastik
- Cholesteatom
- Cochleaimplantat: BAHA (»bone anchored hearing aid«)
- Akustikusneurinom
- Kosmetische Operationen (Otoclisis)

Besonderheiten

Meist handelt es sich um Elektiveingriffe bei Patienten aller Altersklassen.

Zusätzliches Monitoring je nach Operation:
- *Tympanoplastik, Stapesplastik, Cholesteatom:* DK, wenn Eingriff > 4 h
- *Cochleaimplantat:* Relaxometrie; DK
- *Akustikusneurinom:* Relaxometrie; Blasenkatheter; ZVK; arterielle Druckmessung

Vorbereitung im OP

Material
- ▶ Periphervenöser Zugang (18 G)
- ▶ Endotrachealtubus (Woodbridge) 7,5–8,0 mm Innendurchmesser
- ▶ Wärmematte
- ▶ Wärmedecke
- ▶ Blasenkatheter, wenn Eingriff > 4 h
- ▶ Bei Akustikusneurinom: ZVK, arterielle Druckmessung

Medikamente
- ▶ NaCl 0,9% 10 ml
- ▶ Atropin 0,5 mg/ml
- ▶ Fentanyl 0,5 mg/10 ml
- ▶ Propofol 200 mg/20 ml
- ▶ Propofolperfusor 1%
- ▶ Cis-Atracurium 20 mg/20 ml
- ▶ Vollelektrolytlösungen

Monitoring

- Standardmonitoring
- Eventuell Relaxometrie
- Eventuell artertielle Druckmessung
- Eventuell zentraler Venendruck

Narkoseeinleitung

- Anschluss des Monitorings
- Periphervenöser Zugang auf der Gegenseite des zu operierenden Ohres
- Infusionsbeginn

Einleitung

- Fentanyl 3–5 µg/kgKG
- Propofol 2–3 mg/kgKG (alternativ: Thiopental 3–5 mg/kgKG)
- Wenn eine sichere Beatmung mit der Maske möglich ist, Gabe von Cis-Atracurium (0,1 mg/kgKG)
- Intubation und Auskultation
- Wenn ZVK-Anlage erforderlich, dann auf der Gegenseite des zu operierenden Ohres
- Wenn die Operationsdauer länger als 4 h beträgt, Anlage eines Blasenkatheters
- Sichere Fixation des Tubus im linken Mundwinkel (Rücksprache mit Operateur)
- Schutz der Augen durch Augensalbe und Augenpflaster
- Wärmematte und Warm-Touch

Lagerung

- Rückenlage, Arm der Gegenseite ausgelagert

Narkoseführung

Beatmung

- Air-O_2-Gemisch, PEEP: 5 cm H_2O
- F_IO_2: 0,3–0,5
- $p_{et}CO_2$: 35–40 mmHg

Narkose

- TIVA mit Propofol (6–10 mg/kgKG/h), alternativ Inhalationsanästhetika möglich

> Keine Anwendung von Lachgas bei Operationen am Mittelohr!

- Nachinjektionen von Fentanyl (1–3 µg/kgKG/min) nach Bedarf
- Bei erwünschter *intraoperativer Nervenstimulation* (Akustikusneurinom und Chochleaimplantat) erfolgt nur eine einmalige Relaxansgabe zur Intubation
- Häufig erfolgt die zusätzliche Injektion eines Lokalanästhetikums durch den Operator für ein blutarmes Operationsgebiet (durch Adrenalinzusatz Auftreten kardiovaskulärer Nebenwirkungen möglich)
- Gegebenenfalls kann auch eine kontrollierte Hypotension notwendig werden
- Gelegentlich sind intraoperative Umlagerung notwendig (Tubuslagekontrolle)
- Infusion: Vollelektrolytlösungen
- Die schonende Extubation erfolgt erst nach vollkommener Rückkehr der Schutzreflexe unter Vermeidung von Husten oder Pressen
- Akustikusneurinomoperationen werden in der Regel auf der Intensivstation nachbeatmet, jedoch ist auch hier ist die schnelle Extubation angestrebt (Facialiskontrolle)

Postoperatives Management

- Standardmonitoring im Aufwachraum
- Applikation von Sauerstoff (2–4 l/min)

Literatur

Ramina R, Maniglia JJ, Meneses MS, Pedrozo AA, Barrionuevo CE, Arruda WO, Pineroli JC (1997) Acoustic neurinomas. Diagnosis and treatment. Arq Neuropsiquiatr 55 (3A): 393–402

Caouette-Laberge L, Guay N, Bortoluzzi P, Belleville C (2000) Otoplasty: anterior scoring technique and results in 500 cases. Plast Reconstr Surg 105 (2): 504–515

A-9.10 Stenteinlage

Checkliste

IITN: oral	PVK: 18 G	W-MATTE	Jet-Ventilator
	Arterie		

- Operationsdauer: ca. 30–60 min
- Prämedikation: nach Standard; die Patienten befinden sich oft in einem deutlich reduzierten Allgemeinzustand, die pulmonalen Reserven sind eingeschränkt; genaue Information über die Art, Größe und Ausdehnung der Stenose eruieren, pulmonale Situation abschätzen (Ausgangs-BGA), alte Narkoseprotokolle und Bronchoskopiebefunde beachten
- Bei extrem schlechtem Allgemeinzustand evtl. ganz auf eine Prämedikation verzichten, dann Sedierung i.v. im OP unter Monitorbedingungen

Besonderheiten

Stenteinlagen dienen der Überbrückung von Tracheal- und Bronchialstenosen der Hauptbronchien durch Tumoren oder andere Raumforderungen bzw. Instabilitäten im genannten Bereich. Die Eingriffe werden von den Pulmonologen in Zusammenarbeit mit der HNO-Abteilung durchgeführt.

Vorbereitung im OP

Material
- Periphervenöser Zugang (18 G)
- Endotrachealtubus (Woodbridge) 4,0–7,0 mm Innendurchmesser
- Katheter für arterielle Blutdruckmessung (20 G)
- Steriler Tisch für arterielle Druckmessung
- Wärmematte
- Notfallwagen für schwierige Intubation

Medikamente
- NaCl 0,9% 10 ml
- Atropin 0,5 mg/ml
- Alfentanil
- Propofol 200 mg/20 ml
- Propofolperfusor 1%
- Cis-Atracurium 20 mg/20 ml
- Hydrocodon (Dicodid) 15 mg/1 ml
- Vollelektrolytlösungen

Monitoring

- Standardmonitoring
- Invasive Blutdruckmessung
- Relaxometrie

Narkoseeinleitung

- Jet-Gerät präoperativ überprüfen: Verbindung zum Bronchoskop mit Beatmung bzw. zum Stützrohr müssen problemlos möglich sein
- Ausreichend kleine Tuben sind für Notfallsituationen vorzuhalten
- Präoperativ testen, ob der Tubus durch das Stützrohr passt, der Konnektor muss entfernbar sein
- Anschluss des Monitorings
- Periphervenöser Zugang auf der linken Seite
- Infusionsbeginn
- Gabe von 15 mg Hydrocodon (Dicodid) s.c.
- Punktion der A. radialis der nicht dominanten Hand in Seldinger-Technik nach Lokalanästhesie mit Lidocain 1%
- Abnahme einer Ausgangs-BGA
- Ausreichende Präoxygenierung

> Vor Operationsbeginn ist die genaue Absprache mit dem Operateur über das geplante Vorgehen zwingend erforderlich!
> Exakte Absprachen sind während des gesamten Eingriffes extrem wichtig!

Einleitung

- Remifentanil 0,1–0,3 µg/kgKG/min oder Alfentanil (ca. 0,2 mg/kgKG)
- Propofol ca. 1–2 mg/kgKG (alternativ: Etomidate 0,1–0,2 mg/kg)
- Wenn Beatmung möglich ist, Gabe von Cis-Atracurium 0,1 mg/kgKG
- Maskenbeatmung und Übergabe an die Pulmonologen/HNO-Ärzte zur Einstellung des Stützrohrs
- Jet-Ventilation über Stützrohr
- Auskultation und Beurteilung der Effektivität der Beatmung
- TIVA starten: Propofol (6–10 mg/kgKG/h), Remifentanil (0,1–0,3 µg/kgKG/min)

Lagerung

- Rückenlage
- Linker Arm ausgelagert
- Kopf leicht abgeknickt

Narkoseführung

Beatmung

- Die Jet-Ventilation erfolgt über das Stützrohr
- Die F_IO_2 ist abhängig vom Zustand des Patienten, p_aO_2, S_aO_2, beträgt jedoch meist 1,0
- Ein intraoperativer Wechsel des Beatmungsverfahrens mit zwischenzeitlicher Intubation über das Stützrohr kann in Abhängigkeit von der Dauer der Operation und dem Zustand des Patienten notwendig werden
- Die Beatmung erfolgt immer manuell (hoher Beatmungsdruck notwendig)
- Der intermittierende Übergang von Jet-Ventilation auf IPPV wird notwendig bei Abfall der $S_aO_2 < 90\%$ bzw. Anstieg des $pCO_2 > 80$ mmHg, daher sind regelmäßige intraoperative BGA erforderlich

Narkose

- TIVA mit Propofol (6–10 mg/kgKG/h) und Remifentanil (0,2–0,3 µg/kgKG/min)
- Nachinjektion von Cis-Atracurium (0,02 mg/kgKG) nach Bedarf (Relaxometrie)
- Infusionen: Vollelektrolytlösungen
- Häufige intraoperative BGA
- Nach Rücksprache mit dem Operateur Gabe von Prednisolon zur abschwellenden Therapie

> Da CO_2 durch die Jet-Ventilation nicht adäquat eliminiert wird, ist eine zeitweise manuelle Beatmung über Maske oder Tubus notwendig, dies erfolgt immer in genauer Absprache mit dem Operateur!
> Manipulationen am Tubus bei liegendem Stent müssen äußerst vorsichtig erfolgen: Gefahr der Stentdislokation!

Vorgehen am Ende der Operation

Nach Absprache mit dem Operateur
- Maskenbeatmung des Patienten bis zum Abklingen der Narkose ist günstig, da hier die Gefahr der Stentdislokation klein ist

- Falls dies nicht möglich sein sollte, erfolgt eine Intubation über das Stützrohr mit fiberoptischer Tubuslagekontrolle durch den Operateur und vorsichtiger Extubation nach Optimierung der pulmonalen Situation
- Wenn die Extubation vorerst gar nicht möglich erscheint, soll der Patient mit Fixierung des Tubus und anschließender fiberoptischer Lagekontrolle auf die Intensivstation verlegt werden
- Nur wenn der Patient nach dem Eingriff eine suffiziente Spontanatmung ohne Stridor aufweist und die BGA ungefähr den Ausgangswerten entsprechen, kann der Patient zur weiteren Betreuung in den Aufwachraum verlegt werden

Kritische Momente

Kreislaufreaktionen bei Einsetzen des Stützrohrs (extreme Bradykardien)
- Operateur informieren
- Sofortige Lageoptimierung (Stützrohr lockern)
- Gegebenenfalls Atropin, Orciprenalin

Pulmonale Spastik durch intraoperative Manipulationen
- Applikation von Theophyllin und Prednisolon

Intraoperative Beatmungspausen zur Platzierung des Stents
- Genaues Monitoring erforderlich
- Bei Verschlechterung des Patienten Maßnahme vorübergehend unterbrechen und Patienten beatmen
- Fortsetzung der Manipulationen erst nach ausreichender Erholung des Patienten

Stentdislokationen
- Manipulationen am Tubus und Absaugmanöver dürfen nur mit extremer Vorsicht erfolgen
- Schonende Extubation – Pressen und Husten des Patienten sind zu vermeiden

Postoperatives Management

- Standardmonitoring
- Applikation von Sauerstoff (2–4 l/min)
- Anfeuchtung der Atemluft mittels Vernebler vorteilhaft
- Längere Überwachung mit regelmäßigen BGA-Kontrollen erforderlich
- **CAVE:** Patient soll möglichst nicht husten: ggf. 15 mg Hydrocodon (Dicodid) s.c.
- Bei Verschlechterung der pulmonalen Situation ohne erkennbare andere Ursache erfolgt eine sofortige Information des Operateurs (Sekretverhalt im Stent, Stentdislokation)
- O_2-Gabe, bei respiratorischer Insuffizienz Versuch der Maskenbeatmung, falls dies nicht möglich ist, Versuch der Notfallintubation mit dem kleinstmöglichen Tubus als Ultima ratio, große Gefahr der Stentdislokation

Literatur

Jones LM, Mair EA, Fitzpatrick TM, Lyon RD, Feuerstein IM (2000) Multidisciplinary airway stent team: a comprehensive approach and protocol for tracheobronchial stent treatment. Ann Otol Rhinol Laryngol 109 (10 Pt 1): 889–898

Raum für Notizen

A-9.11 Tumoroperationen mit Tracheotomie und/oder plastische Deckung mit Lappen

Checkliste

ITN: oral	PVK: 18 G und 14 G	W-MATTE	Blutprodukte
	ZVK (3-Lumen)	W-TOUCH	Infusionsanwärmer, z. B. HOTLINE
	Arterie	DK mit Temp.	

- Operationsdauer: ca. 2–5 h
- Prämedikation: nach Standard
- Lage des Tumors und mögliche Intubationshindernisse eruieren, evtl. Metastasen mit anästhesiologischer Relevanz (pulmonal/zerebral) erfassen
- Ausführliche Information des Patienten über erweitertes Monitoring, postoperative Intensivtherapie, Wahrscheinlichkeit einer Fremdbluttransfusion
- Vorgehen bei evtl. Intubationsschwierigkeiten mit der Möglichkeit der fiberoptischen Intubation im Wachzustand bei entsprechender Indikation besprechen

Besonderheiten

Zu diesen Eingriffen zählen z. B. maligne Melanome, Parotistumoren, Malignome im Nasen- bzw. Ohrbereich. Alter und Begleiterkrankungen der Patienten sind sehr variabel. Art und Ausmaß des Eingriffs sind unterschiedlich, deshalb vorher genaue Absprache mit dem Operateur treffen, da Monitoring und Notwendigkeit der postoperativen Intensivtherapie davon abhängig sind.

Vorbereitung im OP

Material

- Periphervenöse Zugänge (14 G/18 G)
- Endotrachealtubus (Woodbridge) 7,0–8,5 mm Innendurchmesser
- Notfallwagen für die schwierige Intubation
- Magensonde mit Mandrin (16 Ch)
- Katheter für arterielle Blutdruckmessung (20 G)
- ZVK (7 F, 3-Lumen)
- Blasenkatheter mit Temperaturmessung
- Druckwandler und Spülsysteme für Arterie und ZVD
- Steriler Tisch für Arterie und ZVK-Anlage
- Warm-Touch
- Hotline

Medikamente

- NaCl 0,9% 10 ml
- Atropin 0,5 mg/ml
- Remifentanilperfusor 5 mg/50 ml
- Propofol 200 mg/20 ml
- Propofolperfusor 1%
- Rocuronium
- Eventuell Dopaminperfusor 250 mg/50 ml
- Eventuell Nitroperfusor 20 mg/50 ml
- Vollelektrolytlösungen
- Plasmaexpander

Blut und Blutprodukte

- Erythrozytenkonzentrate: 2
- FFP-Einheiten: 2 auf Abruf
- Thrombozytenkonzentrate: spezielle Indikationen

Monitoring

- Standardmonitoring
- Arterielle Druckmessung
- Zentraler Venendruck
- Blasenkatheter mit Temperatursonde

Narkoseeinleitung

> Der Operateur sollte bei zu erwartenden Intubationsschwierigkeiten bereits bei der Einleitung anwesend sein.

- Bei ausgedehntem Tumorbefund (Intubationsprobleme) wird in Absprache mit dem Operateur bereits präoperativ der Zeitpunkt der Tracheotomie festgelegt (Standard A-9.13)
- Vor der Einleitung Punktionsmöglichkeiten und Ort der Tubusfixation mit dem Operateur besprechen
- Anschluss des Monitorings
- Periphervenöser Zugang
- Infusionsbeginn
- Auf ausreichende Präoxygenierung achten

Einleitung

- Fentanyl 3–5 µg/kgKG
- Propofol 2–3 mg/kgKG, alternativ: Thiopental 3–5 mg/kgKG
- Wenn eine sichere Beatmung mit der Maske möglich ist, Gabe von Rocuronium 0,6 mg/kgKG
- Intubation und Auskultation
- Falls notwendig: Rachentamponade legen
- TIVA starten: Propofol (6–10 mg/kg/h), Remifentanil (0,2–0,3 µg/kgKG/min)
- ZVK-Anlage wahlweise über die V. subclavia (nicht auf der Seite der Operation bzw. der »neck dissection«) oder über die V. femoralis (hinderlich bei der postoperativen Mobilisierung des Patienten)
- Bei geplanter »neck dissection« keine ZVK-Anlage über die Jugularvenen (beidseits)
- Arterielle Punktion der A. radialis (alternativ auch A. femoralis möglich)
- Anlage eines Blasenkatheters mit Temperatursonde
- Mindestens 2 großlumige periphere Venenverweilkanülen
- Gabe des Antibiotikums nach Rücksprache mit dem Operateur
- Schutz der Augen durch Augensalbe und Augenpflaster

Lagerung

- Rückenlage
- Ein Arm kann meist ausgelagert werden
- Der Kopf wird vom Operateur leicht abgeknickt und zur Seite geneigt

Narkoseführung

Beatmung

- N_2O-O_2-Gemisch, PEEP: 5 cm H_2O
- F_IO_2: 0,3–0,5
- $p_{et}CO_2$: 35–40 mmHg

Narkose

- TIVA mit Propofol (6–10 mg/kgKG/min) und Remifentanil (0,2–0,3 mg/kgKG/min), v. a. wenn kein postoperativer Intensivaufenthalt geplant ist
- Operateur fragen, ob nach der Intubation eine weitere Muskelrelaxation möglich ist: unerwünscht bei Operationen im Bereich des N. facialis
- Bei Bedarf Nachrelaxation mit Cis-Atracurium (0,02 mg/kgKG)
- Intraoperativ Gefahr der Tubusdislokation oder -abknickung durch den Operateur, daher bei Beatmungsproblemen immer zuerst die Tubuslage überprüfen!
- Infusionen: Vollelektrolytlösungen als Basis; in Abhängigkeit vom Volumenverlust auch kolloidale Lösungen
- Bei starker Blutung und entsprechender Indikation nach BGA: Gabe von EK und FFP, rechtzeitiges Nachkreuzen
- Regelmäßige Laborkontrollen und adäquater Ausgleich bestehender Defizite
- Zur Verminderung des Blutverlustes Operation in kontrollierter Hypotension: Dopamin (1,5 µg/kgKG/min); Drucksenkung durch kontinuierliche Gabe von Nitroglycerin (0,2–2 µg/kgKG/min), alternativ Uradipil
- Level 1 zur schnellen Transfusion günstig

Plastische Deckung mittels Lappen

- Keine Punktionen an der Seite, an der der Lappen entnommen werden soll
- Durchblutungsstörungen möglich bei Radialislappen und Pektoralislappen, Monitoring der S_aO_2 an der entsprechenden Seite

- Lagerungshinweise des Operateurs für die postoperative Phase dokumentieren (z. B. keine Überstreckung des Kopfs)
- Durchblutungsoptimierung auf Wunsch des Operateurs mit Pentoxifyllin (maximal 900 mg/24 h)

Kritische Momente

- Massive Blutung
  - Rechtzeitig Hilfe holen
  - Konsequenter Volumenersatz und Transfusionen
  - Bei vitaler Indikation auch ungekreuzte Konserven geben, unbedingt Bedside-Test durchführen
  - Auf Gerinnungsstörungen achten: Gabe von FFP, AT III, evtl. auch TK und Fibrinogen, ggf. Rücksprache mit dem Gerinnungsdienst
- **CAVE:** hämorrhagischer Schock, Verlustkoagulopathie
- Postoperative Überwachung auf der Intensivstation erforderlich: Patienten analgosediert, intubiert und beatmet mit Monitoring verlegen

Postoperatives Management

- Überwachung mit Fortsetzung des erweiterten Monitorings einschließlich der notwendigen Laborkontrollen (Hb, Hkt, Elektrolyte, Gerinnung, BGA) bis zur sicheren Stabilisierung des Patienten

Literatur

Delank KW, Stoll W (2000) Modern diagnosis and therapy of laryngeal tumors: a review. Dtsch Med Wochenschr 125 (39): 1169–1172

Raum für Notizen

A-9.12 Tumoroperationen (ohne Tracheotomie, ohne plastische Deckung mit Lappen)

Checkliste

ITN: oral	PVK: 18 G und 14 G	W-MATTE	Blutprodukte	
	ZVK (7 F, 3-Lumen)	W-TOUCH	Infusionsanwärmer, z. B. HOTLINE	
	Arterie	DK mit Temp.		

- Operationsdauer: ca. 2–5 h
- Prämedikation: nach Standard
- Lage des Tumors und mögliche Intubationshindernisse eruieren, evtl. Metastasen mit anästhesiologischer Relevanz (pulmonal/zerebral) erfassen
- Ausführliche Information des Patienten über erweitertes Monitoring, postoperative Intensivtherapie, Wahrscheinlichkeit einer Fremdbluttransfusion
- Vorgehen bei evtl. Intubationsschwierigkeiten mit der Möglichkeit der fiberoptischen Intubation im Wachzustand bei entsprechender Indikation besprechen

Zu diesen Eingriffen zählen

- z. B. maligne Melanome
- Parotistumoren
- Malignome im Nasen- bzw. Ohrbereich

Besonderheiten

- Alter und Begleiterkrankungen der Patienten sind sehr variabel
- Art und Ausmaß der Eingriffe sind unterschiedlich – vorher genaue Absprache mit dem Operateur treffen, da Monitoring und Notwendigkeit der postoperativen Intensivtherapie davon abhängig sind

Vorbereitung im OP

Material

- ▶ Periphervenöse Zugänge (14 G/18 G)
- ▶ Endotrachealtubus (Woodbridge) 7,0–8,5 mm Innendurchmesser
- ▶ Notfallwagen für die schwierige Intubation
- ▶ Magensonde mit Mandrin (16 Ch)
- ▶ Katheter für arterielle Blutdruckmessung
- ▶ ZVK (7 F, 3-Lumen)
- ▶ Blasenkatheter mit Temperaturmessung
- ▶ Druckwandler und Spülsysteme für Arterie und ZVD
- ▶ Steriler Tisch für Arterie und ZVK-Anlage
- ▶ Warm-Touch
- ▶ Hotline

Medikamente

- ▶ NaCl 0,9% 10 ml
- ▶ Atropin 0,5 mg/ml
- ▶ Remifentanilperfusor 5 mg/50 ml
- ▶ Propofol 200 mg/20 ml
- ▶ Propofolperfusor 1%
- ▶ Rocuronium
- ▶ Eventuell Dopaminperfusor 250 mg/50 ml
- ▶ Eventuell Nitroperfusor 20 mg/50 ml
- ▶ Vollelektrolytlösungen
- ▶ Plasmaexpander

Blut und Blutprodukte

- ▶ Erythrozytenkonzentrate: 2
- ▶ FFP-Einheiten: 2 auf Abruf
- ▶ Thrombozytenkonzentrate: spezielle Indikationen

Monitoring

- Standardmonitoring
- Gegebenenfalls erweitertes Monitoring: arterielle Druckmessung, ZVD-Messung, Blasenkatheter mit Temperatursonde

Narkoseeinleitung – Anästhesiebeginn

- Vor der Einleitung Punktionsmöglichkeiten und Ort der Tubusfixation mit dem Operateur besprechen
- Anschluss des Monitorings
- Periphervenöser Zugang
- Infusionsbeginn
- Operateur sollte bei erwarteten Intubationsschwierigkeiten bereits bei der Einleitung anwesend sein
- Auf ausreichende Präoxygenierung achten

Einleitung

- Remifentanilperfusor 0,3–0,5 µg/kgKG/min (nach der Einleitung Reduktion möglich)
- Propofol 2–3 mg/kgKG (alternativ: Thiopental 3–5 mg/kgKG)
- Wenn eine sichere Beatmung mit der Maske möglich ist, Gabe von Rocuronium 0,6 mg/kgKG, ggf. Mivacurium (0,2 mg/kgKG)
- Intubation und Auskultation
- Falls notwendig: Rachentamponade legen
- TIVA starten:
  - Propofol 6–10 mg/kg/h
  - Remifentanil 0,2–0,3 µg/kgKG/min
- ZVK-Anlage wahlweise über die V. subclavia (nicht auf der Seite der Operation bzw. der »neck dissection«) oder über die V. femoralis (hinderlich bei der postoperativen Mobilisierung des Patienten)
- Bei geplanter »neck dissection« keine ZVK-Anlage über die Jugularvenen (beidseits)
- Arterielle Punktion der A. radialis (alternativ A. femoralis möglich)
- Anlage eines Blasenkatheters mit Temperatursonde
- Nach der Einleitung Vorhandensein von mindestens 2 großlumigen peripheren Venenverweilkanülen sichern
- Gabe des Antibiotikums nach Rücksprache mit dem Operateur
- Schutz der Augen durch Augensalbe und Augenpflaster

Lagerung

- Rückenlage
- Ein Arm kann meist ausgelagert werden

Narkoseführung

Beatmung

- N_2O-O_2-Gemisch, PEEP: 5 cm H_2O
- F_IO_2: 0,3–0,5
- $p_{et}CO_2$: 35–40 mmHg

Narkose

- Führung der Narkose als TIVA mit Propofol (6–10 mg/kgKG/h) und Remifentanil (0,2–0,3 µg/kgKG/min) – v.a. wenn kein postoperativer Intensivaufenthalt geplant ist
- Operateur fragen, ob nach der Intubation eine weitere Muskelrelaxation möglich ist: unerwünscht bei Operationen im Bereich des N. facialis
- Bei Bedarf Nachrelaxation mit Cis-Atracurium 0,02 mg/kgKG
- Infusionen: Vollelektrolytlösungen als Basis; in Abhängigkeit vom Volumenverlust auch kolloidale Lösungen
- Bei starker Blutung und entsprechender Indikation nach BGA: Gabe von EK und FFP, rechtzeitig Nachkreuzen
- Regelmäßige Laborkontrollen und adäquater Ausgleich bestehender Defizite
- Zur Verminderung des Blutverlustes Operation in kontrollierter Hypotension: Dopamin (1,5 µg/kgKG/min); Drucksenkung durch kontinuierliche Gabe von Nitroglycerin (0,2–2 µg/kgKG/min) alternativ Urapidil
- Level 1 zur schnellen Transfusion günstig
- Bei geplanter Extubation vor Operationsende: Gabe von 2 g Metamizol/100 ml und 5–10 mg Morphin i.v.; parallel dazu Reduktion der Remifentanildosis
- Vor Extubation oder Verlegung Rachentamponade wieder entfernen
- Übliche Extubationskriterien müssen erfüllt sein
- Bei vorhandenem ITS-Bett Extubation nicht erzwingen, insbesondere nicht bei hohen intraoperativen Blutverlusten, langer Operationszeit und niedriger Körpertemperatur

Kritische Momente

- Bei Intubationsschwierigkeiten Verhalten entsprechend den Richtlinien für die schwierige Intubation
- Intraoperative Tubusdislokation oder -abknickung durch den Operateur, daher bei Beatmungsproblemen zuerst Tubuslage überprüfen

Massive Blutung

- Rechtzeitig Hilfe holen
- Konsequenter Volumenersatz und Transfusion
- Bei vitaler Indikation auch ungekreuzte Konserven geben, unbedingt Bedside-Test durchführen
- Auf Gerinnungsstörungen achten: Gabe von FFP, AT III, evtl. auch TK und Fibrinogen, ggf. Rücksprache mit dem Gerinnungsdienst
- **CAVE:** hämorrhagischer Schock, Verlustkoagulopathie
- Postoperative Überwachung auf der Intensivstation erforderlich: Patienten analgosediert, intubiert und beatmet mit Monitoring verlegen

Postoperatives Management

Aufwachraum/ITS

- Standardmonitoring und Applikation von Sauerstoff (2–4 l/min)
- Längere Überwachung mit vorübergehender Fortsetzung des erweiterten Monitorings einschließlich der notwendigen Laborkontrollen (Hb, Hkt, Elektrolyte, Gerinnung, BGA) bis zur sicheren Stabilisierung des Patienten
- Arterielle Leine vor Verlegung entfernen – Druckverband für 2 h anlegen mit entsprechender regelmäßiger Überprüfung der peripheren Durchblutung und Dokumentation der Zeit der Anlage und des Entfernens

Literatur

Delank KW, Stoll W (2000) Modern diagnosis and therapy of laryngeal tumors: a review. Dtsch Med Wochenschr 125 (39): 1169–1172

Raum für Notizen

A-9.13 Tracheotomie

Checkliste

ITN: oral	PVK: 18 G	W-MATTE		
evtl. LA				

- Operationsdauer: 15–30 min
- Prämedikation: nach Standard; Hinweise auf Intubationsschwierigkeiten (Anatomie, Voroperationen, HNO-Spiegelbefunde, Sprach-/Schluckstörungen, Mundöffnungsmöglichkeiten, liegende PEG/PEJ); aktuelle respiratorische Funktion (Stridor, Zyanose, Hypoxie)
- Eine *Nottracheotomie* muss so schnell wie möglich erfolgen, ggf. nur kurze orientierende Untersuchung
- immer zuständigen OA rufen

Vorbereitung im OP

Material

- Periphervenöser Zugang (18 G)
- Endotrachealtubus (Magill) 7,5(–8,5) mm Innendurchmesser; andere Größen bereithalten
- Zubehör für schwierige Intubation bereithalten
- Trachealkanülen unterschiedler Größen bereithalten
- Manujet, Flexülen 14 G und Konnektionsstücke für den Notfall
- Notfallwagen für schwierige Intubation

Medikamente

- NaCl 0,9% 10 ml
- Atropin 0,5 mg/ml
- Fentanyl 0,5 mg/10 ml
- Propofol 200 mg/20 ml
- Propofolperfusor 1%
- Cis-Atracurium 20 mg/20 ml
- Vollelektrolytlösung

Monitoring
- Standardmonitoring

Narkoseeinleitung

⚠ Eine Nottracheotomie erfolgt grundsätzlich in Lokalanästhesie durch den Operateur.

- Sauerstoffzufuhr
- Anschluss des Monitorings
- Periphervenöser Zugang (bevorzugt linker Arm)
- Infusionsbeginn

Einleitung bei elektiver Tracheotomie
- Fentanyl 3–5 µg/kgKG
- Propofol 2–3 mg/kgKG (alternativ: Thiopental 3–5 mg/kgKG)
- Cis-Atracurium 0,1 mg/kgKG (alternativ Mivacurium)
- Intubation und Auskultation
- Tubus muss nach Lagerung des Kopfes unter den Tüchern noch zugänglich sein
- Augenschutz

Lagerung
- Rückenlage
- Oberkörper leicht erhöht
- Kopf leicht überstreckt

Narkoseführung

Beatmung
- N_2O-O_2-Gemisch
- Bei schlechter Oxygenierung und Beatmungsproblemen F_IO_2 1,0; sonst F_IO_2: 0,5
- Manuelle Beatmung: Oft treten Beatmungsprobleme durch Tubusdislokation durch Operateur oder intraoperative Cuffschädigung auf, sie werden so früher erkannt!

Narkose
- Aufrechterhaltung der Narkose mit Propofol (6–10 mg/kgKG/h)

- Vor Eröffnung der Trachea Umstellung auf F_IO_2 1,0 und manuelle Beatmung
- Nach Tracheaeröffnung oft deutliche Leckage (Tubus tiefer schieben) oder Cuff beschädigt: Bei Sättigungsabfällen muss der Operateur vorübergehend bis zur Erholung der Sättigung das Leck zur Optimierung der Beatmungssituation mit der Hand abdichten Bei Cuffverletzungen und großen Beatmungsproblemen evtl. Umintubation erwägen
- Zum frühestmöglichen Zeitpunkt Entfernung des alten oralen Tubus und Ersatz durch einen Woodbridge-Tubus über das Operationsgebiet (Tubus und Blockungsspritze steril anreichen; Tubus wird dann unter dem Tuch mit dem Beatmungssystem konnektiert; Lagekontrolle; Operateur näht Tubus in der Regel vorübergehend bis zum Ende der Operation an)
- Am Operationsende Ersatz des Tubus durch eine Trachealkanüle ausreichender Größe (Größe dokumentieren)
- Wegen operationstechnisch bedingter Pneumothoraxgefahr: Auskultations- und Perkussionsbefund am Operationsende erheben; routinemäßige Thoraxröntgenkontrolle 6 h postoperativ (bei Problemen sofort)
- Bei suffizienter Spontanatmung Verlegung in den Aufwachraum

Nottracheotomie
- Initial extreme Gefährdung durch Hypoxie bis hin zum hypoxisch bedingten Herz-Kreislauf-Stillstand
- Schnelle Sauerstoffzufuhr, in welcher Form auch immer: Operateur: Notkoniotomie und Manujet, alternativ: Flexüle G 14 + Konnektionsstück + Ambubeutel mit O_2
- Aufgrund der initial meist erheblichen Dyspnoe der Patienten am Operationsbeginn meist nur suboptimale Lagerungsbedingungen für den Operateur – Optimierung nach Sicherung der Atemwege intraoperativ notwendig
- Sofortige Besserung des Allgemeinzustands häufig unmittelbar nach Eröffnung der Trachea

Postoperatives Management
- Standardmonitoring im Aufwachraum
- Gabe von Sauerstoff über Trachealkanülenadapter
- Postoperative Umstellung bei der Atmung fällt Patienten oft schwer, erhöhte Aufmerksamkeit bezüglich der respiratorischen Funktionen
- Initial häufiges Absaugen erforderlich
- Bei erheblichem postoperativem Hustenreiz Lokalanästhesie mit Lidocain-Spray, ggf. zusätzlich 7,5–15 mg Hydrocodon (Dicodid) s.c.
- Auskultatorische Kontrollen (Anhalt für Pneumothorax)
- Routinemäßige Thoraxröntgenkontrolle 6 h postoperativ, bei Pneumothoraxverdacht sofort (falls notwendig, Anlage einer Thoraxdrainage)

Literatur
Janssens M, Hartstein G (2001) Management of difficult intubation. Eur J Anaesthesiol 18 (1): 3–12

Anästhesie in der Augenheilkunde

I. Dornberger, M. Kastrup

A-10.1 Allgemeine Vorbemerkungen 224

A-10.2 Glaukom (grüner Star) 228

A-10.3 Kataraktoperation (grauer Star) 230

A-10.4 Keratoplastik (Hornhauttransplantation) 232

A-10.5 Eingriffe bei Kindern in der Augenheilkunde 234

A-10.6 Netzhautablösung (Amotio/Ablatio retinae) 236

A-10.7 Versorgung von perforierenden Augenverletzungen 238

A-10.8 Pars-Plana-Vitrektomie (PPV) 240

A-10.9 Schieloperation (operative Strabismuskorrektur) 242

A-10.1 Allgemeine Vorbemerkungen

Besonderheiten der Patienten

Patienten in der Ophthalmologie gehören extremen Altersgruppen an. Neonaten mit einem Geburtsgewicht zwischen 500 und 1000 g leiden häufig an einer Retinopathia praematurorum, die behandlungs- und überwachungsbedürftig ist. Nicht nur aufgrund des Alters, sondern auch wegen der Grunderkrankungen, z. B. Diabetes mellitus mit entprechenden Augenerkrankungen, besteht für die Patienten ein erhöhtes perioperatives Risiko. Es handelt sich *häufig* um Patienten der Klassen *ASA III und IV*. Dies muss bei der Prämedikation und bei der Auswahl des Betäubungsverfahrens eine besondere Berücksichtigung finden.

Die Eingriffe am Auge lassen sich grob in extraokuläre und intraokuläre Eingriffe einteilen. Bei den intraokulären Eingriffen steht die Kontrolle des Augeninnendrucks und die Akinesie im Vordergrund. Bei allen okulären Eingriffen steht die Vermeidung bzw. die Therapie des okulokardialen Reflexes im Vordergrund.

Stand-by und Sedierung bei Regionalanästhesie

Die Regionalanästhesie, welche in der Regel vom Ophthalmologen selbst durchgeführt wird, eignet sich für Operationen am vorderen Augenabschnitt mit einer Operationsdauer unter 2 h. Bei Kataraktoperationen ist in mehr als 30% aller Fälle ein Anästhesist beteiligt (Rosenfeld et al. 1999). Deswegen sollten die Eingriffe in »stand-by« genauso vorbereitet sein wie in Vollnarkose (qualifiziertes Anästhesiepersonal, präoperative Visite, Nüchternheit, Monitoring, O_2-Sonde).

Während der Operation in LA kann der Patient eine Sedierung erhalten. Er muss allerdings noch in der Lage sein, Aufforderungen Folge zu leisten (»conscious sedation«). So ist außerdem ein frühzeitiges Erkennen von Komplikationen, z. B. durch die Lokalanästhesie möglich. Niedrigdosiertes Propofol 0,3–0,5 mg/kgKG als Bolus ist dem Midazolam vorzuziehen. Fentanylgaben vor Anlage der Retrobulbäranästhesie erwiesen sich als günstig. Eine Oxygenation und Verringerung der CO_2-Rückatmung wird durch O_2-Zufuhr über eine O_2-Nasensonde unter den Abdecktüchern gewährleistet.

Besonderheiten des Anästhesiearbeitsplatzes

- Anästhesist und Operator haben ein gemeinsames Arbeitsfeld (Kopf des Patienten); Kommunikation und die gegenseitige Rücksichtnahme zwischen den Fachgebieten ist besonders wichtig
- Die *Atemwege* müssen *besonders gut gesichert* sein, da ein späteres Intervenieren eine Operationsunterbrechung zu Folge hätte
- Der Patient muss sich in einer *ausreichenden Narkosetiefe* befinden, da Husten oder Pressen des Patienten (oder Sterilitätseinbußen) den Operationserfolg in Frage stellen würden
- Da häufig mit einem Operationsmikroskop operiert wird, darf es zu *keiner Berührung des Operationstisches* kommen: Bewegungen werden unter dem Mikroskop so verstärkt, dass der Operateur keine Sicht mehr hat

Intraokulärer Druck (IOD)

- Abhängig von den Faktoren: Kammerwasser, choriodales Blutvolumen und extraokulärer Muskeltonus (Funktion von Produktion und Abfluss des Kammerwassers) intraokularer Gefäßtonus (CO_2-Partialdruck und dienzephale Steuerung)
- *Normalwert:* 10–20 mmHg
- *Erhöhter IOD* beeinflusst die Durchblutung des Auges und den Metabolismus von Cornea und Linse negativ; bei zu niedrigem IOD droht dem Auge die Bildung von Ödemen und eine abnehmende Sehleistung
- Der IOD ist weitgehend von Blutdruckschwankungen unabhängig (Autoregulation); bei plötzlichen exzessiven Blutdrucksteigerungen kann es allerdings zu deutlichen IOD-Erhöhungen kommen
- Die Gabe von Atropin i.m. oder i.v. stellt bei gleichzeitiger Gabe von lokal geträufelten Mydriatika keine Kontraindikation dar
- Allgemein gilt es, zur Reduktion des IOD den Oberkörper des Patienten leicht erhöht zu lagern

Der IOD wird erhöht durch (❏ Tabelle)
- Intubation, Laryngoskopie
- Hypoventilation mit Hyperkapnie

Medikamente und deren Einfluss auf den IOD

Senkung des IOD	Ohne Einfluss	Erhöhung des intraokulären Drucks
Barbiturate, Hynomidate, Neuroleptanästhetika, volatile Anästhetika, Midazolam, Propofol, nichtdepolarisierende Muskelrelaxanzien, Midazolam, Propofol, Mydriatika, Azetazolamid, Mannit 20%	Diazepam, Atropin i.m. Scopolamin i.m.	Succinylcholin, Lachgas

- Hoher ZVD, hoher PEEP
- Husten, Erbrechen, Valsalva-Manöver
- Plötzlicher Blutdruckanstieg
- Azidose, starke Erhöhung des p_aO_2

Okulokardialer Reflex, ein trigeminovagaler Reflex
- *Ausgelöst* durch Druck oder Zug am Auge oder seinen Anhangorganen (Dornberger et al. 1991)
- *Begünstigt* durch zu flache Narkose, Hypoventilation mit Hyperkapnie oder Hypoxie
- *Atropin* (0,01 mg/kgKG) bereithalten; bis zum Einsetzen der Atropinwirkung muss der Operateur den operativen Reiz unterbrechen
- *EKG-Überwachung* bei allen Augenoperationen zwingend erforderlich!

Systemische Effekte ophthalmologischer Medikation

Augentropfen werden sehr schnell über die hyperämische Bindehaut resorbiert und können außer lokalen auch systemische Wirkungen erzielen.

Allgemeinanästhesie

Nur für < 50% der ophthalmologischen Eingriffe erforderlich.

Indikationen
- Kinder
- Ablehnung einer Regionalanästhesie durch den Patienten
- Kontraindikationen gegen eine Lokalanästhesie
- Unkooperative Patienten (Demenz, geistige Retardierung)
- Unruhige Patienten, welche nicht in der Lage sind, still zu liegen (Husten, Dyspnoe)
- Lange Operationen von > 1 h
- Eingriffe am hinteren Augenabschnitt
- Eingriffe am »letzten« Auge
- Perforierende Augenverletzungen

Die Prämedikation mit Atropin und Diazepam senkt die postoperative PONV-Rate. Bei den meisten Eingriffen eignet sich eine *TIVA mit Propofol und Remifentanil oder Fentanyl*: geringe postoperative Beeinträchtigung von Vitalfunktionen und Vigilanz, geringere Inzidenz

Wirkung und Nebenwirkung von Augenmedikation

Medikamente	Wirkung	Nebenwirkung
Cholinesterasehemmer z.B. Physostigmin, Pilocarpin	Lokale Glaukombehandlung, durch Vergrößerung des Querschnitts der Kammerabflusskanäle	Verminderte Cholinesterasespiegel
Azetazolamid, Diamox	Kammerwasserproduktion gesenkt, durch Carboanhydrasehemmung	ZNS-Depression, Diurese erhöht, Kaliumverlust, metabolische Azidose
Atropin-Adrenalin-Phenylephrinlösung	Mydriasis	Tachykardie, Hypertonie, Arrhythmie

von PONV, gute Steuerbarkeit und damit kurze Wechselzeiten und erhöhte Effizienz des Operationstraktes.

Bei der *Ein- und Ausleitung* der Allgemeinanästhesie ist ein *Husten und Pressen* unbedingt *zu vermeiden* (Erhöhung des IOD): *Intubation* erst bei ausreichender Narkosetiefe und Relaxierung, Extubation in leichter Oberkörperhochlagerung (Verbesserung des venösen Abflusses). Die *intraoperative* Gabe von Clonidin kann ein »*shivering*« *in der Aufwachphase verhindern* (**CAVE**: Bradykardie).

Bei Operationen in der Nähe der Makula oder Papille kann es bei Bewegungen des Patienten oder bei Bewegungen des Operationstisches zu schwersten Verletzungen am Auge kommen.

Die Pupillenreaktionen können wegen des Einsatzes von Mydriatika nicht für das Einschätzen der Narkosetiefe verwendet werden. Darüber hinaus ist bei einigen Eingriffen (z. B. Makularelokationen) eine kontinuierliche Relaxierung des Patienten indiziert. Hierbei muss an das Monitoring der Relaxation mit dem Relaxometer gedacht werden.

Neuere Arbeiten zeigen einen *Vorteil* bei der Anwendung der *Larynxmaske*. Sie führt signifikant seltener zu Husten und Pressen in der Aufwachphase. Allerdings muss berücksichtigt werden, dass man während der Operation sehr schlecht an den Kopf des Patienten herankommt, um eventuelle Lageveränderungen vornehmen zu können (Denny u. Gadelrab 1993; Lamb et al.).

Postoperatives Management

In der Augenchirurgie ist das Operationstrauma eher gering. Vor allem bei Eingriffen im hinteren Augenabschnitt können allerdings postoperativ Schmerzen auftreten. Diese können in aller Regel mit Piritramid und Metamizol in üblicher Dosierung gut beherrscht werden. Sollten die Schmerzen weiter anhalten, sollte ein Augenarzt informiert werden, damit z. B. ein Anstieg des Augeninnendrucks (Glaukomanfall) ausgeschlossen werden kann.

Literatur

Henn-Beilharz A, Ullrich W, Georgi R, Kienzle F (1999) Anästhesie in der Zahn-, Mund-, Kiefer- und Gesichtschirurgie, der Hals-, Nasen- und Ohrenheilkunde und in der Augenchirurgie. Teil 2: Spezifische Aspekte in der Hals,- Nasen- und Ohrenheilkunde und in der Augenchirurgie. Anasthesiol Intensivmed Notfallmed Schmerzther 34 (3): 147–170

Barrios A, Kotak D (1998) Anesthesia for the diabetic patient undergoing ophthalmological procedures. Int Ophthalmol Clin 38 (2): 195–211

Rex S Anästhesie in der Augenheilkunde. Anaesthesist 50 (10): 798–815

Denny NM, Gadelrab R (1993) Complications following general anaesthesia for cataract surgery: a comparison of the laryngeal mask airway with tracheal intubation. J R Soc Med 86 (9): 521–522

Lamb K, James MF, Janicki PK The laryngeal mask airway for intraocular surgery: effects on intraocular pressure and stress responses. Br J Anest 69 (2): 143–147

Rosenfeld et al. (1999) Effectiveness of monitored anesthesia care in cataract surgery. Ophthalmology 106 (7): 1256–1260

Kawohl C, Heilighaus A, Heiden M et al. (2002) Additive Retrobulbäranästhesie bei Operationen von Netzhautablösungen in Allgemeinanästhesie. Ophthalmologe 99: 538–544

Dornberger I, Quast D, Velhagen K-H et al. (1991) Untersuchungen des okulo-kardialen Reflexes bei Vitrektomien in Neuroleptanalgesie. Anaesthesiol Reanimat 17, 16 (2): 94–106

Raum für Notizen

A-10.2 Glaukom (grüner Star)

Checkliste

| LMA | PVK: 18 G | |

- Operationsdauer: ca. 60 min bei unkomplizierter Operation
- Prämedikation: nach Standard

Besonderheiten

- Bei chronischem Glaukom Augentropfen perioperativ weitergegeben
- Systemisch appliziertes Atropin ist nur bei dem Winkelblockglaukom kontraindiziert (akuter Glaukomanfall)
- Falls der Augeninnendruck medikamentös nicht einstellbar ist, erfolgt eine Laserbehandlung des Trabekelwerks oder eine Filteroperation: Trabekulektomie, tiefe Sklerektomie, Goniotrepanation oder Retinektomie
- Bei Patienten mit bekanntem engem Kammerwinkel perioperativ jede Steigerung des Augeninnendrucks vermeiden
- LA oder Allgemeinanästhesie möglich: Bei der Retro- oder Peribulbäranästhesie besteht allerdings die Gefahr der Erhöhung des Augeninnnendrucks. Einige Zentren führen deshalb eine subkonjuntivale Lokalanästhesie durch
- Der Patient kann zur Sedierung Propofolboli erhalten
- Ist eine Lokalanästhesie kontraindiziert oder sonst eine Allgemeinanästhesie erforderlich, kommt eine Larynxmaske zur Sicherung der Atemwege zum Einsatz

Vorbereitung im OP

Material

- Periphervenöser Zugang (18 G)
- Larynxmaske Größe 3–5

Medikamente

- NaCl 0,9% 10 ml
- Atropin 0,5 mg/ml
- Propofol 200 mg/20 ml
- Propofolperfusor 1%
- Remifentanil (5 mg/50 ml) oder Alfentanilbolus bei Larynxmaske
- Vollelektrolytlösung

Monitoring
- Standardmonitoring

Narkoseeinleitung
- Anschluss des Monitorings
- Periphervenöser Zugang
- Infusionsbeginn

Einleitung
- Remifentanil 0,2–0,4 μg/kgKG/min zur Einleitung, Reduktion auf 0,1–0,2 μg/kgKG/min oder Alfentanilbolus 0,5 mg
- Propofol ca. 2 mg/kgKG
- Einsetzen der Larynxmaske nach Erreichen einer ausreichenden Narkosetiefe
- Gute Fixierung der Larynxmaske und nach Kopflagerung erneute Auskultation

Lagerung
- Rückenlage, zur Extubation leichte Oberkörperhochlagerung

Narkoseführung
- Gabe von Propofolboli oder 100–200 mg/h kontinuierlich nach klinischem Bedarf bei Regionalanästhesie
- Behandlung von Bradykardien mit Atropin 0,25–0,5 mg, Aufforderung an den Operateur zum Unterbrechen des operativen Reizes
- Behandlung von hypertensiven Entgleisungen mit Uradipil (Ebrantil) in 5- bis 10-mg-Fraktionen bis zum Eintritt des gewünschten Effektes

Beatmung bei Larynxmaske
- Luft-O_2-Gemisch, PEEP: 3–5 cm H_2O
- F_IO_2: 0,3–0,5
- $p_{et}CO_2$: 35–45 mmHg

Narkose
- TIVA mit Propofol 5–8 mg/kgKG/h und Remifentanil 0,1–0,3 μg/kgKG/min oder Alfentanilbolus 0,5 mg
- Auskühlung des Patienten vermeiden (**CAVE**: »shivering« postoperativ)
- Vor Ausleitung: 2 g Metamizol als Kurzinfusion auf 100 ml NaCl
- Schonende Entfernung der Larynxmaske ohne Husten und Pressen des Patienten und mit leichter Oberkörperhochlagerung
- Vollelektrolytlösung
- Extubation auf Operationstisch
- Betreuung im Aufwachraum postoperativ

Postoperatives Management
- Überwachung und Behandlung im Aufwachraum mit Standardmonitoring
- Bei Schmerzen Gabe von 3–5 mg Piritramid (Dipidolor); nach 10–15 min Wiederholung möglich
- Bei ungewöhnlich starken Schmerzen oder sehr hohem Analgetikaverbrauch Augenarzt konsultieren (**CAVE**: akuter Glaukomanfall)
- Verlegung nach Anweisung

A-10.3 Kataraktoperation (grauer Star)

Checkliste

LMA	PVK: 18 G	W-MATTE	
STAND-BY			

- Operationsdauer: ca. 30 min bei unkomplizierter Operation
- Prämedikation: nach Standard

Besonderheiten

- Häufigste Operationsindikation: altersbedingte Trübungen der Linse, daher alte Patienten; aber auch angeborene und erworbene Formen möglich (dann jüngere Patienten); eine der häufigsten Operationen weltweit
- Die Operation besteht in der Eröffnung der Vorderkammer, anschließend Zerkleinerung und Entfernung der Linse mit einem Ultraschallgerät, Einsatz einer Kunstlinse
- Die Operation wird meist in Lokalanästhesie durchgeführt (mit Stand-by) und evtl. zusätzlicher Sedierung
- Die häufigsten Komplikationen sind hypertensive Entgleisungen und bradykarde Rhythmusstörungen

Vorbereitung im OP

Material

- ▶ Periphervenöser Zugang (18 G)
- ▶ Sauerstoffnasensonde
- ▶ Bei LMA: Larynxmaske Größe 3–5

Medikamente

- ▶ NaCl 0,9% 10 ml
- ▶ Atropin 0,5 mg/ml
- ▶ Propofol 200 mg/20 ml, alternativ:
- ▶ Propofolperfusor 1% bei LMA
- ▶ Remifentanil (5 mg/50 ml) bei LMA
- ▶ Vollelektrolytlösung

Monitoring

- Standardmonitoring

Narkoseeinleitung

- Anschluss des Monitorings
- Periphervenöser Zugang
- Infusionsbeginn
- Durchführung der Lokalanästhesie durch den Operateur
- Zur Sedierung: bei Bedarf Propofolboli 0,3–0,5 mg/kgKG, Wiederholungen möglich
- Applikation von Sauerstoff über eine Sauerstoffnasensonde unter den Tüchern

Einleitung bei Allgemeinanästhesie

- Remifentanil 0,2–0,4 µg/kgKG/min zur Einleitung, später Reduktion auf 0,1–0,2 µg/kgKG/min
- Propofol ca. 2 mg/kgKG
- Intubation (Einführen der Larynxmaske) nach Erreichen einer ausreichenden Narkosetiefe
- Gute Fixierung der Larynxmaske und nach Kopflagerung erneute Auskultation

Lagerung

- Rückenlage, zur Extubation leichte Oberkörperhochlagerung

Narkoseführung

- Gabe von Propofolnboli nach klinischem Bedarf
- Behandlung von Bradykardien mit Atropin 0,25–0,5 mg, Aufforderung der Operateure zum Unterbrechen des operativen Reizes
- Behandlung von hypertensiven Entgleisungen mit Uradipil (Ebrantil) in 5- bis 10-mg-Fraktionen bis zum Eintritt des gewünschten Effektes

Beatmung bei Larynxmaske

- Luft-O_2-Gemisch, PEEP: 3 cm H_2O
- F_IO_2: 0,3–0,5
- $p_{et}CO_2$: 35–45 mmHg

Narkose

- TIVA mit Propofol 5–8 mg/kgKG/h und Remifentanil: 0,1–0,3 µg/kgKG/min
- Auskühlung des Patienten vermeiden (**CAVE:** »shivering« postoperativ)
- Auf Wunsch des Operators Senkung des Augeninnendrucks mit Mannit 0,5 g/kg i.v.
- Vor Ausleitung 2 g Metamizol als Kurzinfusion auf 100 ml NaCl
- Schonendes Entfernen der Larynxmaske ohne Husten und Pressen des Patienten und mit leichter Oberkörperhochlagerung
- Vollelektrolytlösung
- Extubation auf Operationstisch
- Betreuung im Aufwachraum postoperativ

Postoperatives Management

- Überwachung und Behandlung im Aufwachraum mit Standardmonitoring
- Bei Schmerzen Gabe von 3–5 mg Piritramid; nach 10–15 min Wiederholung möglich
- Bei ungewöhnlich starken Schmerzen Augenarzt konsultieren
- Verlegung nach Anweisung

A-10.4 Keratoplastik (Hornhauttransplantation)

Checkliste

| ITN: oral | PVK: 18 G | W-MATTE | |

- Operationsdauer: ca. 60 min bei unkomplizierter Operation
- Prämedikation: nach Standard

Besonderheiten

- Der Eingriff wird bei ausgedehnten Hornhauttrübungen, nach Verletzungen, Verätzungen und Infektionen, bei gravierenden Anomalien, Degenerationen und Dystrophien durchgeführt
- Der Erfolg des Eingriffes ist auch von der Frische des Transplantats abhängig: Der Zeitraum zwischen Entnahme und Transplantation sollte möglichst kurz sein
- Nach Entfernung der erkrankten Hornhaut ist die Vorderkammer des Empfängerauges vollständig eröffnet: jeder Anstieg des Augeninnendrucks sowie Husten und Pressen sind unbedingt zu vermeiden; daher meist Allgemeinanästhesie mit Intubation und kontinuierlicher Relaxierung
- Bei der Operation unter einem Mikroskop darf es zu keinen Wackelbewegungen am Operationstisch oder am Patienten kommen!

Vorbereitung im OP

Material

- ▶ Periphervenöser Zugang (18 G)
- ▶ Woodbridge-Tubus 7,5–8,5 mm Innendurchmesser
- ▶ Eventuell Blasenkatheter bei Gabe von Mannit zur Senkung des Augeninnendrucks bei komplizierten Operationen

Medikamente

- ▶ NaCl 0,9% 10 ml
- ▶ Atropin 0,5 mg/ml
- ▶ Propofol 200 mg/20 ml
- ▶ Propofolperfusor 1%
- ▶ Mivacurium 20 mg/20 ml; alternativ: Cis-Atracurium 20 mg/20 ml
- ▶ Mivacuriumperfusor 40 mg/40 ml (alternativ: Cis-Atracurium 1 mg/ml, auch Bolusgaben möglich)
- ▶ Remifentanil (5 mg/50 ml)
- ▶ Vollelektrolytlösung

Monitoring

- Standardmonitoring
- Relaxometrie

Narkoseeinleitung

- Anschluss des Monitorings
- Periphervenöser Zugang
- Infusionsbeginn

Einleitung

- Remifentanil 0,2–0,4 µg/kgKG/min zur Einleitung, später Reduktion auf 0,1–0,2 µg/kgKG/min
- Propofol ca. 2 mg/kgKG
- Mivacurium: 0,2 mg/kgKG oder Cis-Atracurium 0,1–0,15 mg/kgKG
- Intubation nach Erreichen einer ausreichenden Narkosetiefe und voller Relaxierung
- Gute Fixierung des Tubus und erneute Auskultation nach Kopflagerung
- Gabe eines Antibiotikums nach Rücksprache mit dem Ophthalmologen

Lagerung

- Rückenlage, zur Extubation leichte Oberkörperhochlagerung

Narkoseführung

Beatmung

- Luft-O_2-Gemisch, PEEP: 3 cm H_2O
- F_IO_2: 0,3–0,5
- $p_{et}CO_2$: 35–45 mmHg

Narkose

- TIVA mit Propofol 5–8 mg/kgKG/h, Remifentanil 0,1–0,3 µg/kgKG/min, Mivacurium 0,5 mg/kgKG/h oder Cis-Atracurium 0,1–0,15 mg/kgKG;
- Der Patient darf unter keinen Umständen husten oder pressen, Kontrolle der Relaxierung mit Relaxometrie
- Auskühlung des Patienten vermeiden (**CAVE:** »shivering« postoperativ)
- Auf Wunsch des Operateurs Senkung des Augeninnendrucks mit Mannit 0,5 g/kgKG i.v.
- Behandlung von Bradykardien mit Atropin 0,25–0,5 mg, Aufforderung an die Operateure, den operativen Reiz zu unterbrechen
- Behandlung von hypertensiven Entgleisungen mit Uradipil (Ebrantil) in Fraktionen von 5–10 mg bis zum Eintritt des gewünschten Effektes
- Vor Ausleitung 2 g Metamizol als Kurzinfusion auf 100 ml NaCl
- Schonende Ausleitung der Narkose ohne Husten und Pressen des Patienten und mit leichter Oberkörperhochlagerung

> **!** Husten, Pressen, Übelkeit und Erbrechen mit konsekutiver Erhöhung des Augeninnendrucks unbedingt vermeiden: Immer auf ausreichende Anästhesietiefe achten!

- Vollelektrolytlösung
- Extubation auf Operationstisch
- Betreuung im Aufwachraum postoperativ

Postoperatives Management

- Überwachung und Behandlung im Aufwachraum mit Standardmonitoring
- Bei Schmerzen Gabe von 3–5 mg Piritramid; nach 10–15 min Wiederholung möglich
- Bei ungewöhnlich starken Schmerzen Augenarzt konsultieren
- Verlegung nach Anweisung

A-10.5 Eingriffe bei Kindern in der Augenheilkunde

Checkliste

LMA	PVK: 20–24 G	W-MATTE	

- Operationsdauer: ca. 5–30 min, je nach Eingriff
- Prämedikation: nach Standard, ca. 1 h präoperativ Applikation von 2 EMLA-Pflastern an typischen Punktionsstellen (Ellenbeugen oder Handrücken) für eine schmerzarme periphere Venenpunktion

Besonderheiten

Zu diesen Eingriffen zählen: Retinopathia praematurorum (Frühchen), Narkoseuntersuchung am Auge bei Kindern, Tränen-Nasengang-Sondierung bzw. -Spülung bei Kindern.

Kinder mit Augenerkrankungen müssen häufig im Verlauf durch den Augenarzt untersucht werden. Damit die Untersuchung durchgeführt werden kann, ist bei den meisten Kindern eine Narkose erforderlich. Da dies selten länger als 15–30 min dauert, ist eine Masken- oder Larynxmaskennarkose möglich, eine gute Kooperation zwischen Anästhesist und Augenarzt vorausgesetzt.

Retinopathia praematurorum: Erkrankung bei Frühgeborenen mit einem Netzhautuntergang und -ablösung durch Gefäßeinsprossung. Therapie: Auslösung einer lokalisierten Entzündungsreaktion durch Kälte- oder Laserapplikation mit dem Ziel der Wiederanlagerung der Netzhaut. Häufige Begleiterkrankungen: bronchopulmonale Dysplasie, Hirnstammunreife mit Apnoen, Hirnblutungen, Hirndruck, Krampfanamnesen, Ductus arteriosus persistens, Bradykardien. Die ophthalmologischen Eingriffe sind gut in Allgemeinanästhesie via Larynxmaske durchführbar, es sei denn, das Kind ist bereits vor der Operation intubiert und beatmet oder muss verlegt werden.

Tränen-Nasengang-Sondierung: Kurzer Eingriff von 5–15 min. Nach einer Sondierung oder Spülung des Ductus nasolacrimalis wird durch Blaufärbung des Spülwassers im Pharynx getestet, ob der Ductus durchgängig ist. Da die Larynxmaske keinen vollständigen Aspirationsschutz bietet, muss bei Verwendung größerer Mengen Spülflüssigkeit (Rücksprache mit dem Augenarzt) eine Intubationsnarkose durchgeführt werden.

Vorbereitung im OP

Material

- Periphervenöser Zugang (ja nach Alter des Kindes 20–24 G)
- Larynxmaske, Größe je nach Alter des Kindes: s. Übersicht im allgemeinen Teil
- Tubus in Bereitschaft bzw. bei Spülungen Tubus nach Größe und Alter des Kindes

Medikamente

- NaCl 0,9% 10 ml
- Atropin 0,5 mg/ml
- Propofol 200 mg/20 ml (Propofol-Lipuro)
- Propofolperfusor 1%
- Remifentanil (5 mg/50 ml); Alfentanilbolus 0,1–0,5 mg; Fentanyl 0,001–0,05 mg
- Gegebenenfalls Cis-Atracurium 5 mg/5 ml
- Gegebenenfalls Sevofluran-Verdampfer zur Einleitung
- Paracetamol-Suppositorien (je nach Alter des Kindes)
- Vollelektrolytlösung oder PÄDII-Lösung

Monitoring
- Standardmonitoring
- Temperatursonde

Narkoseeinleitung
- OP aufwärmen
- Anschluss des Monitorings (bei Maskeneinleitung als Minimum EKG und S_pO_2)
- i.v.- oder Maskeneinleitung mit Sevofluran
- Legen des periphervenösen Zugangs
- Infusionsbeginn
- Bei »Frühchen«: Fentanyl 2–3 µg/kgKG
- Ansonsten: Remifentanil 0,2–0,4 µg/kgKG/min zur Einleitung, später Reduktion auf 0,1–0,2 µg/kgKG/min
- Propofol Lipuro ca. 0,5–2 mg/kgKG
- Platzieren der Larynxmaske/Intubation
- Gabe von Paracetamol-Supp., Dosierung nach Alter und Gewicht des Kindes
- Gute Fixierung des Larynxmaske und erneute Auskultation nach Kopflagerung

Lagerung
- Rückenlage

Narkoseführung

Beatmung
- Luft-O_2-Gemisch, PEEP: 3 cm H_2O
- F_IO_2: 0,3–0,5; je nach peripherer S_aO_2: Ziel 90–95% (bei »Frühchen«)
- $p_{et}CO_2$: 35–45 mmHg

Narkose
- Narkose mit Sevofluran aufrechterhalten
- Remifentanil: 0,1–0,3 µg/kgKG/min; Alfentanilbolus 0,1–0,5 mg; Fentanyl 0,001–0,05 mg
- Behandlung von Bradykardien mit Atropin 0,01 mg/kgKG, Aufforderung der Operateure zum Unterbrechen des operativen Reizes
- Schonende Ausleitung der Narkose: Entfernung der Larynxmaske beim noch schlafenden aber schon spontanatmenden Kind
- Frühchen kommen häufig von einer neonatologischen Intensivstation und werden postoperativ wieder zurückverlegt: Präoperativ Absprache mit den behandelnden Kollegen, ob das Kind nachbeatmet werden soll oder nicht
- Ansonsten Verlegung in den Aufwachraum

Postoperatives Management
- Überwachung und Behandlung im Aufwachraum mit Monitoring der O_2-Sättigung (Pulsoxymetrie)
- Bei Schmerzen Gabe von 0,1 mg/kgKG Piritramid; nach 15–20 min Wiederholung möglich (selten erforderlich bei Narkoseuntersuchungen)
- Bei ungewöhnlich starken Schmerzen Augenarzt konsultieren
- Bei Übelkeit und Erbrechen: Gabe von Dimenhydrinat-Zäpfchen (= Vomex A-Suppositorien), Dosierung nach KG
- Verlegung nach Anweisung

A-10.6 Netzhautablösung (Amotio/Ablatio retinae)

Checkliste

| ITN: oral | PVK: 18 G | W-MATTE |

- Operationsdauer: ca. 60–90 min bei unkomplizierter Operation
- Prämedikation: nach Standard

Besonderheiten

> Die Netzhautablösung ist ein *dringender Notfall* durch akute Bedrohung des Sehvermögens, führt unbehandelt immer zu schwerer Sehbehinderung bis hin zur Blindheit!

Es gelangt *Glaskörperflüssigkeit zwischen Netzhaut und Pigmentepithel* (v. a. im Alter und bei hoher Myopie). Alle Formen der Netzhautischämie können zur Netzhautablösung führen.

Durch eine »eindellende Operation« wird von außen durch eine Plombe der Augapfel eingedellt und so die voneinander getrennten Schichten wieder in Kontakt zueinander gebracht; zusätzlich kann durch Kryoapplikation der Netzhautriss an den Rändern künstlich vernarbt werden.

Durch Zug an den Augenmuskeln kann häufig der okulokardiale Reflex ausgelöst werden.

Manchmal wünscht sich der Operateur eine *Senkung des Augeninnendrucks*, weil die Operation am »weichen« Bulbus u. U. technisch einfacher durchzuführen ist und so die durch die Eindellung hervorgerufene Erhöhung des Drucks reduziert werden kann: Mannit 0,5 g/kgKG mit unmittelbarem Effekt (**CAVE:** evtl. Blasenkatheter).

Komplizierte Netzhautablösungen sind nur durch eine Entfernung des Glaskörpers und anschließende Endotamponade zu behandeln (**CAVE:** N_2O).

Lagerung postoperativ nach Maßgabe der Operateure: Bei Endotamponade (öl- oder gasförmig) soll die Netzhaut auf ihre Unterlage gedrückt werden.

Vorbereitung im OP

Material
- Periphervenöser Zugang (18 G)
- Woodbridge-Tubus 7,5–8,5 mm Innendurchmesser
- Eventuell Blasenkatheter bei Gabe von Mannit zur Senkung des Augeninnendrucks bei komplizierten Operationen

Medikamente
- NaCl 0,9% 10 ml
- Atropin 0,5 mg/ml
- Propofol 200 mg/20 ml
- Propofolperfusor 1%
- Mivacurium 20 mg/20 ml; alternativ: Cis-Atracurium 20 mg/20 ml
- Mivacuriumperfusor 40 mg/40 ml (Cis-Atracuriumperfusor 40 mg/40 ml)
- Remifentanil (5 mg/50 ml); Fentanylbolus 0,05–0,1 mg
- Vollelektrolytlösung

Monitoring

- Standardmonitoring
- Relaxometrie
- Temperatursonde

Narkoseeinleitung

- Anschluss des Monitorings
- Periphervenöser Zugang
- Infusionsbeginn

Einleitung

- Remifentanil 0,2–0,4 µg/kgKG/min zur Einleitung, dann Reduktion auf 0,1–0,2 µg/kgKG/min; alternativ: Fentanylbolus 0,05–0,1 mg
- Propofol ca. 2 mg/kgKG
- Mivacurium: 0,2 mg/kgKG; alternativ: Cis-Atracurium 0,1–0,15 mg/kgKG
- Intubation nach Erreichen einer ausreichenden Narkosetiefe und voller Relaxierung
- Gute Fixierung des Tubus und nach Kopflagerung erneute Auskultation
- Einführen der Temperatursonde
- Gabe eines Antibiotikums nach Rücksprache mit dem Ophthalmologen

Lagerung

- Rückenlage, zur Extubation leichte Oberkörperhochlagerung

Narkoseführung

Beatmung

- Luft-O_2-Gemisch, PEEP: 3–5 cm H_2O
- F_IO_2: 0,3–0,5
- $p_{et}CO_2$: 35–45 mmHg

Narkose

- TIVA mit Propofol 5–8 mg/kgKG/h, Remifentanil 0,1–0,3 µg/kgKG/min; Fentanylbolus 0,05–0,1 mg
- Mivacuriumperfusor: 0,5 mg/kgKG/h; alternativ: Cis-Atracuriumperfusor 0,1–0,15 mg/kgKG/h; der Patient darf unter keinen Umständen husten oder pressen, Kontrolle der Relaxierung mit Relaxometrie und Anpassung der Dosis: Reduktion oder Erhöhung um 0,1 mg/kgKG/h
- Auskühlung des Patienten vermeiden (**CAVE:** »shivering« postoperativ)
- Auf Wunsch des Operators Senkung des Augeninnendrucks mit Mannit 0,5 g/kg i.v.
- Behandlung von Bradykardien mit Atropin 0,25–0,5 mg, Aufforderung an die Operateure, den operativen Reiz zu unterbrechen
- Behandlung von hypertensiven Entgleisungen mit Uradipil (Ebrantil) in 5- bis 10-mg-Fraktionen bis zum Eintritt des gewünschten Effektes
- Vor Ausleitung: 2 g Metamizol als Kurzinfusion auf 100 ml NaCl
- Schonende Ausleitung der Narkose ohne Husten und Pressen des Patienten und mit leichter Oberkörperhochlagerung
- Intraoperativ immer auf eine ausreichende Anästhesietiefe achten
- Infusion: Vollelektrolytlösung
- Extubation auf dem Operationstisch
- Betreuung im Aufwachraum postoperativ

Postoperatives Management

- Überwachung und Behandlung im Aufwachraum mit Standardmonitoring
- Bei Schmerzen Gabe von 3–5 mg Piritramid; nach 10–15 min Wiederholung möglich
- Bei ungewöhnlich starken Schmerzen Augenarzt konsultieren
- Verlegung nach Anweisung

A-10.7 Versorgung von perforierenden Augenverletzungen

Checkliste

ITN: oral	PVK: 18 G	W-MATTE	

- Operationsdauer: ca. 60–120 min je nach Ausdehnung des Eingriffs
- Prämedikation: nach Standard

Besonderheiten

- **Perforierende Augenverletzungen erfordern ein rasches Handeln: Verlust von Augeninhalt oder Gefahr der Infektion, der Augenarzt entscheidet, ob die Nüchternheitsgrenze eingehalten werden kann!**
- Meist sind die Patienten nicht nüchtern: Ileuseinleitung mit Succinylcholin und ohne Maskenzwischenbeatmung in tiefer Narkose
- Regionalanästhesie nicht möglich, weil durch die LA der Augeninnendruck stark ansteigen würde
- Senkung des systemischen Blutdrucks, da der Augendruck in etwa mit dem systemischen Blutdruck korreliert. **CAVE:** Expulsive Blutungen des Auges bei Blutdruckanstieg sind möglich

Vorbereitung im OP

Material

- ▶ Periphervenöser Zugang (18 G)
- ▶ Woodbridge-Tubus 7,5–8,5 mm Innendurchmesser
- ▶ Großlumiger Operationssauger mit dickem Absaugkatheter

Medikamente

- ▶ NaCl 0,9% 10 ml
- ▶ Atropin 0,5 mg/ml
- ▶ Propofol 200 mg/20 ml, alternativ: Thiopental 500 mg/20 ml
- ▶ Propofolperfusor 1%
- ▶ Succinylcholin 100 mg/5 ml
- ▶ Cis-Atracurium 15 mg/15 ml
- ▶ Remifentanil (5 mg/50 ml)
- ▶ Vollelektrolytlösung

Monitoring

- Standardmonitoring
- Relaxometrie

Narkoseeinleitung

- Anschluss des Monitorings
- Periphervenöser Zugang
- Infusionsbeginn

Einleitung

- Ileuseinleitung: Allgemeines Vorgehen wie in den allgemeinen Standards dargestellt; auf ausreichende Präoxygenierung achten
- Präcurarisierung mit 1 mg Cis-Atracurium
- Remifentanil 0,2–0,4 µg/kgKG/min zur Einleitung, später Reduktion auf 0,1–0,2 µg/kgKG/min
- Propofol ca. 2 mg/kgKG, alternativ Thiopental 3–5 mg/kgKG
- Intubation nach Erreichen einer tiefen Narkose
- Cis-Atracurium 0,1–0,15 mg/kgKG
- Gute Fixierung des Tubus und erneute Auskultation nach Kopflagerung
- Gabe eines Antibiotikums nach Rücksprache mit dem Ophthalmologen

Lagerung

- Rückenlage, zur Extubation leichte Oberkörperhochlagerung

Narkoseführung

Beatmung

- Luft-O_2-Gemisch, PEEP: 3 cm H_2O
- F_IO_2: 0,3–0,5
- $p_{et}CO_2$: 35–45 mmHg

Narkose

- TIVA mit Propofol: 5–8 mg/kgKG/h und Remifentanil: 0,1–0,3 µg/kgKG/min
- Cis-Atracurium nach Bedarf über Perfusor, der Patient darf unter keinen Umständen husten, pressen oder sich bewegen, Kontrolle der Relaxierung mit Relaxometrie!
- Auskühlung des Patienten vermeiden (**CAVE**: »shivering« postoperativ)
- Auf Wunsch des Operateurs Senkung des Augeninnendrucks mit Mannit 0,5 g/kgKG i.v.
- Behandlung von Bradykardien mit Atropin 0,25–0,5 mg, Aufforderung der Operateure zum Unterbrechen des operativen Reizes
- Behandlung von hypertensiven Entgleisungen mit Uradipil (Ebrantil) in 5- bis 10-mg-Fraktionen bis zum Eintritt des gewünschten Effektes
- Vor Ausleitung 2 g Metamizol als Kurzinfusion auf 100 ml NaCl
- Schonende Ausleitung der Narkose ohne Husten und Pressen des Patienten und mit leichter Oberkörperhochlagerung

> Während der gesamten perioperativen Phase führen Husten, Pressen, Übelkeit und Erbrechen zu einer Erhöhung des Augeninnendrucks und damit zu einer Gefährdung des Operationserfolges. Intraoperativ ist deshalb immer auf eine ausreichende Anästhesietiefe zu achten.

- Vollelektrolytlösung
- Eventuell vor Narkoseausleitung Magen über Magensonde entleeren

> Die Narkoseausleitung und Extubation des nicht nüchternen Patienten stellt immer eine heikle Situation dar: Der Patient darf erst extubiert werden, wenn die Schutzreflexe vollständig zurückgekehrt sind, allerdings müssen in der Aufwachphase Husten und Pressen vermieden werden.

- Betreuung im Aufwachraum postoperativ

Postoperatives Management

- Überwachung und Behandlung im Aufwachraum mit Standardmonitoring
- Bei Schmerzen Gabe von 3–5 mg Piritramid; nach 10–15 min Wiederholung möglich
- Bei ungewöhnlich starken Schmerzen Augenarzt konsultieren
- Verlegung nach Anweisung

A-10.8 Pars-Plana-Vitrektomie (PPV)

Checkliste

ITN: oral	PVK: 18 G	W-MATTE

- Operationsdauer: ca. 45 min (bei unkomplizierter Operation) bis mehrere Stunden (bei z. B. Makularelokationen ca. 60–120 min je nach Ausdehnung des Eingriffs)
- Prämedikation: nach Standard

Besonderheiten

- Vitrektomie: operative Entfernung des Glaskörpers
- Bis zum Einbringen der Instrumente in den Glaskörper und nach Entfernung der Instrumente aus dem Glaskörper ist durch den Anästhesisten ist ein niedriger Augeninnendruck anzustreben. In der Zwischenzeit kann nur der Operateur den Druck beeinflussen
- Während der gesamten Operation ist die *Akinesie des Auges* von entscheidender Bedeutung, deswegen ist die *kontinuierliche Relaxierung* indiziert
- Rechtzeitiges Abstellen der Relaxansinfusion unter Relaxometerkontrolle, damit die Patienten am Operationsende sicher extubiert werden können
- Am Ende der Operation wird die Netzhaut durch eine Endotamponade auf ihre Unterlage gedrückt. Werden Luft oder andere Gase verwendet, sollte auf den Einsatz von N_2O ganz verzichtet werden. Ansonsten sollte spätestens 15 min vor Einbringen des Gases auf 100% Sauerstoff umgestellt werden
- Lagerung postoperativ erfolgt nach Maßgabe der Operateure: die Endotamponade soll durch Auftriebskräfte einen funktionellen Verschluss der Netzhautdefekte bewirken
- Jegliche Bewegung des Operationstischs oder des Patienten bei Operationen mit dem Operationsmikroskop müssen unbedingt verhindert werden!

Vorbereitung im OP

Material

- ▶ Periphervenöser Zugang (18 G)
- ▶ Woodbridge-Tubus 7,5–8,5 mm Innendurchmesser

Medikamente

- ▶ NaCl 0,9% 10 ml
- ▶ Atropin 0,5 mg/ml
- ▶ Propofol 200 mg/20 ml, alternativ: Thiopental 500 mg/20 ml
- ▶ Propofolperfusor 1%
- ▶ Mivacurium 20 mg/20 ml, alternativ Cis-Atracurium 20 mg/20 ml
- ▶ Mivacuriumperfusor 40 mg/40 ml, alternativ: Cis-Atracurium 50 mg/50 ml
- ▶ Remifentanil 5 mg/50 ml
- ▶ Vollelektrolytlösung

Monitoring

- Standardmonitoring
- Relaxometrie

Narkoseeinleitung

- Anschluss des Monitorings
- Periphervenöser Zugang
- Infusionsbeginn

Einleitung

- Remifentanil 0,2–0,4 µg/kgKG/min zur Einleitung, später Reduktion auf 0,1–0,2 µg/kgKG/min
- Propofol ca. 2 mg/kgKG
- Mivacurium 0,2 mg/kgKG oder Cis-Atracurium 0,1–0,15 mg/kgKG
- Intubation nach Erreichen einer ausreichenden Narkosetiefe
- Gute Fixierung des Tubus und nach Kopflagerung erneute Auskultation
- Gabe eines Antibiotikums nach Rücksprache mit dem Ophthalmologen

Lagerung

- Rückenlage, zur Extubation leichte Oberkörperhochlagerung

Narkoseführung

Beatmung

- Luft-O_2-Gemisch, PEEP: 3 cm H_2O
- F_IO_2: 0,3–0,5
- $p_{et}CO_2$: 35–45 mmHg

Narkose

- TIVA mit Propofol 5–8 mg/kgKG/h und Remifentanil: 0,1–0,3 µg/kgKG/min, alternativ: Fentanylbolus 0,05–0,1 mg
- Mivacurium 0,5 mg/kgKG/h oder Cis-Atracurium 0,1–0,15 mg/kgKG/h; der Patient darf unter keinen Umständen husten oder pressen, Kontrolle der Relaxierung mit Relaxometrie und Anpassung der Dosis, verändern um 0,1 mg/kgKG/h
- Auskühlung des Patienten vermeiden (**CAVE:** »shivering« postoperativ)
- Auf Wunsch des Operateurs Senkung des Augeninnendrucks mit Mannit 0,5 g/kgKG i.v.
- Behandlung von Bradykardien mit Atropin 0,25–0,5 mg, Aufforderung der Operateure zum Unterbrechen des operativen Reizes
- Behandlung von hypertensiven Entgleisungen mit Uradipil (Ebrantil) in 5- bis 10-mg-Fraktionen bis zum Eintritt des gewünschten Effektes
- Vor Ausleitung 2 g Metamizol als Kurzinfusion auf 100 ml NaCl
- Schonende Ausleitung der Narkose ohne Husten und Pressen des Patienten und mit leichter Oberkörperhochlagerung

> Während der gesamten perioperativen Phase führen Husten, Pressen, Übelkeit und Erbrechen zu einer Erhöhung des Augeninnendrucks und damit zu einer Gefährdung des Operationserfolges. Intraoperativ ist deshalb immer auf eine ausreichende Anästhesietiefe zu achten.

- Vollelektrolytlösung
- Betreuung im Aufwachraum postoperativ

Postoperatives Management

- Überwachung und Behandlung im Aufwachraum mit Standardmonitoring
- Bei Schmerzen Gabe von 3–5 mg Piritramid; nach 10–15 min Wiederholung möglich
- Bei ungewöhnlich starken Schmerzen Augenarzt konsultieren
- Verlegung nach Anweisung

Additive Retrobulbäranästhesie und Allgemeinanästhesie

Die Kombination von Allgemein- und Retrobulbäranästhesie verringert bei eindellenden Netzhautoperationen intraoperativ und postoperativ Schmerzen, Übelkeit und Erbrechen durch Blockierung der Reflexe (Kawohl et al. 2002).

A-10.9 Schieloperation (operative Strabismuskorrektur)

Checkliste

| ITN: oral | PVK: 18 G | W-MATTE | |

- Operationsdauer: ca. 15–30 min, je nach Anzahl der zu korrigierenden Muskeln
- Prämedikation: nach Standard, ca. 1 h präoperativ Applikation von 2 EMLA-Pflastern an typischen Punktionsstellen (Ellenbeugen oder Handrücken) für eine schmerzarme periphere Venenpunktion

Besonderheiten

- Augenmuskelfehlstellungen werden meist im *Vorschulalter* korrigiert
- Die Operation wird meist in Allgemeinanästhesie (Larynxmaske) durchgeführt
- Prinzip der Operation: Augenmuskeln, welche zu stark wirken, werden durch Verlagerung ihres Ansatzes gelockert, und zu schwach wirkende Augenmuskeln werden durch Verkürzung gestärkt

❗ **Durch die operative Manipulation wird der okulokardiale Reflex besonders häufig ausgelöst.**

Hohe Inzidenz von postoperativer Übelkeit und Erbrechen (PONV), daher wird die prophylaktische Gabe von Antiemetika empfohlen!

Vorbereitung im OP

Material

- ▶ Periphervenöser Zugang (je nach Alter des Kindes 20–24 G)
- ▶ Larynxmaske, Größe je nach Alter des Kindes:
    - Größe 2: Kleinkinder bis 20 kgKG (Füllvolumen: 10 ml)
    - Größe 2,5: jüngere Schulkinder bis 30 kgKG (Füllvolumen: 20 ml)
    - Größe 3: Kinder von 30–50 kgKG (Füllvolumen: 25 ml)

Medikamente

- ▶ NaCl 0,9% 10 ml
- ▶ Atropin 0,5 mg/ml
- ▶ Propofol Lipuro 200 mg/20 ml
- ▶ Propofolperfusor 1%
- ▶ Remifentanil (5 mg/50 ml); alternativ: Alfentanil 0,5 mg/ml, Fentanyl 0,05 mg/ml
- ▶ Gegebenenfalls Sevofluranverdampfer zur Einleitung
- ▶ Paracetamol-Supp. (je nach Alter des Kindes)
- ▶ Vollelektrolytlösung oder PÄDII-Lösung

Monitoring

- Standardmonitoring
- Temperatursonde

Narkoseeinleitung

- Operationssaal aufwärmen
- Anschluss des Monitorings (bei Maskeneinleitung als Minimum EKG und S_pO_2)
- Wenn das Kind eine venöse Punktion toleriert, kann die Narkose konventionell eingeleitet werden; ansonsten: Maskeneinleitung mit Sevofluran
- Legen des periphervenösen Zugangs
- Infusionsbeginn
- Remifentanil 0,2–0,4 µg/kgKG/min zur Einleitung, später Reduktion auf 0,1–0,2 µg/kgKG/min; alternativ: Alfentanil 0,5 mg/ml, Fentanyl 0,05 mg/ml
- Propofol Lipuro ca. 2 mg/kgKG
- Platzieren der Larynxmaske
- Gabe von Paracetamol-Supp., Dosierung nach Alter und KG
- Gute Fixierung der Larynxmaske und erneute Auskultation nach Kopflagerung
- Prophylaxe von PONV: Gabe von Dimenhydrinat-Zäpfchen (= Vomex A-Suppositorien); Dosierung nach KG

Lagerung

- Rückenlage

Narkoseführung

Beatmung

- Luft-O_2-Gemisch, PEEP: 3 cm H_2O
- F_IO_2: 0,3–0,5
- $p_{et}CO_2$: 35–45 mmHg

Narkose

- Propofol 5–8 mg/kgKG/h oder weiter mit Sevofluran
- Remifentanil 0,1–0,3 µg/kgKG/min
- Behandlung von Bradykardien mit Atropin 0,01 mg/kgKG, Aufforderung an Operateure, den operativen Reiz zu unterbrechen
- Schonende Ausleitung der Narkose: Entfernung der Larynxmaske beim noch schlafenden, aber schon spontanatmenden Kind
- Verlegung in den Aufwachraum

Postoperatives Management

- Überwachung und Behandlung im Aufwachraum mit Monitoring der O_2-Sättigung (Pulsoxymetrie)
- Bei Schmerzen Gabe von 0,1 mg/kg/KG Piritramid; nach 15–20 min Wiederholung möglich
- Bei ungewöhnlich starken Schmerzen Augenarzt konsultieren
- Bei Übelkeit und Erbrechen: Gabe von Dimenhydrinat-Zäpfchen (= Vomex A-Suppositorien) nach KG
- Verlegung nach Anweisung

Standards in der Orthopädie und Traumatologie

J. Birnbaum, T. Volk

A-11.1 Hallux 246

A-11.2 Totale Endoprothese des Hüftgelenkes 248

A-11.3 Hüft-TEP-Wechsel 252

A-11.4 Kniegelenkarthroskopie 254

A-11.5 Kniegelenkersatz 256

A-11.6 Kreuzbandplastik 260

A-11.7 Gelenkluxationen 264

A-11.8 Nucleus-pulposus-Prolaps 266

A-11.9 Eingriffe an der Schulter 268

A-11.10 Operationen am Sprunggelenk 270

A-11.11 Korrekturoperationen bei Trichter- oder Kielbrust 272

A-11.12 Eingriffe am Unterarm oder der Hand 274

A-11.13 Frakturen im Bereich der unteren Extremitäten 276

A-11.14 Operationen an der Wirbelsäule 280

A-11.1 Hallux

Checkliste

PLA	SPA	LMA	PVK: 18 G	W-MATTE

- Operationsdauer: 0,5–1 h in Abhängigkeit vom operativen Befund
- Prämedikation: nach Standard, für geplantes rückenmarknahes Verfahren Gerinnung und Wirbelsäulenanatomie beachten

Besonderheiten

- Meist sind Patienten mittleren Alters betroffen
- Dieser Eingriff kann gut in einer peripheren Leitungsanästhesie durchgeführt werden
- Alternativ kann auch eine Spinalanästhesie durchgeführt werden
- Bei Kontraindikationen gegen ein Regionalverfahren wird eine Allgemeinanästhesie mit einer Larynxmaske durchgeführt
- In diesem Fall sollte den Patienten aber immer zusätzlich ein Fußblock angeboten werden

Vorbereitung im OP

Material

- Periphervenöser Zugang (18 G)
- Material abhängig vom geplanten Verfahren: Regionalanästhesie: s. Übersicht
- Larynxmaske Größe 3–5

Medikamente

- NaCl 0,9% 10 ml
- Atropin 0,5 mg/ml
- Für Regionalverfahren: s. Übersicht

LMA

- Propofol 200 mg/20 ml (alternativ: Thiopental 500 mg/20 ml bei ITN)
- 0,5 mg Fentanyl/10 ml; bei kurzen Eingriffen auch Alfentanil 1,0 mg/2 ml möglich
- Propofolperfusor 1%
- Vollelektrolytlösung
- Perioperative Antibiotikatherapie nach Rücksprache mit Operateur

Monitoring

- Standardmonitoring

Narkoseeinleitung – Anästhesiebeginn

- Anschluss des Monitorings
- Periphervenöser Zugang
- Infusionsbeginn
- Eventuell Gabe des Antibiotikums

N.-ischiadicus-Block mit Katheter

- z. B. 20 ml Ropivacain 0,75%
- Bei Blutleere im Oberschenkel: zusätzlich N.-femoralis-Block mit 20 ml Prilocain 1%
- Bei Blutleere im Unterschenkel: zusätzlich N.-saphenus-Block mit 20 ml Prilocain 1%

Spinalanästhesie

- Bupivacain 0,5% isobar
- Dosierung: 15–17,5 mg (3–3,5 ml)
- Bei vorwiegend einseitiger Anästhesie: Verwendung von Bupivacain 0,5% hyperbar

Larynxmaske

Einleitung

- Fentanyl 1–2 µg/kgKG, bei sehr kurzen Eingriffen 0,5–1,0 mg Alfentanil
- Propofol ca. 2–3 mg/kgKG
- Einsetzen der Larynxmaske und Auskultation
- Augenschutz
- Warm-Touch

Lagerung

- Rückenlage mit beidseits ausgelagerten Armen, Blutleere (bei N.-ischiadicus am Unterschenkel, bei SPA und Allgemeinanästhesie am Oberschenkel)

Narkoseführung

- Bei Regionalanästhesieverfahren kann der Patient zur Sedierung Propofol (30–100 mg/h) kontinuierlich erhalten. Alternativ ist auch die Gabe von Midazolam (Dormicum) 1-mg-weise möglich
- Bei Einsatz von Röntgenstrahlung an Röntgenschutz für Patienten und Personal denken

Beatmung

- mit N_2O-O_2-Gemisch
- PEEP 5 cm H_2O
- F_IO_2: 0,3–0,5
- Normoventilation, Übergang zu Spontanatmung möglich

Narkose

- Propofol kontinuierlich (5–8 mg/kgKG/h) oder inhalativ mit Isofluran oder Sevofluran
- Gabe von Fentanyl oder Alfentanil nach Bedarf
- Bei Intubationsnarkose evtl. Nachinjektion von Cis-Atracurium (selten erforderlich)
- Extubation auf Operationstisch
- Postoperative Betreuung im Aufwachraum

Postoperatives Management

- Standardmonitoring im Aufwachraum
- Schmerztherapie, wenn kein Regionalverfahren verwendet wurde, mit Piritramid nach Aufwachraumstandard. Zusätzlich Gabe von nichtsteroidalen Antirheumatika: Metamizol, Diclofenac oder Ibuprofen nach Bedarf und eventuellen Kontraindikationen, PCA
- Postoperativ auf neurologische Defizite achten und entsprechend dokumentieren
- Dokumentation von Übelkeit/Erbrechen und Schmerzzahlen
- Eine Anmeldung beim APS muss bei Verlegung erfolgen, wenn eine PCA-Pumpe oder ein Katheterverfahren verwendet wird

Literatur

Casati et al. (2002) A double blind, randomized comparison of either 0.5% levobeplvacaine or 0.5% ropira caine for sciatic nerve block. Anesth Analg 94 (4): 987–990

A-11.2 Totale Endoprothese des Hüftgelenkes

Checkliste

SPA	PDK	ITN	PVK: 16 G 2-mal	W-MATTE	Blutprodukte
		LAMA		HOTLINE	
				W-TOUCH	

- Operationsdauer: 45–90 min in Abhängigkeit vom operativen Befund
- Prämedikation: nach Standard, für geplantes rückenmarknahes Verfahren Gerinnung und Wirbelsäulenanatomie beachten
- Hüftgelenksersatz bei:
  - Schenkelhalsfraktur
  - Femurkopfnekrose
  - Femurfraktur
  - Korrekturosteotomie am Femur

Besonderheiten

- Häufige Komorbiditäten:
- Koronare Herzerkrankung
- Diabetes mellitus
- Immobilisation
- Adipositas permagna
- Regionalanästhesie reduziert intraoperativen Blutverlust, führt zu kürzeren Verweilzeiten im AWR und mindert postoperative Schmerzen bei Verlassen des AWR. Daher sollte die Anlage eines lumbalen PDK, eines Psoaskompartmentblocks oder eines Femoralisblocks stets erwogen werden

Vorbereitung im OP

Material

- ▶ Periphervenöse Zugänge (16 G/14 G)
- ▶ Material abhängig vom geplanten Verfahren: Regionalanästhesie: s. Übersicht
- ▶ Endotrachealtubus (Magill) 7,5 (bis 8,5) mm Innendurchmesser
- ▶ Warm-Touch
- ▶ Blasenkatheter

Medikamente

- ▶ NaCl 0,9% 10 ml
- ▶ Atropin 0,5 mg/ml
- ▶ Für Regionalverfahren: s. Übersicht

ITN

- ▶ Propofol 200 mg/20 ml (alternativ: Thiopental 500 mg/20 ml)
- ▶ 0,5 mg Fentanyl/10 ml
- ▶ Propofolperfusor 1%, alternativ Verdampfer für Inhalationsanästhetika
- ▶ Cis-Atracurium (15 mg/15 ml)
- ▶ Vollelektrolytlösung
- ▶ Gelatinelösung, HAES 6% bereithalten
- ▶ Perioperative Antibiotikatherapie nach Rücksprache mit Operateur

Blut und Blutprodukte

- ▶ Erythrozytenkonzentrate: 2

Monitoring

- Standardmonitoring

Narkoseeinleitung – Anästhesiebeginn

- Anschluss des Monitorings, Blutdruckmanschette auf der nicht zu operierenden Seite
- Periphervenöser Zugang an der nicht zu operierenden Seite
- Infusionsbeginn
- Eventuell Gabe des Antibiotikums

Spinalanästhesie

- Für Single-Shot: Bupivacain 0,5% isobar; Dosierung: 15–17,5 mg (3–3,5 ml)
- Bei vorwiegend einseitiger Anästhesie Verwendung von Bupivacain 0,5% hyperbar
- Kontinuierlich mit Katheter: Bupivacain 0,5% isobar, Analgesie mit Dosierungen von 5 mg und 2,5 mg schrittweise aufbauen (alternativ: Lidocain: 2% Analgesie mit Dosierungen von 20 mg und 10 mg schrittweise aufbauen). Zur spinalen Analgesie sind zuzüglich 50–100 µg Morphin möglich (postoperatives Monitoring muss sichergestellt sein)

Epiduralanästhesie

- Volumenvorgabe und Anlage zwischen L 1 und L 4
- Aspirationsprobe und Testdosis 3 ml Lidocain 2% mit 15 µg Adrenalin (1:100 000)
- Punktion im Wachzustand
- Wenn kein Anstieg der Herzfrequenz um 10 Schläge/Minute nach 1 min oder Zeichen der Spinalanästhesie nach 5 min zu verzeichnen sind, dann Gabe von Bupivacain 0,5% isobar (100 mg, 20 ml), evtl. zusammen mit 20 µg Sufentanil oder Ropivacain 1% (10 mg/ml): 200 mg (10 ml) oder Ropivacain 0,75% (7,5 mg/ml) 112,5–187,5 mg (10–15 ml); evtl. zusammen mit Sufentanil 20 µg
- Bei kreislaufinstabilen Patienten fraktionierte Dosierung

Kombinierte Spinal-Epidural-Anästhesie (CSE)

- Eine CSE kommt aus organisatorischen Gründen zum Zeitgewinn in Frage

Psoas-Kompartment-Analgesie/Katheter zur postoperativen Analgesie

- Präoperativ wird ein Katheter angelegt
- Der Katheter wird nach Anlage festgenäht
- Beschickung mit single shot 30 ml Ropivacain 0,75% kontinuierlich: Ropivacain 0,2% mit 8 ml/h

Intubationsnarkose

Einleitung

- Fentanyl 1–2 µg/kgKG, bei sehr kurzen Eingriffen 0,5–1,0 mg Alfentanil
- Propofol ca. 2–3 mg/kgKG
- Cis-Atracurium 0,15 mg/kgKG
- Intubation und Auskultation
- Augenschutz
- Warm-Touch
- Legen einer 2. periphervenösen Verweilkanüle

Lagerung

- Rückenlage in der Orthopädie, Seitenlage in der Unfallchirurgie
- Der Arm auf der zu operierenden Seite wird hochgelagert. Hier auch Anlage der Blutdruckmanschette
- Auf gute Abpolsterung gefährdeter Regionen achten. Der Arm der nicht zu operierenden Seite wird ausgelagert (hier die Zugänge legen)
- Ältere Patientinnen, insbesondere, wenn ein regionalanästhesiologisches Verfahren benutzt wird, profitieren von der Anlage eines Blasenkatheters

Narkoseführung

- Bei Regionalanästhesieverfahren kann der Patient zur Sedierung Propofol (30–100 mg/h) kontinuierlich erhalten. Alternativ ist auch die Gabe von Midazolam (Dormicum) 1-mg-weise möglich (Vorsicht bei geriatrischen Patienten)
- Bei Einsatz von Röntgenstrahlung an Röntgenschutz für Patienten und Personal denken

Beatmung

- N_2O-O_2-Gemisch
- PEEP: 5 cm H_2O
- F_IO_2: 0,3–0,5
- Normoventilation, Übergang zu Spontanatmung möglich

Narkose

- Propofol kontinuierlich (5–8 mg/kgKG/h) oder inhalativ mit Isofluran oder Sevofluran
- Gabe von Fentanyl nach Bedarf
- Bei Intubationsnarkose evtl. Nachinjektion von Cis-Atracurium (selten erforderlich)
- Mit adjuvantem PDK: 10 µg Sufentanil (Sufenta epidural) auf 10 ml NaCl und Ropivacain (Naropin) 0,2% 8–15 ml
- Patienten mit primärer Hüft-TEP werden in aller Regel in den Aufwachraum verlegt
- Die Extubation erfolgt auf dem Operationstisch
- 1 g Paracetamol i.v. 15 min vor der Extubation

Kritische Momente (bei zementierten Prothesen)

- Beim Einbringen von Knochenzement (Palacos) durch den sog. Piston-Effekt auf mögliche Kreislaufreaktionen (Hypotension) sowie auf exspiratorischen CO_2-Abfall und Sättigungsabfall gefasst sein: F_IO_2: 100%; PEEP erhöhen, evtl. Gabe von Volumen

Postoperatives Management

- Standardmonitoring im Aufwachraum
- PDK-Beschickung im AWR bei Dokumentation der Regredienz um 2 Segmente (CSEA), wenn der Katheter bereits ausgetestet wurde. Falls keine Austestung erfolgt ist, muss sie im Aufwachraum durchgeführt werden. Patienten werden nur mit laufendem Perfusor verlegt. Falls der Patient verlegt wird ohne laufenden, nicht ausgetesteten PDK, muss die Austestung im Rahmen der postanästhesiologischen Visite erfolgen (nur nach vorheriger Rücksprache mit dem APS)
- Standarddosierung für postoperative Katheterepiduralanästhesie: Ropivacain 0,1% mit Sufentanil 0,5 µg/ml. Infusion mit 8–10 ml/h
- Postoperativ auf neurologische Defizite achten und ggf. handeln (Dokumentation)
- Auf Drainageverluste achten und bei hohen Drainageverlusten Operateur informieren
- Falls der Patient ein kontinuierliches Regionalverfahren oder eine PCA-Pumpe bekommen hat, ist eine Anmeldung beim APS bei der Verlegung notwendig

Literatur

Parker MJ, Unwin SC, Handoll HH et al. (2000) General versus spinal/epidural anaesthesia for surgery for hip fractures in adults. Cochrane Database Syst Rev (4): CD000521

Capderila et al. (2002) Continuous psoas compartment block for postoperative analgesia after total hip arthroplasty: new landmarks, technical guidelines, and clinical evaluation. Anest Analg 94 (6): 1606–1613

Raum für Notizen

A-11.3 Hüft-TEP-Wechsel

Checkliste

ITN	PDK	Arterie	PVK: 16 G 2-mal	W-MATTE	Blutprodukte
				W-TOUCH	
				HOTLINE	

- Operationsdauer: 1,5–2 h in Abhängigkeit vom operativen Befund
- Prämedikation: nach Standard, für geplantes rückenmarknahes Verfahren Gerinnung und Wirbelsäulenanatomie beachten
- Hüft-TEP-Wechsel, Pfannenwechsel oder Schaftwechsel bei:
  – peri- oder subprothetischer Fraktur
  – Metallbruch

Besonderheiten

- TEP-Wechsel, auch partielle, gehen mit einem erhöhten Blutverlust einher. Daher steht hier eine Allgemeinanästhesie im Vordergrund. Für die postoperative Schmerztherapie und zur schnelleren Mobilisation sollte den Patienten allerdings ein PDK oder ein Psoaskompartmentkatheter angeboten werden
- Wegen der größeren Volumenumsätze erhalten die Patienten eine invasive Druckmessung zum Monitoring des Blutdrucks und für intraoperative Blutgasanalysen
- Ein kompletter TEP-Wechsel, schwierige Schaftwechseloperationen sowie Patienten mit versorgten sub- und periprothetischen Frakturen und auch Metallbrüchen werden oft für eine Intensivtherapie/-überwachung vorbereitet
- Das anästhesiologische Management entspricht dem Vorgehen der primären Implantation
- Die Hauptprobleme liegen im erhöhten Blut- und Wärmeverlust. Daher sind eine rechtzeitige Transfusionsbereitschaft und effektive Wärmemaßnahmen erforderlich

Vorbereitung im OP

Material

Siehe auch Standard A-11.2 »Totale Endoprothese des Hüftgelenkes«.

▶ ZVK
▶ Blasenkatheter

Medikamente

Siehe auch Standard A-11.2 »Totale Endoprothese des Hüftgelenkes«.

Blut und Blutprodukte

▶ Erythrozytenkonzentrate: 4

▶ **Raum für Notizen**

A-11.4 Kniegelenkarthroskopie

Checkliste

SPA	PLA	LMA	PVK	W-MATTE

- Operationsdauer: 0,5–1 h in Abhängigkeit vom operativen Befund
- Prämedikation: nach Standard, für geplantes rückenmarknahes Verfahren Gerinnung und Wirbelsäulenanatomie beachten
- Kniegelenkarthroskopie
  - diagnostisch
  - therapeutisch, z. B. zur Knorpelglättung

Besonderheiten

Meist sind die Patienten zur Kniearthroskopie jung und gesund (ASA I–II). Bisheriges Verfahren der Wahl ist die SPA. Gleichfalls möglich ist der kombinierte Ischiadicus-Femoralis-Block, der kombinierte Psoaskompartment-Ischiadicus-Block – oder auch eine Allgemeinanästhesie.

Bei regionalanästhesiologischen Verfahren empfiehlt sich ein rechtzeitiger Hinweis auf die Möglichkeit, eigene Musik zu hören, intraoperativ die Videoübertragung aus dem Kniegelenk »mitanzuschauen« oder den Eingriff unter Sedierung »zu verschlafen«

Vorbereitung im OP

Material

- ▶ Periphervenöser Zugang (16 G oder 18 G)
- ▶ Material abhängig vom geplanten Verfahren: Regionalanästhesie: s. Übersicht
- ▶ Larynxmaske Größe 3–5

Medikamente

- ▶ NaCl 0,9% 10 ml
- ▶ Atropin 0,5 mg/ml
- ▶ Für Regionalverfahren: s. Übersicht

LMA

- ▶ Propofol 200 mg/20 ml
- ▶ 0,5 mg Fentanyl/10 ml oder Alfentanil 1 mg/2 ml
- ▶ Propofolperfusor 1% 50 ml, alternativ Verdampfer für Inhalationsanästhetika
- ▶ Vollelektrolytlösung
- ▶ Perioperative Antibiotikatherapie nach Rücksprache mit Operateur

Monitoring

- Standardmonitoring

Narkoseeinleitung – Anästhesiebeginn

- Anschluss des Monitorings
- Periphervenöser Zugang
- Infusionsbeginn
- Eventuell Gabe des Antibiotikums

Spinalanästhesie

- Bupivacain 0,5% isobar; Dosierung: 15–17,5 mg (3–3,5 ml)
- Bei vorwiegend einseitiger Anästhesie Verwendung von Bupivacain 0,5% hyperbar

Kombinierter N.-ischiadicus- und Psoas-Block

- N. Ischiadicus: 15 ml Ropivacain 0,75% (Naropin) oder 15 ml Bupivacain 0,5% isobar (Carbostesin)
- Psoas: 25 ml Ropivacain 0,75% (Naropin) oder 25 ml Bupivacain 0,5% isobar (Carbostesin)

Allgemeinanästhesie mit Larynxmaske

Einleitung

- Fentanyl 1–2 µg/kgKG, bei sehr kurzen Eingriffen 0,5–1,0 mg Alfentanil
- Propofol ca. 2–3 mg/kgKG
- Einsetzen der Larynxmaske und Auskultation
- Augenschutz

Lagerung

- Rückenlage mit beidseits ausgelagerten Armen
- Blutleere am zu operierenden Bein

Narkoseführung

- Bei Regionalanästhesieverfahren kann der Patient zur Sedierung Propofol (30–100 mg/h) kontinuierlich erhalten. Alternativ ist auch die Gabe von Midazolam (Dormicum) 1-mg-weise möglich (Vorsicht bei geriatrischen Patienten)

Beatmung

- N_2O-O_2-Gemisch
- PEEP: 5 cm H_2O
- F_IO_2: 0,3–0,5
- Normoventilation, Übergang zu Spontanatmung möglich

Narkose

- Propofol kontinuierlich (5–8 mg/kgKG/h) oder inhalativ mit Isofluran oder Sevofluran
- Nachinjektion von Alfentanil nach Bedarf
- Patienten werden in aller Regel in den Aufwachraum verlegt

Postoperatives Management

- Standardmonitoring im Aufwachraum
- Schmerztherapie nach Standard mit Piritramid und bei Bedarf Metamizol (Novalgin)
- Bei Spinalanästhesie muss eine Regredienz um 2 Segmente nachgewiesen werden. Eine kontinuierliches Schmerztherapieverfahren inkl. PCA ist in der Regel nicht erforderlich
- Sensible Blockadehöhe zur Dokumentation der Regredienz feststellen
- Dokumentation des VAS

Literatur

Jankowski CJ, Hebl JR, Stuart MJ et al. (2003) A comparison of psoascompartment block and spinal and general anesthesia for outpatient knee arthroscopy. Anest Analg 97 (4): 1003–1009

A-11.5 Kniegelenkersatz

Checkliste

PDK	PLA	LMA/ITN	PVK	W-MATTE	Blutprodukte
SPA				Hotline	
				W-Touch	

- Operationsdauer: 1,5–2 h in Abhängigkeit vom operativen Befund
- Prämedikation: nach Standard, für geplantes rückenmarknahes Verfahren Gerinnung und Wirbelsäulenanatomie beachten
- Zu diesen Eingriffen zählen
  - Totale Endoprothese des Kniegelenkes
  - Kniegelenkswechsel
  - Inlay- oder Schaftwechsel

Besonderheiten

- Häufige Komorbiditäten:
  - Koronare Herzerkrankung
  - Diabetes
  - Immobilisation
  - Adipositas permagna
- Regionalanästhesie führt zu kürzeren Verweilzeiten im Aufwachraum und mindert postoperative Schmerzen bei Verlassen des Aufwachraumes. Knie-TEP sind sehr schmerzhaft! Daher steht vordergründig die Durchführung einer Regionalanästhesie. Eine Regionalanästhesie reduziert die Kosten und steigert die Frühmobilisierung

Vorbereitung im OP

Material

- ▶ Periphervenöse Zugänge (16 G)
- ▶ Material abhängig vom geplanten Verfahren: Regionalanästhesie: s. Übersicht
- ▶ Larynxmaske Größe 3–5 oder
- ▶ Endotrachealtubus (Magill) 7,5 (bis 8,5) mm Innendurchmesser
- ▶ Warm-Touch

Medikamente

- ▶ NaCl 0,9% 10 ml
- ▶ Atropin 0,5 mg/ml
- ▶ Für Regionalverfahren: s. Übersicht

LMA

- ▶ Propofol 200 mg/20 ml
- ▶ 0,5 mg Fentanyl/10 ml
- ▶ Cis-Atracurium 15 mg/15 ml
- ▶ Propofolperfusor 1%, alternativ Verdampfer für Inhalationsanästhetika
- ▶ Vollelektrolytlösung
- ▶ Perioperative Antibiotikatherapie nach Rücksprache mit Operateur

Blut und Blutprodukte

- ▶ Erythrozytenkonzentrate: 2

Monitoring

- Standardmonitoring

Narkoseeinleitung – Anästhesiebeginn

- Anschluss des Monitorings
- Periphervenöser Zugang
- Infusionsbeginn
- Eventuell Gabe des Antibiotikums

Kombinierter N.-ischiadicus-N.-femoralis-Block oder N.-ischiadicus-Psoaskompartmentblockade mit Katheter

- N.-ischiadicus-Block: 15 ml Prilocain 1% (Xylonest)
- Falls der N. ischiadicus sofort postoperativ geprüft werden muss, erfolgt die Nutzung erst postoperativ, und der Patient erhält eine Larynxmaskennarkose
- N.-femoralis-Blockade oder Psoaskompartmentblock: 25 ml Ropivacain 0,75% (Naropin)
- Eine PCA-Pumpe ist erforderlich, wenn die Katheter insuffizient sind

Spinalanästhesie

- Für Single-Shot:
  Bupivacain 0,5% isobar; Dosierung: 15–17,5 mg (3–3,5 ml); bei vorwiegend einseitiger Anästhesie Verwendung von Bupivacain 0,5% hyperbar oder Scandicain
- Kontinuierlich mit Katheter:
  Bupivacain 0,5% isobar, Analgesie mit Dosierungen von 5 mg und 2,5 mg schrittweise aufbauen (alternativ: Lidocain: Analgesie mit Dosierungen von 20 mg und 10 mg schrittweise aufbauen)
- Zur spinalen Analgesie:
  zuzüglich 50–100 µg Morphin möglich (postoperatives Monitoring muss sichergestellt sein)

Epiduralanästhesie

- Volumenvorgabe
- Anlage zwischen L 1 und L 4, Aspirationsprobe und Testdosis 3 ml Lidocain 2% mit 15 µg Adrenalin (1:100 000); Punktion im Wachzustand
- Wenn kein Anstieg der Herzfrequenz um 10 Schläge/Minute nach 1 min oder Zeichen der Spinalanästhesie nach 5 min zu verzeichnen sind, dann Gabe von Bupivacain 0,5% isobar (100 mg, 20 ml), evtl. zusammen mit 20 µg Sufentanil oder Ropivacain 1% (10 mg/ml): 200 mg (20 ml), oder Ropivacain 0,75% (7,5 mg/ml) 112,5–187,5 mg (15–25 ml), evtl. zusammen mit Sufentanil 20 µg
- Bei kreislaufinstabilen Patienten fraktionierte Dosierung

Kombinierte Spinal-Epidural-Anästhesie (CSE)

- Eine CSE kommt aus organisatorischen Gründen zum Zeitgewinn infrage

Allgemeinanästhesie mit Larynxmaske/Intubation

Einleitung

- Fentanyl 1–2 µg/kgKG
- Propofol ca. 2–3 mg/kgKG
- Bei Intubation: Cis-Atracurium 0,15 mg/kgKG
- Intubation und Auskultation
- Augenschutz
- Hot-Line
- Warm-Touch

> Im Falle einer Allgemeinanästhesie sollte dem Patienten immer eine zusätzliche periphere Leitungsanästhesie angeboten werden (Femoraliskatheter oder Psoaskompartmentkatheter in Verbindung mit einem Ischiadikuskatheter).

Lagerung

- Rückenlage mit beidseits ausgelagerten Armen
- Blutleere am zu operierenden Bein

Narkoseführung

- Bei Regionalanästhesieverfahren kann der Patient zur Sedierung Propofol (30–100 mg/h) kontinuierlich erhalten. Alternativ ist auch die Gabe von Midazolam (Dormicum) 1-mg-weise möglich (Vorsicht bei geriatrischen Patienten)

Beatmung

- N_2O-O_2-Gemisch
- PEEP: 5 cm H_2O
- F_IO_2: 0,3–0,5
- Normoventilation, Übergang zu Spontanatmung möglich

Narkose

- Propofol kontinuierlich (5–8 mg/kgKG/h) oder inhalativ mit Isofluran oder Sevofluran
- Nachinjektion von Fentanyl und Cis-Atracurium nach Bedarf
- Mit adjuvantem PDK: 10 μg Sufentanil (Sufenta epidural) auf 10 ml NaCl und Ropivacain (Naropin) 0,2% 10–15 ml
- Patienten werden in aller Regel in den Aufwachraum verlegt

Postoperatives Management

- Standardmonitoring im Aufwachraum
- Das Hauptproblem bei diesen Patienten sind die Schmerzen und eventuelle Nachblutungen. Da in Blutleere operiert wird, ist eine intraoperative Gabe von Erythrozytenkonzentraten nur selten erforderlich (Ausnahme: pathologische Ausgangswerte). Nach Öffnen der Blutleeremanschette in der postoperativen Phase muss jedoch mit einer Transfusion gerechnet werden, und daher sollte die Bereitstellung von 2 EK sichergestellt sein
- Treten keine Nachblutungen innerhalb der ersten 30 min auf, so ist eine erhebliche Nachblutung im weiteren Verlauf unwahrscheinlich
- Bei liegendem Katheter zur Analgesie des Plexus lumbalis (Psoas oder N. femoralis) kann dieser sofort genutzt werden. Bei Schmerzen in der Kniekehle kann regional nur eine Blockade des N. ischiadicus helfen
- PDK-Beschickung im AWR bei Dokumentation der Regredienz um 2 Segmente (CSEA), wenn der Katheter bereits ausgetestet wurde. Falls keine Austestung erfolgt ist, muss sie im Aufwachraum durchgeführt werden. Patienten werden nur mit laufendem Perfusor verlegt. Falls der Patient verlegt wird ohne laufenden, nicht ausgetesteten PDK, muss die Austestung im Rahmen der postanästhesiologischen Visite erfolgen und nur in Ausnahmefällen nach vorheriger Rücksprache mit dem APS
- Standarddosierung für postoperative Katheterepiduralanästhesie: Ropivacain 0,1% mit Sufentanil 0,5 μg/ml; Infusion mit 8–10 ml/h
- Postoperativ auf neurologische Defizite achten und ggf. entsprechend handeln; Dokumentation beachten, auch Normalbefunde
- Dokumentation des VAS
- Eine Anmeldung beim APS muss bei Verlegung erfolgen
- Wird ein Femoraliskatheter zusammen mit einer Allgemeinanästhesie verwendet, kann der hauptsächlich in der Kniekehle empfundene Schmerz nur mit i.v.-Analgesie bekämpft werden
- Die kontinuierliche Nutzung von Psoaskompartmentkathetern/N. femoralis-Kathetern sollte mit 6 ml/h Ropivacain 0,2% (Naropin) und die Nutzung des Ischiadicuskatheters mit 6 ml/h Ropivacain 0,2% (Naropin) erfolgen
- Ischiadicus-Katheterbeschickung erst nach klinischer Prüfung (N. peroneus)

Literatur

Bavanendran et al. (2000) Effects of perioperative administration of a selective cyclooxygenase 2 inhibitor on pain management and recovery of function after knee replacement. A randomized controlled study. JAMA 290 (18): 2411–2418

Capdevila et al. (1999) Effects of perioperative analgesic technique on the surgical outcome and duration of rehabilitation after major knee surgery. Anesthesiology 91 (1): 8–15

Raum für Notizen

A-11.6 Kreuzbandplastik

Checkliste

SPA	PLA	LMA/ITN	PDK	PVK	W-MATTE
					W-TOUCH

- Operationsdauer: 1,5–2 h in Abhängigkeit vom operativen Befund
- Prämedikation: nach Standard, für geplantes rückenmarknahes Verfahren Gerinnung und Wirbelsäulenanatomie beachten
- Kreuzbandplastik:
  - offener Eingriff
  - arthroskopisch durchgeführter Eingriff

Besonderheiten

- Bisheriges Verfahren der Wahl ist die SPA
- Gleichfalls ist der kombinierte Ischiadicus-Femoralis-Block, der kombinierte Ischiadicus-Psoaskompartment-Block, eine Epidural- und auch eine Allgemeinanästhesie möglich
- Bei einer vorderen Kreuzbandplastik ist ein Femoraliskatheter (bzw. Single-Shot-Analgesie) zur Schmerzreduktion vorteilhaft. Zur hinteren Kreuzbandplastik fehlen Daten (wird zu selten durchgeführt)

Vorbereitung im OP

Material

- Periphervenöser Zugang (16 G oder 18 G)
- Material abhängig vom geplanten Verfahren: Regionalanästhesie: s. Übersicht
- Larynxmaske Größe 3–5
- Warm-Touch

Medikamente

- NaCl 0,9% 10 ml
- Atropin 0,5 mg/ml
- Für Regionalverfahren: s. Übersicht

LMA

- Propofol 200 mg/20 ml
- 0,5 mg Fentanyl/10 ml
- Propofolperfusor 1%, alternativ Verdampfer für Inhalationsanästhetika
- Vollelektrolytlösung
- Perioperative Antibiotikatherapie nach Rücksprache mit dem Operateur

Monitoring
- Standardmonitoring

Narkoseeinleitung – Anästhesiebeginn
- Anschluss des Monitorings
- Periphervenöser Zugang
- Infusionsbeginn
- Eventuell Gabe des Antibiotikums

Spinalanästhesie
- Bupivacain 0,5% isobar; Dosierung: 15–17,5 mg (3–3,5 ml)
- Bei vorwiegend einseitiger Anästhesie Verwendung von Bupivacain 0,5% hyperbar

Kombinierter N.-ischiadicus- und N.-femoralis-Block
- N.-ischiadicus-Block: 15 ml Ropivacain 0,75% (Naropin) oder 10 ml Bupivacain 0,5% isobar (Carbostesin)
- N.-femoralis-Blockade: 25 ml Ropivacain 0,75% (Naropin) oder 25 ml Bupivacain 0,5% isobar (Carbostesin)
- Der N.-femoralis- oder Psoaskompartmentblock sollte mit einem Katheter versorgt werden. Ist eine Katheteranlage nicht möglich, so ist eine PCA-Pumpe erforderlich

Epiduralanästhesie
- Volumenvorgabe
- Anlage zwischen L1 und L3, Aspirationsprobe und Testdosis 3 ml Lidocain 2% mit 15 µg Adrenalin (1:100 000); Punktion im Wachzustand
- Wenn kein Anstieg der Herzfrequenz um 10 Schläge/Minute nach 1 min oder Zeichen der Spinalanästhesie nach 5 min zu verzeichnen sind, dann Gabe von Bupivacain 0,5% isobar (100 mg, 20 ml), evtl. zusammen mit 20 µg Sufentanil oder Ropivacain 1% (10 mg/ml): 200 mg (20 ml), oder Ropivacain 0,75% (7,5 mg/ml) 112,5–187,5 mg (15–25 ml), evtl. zusammen mit Sufentanil 20 µg
- Bei kreislaufinstabilen Patienten fraktionierte Dosierung

Kombinierte Spinal-Epidural-Anästhesie (CSE)
- Eine CSE kommt aus organisatorischen Gründen zum Zeitgewinn infrage

Allgemeinanästhesie mit Larynxmaske
Einleitung
- Fentanyl 1–2 µg/kgKG
- Propofol ca. 2–3 mg/kgKG
- Einsetzen der Larynxmaske und Auskultation
- Augenschutz
- Warm-Touch

Lagerung
- Rückenlage mit beidseits ausgelagerten Armen
- Blutleere am zu operierenden Bein

Narkoseführung
- Bei Regionalanästhesieverfahren kann der Patient zur Sedierung Propofol (30–100 mg/h) kontinuierlich erhalten. Alternativ ist auch die Gabe von Midazolam (Dormicum) 1-mg-weise möglich (Vorsicht bei geriatrischen Patienten)

Beatmung
- N_2O-O_2-Gemisch
- PEEP: 5 cm H_2O
- F_IO_2: 0,3–0,5
- Normoventilation, Übergang zu Spontanatmung möglich

Narkose
- Propofol kontinuierlich (5–8 mg/kgKG/h) oder inhalativ mit Isofluran oder Sevofluran
- Nachinjektion von Alfentanil nach Bedarf
- Mit adjuvantem PDK: 10 µg Sufentanil (Sufenta epidural) auf 10 ml NaCl und Ropivacain (Naropin) 0,1% 10–15 ml
- Patienten werden in aller Regel in den Aufwachraum verlegt

Postoperatives Management

- Standardmonitoring im Aufwachraum
- PDK-Beschickung im AWR bei Dokumentation der Regredienz um 2 Segmente (CSEA), wenn der Katheter bereits ausgetestet wurde. Falls keine Austestung erfolgt ist, muss sie im Aufwachraum durchgeführt werden. Patienten werden nur mit laufendem Perfusor verlegt. Falls der Patient verlegt wird ohne laufenden, nicht ausgetesteten PDK, muss die Austestung im Rahmen der postanästhesiologischen Visite erfolgen und nur in Ausnahmefällen nach vorheriger Rücksprache mit dem APS
- Standarddosierung für postoperative Katheterepiduralanästhesie: Ropivacain 0,1% mit Sufentanil 0,5 µg/ml, Infusion mit 8–10 ml/h
- Postoperativ auf neurologische Defizite achten und entsprechend dokumentieren
- Dokumentation des VAS

Literatur

Danoi et al. (2003) Comparison of epidural, continuous femoral block and intraarticular analgesia after anterior cruciate ligament reconstruction. Acta Anaesthestol Scand 47 (1): 20–25

Raum für Notizen

A-11.7 Gelenkluxationen

Checkliste

LMA	SPA	PLA	PDK	PVK	W-MATTE
					W-TOUCH

- Operationsdauer: 5–20 min
- Prämedikation: Die Reposition als Therapie dauert oft nur wenige Sekunden, jedoch sollte auch bei einem so kurzen Eingriff, der zudem elektiv ist, die Prämedikation allen Standards entsprechen. (Für rückenmarknahe Regionalverfahren: Anamnese, Gerinnung, Wirbelsäulenanatomie)
- Luxationen im
  - Schultergelenk
  - Hüftgelenk
  - Kniegelenk

Besonderheiten

- Luxationen im Bereich des Hüft- und Kniegelenkes treten je nach Genese bei Patienten jeden Alters auf
- Die Patienten sind oft aber nicht als nüchtern zu betrachten. Deswegen ist nur in sicheren Fällen eine Allgemeinanästhesie mit Maske lege artis, sonst Intubationsnarkose. Für eine Allgemeinanästhesie bieten sich kurzwirksame Substanzen an
- Bei einer SPA kann der Patient zwar nicht relaxiert werden, jedoch wird die schmerzbedingte Reflexkontraktion der betroffenen Muskulatur überaus suffizient durchbrochen
- Bei Luxationen im Kniegelenk (besonders schmerzhaft) ist für die postoperative Schmerztherapie gerade im Zusammenhang mit der gewünschten frühen Physiotherapie ein Femoraliskatheter sinnvoll, daher Rücksprache mit dem Operateur
- In der Regel schließt sich eine Röntgenaufnahme an, rechtzeitig an die Röntgenschürze auch für die Patienten denken!
- Für Luxationen im Schultergelenk eignet sich ein interskalinäres Single-Shot-Verfahren

Vorbereitung im OP

Material

- ▶ Periphervenöser Zugang (16 G oder 18 G)
- ▶ Material abhängig vom geplanten Verfahren: Regionalanästhesie: s. Übersicht
- ▶ Larynxmaske Größe 3–5
- ▶ Endotrachealtubus (Magill) 7,5 (bis 8,5) mm Innendurchmesser bei ITN bei nicht nüchternem Patient
- ▶ Wärmematte
- ▶ Warm-Touch

Medikamente

- ▶ NaCl 0,9% 10 ml
- ▶ Atropin 0,5 mg/ml
- ▶ Für Regionalverfahren: s. Übersicht

LMA/ITN

- ▶ Propofol 200 mg/20 ml
- ▶ 1,0 mg Alfentanil 2 ml
- ▶ Propofolperfusor 1%, alternativ Verdampfer für Inhalationsanästhetika
- ▶ 100 mg Succinylcholin/5 ml
- ▶ Vollelektrolytlösung

Monitoring

- Standardmonitoring

Narkoseeinleitung – Anästhesiebeginn

- Anschluss des Monitorings
- Periphervenöser Zugang
- Infusionsbeginn

Spinalanästhesie

- Bupivacain 0,5% isobar; Dosierung: 15–17,5 mg (3–3,5 ml)
- Bei vorwiegend einseitiger Anästhesie Verwendung von Bupivacain 0,5% hyperbar

Allgemeinanästhesie

Einleitung

- Fentanyl 1–2 µg/kgKG
- Propofol ca. 2–3 mg/kgKG
- Bei Intubation und nicht nüchternem Patienten: Succinylcholin 1,0–1,5 mg/kgKG
- Intubation und Auskultation

Lagerung

- Rückenlage mit beidseits ausgelagerten Armen

Narkoseführung

- Bei Regionalanästhesieverfahren kann der Patient zur Sedierung Propofol (30–100 mg/h) kontinuierlich erhalten

Beatmung

- N_2O-O_2-Gemisch
- PEEP 5 cm H_2O
- F_IO_2: 0,3–0,5
- Normoventilation

Narkose

- Propofol kontinuierlich (5–8 mg/kgKG/h) oder inhalativ mit Isofluran oder Sevofluran
- Die Patienten werden in aller Regel in den Aufwachraum verlegt

Postoperatives Management

- Standardmonitoring im Aufwachraum
- Luxationen am Knie:
  PDK-Beschickung in AWR, wenn der Katheter bereits ausgetestet wurde. Falls noch keine Austestung erfolgt ist, muss diese im AWR durchgeführt werden. Patienten werden nur auf die periphere Station mit laufendem Perfusor verlegt. Standarddosierung für die postoperative Katheterperiduralanästhesie: Ropivacain (Naropin) 0,1% mit Sufentanil 0,5 µg/ml, 8–10 ml/h. Falls kein PDK liegt, erfolgt die Schmerztherapie mit Piritramid (Dipidolor) nach Standard, ggf. auch mit einer PCA-Pumpe
- Die anderen Luxationen bedürfen in der Regel keiner weiteren Schmerztherapie

A-11.8 Nucleus-pulposus-Prolaps

Checkliste

ITN	PVK: 16 G	W-MATTE		
		W-TOUCH		
		HOTLINE		

- Operationsdauer: 1,5–2 h in Abhängigkeit vom operativen Befund
- Prämedikation: nach Standard

Besonderheiten

Diese Eingriffe werden in Bauchlagerung unter Zuhilfenahme des Operationsmikroskops durchgeführt. Eine ausreichende Relaxierung ist erforderlich.

Vorbereitung im OP

Material

- ▶ Periphervenöser Zugang (16 G)
- ▶ Endotrachealtubus (Woodbridge) 7,5 (bis 8,5) mm Innendurchmesser
- ▶ Warm-Touch
- ▶ Wärmematte

Medikamente

- ▶ NaCl 0,9% 10 ml
- ▶ Atropin 0,5 mg/ml
- ▶ Propofol 200 mg/20 ml (alternativ: Thiopental 500 mg/20 ml)
- ▶ Propofolperfusor 1% oder Verdampfer für Inhaltionsanästhetikum
- ▶ 0,5 mg Fentanyl/10 ml
- ▶ Cis-Atracurium (15 mg/15 ml)
- ▶ Cis-Atracuriumperfusor 30 mg/30 ml
- ▶ Vollelektrolytlösung

Monitoring

- Standardmonitoring, Relaxometrie, Temperatur

Narkoseeinleitung – Anästhesiebeginn

- Anschluss des Monitorings
- Periphervenöser Zugang
- Infusionsbeginn
- Eventuell Gabe des Antibiotikums

Einleitung

- Fentanyl 1–2 μg/kgKG, bei sehr kurzen Eingriffen 0,5–1,0 mg Alfentanil
- Propofol ca. 2–3 mg/kgKG
- Cis-Atracurium 0,15 mg/kgKG
- Intubation und Auskultation
- Augenschutz
- Warm-Touch
- Für die Bauchlagerung evtl. Anlage einer Magensonde

Lagerung

- Bauchlagerung, sorgfältige Abpolsterung (Becken- und Thoraxpolsterung)
- Auf Tubusdiskonnektion achten, Gefäßzugänge sichern

Narkoseführung

Beatmung

- N_2O-O_2-Gemisch
- PEEP: 5 cm H_2O
- F_IO_2: 0,3–0,5
- Normoventilation

Narkose

- Propofol kontinuierlich (5–8 mg/kgKG/h) oder inhalativ mit Isofluran oder Sevofluran
- Gabe von Fentanyl nach Bedarf
- Relaxierung mit Cis-Atracurium (0,1 mg/kgKG/h) kontinuierlich, angepasst an Relaxometrie
- ca. 30 min vor Operationsende Perfusor mit Relaxans ausschalten
- Extubation auf dem Operationstisch (bei Bauchlage nach der Umlagerung)

Postoperatives Management

- Standardmonitoring und -schmerztherapie im Aufwachraum
- Postoperativ auf neurologische Defizite achten und entsprechend dokumentieren
- Dokumentation des VAS
- Wenn eine PCA-Pumpe benutzt wird, ist eine Anmeldung beim APS bei Verlegung erforderlich

A-11.9 Eingriffe an der Schulter

Checkliste

PLA	(ITN)	LMA	PVK: 18 G	W-MATTE	Blutprodukte
				W-TOUCH	

- Operationsdauer: bei den Eingriffen erwähnt
- Prämedikation: nach Standard
- Zu diesen Eingriffen zählen
    - Schulterarthroskopie
    - Schulterendoprothese
    - Eingriffe an der Rotatorenmanschette, am Akromioklavikulargelenk, am Schlüsselbein, offene Nähte, Bankart-Läsion

Besonderheiten

- Schulterarthroskopie:
Operationsdauer: ca. 45–90 min; meistens junge und gesunde Patienten; bei Schulterversteifungen bietet sich ein interskalenärer Katheter an, anderenfalls ein Single-Shot-interskalenärer Block. Der Eingriff wird in einer Allgemeinanästhesie (ITN) durchgeführt
- Die Beachchair-Lagerung kann zu Hypotonie und Bradykardie führen (Volumen, ggf. Katecholamine)

- Schulterendoprothese:
Operationsdauer: ca. 1,5–2 h, der Eingriff wird in Allgemeinanästhesie durchgeführt. Zur postoperativen Schmerztherapie kann der Patient präoperativ eine interskalenäre Plexusanästhesie in Kathetertechnik erhalten. Der Katheter kann sowohl intra- als auch postoperativ genutzt werden
- Eingriffe an der Rotatorenmanschette, am Akromioklavikulargelenk, am Schlüsselbein, offene Nähte, Bankart-Läsion:
Operationsdauer 45–90 min, meistens junge und gesunde Patienten. Der Eingriff kann in alleiniger Plexusanästhesie (interskalenär) erfolgen. Dabei sollte mit den Patienten besprochen sein, dass für die Zeit des Eingriffs der Kopf mit Tüchern bedeckt ist (**CAVE**: Klaustrophobie). Bei Schulterversteifungen bietet sich ein interskalenärer Katheter an

Vorbereitung im OP

Material

- Periphervenöser Zugang (18 G) Infusionssystem mit Rückschlagventil
- Material abhängig vom geplanten Verfahren: Regionalanästhesie: s. Übersicht
- Endotrachealtubus (Woodbridge) 7,5 (bis 8,5) mm Innendurchmesser
- Warm-Touch
- Wärmematte

Medikamente

- NaCl 0,9% 10 ml
- Atropin 0,5 mg/ml
- Für Regionalverfahren: s. Übersicht

ITN

- Propofol 200 mg/20 ml (alternativ: Thiopental 500 mg/20 ml bei ITN)
- 0,5 mg Fentanyl/10 ml
- Propofolperfusor 1%, alternativ Verdampfer für Inhalationsanästhetikum
- Cis-Atracurium (15 mg/15 ml)
- Vollelektrolytlösung
- Perioperative Antibiotikatherapie nach Rücksprache mit dem Operateur

Blut und Blutprodukte

- Erythrozytenkonzentrate: 2 bei Schulter-TEP und Eingriffen an der Rotatorenmanschette

Monitoring

- Standardmonitoring, bei langen Eingriffen: Temperatursonde

Narkoseeinleitung – Anästhesiebeginn

- Anschluss des Monitorings (Blutdruckmanschette auf der nicht zu operierenden Seite)
- Periphervenöser Zugang an der nicht zu operierenden Seite (Rückschlagventil bei der Infusion beachten)
- Infusionsbeginn
- Eventuell Gabe des Antibiotikums

Interskalenäre Plexusanästhesie (Katheter)

- Rückversicherung, ob Recurrens-/Phrenicusparese vorliegt! (Heiserkeit)
- Technik nach Meier, Borgeat oder Boezaart oder alternativ nach Boezaart
- 30 ml Ropivacain 0,75% (Naropin)

Intubationsnarkose

Einleitung

- Fentanyl 1–2 µg/kgKGI
- Propofol ca. 2–3 mg/kgKG
- Cis-Atracurium 0,15 mg/kgKG
- Intubation und Auskultation
- Augenschutz
- Warm-Touch
- Bei Schulter-TEP und anderen offenen Schulteroperationen 2. periphervenöser Zugang

Lagerung

- Beachchair-Lagerung
- Zugänge auf der nicht zu operierenden Seite
- Schulterarthroskopie: Seitenlagerung, zu operierende Seite nach oben

Narkoseführung

- Bei alleinigen Regionalanästhesieverfahren kann der Patient zur Sedierung Propofol (30–100 mg/h) kontinuierlich erhalten. Alternativ ist auch die Gabe von Midazolam (Dormicum) 1-mg-weise möglich
- Bei Einsatz von Röntgen an Röntgenschutz für Patienten und Personal denken

Beatmung

- N_2O-O_2-Gemisch
- PEEP 5 cm H_2O
- F_iO_2: 0,3–0,5
- Normoventilation

Narkose

- Propofol kontinuierlich (5–8 mg/kgKG/h) oder inhalativ mit Isofluran oder Sevofluran
- Gabe von Fentanyl nach Bedarf, bei interskalenärer Plexusblockade geringerer Bedarf
- Eventuell Nachinjektion von Cis-Atracurium (selten erforderlich)
- Extubation auf dem Operationstisch
- Postoperative Betreuung im Aufwachraum

Postoperatives Management

- Standardmonitoring im Aufwachraum
- Der interskalenäre Katheter kann postoperativ genutzt werden: Ropivacain 0,2% (Naropin) mit ca. 8 ml/h
- Zusätzlich Gabe von nichtsteroidalen Antirheumatika: Metamizol, Diclofenac, oder Ibuprofen
- Postoperativ auf neurologische Defizite achten und entsprechend dokumentieren (bei Regionalverfahren)
- Auf Drainageverluste achten
- Dokumentation des VAS
- Bei PCA-Pumpen und interskalenären Kathetern muss eine Anmeldung beim APS bei Verlegung erfolgen

Literatur

Meier et al. (1997) Interscalene brachial plexus catheter for anesthesia and postoperative pain therapy. Anaesthesist 46 (8): 715–719

Borgeat et al. (2003) Evaluation of the lateral modified approach for continuous interscalene block after shoulder surgery. Anesthesiology 99 (2): 436–442

Boezaart et al. (2003) Early experience with continuous cervical paravertebral block using a stimulating catheter. Reg Anesth Pain Med 28 (5): 406–413

A-11.10 Operationen am Sprunggelenk

Checkliste

SPA	PLA	LMA	PVK	W-MATTE
				W-TOUCH

- Operationsdauer: ca. 1,0 h, eine Reposition als Therapie der Luxation dauert nur wenige Minuten
- Prämedikation: nach Standard, für geplantes rückenmarknahes Verfahren Gerinnung und Wirbelsäulenanatomie beachten
- Zu diesen Eingriffen zählen
  - Luxationen im Bereich des Sprunggelenks
  - Frakturen
  - Arthroskopien

Besonderheiten

Luxationen und Frakturen im Sprunggelenkbereich betreffen Patienten jeden Alters.

Vorbereitung im OP

Material

- Periphervenöser Zugang (18 G)
- Material abhängig vom geplanten Verfahren: Regionalanästhesie: s. Übersicht
- Larynxmaske Größe 3–5 oder
- Endotrachealtubus (Magill) 7,5 (bis 8,5) mm Innendurchmesser
- Warm-Touch

Medikamente

- NaCl 0,9% 10 ml
- Atropin 0,5 mg/ml
- Für Regionalverfahren: s. Übersicht

LMA

- Propofol 200 mg/20 ml
- 0,5 mg Fentanyl/10 ml, alternativ: Alfentanil 1,0 mg/2 ml
- Cis-Atracurium 15 mg/15 ml
- Propofolperfusor 1%, alternativ Verdampfer für Inhalationsanästhetika
- Vollelektrolytlösung
- Perioperative Antibiotikatherapie nach Rücksprache mit dem Operateur

Monitoring
- Standardmonitoring

Narkoseeinleitung – Anästhesiebeginn
- Anschluss des Monitorings
- Periphervenöser Zugang
- Infusionsbeginn
- Eventuell Gabe des Antibiotikums

Kombinierter N.-ischiadicus- und N.-femoralis-Block
- N.-ischiadicus-Block: z. B. 15 ml Ropivacain 0,75% (Naropin)
- N.-femoralis-Blockade: z. B. 15 ml Ropivacain 0,75% (Naropin)

Spinalanästhesie
- Bupivacain 0,5% isobar; Dosierung: 15–17,5 mg (3–3,5 ml); bei vorwiegend einseitiger Anästhesie Verwendung von Bupivacain 0,5% hyperbar

Allgemeinanästhesie mit Larynxmaske

Einleitung
- Fentanyl 1–2 µg/kgKG oder Alfentanil 0,5–1,0 mg
- Propofol ca. 2–3 mg/kgKG
- Einführen der Larynxmaske und Auskultation
- Augenschutz
- Warm-Touch

Lagerung
- Rückenlage mit beidseits ausgelagerten Armen
- Eventuell Blutleere am zu operierenden Bein

Narkoseführung
- Bei Regionalanästhesieverfahren kann der Patient zur Sedierung Propofol (30–100 mg/h) kontinuierlich erhalten. Alternativ ist auch die Gabe von Midazolam (Dormicum) 1-mg-weise möglich (Vorsicht bei geriatrischen Patienten)

Beatmung
- N_2O-O_2-Gemisch
- PEEP: 5 cm H_2O
- F_IO_2: 0,3–0,5
- Normoventilation

Narkose
- Propofol kontinuierlich (5–8 mg/kgKG/h) oder inhalativ mit Isofluran oder Sevofluran
- Nachinjektion von Fentanyl oder Alfentanil nach Bedarf

Postoperatives Management
- Bei Spinalanästhesie muss eine Regredienz um 2 Segmente nachgewiesen werden. Ein kontinuierliches Schmerztherapieverfahren inkl. PCA-Pumpe ist in aller Regel nicht erforderlich
- Die weitere postoperative Schmerztherapie kann durch die Station erfolgen
- Dokumentation der motorischen Blockade der Beine und der sensiblen Blockadehöhe zur Dokumentation der Regredienz
- Postoperativ auf neurologische Defizite achten und entsprechend dokumentieren
- Dokumentation des VAS

A-11.11 Korrekturoperationen bei Trichter- oder Kielbrust

Checkliste

ITN: oral	PVK: 16 G/18 G	W-MATTE	Blutprodukte	
		W-TOUCH		

- Operationsdauer: ca. 1,5–2 h
- Prämedikation: nach Standard

Besonderheiten

Diese Patienten sind in aller Regel jung und ohne wesentliche Begleiterkrankungen. Nur in Ausnahmefällen sind hämodynamische und pulmonale Einschränkungen vorhanden (**CAVE**: komplexe Syndrome: triggerfreie Narkose).

Vorbereitung im OP

Material

- Periphervenöser Zugang (16 G)
- Endotrachealtubus (Woodbridge) 7,5 (bis 8,5) mm Innendurchmesser; bei Kindern entsprechend kleiner

Medikamente

- NaCl 0,9% 10 ml
- Atropin 0,5 mg/ml
- Fentanyl 0,5 mg/10 ml
- Propofol 200 mg/20 ml, alternativ: Thiopental
- Propofolperfusor 1%, alternativ: Inhalationsanästhetika
- Cis-Atracurium 15 mg/15 ml
- Vollelektrolytlösung
- Perioperative Antibiotikagabe nach Rücksprache mit dem Operateur

Blut und Blutprodukte

- Erythrozytenkonzentrate: 1–2

Monitoring
- Standardmonitoring

Narkoseeinleitung – Anästhesiebeginn

- Anschluss des Monitorings (Blutdruckmanschette am ausgelagerten Arm)
- Periphervenöser Zugang am ausgelagerten Arm
- Infusionsbeginn
- Gabe des Antibiotikums

Einleitung
- Fentanyl 1–2 µg/kg
- Propofol ca. 2–3 mg/kgKG, alternativ: Thiopental 3–5 mg/kgKG
- Cis-Atracurium 0,15 mg/kgKG
- Intubation mit Woodbridge-Tubus und Auskultation
- Augenschutz
- Warm-Touch

Lagerung
- Rückenlage mit einem Arm ausgelagert

Narkoseführung

Beatmung
- N_2O-O_2-Gemisch
- F_IO_2: 0,3–0,5
- Normoventilation mit $p_{et}CO_2$: 35–45 mmHg
- PEEP: 5 cm H_2O

Narkose
- Propofol kontinuierlich 6–8 mg/kgKG/h (alternativ: Isofluran)
- Bei Bedarf Fentanylbolus 0,05–0,1 mg
- Nachrelaxation mit Cis-Atracurium 2 mg bei Bedarf
- Extubation auf dem Operationstisch

Kritische Momente

- Ein Pneumothorax ist extrem selten und wird durch eine intraoperative Wasserprobe erfasst. Diese erfolgt während eines Blähmanövers

Postoperative Besonderheiten

- Überwachung und Behandlung im Aufwachraum mit Standardmonitoring
- Dokumentation des VAS
- Wenn eine PCA-Pumpe benutzt wird, ist eine Anmeldung beim APS bei Verlegung notwendig

A-11.12 Eingriffe am Unterarm oder der Hand

Checkliste

PLA	LMA	(ITN: oral)	PVK: 18 G	W-MATTE
				W-TOUCH

- Operationsdauer: 0,5–1 h
- Prämedikation: nach Standard
- Zu diesen Eingriffen zählen
    - Radiusfrakturen
    - Schnittverletzungen
    - Mittelhandfrakturen
    - Amputationen
    - Shuntanlagen
    - Dupuytren-Kontraktur
    - Débridement
    - Metallentfernungen
    - Frakturen und Rupturen im Bereich Articulatio cubiti (längere Operationsdauer)

Besonderheiten

- Die meisten Eingriffe an der Hand und am distalen Unterarm können in reiner Regionalanästhesie, ggf. mit Kathetertechnik, durchgeführt werden. In zweiter Linie bietet sich einen Larynxmaske an
- Frakturen und Rupturen im Bereich der Articulatio cubiti und im Bereich des Unterarms betreffen aufgrund des Unfallhergangs (meist Verkehrsunfall) Patienten jeden Alters. Da oft erst intraoperativ am offenen Situs über das optimale Vorgehen entschieden werden kann, muss mitunter mit längeren Operationsdauern gerechnet werden (**CAVE:** Wärmeverlust; evtl. Warm-Touch)
- Olecranonfrakturen werden oft in Bauchlage operiert: hier wird eine Intubationsnarkose durchgeführt

Vorbereitung im OP

Material

- ▶ Periphervenöser Zugang (18 G)
- ▶ Material abhängig vom geplanten Verfahren: Regionalanästhesie: s. Übersicht VIP, axialer Plexus
- ▶ Larynxmaske Größe 3–5
- ▶ Endotrachealtubus (Woodbridge) 7,5 (bis 8,5) mm Innendurchmesser, nur wenn KI gegen Larynxmaske besteht und bei Operation in Bauchlage

Medikamente

- ▶ NaCl 0,9% 10 ml
- ▶ Atropin 0,5 mg/ml
- ▶ Für Regionalverfahren: s. unten: »Infraklavikuläre Plexusanästhesie« (VIP), axillärer Plexusblock

LMA

- ▶ Propofol 200 mg/20 ml (alternativ: Thiopental 500 mg/20 ml bei ITN)
- ▶ Propofolperfusor 1%, alternativ Verdampfer für Inhalationsanästhetikum
- ▶ 0,5 mg Fentanyl/10 ml, bei kurzen Eingriffen auch Alfentanil 1,0 mg/2 ml möglich
- ▶ Cis-Atracurium (15 mg/15 ml) bei ITN
- ▶ Vollelektrolytlösung
- ▶ Perioperative Antibiotikatherapie nach Rücksprache mit dem Operateur

Monitoring

- Standardmonitoring

Narkoseeinleitung – Anästhesiebeginn

- Anschluss des Monitorings (Blutdruckmanschette auf der nicht zu operierenden Seite)
- Periphervenöser Zugang an der nicht zu operierenden Seite
- Infusionsbeginn
- Eventuell Gabe des Antibiotikums

Infraklavikuläre Plexusanästhesie (VIP) – Katheter

- 30 ml Prilocain 1% (Xylonest) + 10 ml Ropivacain 0,75% (Naropin) oder 10 ml Bupivacain 0,5% isobar (Carbostesin)
- Axilläre Plexusanästhesie: s. Standard im allgemeinen Teil

Larynxmaske/Intubationsnarkose

Einleitung

- Fentanyl 1–2 μg/kgKG, bei sehr kurzen Eingriffen 0,5–1,0 mg Alfentanil
- Propofol ca. 2–3 mg/kgKG
- Bei Intubation zusätzlich: Cis-Atracurium 0,15 mg/kgKG
- Einsetzen der Larynxmaske und Auskultation
- Augenschutz
- Warm-Touch

Lagerung

- Rückenlage mit beidseits ausgelagerten Armen, evtl. Blutsperre an dem zu operierenden Arm, Lagerung des zu operierenden Arms auf speziellem Armtisch
- Bei Olecranonfrakturen häufig Bauchlage (Rücksprache mit dem Operateur): hier auf sorgfältige Abpolsterung achten

Narkoseführung

- Bei Regionalanästhesieverfahren kann der Patient zur Sedierung Propofol (30–100 mg/h) kontinuierlich erhalten. Alternativ ist auch die Gabe von Midazolam (Dormicum) 1-mg-weise möglich
- Bei Einsatz von Röntgenstrahlung an Röntgenschutz für Patienten und Personal denken

Beatmung

- N_2O-O_2-Gemisch
- PEEP: 5 cm H_2O
- F_IO_2: 0,3–0,5
- Normoventilation

Narkose

- Propofol kontinuierlich (5–8 mg/kgKG/h) oder inhalativ mit Isofluran oder Sevofluran
- Gabe von Fentanyl oder Alfentanil nach Bedarf
- Bei Intubationsnarkose evtl. Nachinjektion von Cis-Atracurium (selten erforderlich)
- Extubation auf dem Operationstisch (bei Bauchlage nach der Umlagerung)
- Postoperative Betreuung im Aufwachraum

Postoperatives Management

- Standardmonitoring im Aufwachraum
- Schnittverletzungen, Shuntanlagen, Dubuytren-Kontrakturen, Débridements und Metallentfernungen benötigen in aller Regel keine besondere kontinuierliche postoperative Schmerztherapie
- Ansonsten können Plexuskatheter postoperativ genutzt werden:
Ropivacain 0,2% (Naropin) mit 8 ml/h
- Postoperativ auf neurologische Defizite achten und entsprechend dokumentieren
- Dokumentation des VAS
- Eine Anmeldung beim APS muss bei Verlegung erfolgen, wenn eine PCA-Pumpe oder ein Katheterverfahren verwendet wird

A-11.13 Frakturen im Bereich der unteren Extremitäten

Checkliste

LMA	SPA	PLA	PVK	W-TOUCH
	PDA			HOTLINE
				W-MATTE

- Operationsdauer: ca. 1–2 h
- Prämedikation: nach Standard, für geplantes rückenmarknahes Verfahren Gerinnung und Wirbelsäulenanatomie beachten
- Zu diesen Eingriffen zählen
  - Alle Frakturen im Bereich des Knies und der Unterschenkel

Besonderheiten

- Frakturen im Knie- und Unterschenkelbereich betreffen aufgrund des Unfallhergangs (meist Verkehrsunfall) eher jüngere Patienten
- Bevorzugt werden die Operationen in Regionalverfahren durchgeführt. Bei entsprechenden Kontraindikationen kann auch eine Allgemeinanästhesie mit Larynxmaske oder Intubation zum Einsatz kommen

Vorbereitung im OP

Material

- ▶ Periphervenöser Zugang (18 G)
- ▶ Material abhängig vom geplanten Verfahren: Regionalanästhesie: s. Übersicht
- ▶ Larynxmaske Größe 3–5 oder
- ▶ Endotrachealtubus (Magill) 7,5 (bis 8,5) mm Innendurchmesser
- ▶ Warm-Touch

Medikamente

- ▶ NaCl 0,9% 10 ml
- ▶ Atropin 0,5 mg/ml
- ▶ Für Regionalverfahren: s. Übersicht

LMA

- ▶ Propofol 200 mg/20 ml
- ▶ 0,5 mg Fentanyl/10 ml
- ▶ Propofolperfusor 1%, alternativ Verdampfer für Inhalationsanästhetikum
- ▶ Cis-Atracurium 15 mg/15 ml
- ▶ Propofolperfusor 1% 50 ml, alternativ Verdampfer für Inhalationsanästhetika
- ▶ Vollelektrolytlösung
- ▶ Perioperative Antibiotikatherapie nach Rücksprache mit dem Operateur

Monitoring

- Standardmonitoring

Narkoseeinleitung – Anästhesiebeginn

- Anschluss des Monitorings
- Periphervenöser Zugang
- Infusionsbeginn
- Eventuell Gabe des Antibiotikums

Kombinierter N.-ischiadicus- und N.-femoralis-Block oder N.-ischiadicus-Psoaskompartment-Blockade

- N.-ischiadicus-Block: z. B. 20 ml Ropivacain 0,75% (Naropin)
- N.-femoralis-Blockade oder Psoaskompartmentblock: z. B. 20 ml Ropivacain 0,75% (Naropin)
- Der N.-femoralis- oder Psoaskompartmentblock sollte mit einem Katheter versorgt werden

Spinalanästhesie

- Für Single-Shot: Bupivacain 0,5% isobar; Dosierung: 15–17,5 mg (3–3,5 ml); bei vorwiegend einseitiger Anästhesie Verwendung von Bupivacain 0,5% hyperbar

Epiduralanästhesie

- Volumenvorgabe
- Anlage zwischen L 1 und L 4, Aspirationsprobe und Testdosis 3 ml Lidocain 2% mit 15 µg Adrenalin (1:100 000); Punktion im Wachzustand
- Wenn kein Anstieg der Herzfrequenz um 10 Schläge/Minute nach 1 min oder Zeichen der Spinalanästhesie nach 5 min zu verzeichnen sind, dann Gabe von Bupivacain 0,5% isobar (100 mg, 20 ml), evtl. zusammen mit 20 µg Sufentanil oder Ropivacain 1% (10 mg/ml): 200 mg (20 ml), oder Ropivacain 0,75% (7,5 mg/ml) 112,5–187,5 mg (15–25 ml), evtl. zusammen mit Sufentanil 20 µg
- Bei kreislaufinstabilen Patienten fraktionierte Dosierung

CSE (Kombinierte Spinal-Epidural-Anästhesie)

- Eine CSE kommt aus organisatorischen Gründen zum Zeitgewinn in Frage

Allgemeinanästhesie mit Larynxmaske/Intubation

Einleitung

- Fentanyl 1–2 µg/kgKG
- Propofol ca. 2–3 mg/kgKG
- bei Intubation: Cis-Atracurium 0,15 mg/kgKG
- Intubation und Auskultation
- Augenschutz
- Warm-Touch

> Im Falle einer Allgemeinanästhesie sollte dem Patienten immer eine zusätzliche periphere Leitungsanästhesie angeboten werden (Femoraliskatheter).

Lagerung

- Rückenlage mit beidseits ausgelagerten Armen
- Blutleere am zu operierenden Bein

Narkoseführung

- Bei Regionalanästhesieverfahren kann der Patient zur Sedierung Propofol (30–100 mg/h) kontinuierlich erhalten. Alternativ ist auch die Gabe von Midazolam (Dormicum) 1-mg-weise möglich (Vorsicht bei geriatrischen Patienten)

Beatmung

- N_2O-O_2-Gemisch
- PEEP: 5 cm H_2O
- F_IO_2: 0,3–0,5
- Normoventilation

Narkose

- Propofol kontinuierlich (5–8 mg/kgKG/h) oder inhalativ mit Isofluran oder Sevofluran
- Nachinjektion von Fentanyl und Cis-Atracurium nach Bedarf
- Mit adjuvantem PDK: 10 µg Sufentanil (Sufenta epidural) auf 10 ml NaCl und Ropivacain (Naropin) 0,2% 10–15 ml
- Patienten werden in aller Regel in den Aufwachraum verlegt

Postoperatives Management

- Standardmonitoring im Aufwachraum
- Bei Regionalverfahren: Dokumentation der motorischen Blockade der Beine und der sensiblen Blockadehöhe zur Dokumentation der Regredienz
- PDK-Beschickung im AWR bei Dokumentation der Regredienz um 2 Segmente (CSEA). Falls keine Austestung erfolgt ist, muss sie im Aufwachraum durchgeführt werden. Patienten werden nur mit laufendem Perfusor verlegt. Falls der Patient verlegt wird ohne laufenden, nicht ausgetesteten PDK, muss die Austestung im Rahmen der postanästhesiologischen Visite erfolgen und nur in Ausnahmefällen nach vorheriger Rücksprache mit dem APS
- Standarddosierung für postoperative Katheterepiduralanästhesie: Ropivacain 0,1% mit Sufentanil 0,5 µg/ml. Infusion mit 8–10 ml/h
- Postoperativ auf neurologische Defizite achten und entsprechend dokumentieren
- Dokumentation des VAS
- Bei Katheterverfahren oder PCA-Pumpen muss eine Anmeldung beim APS bei Verlegung erfolgen

Raum für Notizen

A-11.14 Operationen an der Wirbelsäule

Checkliste

ITN: oral	PVK: 14 G und 16 G	ZVK	W-Matte	Hotline	Blutprodukte
PDK	Arterie		W-Touch	Level 1	
			DK m. Temp.	MAT	

- Operationsdauer: ca. 4–6 h in Abhängigkeit vom Befund und den zu operierenden Etagen
- Prämedikation: nach Standard, Blutgruppe sollte bestimmt werden, Patienten auf Aufwachtest vorbereiten, Patienten für postoperativen PDK aufklären
- Zu diesen Eingriffen zählen
    - Ventrodorsale Fusionen (VDF)
    - Ventrale Derotationsspondylodesen (VDS)
    - Skolioseoperationen
    - Dorsale Instrumentation
    - Lordosierungsspondylodese
    - Operationen an der Halswirbelsäule
    - Traumafolgen

Vorbereitung im OP

```
Material
```
- Material
- Periphervenöse Zugänge 16 G und 14 G
- Endotrachealtubus (Woodbridge) 7,5 (bis 8,5) mm Innendurchmesser
- ZVK 4-Lumen 8,5 F
- Katheter für arterielle Druckmessung: 18 G bei Männern 20 G bei Frauen für A. radialis
- Relaxometrie
- Blasenkatheter mit Temperaturmessung
- Magensonde mit Mandrin 16 Charr
- Cellsaver
- Warm-Touch
- Steriler Tisch und Druckwandler für Arterie

Besonderheiten

- Diese Patienten sind in aller Regel jung und ohne wesentliche Begleiterkrankungen
- Nur in Ausnahmefällen sind hämodynamische und pulmonale Einschränkungen vorhanden
- Bei Einsatz von intraoperativen Röntgenaufnahmen an Strahlenschutz für den Patienten und für das Personal denken

Operationen an der Halswirbelsäule

1. Rücksprache mit dem Operateur, welcher Operationszugang gewählt wird. Davon ist die Lagerung abhängig (Bauch- oder Rückenlage).
2. Vorsicht bei Verletzungen an der Halswirbelsäule: Im Zweifel immer fiberoptische Intubation (bei der Prämedikation den Patienten darüber auch aufklären)
3. Der Patient behält die Nackenkrause, bis der Operateur den Patienten lagert
4. Auf sorgfältige Tubuskonnektion achten. Nach dem Abdecken besteht kein Zugang mehr

```
Medikamente
```
- NaCl 0,9% 10 ml
- Atropin 0,5 mg/ml
- Fentanyl 0,5 mg/10 ml
- Propofol 200 mg/20 ml oder Thiopental 500 mg/20 ml
- Propofolperfusor (1%) oder Verdampfer für Inhalationsanästhetikum
- Cis-Atracurium (15 mg/15 ml)
- Cis-Atracuriumperfusor 30 mg/30 ml
- Nitroglycerinperfusor 20 mg/50 ml
- Bei mehr als 3 Etagen: Dopaminperfusor: 250 mg/50 ml

- Vollelektrolytlösung
- Gelatinelösung und HEAS bereithalten
- Perioperative Antibiotikatherapie nach Rücksprache mit dem Operateur

Blut und Blutprodukte

- Erythrozytenkonzentrate: 4 (abhängig von der Anzahl der Segmente)
- FFP-Einheiten: 2

Monitoring

- Standardmonitoring
- Invasive Druckmessung, ZVD-Messung, Temperatursonde, Relaxometrie

Narkoseeinleitung – Anästhesiebeginn

- Anschluss des Monitorings
- Periphervenöser Zugang
- Infusionsbeginn
- Gabe des Antibiotikums
- Arterielle Kanülierung der A. radialis der nicht dominanten Hand in Lokalanästhesie vor der Einleitung bei Patienten mit ASA III oder höher

Einleitung

- Fentanyl 1–2 µg/kg
- Propofol ca. 2–3 mg/kgKG (alternativ: Thiopental)
- Cis-Atracurium 1,5 mg/kgKG
- Intubation mit Woodbridge-Tubus
- Anlage der Magensonde (nur bei Bauchlage notwendig)
- ZVK-Anlage bevorzugt in die rechte V. jugularis interna und Lagekontrolle mit Vorhof-EKG
- Anlage des Blasenkatheters (mit Temperatursonde)
- Augenschutz
- 2. periphervenöser Zugang
- Eventuell Anschluss des Dopaminperfusors (ca. 1,5 µg/kgKG/min) an den ZVK
- Anschluss des Nitroperfusors (0,1–0,5 µg/kgKG/min) an den ZVK (getrennte Schenkel)
- Ausgangs-BGA

Lagerung

- Rückenlage mit beidseits angelagerten Armen (Gelkissen)
- Intraoperativ Umlagerung in Bauchlage, sorgfältige Lagerung des Kopfes und Unterpolsterung des Thorax und des Beckens

Narkoseführung

Beatmung

- N_2O-O_2-Gemisch
- PEEP: 5 cm H_2O
- F_IO_2: 0,3–0,5
- Normoventilation mit $p_{et}CO_2$: 35–45 mmHg

Narkose

- Propofolperfusor oder balanzierte Anästhesie mit volatilen Anästhetika
- Fentanylbolus und Cis-Atracurium nach Bedarf nachgeben
- Eine vorbereitete Dopaminperfusorspritze (250 mg/50 ml) ist meist für Eingriffe <3 Etagen nicht erforderlich
- Die Hauptprobleme liegen im erhöhten Blut- und Temperaturverlust. Daher sind eine rechtzeitige Transfusionsbereitschaft und effektive Wärmemaßnahmen erforderlich
- Wiederholte Blutgasanalysen, Verluste über Operationssauger und Tücher/Tupfer im Auge behalten
- Die Patienten werden in aller Regel auf die Intensivstation zur postoperativen Betreuung verlegt, bei 1- bis 2-Etagen-Eingriffen kann der Patient auch im Aufwachraum betreut werden
- Bevor der Patient auf die Intensivstation verlegt wird, wird im Operationssaal noch ein Aufwachversuch durchgeführt
- Dazu muss das Relaxans rechtzeitig abgestellt werden
- Verlegung auf die Intensivstation unter vollem Monitoring und Beatmung

Kritische Momente

Kontrollierte Hypotension

- Grundvoraussetzung ist eine Normovolämie und geringe Anämie (Trigger-Hkt 0,3)
- Der MAP sollte bei 55 mmHg gehalten werden
- Darüber hinaus sollte eine kontrollierte Hypotension nicht angewendet werden bei Patienten mit eingeschränkter Organperfusion (generalisierte Gefäßsklerose, Carotisstenose, pAVK, zerebralvaskuläre Insuffizienz, langdauernde Hypertonie, KHK oder Risiko für eine KHK, anamnestischer Myokardinfarkt, Zeichen einer Leber- oder Niereninsuffizienz)
- Nitroprussid: 60 mg/50 ml: 0,1–3 µg/kgKG/min oder
- Nitroglycerin: 20 mg/50 ml: 0,5–2 µg/kgKG/min

Aufwachtest

- Der Aufwachtest dient der neurologischen Beurteilung des Patienten am Operationsende. Dazu bleibt der Patient intubiert. Die Narkose wird nur soweit

abgeflacht, dass der Patient einfache Aufforderungen befolgen kann: z. B. Hände und Füße/Beine bewegen
- War der Aufwachversuch unauffällig, kann die Narkose zur Verlegung auf die Intensivstation wieder vertieft werden

PDK-Anlage

- Diese erfolgt intraoperativ meist am Ende der Operation vor dem Wundverschluss durch den Operateur
- Die Bestückung des Katheters erfolgt postoperativ auf der Intensivstation, in Ausnahmefällen im Aufwachraum, wenn der neurologische Status es erlaubt
- Aspirationsprobe und und Testdosis: 3 ml Lidocain 2% mit 15 µg Adrenalin (1:100 000)
- Eine intrathekale/intravasale Lage muss angenommen werden bei positiver Aspirationsprobe bzw. Anstieg der Herzfrequenz um 10 Schäge/min nach 1 min oder Zeichen der Spinalanästhesie nach 5 min
- Standarddosierung für postoperative Katheterepiduralanästhesie: Ropivacain 0,1% mit Sufentanil 0,5 µg/ml; Infusion mit 12 ml/h

Postoperatives Management

- Die Patienten werden in aller Regel auf die Intensivstation zur postoperativen Überwachung und Behandlung verlegt, bei 1- bis 2-Etagen-Eingriffen kann der Patient auch im Aufwachraum betreut werden
- Standardmonitoring auf der Intensivstation. Eine frühzeitige Extubation zur Beurteilung des neurologischen Status ist anzustreben
- Die postoperative Schmerztherapie wird mit dem intraoperativ eingelegten PDK durchgeführt. Falls kein PDK eingelegt wurde, ist für die postoperative Schmerztherapie eine PCA-Pumpe (Vygon-System) mit Piritramid zu empfehlen. Zusätzlich Gabe von nichtsteroidalen Antirheumatika: Metamizol, Diclofenac oder Ibuprofen nach Bedarf und eventuellen Kontraindikationen
- Dokumentation des VAS
- Sorgfältige Dokumentation des neurologischen Status
- Der Operateur informiert bei Übergabe, ob es Besonderheiten bei der Lagerung des Patienten gibt (Dokumentation)
- Wenn ein PDK oder eine PCA-Pumpe benutzt wird, ist eine Anmeldung beim APS bei Verlegung notwendig

Standards in der Gynäkologie

B. Rehberg-Klug

A-12.1 Große abdominelle Eingriffe bei Karzinomen 284

A-12.2 Kleine gynäkologische Operationen 288

A-12.3 Laparoskopische Eingriffe in der Gynäkologie 290

A-12.4 Eingriffe bei Myom des Uterus 292

A-12.5 Urogynäkologische Eingriffe 294

A-12.6 Größere Mamma-Operationen 296

A-12.7 Mamma-PE: diagnostische Entnahme, Lumpektomie 298

A-12.1 Große abdominelle Eingriffe bei Karzinomen

Checkliste

ITN: oral	PVK: 16 G/18 G	W-MATTE	Blutprodukte	
PDK	ZVK (3–4-Lumen)	TEMP	Anwärmer, z.B. HOTLINE	
	Arterie	DK		
		MS		

- Operationsdauer: ca. 3–5 h
- Prämedikation: nach Standard, bei PDK-Anlage auf Gerinnung achten, über erweitertes Monitoring und die evtl. Gabe von Fremdblut aufklären
- Zu diesen Eingriffen zählen im Wesentlichen
  - Operation nach Wertheim bzw. W.-Meigs bei Uterus/Zervixkarzinom
  - Laparotomie mit Adnektomie und Lymphadenektomie bei Ovarialkarzinom
  - Ventrale Eviszeration bei Zervix- oder Ovarialkarzinom (»ultraradikale« Operation)

Besonderheiten

Die Anlage eines *thorakalen PDK* sollte durchgeführt werden.

In der Regel ist eine Extubation postoperativ möglich, ein Intensivstationsaufenthalt vermeidbar. Bei ausgedehnten Eingriffen, wie der ventralen Eviszeration, ist eine Nachbeatmung bis zur Stabilisierung meist sinnvoll.

Vorbereitung im OP

Material

- Periphervenöse Zugänge (14 G/16 G)
- Endotrachealtubus (Magill) 7,5 mm Innendurchmesser
- PDK 18 G
- Katheter für arterielle Druckmessung (20 G)
- ZVK 7,5 F, 3 Lumen
- Magensonde mit Mandrin
- Blasenkatheter: wird vom Operateur gelegt
- Hot-Line, ggf. Level 1
- Temperatursonde
- Druckwandler und Spülsysteme für Arterie und ZVD
- Steriler Tisch für PDK, Arterie und ZVD
- NMT-Monitoring

Medikamente

- NaCl 0,9% 10 ml
- Atropin 0,5 mg/ml
- Fentanyl 0,5 mg/10 ml
- Propofol 200 mg/20 ml
- Propofolperfusor 1%, alternativ Verdampfer für Inhalationsanästhetikum
- Fentanylperfusor 2,5 mg/50 ml (bei Operation nach Wertheim: Remifentanilperfusor 5 mg/50 ml)
- Eventuell Dopamin 250 mg/50 ml
- nichtdepolarisierendes Muskelrelaxans
- Vollelektrolytlösung
- Gelatinelösung/HAES
- Antibiotikum nach Rücksprache mit dem Operateur

Für PDK

- Bupivacain 0,5% isobar (als Testdosis)
- Ropivacain 0,75% 10 ml
- 10 µg Sufentanil (Sufenta epidural) auf 10 ml NaCl 0,9% verdünnt
- Ropivacain 0,1% + Sufentanil epidural 4 ml (20 µg) auf 40 ml (Perfusor)

Blut und Blutprodukte

- Erythrozytenkonzentrate: 4
- FFP-Einheiten: 2 auf Abruf

Monitoring

- Standardmonitoring
- Invasive Druckmessung
- Zentraler Venendruck
- Temperatursonde

Narkoseeinleitung

- Anschluss des Monitorings
- Periphervenöser Zugang
- Infusionsbeginn und Volumenvorgabe 500–1000 ml Vollelektrolytlösung (für PDK)
- PDK-Anlage Th 6–7 (Testdosis: 3 ml Bupivacain 0,5% isobar), Punktion im Wachzustand obligat! Aber Punktionshöhe und Ausdehnung des Operationsgebiets beachten!
- Gabe des Antibiotikums

Einleitung

- Fentanyl 1–2 µg/kgKG
- Propofol ca. 1–2 mg/kgKG
- Cis-Atracurium 0,15 mg/kgKG/Rocuronium 0,6 mg/kgKG
- Intubation und Auskultation
- Magensonde nasal legen
- TIVA starten: Propofol 4–6 mg/kgKG/h, Fentanyl 0,3–0,5 mg/h (bei geplanter Extubation und postoperativem Aufwachraum: Remifentanilperfusor 0,1–0,5 µg/kgKG/min möglich)
- Augenschutz
- Arterielle Kanülierung der A. radialis sinistra
- ZVK via V. jugularis interna rechts, Lagekontrolle mittels Vorhof-EKG
- Blasenkatheteranlage (erfolgt meist durch den Operateur)
- 2. periphervenöser Zugang, möglichst großlumig
- Anlage einer ösophagealen Temperatursonde
- Warm-Touch
- Ausgangs-BGA
- Bei Ausbleiben einer spinalen Wirkung und stabilen Kreislaufverhältnissen nach der Einleitung und möglichst vor Operationsbeginn: PDK-Beschickung: 5 ml Ropivacain 0,75% + 2 ml Sufentanil epidural (10 µg)

Lagerung

- Rückenlage, beide Arme werden angelagert

Narkoseführung

Beatmung

- Luft-O_2-Gemisch, PEEP: 5 cm H_2O
- F_IO_2: 0,3–0,5
- $p_{et}CO_2$: 35–45 mmHg

Narkose

- Kombination TIVA und Periduralanalgesie
- Propofol ca. 4–6 mg/kgKG/h, alternativ volatile Anästhetika
- Kontinuierliche Gabe von Fentanyl: 0,1–0,3 mg/h nach Bedarf (bei geplanter Extubation und AWR: Remifentanil mit 0,1 µg/kgKG/min bei liegendem und funktionierendem PDK)
- Benutzung des *PDK intraoperativ*: Bolus Ropivacain 0,75% 10 ml fraktioniert + 10 µg Sufentanil, dann mit Ropivacain (Naropin) 0,1% + Sufentanil 0,5 µg/ml mit 6–8 ml/h
- Wenn der Patient wegen Kontraindikationen oder Ablehnung keinen PDK erhält, TIVA in entsprechend höherer Dosierung
- Nachrelaxation mit Cis-Atracurium/Rocuronium nach Bedarf, bei langer Operationszeit auch mittels Perfusor mit 1,0–1,5 µg/kgKG/min möglich (bei geplanter Extubation rechtzeitig ausstellen, NMT-Monitoring beachten)
- Infusion: Vollelektrolytlösung ca. 6–8 ml/kgKG/h
- Intraoperativ sind BGA-, Blutbild-, evtl. Gerinnungskontrollen erforderlich, Häufigkeit nach Blutungsausmaß
- Transfusionen in Abhängigkeit vom Blutverlust und Vorerkrankungen der Patientin

> ⚠ **Erhebliche und schnell auftretende Blutverluste sind möglich. Hierbei sind die Saugerinhalte nur bedingt relevant, da viel mit Tupfern und Bauchtüchern gearbeitet wird.**

- Auskühlung verhindern durch ausreichende Wärmezufuhr (Hotline und Warm-Touch)
- Bei geplanter Extubation: ca. 10 min vor Operationsende Remifentanilperfusor abschalten, ca. 5 min vor Operationsende Propofolperfusor abschalten
- Extubation auf dem Operationstisch bei entsprechendem Operationsverlauf: Normovolämie, ausgeglichene Homöostase, Körpertemperatur >36,0 °C, kein Narkoseüberhang etc.

⚠️ **Ausnahme: ventrale Eviszeration:** Die Patientinnen werden in der Regel aufgrund der Größe des Eingriffs sediert, intubiert und beatmet auf die Intensivstation verlegt. Diese Operation kann sowohl als Folgeeingriff separat als auch im Rahmen einer Wertheim-Operation bei großer Tumorausdehnung durchgeführt werden.
Es handelt sich hierbei um einen interdisziplinären Eingriff, an welchem sowohl Gynäkologen, Urologen und Chirurgen beteiligt sein können.

- Postoperative Betreuung im Aufwachraum bei entsprechenden Vorraussetzungen
- Intensivaufenthalt, entweder von vorneherein geplant oder falls Extubationskriterien nicht erfüllt werden

Postoperatives Management

- Überwachung und Behandlung im Aufwachraum mit Standardmonitoring
- Wenn PDK liegt, Beschickung im Aufwachraum: Standarddosierung für postoperative Katheteriperiduralanästhesie: Ropivacain 0,1% mit Sufentanil 0,5 µg/ml. Infusion mit 6–10 ml/h. Dokumentation eventueller neurologischen Defizite und entsprechende Dosisanpassung. PDK-Protokoll anlegen und Übergabe an den APS
- Auf Drainageverluste und Verbände achten!
- Kontrolle von Elektrolyten, kleinem Blutbild und Gerinnung, evtl. Transfusion
- Auf Diurese achten: Gabe von Volumen und Furosemid (Lasix) nach Bedarf
- Vor Verlegung aus dem Aufwachraum arterielle Druckmessung entfernen und Druckverband angelegen. (Übergabe der Zeit der Entfernung des Druckverbandes an periphere Station mit entsprechender Dokumentation; Verlegung nach Anweisung)

⚠️ **Bei unzureichender Diurese auch an operative Komplikationen denken.**

- Bei stabilen Verhältnissen und geringen Blutverlusten Verlegung nach Anweisung

Raum für Notizen

A-12.2 Kleine gynäkologische Operationen

Checkliste

LMA	PVK: 18 G	W-TOUCH		
SPA		W-MATTE		

- Operationsdauer: je nach Eingriff: ca. 15–30 min
- Prämedikation: nach Standard
- Diese Eingriffe sind sowohl in *Spinalanästhesie* als auch mit einer Larynxmaske durchführbar (Ausnahme: IVF – hier Spinalanästhesie oder ITN)
- Zu diesen Eingriffen zählen
  - Interruptio bis zur 12. SSW
  - IVF
  - Konisation
  - Diagnostische Hysteroskopie mit fraktionierter Curettage
  - Kondylomoperationen
  - Abortcurettage
  - Endometriumablation

Besonderheiten

Endometriumablation per Hysteroskop: Bei diesem Eingriff wird eine Spüllösung aus einem Mannit-Sorbit-Gemisch verwendet. Daher Vorsicht bei einer bestehenden Fruktoseintoleranz. Es werden bisweilen erhebliche Mengen dieser Spülflüssigkeit (Purisole) benutzt, wodurch die Gefahr eines »*Hysteroskopiesyndroms*« (Hypervolämie, Verdünnungshyponatriämie, Lungenödem, Hirnödem) bestehen kann. Das Hysteroskopiesyndrom ist mit dem TUR-Syndrom in der Urologie vergleichbar.

Ursächliche Faktoren sind: die Operationsdauer, die Gesamtmenge des Distensionsmediums, die Menge der eröffneten venösen Gefäße, der intrauterine Druck und die Flow-Rate während der Instillation. Die Spinalanästhesie stellt das sicherste Verfahren dar, da die Symptome frühzeitig erkannt werden können. Dies ist bei der Aufklärung der Patientinnen zu beachten. Dauer der Operation: 1–1,5 h.

Vorbereitung im OP

Material

- Periphervenöser Zugang (18 G)
- Spinalnadel 27 G
- Larynxmaske Größe 3 und 4
- Endotrachealtubus (Magill) 7,5 mm Innendurchmesser bei Endometriumablation
- Bei Spinalanästhesie: steriler Tisch

Material

- NaCl 0,9% 10 ml
- Atropin 0,5 mg/ml
- Vollelektrolytlösung

Für SPA

- Lidocain 1% 5 ml für Hautquaddel, Bupivacain 0,5% isobar

Für LMA

- Propofol 200 mg/20 ml
- Alfentanil 1,0 mg/2 ml
- Propofolperfusor 1%, oder Verdampfer für Inhalationsanästhetikum

Monitoring

- Standardmonitoring

Narkoseeinleitung

- Anschluss des Monitorings
- Periphervenöser Zugang
- Infusionsbeginn

Spinalanästhesie

- Punktion L3/L4 oder L4/L5: nach Standard
- Injektion von 3–3,5 ml Bupivacain 0,5% isobar
- Larynxmaske

Einleitung

- Alfentanil 0,5–1,0 mg; alternativ: Fentanyl
- Propofol 2–3 mg/kgKG
- Nach Erreichen einer ausreichende Narkosetiefe Platzieren der Larynxmaske und Auskultation
- Augenschutz
- Bei länger dauernden Eingriffen: Warm-Touch

Intubationsnarkose

Bei Endometriumablation

Einleitung

- Fentanyl 0,05–0,1 mg
- Propofol 2–3 mg/kgKG
- Cis-Atracurium 0,1 mg/kgKG
- Intubation und Auskultation
- Augenschutz
- Wegen der Gefahr der Auskühlung: Warm-Touch und Temperatursonde

Lagerung

- Steinschnittlagerung
- Ein Arm ausgelagert

Narkoseführung

- Bei Spinalanästhesie: auf Wunsch der Patientin leichte Sedierung mit Propofol (30–100 mg/h) oder mit Dormicum 1-mg-weise möglich, O_2 über Nasensonde

Beatmung bei LMA oder ITN

- N_2O-O_2-Gemisch, PEEP: 5 cm H_2O
- F_IO_2: 0,3
- $p_{et}CO_2$: 35–45 mmHg
- Bei LMA: Übergang zur Spontanatmung möglich

Narkose

- Aufrechterhaltung mit volatilem Anästhetikum (Sevofluran, Isofluran oder Desfluran) oder mit kontinuierlicher Propofolgabe über Perfusor
- Fentanyl oder Alfentanil nach Bedarf (selten erforderlich)
- Infusion: Vollelektrolytlösung
- Bei Endometriumablation: Bei langen Resektionszeiten venöse Blutentnahmen zur Kontrolle von Hb, Hkt und Elektrolyten. Beachte Auskühlung durch größere Mengen von Spüllösung
- Extubation auf dem Operationstisch
- Betreuung im Aufwachraum postoperativ

Postoperatives Management

- Überwachung und Behandlung im Aufwachraum mit Standardmonitoring
- Bei der Spinalanästhesie muss eine Regredienz um 2 Segmente nachgewiesen werden, Rückläufigkeit im Aufwachraumprotokoll dokumentieren
- Ein kontinuierliches Schmerztherapieverfahren inkl. PCA ist in der Regel nicht erforderlich
- Verlegung nach Anweisung

A-12.3 Laparoskopische Eingriffe in der Gynäkologie

Checkliste

ITN: oral	PVK: 18 G	W-TOUCH	
		W-MATTE	
		MS	

- Operationsdauer: je nach Eingriff: Sterilisation: ca. 10–20 min, bei benignen Tumoren auch bis ca. 1,5–2 h
- Prämedikation: nach Standard
- Zu diesen Eingriffen zählen
  - Diagnostische Laparoskopie
  - Sterilisatio
  - Benigne Ovarialtumoren

Besonderheiten

Besonderheiten der Laparoskopie beachten: CO_2-Insufflation in den Bauchraum mit Anlage eines Pneumoperitoneums, dabei evtl. eingeschränkte Ventilation, vermindertes HZV und verstärkte Auskühlung bei hohem CO_2-Flow.

Vorbereitung im OP

Material

▶ Periphervenöser Zugang (18 G)
▶ Endotrachealtubus (Magill) 7,5 mm Innendurchmesser
▶ Magensonde mit Mandrin
▶ Blasenkatheter: wird vom Operateur gelegt

Medikamente

▶ NaCl 0,9% 10 ml
▶ Atropin 0,5 mg/ml
▶ Fentanyl 0,5 mg/10 ml
▶ Propofol 200 mg/20 ml (alternativ: Thiopental)
▶ Propofolperfusor 1%, alternativ Verdampfer für Inhalationsanästhetikum
▶ Cis-Atracurium 10 mg/10 ml, für Sterilisation: Mivacurium 20 mg/20 ml
▶ Vollelektrolytlösung

Monitoring

- Standardmonitoring
- Bei kurzen Eingriffen und der Gabe von Mivacurium: Relaxometrie empfohlen

Narkoseeinleitung

- Anschluss des Monitorings
- Periphervenöser Zugang
- Infusionsbeginn

Einleitung

- Fentanyl 1–2 µg/kgKG
- Propofol ca. 1–2 mg/kgKG, alternativ: Thiopental 3–5 mg/kgKG
- Cis-Atracurium 0,15 mg/kgKG, bei kurzen Eingriffen, z. B. Sterilisatio, Mivacurium 0,1–0,15 mg/kgKG
- Intubation und Auskultation
- Magensonde per os legen (kann direkt nach Operationsende wieder entfernt werden)
- Augenschutz
- Warm-Touch

Lagerung

- Rückenlage
- Beidseits angelagerte Arme

Narkoseführung

Beatmung

- Luft-O_2-Gemisch, PEEP: 5 cm H_2O
- F_IO_2: 0,3–0,5
- $p_{et}CO_2$: 35–45 mmHg

Narkose

- Aufrechterhaltung mit volatilem Anästhetikum (Sevofluran, Isofluran oder Desfluran) oder mit kontinuierlicher Propofolgabe mit Perfusor
- Fentanyl nach Bedarf (selten erforderlich)
- Relaxation: Cis-Atracurium nach Bedarf (bei länger dauernden Eingriffen)
- Infusion: Vollelektrolytlösung ca. 500 ml/h
- Entfernen der Magensonde am Operationsende
- Extubation auf dem Operationstisch
- Betreuung im Aufwachraum postoperativ

Postoperatives Management

- Überwachung und Behandlung im Aufwachraum mit Standardmonitoring
- Ein kontinuierliches Schmerztherapieverfahren inkl. PCA ist in der Regel nicht erforderlich
- Verlegung nach Anweisung

A-12.4 Eingriffe bei Myom des Uterus

Checkliste

ITN: oral	PVK: 18G und 16G	W-MATTE	Evtl. Blutprodukte
			Anwärmer, z. B. HOTLINE

- Operationsdauer: ca. 1–2 h
- Prämedikation: nach Standard
- Blutkonservenbereitstellung: nur bei sehr großen Befunden notwendig
- Zu diesen Eingriffen zählen
  - vaginale Hysterektomie und
  - abdominale Hysterektomie

Besonderheiten

Bei großem Uterus myomatosus, aber geplanter vaginaler Operation sollte eine ITN bevorzugt werden. Alternativ kann bei vaginaler Hysterektomie auch in Spinalanästhesie oder kombinierter Spinal- und Epiduralanästhesie durchgeführt werden. Genaues Lesen der Patientenakte und Absprache mit dem Operateur wichtig!

Vorbereitung im OP

Material

- Periphervenöser Zugang (18 G)
- SPA-Nadel 27 G (und steriler Tisch)
- Endotrachealtubus (Magill) 7,5 mm Innendurchmesser
- Blasenkatheter: wird vom Operateur gelegt
- Eventuell PDK-Set und steriler Tisch

Medikamente

- NaCl 0,9% 10 ml
- Atropin 0,5 mg/ml
- Vollelektrolytlösung
- Antibiotikum nach Rücksprache mit dem Operateur

Für die SPA

- Lidocain 1% für die Hautquaddel, Bupivacain 0,5% isobar (Carbostesin)

Bei PDK-Anlage

- Lidocain 1% für die Hautquaddel
- Bupivacain 0,5% isobar 5 ml für Testdosis
- 2 ml Sufentanil-epidural (10 µg) und 8 ml NaCl
- 10 ml Ropivacain 0,2% (Naropin)

ITN

- Fentanyl 0,5 mg/10 ml
- Propofol 200 mg/20 ml oder Thiopental 500 mg/20 ml
- Propofolperfusor 1%, alternativ Verdampfer für Inhalationsanästhetikum
- nichtdepolarisierendes Muskelrelaxans
- Propofolperfusor 1%, oder Verdampfer für Inhalationsanästhetikum

Monitoring

- Standardmonitoring
- Temperatursonde

Narkoseeinleitung

- Anschluss des Monitorings
- Periphervenöser Zugang
- Infusionsbeginn

Spinalanästhesie

- Bei vaginaler Hysterektomie und kleinem Myom, Übergang zur abdominellen Hysterektomie unwahrscheinlich: Spinalanästhesie nach Standard mit Bupivacain 0,5% isobar (Carbostesin) 3,0–3,5 ml
- PDK zusätzlich zur ITN, auch für die postoperative Schmerztherapie, sollte stets erwogen werden
- Volumenvorgabe und Anlage zwischen L 1 und L 3, Testdosis 3 ml Bupivacain 0,5% isobar (Punktion im Wachzustand obligat)
- Nach der Einleitung und bei stabilen Kreislaufverhältnissen, möglichst vor Operationsbeginn: PDK mit 2 ml Sufentanil-epidural (10 μg) und 8 ml NaCl beschicken
- Bei weiter stabilen Kreislaufverhältnissen: PDK mit 5–10 ml Ropivacain 0,2% (Naropin) oder Bupivacain 0,25% isobar bedienen. Fraktionierte Gabe über 15 min. **CAVE**: Demaskierung eines Volumendefizits

Einleitung

- Fentanyl 1–2 μg/kgKG
- Propofol ca. 1–2 mg/kgKG, alternativ, Thiopental 3–5 mg/kgKG
- Cis-Atracurium 0,15 mg/kgKG oder Rocuronium 0,6 mg/kgKG
- Intubation und Auskultation
- Anlage der Temperatursonde
- Anlage des Blasenkatheters durch den Operateur
- Augenschutz
- Warm-Touch

Lagerung

- Rückenlage
- Bei vaginaler Hysterektomie Steinschnittlage
- Linker Arm ausgelagert

Narkoseführung

Beatmung

- N_2O-O_2-Gemisch, PEEP: 5 cm H_2O
- F_IO_2: 0,3–0,5
- $p_{et}CO_2$: 35–45 mmHg

Narkose

- Aufrechterhaltung mit volatilem Anästhetikum (Sevofluran, Isofluran oder Desfluran) oder mit kontinuierlicher Propofolgabe mit Perfusor
- Fentanyl nach Bedarf
- Falls PDK intraoperativ beschickt wird, kein Fentanyl mehr erforderlich
- Relaxation: Cis-Atracurium/Rocuronium nach Bedarf (bei länger dauernden Eingriffen)
- Infusion: Vollelektrolytlösung
- Extubation auf Operationstisch
- Betreuung im Aufwachraum postoperativ

Postoperatives Management

- Überwachung und Behandlung im Aufwachraum mit Standardmonitoring
- Wenn PDK liegt, Beschickung im Aufwachraum; Standarddosierung für postoperative Katheterepiduralanästhesie: Ropivacain 0,1% mit Sufentanil 0,5 μg/ml; Infusion mit 8–10 ml/h
- Dokumentation eventueller neurologischer Defizite
- Verlegung nach Anweisung

A-12.5 Urogynäkologische Eingriffe

Checkliste

LMA	PVK: 18 G	W-TOUCH	
SPA		W-MATTE	

- Operationsdauer: ca. 30–60 min
- Prämedikation: nach Standard
- Diese Eingriffe werden bevorzugt in Spinalanästhesie durchgeführt, bei Kontraindikationen können sie mit Larynxmaske durchgeführt werden, bei TVT unbedingt in LA und Analgosedierung
- Zu diesen Eingriffen zählen
    - TVT (=»tension free vaginal tape«)
    - Proleneband
    - Kolposuspension
    - Vordere/hintere Brückenplastik

Besonderheiten

TVT: Während dieses Eingriffs muss die Patientin voll kooperativ sein und auf Aufforderung Husten oder Pressen können, damit der Erfolg der Operation gewährleistet ist. Dies muss bei der Prämedikationsvisite besprochen werden. Der Eingriff wird in Lokalanästhesie (durch den Operateur) und einer zusätzlichen Analgosedierung durchgeführt. Unter diesen Vorraussetzungen werden auch bei multimorbiden Patientinnen keine ausgedehnten präoperativen Voruntersuchungen durchgeführt.

Bei Operationen, bei denen es zu einer *Eröffnung des Peritoneums* kommt, wird eine *Intubationsnarkose* mit Fentanyl und Cis-Atracurium als Relaxans durchgeführt (Rücksprache mit Operateur).

Vorbereitung im OP

Material

- Periphervenöser Zugang (18 G)
- Spinalnadel 27 G
- Larynxmaske Größe 3 und 4
- Endotrachealtubus (Magill) 7,5 mm Innendurchmesser, wenn ITN erforderlich
- Bei Spinalanästhesie: steriler Tisch

Medikamente

- NaCl 0,9% 10 ml
- Atropin 0,5 mg/ml
- Vollelektrolytlösung
- Antibiotikum nach Rücksprache mit dem Operateur

Für SPA

- Lidocain 1% 5 ml für Hautquaddel, Bupivacain 0,5% isobar

Für LMA

- Propofol 200 mg/20 ml
- Alfentanil 1,0 mg/2 ml
- Propofolperfusor 1%, alternativ Verdampfer für Inhalationsanästhetikum

Monitoring
- Standardmonitoring

Narkoseeinleitung
- Anschluss des Monitorings
- Periphervenöser Zugang
- Infusionsbeginn

Spinalanästhesie
- Punktion L 3/L 4 oder L 4/L 5: nach Standard
- Injektion von 3–3,5 ml Bupivacain 0,5% isobar (Carbostesin)

Larynxmaske
Einleitung
- Fentanyl 1–2 µg/kgKG (0,05–0,1 mg)
- Propofol 2–3 mg/kgKG
- Nach Erreichen einer ausreichenden Narkosetiefe Larynxmaske platzieren, auskultieren
- Augenschutz
- Bei länger dauernden Eingriffen: Warm-Touch

TVT in LA
- Fentanyl 0,1 mg (2 ml) als Bolus
- Propofolperfusor 100–300 mg/h

Lagerung
- Steinschnittlagerung
- Ein Arm ausgelagert

Narkoseführung
- Bei Spinalanästhesie: auf Wunsch der Patientin leichte Sedierung mit Propofol (30–100 mg/h)
- O_2 über eine Nasensonde

Beatmung bei LMA oder ITN
- N_2O-O_2-Gemisch, PEEP: 5 cm H_2O
- $F F_IO_2$: 0,3
- $p_{et}CO_2$: 35–45 mmHg
- Bei LMA: Übergang zur Spontanatmung möglich

Narkose
- Aufrechterhaltung mit volatilem Anästhetikum (Sevofluran, Isofluran oder Desfluran) oder mit kontinuierlicher Propofolgabe mit Perfusor
- Fentanyl oder Alfentanil nach Bedarf (selten erforderlich)
- Extubation auf Operationstisch
- Betreuung im Aufwachraum postoperativ

Postoperatives Management
- Überwachung und Behandlung im Aufwachraum mit Standardmonitoring
- Bei der Spinalanästhesie muss eine Regredienz um 2 Segmente nachgewiesen werden. Rückläufigkeit im Aufwachraumprotokoll dokumentieren
- Verlegung nach Anweisung

A-12.6 Größere Mamma-Operationen

Checkliste

| PVK: 16G 2-mal | W-MATTE | Evtl. Blutprodukte | |
| | Evtl. W-TOUCH | Evtl. Anwärmer, z. B. HOTLINE | |

- Operationsdauer je nach Eingriff s. u.: ca. 1–4 h
- Prämedikation: nach Standard

Besonderheiten

- Aufbauplastik bei Mammahypoplasie:
  Operationsdauer ca. 1 h
  Lagerung: Rückenlagerung mit beidseits ausgelagerten Armen (Operateur lagert, Schürzengriff), zwischenzeitlich halbsitzende Position notwendig
- Reduktionsplastik bei Mammahyperlasie:
  Operationsdauer ca. 3–4 h
  Lagerung: Rückenlagerung mit beidseits ausgelagerten Armen (Operateur lagert, Schürzengriff), zwischenzeitlich halbsitzende Position notwendig
  Zur Reduktion des Transfusionsbedarfs ist eine präoperative Hämodilution möglich. Blut kreuzen. Bei großen Wundflächen größeren Infusionsbedarf beachten, Bei großen Volumenverlusten Tupfer und Tücher mit berücksichtigen, evtl. Gelatinelösung.
  Bei großen Blutverlusten venöse BGA mit Hb- und Hkt-Kontrollen
- Mammatumor: Mastektomie, Mammaradikaloperation:
  Operationsdauer: ca. 2–4 h, davon 20 min Wartezeit auf Ergebnisse der Schnellschnittuntersuchung
  Lagerung: Rückenlage mit beidseits ausgelagerten Armen, Operateur lagert Arm auf der zu operierenden Seite (Zugang für die Axilla!)
  Oftmals werden die mammachirurgischen Operationen in der Gynäkologie mit einem Sofortaufbau (Lappenplastik) kombiniert
- Diagnostische Entnahme, Lumpektomie, Mamma-PE:
  Operationsdauer: ca. 1 h, davon 20 min Wartezeit für Schnellschnittuntersuchung, bei malignem Befund verlängert sich die Operationszeit auf 1–2 h
  Blutdruckmanschette an der nicht zu operierenden Seite, Lagerung mit beidseits ausgelagerten Armen. Die Operation kann auch gut in LMA durchgeführt werden

Vorbereitung im OP

Medikamente

- Periphervenöse Zugänge 16 G mit Verlängerungen
- Endotrachealtubus Größe 7,5 mm Innendurchmesser
- Eventuell Hot-Line und Warm-Touch

Medikamente

- NaCl 0,9% 10 ml
- Atropin 0,5 mg/ ml
- Fentanyl 0,5 mg/10 ml
- Propofol 200 mg/20 ml
- Cis-Atracurium 15 mg/15 ml
- Propofolperfusor 1%, alternativ Verdampfer für Inhalationsanästhetikum
- Vollelektrolytlösung
- Antibiotikum nach Rücksprache mit dem Operateur
- Bei Bedarf: Gelatinelösung

Blut und Blutprodukte

- Erythrozytenkonzentrate: 1–2 Eigenblut

Monitoring
- Standardmonitoring
- Temperatursonde

Narkoseeinleitung

- Anschluss des Monitorings
- Periphervenöser Zugang
- Infusionsbeginn

Einleitung
- Fentanyl 0,1–0,2 mg
- Propofol ca. 2,0–3,0 mg/kgKG
- Cis-Atracurium 0,15 mg/kgKG
- Intubation
- Augenschutz
- 2. periphervenöser Zugang mit Hotline
- Temperatursonde

Lagerung
- Siehe oben: »Besonderheiten«, ist bei den verschiedenen Eingriffen etwas unterschiedlich

Narkoseführung

Beatmung
- N_2O-O_2-Gemisch, PEEP: 5 cm H_2O
- F_IO_2: 0,3–0,5
- $p_{et}CO_2$: 35–45 mmHg

Narkose
- Propofol kontinuierlich 6–8 mg/kgKG/h oder volatiles Anästhetikum
- Bei Bedarf Fentanylbolus 0,05–0,1 mg
- Nachrelaxation mit Cis-Atracurium nach Bedarf: 2 mg
- Infusion: Vollelektrolytlösung
- Gabe von Eigenblut nach Bedarf
- 15–20 min vor Ausleitung: 2 g Metamizol als Kurzinfusion
- Extubation auf dem Operationstisch
- Zum Anlegen eines festen Brustverbandes ist nach Narkoseausleitung ein Aufsetzen der Patientin erwünscht (außer bei Reduktionsplastik)

Postoperatives Management

- Überwachung und Behandlung im Aufwachraum nach Standard
- Verlegung nach Anweisung

A-12.7 Mamma-PE: diagnostische Entnahme, Lumpektomie

Checkliste

LMA	PVK: 16 G	W-MATTE

- Operationsdauer: ca. 1 h, davon ca. 20 min Wartezeit während der Schnellschnittuntersuchung. Bei malignem Befund verlängert sich die Operationszeit um 1–2 h
- Prämedikation: nach Standard

Besonderheiten

Starke psychische Belastung, besonders bei jüngeren Patientinnen.

Vorbereitung im OP

Material

- Periphervenöser Zugang 16 G
- Larynxmasken Größe 3 und 4 bereithalten

Medikamente

- NaCl 0,9% 10 ml
- Atropin 0,5 mg/ml
- Fentanyl 0,5 mg/10 ml
- Propofol 200 mg/20 ml
- Propofolperfusor 1%, alternativ Verdampfer für Inhalationsanästhetikum
- Vollelektrolytlösung, Infusionssystem mit Rückschlagventil

Monitoring
- Standardmonitoring, Blutdruckmanschette an der nicht zu operierenden Seite

Narkoseeinleitung

- Anschluss der Monitorings
- Periphervenöser Zugang
- Infusionsbeginn

Einleitung
- Fentanyl 0,1–0,2 mg
- Propofol ca. 3,0 mg/kgKG
- Einlegen der Larynxmaske, Lagekontrolle
- Augenschutz

Lagerung
- Rückenlage mit beidseits ausgelagerten Armen

Narkoseführung

Beatmung
- N_2O-O_2-Gemisch, PEEP: 5 cm H_2O
- F_IO_2: 0,3–0,5
- $p_{et}CO_2$: 35–45 mmHg

Narkose
- Propofol kontinuierlich 6–8 mg/kgKG/h oder volatiles Anästhetikum
- Bei Bedarf Fentanylbolus 0,05 mg
- Infusion: Vollelektrolytlösung
- 15–20 min vor Ausleitung: 2 g Metamizol als Kurzinfusion
- Extubation auf dem Operationstisch
- Zum Anlegen eines festen Brustverbandes ist nach Narkoseausleitung ein Aufsetzen der Patientin erwünscht

Postoperatives Management

- Überwachung und Behandlung im Aufwachraum
- Sauerstoffgabe
- Piritramid intermittierend nach Bedarf 3–5 mg
- Verlegung nach Anweisung

Standards in der Geburtshilfe

M. Schenk

A-13.1   Vorbemerkungen   302

A-13.2   Austastung/Nachtastung   304

A-13.3   Cerclage/FTMV (frühzeitiger totaler Muttermundsverschluss)   306

A-13.4   Forceps   308

A-13.5   Geburtshilfliche PDA/CSE   310

A-13.6   Geburtsverletzungen   314

A-13.7   Manuelle Plazentalösung in der Geburtshilfe   316

A-13.8   Notfall-Sectio (Cito-Sectio)   318

A-13.9   Sectio: elektiv und eilig   322

A-13.10   Schwangerschaftsabbruch   326

A-13.11   Stand-by für äußere Wendung und Vakuumextraktion   330

A-13.1 Vorbemerkungen

Regionalanästhesie

- Ein regionales Anästhesieverfahren sollte, falls nicht kontraindiziert, als die Methode der Wahl vorgestellt werden. Die verschiedenen Möglichkeiten der Analgesie und Anästhesie sollten eingehend erörtert werden
- Besonders hier ist die psychologische Führung der (anxiolytisch unprämedizierten) Patientinnen wichtig

Gerinnung

Elektive Eingriffe

- Ein präoperativer Gerinnungsstatus (Quick, PTT, Thrombozyten) wird im Rahmen der Prämedikationsvisite angeordnet

Eilige Eingriffe oder Notfälle

- Ein präoperativer Gerinnungsstatus wird vor Anlage einer PDA oder SPA abgenommen. Zum Ausschluss einer erhöhten Blutungsneigung vor einer Regionalanästhesie muss eine sehr gründliche Blutungsanamnese (Medikamenteneinnahmen, familiäre Belastung, Auffälligkeiten bei der Blutgerinnung etc.) erhoben und anschließend auf dem Anästhesieprotokoll dokumentiert werden

Raum für Notizen

A-13.2 Austastung/Nachtastung

Checkliste

| ITN: oral | PDA | SPA | PVK: 18 G | evtl. DK |

- Operationsdauer: Austastung: 2–3 min, Nachtastung: 10–15 min, falls noch eine Episiotomienaht gemacht werden muss, entsprechend ca. 15 min länger
- Prämedikation: Gerinnung: s. A-13.1
- Aspirationsprophylaxe: Na-Citrat 0,3 molar 30 ml p.o., Metoclopramid 10 mg i.v.

Besonderheiten

- Austastung
  - Der Uterus wird nach spontaner Entbindung von den Geburtshelfern ausgetastet, um bei Patientinnen nach früherer Sectio caesarea die Integrität der alten Operationsnarbe zu überprüfen und eine Uterusruptur oder Nahtdehiszenz auszuschließen
  - Hatte die Patientin schon einen PDK zur geburtshilflichen Analgesie, so kann dieser genutzt werden, um die obligatorische Austastung in PDA durchzuführen. Ansonsten kann der Eingriff auch in SPA durchgeführt werden
  - Sowohl bei der PDA als auch bei der SPA ist nach kranial ein sensibles Niveau bis zum Dermatom Th 10, entsprechend der Innervation des Uterus, erforderlich
  - Der sehr kurze Eingriff lässt sich auch gut in i.v.-Analgesie durchführen
  - Lehnt die Patientin ein regionales Anästhesieverfahren oder eine i.v.-Analgesie ab, bleibt die Möglichkeit einer Intubationsnarkose
- Nachtastung
  - Der Uterus wird nach spontaner Entbindung von den Geburtshelfern »nachgetastet«, falls der Verdacht auf Retention von Anteilen der Plazenta besteht
  - Falls kein PDK liegt, sollte der Eingriff in SPA durchgeführt werden. Hatte die Patientin schon einen PDK zur geburtshilflichen Analgesie, so kann dieser genutzt werden, um die Nachtastung in PDA durchzuführen
  - Sowohl bei der PDA als auch bei der SPA ist nach kranial ein sensibles Niveau bis zum Dermatom Th 10, entsprechend der Innervation des Uterus, erforderlich
  - Lehnt die Patientin ein regionales Anästhesieverfahren ab, bleibt die Möglichkeit einer Intubationsnarkose
  - Eine spezifische Patientenvorbereitung ist nicht erforderlich. Wichtig ist die psychologische Führung der Patientinnen. Die verschiedenen Möglichkeiten der Anästhesie sollten eingehend erörtert werden. Ein regionales Anästhesieverfahren sollte als die Methode der Wahl vorgestellt werden

Vorbereitung im OP

Material

- Periphervenöser Zugang (18 G)
- Endotrachealtubus (Magill) 7,5 (bis 8,5) mm Innendurchmesser immer bereit halten, auch bei Regionalverfahren
- Spinalnadel 27 G, atraumatisch
- Basis Set für Regionalanästhesie, Mundschutz, OP-Haube, sterile Handschuhe

Medikamente

- NaCl 0,9% 10 ml
- Atropin 0,5 mg/ml
- Vollelektrolytlösung 500–1000 ml
- Ephedrin 50 mg, mit NaCl 0,9% auf 10 ml aufgezogen

SPA
- Lidocain 1% für Infiltrationsanästhesie
- Mepivacain 4% hyperbar 2 ml oder Lidocain 2% isobar 5 ml

PDA (zur Nachtastung)
- Lidocain 2% mit Adrenalin 1:200 000 in einer 20-ml-Spritze
- Intubationsnarkose (auch zur notfallmäßigen Intubation bei Regionalverfahren bereithalten)
- Thiopental 500 mg/20 ml
- Succinylcholin 100 mg/5 ml
- Fentanyl 0,1/2 ml; bei i.v.-Analgesie: Alfentanil 1,0 mg/2 ml

Monitoring

- Standardmonitoring
- SPA: Blutdruck und HF bis 15 min nach Anlage der SPA jede Minute, danach alle 5 min für 1 h
- PDA: Nach Gabe eines zusätzlichen Lokalanästhetikums zur Nachtastung wiederum engmaschiges Blutdruck- und HF-Monitoring alle 1–2 min für ca. 15–20 min, bis die maximale Ausdehnung der PDA erreicht ist
- Ein steter und freundlicher verbaler Kontakt mit der Patientin hilft, unerwünschte Wirkungen einer Regionalanästhesie frühzeitig zu erkennen (typische Übelkeit bei Hypotonie) und reduziert die Angst

Narkoseeinleitung – Anästhesiebeginn

- Anschluss des Monitorings
- Periphervenöser Zugang, falls dieser noch nicht liegt
- Infusionsbeginn
- Zügige Infusion von 500–1000 ml Vollelektrolytlösung bei SPA oder PDA

Spinalanästhesie

- Punktionsort L 3/L 4, alternativ L 2/L 3 oder L 4/L 5
- Haut- und Stichkanalinfiltration mit Lidocain 1,0%
- Mepivacain 4% hyperbar 40–56 mg (1,0–1,4 ml) oder Lidocain 2,0% isobar 40 mg (2 ml)
- Patientin danach sofort auf den Rücken und in Steinschnittlage bringen, Beurteilung der Blockadeausdehnung mit Kältereiz oder Pin-Prick
- Die kraniale Ausdehnung der Blockade sollte bis Th 10 reichen. Bei suffizienter Ausdehnung Freigabe der Patientin nach ca. 10 min
- Bei Hypotonie: Gabe von Ephedrin in Boli von 5–10 mg i.v. und Volumengabe

Periduralanästhesie

- Für die Nachtastung bekommt die Patientin über den schon liegenden PDK Lidocain 2,0% mit Adrenalin 1:200 000 in einer Dosis zwischen 200 und 280 mg
- Gegebenenfalls Dosisreduktion des Lidocain bei vorheriger hoher Dosierung des Ropivacains zur geburtshilflichen PDA. Die Anschlagszeit von Lidocain 2,0% beträgt zwischen 5 und 15 min. Beurteilung der Blockadeausdehnung mit Kältereiz oder Pin-Prick
- Die kraniale Ausdehnung der Blockade sollte bis Th 10 reichen. Bei suffizienter Ausdehnung Freigabe der Patientin nach ca. 10–15 min

Allgemeinanästhesie bei der Nachtastung

Die Vorbereitung und das Vorgehen bei der Allgemeinanästhesie entsprechen dem Vorgehen bei einer Sectio: s. A-13.8 »Notfall-Sectio (Cito-Sectio)« und A-13.9 »Sectio: elektiv und eilig« in ITN.

i.v.-Analgesie bei der Austastung

- Alfentanil fraktioniert geben, bis eine gute Analgesie vorhanden ist (meist reicht Alfentanil 1,0 mg)
- Unbedingt Spontanatmung und Schutzreflexe erhalten (RSS 2–3)

Lagerung

- Steinschnittlagerung
- Der Arm mit dem venösen Zugang wird ausgelagert

Narkoseführung

- Steter freundlicher verbaler Kontakt mit der Patientin hilft, unerwünschte Wirkungen einer Regionalanästhesie frühzeitig zu entdecken (z. B. bei Hypotonie die typische Übelkeit) und reduziert die Angst. Der Patientin immer genau erklären, was gerade gemacht wird
- Bei einer Intubationsnarkose entsprechen die Beatmung und die Narkoseführung derjenigen der Sectio caesarea
- Bis zur Verlegung auf die Station werden die Patientinnen im Kreißsaal weiterbetreut

Postoperatives Management

- Die Patientinnen werden im Rahmen einer förmlichen Übergabe den Geburtshelfern bzw. Hebammen zur weiteren Überwachung übergeben
- Die Patientin darf aus dem Kreißsaal auf Station verlegt werden, wenn die Regionalanästhesie rückläufig ist und die Vitalparameter (Blutdruck, HF, Atmung) stabil sind
- Blutdruck und HF sollen wie oben angegeben gemessen und dokumentiert werden. Der postoperative Aufenthalt im Kreißsaal sollte mindestens 2 h betragen
- Eine postoperative Analgesie ist in der Regel nicht erforderlich
- Sensible Blockadehöhe zur Dokumentation der Regredienz feststellen und dokumentieren
- Dokumentation des VAS

A-13.3 Cerclage/FTMV (frühzeitiger totaler Muttermundverschluss)

Checkliste

ITN: oral	SPA	PVK: 18 G	W-MATTE

- Operationsdauer: ca. 20–30 min
- Prämedikation: Gerinnung: s. A-13.1
- Aspirationsprophylaxe: Ranitidin 150 mg p.o. um 22.00 Uhr am Vorabend und um 6.00 Uhr am Operationstag. Kurz vor dem Eingriff: Na-Citrat 0,3 molar 30 ml p.o. und Metoclopramid 10 mg i.v.

Besonderheiten

- Bei einer Insuffizienz des Muttermundes wird der Zervikalkanal durch 2 zirkuläre Nähte verschlossen (Cerclage). Der FTMV erfolgt in der 16./17. SSW bei einer belasteten geburtshilflichen Anamnese durch mehrere Aborte/Frühgeburten oder sehr frühzeitigem Auftreten einer Zervixinsuffizienz
- Die Spinalanästhesie ist das Verfahren der Wahl. Bei der Spinalanästhesie presst die Patientin, anders als möglicherweise bei der Ausleitung einer Intubationsnarkose, nicht gegen die frisch genähten Haltefäden der Cerclage, wodurch das Risiko eines Platzens der Fruchtblase reduziert ist. Bei der SPA ist nach kranial ein sensibles Niveau bis zum Dermatom Th 10, entsprechend der Innervation des Uterus, erforderlich
- Ein ausreichender arterieller Blutdruck ist elementar für die Uterusperfusion. Durch die Sympathikolyse und durch ein aortokavales Kompressionssyndrom (in einer frühen Schwangerschaftswoche möglicherweise nicht so ausgeprägt) kann es zu einer Hypotonie kommen, die den Fetus vital bedrohen kann. Deshalb ist ein engmaschiges Kreislaufmonitoring, wozu auch verbaler Kontakt mit der Mutter gehört, unerlässlich

Vorbereitung im OP

Material

- Periphervenöser Zugang (18 G)
- Spinalnadel 27 G, atraumatisch
- Basisset für Regionalanästhesie, Mundschutz, OP-Haube, sterile Handschuhe
- Endotrachealtubus (Magill) 7,5 (bis 8,5) mm Innendurchmesser immer bereit halten, auch bei Regionalverfahren

Medikamente

- NaCl 0,9% 10 ml
- Atropin 0,5 mg/ml
- Vollelektrolytlösung 500
- HAES 6% 500 ml
- Ephedrin 50 mg, mit NaCl 0,9% auf 10 ml aufgezogen

SPA
- Lidocain 1% für Infiltrationsanästhesie
- Mepivacain 4% hyperbar 2 ml oder Lidocain 2% isobar 5 ml

Intubationsnarkose (zur notfallmäßigen Intubation bei Regionalverfahren bereithalten)
- Thiopental 500 mg/20 ml
- Succinylcholin 100 mg/5 ml
- Fentanyl 0,1/2 ml

Monitoring

- Standardmonitoring
- SPA: Blutdruck und HF bis 15 min nach Anlage der SPA jede Minute, danach alle 5 min für 1 h
- Ein steter und freundlicher verbaler Kontakt mit der Patientin hilft, unerwünschte Wirkungen einer Regionalanästhesie frühzeitig zu erkennen (typische Übelkeit bei Hypotonie) und reduziert die Angst

Narkoseeinleitung – Anästhesiebeginn

- Anschluss des Monitorings
- Periphervenöser Zugang, falls dieser noch nicht liegt
- Infusionsbeginn
- Zügige Infusion von 500–1000 ml Vollelektrolytlösung bei SPA oder PDA

Spinalanästhesie

- Punktionsort L 3/L 4, alternativ L 2/L 3 oder L 4/L 5
- Haut- und Stichkanalinfiltration mit Lidocain 1,0%
- Mepivacain 4% hyperbar 40–56 mg (1,0–1,4 ml) oder Lidocain 2,0% isobar 40 mg (2 ml)
- Patient danach sofort auf den Rücken und in Steinschnittlage bringen, Beurteilung der Blockadeausdehnung mit Kältereiz oder Pin-Prick
- Die kraniale Ausdehnung der Blockade sollte bis Th 10 reichen. Bei suffizienter Ausdehnung Freigabe der Patientin nach ca. 10 min

Allgemeinanästhesie

- Nur bei absoluter Kontraindikation gegen SPA: Allgemeinanästhesie (Intubationsnarkose) mit Ileuseinleitung [s. A-13.8 »Notfall-Sectio (Cito-Sectio)« und A-13.9 »Sectio: elektiv und eilig« in ITN]

Lagerung

- Steinschnittlagerung
- Operationstisch 15° nach links gekippt
- Keil unter dem rechten Becken zur Prävention des aortokavalen Kompressionssyndroms (ist bei frühen Schwangerschaftswochen nicht unbedingt erforderlich)
- Arm mit dem venösen Zugang (bevorzugt links) wird ausgelagert

Narkoseführung

- Steter freundlicher verbaler Kontakt mit der Patientin hilft, unerwünschte Wirkungen einer Regionalanästhesie frühzeitig zu entdecken (z. B. bei Hypotonie die typische Übelkeit) und reduziert die Angst. Der Patientin immer genau erklären, was gerade gemacht wird
- Bei einer Intubationsnarkose entspricht die Beatmung und die Narkoseführung der Sectio ceasarea
- Bei Hinweisen auf eine sich abzeichnende Hypotonie (z. B. Patientin gähnt oder »sieht Sternchen«) mit Blutdruck systolisch < 100 mmHg oder mittlerem arteriellem Druck < 60 mmHg sollte großzügig und unverzüglich ein Vasopressor gegeben werden. Mittel der Wahl ist hier das Ephedrin, man sollte es fraktioniert in Dosen nicht unter 6 mg geben
- Während der Operation O_2-Insufflation via Nasensonde mit einem Flow von 2–4 l/min

Postoperatives Management

- Die Patientinnen werden im Rahmen einer förmlichen Übergabe den Geburtshelfern bzw. Hebammen zur weiteren Überwachung übergeben
- Die Patientin darf aus dem Kreißsaal auf Station verlegt werden, wenn die Regionalanästhesie rückläufig ist, und die Vitalparameter (Blutdruck, HF, Atmung) stabil sind
- Blutdruck und HF sollen wie oben angegeben gemessen und dokumentiert werden. Der postoperative Aufenthalt im Kreißsaal sollte mindestens 2 h betragen
- Bei Bedarf kann die Patientin zur postoperativen Analgesie Paracetamol-Supp. 3- bis 4-mal 1 g/24 h und bei Bedarf Piritramid 3–5 mg s.c. oder i.v. erhalten
- Sensible Blockadehöhe zur Dokumentation der Regredienz feststellen und dokumentieren
- Dokumentation des VAS

A-13.4 Forceps

Checkliste

| ITN: oral | PDA | SPA | PVK (14 oder 16 G) |

- Operationsdauer: 5–10 min (falls noch eine Episiotomie genäht werden muss, dauert der Eingriff entsprechend länger)
- Prämedikation: Beim zeitlich meist limitierten Prämedikationsgespräch werden die wichtigsten Dinge erfragt wie Allergien, Hinweise auf Disposition für maligne Hyperthermie etc. Es muss sich ein Bild über eventuelle Intubationsschwierigkeiten gemacht werden. Eine Unterschrift ist, falls Zeugen anwesend sind, nicht zwingend erforderlich. Die Patientin sollte möglichst frühzeitig auf die obligatorische Präoxygenierung vorbereitet werden, damit sie bei Narkoseeinleitung nicht panisch und unkooperativ reagiert. Gerinnung: s. A-13.1
- Aspirationsprophylaxe: Na-Citrat 0,3 molar 30 ml p.o., Ranitidin 50 mg i.v., Metoclopramid 10 mg i.v.

Besonderheiten

- Das Kind wird bei Geburtsstillstand oder bei Verdacht auf Hypoxämie (Notfall) unter der Geburt oder zur Erleichterung der Austreibungsperiode bei maternalen Erkrankungen (z. B. hochgradige Myopie) mit Hilfe des »Forceps« entbunden. Hierfür ist eine gute Analgesie (Pudendusblock möglich) sowie eine gute Relaxation der Beckenbodenmuskulatur erforderlich
- Ist das Kind vital bedroht, muss die Zangenentbindung ohne jeglichen Zeitverlust »cito« erfolgen. In diesem Falle wird eine Intubationsnarkose mit Ileuseinleitung durchgeführt; weitere Details s. A-13.8 »Notfall-Sectio (Cito-Sectio)« und A-13.9 »Sectio: elektiv und eilig« in ITN
- Geht es dem Kind gut und besteht kein Grund zur Eile, kann der Eingriff bei liegendem PDK in PDA, ansonsten in SPA durchgeführt werden. Details s. A-13.2 »Austastung/Nachtastung« in SPA/PDA

Vorbereitung im OP

Material
- ▶ Periphervenöse Zugänge (14 G/16 G)
- ▶ Endotrachealtubus (Magill) 7,5 (bis 8,5) mm Innendurchmesser
- ▶ Dicker Absaugkatheter

Medikamente
- ▶ NaCl 0,9% 10 ml
- ▶ Atropin 0,5 mg/ml
- ▶ Thiopental 500 mg/20 ml
- ▶ Succinylcholin 100 mg/5 ml
- ▶ Ephedrin 50 mg/10 ml und Akrinor 1 Amp./10 ml
- ▶ Oxytozin 3 IE/in einer 2-ml-Spritze
- ▶ Verdampfer für Inhalationsanästhetika
- ▶ Vollelektrolytlösung
- ▶ HAES 6% in Bereitschaft

Monitoring

- Standardmonitoring

Narkoseeinleitung – Anästhesiebeginn

- Gabe von Na-Citrat p.o.
- Anschluss des Monitorings
- Periphervenöser Zugang
- Gabe von Ranitidin und Metoclopramid i.v.
- Infusionsbeginn
- Frühzeitiger Beginn der Oxygenierung, während die Patientin vorbereitet und abgedeckt wird
- 4 tiefe Atemzüge mit dicht aufsitzender Maske oder 3–5 min Atmung mit vorgehaltener Maske mit 100% O_2 und hohem Flow (10 l)
- Manche Schwangere reagieren panisch beim Anblick der Maske, man sollte sie schon beim Vorbereitungsgespräch mental auf die Präoxygenierung vorbereiten. Auf diese Maßnahme sollte man auch im äußersten Notfall möglichst nie verzichten
- Kopf in Jackson-Position, Endotrachealtuben in verschiedenen Größen bereithalten (Innendurchmesser 5,0–7,5 mm), Absauggerät bereithalten
- Beginn der i.v.-Einleitung erst, wenn die Geburtshelfer bereitstehen

Ileuseinleitung (mit Krikoiddruck nach Sellick)

- Thiopental 4–5 mg/kgKG
- Succinylcholin 1,0–1,5 mg/kgKG
- Intubation ca. 30 s nach Gabe des Succinylcholin
- Kontrolle des Erfolgs über Kapnographie und Auskultation
- Nach der Intubation Signal zum Operationsbeginn an die Geburtshelfer geben
- Im Falle der fehlgeschlagenen Intubation Ruhe bewahren und unter fortwährendem, nicht nachlassendem Krikoiddruck (durch die Anästhesieschwester) mit der Maske beatmen. Maskennarkosen sind im Notfall möglich, wenn auch mit Unwohlsein verbunden
- Zahlreiche Intubationsversuche mit daraus resultierender Hypoxie vermeiden
- Sofort Hilfe holen lassen. Das Einführen der Larynxmaske kann für die Beatmung eine Hilfe sein, bietet jedoch keinen Schutz vor der Aspiration
- Weitere Informationen s. A-1.10 »Erschwerte Intubation«

Lagerung

- Steinschnittlagerung
- Der Arm mit den Zugängen wird ausgelagert

Narkoseführung

Beatmung

- Mit Luft-O_2-Gemisch, nach Abnabelung des Kindes N_2O-O_2-Gemisch
- PEEP: 5 cm H_2O
- F_IO_2: 0,5, kurz vor Abnabelung 100% Sauerstoff

Narkose

- Es vergehen meistens nur wenige Minuten bis zur Abnabelung des Kindes
- Nach Abnabelung des Kindes kann die Narkose, falls dies notwendig ist, mit Alfentanil vertieft und mit einem Inhalationsanästhetikum fortgesetzt werden
- Vor der Abnabelung Hypotension vermeiden: Bis das Kind entwickelt ist: Blutdruckintervall auf 1 min
- Bei Bedarf zur Kreislaufstützung neben Volumen Gabe von Ephedrin und evtl. Akrinor fraktioniert
- Der Magen kann fakultativ peroral vor der Extubation abgesaugt werden, nicht transnasal, da erhöhte Inzidenz von Epistaxis bei Schwangeren durch Hyperämie der Schleimhäute
- Extubation nur bei vollständigen Schutzreflexen und bei wacher und kooperativer Patientin
- Nach der Geburt weitere Betreuung von Mutter und Kind im Kreißsaal

Postoperatives Management

- Die Patientinnen werden im Rahmen einer förmlichen Übergabe den Geburtshelfern bzw. Hebammen zur weiteren Überwachung übergeben
- Standardmonitoring postoperativ
- Der postoperative Aufenthalt im Kreißsaal sollte mindestens 2 h betragen. Blutdruck und HF werden bei normalem postoperativem Verlauf 4-mal 1/4-, und 2-mal 1/2-stündlich gemessen, die S_aO_2 kontinuierlich
- Eine Analgesie ist in der Regel nicht erforderlich
- Bei Forceps in PDA wird vor der Verlegung aus dem Kreißsaal der Periduralkatheter entfernt

A-13.5 Geburtshilfliche PDA/CSE

Checkliste

ITN: oral	PDA	PVK (16 G)	

- Prämedikation: Gerinnung: s. A-13.1
- Die Patientin sollte eingewiesen werden, selbst auf Zeichen einer motorischen Blockade zu achten. Die verschiedenen Möglichkeiten der Analgesie und Anästhesie sollten eingehend erörtert werden
- Eine Aspirationsprophylaxe ist bei unkompliziertem Geburtsverlauf nicht erforderlich

Besonderheiten

Die geburtshilfliche Periduralanalgesie und die geburtshilfliche CSE sind die einzigen effektiven Methoden, um Wehenschmerz wirkungsvoll auszuschalten.

Indikationen

1. Wunsch der Patientin nach Analgesie
2. Medizinische maternale Indikationen: Präklampsie (Senkung eines erhöhten Blutdrucks), Epilepsie (Reduktion der schmerzbedingten epileptogenen Hyperventilation), Diabetes mellitus (möglicherweise geringere stressbedingte Hyperglykämie), Dystokie (mehrere uterine Schrittmacher mit unphysiologischen Kontraktionen), geplante instrumentelle Entbindung (Forceps, Vakuumextraktion, z. B. bei hochgradiger mütterlicher Myopie), Adipositas etc.
3. Medizinische fetale Indikationen: BEL (schonendere und besser gesteuerte Entwicklung des Kindes), Frühgeburtlichkeit (schonendere und besser gesteuerte Entwicklung des Kindes, geringere Inzidenz an Hirnblutungen durch Aufhebung des unwillkürlichen Pressdrangs), Zwillinge (schonendere und besser gesteuerte Entwicklung der Kinder durch Aufhebung des Pressdrangs) etc.
4. Indikation für eine CSE: Wunsch nach besonders schneller Anschlagzeit, Ende der Eröffnungsperiode, Reduktion des motorischen Blocks
   - Hat die Patientin schmerzhafte Uteruskontraktionen und besteht eine effektive Wehentätigkeit, sollte ein PDK frühzeitig gelegt werden
   - Es ist nach kranial ein sensibles Niveau bis zum Dermatom Th 10, entsprechend der Innervation des Uterus, erforderlich

Nahrungsaufnahme unter der Geburt

Bei unkompliziertem Geburtsverlauf ist das Trinken von klarer Flüssigkeit (Wasser, Tee, Fruchtsaft ohne Mark) ebenso wie das Essen von Joghurt oder Pudding ohne feste Anteile (Fruchtstücke) erlaubt.

Vorbereitung im OP

Material

- Periphervenöser Zugang (18 G)
- Endotrachealtubus (Magill) 7,0 (bis 8,5) mm Innendurchmesser für den Notfall
- Periduralset mit 18-G-Tuohy-Nadel
- CSE: Set mit Sprotte-Nadel 27 G
- Basisset für Regionalanästhesie, sterile Handschuhe, Mundschutz, Kopfhaube, steriler Kittel bei Bedarf

Medikamente

- NaCl 0,9% 10 ml
- Atropin 0,5 mg/ml
- Lidocain 1,0% 10 ml
- Bupivacain 0,5% isobar 5 ml für Testdosis
- Ropivacain 0,2% 5 ml mit NaCl 0,9% 5 ml und Sufentanil 10 µg (Sufenta epidural) 2 ml
- Ropivacain 0,2% 20 ml mit NaCl 0,9% 16 ml und Sufentanil 4 ml (20 µg) im Perfusor
- (= Ropivacain 0,1% + Sufentanil 0,5 µg/ml)
- Ephedrin 50 mg mit NaCl 0,9% aufgezogen in einer 10-ml-Spritze
- Medikamente für die Notfallintubation bereit halten
- Vollelektrolytlösung
- HAES 6% in Bereitschaft

Monitoring

- Standardmonitoring
- Blutdruck und HF bis 15 min nach Anlage der PDA alle 1–2 min
- Danach für 30 min alle 5 min
- Danach alle 30 min bis zur Geburt
- Bei eventuell erforderlicher Gabe eines zusätzlichen Lokalanästhetikums zu kleinen Eingriffen nach der Geburt (z. B. Austastung, Nachtastung, manuelle Plazentalösung, Zervixnaht, Episiotomienaht, etc.) wiederum engmaschiges Blutdruck- und HF-Monitoring alle 1–2 min für ca. 15–20 min, bis die maximale Ausdehnung der PDA erreicht ist
- Während und bis mindestens 30 min nach der Gabe der Initialdosis ist eine kontinuierliche Überwachung der fetalen Herzaktion (CTG) obligat

Narkoseeinleitung – Anästhesiebeginn

- Anschluss des Monitorings
- Periphervenöser Zugang
- Gabe von 1000 ml Vollelektrolytlösung
- Punktionsort L 3/L 4, alternativ L 2/L 3 oder L 4/L 5, medianer Zugang, Haut- und Stichkanalinfiltration mit Lidocain 1,0%, Identifizierung des Periduralraums mit Widerstandverlustmethode, Einbringen des PDK nicht mehr als 3 cm in den Periduralraum CSE: Nach der Identifizierung des Periduralraums Durchführung einer SPA mit einer Dosis von Sufentanil 5 µg, anschließendes Vorschieben des PDK nicht mehr als 3 cm in den Periduralraum
- Gabe der Testdosis Bupivacain 0,5% 10 mg. Wenn nach 5 min keine Zeichen der intrathekalen Injektion vorliegen, Gabe der Initialdosis: Ropivacain 0,1% 10 mg mit Sufentanil 10 µg in 2 Fraktionen à 6 ml
- 15 min warten, ob ausreichende Analgesie eingetreten ist; wenn nicht, dann weitere Boli von Ropivacain 0,1% à 5 mg geben
- Beginn der Infusion von Ropivacain 0,1% mit Sufentanil 0,5 µg/ml, zunächst mit 8 ml/h (8 mg/h)
- Für einen eventuell noch folgenden »kleinen« Eingriff nach der Geburt s. die anderen Operationsstandards
- Die Qualität der Analgesie sowie die Motorik müssen regelmäßig kontrolliert werden, bei unnötiger Blockade kann die Geburt des Kindes nicht spontan geschehen. Gegebenenfalls muss die Dosis der kontinuierlichen Gabe verändert werden. Steter freundlicher verbaler Kontakt mit der Patientin hilft, unerwünschte Wirkungen einer Regionalanästhesie frühzeitig zu entdecken (z. B. bei Hypotonie die typische Übelkeit) und reduziert die Angst

Lagerung

- Linksseitenlage, bei zu erwartender schwieriger Punktion (Adipositas) auch Punktion im Sitzen möglich

Narkoseführung

Narkose

- Kontinuierliche Gabe von Ropivacain 0,1% mit Perfusor

Lagerung bei der Geburt

- Ausschließlich auf der Seite, es sei denn, die Patientin und das CTG werden von den Hebammen oder den Geburtshelfern direkt überwacht. In Rückenlage kann sich leicht ein aortokavales Kompressionssyndrom mit deletären Folgen für den Fetus entwickeln
- Zeigt die Patientin keine Zeichen der motorischen Blockade, darf sie im Kreißsaal mit Hilfe einer Begleitperson bis zum Beginn der Austreibungsperiode umherlaufen (»walking epidural«)

Monitoring bei der Geburt

- Wie oben angegeben, Blutdruck und HF alle 30 min, CTG kontinuierlich
- Analgesie und Motorik sollen in sinnvollen Zeitabständen überprüft werden (alle 1–2 h)
- Die Analgesie während der Eröffnungsperiode sollte so sein, dass die Patientin die Uteruskontraktionen noch spürt, diese aber eben gerade nicht mehr schmerzhaft sind
- Jedes zuviel an Analgesie erhöht die Häufigkeit der instrumentellen Entbindungen, die für einen möglichen schlechten Ruf der PDA verantwortlich ist
- Während der Austreibungsperiode sollte bei der Spontanentbindung ein gewisses Maß an Schmerz akzeptiert werden. Das Ausbleiben des über den Ferguson-Reflex vermittelten Pressdrangs lässt sich oft nicht vermeiden
- Die Patientin darf nicht motorisch blockiert sein, einfache Überprüfung mit Bromage-Score

Postoperatives Management

- Die Patientinnen werden im Rahmen einer förmlichen Übergabe den Geburtshelfern bzw. Hebammen zur weiteren Überwachung übergeben
- Die Patientin darf aus dem Kreißsaal auf Station verlegt werden, wenn die Regionalanästhesie rückläufig ist und die Vitalparameter (Blutdruck, HF, Atmung) stabil sind
- Blutdruck und HF sollen wie oben angegeben gemessen und dokumentiert werden. Der postoperative Aufenthalt im Kreißsaal sollte mindestens 2 h betragen
- Eine postoperative Analgesie ist in der Regel nicht erforderlich
- Der Katheter wird vor der Verlegung aus dem Kreißsaal oder am nächsten Tag im Rahmen der postanästhesiologischen Visite gezogen. (Entsprechende Dokumentation über das vollständige Entfernen und neurologische Auffälligkeiten beachten!)

Raum für Notizen

A-13.6 Geburtsverletzungen

Checkliste

| ITN: oral | PDA | SPA | PVK: 18 G | Eventuell DK |

- Operationsdauer: abhängig vom Ausmaß der Verletzung: ca. 15–45 min
- Prämedikation: s. A-13.1
- Aspirationsprophylaxe: Na-Citrat 0,3 molar 30 ml p.o., Metoclopramid 10 mg i.v.

Besonderheiten

- Kleinere Geburtsverletzungen werden von den Geburtshelfern in der Regel in Infiltrationsanästhesie versorgt. Größere können durch Infiltrationsanalgesie oft nur unzureichend versorgt werden
- Falls kein PDK liegt, sollte der Eingriff in SPA durchgeführt werden
- Hatte die Patientin schon einen PDK zur geburtshilflichen Analgesie, so kann dieser genutzt werden, um die Geburtsverletzungen in PDA zu versorgen
- Lehnt die Patientin ein regionales Anästhesieverfahren ab, bleibt die Möglichkeit einer Intubationsnarkose

Vorbereitung im OP

Material

- Periphervenöser Zugang (18 G)
- Spinalnadel 27 G, atraumatisch
- Basisset für Regionalanästhesie, Mundschutz, OP-Haube, sterile Handschuhe
- Endotrachealtubus (Magill) 7,5 (bis 8,5) mm Innendurchmesser immer bereit halten, auch bei Regionalverfahren

Medikamente

- NaCl 0,9% 10 ml
- Atropin 0,5 mg/ml
- Vollelektrolytlösung 500–1000 ml
- Ephedrin 50 mg, mit NaCl 0,9% auf 10 ml aufgezogen

SPA

- Lidocain 1% für Infiltrationsanästhesie
- Mepivacain 4% hyperbar 2 ml oder Lidocain 2% isobar 5 ml

PDA

- Lidocain 2% mit Adrenalin 1:200 000 in einer 20-ml-Spritze

Intubationsnarkose (zur notfallmäßigen Intubation bei Regionalverfahren bereithalten)

- Thiopental 500 mg/20 ml
- Succinylcholin 100 mg/5 ml
- Fentanyl 0,1/2 ml; bei i.v.-Analgesie: Alfentanil 1,0 mg/2 ml

Monitoring

- Standardmonitoring
- SPA: Blutdruck und HF bis 15 min nach Anlage der SPA jede Minute, danach alle 5 min für 1 h
- PDA: Nach Gabe eines zusätzlichen Lokalanästhetikums zur Nachtastung wiederum engmaschiges Blutdruck- und HF Monitoring alle 1–2 min für ca. 15–20 min, bis die maximale Ausdehnung der PDA erreicht ist
- Ein steter und freundlicher verbaler Kontakt mit der Patientin hilft, unerwünschte Wirkungen einer Regionalanästhesie frühzeitig zu erkennen (typische Übelkeit bei Hypotonie) und reduziert die Angst

Narkoseeinleitung – Anästhesiebeginn

- Anschluss des Monitorings
- Periphervenöser Zugang, falls dieser noch nicht liegt
- Infusionsbeginn
- Zügige Infusion von 500–1000 ml Vollelektrolytlösung bei SPA oder PDA

Spinalanästhesie

- Punktionsort L 3/L 4, alternativ L 2/L 3 oder L 4/L 5
- Haut- und Stichkanalinfiltration mit Lidocain 1,0%
- Mepivacain 4% hyperbar 40–56 mg (1,0–1,4 ml) oder Lidocain 2,0% isobar 40 mg (2 ml)
- Patientin danach sofort auf den Rücken und in Steinschnittlage bringen, Beurteilung der Blockadeausdehnung mit Kältereiz oder Pin-Prick
- Die kraniale Ausdehnung der Blockade sollte bis Th 10 reichen. Bei suffizienter Ausdehnung Freigabe der Patientin nach ca. 10 min
- Bei Hypotonie: Gabe von Ephedrin 5–10 mg i.v. und Volumengabe

Periduralanästhesie

- Falls ein PDK liegt, kann dieser für die Versorgung von Geburtsverletzungen genutzt werden. Die Patientin erhält über den schon liegenden PDK Lidocain 2,0% mit Adrenalin 1:200000 in einer Dosis zwischen 200 und 280 mg
- Gegebenenfalls Dosisreduktion des Lidocain bei vorheriger hoher Dosierung des Ropivacain zur geburtshilflichen PDA. Die Anschlagzeit von Lidocain 2,0% beträgt zwischen 5 und 15 min.
- Beurteilung der Blockadeausdehnung mit Kältereiz oder Pin-Prick
- Die kraniale Ausdehnung der Blockade sollte bis Th 10 reichen. Bei suffizienter Ausdehnung Freigabe der Patientin nach ca. 10–15 min

Allgemeinanästhesie

- Die Vorbereitung und das Vorgehen bei der Allgemeinanästhesie entsprechen dem Vorgehen bei einer Sectio: s. A-13.8 »Notfall-Sectio (Cito-Sectio)« und A-13.9 »Sectio: elektiv und eilig« in ITN

Lagerung

- Steinschnittlagerung
- Der Arm mit dem venösen Zugang wird ausgelagert

Narkoseführung

- Steter freundlicher verbaler Kontakt mit der Patientin hilft, unerwünschte Wirkungen einer Regionalanästhesie frühzeitig zu entdecken (z. B. bei Hypotonie die typische Übelkeit) und reduziert die Angst. Der Patientin immer genau erklären, was gerade gemacht wird
- Bei einer Intubationsnarkose entsprechen die Beatmung und die Narkoseführung der Sectio caesarea
- Bis zur Verlegung auf die Station werden die Patientinnen im Kreißsaal weiterbetreut

Postoperatives Management

- Die Patientinnen werden im Rahmen einer förmlichen Übergabe den Geburtshelfern bzw. Hebammen zur weiteren Überwachung übergeben
- Die Patientin darf aus dem Kreißsaal auf Station verlegt werden, wenn die Regionalanästhesie rückläufig ist und die Vitalparameter (Blutdruck, HF, Atmung) stabil sind
- Blutdruck und HF sollen wie oben angegeben gemessen und dokumentiert werden. Der postoperative Aufenthalt im Kreißsaal sollte mindestens 2 h betragen
- Eine postoperative Analgesie ist in der Regel nicht erforderlich
- Sensible Blockadehöhe zur Dokumentation der Regredienz feststellen und dokumentieren
- Dokumentation des VAS

A-13.7 Manuelle Plazentalösung in der Geburtshilfe

Checkliste

| ITN: oral | PDA | SPA | PVK (14 oder 16 G) | Blutprodukte |

- Operationsdauer: 10–20 min bei komplikationslosem Verlauf
- Prämedikation: Wichtig ist die psychologische Führung der Patientinnen. Die verschiedenen Möglichkeiten der Analgesie und Anästhesie sollten eingehend erörtert werden. Gerinnungswerte und Wirbelsäulenanatomie beachten!
- Aspirationsprophylaxe: Na-Citrat 0,3 molar 30 ml p.o., Ranitidin 50 mg i.v., Metoclopramid 10 mg i.v.

Besonderheiten

- Bei fehlender spontaner Plazentalösung versuchen die Geburtshelfer, die Plazenta mit der Hand vom Endometrium des Uterus abzulösen. Dieses Vorgehen kann je nach Kontakt der Plazenta mit dem Uterus unterschiedlich schwer sein
- Bei einer »Placenta accreta« sind die Chorionzotten mit der Uterusmuskulatur verwachsen, eine »Placenta increta« ist mit dem Myometrium verwachsen, bei der »Placenta percreta« hat das Plazentagewebe die Serosa schon durchwachsen
- Bei Placenta increta oder percreta muss man auf eine unstillbare Uterusblutung gefasst sein, eine Notfallhysterektomie kann zur Blutstillung notwendig werden
- Bei Verdacht auf eine Placenta increta oder percreta sollte man von vornherein eine Allgemeinanästhesie (Intubationsnarkose) durchführen (leider weiß man es meist nicht vorher)
- Ansonsten kann der Eingriff in Spinalanästhesie oder, bei liegendem PDK, in PDA durchgeführt werden
- Sowohl bei der PDA als auch bei der SPA ist nach kranial ein sensibles Niveau bis zum Dermatom Th 10, entsprechend der Innervation des Uterus, erforderlich
- Lehnt die Patientin ein regionales Anästhesieverfahren ab, bleibt die Intubationsnarkose für die manuelle Plazentalösung

Vorbereitung im OP

Material

- Periphervenöse Zugänge (14 G/16 G)
- Endotrachealtubus (Magill) 7,0 (bis 8,5) mm Innendurchmesser für den Notfall und ITN
- Dicker Absaugkatheter
- Bei SPA: Spinalnadel 27 G und Basisset inkl. Mundschutz, Kopfbedeckung
- Bei PDK: PDK-Set 18-G-Katheter und Basisset inkl. Kittel, Mundschutz, Kopfbedeckung
- Sterile Handschuhe bei Regionalverfahren

Medikamente

- NaCl 0,9% 10 ml
- Atropin 0,5 mg/ml
- Thiopental 500 mg/20 ml
- Succinylcholin 100 mg/5 ml
- Ephedrin 50 mg/10 ml und Akrinor 1 Amp./10 ml
- Oxytozin 3 IE in einer 2-ml-Spritze
- Verdampfer für Inhalationsanästhetika

SPA

- Lidocain 1,0% 10 ml für die Infiltrationsanästhesie
- Mepivacain 4% hyperbar 2 ml oder Lidocain 2,0% isobar 5 ml

PDK

- Lidocain 2,0% mit Adrenalin 1:200 000, in einer 20-ml-Spritze
- Vollelektrolytlösung
- HAES 6%

Blut und Blutprodukte

- Erythrozytenkonzentrate: 4 bei Placenta increta oder accreta

Monitoring

- Standardmonitoring
- SPA: Blutdruck und HF bis 15 min nach Anlage der SPA jede Minute, danach alle 5–10 min für 1 h
- PDA: Nach Gabe des zusätzlichen Lokalanästhetikums zur manuellen Plazentalösung wiederum engmaschiges Blutdruck- und HF-Monitoring alle 1–2 min für ca. 15–20 min, bis die maximale Ausdehnung der PDA erreicht ist, danach alle 15 min
- Steter freundlicher verbaler Kontakt mit der Patientin hilft, unerwünschte Wirkungen einer Regionalanästhesie frühzeitig zu entdecken (z. B. bei Hypotonie die typische Übelkeit) und reduziert die Angst

Narkoseeinleitung – Anästhesiebeginn

- Gabe von Na-Citrat p.o.
- Anschluss des Monitorings
- Periphervenöser Zugang
- Gabe von Ranitidin und Metoclopramid i.v.
- Infusionsbeginn und Volumenvorgabe von 1000 ml HAES 6% bei SPA und PDK

Spinalanästhesie

- Punktionsort L 3/L 4, alternativ L 2/L 3 oder L 4/L 5, Haut- und Stichkanalinfiltration mit Lidocain 1,0%
- Mepivacain 4% hyperbar 40–56 mg (1,0–1,4 ml) oder Lidocain 2,0% isobar 40 mg (2 ml)
- Patientin danach sofort auf den Rücken und in Steinschnittlage bringen, Beurteilung der Blockadeausdehnung mit Kältereiz oder Pin-Prick
- Die kraniale Ausdehnung der Blockade sollte bis Th 10 reichen
- Bei suffizienter Ausdehnung Freigabe der Patientin nach ca. 10 min zur Operation

Periduralanästhesie

- Für die manuelle Plazentalösung bekommt die Patientin über den PDK Lidocain 2,0% mit Adrenalin 1 : 200 000 in einer Dosis zwischen 200 und 280 mg
- Die Anschlagzeit von Lidocain 2,0% beträgt zwischen 5 und 15 min
- Falls erforderlich, großzügige Sedierung mit Midazolam à 2–5 mg i.v. Patientin danach sofort auf den Rücken und in Steinschnittlage bringen, Beurteilung der Blockadeausdehnung mit Kältereiz oder Pin-Prick
- Die kraniale Ausdehnung der Blockade sollte bis Th 10 reichen
- Bei suffizienter Ausdehnung Freigabe der Patientin nach ca. 10–15 min zur Operation

Allgemeinanästhesie

- Falls eine Allgemeinanästhesie erforderlich wird, wird sie entsprechend dem Standard Cito-Sectio [s. A-13.8 »Notfall-Sectio (Cito-Sectio)«, ITN mit Ileuseinleitung] durchgeführt

Lagerung

- Zur Punktion bei Regionalanästhesie: Seitenlage
- Zur Operation dann Steinschnittlagerung
- Der Arm mit den Zugängen wird ausgelagert

Narkoseführung

Beatmung

- Bei ITN: s. A-13.8 »Notfall-Sectio (Cito-Sectio)«
- Bei Regionalverfahren: Spontanatmung mit Sauerstoffnasensonde

Kritische Momente

- Trotz massiver Blutungen können die Herz-Kreislauf-Parameter bei Schwangeren relativ lange normal bleiben, was über das Ausmaß eines Blutverlustes hinwegtäuschen kann
- Die Plazentalösung lässt sich mitunter durch eine Uterusrelaxation erleichtern. Die Regionalanästhesie führt zu keiner Uterusrelaxation
- Falls eine Uterusrelaxation erforderlich ist, kann diese mit kleinen Mengen Nitroglycerin erfolgen. Die hierfür erforderliche Dosis ist 50–100 µg, die Wirkdauer beträgt ca. 1 min, mit Blutdruckabfällen für diesen Zeitraum ist zu rechnen
- Bei einer Intubationsnarkose mit volatilem Anästhetikum dauert es bis zur Relaxation des Uterus länger (**CAVE**: Uterusatonie!)

Postoperatives Management

- Die Patientinnen werden im Rahmen einer förmlichen Übergabe den Geburtshelfern bzw. Hebammen zur weiteren Überwachung übergeben
- Die Patientin darf aus dem Kreißsaal auf Station verlegt werden, wenn die Regionalanästhesie rückläufig ist und die Vitalparameter (Blutdruck, HF, Atmung) stabil sind
- Der postoperative Aufenthalt im Kreißsaal sollte mindestens 2 h betragen
- Bei stärkeren Blutverlusten übliches Labor (kleines Blutbild, Elektrolyte, Gerinnungsstatus mit AT III)
- Eine postoperative Analgesie ist in der Regel nicht erforderlich

A-13.8 Notfall-Sectio (Cito-Sectio)

Checkliste

IITN: oral	PVK (14 oder 16 G)	

- Operationsdauer: 20–90 min
- Prämedikation: Beim zeitlich meist limitierten Prämedikationsgespräch werden die wichtigsten Dinge erfragt wie Allergien, Hinweise auf Disposition für maligne Hyperthermie etc. Es muss sich ein Bild über eventuelle Intubationsschwierigkeiten gemacht werden. Eine Unterschrift ist, falls Zeugen anwesend sind, nicht zwingend erforderlich, aber zur Dokumentation zu empfehlen. Die Patientin sollte möglichst frühzeitig auf die obligatorische Präoxygenierung vorbereitet werden, damit sie bei Narkoseeinleitung nicht panisch und unkooperativ reagiert
- Aspirationsprophylaxe: Na-Citrat 0,3 molar 30 ml p.o., Ranitidin 50 mg i.v., Metoclopramid 10 mg i.v.

Besonderheiten

- Die Sectio wurde von den Kollegen der Geburtshilfe in ihrer Dringlichkeit als »cito« klassifiziert, was laut Definition bedeutet, dass sie innerhalb kürzestmöglicher Zeit durchgeführt werden muss, um eine akute Lebensgefahr für das Leben des Fetus oder der Mutter abzuwenden
- Die Cito-Sectio ist immer eine nicht geplante Sectio. Indikationen können u. a. ein hochpathologisches CTG, pathologische pH-Werte des Fetus (pH-Wert <7,20), eine vaginale Blutung mit Verdacht auf vorzeitige Plazentalösung oder Placenta praevia, sein
- Bei einer echten Notfall- oder Cito-Sectio ist die Intubationsnarkose mit Ileuseinleitung die Methode der Wahl

Vorbereitung im OP

Material
- ▶ Periphervenöse Zugänge (14 G/16 G)
- ▶ Endotrachealtubus (Magill) 6,5 (bis 8,5) mm Innendurchmesser
- ▶ Dicker Absaugkatheter

Medikamente
- ▶ NaCl 0,9% 10 ml
- ▶ Atropin 0,5 mg/ml
- ▶ Thiopental 500 mg/20 ml
- ▶ Fentanyl 0,1 mg/2 ml
- ▶ Succinylcholin 100 mg/5 ml
- ▶ Ephedrin 50 mg/10 ml und Akrinor 1 Amp./10 ml
- ▶ Oxytozin 3 IE in einer 2-ml-Spritze
- ▶ Verdampfer für Inhalationsanästhetika
- ▶ Vollelektrolytlösung
- ▶ HAES 6% in Bereitschaft
- ▶ Perioperative Antibiotikatherapie: z. B. 3 g Unacid/100 ml

Monitoring

- Standardmonitoring

Narkoseeinleitung – Anästhesiebeginn

- Trotz der Eile der Patientin das Vorgehen erklären
- Die Patientin wird vor der Operation gelagert und abgewaschen, und erst wenn die Operateure bereit stehen, wird die Anästhesie eingeleitet
- Gabe von Na-Citrat p.o.
- Anschluss des Monitorings
- Periphervenöser Zugang
- Gabe von Ranitidin und Metoclopramid i.v.
- Infusionsbeginn
- Frühzeitiger Beginn der Oxygenierung, während die Patientin vorbereitet und abgedeckt wird
- 4 tiefe Atemzüge mit dicht aufsitzender Maske oder 3–5 min Atmung mit vorgehaltener Maske mit 100% O_2 und hohem Flow (10 l)
- Manche Schwangere reagieren panisch beim Anblick der Maske, man sollte sie schon beim Vorbereitungsgespräch mental auf die Präoxygenierung vorbereiten. Auf diese Maßnahme sollte man auch im äußersten Notfall möglichst nie verzichten
- Kopf in Jackson-Position, Endotrachealtuben in verschiedenen Größen bereithalten (Innendurchmesser 5,0–7,5 mm), Absauggerät bereithalten
- Beginn der i.v.-Einleitung erst, wenn die Geburtshelfer bereitstehen

Ileuseinleitung (mit Krikoiddruck nach Sellick)

- Thiopental 4–5 mg/kgKG
- Succinylcholin 1,0–1,5 mg/kgKG
- Intubation ca. 30 s nach Gabe des Succinylcholin
- Kontrolle des Erfolges über Kapnographie und Auskultation
- Sofort nach der Intubation Signal zum Operationsbeginn an die Geburtshelfer geben
- Im Falle der fehlgeschlagenen Intubation Ruhe bewahren und unter fortwährendem, nicht nachlassendem Krikoiddruck (durch die Anästhesieschwester) mit der Maske beatmen. Maskennarkosen sind im Notfall möglich, wenn auch mit Unwohlsein verbunden
- Zahlreiche Intubationsversuche mit daraus resultierender Hypoxie vermeiden
- Sofort Hilfe holen lassen. Das Einführen der Larynxmaske kann für die Beatmung eine Hilfe sein, bietet jedoch keinen Schutz vor der Aspiration
- Weitere Informationen s. A-1.10 »Erschwerte Intubation«

Lagerung

- Steinschnittlagerung
- Operationstisch 15° nach links gekippt, Keil unter dem rechten Becken zur Prävention des aortokavalen Kompressionssyndroms
- Bis zur Abnabelung des Kindes wünschen die Operateure eine Trendelenburg-Lagerung
- Der Arm mit den Zugängen wird ausgelagert

Narkoseführung

- Bei »unerklärlichem« Blutdruckabfall immer an das V.-cava-Kompressionssyndrom denken. Es manifestiert sich beim Feten klinisch 3-mal häufiger als bei der Mutter – vom Anästhesisten in der Regel unbemerkt
- Generell geht eine länger andauernde mütterliche Hypotonie mit einer kindlichen Hypoxie/Azidose einher, da der MAP der Mutter und die Uterusperfusion sich gleichsinnig verhalten (der Uterus hat keine Autoregulation)
- Sofortige Behandlung einer Hypotonie durch die Gabe von Vasopressoren (Ephedrin und bei Bedarf Akrinor) und durch die Gabe von Volumen

Vor der Entbindung/Abnabelung

- Hypnose: Mit 0,5 MAC Isofluran, Enfluran etc., bei Bedarf Thiopental in Fraktionen à 50 mg repetieren, fakultativ:
- Bei der Uterotomie einen F_IO_2 von 1,0 ohne volatiles Anästhetikum einstellen
- Kein Opioid geben (Atemdepression des Neugeborenen)
- Relaxation: Nichtdepolarisierende Muskelrelaxanzien können auch vor der Abnabelung gegeben werden, sie haben in klinisch üblicher Dosierung (1- bis 2fache ED 95) keine relaxierende Wirkung auf den Feten
- Ventilation: Auf einen $CO_{2\,ET}$ von 30–32 mmHg einstellen (schwangerschaftsphysiologische »Hyperventilation« beibehalten) bei einem N_2O-O_2-Verhältnis von 1:1

- Bei Hyperventilation kommt es zur Kompromittierung der Uterusperfusion durch Vasokonstriktion
- Minimieren des Zeitraums zwischen Einleitung und Abnabelung/Entbindung

Nach der Entbindung/Abnabelung

- Balancierte Anästhesie mit Gabe eines Opioides (z. B. Fentanyl 0,1 mg) und eines nichtdepolarisierenden Muskelrelaxans (z. B. Rocuronium 0,3–0,6 mg/kgKG = 1- bis 2fache ED 95)
- Volatiles Anästhetikum nach Bedarf
  (**CAVE**: Erhöhte Inzidenz von Uterusatonien bei hohen Konzentrationen von volatilen Anästhetika)
- Die F_IO_2 kann auf 0,3 reduziert werden
- Nach der Geburt des Kindes sollen die APGAR-Werte für 1, 5 und 10 min und der pH-Wert der Nabelschnur dokumentiert werden, da sie die pränatale Uterusperfusion, die von der Anästhesie mit beeinflusst wird, widerspiegeln

Ausleitung

- Der Magen kann fakultativ peroral vor der Extubation abgesaugt werden, nicht transnasal, wegen erhöhter Inzidenz von Epistaxis bei Schwangeren durch Hyperämie der Schleimhäute
- Extubation nur bei vollständigen Schutzreflexen und bei wacher und kooperativer Patientin
- Postoperativ werden die Mütter weiter im Kreißsaal betreut

Postoperatives Management

- Die Patientinnen werden im Rahmen einer förmlichen Übergabe den Geburtshelfern bzw. Hebammen zur weiteren Überwachung übergeben
- Standardmonitoring postoperativ
- Der postoperative Aufenthalt im Kreißsaal sollte mindestens 2 h betragen. Blutdruck und HF werden bei normalem postoperativem Verlauf 4-mal 1/4- und 2-mal 1/2-stündlich gemessen, die S_aO_2 kontinuierlich
- Zur Schmerztherapie können die Mütter Piritramid 3–5 mg i.v. erhalten. Bei Schmerzfreiheit wird eine PCA-Pumpe [Typ Viggon, mit 60 mg Piritramid (Dipidolor) auf 20 ml NaCl, Bolus 1,5 mg, »lockout« 5 min] für den 1. und 2. postoperativen Tag angeschlossen
- Zusätzlich kann ein Diclofenac-Supp. 100 mg direkt postoperativ und für die ersten beiden postoperativen Tage Diclofenac-Supp. 3-mal 50 mg gegeben werden. Alternativ: Paracetamol-Supp. 4-mal 1 g
- Verlegung auf Station nach Ansage

Raum für Notizen

A-13.9 Sectio: elektiv und eilig

Checkliste

| ITN: oral | PDA | SPA | PVK (14 G oder 16 G) | Blutprodukte |

- Operationsdauer: 20–90 min bei komplikationslosem Verlauf, wenn eine Sterilisation durchgeführt wird, auch etwas länger
- Prämedikation: Beim Aufklärungsgespräch werden die verschiedenen Möglichkeiten der Anästhesie eingehend erörtert. Ein regionales Anästhesieverfahren sollte als die Methode der Wahl vorgestellt werden. Wichtig ist die psychologische Führung der Patientinnen. Gerinnungswerte und Wirbelsäulenanatomie beachten!
- Aspirationsprophylaxe: Na-Citrat 0,3 molar 30 ml p.o., Ranitidin 50 mg i.v., Metoclopramid 10 mg i.v.

Besonderheiten

- Sowohl bei der PDA als auch bei der SPA ist nach kranial ein sensibles Niveau bis zum Dermatom Th 3/Th 4, entsprechend der Innervation des Peritoneums, erforderlich
- Ein ausreichender arterieller Blutdruck ist elementar für die Uterusperfusion. Durch die Sympathikolyse und durch ein aortokavales Kompressionssyndrom kann es zu einer Hypotonie kommen, die den Fetus vital bedrohen kann. Deshalb ist ein engmaschiges Kreislaufmonitoring, wozu auch verbaler Kontakt mit der Mutter gehört, unerlässlich
- Nur bei absoluter Kontraindikation bleibt als Alternative die Möglichkeit einer Intubationsnarkose. Eine Sectio caesarea in Intubationsnarkose bleibt absoluten Notfällen vorbehalten
- Den Patientinnen werden vor Beginn der Regionalanästhesie eingehend die Abläufe der Anästhesie und Operation (soweit erforderlich) erläutert, damit sie während der Operation kooperativ sein können. Es sollte auch über nicht gravierende, aber dennoch sehr lästige und beeinträchtigende Nebenwirkungen der Regionalanästhesie wie »shivering«, Übelkeit und Erbrechen, Juckreiz sowie Probleme bei der Deafferenzierung des Thorax (Patientin »spürt« ihre Atmung nicht mehr und bekommt »Luftnot«) vorher gesprochen werden

Elektive Sectio

- Die Klassifizierung der Dringlichkeit einer Sectio als »elektiv« bedeutet per Definition, dass ohne besonderen Zeitdruck gehandelt werden kann
- Indikationen sind beispielsweise Beckenendlage mit engem Geburtskanal (im MRT nachgewiesen), Mehrlingsschwangerschaften, Placenta praevia ohne Blutung, Zustand nach maternaler Hirntumoroperation etc.
- Bei einer »elektiven« Sectio caesarea ist die Periduralanästhesie die Methode der Wahl
- Viele Patientinnen wünschen von sich aus bei einer elektiven Sectio ein regionalanästhesiologisches Verfahren, um die Geburt ihres Kindes möglichst direkt mitzuerleben

Eilige Sectio

- Die Sectio wurde von den Kollegen der Geburtshilfe in ihrer Dringlichkeit als »eilig« klassifiziert, was laut Definition bedeutet, dass maximal 30 min für deren Durchführung zur Verfügung stehen
- Die »eilige« Sectio ist in der Regel eine nicht geplante Sectio. Indikationen können ein unerwarteter Geburtsstillstand oder ein pathologisches CTG mit (noch) guten pH-Werten des Feten sein
- Bei einer »eiligen« Sectio caesarea ist die Spinalanästhesie die Methode der Wahl
- Falls schon ein Periduralkatheter liegt, kann die Sectio selbstverständlich auch in PDA durch »Hochspritzen« des Katheters innerhalb von 30 min durchgeführt werden

Vorbereitung im OP

Material

- Periphervenöse Zugänge (14 G/16 G)
- Endotrachealtubus (Magill) 7,0 (bis 8,5) mm Innendurchmesser für den Notfall und ITN
- Dicker Absaugkatheter
- Bei SPA: Spinalnadel 27 G und Basisset inkl. Mundschutz, Kopfbedeckung
- Bei PDK: PDK-Set 18-G-Katheter und Basisset inkl. Kittel, Mundschutz, Kopfbedeckung
- Sterile Handschuhe bei Regionalverfahren

Medikamente

- NaCl 0,9% 10 ml
- Atropin 0,5 mg/ml
- Thiopental 500 mg/20 ml
- Succinylcholin 100 mg/5 ml
- Ephedrin 50 mg/10 ml und Akrinor 1 Amp./10 ml
- Oxytozin 3 IE in einer 2-ml-Spritze
- Verdampfer für Inhalationsanästhetika

SPA

- Lidocain 1,0% 10 ml für die Infiltrationsanästhesie
- Bupivacain 0,5% hyperbar 4 ml
- Morphin 1 mg/1 ml

PDK

- Falls PDK schon liegt: Lidocain 2,0% mit Adrenalin 1:200 000, in einer 20-ml-Spritze + 10 µg Sufentanil epidural (=2 ml)
- Bei Neuanlage: Ropivacain 0,75% 2 ml für die Testdosis
- Ropivacain 0,75% 150 mg, verteilt auf 2 Spritzen à 10 ml + 10 µg Sufentanil (2 ml)
- Morphin 10 mg/10 ml
- Vollelektrolytlösung
- HAES 6%

Blut und Blutprodukte

- Erythrozytenkonzentrate: 2 bei anamnestischen Hinweisen auf erhöhte Blutungsneigung, z. B. HELLP-Syndrom

Monitoring

- Standardmonitoring
- Bei der SPA: Blutdruck und HF bis 15 min nach Anlage der SPA als Dauermessung, bzw. jede Minute, danach alle 5–10 min für 1 h
- Bei der PDA: Nach Gabe des zusätzlichen Lokalanästhetikums bei liegendem PDK wiederum engmaschiges Blutdruck- und HF-Monitoring alle 1–2 min für ca. 15–20 min, bis die maximale Ausdehnung der PDA erreicht ist, danach alle 15 min
- Steter freundlicher verbaler Kontakt mit der Patientin hilft, unerwünschte Wirkungen einer Regionalanästhesie frühzeitig zu entdecken (z. B. bei Hypotonie die typische Übelkeit) und reduziert die Angst

Narkoseeinleitung – Anästhesiebeginn

- Gabe von Na-Citrat p.o.
- Anschluss des Monitorings
- Periphervenöser Zugang, bevorzugt linker Arm
- Gabe von Ranitidin und Metoclopramid i.v.
- Infusionsbeginn und Volumenvorgabe von 1500 ml HAES 6% bei SPA

Spinalanästhesie

- Punktionsort L 3/L 4, alternativ L 2/L 3 oder L 4/L 5, Haut- und Stichkanalinfiltration mit Lidocain 1,0%
- Bupivacain 0,5% hyperbar in einer Dosis von 12,5 mg (minimal 10 mg, maximal 15 mg) und zur postoperativen Analgesie Morphin 0,1–0,2 mg
- Patientin danach sofort auf den Rücken und in Steinschnittlage bringen
- Beurteilung der Blockadeausdehnung mit Kältereiz oder Pin-Prick. Die kraniale Ausdehnung der Blockade sollte bis Th 3/Th 4 reichen
- Bei suffizienter Ausdehnung Freigabe der Patientin nach ca. 5–15 (durchschnittlich 7–8) min, wenn die kraniale Ausbreitung der Anästhesie ausreichend ist
- Kopftieflagerung für die Operation erst, wenn das Lokalanästhetikum sicher fixiert ist (frühestens nach 15 min)

Periduralanästhesie

Falls ein geburtshilflicher PDK schon liegt (eilige Sectio)

- Für die Sectio caesarea bekommt die Patientin über den schon liegenden PDK Lidocain 2,0% mit Adrenalin 1:200 000 in einer Dosis von 400 mg (minimal 320 und maximal 500 mg) und Sufentanil 10 mg
- Gegebenenfalls Dosisreduktion des Lidocain bei vorheriger hoher Dosierung des Ropivacain zur geburtshilflichen PDA
- Die Anschlagzeit von Lidocain 2,0% beträgt zwischen minimal 5 und maximal 15 min. Beurteilung der Blockadeausdehnung mit Kältereiz oder Pin-Prick
- Die kraniale Ausdehnung der Blockade sollte bis Th 3/Th 4 reichen
- Bei suffizienter Ausdehnung Freigabe der Patientin nach ca. 10–15 min

Vorgehen bei einer Neuanlage (elektive Sectio)

- Die PDA wird in der Regel im Bett der Patientin gelegt
- Punktionsort L 3/L 4, alternativ L 2/L 3 oder L 4/L 5, medianer Zugang, Haut- und Stichkanalinfiltration mit Lidocain 1,0%, Identifizierung des Periduralraums mit Widerstandverlustmethode, Einbringen des PDK nicht mehr als 3 cm in den Periduralraum
- Gabe der Testdosis Ropivacain 0,75% 15 mg. Wenn nach 5 min keine Zeichen der intrathekalen oder intravasalen Injektion vorliegen, zunächst Gabe von 10 µg Sufentanil peridural
- Dann zügige fraktionierte Gabe von zunächst weiteren 135 mg Ropivacain 0,75% in Dosen à 37,5 mg in Zeitabständen von ca. 5 min. Es ist sehr selten, dass diese Dosis (150 mg = 20 ml) zu großzügig bemessen ist. Nach ca. 15 min Überprüfung der Blockadeausdehnung mit Kältereiz oder Pin-Prick. Die kraniale Ausdehnung der Blockade sollte bis Th 3/Th 4 reichen
- Gegebenenfalls Supplementierung mit Repetitivdosen von Ropivacain 0,75% à 37,5 mg bis maximal 300 mg
- Wenn die PDA das gewünschte kraniale Niveau erreicht hat, wird die Patientin in den Kreißsaal-OP gebracht und auf den Operationstisch umgelagert

Allgemeinanästhesie

- Bei Versagen eines Regionalverfahrens oder bei absoluter Kontraindikation wird eine Allgemeinanästhesie durchgeführt
- Das Vorgehen entspricht dem der Cito-Sectio: s. oben: A-13.9

Lagerung

- Zur Punktion bei Regionalanästhesie: Seitenlage
- Zur Operation dann Steinschnittlagerung
- Der Arm mit den Zugängen wird ausgelagert
- Operationstisch 15° nach links gekippt, Keil unter dem rechten Becken zur Prävention des aortokavalen Kompressionssyndroms
- Bis zu der Abnabelung des Kindes wünschen die Operateure eine Trendelenburg-Lagerung. Diese sollte zugunsten eines besseren Komforts der Patientinnen nach Abnabelung des Kindes baldmöglichst aufgehoben bzw. reduziert werden

Narkoseführung

Beatmung
- Bei ITN: s. A-13.9
- Bei Regionalverfahren: Spontanatmung mit Sauerstoffnasensonde

Narkoseführung
- O_2-Insufflation via Nasensonde mit einem Flow von 2–4 l/min direkt nach Anlage der SPA/PDA, mindestens, bis das Kind abgenabelt ist
- Bei Übelkeit nach Abnabelung des Kindes gibt man Dehydrobenzperidol 0,625 mg oder Metoclopramid 10 mg; falls dies nicht hilft, als »ultima ratio« Ondansetron 8 mg i.v, (sehr teuer!); die Prävention der Nausea besteht darin, statt Methylergometrin Oxytozin zu geben (Geburtshelfer rechtzeitig darauf hinweisen) und keine Hypotonie zuzulassen
- Bei »shivering« nach Abnabelung des Kindes hilft Clonidin 150 µg; ein Blutdruckabfall ist bei normalem Volumenstatus unwahrscheinlich, aber nicht sicher auszuschließen
- Die Anwesenheit von Familienangehörigen während der Operation ist bei unkompliziertem Verlauf erwünscht. Der Vater oder eine Vertrauensperson darf, falls diese nicht eine ausgewiesene Neigung zu vasovagalen Kreislaufreaktionen zeigen, während der Operation hinter dem Operationstuch bei der Patientin sein. Das Kind soll, falls möglich, der Patientin nach Abnabelung kurz gezeigt werden, bevor es von den Neonatologen versorgt wird. Nach Untersuchung durch die Kinderärzte und bei gutem Zustand soll es dann baldmöglichst wieder zu der Mutter in den Kreißsaal-OP gebracht werden (frühestmöglicher Aufbau der Mutter-Kind-Beziehung)
- Bei liegendem PDK werden am Operationsende noch 3 mg Morphin peridural zur präemptiven postoperativen Analgesie gegeben
- Nach Geburt des Kindes sollen die APGAR-Werte für 1, 5 und 10 min und der pH-Wert der Nabelschnur dokumentiert werden, da sie die pränatale Uterusperfusion, die von der Anästhesie mit beeinflusst wird, widerspiegeln

Kritische Momente
- Mit rasanten Blutdruckabfällen bei Spinalanästhesien in der Geburtshilfe mit hoher kranialer Ausbreitung muss man teilweise trotz guter Prähydrierung rechnen. Sie sind oft nur mit relativ großen Dosen von Vasopressoren zu behandeln. Bei diskretesten Hinweisen auf eine sich abzeichnende Hypotonie (z. B. Patientin gähnt oder »sieht Sternchen«) oder bei Blutdruckwerten systolisch < 100 mmHg oder mittlerem arteriellem Druck < 60 mmHg sollte großzügig und unverzüglich ein Vasopressor gegeben werden. Mittel der Wahl ist Ephedrin, man sollte es fraktioniert in Dosen nicht unter 6 mg geben, alternativ kann ohne Bedenken das stärker wirksame Akrinor gegeben werden. Arterenol ist im Sinne des Feten kontraindiziert
- Schulterschmerz deutet auf eine Reizung des Zwerchfells (z. B. durch Blut aus dem Operationsgebiet) hin, die via N. phrenicus in den HWS-Bereich projiziert wird. Die Therapie besteht in einer gründlichen Spülung des Operationsgebietes und Hochlagerung des Oberkörpers

Postoperatives Management
- Die Patientinnen werden im Rahmen einer förmlichen Übergabe den Geburtshelfern bzw. Hebammen zur weiteren Überwachung übergeben
- Die Patientin darf aus dem Kreißsaal auf Station verlegt werden, wenn die Regionalanästhesie rückläufig ist und die Vitalparameter (Blutdruck, HF, Atmung) stabil sind
- Zur Erkennung und rechtzeitigen Therapie einer »späten« Atemdepression durch intrathekal oder peridural gegebenes Morphin müssen Atemfrequenz und/oder S_aO_2 für 14–16 h erfasst und auf einem speziellen Formular dokumentiert werden. Die Schwestern auf den entsprechenden peripheren Stationen müssen entsprechend informiert werden
- Der postoperative Aufenthalt im Kreißsaal sollte mindestens 2 h betragen
- Analgesie: Diclofenac-Supp. 100 mg direkt postoperativ, für die ersten beiden postoperativen Tage Diclofenac-Supp. 3-mal 50 mg, alternativ Paracetamol-Supp. 4-mal 1 g
- Das peridural gegebene Morphin hat einen postoperativen analgetischen Effekt für ca. 22–24 h
- Der PDK wird in der Regel am 1. postoperativen Tag morgens entfernt. Ein ausreichender zeitlicher Abstand zu Heparingaben muss eingehalten werden; bei unfraktioniertem Heparin »low dose« sind es 4 h, bei niedermolekularem fraktioniertem Heparin sind es 10 h. Die vollständige Entfernung des PDK muss schriftlich dokumentiert werden

A-13.10 Schwangerschaftsabbruch

Checkliste

ITN: oral	PDA	PVK (16 G)

- Operationsdauer: Dauer bis zur Abortcurettage: mehrere Stunden bis maximal mehrere Tage; Dauer der Abortcurettage: ca. 10 min
- Prämedikation: Wichtig ist die psychologische Führung der Patientinnen. Die verschiedenen Möglichkeiten der Analgesie und Anästhesie sollten eingehend erörtert werden. Ein regionales Anästhesieverfahren sollte als die Methode der Wahl vorgestellt werden. Die PDA ist in der Regel das einzige effiziente Verfahren, um eine gute Wehenanalgesie zu bewerkstelligen
- s. A-13.1 »Gerinnung«
- Aspirationsprophylaxe: Ranitidin 150 mg p.o. um 6.00 Uhr und um 22.00 Uhr bei längerer Dauer der Geburt; vor der Abortcurettage Na-Citrat 0,3 molar 30 ml p.o., Metoclopramid 10 mg i.v., Ranitidin 50 mg i.v. (nur, falls zuvor kein Ranitidin p.o. gegeben wurde)

Besonderheiten

- Die Weheninduktion wird künstlich mit topischen Prostaglandinen oder Oxytocin i.v. oder Prostaglandinen i.v. vorgenommen. Oxytocin i.v. bewirkt besonders schmerzhafte Uteruskontraktionen. Es kann manchmal Tage dauern, bis es zur Ausstoßung der Frucht kommt. Die Patientinnen sind in der Regel seelisch sehr traumatisiert. Die Schmerztoleranz gegenüber dem Wehenschmerz ist reduziert.
- Nach Ausstoßung des Feten wird eine Curettage durchgeführt, um Reste der Plazenta zu entfernen. In wenigen Fällen ist es notwendig, instrumentell das Schwangerschaftsprodukt auszuräumen
- Die Indikation für eine geburtshilfliche Periduralanalgesie sollte großzügig gestellt werden.
- Es empfiehlt sich ein differenziertes Vorgehen:
  - Hat die Patientin schmerzhafte Uteruskontraktionen, sollte ein PDK frühzeitig gelegt werden. Dieser kann dann genutzt werden, um die obligatorische Abort- bzw. Nachcurettage in PDA durchzuführen
  - Hat die Patientin keine schmerzhaften Uteruskontraktionen, sollte die Abort- bzw. Nachcurettage in SPA durchgeführt werden
- Sowohl bei der PDA als auch bei der SPA ist nach kranial ein sensibles Niveau bis zum Dermatom Th 10, entsprechend der Innervation des Uterus, erforderlich
- Bei beiden Verfahren (SPA und PDA) sollte die Patientin auf Wunsch sediert werden (z. B. Propofol fraktioniert à 20–30 mg oder Midazolam fraktioniert à 2 mg)
- Lehnt die Patientin ein regionales Anästhesieverfahren ab, bleibt die Möglichkeit, ihr eine PCA-Pumpe mit Piritramid anzubieten mit anschließender Intubationsnarkose für die Curettage

Vorbereitung im OP

Material

- Periphervenöser Zugang (18 G)
- Endotrachealtubus (Magill) 7,0 (bis 8,5) mm Innendurchmesser für den Notfall
- Periduralset mit 18-G-Tuohy-Nadel,
- Basisset für Regionalanästhesie, sterile Handschuhe, Mundschutz, Kopfhaube, steriler Kittel bei Bedarf

Medikamente

- NaCl 0,9% 10 ml
- Atropin 0,5 mg/ml
- Lidocain 1,0% 10 ml
- Bupivacain 0,5% isobar 5 ml für Testdosis
- Ropivacain 0,2% 5 ml mit NaCl 0,9% 5 ml und Sufenta 10 µg (Sufenta epidural) 2 ml
- Ropivacain 0,2% 20 ml mit NaCl 0,9% 16 ml und Sufentanil 4 ml (20 µg) als Perfusor (= Ropivacain 0,1% + Sufentanil 0,5 µg/ml)
- Analgesie zur Abortcurettage: Lidocain 2% + Adrenalin 1:200 000 in 20-ml-Spritze
- Ephedrin 50 mg mit NaCl 0,9% aufgezogen in einer 10-ml-Spritze
- Medikamente für die Notfallintubation bereit halten
- Vollelektrolytlösung
- HAES 6% in Bereitschaft

Monitoring

- Standardmonitoring
- Blutdruck und HF bis 15 min nach Anlage der PDA alle 1–2 min
- Danach für 30 min alle 5 min
- Danach alle 30 min bis zur Geburt
- Bei eventuell erforderlicher Gabe eines zusätzlichen Lokalanästhetikums zur Abortcurettage wiederum engmaschiges Blutdruck- und HF-Monitoring alle 1–2 min für ca. 15–20 min, bis die maximale Ausdehnung der PDA erreicht ist
- Die Qualität der Analgesie sowie die Motorik müssen regelmäßig kontrolliert werden, bei unnötiger Blockade kann der Fetus nicht spontan ausgestoßen werden. Gegebenenfalls muss die Dosis der kontinuierlichen Gabe verändert werden

Narkoseeinleitung – Anästhesiebeginn

- Anschluss des Monitorings
- Periphervenöser Zugang
- Gabe von 1000 ml Vollelektrolytlösung

Periduralanästhesie

- Punktionsort L 3/L 4, alternativ L 2/L 3 oder L 4/L 5, medianer Zugang, Haut- und Stichkanalinfiltration mit Lidocain 1,0%, Identifizierung des Periduralraums mit Widerstandverlustmethode, Einbringen des PDK nicht mehr als 3 cm in den Periduralraum Gabe der Testdosis Bupivacain 0,5% 10 mg. Wenn nach 5 min keine Zeichen der intrathekalen Injektion vorliegen, Gabe der Initialdosis: Ropivacain 0,1% 10 mg mit Sufentanil 10 µg in 2 Fraktionen à 6 ml
- 15 min warten, ob gute Analgesie eingetreten ist; wenn nicht, dann nochmals Boli von Ropivacain 0,1% à 5 mg geben. Danach mit der Infusion beginnen, zunächst mit 8 ml/h (8 mg/h)
- Zeigt die Patientin keine Zeichen der motorischen Blockade, darf sie im Kreißsaal mit Hilfe einer Begleitperson umherlaufen (»walking epidural«)
- Für die Abort-/Nachcurettage bekommt die Patientin über den PDK Lidocain 2,0% mit Adrenalin 1:200 000 in einer Dosis zwischen 200 und 280 mg. Die Anschlagzeit von Lidocain 2,0% beträgt zwischen 3 und 15 min

- Falls erforderlich, großzügige Sedierung mit Midazolam à 2–5 mg i.v. Beurteilung der Blockadeausdehnung mit Kältereiz oder Pin-Prick. Die kraniale Ausdehnung der Blockade sollte bis Th 10 reichen
- Bei suffizienter Ausdehnung Freigabe der Patientin nach ca. 10–15 min zur Operation

Spinalanästhesie

- Punktionsort L 3/L 4, alternativ L 2/L 3 oder L 4/L 5, Haut- und Stichkanalinfiltration mit Lidocain 1,0%, Identifikation des Subarachnoidalraums anhand von freiem Liquorfluss
- SPA mit einer Dosis von Mepivacain 4% hyperbar 40–56 mg (1,0–1,4 ml) oder Lidocain 2,0% isobar 40 mg (2 ml)
- Patientin danach sofort auf den Rückenlage bringen, Beurteilung der Blockadeausdehnung mit Kältereiz oder Pin-Prick
- Die kraniale Ausdehnung der Blockade sollte bis Th 10 reichen
- Bei suffizienter Ausdehnung Freigabe der Patientin nach ca. 10 min zur Operation

Allgemeinanästhesie

- Bei Versagen eines Regionalverfahrens oder bei absoluter Kontraindikation wird eine Allgemeinanästhesie zur Curettage durchgeführt
- Das Vorgehen entspricht dem der Cito-Sectio: s. A-13.8

Lagerung

- Zur Punktion bei Regionalanästhesie: Seitenlage, bei zu erwartender schwieriger Punktion: sitzende Lagerung
- Zur Operation dann Steinschnittlagerung
- Der Arm mit den Zugängen wird ausgelagert

Narkoseführung

- Bei Allgemeinanästhesie: Beatmung und Narkoseführung wie bei Cito-Sectio, das Opiat kann hier aber schon bei der Einleitung appliziert werden
- Bei der nach der Ausstoßung durchgeführten Nachcurettage sollte die Patientin während dieses für sie psychisch belastenden Eingriffs ausreichend sediert sein, z. B. mit Propofolboli à 20–30 mg oder mit Midazolam

Postoperatives Management

- Die Patientinnen werden im Rahmen einer förmlichen Übergabe den Geburtshelfern bzw. Hebammen zur weiteren Überwachung übergeben
- Die Patientin darf aus dem Kreißsaal auf Station verlegt werden, wenn die Regionalanästhesie rückläufig ist und die Vitalparameter (Blutdruck, HF, Atmung) stabil sind
- Blutdruck und HF sollen wie oben angegeben gemessen und dokumentiert werden. Der postoperative Aufenthalt im Kreißsaal sollte mindestens 2 h betragen
- Eine postoperative Analgesie ist in der Regel nicht erforderlich
- Der Katheter wird vor der Verlegung aus dem Kreißsaal gezogen. (Entsprechende Dokumentation über das vollständige Entfernen und neurologische Auffälligkeiten beachten!)

Raum für Notizen

A-13.11 Stand-by für äußere Wendung und Vakuumextraktion

Checkliste

PVK (18 G)

- Prämedikation: Der Patientin wird das Vorgehen bei dem Eingriff erläutert. Falls es zu einem notfallmäßigen Eingreifen kommen sollte, ist es gut, wenn die Patientin schon über das Vorgehen aufgeklärt worden ist und der Anästhesist sich über die wesentlichen anästhesierelevanten Nebendiagnosen informiert hat
- Es wird der Versuch der äußeren Wendung eines sich in Beckenendlage oder Querlage befindlichen Kindes unternommen, um es in eine für die spontane Geburt physiologische Schädellage zu bringen. Dabei kann es zur vorzeitigen Plazentalösung mit massiver Blutung oder zur Komprimierung der Vasa umbilicales mit folgender fetaler Hypoxämie kommen
- In diesem Fall muss eine Cito-Sectio durchgeführt werden
- Nach erfolgreicher äußerer Wendung gibt es Patientinnen, bei denen direkt im Anschluss die Geburt eingeleitet werden soll. Eine andere Gruppe wird nach erfolgter Wendung noch eine Zeitlang im Kreißsaal überwacht, die Entbindung soll zu einem späteren Termin erfolgen

Erläuterung zur Anästhesie

- Während der äußeren Wendung stehen Anästhesist und Pflegepersonal in »stand by«
- Bei Patientinnen, bei denen direkt nach erfolgreicher äußerer Wendung die Geburt des Kindes erfolgen soll, empfiehlt es sich, vorher einen PDK zu legen und diesen wie bei einer »elektiven« Sectio in PDA zu beschicken
- Ist bei eine Cito-Sectio erforderlich, kann ohne Zeitverlust in den OP gefahren werden; ist keine Sectio erforderlich, kann der PDK zur geburtshilflichen Analgesie verwendet werden
- Bei Patientinnen, die noch nicht entbinden sollten, bei denen aber eine Cito-Sectio indiziert ist, kann dann aufgrund des Zeitdrucks nur eine Intubationsnarkose mit Ileuseinleitung durchgeführt werden
- Weiteres Procedere: s. A-13.8 »Notfall-Sectio (Cito-Sectio)« und A-13.9 »Sectio: elektiv und eilig«

Standards in der Urologie

B. Rehberg-Klug

A-14.1   Endourologische Eingriffe   332

A-14.2   Harnsteinleiden   336

A-14.3   Kleine urologische Eingriffe   338

A-14.4   Laparoskopische Eingriffe in der Urologie   340

A-14.5   Urologische Karzinomchirurgie
          und andere offene urologische Operationen   344

A-14.6   Nierentransplantationen   348

A-14.7   Lebendnierenspenden (laparoskopisch)   350

A-14.1 Endourologische Eingriffe

Checkliste

SPA	PVK (18 G)	W-MATTE	
LMA		Temperatursonde	

- Operationsdauer: ca. 1–2 h
- Prämedikation: nach Standard
- Bevorzugtes Anästhesieverfahren ist die *Spinalanästhesie*, nur in Ausnahmefällen (Kontraindikationen) und ausdrücklicher Ablehnung durch den Patienten trotz sorgfältiger Aufklärung kann eine Allgemeinanästhesie mit einer *Larynxmaske* zur Anwendung kommen

Zu diesen Eingriffen zählen

- Transurethrale Prostataresektion (TUR-P)
- Transurethrale Resektion der Blase (TUR-B)

Vorbereitung im OP

Material

- ▶ Periphervenöser Zugang 18 G
- ▶ Spinalnadel 27 G für Spinalanästhesie
- ▶ Larynxmaske Größe 3–5 für LMA
- ▶ Blasenkatheter (wird durch den Operateur gelegt)
- ▶ Steriler Tisch für SPA

Medikamente

- ▶ NaCl 0,9% 10 ml
- ▶ Atropin 0,5 mg/ml
- ▶ Bupivacain 0,5% isobar (Carbostesin) 5 ml

Bei Larynxmaske

- ▶ Alfentanil 1,0 mg/2 ml
- ▶ Propofol 200 mg/20 ml
- ▶ Propofolperfusor 1%, alternativ Verdampfer für volatile Anästhetika
- ▶ Vollelektrolytlösung
- ▶ Antibiotikum nach Rücksprache mit dem Operateur

Monitoring

- Standardmonitoring
- Temperatursonde

Narkoseeinleitung

- Anschluss des Monitorings
- Periphervenöser Zugang
- Infusionsbeginn
- Bei Spinalanästhesie Gabe von Vollektrolytlösung 500–1000 ml

Einleitung

- Durchführung der Spinalanästhesie nach Standard mit 3–3,5 ml Bupivacain 0,5% isobar (Carbostesin) in Abhängigkeit von der Körpergröße: Anästhesieniveau mindestens bei Th 10
- Bei Kontraindikationen gegen eine Spinalanästhesie Allgemeinanästhesie mit einer Larynxmaske
- Alfentanil (Rapifen): 0,5–1,0 mg
- Propofol ca. 1,5–2 mg/kgKG
- Nach Erlöschen der Schutzreflexe Einlage der passenden Larynxmaske
- Kontrolle der Lage durch Auskultation
- Augenschutz

Lagerung

- Steinschnittlagerung mit rechtsseitig ausgelagertem Arm

Narkoseführung

- Bei Spinalanästhesie und ängstlichen Patienten ist eine leichte Sedierung möglich mit Propofol (Bolus 30–50 mg, anschließend Perfusor mit ca. 100 mg/h) oder Midazolam (Dormicum) 1-mg-weise auf Wunsch des Patienten

Beatmung

- N_2O-O_2-Gemisch, PEEP: 5 cm H_2O
- F_IO_2: 0,3–0,5
- $p_{et}CO_2$: < 50 mmHg (bei endoskopischer Operation)

Narkose

- Führung der Narkose mit Propofolperfusor 5–8 mg/kgKG/h oder als »balanced anaesthesia« mit volatilen Anästhetika wie Isofluran, Sevofluran oder Desfluran
- Nachinjektion von Alfentanil möglich bei Bedarf
- Bei langen Resektionszeiten (ab 30 min) venöse Bestimmung von Natrium, Kalium, Hb zum Ausschluss eines TUR-Syndroms (Abnahme aus liegendem venösem Zugang)
- Extubation auf dem Operationstisch
- Postoperative Betreuung im Aufwachraum

Kritische Momente

TUR-Syndrom

Transurethrale Resektionen der Blase (TUR-B) und der Prostata (TUR-P) sind urologische Standardoperationen, der sich hauptsächlich ältere Patienten, oft durch kardiopulmonale Begleiterkrankungen gefährdet, unterziehen müssen. Die wesentlichen Risiken bestehen im *Blutverlust durch Verletzen der A. prostaticae im Bereich der Prostatakapsel und Eröffnen der hier verlaufenden Venensinus*, wodurch *größere Mengen der elektrolytfreien Spülflüssigkeit* (Purisole SM = Sorbit-Mannit-Gemisch, Fresenius) *in das Gefäßsystem eingeschwemmt werden können.*

Die Menge der absorbierten Flüssigkeit ist proportional zur Resektionszeit und abhängig vom hydrostatischen Druck (Höhe des Spülflüssigkeitsbeutels). Pro Minute können 10–30 ml Spülflüssigkeit in den Kreislauf gelangen. Die dadurch bedingte *akute Volumenüberladung* und die sie begleitende *Verdünnungshyponatriämie* können zu lebensbedrohlichen Komplikationen führen.

Als *erste klinische Zeichen* einer Einschwemmung gelten:

- Verwirrtheit
- Unruhe
- Übelkeit
- Zerebrale Anfälle
- Zunehmendes Hirnödem
- Komatöse Bewusstseinsstörungen
- Bradykardien
- QRS-Verbreiterungen
- Ventrikuläre Arrhythmien
- Angina-pectoris-Anfälle
- Interstitielles Lungenödem
- Arterielle Hypertonie

Konsequenzen für das perioperative Monitoring

Die Spinalanästhesie ist für diese Eingriffe, wenn sie elektiv durchgeführt werden, das Anästhesieverfahren der 1. Wahl! Präoperativ sollten nichtsteroidale Antirheumatika 2 Tage und ASS 5 Tage vor Durchführung eines rückenmarknahen Verfahrens abgesetzt sein; egal, in welcher Dosierung sie präoperativ eingenommen wurden.

Bei langen Resektionszeiten (über 30 min) venöse BGA zur Kontrolle von Hb, Hkt, Natrium, Kalium und pH-Wert durchführen; Ausgangswerte dokumentieren. Ein TUR-Syndrom kann einerseits sehr früh durch direkte intravasale Resorption größerer Flüssigkeitsmengen auftreten, andererseits aber auch nach mehreren Stunden durch Resorption von interstitieller periprostatischer Flüssigkeit auftreten.

Therapie

- Ausgleich von Elektrolytstörungen (Hyponatriämie, Hypokaliämie)
- Natriumsubstitution ab 125–130 mmol/dl, ggf. prophylaktisch
- Bei Vorliegen einer Regionalanästhesie und ausgeprägtem TUR-Syndrom:
  - Chirurgen verständigen
  - Beendigung des Eingriffs so schnell wie möglich
  - Flüssigkeitsrestriktion und Gabe von Diuretika, um Flüssigkeit auszuschwemmen
  - Gabe von Natrium
  - Bei schwerem Verlauf: Intubation, arterielle Leine anlegen, BGA, ZVK-Anlage, Katecholamintherapie und intensivmedizinische Betreuung anmelden

Postoperatives Management

- Überwachung und Behandlung im Aufwachraum mit Standardmonitoring
- Bei Spinalanästhesie muss eine Regredienz um 2 Segmente nachgewiesen und entsprechend dokumentiert werden. Ein kontinuierliches Schmerztherapieverfahren inkl. PCA ist in der Regel dann nicht erforderlich
- Auf Diurese und blutigen Urin achten
- Substitution von Diureseverlusten nach Bedarf: häufig intraoperative Gabe von Furosemid auf Wunsch des Operateurs
- Verlegung nach Anweisung

Raum für Notizen

A-14.2 Harnsteinleiden

Checkliste

	PVK (16 G und 14 G)	MS	TEMP.	
	DK		W-MATTE	
		Temperatursonde	Anwärmer, z. B. HOTLINE	

- Operationsdauer: 1–2 h
- Prämedikation: nach Standard
- Bei der extrakorporalen Stoßwellenlithotrypsie (ESWL) reicht i. Allg. eine Analgosedierung

Zu diesen Eingriffen zählen

- PNS (perkutane Nephrostomie)
- PNE (perkutane Nierensteinentfernung)
- PNL (perkutane Nephrolitholapaxie oder Nephrolithotrypsie)
- ESWL (extrakorporale Stoßwellenlithotrypsie)

Besonderheiten

Mögliches *TUR-Syndrom*.

Vorbereitung im OP

Material

- Periphervenöse Zugänge (16 G/14 G)
- Woodbridge-Tubus 7,5–8,5 mm Innendurchmesser
- Blasenkatheter (wird durch den Operateur gelegt)
- Magensonde mit Mandrin 16 Charr bei Bauchlage
- Temperatursonde

Medikamente

- NaCl 0,9% 10 ml
- Atropin 0,5 mg/ml
- Fentanyl 0,5 mg/10 ml
- Propofol 200 mg/20 ml
- Propofolperfusor, 1%, alternativ Verdampfer für volatile Anästhetika
- Cis-Atracurium 15 mg/15 ml
- Vollelektrolytlösung
- Antibiotikum nach Rücksprache mit dem Operateur

Monitoring

- Standardmonitoring
- Temperatursonde

Narkoseeinleitung

- Anschluss des Monitorings
- Periphervenöser Zugang, wegen Bauchlage möglichst am Handrücken
- Infusionsbeginn
- Eventuell Gabe des Antibiotikums

Einleitung

- Fentanyl (1-2 µg/kgKG) 0,1-0,2 mg
- Propofol ca. 2-3 mg/kgKG
  (alternativ: Thiopental 4-5 mg/kgKG)
- Cis-Atracurium 0,15 mg/kgKG
- Intubation mit Woodbridge-Tubus und Auskultation
- Bei Bauchlage Anlage einer Magensonde
- Augenschutz (wichtig bei Bauchlagerung)
- Nach Umlagerung in Bauchlage, erneute Auskultation um Tubusfehllagen auszuschließen

Lagerung

- Bauchlage
- Arme beidseits ausgelagert, auf Abpolsterung achten, Kopf auf Gelring lagern

Narkoseführung

Beatmung

- N_2O-O_2-Gemisch, PEEP: 5 cm H_2O
- F_IO_2: 0,3-0,5
- $p_{et}CO_2$: 35-45 mmHg

Narkose

- Führung der Narkose mit Propofolperfusor: 5-8 mg/kgKG/h oder als »balanced anaesthesia« mit volatilen Anästhetika wie Isofluran, Sevofluran oder Desfluran
- Bei Bedarf und langer Eingriffsdauer: Nachinjektion von Fentanyl: 0,1 mg

🛈 **Auskühlung, Bauchlage mit Gefahr der Tubusdiskonnektion, TUR-Syndrom möglich.**

- Am Operationsende Umlagerung in Rückenlage
- Extubation nach Erreichen der Extubationskriterien
- Postoperative Betreuung im Aufwachraum

Extrakorporale Stoßwellenlithotrypsie (ESWL)

- Standardmonitoring
- Analgosedierung mit Alfentanil (Rapifen) 0,5-1,0 mg und bei Bedarf Propofolboli von 30-50 mg i.v.; bei Sedierung Insufflation von Sauerstoff
- Bei großen Steinen und ängstlichen Patienten kann eine Allgemeinanästhesie erforderlich werden: bei Rückenlage Larynxmaske, bei Bauchlage Intubationsnarkose

Postoperatives Management

- Überwachung und Behandlung im Aufwachraum mit Standardmonitoring
- Gabe von Piritramid nach Bedarf, ca. 0,1 mg/kgKG. Eventuell kann eine PCA-Pumpe notwendig werden. Zusätzliche Gabe von Metamizol 1-2 g/100 ml NaCl möglich (APS-Anmeldung bei PCA-Pumpen)
- Auf Diurese und blutigen Urin achten
- Eventuell bei TUR-Syndrom Kontrolle von Elektrolyten, kleinem Blutbild
- Verlegung nach Anweisung

A-14.3 Kleine urologische Eingriffe

Checkliste

LMA	PVK (18 G)	W-MATTE
SPA		

- Operationsdauer sehr variabel: sehr kurze Operationszeiten bis hin zu mehreren Stunden, daher wenn möglich immer Rücksprache mit dem Operateur
- Prämedikation: nach Standard
- Einige der Eingriffe sind in »stand-by« und einer Lokalanästhesie, die durch den Operateur durchgeführt wird, möglich

Besonderheiten

Zum Teil werden diese Eingriffe ambulant durchgeführt (Besonderheiten bei der ambulanten Anästhesie beachten!).

Zu diesen Eingriffen zählen

- URS (Ureterorenoskopie, diagnostisch bei TM-Verdacht oder zur transurethralen Harnleitersteinentfernung)
- Ureterschieneneinlage, -entfernung
- Zystoskopien
- Ureterozystoskopien, PE, retrograde Darstellung
- Ureterotomia interna (Laser)
- Kondylomabtragung (Laser)
- Operationen am Penis
- Penisaufrichtungsoperation (nach Nesbit)
- Sterilisation

Vorbereitung im OP

Material

- Periphervenöse Zugang (18 G)
- Spinalnadel 27 G für Spinalanästhesie
- Larynxmaske Größe 3–5 für LMA
- Blasenkatheter (wird durch den Operateur gelegt)
- Steriler Tisch bei Spinalanästhesie

Medikamente

- NaCl 0,9% 10 ml
- Atropin 0,5 mg/ml
- Bupivacain 0,5% isobar (Carbostesin) 5 ml

Bei Larynxmaske

- Fentanyl 0,5 mg/10 ml oder Alfentanil 1,0 mg/2 ml
- Propofol 200 mg/20 ml
- Propofolperfusor 1%, alternativ Verdampfer für volatile Anästhetika
- Vollelektrolytlösung
- Antibiotikum nach Rücksprache mit dem Operateur

Monitoring
- Standardmonitoring

Narkoseeinleitung

- Anschluss des Monitorings
- Periphervenöser Zugang, bei Bauchlage möglichst am Handrücken
- Infusionsbeginn
- Eventuell Gabe des Antibiotikums

Spinalanästhesie

- Nach Standard mit 3–4 ml Bupivacain 0,5% isobar (Carbostesin); bei kurzen Eingriffen kann auch Lidocain 2% verwendet werden: 3–4 ml
- Bei Kontraindikationen gegen eine Spinalanästhesie wird eine Allgemeinanästhesie mit einer Larynxmaske durchgeführt

Allgemeinanästhesie

Einleitung

- Fentanyl (1–2 µg/kgKG) 0,1–0,2 mg oder bei sehr kurzen Eingriffen Alfentanil (Rapifen): 0,5–1,0 mg
- Propofol ca. 2–3 mg/kgKG
- Nach Erlöschen der Schutzreflexe Einlage der passenden Larynxmaske
- Kontrolle der Lage durch Auskultation

Lagerung

- Steinschnittlagerung
- Beide Arme ausgelagert

Narkoseführung

- Bei Spinalanästhesie und Lokalanästhesie durch den Operateur ist eine leichte Sedierung mit Propofol als Bolus 30- bis 50-mg-weise oder mit Midazolam 1-mg-weise auf Wunsch des Patienten möglich

Beatmung bei Larynxmaske

- N_2O-O_2-Gemisch, PEEP: 5 cm H_2O
- F_IO_2: 0,3–0,5
- $p_{et}CO_2$: 35–45 mmHg

Narkose

- Führung der Narkose mit Propofolperfusor 5–8 mg/kgKG/h oder als »balanced anaesthesia« mit volatilen Anästhetika wie Isofluran, Sevofluran oder Desfluran
- Bei Bedarf und langer Eingriffsdauer Nachinjektion von Fentanyl: 0,1 mg
- Extubation nach Erreichen der Extubationskriterien
- Postoperative Betreuung im Aufwachraum

Postoperatives Management

- Überwachung und Behandlung im Aufwachraum mit Standardmonitoring
- Bei Spinalanästhesie muss eine Regredienz um 2 Segmente nachgewiesen und entsprechend dokumentiert werden. Ein kontinuierliches Schmerztherapieverfahren inkl. PCA ist in der Regel dann nicht erforderlich
- Auf Diurese und blutigen Urin achten
- Verlegung nach Anweisung

A-14.4 Laparoskopische Eingriffe in der Urologie

Checkliste

	PVK: 14 G und 16 G	W-Matte	Blutprodukte	
	(ZVK)	W-TOUCH		
	(Arterie)	MS		
		DK mit Temp.		

- Operationsdauer: s. Besonderheiten
- Prämedikation: nach Standard

Besonderheiten

- Laparoskopische pelvine Lymphadenektomie (bei Prostatakarzinom): häufig ältere Patienten mit entsprechenden Begleiterkrankungen, dadurch erhöhtes Narkoserisiko, Störungen der Herz-Kreislauf-Funktion und der Atmung, ZVK ist in der Regel nicht erforderlich. Möglichkeit der Verletzung großer Gefäße im Peritoneum, dann Hilfe holen und Gabe von Volumen, Operationszeit: 2–3 h
- Laparoskopische Prostatektomie:
  2 großlumige periphere Kanülen (auf sichere Konnektion achten, da Arme intraoperativ nicht erreichbar sind!), davon eine möglichst in der V. jugularis externa, bei schlechten Venenverhältnissen auch ZVK (3-lumig), arterielle Druckmessung, Operationszeit: 4–6 h
- Laparoskopische retroperitoneale Lymphadenektomie (bei Hodentumor):
  Männer jeder Altersgruppe, häufig schlechte Venenverhältnisse nach Chemotherapie, dadurch bedingt auch reduzierter Allgemeinzustand; Risiko größerer Blutverluste, ZVK-Anlage (3-lumig), bei ASA I und II nicht unbedingt arterielle Druckmessung notwendig, Operationszeit: ca. 2–3 h
- Laparoskopische Ureterolithotomie/Pyeloplastik:
  Seltene Operation, keine ZVK-Anlage, Operationszeit: 2–3 h
- Laparoskopische Nephrektomie/Nephroureterektomie:
  Seitenlage, häufig Begleiterkrankungen, dadurch erhöhtes Narkoserisiko, auf Nierenfunktion und Wasser-/Elektrolythaushalt achten, bei größeren Tumoren ZVK-Anlage, arterielle Druckmessung, Operationszeit: ca. 3 h
- Laparoskopische Adrenalektomie:
  Häufig Begleiterkrankungen, **CAVE**: hormonproduzierende Tumoren, Conn-Cushing-Addison-Syndrom, Noradrenalin- und Nitroglycerinperfusor bereithalten, ggf. postoperativ Hormonsubstitution erforderlich, ZVK-Anlage, arterielle Druckmessung, Operationszeit: ca. 3 h
- Laparoskopische radikale Zystektomie:
  Männer jeder Altersgruppe, ZVK-Anlage, postoperativ immer Intensivtherapie notwendig, arterielle Druckmessung, PDK-Anlage sehr vorteilhaft, Operationszeit: z. T. sehr lange Eingriffe von 6–10 h
- Laparoskopische Varikozelenoperation:
  Im Allgemeinen kurzer Eingriff, oft handelt es sich um leptosome und ängstliche Patienten, daher auf ausreichende Prämedikation achten. Nur peripher Zugang und Intubationsnarkose, Hotline nicht erforderlich, nur initiale Gabe von Fentanyl zur Einleitung notwendig. Als kurzwirksames Muskelrelaxans eignet sich Mivacurium (0,2 mg/KG zur Einleitung). Operationszeit: unter 30 min

Vorbereitung im OP

Material

- Periphervenöse Zugänge (16 G/14G)
- Endotrachealtubus (Magill) 7,5 (bis 8,5) mm Innendurchmesser
- Katheter für arterielle Blutdruckmessung (20 G)
- ZVK 7,5 F, 3 Lumen
- Magensonde mit Mandrin
- Blasenkatheter: wird vom Operateur gelegt
- Hotline
- Temperatursonde
- Druckwandler und Spülsysteme für Arterie und ZVD
- Steriler Tisch für Arterie und ZVK

Medikamente

- NaCl 0,9% 10 ml
- Atropin 0,5 mg/ml
- Fentanyl 0,5 mg/10 ml
- Propofol 200 mg/20 ml oder Thiopental 500 mg/20 ml
- Propofolperfusor 1%, alternativ Verdampfer für volatile Anästhetika
- Remifentanilperfusor (Ultiva) 5 mg/50 ml
- Eventuell Dopamin 250 mg/50 ml
- Cis-Atracurium 20 mg/20 ml
- Vollelektrolytlösung
- Gelatinelösung
- Antibiotikum nach Rücksprache mit dem Operateur

Blut und Blutprodukte

- Erythrozytenkonzentrate: bei Tumoroperationen 2 auf Abruf

Monitoring

- Standardmonitoring
- Invasive Druckmessung
- Zentraler Venendruck
- Temperatursonde
- Eventuell Relaxometrie

Narkoseeinleitung

- Anschluss des Monitorings
- Periphervenöser Zugang
- Infusionsbeginn
- Arterielle Kanülierung der A. radialis der nicht dominanten Hand in Lokalanästhesie (außer bei ASA-I-Patienten: arterielle Kanülierung erst nach Einleitung)

Einleitung

- Fentanyl 0,1–0,2 mg
- Propofol ca. 2–3 mg/kgKG (alternativ: Thiopental)
- Cis-Atracurium 0,15 mg/kgKG
- Intubation und Auskultation
- TIVA starten: Propofol 4–6 mg/kgKG/h, Remifentanil 0,1–0,5 µg/kgKG/min, alternativ balancierte Anästhesie mit volatilem Anästhetikum und Remifentanil
- Magensonde platzieren (bevorzugt oral)
- Wenn erforderlich: ZVK via V. jugularis interna rechts nach Standard für ZVK und Lagekontrolle mittels Vorhof-EKG
- Blasenkatheteranlage erfolgt meist durch den Operateur
- Anlage der Temperatursonde
- Augenschutz
- 2. periphervenöser Zugang
- Warm-Touch
- Ausgangs-BGA

Lagerung

- Oft extreme Trendelenburg-Lagerung
- Beide Arme angelegt und durch Gelmatten geschützt
- Bei einigen Eingriffen wechselnde Rechts- und Linksseitenlage des Operationstisches, deswegen sorgfältige Fixierung des Patienten mit Thoraxgurt und auf Kippen des Kopfes achten (Gelring unter den Kopf)

Narkoseführung

Beatmung

- Luft-O_2-Gemisch, PEEP: 5 cm H_2O, kein Lachgas!
- F_IO_2: 0,3–0,5
- $p_{et}CO_2$: < 50 mmHg (bei endoskopischer Operation)

Narkose

- TIVA mit Propofol 500–800 mg/h und Remifentanil 0,3–0,5 µg/kgKG/min kontinuierlich
- Nachrelaxation mit Cis-Atracurium nach Bedarf
- Infusion: Vollelektrolytlösung ca. 500 ml/h
- Bei langer Operationsdauer: wiederholte BGA mit Bestimmung der Elektrolyte und Hb/Hkt, BZ und Laktat; Häufigkeit richtet sich auch nach dem Blutungsausmaß
- Plasmaersatzstoffe und Transfusionen nach Bedarf
- 15–20 min vor Ausleitung 2 g Metamizol als Kurzinfusion, 10 mg Morphin fraktioniert zur Schmerztherapie
- Parallel TIVA reduzieren und ca. 5 min vor der letzten Naht beenden
- Vor der Extubation Magensonde entfernen
- Extubation auf dem Operationstisch

Kritische Momente

- Luftinsufflation in den Magen bei Maskenbeatmung
- **CAVE:** Verletzung von Magen und Darm beim Einführen der Verres-Kanüle möglich
- Beeinträchtigung der Ventilation durch Pneumoperitoneum mit Anstieg des pCO_2 und des intraabdominellen Drucks sowie Gefahr der Auskühlung durch insuffliertes CO_2
- Hypertonus durch Kapnoperitoneum
- Beeinträchtigung des venösen Rückstroms durch zu hohen intraabdominellen Druck (Arbeitsdruck durch den Operateur auf 12–14 mmHg senken lassen)
- Magenreflux mit Gefahr der Aspiration auch bei der Ausleitung
- Gefahr der Verletzung großer Gefäße im Retroperitoneum
- Pneumothorax, Pneumoperikard
- Bei laparoskopischer Adrenalektomie auf Blutdruckentgleisungen achten!

Postoperatives Management

- Überwachung und Behandlung im Aufwachraum mit Standardmonitoring
- Auf Diurese und blutigen Urin achten
- Wenn trotz ausreichender Schmerzmittelgabe noch sehr starke Schmerzen vorliegen, Abdomen untersuchen und Operateur informieren (Ausschluss von chirurgischen Komplikationen)
- Kontrolle von BGA, Hb, Hkt, Elektrolyten und, wenn intraoperativ ein großer Blutverlust vorlag (selten), Kontrolle der Gerinnung im Aufwachraum
- Wenn die Ergebnisse der BGA und der Laborwerte im Normalbereich liegen, kann die Arterie gezogen werden; Druckverband für 2 h
- Anmeldung der PCA-Pumpe beim Acute-Pain-Service
- Verlegung nach Anweisung

Raum für Notizen

A-14.5 Urologische Karzinomchirurgie und andere offene urologische Operationen

Checkliste

ITN: oral	PVK: 16 G/18 G	W-MATTE	Blutprodukte	
PDK	ZVK	W-Touch	Eventuell Thoraxdrainage	
	Arterie	MS	Anwärmer, z.B. HOTLINE	
		DK		
		Temperatursonde		

- Operationsdauer: s. Besonderheiten
- Prämedikation: nach Standard, bei PDK-Anlage auf Gerinnung und Wirbelsäulenanatomie achten

Besonderheiten

- Transperitoneale Tumornephrektomie:
  Bei gutem anästhesiologischem Management (Kombinationsanästhesie) können diese Patienten am Operationsende extubiert werden
- Thorakoabdominale Tumornephrektomie:
  Bei Cavazapfen auch Einsatz der HLM möglich. Die Patienten werden meistens postoperativ auf der Intensivstation nachbeatmet. Wegen der großen Volumenumsätze sollte ein thorakaler PDK intraoperativ nur mit Sufentanil beschickt werden
- Offene retroperitoneale Nephrektomie (große Zystennieren, Nierentumorenukleationen, Nierenteilresektion, Lebendspende):
  Lange Operationszeiten, daher Auskühlung des Patienten verhindern; intraoperativ kann der PDK benutzt werden. Wenn keine Kontraindikationen bestehen, kann der Patient am Operationsende schmerzfrei extubiert werden. Bei der Lebendspende wegen Heparinisierung keinen thorakalen PDK anlegen!
- Nephro-Ureterektomie, retropubische Prostatektomie:
  Durch vermehrte laparoskopische Operationstechnik ist der Eingriff eher selten geworden. Hohe Blutverluste möglich, lange Operationszeiten von 2,5–4,5 h
- Tumorblasenresektionen, radikale Zystektomie, Zystoprostatovesikulektomie, Ileumneoblase, Ileumconduit:
  Häufig schlechter Allgemeinzustand, Metastasierung. Wegen der langen Operationsdauer (bis zu 6 h) werden die Patienten in der Regel nachbeatmet. Hier ist die Verwendung von Sufentanil kontinuierlich sinnvoll. Zur Gewährleistung optimaler operativer Bedingungen für die Anastomosennaht sollte der PDK ausschließlich der postoperativen Schmerztherapie dienen
- Perineale Prostatektomie (SPA, PDK, ITN/PDK)
- Offene Prostatektomie (ITN, ggf PDK): auf großlumige Zugänge achten, da Blutverluste möglich, bei Vorerkrankungen arterielle Kanüle legen

Nierenbeckenplastik, Ureterplastik (Antirefluxplastik)

Vorbereitung im OP

Material

- Periphervenöse Zugänge (14 G/16 G)
- Endotrachealtubus (Magill) 7,5 (bis 8,5) mm Innendurchmesser
- PDK 18 G
- Katheter für arterielle Druckmessung (20 G)
- ZVK 8,5 F, 4 Lumen
- Magensonde mit Mandrin
- Blasenkatheter: wird vom Operateur gelegt
- Hotline
- Temperatursonde
- Bei thorakoabdominellen Eingriffen: Bülau-Drainage
- Druckwandler und Spülsysteme für Arterie und ZVD
- Steriler Tisch für PDK, Arterie und ZVD

Medikamente

- NaCl 0,9% 10 ml
- Atropin 0,5 mg/ml
- Fentanyl 0,5 mg/10 ml
- Propofol 200 mg/20 ml (alternativ: Thiopental)
- Propofolperfusor 1%, alternativ Verdampfer für volatile Anästhetika
- Remifentanilperfusor (Ultiva) 5 mg/50 ml, bei postoperativer Nachbeatmung: Sufentanilperfusor 750 µg/50 ml
- Eventuell Dopamin 250 mg/50 ml
- Cis-Atracurium 20 mg/20 ml
- Vollelektrolytlösung
- Gelatinelösung
- Antibiotikum nach Rücksprache mit dem Operateur

Für PDK

- 10 µg Sufentanil (Sufenta epidural) auf 10 ml NaCl 0,9% verdünnt
- 10 ml Ropivacain (Naropin) 0,2%
- 50 ml Ropivacain (Naropin) 0,2%, Perfusor

Blut und Blutprodukte

- Erythrozytenkonzentrate: 4
- FFP-Einheiten: 2 auf Abruf

Monitoring

- Standardmonitoring
- Invasive Druckmessung
- Zentraler Venendruck
- Temperatursonde
- Eventuell Relaxometrie

Narkoseeinleitung

- Anschluss des Monitorings
- Periphervenöser Zugang
- Infusionsbeginn (Berücksichtigung der Restnierenleistung bei Nephrektomien: Infusionsmenge und bei Neigung zu Hyperkaliämien: kaliumfreie Infusionslösungen bevorzugen)
- Anlage eines thorakalen PDK zwischen Th 8 und Th 11 (Testdosis: 3 ml Bupivacain 0,5% isobar)
- Arterielle Kanülierung der A. radialis sinister in Lokalanästhesie (außer bei ASA-I-Patienten: arterielle Kanülierung erst nach Einleitung)
- Gabe des Antibiotikums

Einleitung

- Fentanyl 1–2 µg/kgKG
- Propofol ca. 1–2 mg/kgKG, alternativ: Thiopental: 3–5 mg/kgKG
- Cis-Atracurium 0,15 mg/kgKG
- Intubation und Auskultation
- Magensonde nasal legen
- TIVA starten: Propofol 4–6 mg/kgKG/h, Remifentanil 0,1–0,5 µg/kgKG/min, wenn postoperative Nachbeatmung geplant ist: Sufentaperfusor 1–2 µg/kgKG/h
- Augenschutz
- ZVK via V. jugularis interna rechts, Lagekontrolle mittels Vorhof-EKG
- Bei dialysepflichtigen Patienten oder zu erwartenden großen Blutverlusten: 12-F-Scheldon-Katheter
- Blasenkatheteranlage (erfolgt meist durch den Operateur)
- 2. periphervenöser Zugang, möglichst großlumig
- Anlage einer ösophagealen Temperatursonde
- Warm-Touch
- Ausgangs-BGA
- Möglichst noch vor Operationsbeginn: Beschickung des PDK mit 10 µg Sufentanil (Sufenta-Epidural) auf 10 ml mit NaCl 0,9% verdünnt

Lagerung

- Bei Operationen an den Nieren entsprechende Seitenlagerung mit Abknickung des Operationstischs
- Bei Operationen an Prostata, Blase und Lymphknoten: Rückenlage; Arme angelagert, sorgfältige Abpolsterung mit Gelmatten, Sicherung der Zugänge

Narkoseführung

Beatmung

- Luft-O_2-Gemisch, PEEP: 5 cmH_2O
- F_IO_2: 0,5
- $p_{et}CO_2$: 35–45 mmHg

Narkose

- Kombination TIVA und Periduralanalgesie: Propofol ca. 4–6 mg/kgKG/h, Remifentanil 0,3–0,5 µg/kgKG/min bei geplanter postoperativer Nachbeatmung Sufentanil 1–2 µg/kgKG/h
- Alternativ zu Propofol volatile Anästhetika wie Desfluran, Sevofluran oder Isofluran
- Wenn keine großen Volumenumsätze erwartet werden, kann der PDK schon intraoperativ genutzt werden, dementsprechend werden dann Remifentanil und Propofol niedriger dosiert
- Wenn der Patient wegen Kontraindikationen oder Ablehnung keinen PDK erhält, TIVA in entsprechend höherer Dosierung
- Nachrelaxation mit Cis-Atracurium nach Bedarf
- Häufige Kontrollen von arteriellen BGA
- Volumenersatz mit Elektrolytlösungen und Gelatinelösungen
- Gabe von Erythrozytenkonzentraten und FFP nach Blutverlust
- Bei ausreichendem Blutdruck: ca. 30 min vor Operationsende: 5–10 ml Naropin 0,2% in den PDK, CAVE: Demaskierung eines Volumendefizits, deshalb bei niedrigem Blutdruck Volumengabe vorher und vorsichtige fraktionierte Injektion des Lokalanästhetikums
- Anschluss des Ropivacainperfusors (Naropin) 0,2% mit 5–8 ml/h
- Wenn kein PDK liegt und Remifentanil verwendet wurde, Gabe von 10 mg Morphin fraktioniert und 2 g Metamizol/100 ml NaCl 0,9% i.v. vor der Ausleitung der Narkose

- Parallel TIVA reduzieren und ca. 5 min vor der letzten Naht beenden
- Extubation auf dem Operationstisch (wenn keine Kontraindikationen bestehen), bei einigen Eingriffen immer postoperative Nachbeatmung (s. oben)
- Falls geplant oder die Extubationskriterien nicht erfüllt werden und der Patient nachbeatmet werden muss: Verlegung auf die Intensivstation mit Monitoring

Postoperatives Management

- Überwachung und Behandlung im Aufwachraum mit Standardmonitoring
- Analgesie über liegenden PDK, Dokumentation der Neurologie und Anmeldung beim Acute-Pain-Service
- Auf Diurese und blutigen Urin achten
- Wenn trotz ausreichender Schmerzmittelgabe noch sehr starke Schmerzen vorliegen, Abdomen untersuchen und Operateur informieren, zum Ausschluss chirurgischer Komplikationen
- Kontrolle von BGA, Hb, Hkt, Elektrolyten. Kontrolle der Gerinnung im Aufwachraum
- Liegen die Ergebnisse der BGA und der Laborwerte im Normalbereich, kann die Arterie gezogen werden: Druckverband für 2 h
- Anmeldung der PCA-Pumpe beim Acute-Pain-Service
- Verlegung nach Anweisung

Literatur

Fahlenkamp D, Loening SA, Winfield HN (eds) (1995) Advances in laparoscopic urology. Blackwell, Oxford

Ott DE (1991) Laparoscopic hypothermia. J Laparoendosc Surg 1: 127–131

Rose DK, Cohen MM, Soutter DI (1992) Laparoscopic cholecystectomy: the anaesthetist's point of view. Can J Anaesth 39: 809–815

Türk I, Deger IS, Winkelmann B et al. (2001) Die laparoskopische radikale Prostatektomie – Erfahrungen mit 145 Eingriffen. Urologe 40: 199–206

A-14.6 Nierentransplantationen

Niereninsuffiziente Patienten weisen häufig Begleiterkrankungen, u.a. eine renale Anämie auf. Die Vorbereitung der Patienten erfolgt durch die nephrologische Klinik, in der die Patienten auch einen exakten Therapieplan für die Immunsuppression und die adjuvante Therapie erhalten. Routinemäßig werden ein EKG und ein Thoraxröntgenbild angefertigt und das Gewicht bestimmt. Vor der Transplantation werden die Patienten bei entsprechender Indikation (K^+>6,0 mmol/l, Überwässerung) dialysiert. Das Zielgewicht der Patienten zur Transplantation liegt 1–2 kg über dem Optimalgewicht.

Checkliste

ITN	PVK: 16 G	ZVK	(ARTERIE)	MS	DK mit Temp.
W-TOUCH	W-MATTE	3-lumig			

- Operationsdauer: ca. 3 h
- Prämedikation: nach Standard

Besonderheiten

- Die Patienten weisen durch die vorangehende Dialyse möglicherweise ein Flüssigkeitsdefizit auf, das potenziell die Transplantatfunktion gefährdet (Dialyseprotokoll beachten). Daher sollte eine Flüssigkeitssubstitution unter laufender ZVD-Kontrolle (ZVD mindestens 10 cm H_2O) und unter Beachtung des Patientengewichtes (in Relation zum Optimalgewicht) durchgeführt werden
- Die Patienten weisen häufig eine metabolische Azidose auf, die durch die saure Lagerungslösung des Spenderorgans noch verstärkt wird. Daher sollte nach Narkoseeinleitung eine Blutgasanalyse durchgeführt werden und das Standardbicarbonat mit $NaHCO_3$ auf einen Wert >20 mVal/l eingestellt werden. Vor Perfusionsanschluss der Spenderniere erhalten die Patienten zudem 0,5–1 mVal/kgKG $NaHCO_3$
- Wie bei allen dialysepflichtigen Patienten sollten am Shuntarm keine Zugänge gelegt werden und keine Blutdruckmessung erfolgen
- Alle invasiven Maßnahmen sollten aufgrund der Immunsuppression unter strenger Asepsis erfolgen! Das gilt insbesondere für die Anlage des ZVK und Manipulationen daran
- Die Anwendung von synthetischen Plasmaexpandern bei Transplantationspatienten ist umstritten, Gelatinelösungen sollten vermieden werden

Vorbereitung im OP

Material
- Periphervenöser Zugang (16 G)
- Endotrachealtubus (Magill) 7,5 (bis 8,5) mm ID
- ZVK 7,5 F, 3 Lumen
- Blasenkatheter: wird von Operateur gelegt
- Hotline
- Temperatursonde
- Druckwandler und Spülsysteme für ZVD
- Steriler Tisch für ZVK
- Oberkörperwarmluftdecke

Medikamente
- NaCl 0,9% 10 ml
- Atropin 0,5 mg/ml
- Fentanyl 0,5 mg/10 ml
- Propofol 200 mg/20 ml oder Thiopental 500 mg/20 ml
- Propofolperfusor 1% 50 ml, alternativ Verdampfer für volatile Anästhetika
- Eventuell Dopamin 250 mg/50 ml
- Cis-Atracurium 20 mg/20 ml
- NaCl-Infusionslösung
- Antibiotikum nach Therapieplan, sofern nicht präoperativ oral verabreicht
- Natriumhydrogencarbonat 100 ml
- Mannit 20% 250 ml

Blut und Blutprodukte
- Erythrozytenkonzentrate: 4 EK (Kinder 2 EK), Lebendnierenspender auch 2 EK (ggf. Eigenblut)

Monitoring

- Standardmonitoring, zentraler Venendruck, Temperatursonde

Narkoseeinleitung – Anästhesiebeginn

- Anschluss des Monitorings
- Periphervenöser Zugang
- Infusionsbeginn

Einleitung

- Fentanyl 0,1–0,2 mg
- Propofol ca. 2–3 mg/kgKG (alternativ: Thiopental)
- Cis-Atracurium 0,15 mg/kgKG
- Intubation und Auskultation
- Propofol 4–6 mg/kgKG/h
- Fentanyl nach Bedarf
- ZVK via V. jugularis interna rechts, nach Standard für ZVK und Lagekontrolle mittels Vorhof-EKG
- Anlage der Temperatursonde
- Augenschutz
- Warmluftdecke
- Ausgangsblutgasanalyse

Lagerung

- Rückenlage
- Beide Arme ausgelagert, Shuntarm mit Watte gepolstert

Narkoseführung

Beatmung

- Beatmung mit Luft-O_2-Gemisch, PEEP: 5 cm H_2O (keine Lachgasapplikation wegen Einlagerung und Überblähung luftgefüllter Darmschlingen mit N_2O, dadurch Verschlechterung der Operationsbedingungen)
- F_IO_2: 0,3–0,5
- $p_{et}CO_2$: <40 mmHg

Narkose

- Führung der Narkose mit Propofolperfusor oder als balancierte Anästhesie
- Ausgleich des Volumendefizits mit NaCl-Lösung unter ZVD-Kontrolle (>10 cm H_2O)
- Vorsichtiger Ausgleich der metabolischen Azidose mit Natriumhydrogencarbonat, Standardbicarbonat sollte >20 mVal/l betragen
- Kurz vor Perfusionsanschluss (Zeitpunkt mit Operateur absprechen) Infusion von 0,5–1 g/kgKG Mannit
- Extubation bei stabilen Vitalparametern und Normothermie auf dem Operationstisch möglich
- Postoperative Intensivüberwachung erforderlich

A-14.7 Lebendnierenspende (laparoskopisch)

Checkliste

LMA	PVK: 14 G und 16 G	W-MATTE
	ARTERIE	W-TOUCH
		MS
		DK mit Temp.

- Operationsdauer: 2–3 h
- Prämedikation: nach Standard

Besonderheiten

Vor Abklemmen der Nierengefäße werden 5000 IE Heparin systemisch appliziert, um die Thrombenbildung im Transplantat zu verhindern. Zudem werden zur Verbesserung der Transplantatfunktion 0,5–1 g/kgKG Mannit infundiert.

Die Bergung der Niere erfolgt durch einen kleinen Flankenschnitt. Nach Entnahme wird das Heparin durch Protamin 1:1 antagonisiert.

Größere intra- und postoperative Blutverluste sind möglich und erfordern dann meist auch eine operative Revision.

Vorbereitung im OP

Material

- Periphervenöse Zugänge (16 G/14 G)
- Endotrachealtubus (Magill) 7,5 (bis 8,5) mm ID
- Katheter für arterielle Blutdruckmessung (20 G)
- Magensonde mit Mandrin
- Blasenkatheter: wird von Operateur gelegt
- Hotline
- Temperatursonde
- Druckwandler und Spülsysteme für Arterie
- Steriler Tisch für Arterie

Medikamente

- NaCl 0,9% 10 ml
- Atropin 0,5 mg/ml
- Fentanyl 0,5 mg/10 ml
- Propofol 200 mg/20 ml oder Thiopental 500 mg/20 ml
- Propofolperfusor 1% 50 ml, alternativ Verdampfer für volatile Anästhetika
- Remifentanilperfusor (Ultiva) 5 mg/50 ml
- Eventuell Dopamin 250 mg/50 ml
- Cis-Atracurium 20 mg/20 ml
- Vollelektrolytlösung
- Gelatinelösung
- Antibiotikum nach Rücksprache mit dem Operateur
- 5000 IE Heparin
- Mannit 20% 250 ml
- 5000 IE Protamin

Blut und Blutprodukte

- Erythrozytenkonzentrate: 4 EK

Monitoring
- Standardmonitoring: invasive Druckmessung, Temperatursonde, evtl. Relaxometrie

Narkoseeinleitung – Anästhesiebeginn

- Anschluss des Monitorings
- Periphervenöser Zugang
- Infusionsbeginn

Einleitung
- Fentanyl 0,1–0,2 mg
- Propofol ca. 2–3 mg/kgKG (alternativ: Thiopental)
- Cis-Atracurium 0,15 mg/kgKG
- Intubation und Auskultation
- TIVA starten
- Propofol 4–6 mg/kgKG/h
- Remifentanil 0,1–0,5 µg/kgKG/min
- Magensonde platzieren (bevorzugt oral)
- Arterielle Kanülierung der A. radialis der nichtdominanten Hand (bei ASA-I-Patienten kann auch auf eine arterielle Kanüle verzichtet werden, sofern ein sicher rückläufiger venöser Zugang für Hb-Kontrollen angelegt werden kann)
- Blasenkatheteranlage erfolgt meist durch den Operateur
- Anlage der Temperatursonde
- Augenschutz
- 2. periphervenöser Zugang
- Warm-Touch
- Ausgangsblutgasanalyse

Lagerung
- Seitenlage (meist Rechtsseitenlage), die Zugänge sind daher erreichbar

Narkoseführung

Beatmung
- Beatmung mit Luft-O_2-Gemisch, PEEP: 5 cm H_2O (keine Lachgasapplikation wegen Einlagerung und Überblähung luftgefüllter Darmschlingen mit N_2O, dadurch Verschlechterung der Operationsbedingungen)
- F_IO_2: 0,3–0,5
- $p_{et}CO_2$: < 40 mmHg

Narkose
- TIVA mit Propofol (4–6 mg/kgKG/h) und Remifentanil (0,1–0,3 µg/kgKG/min) kontinuierlich
- Nachrelaxation mit Cis-Atracurium nach Bedarf
- Infusion: Vollelektrolytlösung ca. 500 ml/h
- Der systemische Blutdruck sollte insbesondere kurz vor Abklemmen der Nierengefäße im hochnormalen Bereich gehalten werden
- Kurz vor Abklemmen der Nierengefäße (in Absprache mit dem Operateur):
    - 0,5–1 g/kgKG Mannit
    - 5000 IE Heparin i.v.
- Nach Entnahme der Niere: Protamin 5000 IE
- 15–20 min vor Ausleitung
    - 2 g Metamizol als Kurzinfusion
    - 10 mg Morphin fraktioniert zur Schmerztherapie
- Parallel TIVA-Dosierung reduzieren und ca. 5 min vor letzter Naht beenden
- Vor der Extubation Magensonde entfernen
- Extubation auf dem Operationstisch

CAVE: Typische Gefahrenquellen/Komplikationen sind:
- Beeinträchtigung der Ventilation durch Kapnoperitoneum mit Anstieg des pCO_2 und des intraabdominellen Druckes sowie Gefahr der Auskühlung durch insuffliertes CO_2
- Beeinträchtigung des venösen Rückstroms durch zu hohen intraabdominellen Druck (Arbeitsdruck durch den Operateur auf 12–14 mmHg senken lassen)

Postoperative Besonderheiten

- Betreuung im Aufwachraum mit Standardmonitoring
- Gabe von Piritramid nach Bedarf, ca. 0,1 mg/kgKG fraktioniert. Wenn Schmerzfreiheit erreicht ist, kann eine PCA-Pumpe in der üblichen Dosierung angeschlossen werden. Falls im OP noch nicht geschehen, ist die zusätzliche Gabe von Metamizol 1–2 g/100 ml NaCl möglich
- Auf Diurese und Drainageverluste achten
- Wenn trotz ausreichender Schmerzmittelgabe noch sehr starke Schmerzen vorliegen, Abdomen untersuchen und Operateur informieren. (Ausschluss von chirurgischen Komplikationen)
- Kontrolle von Blutgasanalyse, Hb, Hkt, Elektrolyten im Aufwachraum

- Wenn die Ergebnisse der Blutgasanalysen und der Laborwerte im Normalbereich liegen, kann die Arterie gezogen werden. Anschließend verbleibt auf der Einstichstelle für 2 h ein Druckverband
- Anmeldung der PCA-Pumpe beim Acute-Pain-Service
- Verlegung nach Anweisung

Anästhesieleistungen bei diagnostischen und therapeutischen Maßnahmen in Sonderbereichen

J. Birnbaum, S. Marz

A-15.1 Kardiologie   356

A-15.2 Interventionelle Radiologie   360

A-15.3 Radiologische Diagnostik   364

A-15.4 Hals-Nasen-Ohren-Heilkunde   366

A-15.5 Strahlentherapie   368

A-15.6 Endoskopie   372

A-15.7 Psychiatrie   374

Für Anästhesieleistungen in sog. Außenklinikbereichen gelten prinzipiell die gleichen Standards und Anforderungen an die Anästhesiearbeitsplätze und die Überwachung wie für die zentralen Operationsbereiche. Durch die oftmals dezentrale Lage der Untersuchungs- und Behandlungseinheiten ergeben sich lange Wege insbesondere dann, wenn Komplikationen eintreten und Hilfe benötigt wird. Ärzte in diesen Bereichen müssen für die jeweilige Prozedur den Facharztstandard erfüllen.

Besonderheiten

- In der Regel erfolgt die Prämedikation erst unmittelbar vor dem Eingriff in den entsprechenden Untersuchungs- und Behandlungseinheiten. Wenn eine standardmäßige Prämedikation durchgeführt wird, muss eine Überwachung der Patienten auch während des Transportes zu den Untersuchungs- und Behandlungseinheiten sichergestellt sein
- Bei ambulanten Maßnahmen sind die Standards für ambulante Eingriffe entsprechend anzuwenden
- Bei Notwendigkeit werden die Patienten nach dem Eingriff in einen Aufwachraum verlegt
- Der Anästhesist entscheidet, ob für den Rücktransport zur Station pflegerische Betreuung notwendig ist

Raum für Notizen

A-15.1 Kardiologie

AICD-Testung

Checkliste

Maskennarkose	PVK 16 G/18 G	

- Dauer des Eingriffs: ca. 60–180 min, u. U. aber auch wesentlich länger, abhängig davon, ob die Defibrillatorsonden neu platziert werden müssen oder nur ein Aggregatwechsel vorgenommen wird
- Prämedikation: nach Standard

Besonderheiten

Es handelt sich hier oft um Patienten mit schwerer Herzinsuffizienz (z. B. bei dilatativer Kardiomyopathie) und zahlreichen Nebenerkrankungen. Auf ausgeglichenen Elektrolytstatus vor Induktion des Kammerflimmerns (insbesondere K^+) achten! Während der Platzierung des Aggregats in Lokalanästhesie und der Sondenplatzierung erfolgt nur eine Analgosedierung und ein Stand-by. Vor Induktion des Kammerflimmerns in Absprache mit dem Operator Einleitung der Allgemeinanästhesie. Das Versagen des AICD-Aggregats bei der Terminierung des Kammerflimmerns ist ein seltenes Ereignis. Auf einen korrekten sicheren Sitz externer Defibrillationselektroden ist gemeinsam mit dem Operator vor dem Eingriff zu achten. Invasive Blutdruckmessung ist nur in Ausnahmefällen notwendig.

Vorbereitung im OP

Material

- Periphervenöser Zugang (18 G)
- Beatmungsmaske
- Externer Defibrillator in Bereitschaft

Medikamente

- NaCl 0,9% 10 ml
- Atropin 0,5 mg/ml
- Etomidat 20 mg/10 ml oder Propofol 200 mg/20 ml
- Vollelektrolytlösung

Monitoring
- Standardmonitoring

Narkoseeinleitung

- Anschluss des Monitorings
- Periphervenöser Zugang (kontralateral zum AICD-Aggregat)
- Infusionsbeginn

Einleitung (in Absprache mit dem Operateur)
- Etomidat 0,2-0,3 mg/kgKG oder
- Propofol fraktioniert mit 0,5-1 mg/kgKG

Lagerung
- Rückenlage

Narkoseführung

Beatmung
- Beatmung mit Kreisteil über Maske
- F_IO_2: 1,0
- $p_{et}CO_2$: 35–45 mmHg

Narkose
- Meist Initialdosis des Narkotikums ausreichend
- Gegebenenfalls Sevofluran nach Bedarf
- Nach erfolgreicher Defibrillation kann die Narkose in Absprache mit dem Operateur ausgeleitet werden. Verschluss der Aggregattasche in Lokalanästhesie

Postoperatives Management

- Nach problemloser Kurznarkose Verlegung des Patienten auf die kardiologische Station möglich, Überwachung z. B. mittels Telemetrie

Kardioversion

Checkliste

Maskennarkose	PVK 16 G/18 G		

- Dauer des Eingriffs: ca. 10 min
- Prämedikation: nach Standard

Besonderheiten

Auf ausgeglichenen Elektrolytstatus (insbesondere K^+) achten!

Vorbereitung im OP

Material

- ▶ Periphervenöser Zugang (18 G)
- ▶ Beatmungsmaske

Medikamente

- ▶ NaCl 0,9% 10 ml
- ▶ Atropin 0,5 mg/ml
- ▶ Etomidat 20 mg/10 ml, ggf. Propofol 200 mg/10 ml
- ▶ Vollelektrolytlösung

Monitoring
- Standardmonitoring

Narkoseeinleitung

Anschluss des Monitorings
- Peripher venöser Zugang
- Infusionsbeginn

Einleitung
- Etomidat 0,2–0,3 mg/kgKG oder
- Propofol fraktioniert mit 0,5 – 1 mg/kgKG

Lagerung
- Rückenlage

Narkoseführung

Beatmung
- Beatmung über Maske, ggf. Spontanatmung
- F_IO_2: 1,0

Narkose
- Meist Initialdosis des Narkotikums ausreichend

Postoperatives Management
- Nach problemloser Kurznarkose Verlegung des Patienten auf die kardiologische Station möglich, Überwachung z. B. mittels Telemetrie

A-15.2 Interventionelle Radiologie

Transjugulärer intrahepatischer portosystemischer Stentshunt (TIPSS)

Checkliste

Stand by, Analgosedierung	PVK 16 G/18 G		

- Dauer des Eingriffs: ca. 60 min bis mehrere Stunden
- Prämedikation: möglichst Verzicht (**CAVE:** Leberinsuffizienz!)

Besonderheiten

- Es handelt sich um Patienten mit fortgeschrittener Leberinsuffizienz und entsprechend desolatem Gerinnungsstatus
- Analgosedierung während Leberpunktion und Dilatation des Shunts und nur so weit, dass Kooperativität des Patienten erhalten bleibt (Atem anhalten etc.)
- Gefahren sind Gefäß- oder Organläsionen mit konsekutiver Blutung

Vorbereitung im OP

Material

- Periphervenöser Zugang (18 G)
- Sauerstoffnasensonde

Medikamente

- NaCl 0,9% 10 ml
- Atropin 0,5 mg/ml
- Fentanyl 0,05 mg/ml oder Alfentanil 0,5 mg/ml
- Vollelektrolytlösung

Monitoring

- Standardmonitoring

Beginn der Überwachung

- Anschluss des Monitorings
- Periphervenöser Zugang
- Infusionsbeginn
- Sauerstoffinsufflation über Nasensonde (3 l/min)

Analgosedierung (bei Bedarf)

- Fentanyl (0,05-mg-Boli) oder Alfentanil (0,5-mg-Boli) titriert nach Wirkung
- Gegebenenfalls Midazolam titriert nach Wirkung (1-mg-Boli)

Lagerung

- Rückenlage

Postoperatives Management

- Nach problemloser TIPSS-Anlage Verlegung des Patienten auf die Station möglich

Angiographie mit Embolisation

Checkliste

Stand by, Analgosedierung	PVK 16 G/18 G			

- Dauer des Eingriffs: ca. 30 min bis mehrere Stunden
- Prämedikation: nach Standard

Besonderheiten

Ziel ist die Unterbindung der Blutzufuhr zu Tumoren (z. B. Lebertumoren) oder die Stillung von Blutungen (z. B. Milz, Niere). Schmerzen entstehen bei konsekutiver Ischämie.

Vorbereitung im OP

Material
- Periphervenöser Zugang (18 G)
- Sauerstoffnasensonde

Medikamente
- NaCl 0,9% 10 ml
- Atropin 0,5 mg/ml
- Midazolam 1 mg/ml
- Fentanyl 0,05 mg/ml oder Alfentanil 0,5 mg/ml
- Vollelektrolytlösung

Monitoring
- Standardmonitoring

Beginn der Überwachung
- Anschluss des Monitorings
- Periphervenöser Zugang
- Infusionsbeginn
- Sauerstoffinsufflation über Nasensonde (3 l/min)

Analgosedierung (bei Bedarf)
- Midazolam titriert nach Wirkung (1-mg-Boli)
- Fentanyl (0,05-mg-Boli) oder Alfentanil (0,5-mg-Boli) titriert nach Wirkung

Lagerung
- Rückenlage

Postoperatives Management
- Nach problemloser Embolisation Verlegung des Patienten auf die Station möglich

A-15.3 Radiologische Diagnostik

Magnetresonanztomographie (MRT)

Checkliste

LMA	PVK 22 G/24 G		

- Dauer der Untersuchung: ca. 30 min
- Prämedikation: nach Standard

Besonderheiten

- Einer Narkose oder ggf. Sedierung bedürfen hauptsächlich unkooperative Kinder
- Das Anästhesieverfahren sollte mit dem Radiologen abgestimmt werden (ggf. Apnoe für Darstellung der Lunge, Gefäßdarstellungen, Darstellung der Harnwege etc. notwendig)
- Alternative zur Allgemeinanästhesie ist
  - Sedierung (z. B. Propofol bis 4 mg/kg/h)

Für beatmungspflichtige Erwachsene werden die Sicherheitsregeln entsprechend angewendet.

- Zutritt zum MRT-Raum nur für unterwiesenes Personal
- Alle magnetischen oder eisenhaltigen Gegenstände, die durch das Magnetfeld angezogen werden könnten (Schlüssel, Haarspangen, Gürtel, Stifte, Uhren, Brillen etc.) oder Utensilien, die durch das Magnetfeld beschädigt werden könnten (Uhren, Telefone, Taschencomputer, Taschenrechner, Kreditkarten etc.) vor Betreten des MRT-Raumes ablegen!
- Insbesondere beatmete Intensivpatienten auf nicht-MRT-kompatible Gegenstände untersuchen (z. B. Blasenkatheter mit Temperatursonde, Pulsoxymetriesonden, EKG-Elektroden, Tubus oder Trachealkanüle mit Metallwendel, EEG-Nadelelektroden, stimulierbare Plexuskatheter, Thermodilutionskatheter, passagere Schrittmacher etc.) und diese entfernen oder gegen MRT-kompatibles Material austauschen! Für die Indikation der MRT-Untersuchung bei implantierten Materialien ist der Untersucher verantwortlich
- Narkoseeinleitung und Wechsel auf MRT-kompatibles Material erfolgen im Vorraum
- Lärmschutz für Personal und Patienten

Vorbereitung im OP

Material

- ▶ MRT-kompatibles Beatmungsgerät mit Kinderschläuchen
- ▶ MRT-kompatible Monitoringeinheit (Kapnometrie, EKG mit Kabel und Elektroden, Blutdruckmessung, Pulsoxymetrie mit Sonde)
- ▶ Periphervenöser Zugang (24 G)
- ▶ MRT-kompatibler Endotrachealtubus oder Larynxmaske

Medikamente

- ▶ NaCl 0,9% 10 ml
- ▶ Atropin 0,1 mg/ml
- ▶ Alfentanil
- ▶ Sevofluranverdampfer
- ▶ Propofol 100 mg/10 ml
- ▶ Gegebenenfalls Cis-Atracurium 10 mg/10 ml
- ▶ HD5 250 ml bzw. Vollelektrolytlösung

Monitoring
- Standardmonitoring, MRT-kompatibel

Narkoseeinleitung (im Vorraum)
- Anschluss des Monitorings
- Periphervenöser Zugang (alternativ auch nach Narkoseeinleitung mit Sevofluran über Maske)
- Infusionsbeginn

Einleitung
- Maskeneinleitung mit Sevofluran oder
- Propofol 2–3 mg/kgKG
- Alfentanil 10 µg/kgKG
- Gegebenenfalls Cis-Atracurium 0,1 mg/kgKG
- Intubation, Blockung und Auskultation
- Alternativ: Larynxmaske erwägen

Lagerung
- Rückenlage

Narkoseführung

Beatmung
- Luft-O_2-Gemisch
- F_IO_2 nach S_pO_2
- Normoventilation

Narkose
- Aufrechterhaltung der Narkose mit Sevofluran

Postoperatives Management
- Nach problemloser Narkose Verlegung des Patienten auf die Normalstation möglich bzw. Rücktransport auf die Intensivstation. Anwendung der Standards für ambulante Anästhesie entsprechend

Hinweise auf die MRT-Kompatibilität verschiedener Implantate, Gerätschaften und Objekte finden sich unter: http://www.MRIsafety.com.

A-15.4 Hals-Nasen-Ohren-Heilkunde

»Brainstem Evoked Response Audiometry« (BERA)

Checkliste

Sedierung	PVK 22 G/24 G

- Dauer der Untersuchung: bis ca. 2 h
- Prämedikation: nach Standard

Besonderheiten

- Sedierung bei wegen des Alters noch unkooperativen Kindern notwendig
- Allgemeinanästhesie in Ausnahmefällen

Vorbereitung im OP

Material

▶ Sauerstoffnasensonde

Medikamente

▶ NaCl 0,9% 10 ml
▶ Atropin 0,1 mg/ml
▶ Propofol 500 mg/50 ml
▶ HD5 250 ml bzw. Vollelektrolytlösung

Monitoring
- Standardmonitoring

Beginn der Sedierung
- Anschluss des Monitorings
- Periphervenöser Zugang (alternativ auch nach Narkoseeinleitung mit Sevofluran über Maske)
- Infusionsbeginn
- Propofol titriert bis zum Einschlafen bei erhaltener Spontanatmung (ca. 1–2 mg/kgKG)

Lagerung
- Rückenlage

Fortführung der Sedierung
- Sauerstoffnasensonde
- Propofol kontinuierlich nach Wirkung bis 4 mg/kgKG/h

Postoperatives Management
- Nach problemlosem Verlauf Verlegung des Kindes auf die Normalstation möglich bzw. Anwendung der Standards für ambulante Anästhesie

A-15.5 Strahlentherapie

Afterloadingtherapie der Prostata

Checkliste

SPA	PVK 16 G/18 G		

- Dauer des Eingriffs: ca. 4 h
- Prämedikation: nach Standard

Besonderheiten

Schmerzhaft ist nur das Einbringen und Entfernen der Afterloading-Nadeln. Zwischenzeitlich muss der Patient jedoch absolut ruhig liegen, um eine Dislokation der Nadeln zu verhindern. Gegebenenfalls ist eine zusätzliche Sedierung oder Analgesie (rückläufige Spinalanästhesie vor Entfernung der Nadeln, Rückenschmerzen durch langes Liegen) notwendig.

Allgemeinanästhesie (ITN) nur bei Kontraindikationen gegen Spinalanästhesie.

Vorbereitung im OP

Material

- Periphervenöser Zugang (18 G)
- Spinalnadel 27 G
- Steriler Tisch für SPA

Medikamente

- NaCl 0,9% 10 ml
- Atropin 0,5 mg/ml
- Propofol 200 mg/10 ml
- Vollelektrolytlösung

Monitoring
- Standardmonitoring

Anästhesiebeginn
- Anschluss des Monitorings
- Periphervenöser Zugang
- Infusionsbeginn (500–1000 ml Vollelektrolytlösung vor SPA)

Einleitung
- Durchführung der SPA nach Standard mit 3–3,5 ml Bupivacain 0,5% isobar

Lagerung
- Steinschnittlagerung

Narkoseführung
- Gegebenenfalls leichte Sedierung (Propofol ca. 100 mg/h oder Midazolam 1-mg-Boli)

Postoperatives Management
- Nach problemlosem Verlauf Verlegung des Patienten auf die Station möglich
- Bei Spinalanästhesie muss eine Regredienz um 2 Segmente nachgewiesen und dokumentiert werden

Strahlentherapie bei Kindern

Checkliste

| Sedierung | PVK 22 G/24 G | |

- Dauer der Behandlung: wenige Minuten bis Stunden
- Prämedikation: nach Standard

Besonderheiten

- Sedierung bei wegen des Alters noch unkooperativen Kindern notwendig
- Allgemeinanästhesie mit Intubation in Ausnahmefällen, insbesondere bei Bestrahlung in Bauchlage oder langwierigen Bestrahlungsplanungen und Maskenanpassungen
- Der Behandlungsraum muss während der Bestrahlung wegen der hohen Strahlenbelastung verlassen werden. Das Kind muss in jedem Fall gegen Herunterfallen vom Behandlungstisch bei unerwartetem Erwachen gesichert werden
- Die Überwachung der Monitore und des Kindes erfolgt während der kurzen Zeit der Bestrahlung über Kameras
- Mit dem Strahlentherapeuten sollte geklärt werden, ob kurzzeitige Bewegungen des Kindes bei unerwartetem Erwachen problematisch sind, im Zweifel muss eine Allgemeinanästhesie durchgeführt werden

Vorbereitung im OP

Material

- ▶ Sauerstoffnasensonde

Medikamente

- ▶ NaCl 0,9% 10 ml
- ▶ Atropin 0,1 mg/ml
- ▶ Propofol 500 mg/50 ml
- ▶ HD5 250 ml bzw. Vollelektrolytlösung

Monitoring

- Standardmonitoring, Möglichkeit der Beobachtung der Monitore und des Kindes über Kameras

Beginn der Sedierung

- Anschluss des Monitorings
- Periphervenöser Zugang (alternativ auch nach Narkoseeinleitung mit Sevofluran über Maske oder Benutzung liegender Portsysteme)
- Infusionsbeginn
- Propofol titriert bis zum Einschlafen bei erhaltener Spontanatmung (ca. 1–2 mg/kgKG)

Lagerung

- Rückenlage

Fortführung der Sedierung

- Sauerstoffnasensonde
- Propofol kontinuierlich nach Wirkung bis 4 mg/kgKG/h

Postoperatives Management

- Nach problemlosem Verlauf Verlegung des Kindes auf die Normalstation möglich bzw. Anwendung der Standards für ambulante Anästhesie

A-15.6 Endoskopie

Endoskopische retrograde Cholangiopankreatikographie (ERCP), Ösophagogastroduodenoskopie (OGD), Koloskopie

Checkliste

Stand by, Analgosedierung	PVK 16 G/18 G		

- Dauer des Eingriffs: ca. 30 bis 60 min und länger
- Prämedikation: nach Standard

Besonderheiten

- Anästhesieleistungen sind bei diesen Endoskopien nur dann notwendig, wenn die Patienten sehr ängstlich sind oder wenn vorangegangene Untersuchungen wegen starker Schmerzen abgebrochen werden mussten
- Allgemeinanästhesie nur in Ausnahmefällen in Absprache mit dem Untersucher

Vorbereitung im OP

Material

- ▶ Periphervenöser Zugang (18 G)
- ▶ Sauerstoffnasensonde

Medikamente

- ▶ NaCl 0,9% 10 ml
- ▶ Atropin 0,5 mg/ml
- ▶ Midazolam 1 mg/ml oder Propofol 100 mg/10 ml
- ▶ Alfentanil 0,5 mg/ml
- ▶ Vollelektrolytlösung

Monitoring

- Standardmonitoring

Beginn der Überwachung

- Anschluss des Monitorings
- Periphervenöser Zugang
- Infusionsbeginn
- Sauerstoffinsufflation über Nasensonde (3 l/min)

Analgosedierung (bei Bedarf)

- Midazolam (1-mg-Boli) oder Propofol (20-mg-Boli), titriert nach Wirkung
- Alfentanil (0,5-mg-Boli), titriert nach Wirkung

Lagerung

- Seitenlage

Postoperatives Management

- Nach problemloser Endoskopie Verlegung des Patienten auf die Station möglich bzw. Anwendung der Standards für ambulante Anästhesie

A-15.7 Psychiatrie

Elektrokrampftherapie (EKT)

Checkliste

Maskennarkose	PVK 16 G/18 G		

- Dauer des Eingriffs: ca. 10 min
- Prämedikation: nach Standard

Besonderheiten

Es handelt sich hauptsächlich um Patienten mit therapierefraktären Depressionen, die wiederholt mit einer EKT behandelt werden müssen.

Vorbereitung im OP

Material
- ▶ Periphervenöser Zugang (18 G)
- ▶ Beatmungsmaske

Medikamente
- ▶ NaCl 0,9% 10 ml
- ▶ Atropin 0,5 mg/ml
- ▶ Propofol 200 mg/10 ml
- ▶ Succinylcholin 100 mg/5 ml
- ▶ Vollelektrolytlösung

Monitoring

- Standardmonitoring

Narkoseeinleitung

- Anschluss des Monitorings
- Periphervenöser Zugang
- Infusionsbeginn

Einleitung

- Propofol 2 mg/kgKG
- Aufpumpen einer manuellen Blutdruckmanschette am Arm kontralateral zum venösen Zugang sicher über den arteriellen Blutduck. Hier können auch nach Relaxation die Konvulsionen beobachtet werden
- Succinylcholin 1–1,5 mg/kgKG

Lagerung

- Rückenlage

Narkoseführung

Beatmung

- Beatmung über Maske, ggf. Spontanatmung
- F_IO_2: 1,0

Narkose

- Meist Initialdosis des Narkotikums ausreichend

Postoperatives Management

- Nach problemloser Kurznarkose Verlegung des Patienten auf die Station möglich bzw. Anwendung der Standards für ambulante Anästhesie

Intensivmedizin

B-1 Allgemeine Standards
bei postoperativen Patienten 379

B-2 Besonderheiten bei der Behandlung
nach Fachgebieten 395

B-3 Zentrales Nervensystem 421

B-4 Herz-Kreislauf-System 453

B-5 Volumen- und Blutkomponententherapie
in der Intensivmedizin 461

B-6 Respiratorisches System 471

B-7 Gastrointestinaltrakt 485

B-8 Ernährung des Intensivpatienten 495

B-9 Störungen der Nierenfunktion –
Prophylaxe und Therapie
des akuten Nierenversagens (ANV) 501

B-10 Antimikrobielle Therapie
bei ausgewählten Infektionen 507

B-11 Monitoring und Scores
in der Intensivmedizin 535

Allgemeine Standards bei postoperativen Patienten

B-1.1 Dokumentation medizinischer und administrativer Daten von Intensivpatienten   380

B-1.2 Patientenübergabe und -transport   382

B-1.3 Aufnahme auf die Intensivstation   383

B-1.4 Sedierung von postoperativen Patienten   384

B-1.5 Beatmung und Extubation   384

B-1.6 Analgesie: postoperativ (intensiv)   385

B-1.7 Flüssigkeitstherapie: postoperativ   386

B-1.8 Begleitmaßnahmen   388

B-1.9 Physiotherapie/Mobilisierung   391

B-1.1 Dokumentation medizinischer und administrativer Daten von Intensivpatienten

D. Krausch

Die Dokumentation von Patientendaten erfolgt papierlos mit PDMS (»patient data management system«) als Mastersystem:
- Dokumentation von medizinischen Daten für die digitalisierte Krankenakte mit COPRA (»computer organized patient report assistant«)
- Dokumentation von Qualitätssicherungsdaten in COPRA
- Dokumentation von administrativen Daten für die Verwaltung in COPRA

Dokumentation von medizinischen Daten für die Krankenakte (COPRA)

Bei Aufnahme
- Aufnahmeblatt anlegen (Blatt 13)
- Alle für die intensivmedizinische Behandlung relevanten anamnestischen Daten aus der Krankenakte übernehmen und dort dokumentieren
- Aufnahmestatus erheben und auf Blatt 13 fixieren
- Unbedingt ausfüllen: Aufnahme von Hausarzt, Telefonnr. Angehörige

Verlaufsdokumentation
- Vom behandelnden Arzt in jeder Schicht zu erstellen:
  Kurzer Status praesens mit Verlaufsbericht, wesentlichen Befundänderungen, Ergebnissen der Diagnostik und deren therapeutische Konsequenzen. Der Eintrag erfolgt auf Blatt 3 in den Feldern für Organsysteme, ggf. unter Einbeziehung der Seiten 2 und 3
- Kurze Tageszusammenfassung des Verlaufes mit für den Gesamtverlauf wichtigen Ereignissen, konzeptionellen Überlegungen und Vorschlägen für das weitere Vorgehen. Der Eintrag erfolgt auf Blatt 3 im Feld »Verlauf/Bewertung«. Er soll so formuliert werden, dass die Übernahme in die Epikrise ohne größere Veränderungen möglich ist
- Scoredaten werden nach Mitternacht für den abgelaufenen Kalendertag vom Nachtdienst (Arzt + Pflege) eingegeben, entsprechend den Leitlinien unserer Klinik
- Auf Blatt II,1 werden unter »bedingte Verordnungen« strategische (für längere Zeiträume gültige) Festlegungen notiert, weil sie automatisch fortgeschrieben werden (z. B. DNR)

Bei Beendigung des ITS-Aufenthaltes
- Verlegungen:
  Der Arzt aus dem Nachtdienst erstellt den Verlegungsbrief aus der Zusammenfassung/Korrektur der Felder »Verlauf/Bewertung« (Blatt 3)
- Tod:
  Die Krankenakte ist innerhalb von 3 Arbeitstagen mit einer Epikrise auf der Grundlage der Verlaufsberichte abzuschließen, abzufassen durch den Arzt, bei dem der Patient gestorben ist. Die Epikrise wird aus Datenschutzgründen ausschließlich in Medvision geschrieben

Alle medizinischen Verordnungen erfolgen schriftlich auf Blatt 2, nur im Notfall als Nachtrag. Die Regulierung von Plasmaglukose- und Kaliumspiegel erfolgt durch das Pflegepersonal zeitnah anhand der Befunde aus dem Stationslabor.

Dokumentation von Qualitätssicherungsdaten (Kerndatensatz)

Siehe COPRA.

Dokumentation von administrativen Daten für die Verwaltung

Die Dokumentation von administrativen Daten für die Verwaltung ist Aufgabe der MDA (medizinische Dokumentationsassistentin). Kerndatenerfassung teilen sich Arzt und Pflege.

Aufnahmen
- Primäre ITS-Aufnahmen:
  Erfolgt durch die MDA; außerhalb ihrer Dienstzeit provisorisch durch die Pflegekräfte als Kurzaufnahme, wird dann von der MDA korrigiert. »Unabweisbarkeitsbescheinigung« ausfüllen; Originale an Patientenaufnahme, Kopien in die Krankenakte, die von der MDA angelegt wird
- Übernahme von anderen Stationen des Hauses:
  Ummeldung durch die verlegenden Einrichtungen; bei Verzögerungen Datenübernahme durch die MDA

Verlegungen

- Haupt- und Nebendiagnosen in vollem Umfang erfassen, nach ICD 10 verschlüsseln
- Zusätzlich die Zutrittsdiagnosen während des ITS-Aufenthaltes
- Daneben werden alle auf der ITS durchgeführten Prozeduren nach OPS-301 verschlüsselt
- Gestorbene oder in andere Einrichtungen verlegte Patienten müssen über PC mit »Entlassung« der Krankenverwaltung angezeigt werden

Dienstzeiten

Die tägliche Arbeitszeit beträgt 8 h 30 min, darin enthalten eine Pause von 30 min. Dienstbeginn ist:
- Im Normaldienst: 7.00 Uhr
- Im Schichtdienst: 7.00 Uhr, 15.00 Uhr, 23.00 Uhr

Verantwortlichkeiten

- Kollegiale Leitung durch 2 Oberärzte, unterstützt durch einen Stationsarzt
- Eine Schichtdienstgruppe, bestehend aus 6 Assistenzärzten, möglichst ab 3. Jahr der FA-Ausbildung
- Eine Spätdienstgruppe, bestehend aus 6 Fachärzten oder Assistenzärzten am Ende der FA-Ausbildung. Zu dieser Gruppe gehört der Stationsarzt
- Während seiner Spätdienstwoche, bei Krankheit, Dienstreisen u. ä. und im Urlaub wird der Stationsarzt im Frühdienst durch einen Arzt/Ärztin aus der Spätdienstgruppe ersetzt. Damit ergibt sich folgende ärztliche Besetzung der Station von Montag bis Freitag:
- Frühdienst: ein Oberarzt (bedingt durch die Einbindung der Oberärzte in Forschung, Lehre, Studien, Kommissionen, administrative Aufgaben, Bereitschaftsdienst sowie Dienstreisen und Urlaub), der Stationsarzt bzw. seine Vertretung sowie ein oder zwei Schichtdienstärzte
- Spätdienst: ein Arzt aus der Spät-, einer aus der Schichtdienstgruppe
- Nachtdienst: ein Arzt der Schichtdienstgruppe
- Zur Kompensation von Ausnahmesituationen bleibt der Spätdienst nachts in Rufbereitschaft. Seine Aktivierung erfolgt in Abstimmung mit dem diensthabenden Oberarzt der Klinik
- An Samstagen, Sonntagen und Feiertagen sind die Dienste verändert: Der Dienst wird tagsüber als 12-h-Bereitschaftsdienst tageweise alternierend durch Ärzte der Spätdienstgruppe mit anschließender Rufbereitschaft geleistet bei unverändertem Dienst der Ärzte aus der Schichtdienstgruppe. Diese Dienstform für einen Arzt der Spätdienstgruppe an 2 aufeinanderfolgenden Tagen ist nicht gestattet, sodass ein Wochenende immer durch zwei Ärzte abgesichert werden muss. In der Regel wird ein Arzt dieser Gruppe von Montag bis Freitag im Spätdienst und am Sonntag im Bereitschaftsdienst arbeiten, ein zweiter den Samstagdienst besetzen.
- Die Ärzte der Spätdienstgruppe sind denen der Schichtdienstgruppe weisungsberechtigt und für den Dienstablauf in ihrer Schicht verantwortlich
- Einbeziehung des diensthabenden OA in wesentliche akute Entscheidungen
- Fragen der Behandlungsstrategie sind durch die ärztliche Stationsleitung im Tagesdienst schriftlich festzulegen und sollten ohne zwingenden Grund weder von den Ärzten der ITS noch vom diensthabenden OA verändert werden

Tagesablauf

Visiten

Sie erfolgen immer zum Schichtwechsel
- 7.00 Uhr: Oberarztvisite
- 15.00 Uhr: Oberarztvisite
- 23.00 Uhr: Visite der Schichtdienstärzte

Zur Vermeidung von Überstunden erfolgen die Visiten als Übergabevisiten und sind auf 30 min zu beschränken. Um den Informationsverlust gering zu halten, erfolgt unter Beteiligung der Oberärzte einmal wöchentlich (in der Regel Mittwochs) im Anschluss an die Übergabevisite bei den Langliegern eine große Visite unter Einbeziehung von Pflegepersonal und Physiotherapeuten.

Arbeitsaufgaben in den einzelnen Schichten

Hauptaufgabe ist die intensivmedizinische Behandlung der Patienten.
- Frühdienst:
  Sichtung der eingetroffenen Befunde, Eintragung COPRA, ggf. Therapieänderung, Abheftung in die Akte erfolgt durch die MDA. Patientenvisiten, Verlegungen, Aufnahme neuer Patienten, Anforderung von diagnostischen Maßnahmen, Konsiliarien; Röntgendemonstration, Mikrobiologiebesprechung
- Spätdienst:
  Aufnahme weiterer Patienten; Erledigung noch offener Aufgaben aus dem Frühdienst

- Nachtdienst:
Vorbereitung Verlegungsbriefe, Röntgenscheine vorbereiten (Anmeldung für Patienten, die am Vormittag verlegt werden sollen, erfolgt bis 8.00 Uhr in der Regel durch die MDA), Qualitätssicherungsdaten in klinikinterne Zusatzprogramme von Verlegungspatienten; Scoredaten in COPRA erfassen

Dienstübergaben

Vorstellung der Patienten erfolgt um 15.00 Uhr durch den jeweils behandelnden Arzt, um 23.00 und 7.00 Uhr durch den Schichtdienst, mit Namen, Alter, Diagnosen, Kurzanamnese, durchgeführter Operation, Berichten nach Organsystemen.

Aufgaben des diensthabenden Arztes der Spätdienstgruppe

- Betreuung von Problempatienten und die Arbeit des Schichtdienstes kontrollieren
- Er trägt die Verantwortung für alle in seiner Dienstzeit eingetretenen Ereignisse und bestimmt den Umfang diagnostischer und therapeutischer Maßnahmen. Er hat zu organisieren, dass der 2. Schichtdienst ihn über alle *wesentlichen* Ereignisse zeitnah informiert. Art und Umfang ist dabei vom Ausbildungsstand des 2. Schichtdienstes abhängig
- Durchführung der 23-Uhr-Visite
- Konsultation des diensthabenden OA bei besonderen Ereignissen
- Begleitung von Operateuren und Konsiliarien und Vorstellung der Patienten
- Verfassen von Epikrisen der während seiner Dienstzeit gestorbenen Patienten; Ausfüllen von Leichenschauschein und Autopsieantrag; Information der Angehörigen

Regeln im Umgang mit Patienten und Angehörigen

- Umgangston: freundlich, höflich-bestimmt
- Ruhe, Ruhezeiten: möglichst normalen Schlaf-Wach-Rhythmus fördern
- Besuchszeitenregelung großzügig, in der Regel jederzeit außerhalb der Nachtruhe
- Auskunft für Angehörige ausschließlich durch Ärzte. Bei Patienten mit kompliziertem und/oder langem Krankheitsverlauf auf der ITS sollten möglichst wenige Kollegen (OÄ, Stationsarzt, 1. Schichtdienste) Auskunft geben; Inhalt der Information sowie auffällige Beobachtungen festhalten (in COPRA)
- Fixation von Patienten nur nach ärztlicher Anweisung
- Bettgitter sind bei allen frischoperierten, desorientierten und vigilanzgeminderten Patienten anzubringen

B-1.2 Patientenübergabe und -transport

D. Krausch

Die Patienten werden (ausnahmsweise) entweder in der Schleuse des Operationstraktes durch Arzt und Schwester der Intensivstation übernommen oder von Anästhesist und Operateur auf die Intensivstation gebracht.

Fragen an den Operateur

- Art des Eingriffs (geplante Maßnahmen erweitert, abgebrochen?)
- Besonderheiten, Schwierigkeiten, Komplikationen bei der Operation
- Geschätzter Blutverlust
- Antibiotika: Art und Dauer der gewünschten Prophylaxe oder Therapie
- Drainagen: Lokalisationen
- Nierentransplantation: Urinkatheter zuordnen! Drainagen aktiv?
- Gewünschte Antikoagulation, Thromboseprophylaxe
- Spezielle Wünsche, z. B. spezielle Lagerungsmaßnahmen etc.

Fragen an den Anästhesisten

- Präoperativer klinischer AZ
- Vorerkrankungen
- Langzeit- und Prämedikation
- Besonderheiten, Schwierigkeiten, Komplikationen bei der Einleitung (Periduralkatheter!), bei der Operation, während der Ausleitung oder des Transports
- Blut- und Volumenumsatz; intraoperative Diurese
- Operationsverlauf aus anästhesiologischer Sicht
- ZVK-Kontrolle, sonstiges anästhesiologisches Equipment (Arterie, Periduralkatheter)
- Kontrolle der Vitalfunktionen (Vigilanz, Atmung, Kreislauf, Blutung?) vor dem Transport

> Instabile Patienten werden erst *nach Stabilisierung im OP* transportiert.

B-1.3 Aufnahme auf die Intensivstation

D. Krausch

Beatmung fortführen

- Beatmungsgerät rechtzeitig vorbereiten; Funktionskontrolle durch den Arzt
- Einstellung der intraoperativ verwendeten Beatmungsparameter
- Anschluss des Patienten an das Beatmungsgerät; optische Kontrolle der Beatmung, Auskultation; Kontrolle der Beatmungsparameter
- Bei jeder Unsicherheit ist ein erfahrener Arzt zu rufen, ggf. wird die Beatmung vorerst mit dem Oxylog fortgeführt

Anschluss an den EKG-Monitor

- Anbringen der Klebeelektroden und Anschluss an den Monitor durch das Pflegepersonal

Kontrolle der Kreislaufsituation

- Anschluss der arteriellen Leine an den Druckwandler bzw. erste nichtinvasive Blutdruckmessung durch Pflegepersonal

Kontrolle der Perfusoren und Infusionen

- Anschluss von Perfusoren und Infusionen durch Pflegepersonal
- Kontrolle der Anschlüsse und Dosierungen erfolgt durch den übernehmenden Arzt

Erstuntersuchung

- Neurologie: Beurteilung der Vigilanz und Reaktivität, Motilität, Pupillomotorik, Reflexstatus
- Pulmo: Auskultation und Perkussion? Messung der S_aO_2; Kontrolle der BGA
- Cor: Auskultation; Beurteilung des EKG (Monitorbild, bei kardiochirurgischen Patienten 12-Kanal-EKG), Herzfrequenz und -rhythmus?
- Kreislauf: Blutdruck, HZV, S_vO_2, Widerstände
- Abdomen: Palpation, Auskultation
- Nieren: Beurteilung der Diurese (Menge und Aussehen des Urins), Inspektion der Genitalien
- Drainagen: Füllung und Sog kontrollieren, mit Uhrzeit versehen (Pflegepersonal!); Dokumentation der Lage der Drainagen
- Lokaler Aspekt: Inspektion der Verbände

Sorgfältige Dokumentation aller Untersuchungsbefunde auf Blatt 13.

Labordiagnostik bei Aufnahme

- Abnahme von in der Regel arteriellem Blut in Monovetten durch Pflegepersonal nach Anschluss des Patienten an den Monitor und ggf. stabilisierenden Maßnahmen
- Folgende Parameter werden routinemäßig im Laborautomaten der Station bestimmt:
  - Arterielle BGA
  - Elektrolyte (Na^+, K^+, Ca^{2+})
  - Blutzucker, Laktat, Hb, Hkt
- Zentrallabor: Die Bestimmungen erfolgen bedarfsabhängig und werden individuell festgelegt. Nach herzchirurgischen Operationen werden CK, CK-MB und bei Dynamik Troponin bestimmt

Verordnungen

- Alle ärztlichen Anordnungen erfolgen auf Blatt 2 und werden danach ausgeführt
- In Notsituationen auf Zuruf erteilte Anordnungen sind zeitnah nachzutragen
- Festgelegt werden die bis zum nächsten Tag zu applizierenden Medikamente (Bestätigung für den nächsten Tag erfolgt bei der Morgenvisite), durchzuführende Untersuchungen, Anordnungen bezüglich Nahrungskarenz, Mobilisation sowie die notwendigen Laborkontrollen
- Bei Ordination von Medikamenten mittels Injektionspumpe ist die je Zeiteinheit (und ggf. je kg Körpergewicht) zu applizierende Menge anzugeben
- Das Pflegepersonal bestätigt die Gabe nach erfolgter Applikation zur entsprechenden Zeit
- Abgesetzte Medikamente sind zu löschen (betr.: kontinuierliche Gabe)

Indikationen für Röntgenuntersuchungen

- ZVK grundsätzlich präoperativ durch EKG-Ableitung über Katheter kontrollieren. Dokumentation über korrekte Position schriftlich und durch kurzen Monitorausdruck des EKG
- Pneumothoraxrisiko nach Punktion der V. jugularis bzw. subclavia: klinische Überwachung
- Bei kurzfristiger Verlegung schriftliche Kontrollempfehlung an weiterbehandelnden Arzt

- Sonstige Thoraxröntgenkontrollen: nach Tracheotomie; nach intrathorakalen Eingriffen, bei Langzeitbeatmung, Pneumonie, Pleuraerguss, etc.

B-1.4 Sedierung von postoperativen Patienten

D. Krausch

- Kurzzeitige Nachbeatmung: kurz wirkende Sedativa/Hypnotika (Propofol, Midazolam); primär Fortsetzung der intraoperativen Medikation
- Anschließend kontinuierlich entweder
  - Propofol 2% (1000 mg/50 ml pur; Dosierung nach Wirkung, Start mit 10 ml/h) oder
  - Midazolam (45 mg auf 45 ml mit NaCl 0,9% auffüllen; Dosierung nach Wirkung, Start mit 5 ml/h)
- Bolusgabe möglich, wenn erforderlich (**CAVE:** Blutdruck)
- Sedierung bis zur Stabilisierung des Patienten; danach möglichst bald extubieren
- Analgetika nach Bedarf, z. B. Piritramid 3–5 mg i.v. oder Morphin oder peripher wirksame Analgetika

Die Dosierungsangaben gelten für Erwachsene

B-1.5 Beatmung und Extubation

D. Krausch

Indikationen zur postoperativen Nachbeatmung

- Opioidüberhang
- Relaxanzienüberhang
- Körpertemperatur < 36,0 °C
- Große Eingriffe mit Massivtransfusionen, Herz-Kreislauf-Instabilitäten, pulmonalen Problemen
- Unzureichende Schutzreflexe
- Atemwegsverlegung bei Eingriffen im Kopf-Hals-Bereich bis zur Abschwellung
- Chirurgisch gewünschte Immobilisierung des Patienten, um den operativen Erfolg zu sichern (z. B. nach Lappenplastik im Halsbereich)
- Erhöhte Drainageverluste
- Kardiovaskuläre Instabilität
- Schwere Gasaustauschstörungen

Primäreinstellung des Beatmungsgerätes

- Zunächst Übernahme der intraoperativen Einstellungen und dann Korrektur nach Blutgasanalysen
- Bei ausreichend tiefer Sedierung wird zunächst ein druckkontrollierter Modus gewählt bzw. BIPAP-Modus mit gleicher Einstellung
- Korrektur nach Blutgasanalysen
- Beatmung druckkontrolliert; BIPAP-Modus
- Ausreichende Sedierungstiefe gewährleisten Richtwerte:
  - Atemminutenvolumen (AMV): bis 100 ml/kgKG/min
  - Tidalvolumen (V_T): 6–10 ml/kgKG (Druckniveau anpassen)
  - Atemfrequenz (Af):
    Erwachsene: 12/min
    Schulkinder: ca. 16/min
    Säuglinge: ca. 24/min
- F_IO_2 0,4; bei kardialen Risikopatienten 0,5
- Inspirations-Exspirations-Verhältnis (I : E) = 1 : 2
- PEEP: 5–10 cm H_2O

Anmerkung: Es sollte die intraoperative Einstellung übernommen werden, insbesondere bei PEEP >5 cm H_2O.

Weaning vom Respirator

- Die Entwöhnung beginnt zumeist mit der Reduzierung der Sedierung. Bei einsetzender Spontanatmung wird die Frequenz reduziert, dann der Beatmungsmodus auf CPAP mit Druckunterstützung umgestellt
- Zunächst wird mit einer Druckunterstützung begonnen, die der durch die kontrollierten Atemzüge erreichten intrapulmonalen Druckänderung entspricht (Plateaudruck minus PEEP). Dabei ist eine möglichst niedrige Triggerschwelle zu wählen (ca. 0,5–1 cm H_2O bzw. 1 l/min), bei der sich das Gerät nicht selbst triggert
- Danach werden zunächst die BIPAP-Frequenz allmählich bis auf 1/min und dann die Druckunterstützung reduziert. Die Reduktion der Atmungsunterstützung wird der Vigilanz des Patienten und der Suffizienz der Spontanatmung angepasst
- Nach Erreichen einer Druckunterstützung von 10 cm H_2O und einer Frequenz von 1/min wird der Patient extubiert oder über ein »high flow« CPAP-System weiter entwöhnt

Phasen der längeren Spontanatmung über einen Tubus ohne CPAP sollten unterbleiben

Extubation: Voraussetzungen

- Kein Narkoseüberhang (inkl. Relaxierung)
- Patient ansprechbar, kann einfache Kommandos befolgen
- Schutzreflexe suffizient
- Patient kann den Kopf über 5 s anheben bzw. die Hand fest zudrücken
- Suffiziente Atmung: Af >10 und <30; p_aO_2: >75 mmHg bei einer $F_IO_2 \leq 0,4$; p_aCO_2: <55 mmHg; S_aO_2: >95%
- Auskultatorisch kein Anhalt für Störungen der Atmung
- Keine Tamponade im Oro- und Hypopharynx
- Stabile Herz-Kreislauf-Funktion (Katecholamine in geringer Dosierung akzeptiert)
- Hämatokrit sollte stabil bleiben, Blutverluste nicht revisionsbedürftig sein
- Metabolisches Gleichgewicht (pH-Wert, Laktat, Blutzucker); ggf. vor Extubation korrigieren
- Körperkerntemperatur >36 °C und <39 °C

Vorbereitung

- Griffbereit:
  - Funktionierendes Absaugsystem
  - Zwei sterile Absaugkatheter
  - Entblockungsspritze
  - Angeschlossene O_2-Sonde
- Sofort verfügbar:
  - Medikamente und Intubationszubehör (je nach zu erwartendem Risiko; Intubationswagen in Patientennähe)

Durchführung

- F_IO_2 auf 1,0
- Fixierungspflaster lösen
- Beißschutz entfernen
- Mund sorgfältig reinigen (Absaugkatheter 1)
- Absaugkatheter 2 2–3 cm über die Tubusspitze hinaus einführen
- Unter mäßigem Sog Tubus entblocken und in Abhängigkeit von der Sekretmenge unter langsamem Rückzug mit dem in unveränderter Position belassenen Absaugkatheter entfernen
- Bei Patienten mit eingeschränkter Lungenfunktion vor der Extubation Bronchialtoilette, gründliche Reinigung der supraglottischen Atemwege, dann über das Beatmungsgerät den PEEP erhöhen und die Lungen blähen. Anschließend ohne Diskonnektion vom Gerät extubieren
- Platzierung einer O_2-Nasensonde oder O_2-Brille
- Sorgfältige Beobachtung des Patienten nach Extubation: Atemmechanik, Sättigung etc.
- BGA 30 min nach Extubation

B-1.6 Analgesie: postoperativ (intensiv)

D. Krausch

Analgetika, Einzelgaben

- Regelmäßige Kontrolle der Schmerzreaktion
- Bei Schmerzäußerung im Regelfall Piritramid i.v. (Dosierung abhängig von Alter, Körpergewicht, Schmerzintensität 1–5 mg)
- Beginn mit niedriger Dosis; Bedarf und Verträglichkeit austitrieren
- Ateminsuffiziente Patienten sollten bei Bedarf Nichtopioide (Paracetamol oder Metamizol: 500–1000 mg; bei Gelenk- und Rückenschmerzen auch Indometacin oder Diclofenac: 100 mg) erhalten
- Bei kooperativen Patienten großzügig die kontrollierte Selbstmedikation einsetzen
- Vor Verlegung auf stationsübliche Medikation umstellen

Patientenkontrollierte Analgesie (PCA)

- Voraussetzung: wacher, kooperativer Patient
- Keine Piritramidunverträglichkeit
- Auslöser (Druckknopf, Griff) für die Bolusgaben so in Reichweite des Patienten platzieren, dass eine gewisse Eigenaktivität zur Betätigung des Knopfes erforderlich ist
- Auf Zeichen der Unverträglichkeit achten: Blutdruckabfall, Schwindel, Erbrechen
- Überdosierung: Abnahme von Atemfrequenz und Vigilanz
- Über die Verlegung der Patienten den Acute Pain Service der Schmerzambulanz informieren (Fax)

Vygon-PCA-Pumpe mit Rückschlagventil

- Füllung mit 30 mg Piritramid und 10 ml NaCl 0,9%
- Ein Bolus (0,5 ml) entspricht 1,5 mg Piritramid
- Bolusabforderung alle 5 min möglich

Abbott-PCA-Pumpe mit Rückschlagventil

- Füllung der 30-ml-Spritze mit 30 mg Piritramid und 30 ml NaCl 0,9%
- Einzeldosis (Bolus) und Bolusintervall individuell definierbar
- Beginn: 1,5–3,0 mg Piritramid mit einem Sperrintervall von 5–10 min

Regionalanästhesie

Periduralkatheter (PDK): Beschickung auf der Intensivstation

Bei Übernahme eines Patienten mit PDK sind folgende Informationen einzuholen:

- Lage des Katheters (Punktionsort und Fixation)
- Komplikationen bzw. Besonderheiten bei Anlage
- Bereits applizierte Testdosis
- Bereits ausgetestetes Analgesieniveau
- Gegebenenfalls prä-, perioperative Applikation
- PDK-Protokoll
  Der PDK wird im Regelfall kontinuierlich mit Ropivacain 0,2% beschickt (alternativ Ropivacain 0,1% + Sufentanil 0,5 µg/ml)
- Ropivacain 0,2%: Dosierung nach Wirkung [Dosis primär (4–)6–(8) ml/h]
- 30 min Blutdruckkontrolle und Prüfung der Anästhesieausbreitung
- Bei unzureichender Analgesie oder Analgesieausdehnung:
  - Bolusgabe von ca. 4–6 ml möglich
  - Erhöhung der Dosis bis auf 12–15 ml/h möglich
  - Katheterkontrolle (Verbandswechsel, s.c. Polsterbildung?)
  - Gabe von 6 ml Bupivacain 0,25%; Prüfung der Anästhesieausbreitung (Katheterfehllage ist bei komplett fehlender Analgesie anzunehmen, dann PDK entfernen)
- Bei einseitiger Analgesie bzw. einseitigen Paresen sollte der Katheter ggf. zurückgezogen werden (primär ca. 1 cm)
- Zusätzliche Gabe von Opioiden ist peridural möglich. Allerdings sollte der Patient nicht mit noch wirkenden Opioiden auf eine periphere Station ohne Überwachungsmöglichkeit verlegt werden
  - Sufentanil 10 µg/10 ml 0,9% NaCl oder Bupivacain 0,25% als Bolus
  - Morphin 1 mg/10 ml 0,9% NaCl oder Bupivacain 0,25% als Bolus
  - Anschlagszeit ca. 30–60 min

> Jede Neueinstellung oder Veränderung der Dosierung ist zu dokumentieren (auch auf dem Katheterprotokoll).

- Bei jeder Bolusgabe intensive Überwachung von Kreislauf, Atemfrequenz und Vigilanz
- Täglich Verbandswechsel, Katheterkontrolle und deren Dokumentation. Es ist sorgfältig auf Hinweise für eine beginnende lokale Infektion zu achten (Wundsekret, Rötung, Infiltration) und bei geringsten Anzeichen der Katheter zu entfernen
- Entfernen des Katheters unter Berücksichtigung der Heparinisierung und von Gerinnungsstörungen
- Kontrolle der Vollständigkeit des Katheters und der Einstichstelle
- Bei Verlegung bitte den Acute Pain Service der Schmerzambulanz informieren!

B-1.7 Flüssigkeitstherapie: postoperativ

D. Krausch

Diagnostik von Störungen im Flüssigkeitshaushalt

Orientierung an

- Anamnese
- Klinischen Zeichen
- Paraklinischen Hinweisen
- Druckmessungen (arteriell, zentralvenös, pulmonalkapillärer Verschlussdruck)
- Volumenmessungen (intrathorakales Blutvolumen, extravaskuläres Lungenwasser)
- Diurese

Mögliche Hypovolämie bei

- Nahrungskarenz
- Blutung
- Diabetes mellitus
- Diabetes insipidus
- Hypertonus (mit und ohne Diuretikabehandlung)
- Verbrennungen
- Aszites

Relative Hypovolämie bei

- NNR-Insuffizienz
- Hypopituitarismus
- Sepsis

- Hypothyreoidismus
- Schwangerschaft
- höheres Alter

Klinische Zeichen

- Hautturgor
- Hauttemperatur
- Durchblutung (Akren, Rekapillarisierungszeit)
- Schleimhautbeschaffenheit
- Urinproduktion (normal 0,5–1 ml/kgKG/h)
- Herzfrequenz
- Orthostatische Funktion

Normwerte relevanter physiologischer Parameter

- MAP: 70–105 Torr
- ZVD: 1–10 cm H_2O
- PCWP: 8–16 Torr
- TBVI: 2600–3200 ml/m^{2}KOF
- ITBVI: 800–1000 ml/m^{2}KOF
- EVLWI: 5–10 ml/m^{2}KOF

Anmerkung: TBVI = »total blood volume index«, ITBVI = »intrathoracic blood volume index«, EVLWI = »extravascular lung water index«

Paraklinische Hinweise für eine Hypovolämie

- Serumharnstofferhöhung
- Serumkreatininerhöhung
- Natriumausscheidung < 20 mmol/l
- Natriumosmolalität im Urin > 400 mosmol/kg H_2O
- metabolische Alkalose HCO_3^- > 26 mmol/l

Paraklinische Diagnostik

- Serumelektrolyte (Na^+, K^+, Cl^-)
- Serumosmolalität
- Kolloidosmotischer Druck
- Urinosmolalität
- Elektrolytausscheidung

Therapie von Störungen im Flüssigkeitshaushalt
Ziele der Flüssigkeitstherapie

- Ausgleich des Grundbedarfs
- Ausgleich akuter Volumenverluste
- Verbesserung der Herzleistung
- Verbesserung der Gesamthämodynamik

Flüssigkeitstherapie

- Täglicher Grundbedarf bei Erwachsenen:
  - Wasserbedarf ca. 35 ml/kgKG
  - Natriumbedarf 1–2 mmol/kgKG
  - Kaliumbedarf 2–3 mmol/kgKG
- Täglicher Grundbedarf bei Kindern:
  - Wasserbedarf 100–120 ml/kgKG
  - Natriumbedarf 2–3 mmol/kgKG
  - Kaliumbedarf 2–3 mmol/kgKG

Zur Verfügung stehende Lösungen

- Kristalloide: Voll-, Halbelektrolytlösungen, hypertone Kochsalzlösung, Elektrolytkonzentrate, Zuckerlösungen
- Kolloide: Hydroxyethylstärke, Gelatine

Kristalloide

- Vorteile:
  nebenwirkungsarm (bezüglich Allergien), biologisch inert, kostengünstig
- Nachteile:
  Verteilung im gesamten Extrazellularraum

Kolloide – Hydroxyethylstärke

- Vorteile:
  steuerbare Volumenwirkung, geringe Nebenwirkungen
- Nachteile:
  Dosislimitierung, mögliche Beeinflussung des RES, mögliche Beeinflussung der Gerinnung
- Mittleres Molekulargewicht 70 000, 200 000, 450 000
- Konzentrationen 3%, 6%, 10%
- Substitutionsgrad 0,45–0,7
- Volumenwirkung 80–140%
- Wirkdauer 3–8 h

Kolloide – Gelatine

- Vorteile:
  Keine Dosislimitierung, keine Gerinnungsbeeinflussung, Diuresesteigerung
- Nachteile:
  Geringer Volumeneffekt, häufig allergische Reaktionen
- Mittleres Molekulargewicht 35 000
- Konzentration 3%
- Volumenwirkung ca. 80%
- Wirkdauer 3 h

Hypertone Kochsalzlösung

- NaCl 7,5%, Osmolalität 2560 mosmol/kg H_2O
- Vorteile:
  Geringe Flüssigkeitsmengen nötig (4 ml/kgKG), Endothelschwellung nimmt ab
- Nachteile:
  Hypernatriämie, Verteilung im gesamten EZR

Therapie bei akutem Blutverlust

- Bis 1 l: Künstliche Kolloide
- 1–3 l: Künstliche Kolloide + Erythrozytenkonzentrate 1:1
- 3–5 l: Erythrozytenkonzentrate 1:1
- > 5 l: FFP + Erythrozytenkonzentrate 1:1
- Grundbedarf an Kristalloiden zusätzlich
- FFP bei Gerinnungsstörungen

Richtlinien für die Flüssigkeitstherapie postoperativer Patienten (Angaben für Erwachsene)

- Flüssigkeitsgabe bis 12 Uhr am 1. postoperativen Tag im Regelfall 1500 ml Vollelektrolytlösung (bei Aufnahme nach Mitternacht nur 1000 ml)
- Relative Indikation zur Kaliumsubstitution bei Serum-K^+ < 4 mmol/l, bei Herzkranken < 4,5 mmol/l
- Absolute Indikation zur Kaliumsubstitution bei Serum-K^+ < 3,5 mmol/l, bei Herzkranken < 4 mmol/l
- Verordnung für den nächsten Tag in Abhängigkeit von Dauer der notwendigen Nahrungskarenz:
  - Bei weiterer Karenz ca. 2000–3000 ml Vollelektrolytlösung
  - Bei funktionierender oraler/enteraler Nahrungszufuhr nur noch maximal 1000 ml Vollelektrolytlösung
- Besonderheiten bei herzchirurgischen, neurochirurgischen, urologischen und niereninsuffizienten Patienten beachten!

B-1.8 Begleitmaßnahmen

D. Krausch

Stressulkusprophylaxe

Mögliche Indikationen

Eine generelle Ulkusprophylaxe bei Intensivpatienten ist nicht indiziert.

Erhöhtes Risiko besteht bei
- Patientenalter > 65 Jahre
- Akuter respiratorischer Insuffizienz
- Koma
- SHT
- Spinalem Trauma
- Verbrennung (> 20% KOF)
- Akutem Leberversagen
- Vollheparinisierung
- Peritonitis/Relaparatomie
- Hungern/fehlender oraler Nahrungsaufnahme
- ASS-Konsum, Alkoholkonsum, NSAR, Steroiden
- Alkoholanamnese
- Zustand nach Schock, Hypoxie, Massivtransfusionen
- Katecholaminpflichtigem Low-output-Syndrom
- Hämorrhagischer Pankreatitis
- Sepsis
- Ulkusanamnese
- Operativen Eingriffen an/bei
  - Aorta
  - Kolon/Rektum
  - Pankreas
  - Leber(resektion)
  - Ileus
  - Transplantationschirurgie

> ❗ Die Überlegenheit der Prophylaxe gegenüber einer unbehandelten Kontrollgruppe ist nicht nachgewiesen. (Die Häufigkeit des Stressulkus ist seit den 1980er Jahren auch ohne Prophylaxe stark zurückgegangen.)

Durchführung

Antacida

- Aluminium- und Magnesiumhydroxid (wird selten auf ITS eingesetzt)
- Wirkung: Neutralisierung der Salzsäure

Sucralfat (Ulcogant)

- Bildung eines Schutzfilmes über Schleimhautläsionen bzw. Ulzerationen
- Dosierung:
  4-mal 1 Btl. (= 5 ml) täglich über Magensonde oder oral; Einsatz in der Schwangerschaft möglich

Antihistaminika (H_2-Blocker)

- Ranitidin (Sostril, Zantic): 1 Amp. 5 ml = 50 mg
- Dosierung:
  2- bis maximal 4-mal 50 mg tgl.
  (Dosisreduktion bei Niereninsuffizienz)

Protonenpumpenhemmer

- Omeprazol (Antra): 1 Amp. = 40 mg
- Indikation:
  Nicht zur Prophylaxe, nur bei bereits begonnener Therapie, Magenulzera, Refluxösophagitis, Zustand nach oberer GI-Blutung, vital bedrohte Patienten (Polytrauma, Schock)
- Dosierung:
  2-mal 1 Amp. = 2-mal 40 mg tgl.

Thromboseprophylaxe

- Heparin i.v., s.c., niedermolekular (Thrombosestrümpfe bei Mobilisierung)

Indikation

- Immobilisation

Ausnahmen

- Gerinnungsstörungen
- Blutungen
- Absprachen mit dem Operateur (z. B. Nierentransplantationen)

Durchführung

- Gerinnungsstatus bei ITS-Aufnahme und 6 h nach Operationsende
- Wenn PTT und Thrombozytenzahl im Normbereich, Beginn mit: i.v.-Gabe von Heparin bei
  - Herzpatienten
  - Nierentransplantationen (Rücksprache mit Operateur)
  - Lappenplastiken usw.
  - Gefäßchirurgischen Eingriffen (Rücksprache mit dem Operateur)
- Beginn mit 250 IE/h; PTT-Zielbereich bis 50 s 3-mal 5000 IE Heparin s.c.:
  Bei Verlegung auf periphere Station ggf. Umstellung auf niedermolekulares Heparin möglich, z.B.
  - Enoxaparin (Clexane 40 mg) 1 Fertigspritze s.c. 0,4 ml tgl. oder
  - Dalteparin natrium (FragminP/-P Forte) 1 Fertigspritze s.c. 0,2 ml = 15 mg (2500 IE)/30 mg (5000 IE)

Komplikationen und Gefahren

- Blutungen sind möglich, daher genau auf Drainageverluste, Hämatombildungen und besonders auf Verlängerung der PTT achten!
- Auf Zeichen einer HIT (heparininduzierte Thrombozytopenie) achten

Antibiotikaprophylaxe

Indikation

- Normalerweise 30 min vor Hautschnitt Einmalgabe
- Weiterführung der Antibiotikagabe auf Wunsch des Operateurs

Durchführung

- Antibiotikaprophylaxe erfolgt nach Rücksprache mit dem Operateur
- Beachte Narkoseprotokoll, welches Präparat intraoperativ gegeben worden ist
- Wichtig bei
  - HNO-Eingriffen
  - Kieferchirurgischen Eingriffen
  - Implantation von Fremdmaterial (Gefäßprothesen, Orthopädie etc.)
  - Abdominellen Eingriffen
  - Herzklappenträgern

Komplikationen und Gefahren

- Allergien
  - AB-Gabe beenden (ggf. umsetzen)
  - Therapie nach Ausmaß der Störungen: Exanthem bis Kreislaufstörungen
  - Medikamentöse Therapie:
    Steroide Mittel der Wahl
    (Methylprednisolon 3–5–10 mg/kgKG)
    Gegebenenfalls H_1- und H_2-Antagonisten
    Eventuell Lokaltherapie mit steroidhaltigen Externa (z. B. Ultralan)

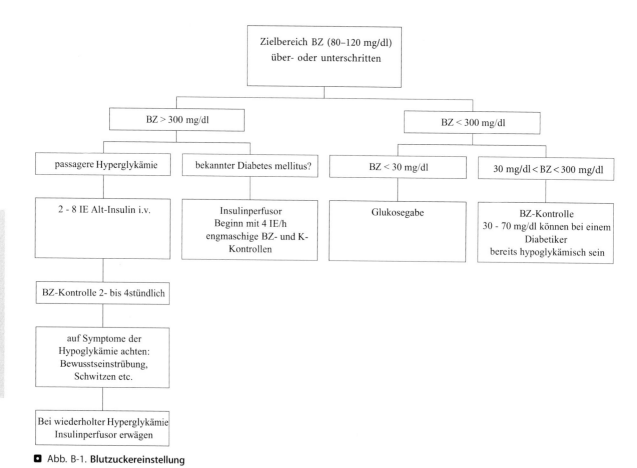

Abb. B-1. **Blutzuckereinstellung**

Korrektur von Hyperglykämien mittels i.v.-Altinsulin		
Blutzucker [mg/Tag]	Bolus i.v. [IE]	Kontinuierlich i.v. [IE/h]
>200	0	1–2
>300	0	2–4
>400	8–12	4–8
>500	12–16	6–10

Blutzuckereinstellung

Zur Blutzuckereinstellung s. auch Abb. B-1.

Beachte Anamnese

- Nur Diät?
- Orale Antidiabetika?
- Insulinpflichtig?
  Wenn ja, welches Präparat in welcher Dosierung?
- Insulinpumpenträger?
  Die Patienten kennen sich selbst meistens sehr gut aus; wenn möglich sollten sie in die Dosisentscheidung mit einbezogen werden
- Anamnestisch Hyper- oder Hypoglykämien bekannt?
- Wie waren die Werte prä-/intraoperativ?
- Postoperativ engmaschige Kontrolle der Werte (bis 3 h)

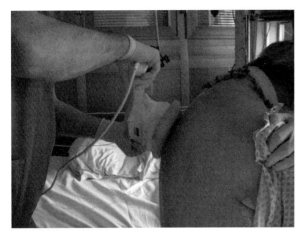

Abb. B-2. **Atemtherapie – physikalische Maßnahmen**
Anwendung mechanischer Reize, z. B. Vibrax. Ziel: Förderung der Entspannung, Sekretolyse

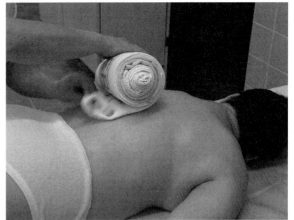

Abb. B-3. **Atemtherapie – physikalische Maßnahmen**
Verabreichen der heißen Rolle. Einsatz zur Detonisierung der Muskulatur, Sekretolyse

Erhöhter Insulinbedarf bei

- Adipositas
- Infektion
- Steroidtherapie
- Kardiopulmonalem Bypass
- Insulinresistenz

CAVE
Hypoglykämien!
Sofort behandeln. Das Gehirn ist auf einen ausreichenden Blutglukosespiegel angewiesen. Zielbereich perioperativ: 80–120 mg/dl.

Hyperglykämien

Die Korrektur von Hyperglykämien erfolgt mittels i.v.-Altinsulin (Tabelle).

B-1.9 Physiotherapie/Frühmobilisation

A. Reißhauer, M. Kastrup

Prophylaktische Behandlung

Maßnahmen der physikalischen Therapie sind im Rahmen der intensivmedizinischen Therapie von Beginn an therapiebegleitend durchzuführen. Die Frühmobilisation wird dabei wechselnd von Krankengymnasten und Pflegepersonal in enger Abstimmung durchgeführt.
Zielstellungen im intensivmedizinischen Bereich sind:

- Pneumonieprophylaxe
- Thromboseprophylaxe
- Dekubitusprophylaxe
- Vermeidung von Druckläsionen
- Kontrakturprophylaxe/Verhütung von Inaktivitätsatrophie

Pneumonieprophylaxe

Bei beatmeten Patienten kommen insbesondere passive Maßnahmen mit dem Ziel einer besseren Belüftung aller Lungenabschnitte sowie zur Mobilisation von Sekret zur Anwendung.

Therapeutische Möglichkeiten zur Verbesserung der Ventilation

- Lagewechsel nach Dokumentationsplan
- Spezialbetten mit automatischem Lagerungswechsel
- Verspannungen der Thoraxmuskulatur werden durch klassische Massage und gerätegestützte Vibrationsanwendungen gelockert (Abb. B-2)

Lockerung von Sekreten

- Sekrete werden durch mechanische Maßnahmen, wie z. B. manuelle oder apparative Vibrationen (Vibrax-Gerät, Klopfungen mit der Hand) gelockert
- Unterstützend können thermische Reize angewendet werden, z. B. heiße Rolle, Wickel (Abb. B-3)
- Anschließend werden die Sekrete endobronchial abgesaugt

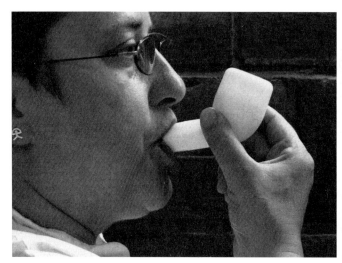
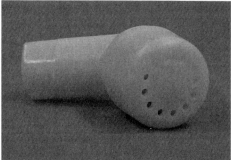
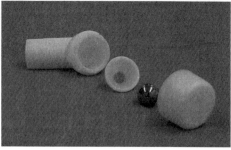

■ Abb. B-4. **Apparative Atemhilfe (VRP 1 Flutter)**
Die Atemluft im Bronchialbaum wird in Schwingungen versetzt; es kommt zum Abscheren des Bronchialsekrets. Anwendung mehrmals täglich 20 min

- Nach dem Absaugen wird die Lunge mehrmals manuell gebläht, um evtl. durch das Absaugmanöver entstandene Atelektasen wieder zu eröffnen

Aktive Maßnahmen

Übergang zu Spontanatmung

- Information und einfühlsame Betreuung des beatmeten Patienten sind in der Übergangsphase von kontrollierter/assistierter zu Spontanatmung eine Voraussetzung für das Atemtraining
- Zu Beginn des aktiven Atemtrainings erfolgt eine gründliche Bronchialtoilette
- Oberkörperhochlagerung erleichtert dem Patienten die Spontanatmung
- Erste Atemversuche in Anwesenheit eines Therapeuten, um dem Patienten die Angst zu nehmen und bewusste Atemmanöver ausführen zu können
- Anpassung der Eigenaktivität des Patienten an die Leistungsreserven; Erschöpfung sollte vermieden werden
- Aktive Bewegungsübungen sollten initial nicht parallel mit dem Atemtraining erfolgen (Überforderung des Patienten)

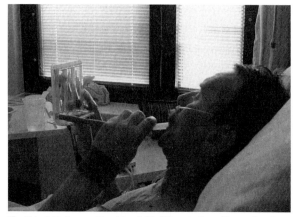

■ Abb. B-5. **Apparative Atemhilfe (Atemtrainer; flow-orientierte Geräte, z. B. Triflo)**
Ziel: langsame und tiefe Einatmung zur optimalen O_2-Verteilung, Pneumonie- und Atelektaseprophylaxe, verbesserte Vitalkapazität. Kontraindikationen: Lungenemphysem, Asthma bronchiale, schwere Herzinsuffizienz

Atemübungen unter Spontanatmung

- Die oben angeführten Übungen werden konsequent fortgeführt
- Zusätzlich werden tiefe Exspirationsübungen und vertiefte Inspirationsübungen angewendet
- Wichtig ist hierbei eine ausreichende Analgesie sowie die psychologische Führung des Patienten
- Durch die vertieften Atemexkursionen kann ein Hustenreiz ausgelöst werden. Das Abhusten wird dem Patienten durch eine sitzende und nach vorn gebeugte Haltung erleichtert (Abhustenschulung)
- In dieser Phase ist der Einsatz apparativer Atemhilfen zu empfehlen (Abb. B-4 und Abb. B-5)

Tracheotomie

- Nach einer Tracheotomie muss bei Beendigung der maschinellen Beatmung mit einem unphysiologischen Atemablauf gerechnet werden
- Wichtig ist die bewusste Förderung der Zwerchfell- und Rückenatmung in Zusammenhang mit der Expektoration von Sekret
- Die Entfernung der Trachealkanüle kann durch Sprechaufsätze oder durch temporäres Verschließen und bewusste Nasenatmung vorbereitet werden. Nach Möglichkeit Logopäden in das Behandlungskonzept einbinden

Atemfeedbackgerät

- Bei ausreichender Compliance ist es möglich, Atemfeedbackgeräte einzusetzen
- Dabei registrieren akustische oder mechanische Indikatoren die Atmung und erleichtern es so dem Patienten, die eigene Atmung zu kontrollieren sowie die Frequenz und Atemtiefe aktiv zu regulieren
- Bei allen Übungen sollte bedacht werden, dass Schmerzen, Angst und Aufregung die Atmung negativ beeinflussen können

Thromboseprophylaxe

- Unterstützung der Thromboseprophylaxe durch passive und bei zunehmendem Wachheitsgrad des Patienten auch aktive Bewegungsübungen der Extremitäten
- Zusätzlich werden bei mobilisierenden Maßnahmen an den unteren Extremitäten Kompressionsstrümpfe bzw. -bandagierungen angelegt
- Um den venösen Rückstrom zu verbessern, kann das Fußende des Bettes um ca. 20° erhöht werden (Vorsicht bei Herzinsuffizienz und Lungenödem)

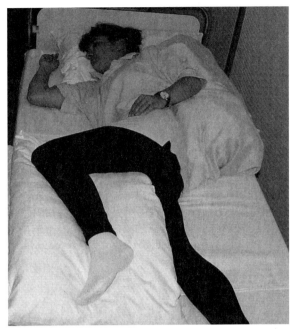

Abb. B-6. Lagerung bei hemiplegischen Patienten

> Die beste Thromboseprophylaxe ist die frühzeitige Mobilisierung des Patienten (Stehbett, Pflegestuhl, Rollstuhl etc.).

Dekubitusprophylaxe

- Lagewechsel nach Plan
- Lagerung auf Spezialmatratzen
- Frühzeitiges Aufsetzen im Bett und im Rollstuhl
- Stehen mit Hilfe eines Spezialbettes
- Vermeidung von Druckläsionen (v. a. periphere Nerven: N. peronaeus, N. radialis und N. ulnaris)
- Sorgfältige Polsterung der Prädilektionsstellen durch geeignetes textiles Material
- Regelmäßige Kontrolle und entsprechende Dokumentation
- Zusammenarbeit von Pflegeteam und Physiotherapeuten

Kontrakturprophylaxe

- Lagewechsel nach Plan
- Lagerung der Gelenke in Neutralstellung bei hypotoner Muskulatur
- Bevorzugte Lagerung auf die betroffene Seite bei hemiplegischen Patienten (Abb. B-6)

- Reflexhemmende Lagerung bei hypertoner Muskulatur:
  Möglichst frühzeitige Lagerung auf der Seite, Becken und Thorax liegen in einer Ebene, Kopf in Rotationsmittelstellung, Lagerung der Extremitäten dem spastischen Muster entgegengesetzt, je nach Toleranz durch den Patienten
- Spitzfußprophylaxe
- Dokumentationsplan für das therapeutische Team (Pflege, Physiotherapeuten, Ergotherapeuten)

Bewegungstherapie

! Eine wirksame Kontrakturprophylaxe ist nur möglich durch eine von Beginn an eingeleitete konsequente Durchbewegung und -beübung der peripheren Gelenke.

- Schlaffer Muskeltonus:
  Verhinderung traumatisierender Bewegungen; schonendes vorsichtiges einachsiges Durchbewegen der Gelenke ohne Zug oder Druck
- Erhöhter Muskeltonus:
  Hoher Zeitbedarf nötig, gleichmäßige Bewegung der Gelenke in reflexhemmenden Mustern; wichtig sind langsame Bewegungen, damit die Muskeln und Sehnen nicht überdehnt werden. Spastik wird durch Schmerz verstärkt

Aktivierende Therapie

- Durchführung der fortlaufenden Therapie möglichst vom gleichen Therapeutenteam. Die Vertrautheit erweckt Aufmerksamkeit
- Die Einbeziehung von Angehörigen ist von großer Bedeutung (Angehörigenschulung!)
- Umgebungswechsel können aktivierend wirken
- Aktivierung des Patienten durch Stimulation: dadurch wird die Wahrnehmung und in der Folge Reaktionen gefördert

! Die physikalische Therapie und Frühmobilisation auf der Intensivstation ist für die fortführende Rehabilitation (Frührehabilitation, AHB) des Patienten von wesentlicher Bedeutung und sollte deshalb mit dem nötigen Fachwissen, Einfühlungsvermögen, Ideenreichtum und persönlichen Engagement durchgeführt werden. Nur durch den frühestmöglichen Einsatz der physikalischen Therapie kann das Rehabilitationspotenzial voll ausgeschöpft werden.

Literatur

Berliner M, Keitel W (1999) Physikalische Therapie in der Rheumatologie. Folge 1: Krankengymnastik, Massage, Wärmetherapie (Physical therapy in rheumatology. 1: Exercise, Massage, heat). MMW Fortschr Med 141 (40): 50–55 (1996)
Buck M-J (1992) Die Stellung der Krankengymnastik/Physiotherapie im Rehabilitationsteam (Integration of patient exercise/physical therapy in the rehabilitation team). Rehabilitation (Stuttgart) 31 (3): 154–156
Ciesla ND (1996) Chest physical therapy for patients in the intensive care unit. Phys Ther 76 (6): 609–625
Edel H, Knauth K (1999) Atemtherapie. Urban & Fischer, München, Jena
Gadomski M, Raichura B (1980) Rehabilitation nach Herzinfarkt: die Krankengymnastik als wichtiger therapeutischer Faktor. Med Klein 75 (6): 219–222
Kieselmann R (1996) Was ist »moderne Physiotherapie?« (What is »modern physical therapy«?). Pneumologie 50 (Suppl): 3815–3816
Lauterbach A, Schreiber U (1988) Aufgaben der Krankengymnastik beim Intensivpatienten. Krankenpfl J 26 (11): 549–553

Besonderheiten bei der Behandlung nach Fachgebieten

B-2.1 Herzchirurgie 396

B-2.2 HNO- und Kieferchirurgie 405

B-2.3 Orthopädie 406

B-2.4 Notfalluntersuchungen/Polytrauma 407

B-2.5 Neurochirurgische Patienten/
Schädel-Hirn-Trauma 409

B-2.6 Gynäkologie und Geburtshilfe 411

B-2.7 Abdominalchirurgie 413

B-2.8 Pädiatrische Intensivmedizin 417

B-2.1 Herzchirurgie

II. Kern, J.P. Braun

Erwachsene

Transport

- Monitoring:
  Übernahme des kompletten Operationsmonitorings, mindestens aber direkter arterieller Blutdruck, EKG, Pulsoxymetrie
- Beatmung:
  Maschinell (Oxylog), F_IO_2 0,5, bei Oxygenierungsindex < 200 F_IO_2 1,0
- Drainagen:
  Unter Sog, Kästen von der Saugpumpe dekonnektiert
- Medikamente:
  Immer ein Katecholaminperfusor in Bereitschaft, falls indiziert Nitro, Sufentanil etc.; Perfusoren mit vasoaktiven Substanzen immer höhenneutral umspannen!
- Assistsysteme:
  Auf Batteriebetrieb umstellen, mit Kardiotechniker transportieren. IABP auf Drucktriggerung stellen, falls keine gute EKG-Triggerung erreicht werden kann, EKG-Triggerung

Aufnahme/Begleitmaßnahmen/Blutzucker

- Grundeinstellung des Beatmungsgerätes:
  BiPAP, PEEP 5 mbar, F_IO_2 0,6 bzw. nach intraoperativem Oxygenierungsindex; I:E = 1:2; Af 12–16/min; Hubvolumen 6–8 ml/kgKG
- Routinediagnostik zur Aufnahme:
  Hämodynamisches Profil, Thoraxröntgenaufnahme, 12-Kanal-EKG, BGA (inkl. Elektrolyte, BZ)
- Monitoring:
  Fortführung des Operationsmonitorings, eine BGA/h (inkl. Elektrolyte, BZ)
- stündliche Bestimmung des BZ: Zielparameter 80–110 mg/dl, bei Bedarf Insulinperfusor sofort starten
- Antikoagulation:
  Alle Patienten werden mit Heparin (250 IE/h) antikoaguliert, sobald sie nicht mehr bluten (Drainageverluste ≤ 100 ml/h). Die CABG-Patienten erhalten darüber hinaus 100 mg ASS i.v. (Kontrolle der Gerinnung ca. 6 h postoperativ)

Sedierung/Beatmung/Extubation

Indikationen zur postoperativen Sedierung/Beatmung

- Oxygenierungsindex $(p_aO_2/F_IO_2) < 250$ (an präoperativer BGA orientieren!)
- Hämodynamische Instabilität
- Erhöhte Drainageverluste (> 200 ml/h bzw. > 1000 ml über 6 h)
- Ausgeprägtes SIRS
- Liegt keine dieser Indikationen mehr vor, sollte der Patient ohne Zeitverzögerung von der Beatmung entwöhnt werden

Postoperative Flüssigkeitstherapie

- Wegen der Gefahr des Lungenödems ist eine Flüssigkeitsbilanz anzustreben, die individuell nach dem Füllungszustand und der Kontraktilität des Patienten bestimmt wird
- Die Flüssigkeitszufuhr erfolgt mit langwirksamen Plasmaexpandern (HAES) und/oder Vollelektrolytlösung

Indikationen der Flüssigkeitstherapie

- Niedriges HZV bei niedrigem ZVD und niedrigem Wedgedruck
- Klinische Überprüfung:
  »Systolic pressure variation«, d.h. atemabhängige Schwankungen der arteriellen Blutdruckkurve sowie Besserung durch Hochlagern der Beine (Volumeneffekt)
- Niedriger Blutdruck bei negativer intraoperativer Flüssigkeitsbilanz
- Echokardiographische Beurteilung
- Hohe Füllungsdrücke

Kontraindikationen der Flüssigkeitstherapie

- Lungenödem (Oxygenierungsindex < 250 bei schlechter Linksfunktion)

Substitution von Blutbestandteilen

- FFP:
  Aufgrund der Blutverdünnung an der HLM stellen niedrige postoperative Quick-Werte noch keine Indikation zur FFP-Substitution dar
- Thrombozyten:
  Das Gegenteil gilt für Thrombozyten. Wegen der thrombozytenschädigenden Wirkung der HLM

kann auch bei normaler Thrombozytenzahl eine Thrombozytensubstitution zur Optimierung der Blutgerinnung beitragen (Überprüfung der Thrombozytenfunktion mittels des PFA-Tests). Insbesondere bei Therapie mit Clopidogrel plus ASS

Komplikationen

»Systemic Inflammatory Response Syndrome« (SIRS)

Ein postoperatives SIRS gehört zu den häufigen Komplikationen beim kardiochirurgischen Patienten. Nur bei extremer Ausprägung muss die erhöhte Körpertemperatur durch Kühlung oder NSAID (»non-steroidal antiinflammatory drug«), die Vasoplegie durch Noradrenalin bzw. die erhöhte Herzfrequenz mit β-Blocker symptomatisch behandelt werden. Patienten mit schwerem SIRS sollten jedoch weiter sediert und beatmet werden, bis die Symptome abgeklungen sind.

Arrhythmien

> Diagnose vor Therapie! 12-Kanal-EKG zur Feststellung des dominanten Erregungszentrums schreiben.

- Elektrolyte in den Normbereich bringen!
- Bei tachykarden Rhythmusstörungen K-Mg-Asparaginat substituieren, bis $K^+ > 4,8$ mmol/l. Dies sollte jeder weiteren antiarrhythmischen Therapie vorausgehen
- Vorgehen bei speziellen Rhythmusstörungen (geordnet nach dominantem Erregungszentrum) unter Beachtung der vorbestehenden antiarrhythmischen Therapie:
    - Sinusbradykardie:
    DDD (oder VVI), falls nicht möglich: Orciprenalin i.v., evtl. über Perfusor
    - Sinustachykardie:
    Zunächst nach der Ursache suchen (ungenügende Sedierung, Hypovolämie, Fieber, Schmerzen) und diese beseitigen. Wenn danach immer noch eine behandlungsbedürftige Sinustachykardie vorliegt, entsprechend Vormedikation therapieren, z.B. bei vorbestehender Therapie mit β-Blockern: Esmolol (ca. 0,5 mg/kgKG) i.v. und ggf. kontinuierlich infundieren (30–100 µg/kgKG/min) oder titriert Metoprolol
    - Vorhoftachyarrhythmie:
    Wie Sinustachykardie. Bei Vorhoftachyarrhythmie mit aberrierender Leitung (beginnende Spreizung des Kammerkomplexes) ist das Vorgehen dem bei Kammertachykardien ähnlich
    - Vorhofflattern oder Vorhofflimmern mit schneller Überleitung:
    Ebenfalls zunächst an sekundäre Ursachen (inklusive Blut oder Thromben im Perikardraum) denken. Falls diese Störung bereits präoperativ bestand, lediglich AV-Überleitung durch Digitalisierung und Gabe eines β-Blockers begrenzen. Bei neu aufgetretenem und hämodynamisch wirksamem Vorhofflimmern sollte der Patient nach β-Blockade kardiovertiert werden. Auch die medikamentöse Therapie mit Amiodaron (bei eingeschränkter LVEF) oder Überstimulation des Vorhofes
    - Vorhofflattern und Vorhofflimmern mit langsamer Überleitung:
    Handlungsbedarf besteht nur bei Low-output-Syndrom, um durch eine koordinierte Vorhofaktion das HZV zu verbessern. Therapie der Wahl ist die elektrische Kardioversion ohne vorherige β-Blockade. Als Alternative kommt die medikamentöse Kardioversion mit Adenosin oder die Überstimulation des Vorhofes in Betracht
    - AV-Tachykardie:
    Medikamentöse Therapie mit β-Blocker, Amiodaron oder Ajmalin. Nach Senkung der Frequenz kann ein sequenzielles Pacing indiziert sein
    - AV-Block:
    Nur ein AV-Block III. Grades sowie Typ II ist behandlungsbedürftig. Therapie der Wahl ist das DDD-Pacing
    - Kammertachykardie:
        1. Amiodaron (3–7 mg/kgKG) oder Lidocain (1–1,5 mg/kgKG)
        2. Elektrische Kardioversion
        3. Erneuter Kardioversionsversuch. Medikamentöse Therapie kontinuierlich intravenös fortführen
    - Kammerbradykardie:
    Eine Kammerbradykardie ist meist das Symptom eines schweren Myokardschadens und hat deshalb eine sehr schlechte Prognose. Therapie mit Adrenalin (kontinuierlich i.v.)

Low-Output-Syndrom

❗ Ursache suchen (Volumenmangel? Tamponade? Klappendefekt? neue Ischämie?).

- Ist Volumenmangel als Ursache ausgeschlossen, wird die Therapie nach dem hämodynamischen Profil ggf. mit Inotropika (Enoximon, Dobutamin, Adrenalin, Levosimendan) begonnen und zuvor ein TEE durchgeführt
- Je nach Ergebnis des TEE wird eine ursachenorientierte chirurgische oder kathetertechnische Therapie angestrebt
- Eine Erweiterung der Therapie kann durch die IABP und/oder ein Assistsystem erfolgen. Die Indikation zur IABP ergibt sich bei persistierendem »low-output« oder persistierenden ischämiebedingten Rhythmusstörungen. Die Indikation zur postoperativen Implantation eines Assistsystems wird in Kooperation mit dem Chirurgen gestellt, muss aber als Ultima ratio betrachtet werden.

Vorgehen bei neu aufgetretener Ischämie

Postoperativ stützt sich ein Ischämieverdacht auf folgende Kriterien:
- Klinik:
Pektanginöse Schmerzen (Anamnese!)
- **CAVE:** Neu aufgetretene Herzrhythmusstörung
- Plötzlicher Einbruch der Hämodynamik
- EKG:
ST-Elevation oder ST-Senkungen > 0,2 mm;
CAVE: auch neu auftretende Blockbilder sind als Ischämiezeichen zu werten
- Enzymdiagnostik:
CK, CK-MB, bei Verdacht zusätzlich Troponin I; bei entsprechendem Verdacht keine Zeitverzögerung durch Abwarten des Maximums der Enzymkinetik
- Echokardiographischer Nachweis einer neu aufgetretenen regionalen Wandbewegungsstörung als sensibelstem Ischämieparameter!

Procedere bei Vorliegen von mindestens 2 dieser Kriterien

- Im Tagesdienst den Operateur, ansonsten den diensthabenden Herzchirurgen informieren mit dem Hinweis der gegebenen intensivmedizinischen Indikation für eine Koronarangiographie
- Bei gemeinsam gestellter Indikation diensthabenden Kardiologen informieren
- Herzchirurgen informieren: Um präoperativen Koronarangiographiefilm bitten; Information über weiteres Procedere (**CAVE:** Akutintervention kann zu einer akuten Operationsindikation führen)

Erhöhte Drainageverluste

- Blutgerinnung optimieren
- Thrombozytenfunktion durch Aprotinininfusion (500 000–1 000 000 KIE) stabilisieren
- Thrombozytensubstitution bei < 70 000/μl oder wenn eine schwere Thrombozytenfunktionsstörung nachgewiesen ist oder vorbestehende Therapie mit Thrombozytenaggregationshemmern
- FFP bei fallendem Quick-Wert (<60%) substituieren
- Substitution von Faktoren (I, XIII) nur, wenn deren Mangel nachweisbar als Ursache angeschuldigt werden kann bzw. bei Anamnese
- PEEP auf 7–10 mbar erhöhen
- Chirurg verständigen. Wenn oben genannte Maßnahmen nicht zu einer deutlichen Verringerung der Blutung führen, ist eine Rethorakotomie indiziert

Störung der Lungenfunktion

Ursache sind meist Atelektasen oder ein Lungenödem. Die Klärung bringt das Röntgenbild.
- Liegt ein Lungenödem vor, sind Inotropika, Furosemid und Nitroglyzerin indiziert
- Bei einer Atelektase wird bronchoskopisch abgesaugt, modifizierte Beatmungsmuster und eine Lagerungstherapie angewandt
- OK-Hochlagerung je nach Hämodynamik

Störung der Nierenfunktion

Typisch ist das oligurische oder anurische Nierenversagen aufgrund einer renalen Hypoperfusion. Begünstigt wird diese Komplikation durch
- Vorbestehende Nierenfunktionsstörung
- Ein niedriges HZV
- SIRS

Zunächst wird versucht, mit Diuretika (Furosemid, Etacrynsäure und Mannitol) das oligurische Nierenversagen zu therapieren. Ist dies erfolglos, wird der Patient an die CVVHD angeschlossen.

Störung der Leberfunktion

Zeichen einer Leberfunktionsstörung sind
- Hepatomegalie
- Niedriger Quick-Wert (trotz FFP-Gabe)
- Niedriges Serumprotein
- Eventuell Anstieg der Leberwerte, insbesondere des Bilirubins

Als Ursache finden sich u. a. eine Rechtsherzinsuffizienz bei Myokardschädigung, ein Defekt der Trikuspidal- oder Pulmonalklappe, eine pulmonale Hypertension oder Rhythmusstörungen mit Klappendyskoordination. Neben der ursächlichen Therapie ist die Gabe von FFP und u. U. Albumin angezeigt.

Neurologische Störungen

- Durchgangssyndrom:
  Das Durchgangssyndrom ist eine Ausschlussdiagnose, aber eine häufige Erscheinung nach kardiochirurgischen Operationen und bedarf entweder keiner Therapie oder einer milden Sedierung mit Haloperidol oder Clonidin
- Inadäquate Aufwachreaktion:
  Ebenfalls nur symptomatische Therapie mit einer Clonidininfusion (0,05–0,15 mg/h)
- Einmaliger Krampfanfall:
  Prognostisch meist unbedeutend und nur symptomatisch zu therapieren, falls erforderlich (Midazolam)
- Anhaltende Vigilanzstörung, wiederholte Krampfanfälle und Paresen:
  cCT durchführen und die weitere Therapie mit dem Neurologen vereinbaren. Ursache sind zumeist Embolien (Luft, Thromben, Gewebsfetzen) oder eine generalisierte zerebrale Ischämie. Als Therapieoptionen ergeben sich zumeist nur die Heparinisierung, die Anhebung des arteriellen Mitteldruckes und die Hirndruckprophylaxe

Verlegung

Der normale kardiochirurgische Patient kann am 1. postoperativen Tag verlegt werden.
- Antikoagulation:
  CABG (250 U Heparin/h, 100 mg ASS/Tag), Bioklappen (250 U Heparin/h), mechanische Klappen (Ziel-PTT 50–60 s, z. B. 500 IE Heparin/h)
- Drainagen:
  Retrosternaldrainage ziehen, falls sie nicht mehr fördert (Verluste < 100 ml/24 h)
- Monitoring:
  Arterielle Kanüle ggf. belassen, Pulmonalarterienkatheter entfernen

Spezielle Operationen

CABG

Diese Patienten haben oftmals ein vorgeschädigtes Myokard mit eingeschränkter Ischämietoleranz und postoperativen Leistungseinbußen (Stanning). Eine vorübergehende medikamentöse inotrope Unterstützung ist deshalb häufig angezeigt. Die Indikation zur IABP ist großzügig zu stellen.

Aortenklappenersatz (AKE)

Diese Patienten haben meist ein links-hypertrophiertes Myokard, das ein relativ hohes »preload« benötigt. Der Einsatz von Katecholaminen, insbesondere Adrenalin, ist restriktiv zu handhaben. Ventrikuläre Rhythmusstörungen sind häufig. Deshalb sollten Manipulationen am Pulmonalarterienkatheter so gering wie möglich gehalten werden. Zur Inotropiesteigerung, wenn überhaupt notwendig, sind PDE-III-Hemmer oder Levosimendan vorzuziehen. In der unmittelbaren postoperativen Phase wird oftmals Noradrenalin zur Aufrechterhaltung eines ausreichenden SVR benötigt.

Ross-Operation

Die Patienten haben oftmals eine angeborene Aortenklappenerkrankung. Bei der Operation wird die Pulmonalklappe auf die Aortenklappenposition umgesetzt und selbst durch ein Xeno- oder Homograft ersetzt. Es ist auf die vom Operateur gewünschte Begrenzung des systolischen Blutdrucks zu achten. Aufgrund des Doppelklappeneingriffs ist die Operationszeit, insbesondere die Bypass- bzw. Aortenklemmzeit verlängert und die Blutungsgefahr dieser Patienten erhöht (Thrombozytenfunktion!)

Mitralklappenersatz (MKE)

Postoperativ sind diese Patienten v. a. durch das Lungenödem gefährdet. Des Weiteren besteht meist eine absolute Arrhythmie bei Vorhofflimmern. Obwohl auch MKE-Patienten von einer guten Ventrikelfüllung profitieren, muss die Indikation zur Volumengabe kritisch am Oxygenierungsindex, am Wedgedruck bzw. anhand des postoperativen TEE geprüft werden. Eine zu großzügige Füllung kann auch zu erneuter Klappeninsuffizienz führen. Mit Vorhofflimmern ist zu rechnen, insbesondere wenn dieses schon präoperativ bestanden hat. Der häufig postoperativ vorliegende Sinusrhythmus ist so lange wie möglich zu erhalten.

Eine vorbestehende pulmonale Hypertension kann mittels PDE-III-Hemmern, systemisch oder inhalativ applizierten Prostacyclinanaloga, inhalativer NO-Applikation oder Levosimendan therapiert werden, allerdings besteht bei bereits lange bestehenden Mitralklappenvitien oft eine bereits fixierte, d. h. therapieresistente pulmonale Hypertonie.

Ventrikelverkleinerung

Nach einer Ventrikulotomie ist postoperativ mit einer myokardialen Insuffizienz zu rechnen. Der Einsatz von Inotropika, insbesondere PDE-III-Inhibitoren oder Levosimendan, ist angezeigt. Der Effekt einer Volumengabe auf das HZV muss bei jedem Patienten individuell abgeschätzt werden. Es wird eine empirische Volumensubstitution mit geringen Mengen (200–300 ml) durchgeführt und der Effekt auf HZV, Wedgedruck und ZVD registriert. Bei einigen Patienten steht auch ein LA-Katheter zur Verfügung. Diese Patienten sind insbesondere durch ventrikuläre Herzrhythmusstörungen bedroht, da die Ventrikulotomienarbe als Fokus für aberrante Erregungen in Frage kommt. Antiarrhythmikum der Wahl bei eingeschränkter LVEF ist Amiodaron.

Aktive Kardiomyoplastie

Die Operation hat das Ziel, die Ventrikelfunktion durch eine M.-latissimus-dorsi-Plastik zu unterstützen. Diese Patienten haben eine eingeschränkte Ventrikelfunktion. Deshalb bedürfen sie sowohl einer inotropen Medikation als auch einer gut angepassten Füllung. Das Optimum muss für jeden Patienten individuell ermittelt werden.

Ein weiteres Problem sind Atelektasen der linken Lunge, die durch den Muskel komprimiert wird. Eine Verbesserung der Lungenfunktion kann man durch seitengetrennte Beatmung über einen Doppellumentubus erreichen. Die linke Lunge wird mit niedrigem Zugvolumen und hohem PEEP beatmet, während die rechte Lunge ein höheres Zugvolumen und einen normalen PEEP erhält. Die Senkung des Pulmonalarteriendruckes mit NO oder Prostacyclinvernebelung sollte versucht werden.

Passive Kardiomyoplastie (ACORN-Netz)

Ziel dieser Operation ist es, die weitere Dilatation des Herzens zu verhindern.

Ein Nylonnetz wird dabei intraoperativ nach echokardiographischer Kontrolle um das Herz fixiert. Postoperativ sind diese Patienten mit stark eingeschränkter präoperativer Linksherzfunktion gemäß ihrer Grunderkrankung durch die Entwicklung eines Low-output-Syndroms sowie durch Herzrhythmusstörungen bedroht. Zusätzlich kann die Fixierung des Nylonnetzes zu einer rechtsventrikulären Einflussbehinderung führen, so dass diese Patienten sehr empfindlich auf Volumenzufuhr reagieren. Eine strikte Volumenzufuhr nach über den PAK ermittelten Füllungsdrücken sowie nach Berechnung des intrathorakalen Blutvolumens bzw. extravaskulären Lungenwassers mittels des PiCCO-Systems ist indiziert.

Eine frühzeitige Hämofiltration zur Optimierung des Volumenhaushaltes bei eingeschränkter Diurese ist unerlässlich.

Assistimplantation und -explantation

Man unterscheidet grundsätzlich linksventrikuläre (LVAD), rechtsventrikuläre (RVAD) und biventrikuläre (BIVAD) Assist-Devices. Es kommen passagere Systeme zum Einsatz entweder mit laminarem Fluss (Zentrifugalpumpen) oder mit pulsatilem Fluss (MEDOS). Implantierbare Systeme sind zzt. nur als LVAD verfügbar von verschiedenen Herstellern überwiegend als pulsatile Pumpen, wie Novacor und TCI. Das TCI ist eine pneumatische Pumpe, während das Novacor eine elektrische Pumpe ist, die mit der Herzaktion synchronisiert werden kann.

Generell gelten folgende Richtlinien bei Assistpatienten:
- Das Assistsystem dient der Entlastung des Herzens
- Die inotrope Medikation sollte deshalb so weit wie möglich reduziert werden
- Das Funktionieren der Assistsysteme ist von einer ausreichenden Kreislauffüllung abhängig. Nachlassende Assistleistung spricht deshalb meist auf Volumenzufuhr an
- Der SVR sollte niedrig gehalten werden, damit die Assistsysteme einen suffizienten Fluss erzeugen können
- Ein zu hoher SVR wird bei pulsatilen Systemen durch einen Anstieg des Restvolumens angezeigt. Bei Zentrifugalpumpen erhöht sich das Drehzahl-Fluss-Verhältnis.

Es besteht ein Konflikt zwischen notwendiger Antikoagulation und erhöhter Blutungsgefahr. Das kontinuierliche Monitoring der Gerinnung (2-stündlich ACT, 6-stündlich PTT) ist indiziert. Als Faustregel gilt, dass initial bei pulsatilen Pumpen sowie bei Zentrifugalpumpen mit einem Flow < 2 l/min eine ACT von 180 s anzustreben ist, allerdings bestehen erhebliche individuelle Unterschiede. Die Hauptdeterminante ist wahrscheinlich die Plättchenfunktion.

Blutende Patienten bedürfen keiner Antikoagulation. Lässt die Blutung nach, wird mit der Antikoagulation begonnen, bis eine ACT von maximal 200 s erreicht wird. Sobald wieder Blutverluste eintreten, ist die medikamentöse Antikoagulation zu reduzieren. Patienten, die mit einer Zentrifugalpumpe versorgt sind, die einen Fluss von über 2 l/min leistet, bedürfen keiner zusätzlichen Antikoagulation.

Soll der Patient vom Assistsystem entwöhnt werden aufgrund einer wieder verbesserten Myokardfunktion (»reverse remodelling«), muss der Fluss schrittweise reduziert werden (etwa um 0,5 l/min alle 12 h) und ggf. mit Katecholaminen therapiert werden. Es hat sich empirisch gezeigt, dass die zusätzliche Anlage einer IABP zur Entwöhnung vom vollständigen Ventrikelersatz hilfreich ist. Patienten mit einem einseitigen Assistsystem sind in erhöhter Gefahr, ein kontralaterales Herzversagen zu erleiden.

Die Explantation eines Assistsystems kann auf der ITS erfolgen, muss aber gut vorbereitet werden. Insbesondere ist eine ausreichende Menge von Blutprodukten (Erythrozyten, FFP, Thrombozyten) vorzubestellen. Die hochdosierte Gabe von Katecholaminen muss ohne Zeitverzug möglich sein (Perfusoren vorbereiten).

Herztransplantation (HTX)

Folgende Besonderheiten gelten für Post-HTX-Patienten:
- Immunsuppression wird u. a. mit Cyclosporin A, Azathioprin und Kortikoiden durchgeführt
- Die interdisziplinäre Zusammenarbeit mit Immunologen, Kardiologen und Kardiochirurgen ist essenziell
- Das denervierte Spenderherz ist in der Regel vorübergehend auf medikamentöse inotrope Therapie angewiesen
- Die Herzfrequenz ist durch zirkulierende Sympathikomimetika oder Pacing beeinflussbar
- Die Verdachtsdiagnose der Abstoßungsreaktion wird mittels EKG, TEE, MRT-Szintigraphie und den klinischen Zeichen der Herzinsuffizienz gestellt. Die Diagnose muss durch Biopsie gesichert werden
- Rechtsherzversagen infolge pulmonalen Hochdrucks ist die häufigste postoperative kardiale Komplikation. Inotropikum der Wahl ist deshalb Enoximon, welches ggf. mit Levosimendan kombiniert werden kann
- Mit Nachblutungen ist vor allem bei Gerinnungsstörungen aufgrund hepatischer Insuffizienz zu rechnen
- Mit Nierenfunktionsstörungen ist ebenfalls zu rechnen

Literatur

Zerkowski HR, Baumann G (1999) (Hrsg.) Herz. Akut-Medizin, Steinkopff, Darmstadt
Kern H, Kox WJ (1999) Impact of standard procedures and clinical standards on cost-effectiveness and intensive care unit performance in adult patients after cardiac surgery. Intensive Care Med 25: 1367–1373
Spies C, Vincent JL, v Dossow V et al. (2000) Analgosedierung in der Intensivmedizin: Ein Überblick über das aktuelle Management. J Anästh Intensivbeh 3: 206–210
Kern H, Kuring A, Redlich U et al. (2001) Influence of infusion rate on hydrostatic pressure induced changes of continuous drug administration using syringe pumps. Br J Anaesth 86: 828–831
Kern H, Hotz H, Rohr U et al. (1999) Rationaler Einsatz von mechanischen Unterstützungsverfahren beim low output Syndrom. J Anästh Intensivbeh 6: 47–50

Kinder

Transport

- Monitoring:
  Übernahme des kompletten Operationsmonitorings, mindestens aber direkter arterieller Blutdruck, EKG, Pulsoxymetrie
- Beatmung:
  Handbeatmung mit O_2, maschinelle Beatmung erst ab 30 kgKG, $F_IO_2=1,0$
- Drainagen:
  Unter Sog, Kästen dekonnektiert von der Saugpumpe

Aufnahme/Begleitmaßnahmen

- Grundeinstellung des Beatmungsgerätes:
  Druckkontrollierte Beatmung, Spitzendruck 15–20 mbar, Atemfrequenz so einstellen, dass

$p_aCO_2 = 35–40$ mmHg, PEEP = 3 mbar, $F_IO_2 = 0{,}6$, I:E = 1:1,5 nach Glenn- oder Fontan-OP I:E = 1:3 oder 1:4
- Routinediagnostik zur Aufnahme:
Röntgen des Thorax, 12-Kanal-EKG, BGA, Echokardiographie
- Monitoring:
Fortführung des Operationsmonitorings, eine BGA pro Stunde
- Antikoagulation:
Alle Kinder werden mit 100 IE Heparin/kgKG/Tag antikoaguliert, sobald sie nicht mehr bluten (Kontrolle der Gerinnung 6 h postoperativ)

Sedierung/Beatmung/Extubation

Indikationen zur postoperativen Sedierung/Beatmung

- Oxygenierungsindex $(p_aO_2/F_IO_2) < 250$ (nicht bei Shuntvitien)
- Hämodynamische Instabilität
- Erhöhte Drainageverluste
- Ausgeprägtes SIRS

Postoperative Flüssigkeitstherapie

- Wegen der Gefahr des Lungenödems ist eine ausgeglichene Flüssigkeitsbilanz anzustreben
- Die Flüssigkeitszufuhr erfolgt vorzugsweise bei Indikation mit EK und FFP, ansonsten mit Kolloiden

Indikationen der Flüssigkeitstherapie

- Niedriger Blutdruck bei negativer intraoperativer Flüssigkeitsbilanz
- Zentralisierung des Kreislaufs (Hautstatus!)
- Überprüfung des Effektes von Volumengabe durch Hochlagern der Beine!
- Echokardiographische Beurteilung

Kontraindikationen der Flüssigkeitstherapie

- Lungenödem
- Stark positive intraoperative Flüssigkeitsbilanz
- Echokardiographische Beurteilung

Substitution von Blutbestandteilen

- FFP:
Bei Neugeborenen und Säuglingen ist die Fähigkeit, Gerinnungsfaktoren nachzubilden, eingeschränkt. Deshalb sollte die Indikation zur FFP-Gabe großzügig gestellt werden
- Thrombozyten:
Wegen der thrombozytenschädigenden Wirkung der HLM kann auch bei normaler Thrombozytenzahl eine Thrombozytensubstitution zur Verbesserung der Blutgerinnung beitragen

Komplikationen

Pulmonale Hypertension und rechtsventrikuläre Dysfunktion

Diagnosestellung der pulmonalen Hypertension und RV-Dysfunktion:
- 1. Rechts-links-Shunt
Geringe arterielle Sauerstoffsättigung, die durch Erhöhung des F_IO_2 nicht beeinflussbar ist
- 2. Rechtsherzbelastung
ZVD-Anstieg, im EKG eventuell Zeichen der Rechtsbelastung, wie RSB, P-Pulmonale
- 3. Abfall des »cardiac output«
Niedriger Blutdruck, Hautstatus, Zentral-periphere Temperaturdifferenz, Oligurie

Therapie:
- Sedierung
- Hyperventilation ($p_aCO_2 = 30$ mmHg)
- pH-Wert über 7,5 halten ($NaHCO_3$, falls erforderlich)
- F_IO_2 etwa 10% über dem für die optimale Oxygenierung erforderlichen Mindestwert halten
- Niedrige Beatmungsdrücke (entweder hohe Frequenz mit niedrigen Spitzendrücken oder normale Spitzendrücke mit langer Exspirationsphase I:E = 1:4) und geringem PEEP (3 mbar)
- Medikamente
0,5–2 ng/kgKG/min Iloprost, Enoximon: 2–10 mg/kgKG/min, Levosimendan: Bolus von 20 µg/kgKG, anschließend 0,05–0,2 µg/kgKG/min über maximal 48 h; 2–6 µg/kgKG/min Dobutamin, 5–50 ppm NO, Iloprost-Verneblung 1 µg/kgKG (in ca. 2 ml alle 4 h). Eine optimierte Füllung des rechten Ventrikels sollte unter echokardiographischer Kontrolle (bei komplexen Vitien durch die Kinderkardiologen) erfolgen

Ausbalancieren der System- und Pulmonalperfusion bei großen Shunts

Die Regulation geschieht durch Anpassung des Verhältnisses von SVR zu PVR (zur Beeinflussung des PVR s. oben). Der SVR kann mit Nitroprussid und Noradrenalin beeinflusst werden. Beide Medikamente wirken aber auch auf den PVR. Phenylephrine ist eine Alternative zum Noradrenalin und hat einen etwas geringeren Nebeneffekt auf den PVR. Zur Beurteilung des Therapieeffektes gilt, dass System- und Pulmonalkreislauf etwa dann gleich durchblutet sind, wenn die $S_aO_2 = 80\%$ und die $S_vO_2 = 65\%$ betragen.

Es gelten folgende Differenzialdiagnosen:
- Anstieg der S_aO_2 bei gleichbleibender S_vO_2: Systemische Hypoperfusion
- Abfall der S_aO_2 bei gleichbleibender S_vO_2: Pulmonale Hypoperfusion
- Abfall der S_vO_2 bei gleichbleibender S_aO_2: »cardiac output« zu niedrig

LV-Dysfunktion

»Low output« erkennt man an Blutdruckabfall und Kreislaufzentralisierung. Ein Maß für die Zentralisierung ist die zentral-periphere Temperaturdifferenz (Ösophagus/Haut).

Die therapeutischen Möglichkeiten umfassen:
- Korrektur des Plasma-Ca^{2+}
- Inotropika (Adrenalin, Dobutamin, Dopamin, PDE-III-Hemmer, Levosimendan)
- Chronotropika (Orciprenalin) oder »pacing«
- Vorsichtige Anpassung des Füllungszustandes (Kolloide oder Blutersatz)

Arrhythmien

Die antiarrhythmische Therapie unterscheidet sich nicht grundsätzlich von der des Erwachsenen. Knotentachykardien sind die gefährlichste Form der postoperativen Rhythmusstörung beim Kind. Sie sind oft therapierefraktär, sprechen aber am ehesten auf β-Blocker oder Amiodaron an. Im äußersten Falle kann die Therapie durch Analgosedierung/Re-Intubation/Relaxation/Oberflächenkühlung (Temperatur 34 °C) geführt werden.

Erhöhte Drainageverluste

- Blutgerinnung (plasmatisch und thrombozytär) optimieren
- PEEP auf 7–10 mbar erhöhen
- Chirurg verständigen

Störung der Lungenfunktion

Die häufigste Ursache sind Atelektasen oder Dystelektasen.
- Diagnose: Auskultation und Röntgenbild
- Therapie: Seitenlagerung, ggf. Drainagelagerung mit supportiver Physiotherapie (Vibrax), eine Bronchoskopie ist nur selten indiziert

Verlegung

- Antikoagulation mit 100–200 IE Heparin/kgKG/Tag
- Arzt-zu-Arzt-Übergabe an die nachbehandelnde Station

Literatur

Kern H, Kox WJ (2000) Influence of mechanical ventilation and inhalation of pulmonary vasodilators, upon pulmonary blood flow and pulmonary vascular resistance. Cardiol Young 10: 167–171

Hausdorf G (2000) Intensivtherapie angeborener Herzfehler. Steinkopff, Darmstadt

Spezielle Operationen

Vorhofseptumdefekt (ASD)/ Pulmonalvenenanomalie

Shunt auf Vorhofebene. Eventuell Fehlmündung der Lungenvenen in das RA und Abfluss in das LA über ASD.

Postoperative Besonderheiten

Meist unkomplizierter Verlauf, Gefahr von VH-Arrhythmien, AV-Block, MI und TI, reaktive Erhöhung des PVR mit Rechtsherzbelastung ist möglich, aber selten.

Ventrikelseptumdefekt (VSD)

Meist Links-rechts-Shunt auf Ventrikelebene, evtl. mit Überlastung der pulmonalen Strombahn.

Postoperative Besonderheiten

Meist unkomplizierter Verlauf. Wegen der Ventrikulotomie kann es zur Rechtsherzinsuffizienz kommen, insbesondere bei erhöhtem PVR, persistierendem Links-rechts-Shunt oder iatrogen verursachter Obstruktion des rechten Ausflusstraktes.

Hypoplastisches Linksherzsyndrom (Norwood-Operation)

Siehe auch Kap. A-6.

Rekonstruktion des linken Ausflusstraktes unter Benutzung der Pulmonalarterie. Die Lungenstrombahn wird durch einen Shunt aus dem systemischen Ausflusstrakt versorgt.

Postoperative Besonderheiten

Mögliche Komplikationen umfassen Myokardischämie mit »low output«, Trikuspidalinsuffizienz (ist die systemische AV-Klappe!), pulmonale Hypertension oder anatomisch bedingte pulmonale Minderperfusion. Es gelten die oben genannten Richtlinien zur Ausbalancierung von System- und Pulmonalperfusion.

Glenn-Operation/Fontan-Operation

Siehe auch Kap. A-6.

Diese Operationen sind meist das 2. oder 3. Stadium der Korrektur eines großen Vitiums. Bei der Glenn-Operation (Zwischenlösung) wird die V. cava superior mit der pulmonalen Strombahn anastomosiert. Bei der Fontan-Operation (Endversorgung) wird auch die V. cava inferior angeschlossen. Die Pulmonalarterie wird vom rechten Herzen getrennt. Bei der Fontan-Operation wird meist ein Überlaufventil von der V. cava zum Atrium geschaffen, um eine Entlastungsmöglichkeit für die Lungenstrombahn zu schaffen.

Postoperative Besonderheiten

Hauptkomplikation ist die pulmonale Hypoperfusion durch relativ zu hohen PVR. Es kann zur venösen Rückstauung ins Gehirn (Glenn-Operation) oder in die Leber und das Splanchnikusgebiet (Fontan-Operation) kommen. Wichtigstes Ziel ist die Senkung des PVR (s. oben). Oberkörperhochlagerung. Bei der Glenn-Operation nach Möglichkeit keine Infusion in die obere Körperhälfte. Auf Normoventilation und kurze Phasen des positiven intrathorakalen Druckes achten.

Truncus arteriosus communis

Es besteht ein VSD und ein gemeinsamer Ausflusstrakt von Aorta und A. pulmonalis. Es wird eine anatomische Korrektur angestrebt.

Postoperative Besonderheiten

Es ist mit pulmonaler Hypertension und RV-Dysfunktion zu rechnen. Seltener treten Klappeninsuffizienz und persistierender VSD mit Links-rechts-Shunt auf.

Fallot-Tetralogie (TOF)

VSD + reitende Aorta + Obstruktion des pulmonalen Ausflusstraktes + Rechtsherzhypertrophie. Zyanose entsteht durch teilweisen Auswurf des RV in die Aorta und durch Rechts-links-Shunt über den VSD.

Postoperative Besonderheiten

RV-Funktion inotrop unterstützen, pulmonalen Blutfluss erhöhen (s. oben), mit AV-Blockierung und anderen Rhythmusstörungen rechnen.

TGA (Switch-Operation)

Es bestehen zwei voneinander getrennte Kreisläufe, die auf Vorhofebene (ASD), Kammerebene (VSD) oder über die Ausflusstrakte (Ductus arteriosus) miteinander kommunizieren können. Die definitive Korrektur durch Switch-Operation beinhaltet auch die Transposition der Koronargefäße.

Postoperative Besonderheiten

SVR-Reduktion anstreben, regelmäßige EKG-Kontrollen auf koronare Ischämie, inotrope Unterstützung des LV.

Aortenisthmusstenose

Beim Neugeborenen ist die Obstruktion meist präduktal, sodass die Perfusion des Systemkreislaufs teilweise über den Ductus arteriosus gespeist wird (Zyanose). Es entsteht LV-Dysfunktion durch das hohe »afterload«. Bei älteren Kindern ist die Obstruktion meist postduktal, sodass es zur Hypertension in den oberen und zur Hypotension in den unteren Extremitäten kommt.

Postoperative Besonderheiten

Blutdruckregulationsstörungen sind oftmals eine Folge der operativ erzeugten Perfusionsverhältnisse. Steuerung des SVR mit Noradrenalin und Nitroprussid.

Herztransplantation (HTX)

Das Spenderherz ist denerviert und kann nur durch epikardiales »pacing« oder zirkulierende Katecholamine beeinflusst werden. Es besteht die Gefahr der Organabstoßung.

Postoperative Besonderheiten

Regelmäßige EKG- und echokardiographische Kontrollen zur Erkennung einer Abstoßungsreaktion. Kontinuierliche Katecholamintherapie über mindestens 24 h, evtl. auch in sehr niedriger Dosierung. Falls notwendig, AAI-Pacing, um HF zu erhöhen. Urinausscheidung bei 2–3 ml/kgKG/h halten. Immunologisches Monitoring und Drugmonitoring. Immunsuppression mit Cyclosporin A, Azathioprin, ATG und Decortin H in Absprache mit Kardiochirurgen, Kinderkardiologen und Immunologen.

Weitere Medikation:
- Zovirax (20 mg/kgKG in 3–4 ED)
- Ampho-Moronal (0,5–2 ml oral)
- Immunglobuline: 500 mg/kgKG über 2 h am 1., 2., und 7. postoperativen Tag
- Antibiose mit Claforan (100 mg/kgKG in 4 ED) und Pipril (150 mg/kgKG in 4 ED)
- Falls das Kind nicht blutet oder Gerinnungsstörungen hat: 4 mg/kgKG ASS

Übersicht mechanischer Unterstützungsverfahren

Eine Übersicht über die mechanischen Unterstützungsverfahren zeigt die Tabelle.

Übersicht über die mechanischen Unterstützungsverfahren			
Ischämiebedingtes »low output«	Linksherzversagen	Rechtsherzversagen	Biventrikuläres Versagen
IABP	LVAD	RVAD	BIVAD
	Passager: Zentrifugalpumpe	Passager: Zentrifugalpumpe	Passager: 2 Zentrifugalpumpen
	MEDOS	MEDOS	MEDOS
	Implantiert: z. B. Novacor, TCI		

Literatur

Hausdorf G (2000) Intensivtherapie angeborener Herzfehler. Steinkopff, Darmstadt
Castaneda AR, Jonas RA, Mayer JE Jr, Hanley FL (1994) Cardiac surgery of the neonate and infant. Saunders, Philadelphia
Kern H, Hotz H, Rohr U et al. (1999) Rationaler Einsatz von mechanischen Unterstützungsverfahren beim low output Syndrom. J Anästh Intensivbeh 6: 47–50

B-2.2 HNO- und Kieferchirurgie

M. Kastrup, U. Rohr, I. Rundshagen

Indikationen für eine Intensivtherapie:
- Nachbeatmung nach langen Eingriffen mit entsprechenden Blutverlusten
- Ausgedehnte Tumoroperationen mit Tracheotomie
- Nachbeatmung bei starker Schwellung im Bereich der oberen Luftwege
- Begleiterkrankungen des Patienten

Aufnahme des Patienten

Folgende Punkte sollten bei der Übernahme auf die ITS genau vom Operateur erfragt werden:
- Diagnose und Operation
- Operationsgebiet: intraoral oder extraoral?
- Blutverluste und Komplikationen?
- Lage der Drainagen? Aktiver oder passiver Sog?
- Wann kann der Patient aus operativer Sicht extubiert werden?
- Anatomische Besonderheiten der Luftwege des Patienten, Schwellung?
- Perioperative Antibiotika notwendig?
- Ab wann und in welcher Dosierung kann mit der Heparinisierung begonnen werden?
- Besonderes Monitoring notwendig: z. B. bei Lappen zur plastischen Rekonstruktion: Kontrolle der Perfusion etc.?

Folgende Punkte sollten vom Anästhesisten erfragt werden:
- Vorerkrankungen des Patienten?
- Alkoholkrankheit, Nikotinabusus?
- Wie waren die Intubationsbedingungen?
- Narkoseführung: Gabe des letzten Relaxans, Gabe des letzten Opioides?
- Womit ist der Patient zum Transport sediert worden?

- ZVK-Anlage: Besonderheiten?
  Ist eine Lagekontrolle erfolgt?
- Besonderheiten während der Operation:
  Blutverlust? Ausscheidung? Kreislaufverhalten? Transfusionsbedarf? etc.

Besonderheiten bei der Betreuung

- Nach großen Tumoroperationen werden die Patienten meistens intubiert und beatmet auf der Intensivstation übergeben
- Wenn kein komplizierter postoperativer Verlauf zu erwarten ist, werden die Patienten bis zum Erreichen der Extubationskriterien mit Propofol sediert, bei Bedarf kann zusätzlich noch ein Opioid zur Schmerztherapie appliziert werden
- Bei Alkoholikern kann bei Entzugssymptomatik zusätzlich Clonidin kontinuierlich appliziert werden
- Die postoperativen Blutverluste über die Drainagen müssen regelmäßig erfasst und dokumentiert werden
- Besonderheiten bei Tracheotomie
  (s. auch A-9.13 »Tracheotomie«):
  - Es wird immer eine postoperative Thoraxröntgenaufnahme angefertigt
  - Anhand des Röntgenbildes und der allgemeinen klinischen Situation kann entschieden werden, ob der Patient an ein CPAP-System angeschlossen werden kann. Ein schneller Übergang zur Spontanatmung mit einer Sauerstoffsonde (»feuchte Nase«) kann bei unauffälligem Verlauf zügig erfolgen
  - Zeigen sich im Röntgenbild Dystelektasen, sollte der Patient die erste postoperative Nacht am CPAP-System bleiben (PEEP: 7,5–10 cm H_2O)
  - Bei anhaltenden Atelektasen sollte der Patient bronchoskopiert werden

Extubation nach HNO-Eingriffen

- Die Extubation sollte unter ruhigen Bedingungen geplant und durchgeführt werden
- Für eine eventuelle Re-Intubation sollte alles bereit liegen: ein Exchange-Katheter sollte vorhanden sein, die Jet-Ventilation wird überprüft, ein Beatmungsbeutel mit angeschlossener Maske wird an die Sauerstoffversorgung angeschlossen
- Die üblichen Extubationskriterien (s. B-1.5 »Beatmung und Extubation«) müssen erfüllt sein
- Bei erwarteter schwieriger Extubation folgt vor der Extubation eine Inspektion durch den Anästhesisten und den HNO-Arzt, um die Extubationsbedingungen abschätzen zu können
- Die Ödeme sollten deutlich rückläufig sein
- Eventuell kann eine abschwellende medikamentöse Therapie notwendig werden: Prednisolon 3-mal 2 mg/kgKG i.v.
- Nebenluftversuch positiv: Nach sorgfältigem Absaugen des Nasen-Rachen-Raumes wird der Cuff des Tubus entblockt. Kann der Patient neben dem Tubus atmen, ist eine Schleimhautschwellung um den Tubus herum unwahrscheinlich (aber keine absolute Sicherheit!)
- Nach erfolgreicher Extubation muss der Patient noch sorgfältig beobachtet werden
- Der Patient kann nach erfolgter Extubation eine Anfeuchtung (Inhalation) mit Aqua dest. und Adrenalinzusatz erhalten

B-2.3 Orthopädie

T. Volk, J. Birnbaum

- Sofern nicht bereits erfolgt: zur Zeit der Übernahme auf die ITS Prüfung der motorischen und sensorischen Funktion aller Extremitäten
- Auf Blutverluste über Drainagen und Verbände achten: evtl. Umstellung einer Drainage mit aktivem Sog auf eine passive Drainage (nach Rücksprache mit dem Operateur). Bei Stryker-Systemen Zeitfenster bis zur Retransfusion beachten (6 Stunden)!
- Auf adäquate Wärmezufuhr achten (insbesondere bei langstreckigen Wirbelsäuleneingriffen)
- Die Lagerungs- und Belastungsstabilität durch den Operateur festlegen lassen
- Weiterführen der Antibiotikaprophylaxe nach Maßgabe des Operateurs und üblichen Kriterien
- Bei Katheterverfahren zur postoperativen Analgesie Fortführung entsprechend anästhesiologischer Vorgaben

B-2.4 Notfalluntersuchungen/Polytrauma

U. Kaisers, C. Spies

Soforteinschätzung (»der 1. Blick«)

- Kurze Eigen- oder Fremdanamnese erheben
- Unfallmechanismus ergründen
- Kurzeinschätzung von ZNS, Atmung und Kreislauf (Vitalfunktionen)
- Anlage eines Stiff neck zum Schutz der HWS

ZNS

- Bewusstseinslage prüfen (wach orientiert, desorientiert, somnolent, komatös ± Reaktion auf Schmerzreize; s. GCS erheben)
- Pupillengröße, -form, und Reaktion auf Licht
- Motorik prüfen

Atmung

- Atmet der Patient?
- Seitengleiche Thoraxexkursionen?
- Seitengleiches Atemgeräusch?
- Dyspnoe/Zyanose/Stridor?
- Gabe von Sauerstoff
- Bei Atemstillstand oder respiratorischer Insuffizienz oder GCS < 8 → Intubation und Beatmung

Kreislauf

- Pulse tasten (zentral/peripher)
- Bei Kreislaufstillstand:
  CPR (s. Standard D-1 »Reanimationsalgorithmen«)
- Herzfrequenz/Blutdruck/EKG/SpO$_2$

Erweiterte Notfalluntersuchungen

- Patienten vollständig entkleiden
- Untersuchungsergebnisse mit denen des »1. Blicks« vergleichen
- Erweiterte Eigen- und Fremdanamnese
- Vollständige körperliche Untersuchung von kranial nach kaudal

Kopf

- Bewusstseinslage einschätzen (GCS)
- Abtasten des Schädels (Deformitäten, Hämatome, Schwartenverletzungen)
- Gesichtsschädeltrauma → Sicherung der Atemwege
- Pupillengröße und -reaktion
- Blutungen im HNO-Bereich
- Gesichtsfarbe
- Psychischer Zustand

Therapie

- Primär bewusstloser Patient:
  Intubation und Beatmung: Normoventilation mit 100% Sauerstoff; Patienten dazu analgosedieren, PEEP ≤ 5 mbar (Kiening 1996)
- Bei stabilem Kreislauf 30° Oberkörperhochlagerung
- Neigung und Drehen des Kopfes vermeiden
- Kortikoide nur bei spinalem Trauma (NASCIS-II- und -III-Schema: Methylprednisolonbolus 30 mg/kgKG, 5,4 mg/kgKG/24 h als Dauerinfusion; Diskussion kontrovers (Molloy et al. 2001))

Hals

- Bis Ausschluss HWS-Trauma: Stiff neck, ggf. Stabilisierung durch Hilfsperson
- Tracheal- und Kehlkopfstruktur medial?
- Atmung angestrengt? Stridor?
- Obere Einflussstauung?
- Palpation: instabiler Thorax? Rippenfrakturen?
- Perkussion: gedämpfter oder hypersonorer Klopfschall?
- Schmerzen im Bereich der BWS
- EKG anlegen; Gabe von Sauerstoff

Therapie

Bei respiratorischer Insuffizienz, Verdacht auf Lungenkontusion, bei instabilem Thorax und paradoxer Atmung, SHT, GCS ≤ 8:

- ITN als »rapid sequence induction« (**CAVE:** Hals- bzw. Mittelgesichtstrauma → Standard Difficult Airway (A1-12)), Magensonde
- Beatmung mit PEEP
- Wenn möglich vorher Neurostatus und Kreislaufstabilisierung
- Gefahr des Spannungspneumothorax bedenken!
- Bei Verdacht auf Spannungspneumothorax: Entlastungspunktion 2.–3. ICR (Medioklavikularlinie) oder Pleuradrainage 4.–5. ICR (vordere Axillarlinie/mittlere Axillarlinie)
- Weitere Indikationen zur Beatmung: SHT (GCS < 8 oder schneller GCS-Abfall), schwerer Schock, CPR
- Hypothermie vermeiden

Abdomen

- Druckschmerzen?
- Abwehrspannung testen
- Abdomen aufgetrieben?
- Prellmarken sichtbar?
- Notfallsonographie (freie Flüssigkeit, Rupturhinweise etc.)

Therapie

- An massive Blutungen denken! Forcierte Schocktherapie: »Rapid-Infusion-System«, »Level-one«, oder Ähnliches (ungekreuzte Notfallkonserven EK: 0 rh neg., FFP: AB)
- Schmerzlindernde Lagerung und Immobilisierung
- Bei perforierenden Verletzungen Fremdkörper zunächst belassen!
- Prolabierte Organe nicht reponieren, sondern feucht und steril abdecken

Becken

- Stabilität in allen 3 Dimensionen prüfen (Druckschmerz?)
- Blutiger Urin?
- DK legen (Diagnostik), rektale Untersuchung
- Bei Beckenfrakturen immer an massive Blutverluste denken (**CAVE**: retroperitoneales Hämatom)

Extremitäten

- Durchblutung, Motorik und Sensorik prüfen
- Sichere Frakturzeichen vorhanden?
- Schmerzen, Schwellungen?
- Rekapillarisierungszeit, Blutdruckmessung
- Unter achsengerechter Ganzkörperdrehung den Rücken untersuchen
- Gefahr des Kompartmentsyndroms bei Röhrenknochenfraktur bedenken

Therapie

- Bei schweren äußeren Blutungen: digitale Kompression des Gefäßes/der Blutung
- Abschnüren der Extremität vermeiden
- Frakturen unter achsengerechtem Längszug reponieren! Für ausreichende Analgesie sorgen!
- Kein i.v.-Zugang an der verletzten Extremität
- Bei Verdacht auf Wirbelsäulenverletzung Vermeidung von Beuge- und Rotationsbewegungen!

Polytrauma

Definition

Als Polytrauma wird eine gleichzeitig entstandene Verletzung mehrerer Körperteile oder Organsysteme bezeichnet, wobei wenigstens eine Verletzung oder die Kombination lebensbedrohlich ist.

Allgemeine Grundregeln der Polytraumaversorgung

In der Initialphase stehen Maßnahmen im Vordergrund, die das primäre Überleben des Polytraumatisierten sicherstellen.

1. Je kürzer das therapiefreie Intervall, desto geringer der Sekundärschaden; d.h. so wenig wie möglich Zeit verlieren, suffiziente Schocktherapie einleiten
2. Die »goldene Stunde« des Schocks ist die 1. Stunde nach dem Trauma
3. Das Ausmaß der Traumatisierung und der Volumenbedarf werden häufig unterschätzt
4. Patienten mit einem bestimmten Verletzungsmuster können bereits im traumatisch-hämorrhagischen Schock sein, auch wenn dieser noch nicht erkennbar oder messbar ist; d.h. der Schockindex ist nicht immer verlässlich
5. Die Reduzierung einer zu intensiven Therapie ist in der Regel ungefährlich, eine Therapieverzögerung dagegen ist lebensgefährlich
6. Unnötige Mobilisation des Trauma-Patienten vermeiden
7. Unfallmechanismus eruieren
8. Der Traumapatient ist zeitgerecht in ein geeignetes Traumazentrum zu bringen (Neurochirurgie/Thoraxchirurgie)
9. Frühzeitige adäquate Volumentherapie über mehrere großlumige peripher-venöse Zugänge
10. Keine i.m.-Injektionen
11. Für ausreichende Analgesie sorgen
12. Äußerlich erkennbare Blutungen so bald wie möglich stillen
13. Frühbeatmung senkt die Letalität
14. Auskühlung des Patienten reduzieren
15. Kontinuierliches Monitoring sicherstellen: Bewusstseinslage, Blutdruck, HF, EKG, SpO_2, BZ

Klinische Polytraumaversorgung

Diagnostik

1. Röntgen der Bedeutung entsprechend:
   1. Thorax a.p.
   2. HWS, Schädel (seitlich)
   3. Becken
   4. übriges Achsenskelett
   5. CCT (+ Gesichtsschädel)
      CT-Abdomen und
      CT-Thorax (mit Kontrastmittel)
      alternativ: Ganzkörper-CT
2. Abdomensonographie (1. initial, ggf. kurzfristig wiederholen, 2. nach 6 h, weitere nach Klinik)
3. Konsiliarien
   - Trauma/Chirurgie/Thoraxchirurgie
   - Neurochirurgie
   - Kieferchirurgie
   - HNO
   - Augen
   - Urologie
   - Radiologie
   - ggf. Gynäkologie
4. Labor
   - Blutgasanalysen
     Nach Klinik, bei blutungsgefährdeten Patienten und schweren Schädel-Hirn-Traumen sehr engmaschig
   - Kleines Blutbild und Thrombozytenzahl
   - Gerinnung mit Thrombinzeit, Fibrinogen, AT III, FSP und D-Dimere
   - Elektrolyte
   - ASAT, ALAT, Bilirubin, CK, CK-MB, Harnstoff, Kreatinin, Myoglobin
   - Laktat
   - Blutgruppenbestimmung und 4 EK + FFP kreuzen (nach Klinik auch mehr); Kontrolle der Parameter nach Klinik (in den ersten 12 h ca. alle 4 h)
5. Tetanusimmunisierung abklären; ggf. verabreichen und den Ausweis ausstellen, Datum der 2. Tetanustoxoidgabe vermerken

Therapie

Generelle Richtlinien

- MAD > 70 mmHg (SHT s. gesonderte Richtlinien)
- ZVD 6–8 mmHg
- Hb > 8 g/dl (ggf. höher)
- Quick-Wert > 60%, PTT < 50 s
- Thrombozyten > 50/nl
- Diurese 1,5–2,0 ml/kgKG/h, ggf. Polyurie unterhalten bei Myoglobinurie und CK > 600 U/l (Crash-Syndrom), Urin alkalisieren!

Monitoring

- Basismonitoring
- Invasive arterielle Blutdruckmessung
- Zentraler Zugang (primär Shaldon, ggf. 8,5 Fr.-Schleuse oder Multilumen-Katheter)
- Dauerkatheter (**CAVE:** Harnröhrenverletzung bei Beckentrauma)
- Temperatursonde
- Magensonde (**CAVE:** frontobasale Frakturen: orale Anlage!)
- Fortführung Monitoring/Schocktherapie während Diagnostik
- 12-Kanal-EKG, ggf. Echokardiographie

Literatur

Molloy S et al. (2001) Spine 26: E 562–564
Kiening K et al. (1996) J Neurosurg 85: 751–757
Tscherne H et al. (1996) J Bone Joint Surg Br 78: 840–852

B-2.5 Neurochirurgische Patienten/Schädel-Hirn-Trauma

O. Vargas Hein

Allgemeine Maßnahmen

Aufnahme

- Allgemeine klinische Untersuchung
- Neurologische Untersuchung
  - Glasgow-Coma-Scale
  - Pupillomotorik (direkte und indirekte Lichtreaktion)
  - Pupillengröße und -form
  - Bulbuslage/Deviation
  - Gegebenenfalls weitere Hirnstammreflexe
  - Überprüfung der Sensibilität und Motorik an allen 4 Extremitäten
- Zeichen des intrakraniellen Druckes überprüfen
- Falls der Patient intubiert und beatmet aufgenommen wird, Abklärung, ob und wie lange der Patient sediert bleiben muss, ggf. Beginn einer kontinuierlichen Analgosedierung; ggf. Analgesieschema

- Abklärung der systolischen Druckgrenzen bzw. MAD (CPP = MAD–ICP)
  (MAD = mittlerer arterieller Druck,
  CPP = zerebraler Perfusionsdruck: 70–80 mmHg,
  ICP = intrakranieller Druck)
- Abklärung, ob und wann eine postoperative Kontroll-CCT-Untersuchung (6–8 h) durchgeführt werden soll
- Falls Ventrikeldrainage vorhanden: Abklären, auf welcher Höhe die Sonde festgemacht werden soll
- Sonde offen und durchgängig?
- Ableitung des ICP auf den Monitor
- ICP-Messung: Sind Druckkurve und Werte plausibel?
- Oberkörperhochlagerung 30°
  (**CAVE**: Drainagenlage)
- Kopf gerade lagern

Weitere Überwachung und Maßnahmen

- Stündliche Pupillenkontrolle
- ICP: Ziel: <20 mmHg
  Maßnahmen bei ICP >20 mmHg:
  - Hyperventilation p_aCO_2: 30–35 mmHg
  - Osmotherapie: 4-mal 0,25–0,5 g/kgKG Mannitol 20%
  - Tris-Puffer: 1 mmol/kgKG
  - ggf. Barbituratnarkose
- 1-mal pro Schicht klinische Untersuchung
- 1-mal pro Schicht Lage, Durchgängigkeit und Verluste der Drainage überprüfen
- Patienten achsengerecht drehen und lagern
- Normoventilation bzw. milde Hyperventilation
- ZVD 6–8 mmHg
- Flüssigkeitsbilanzierung
- Kontrolle der Blutdruckgrenzen
- Normothermie anstreben (36–37 °C)
- Normoglykämie anstreben

Schädel-Hirn-Trauma

- Das Schädel-Hirn-Trauma ist die Folge einer äußeren Gewalteinwirkung auf den Schädel und das Gehirn
- Primäre Verletzungsfolgen sind Weichteilverletzungen, hämorrhagischer Schock, Schädelfraktur; Durazerreißung, Hirnsubstanzschädigung, Verletzung hirnversorgender Gefäße und intrakranielle Blutung
- Sekundäre Verletzungsfolgen sind Hirnödem, Liquorzirkulationsstörung, Meningitis, Hirnabszess, Mangeldurchblutung, Sauerstoffmangel, Störung der Blut-Hirn-Schranke und Verlust der Autoregulation der Hirngefäße sowie Krampfanfälle

Definitionen

- Offenes Schädel-Hirn-Trauma: Verletzungen mit Eröffnung der Dura
- Gedecktes Schädel-Hirn-Trauma: Unverletzte Dura, mit oder ohne Schädelfrakturen

Einteilung in 3 Schweregrade

- Grad I:
  Keine Substanzschädigungen des Gehirns nachweisbar, initial kurze Bewusstlosigkeit, neurologische Ausfälle können vorhanden sein, klingen jedoch innerhalb von 4 Tagen ab
- Grad II:
  Substanzschäden des Gehirns, Bewusstlosigkeit bis zu 1 h, neurologische Ausfälle bis zu 3 Wochen anhaltend
- Grad III:
  Substanzschäden des Gehirns, Bewusstlosigkeit dauert Tage bis Wochen an; neurologische Ausfälle länger als 3 Wochen anhaltend; diese Ausfälle bilden sich nur teilweise zurück oder bleiben für immer bestehen

Pathophysiologie

Primäre Hirnschädigungen (sofort nach Eintreten des Traumas durch Massenverschiebungen innerhalb des Schädels, wie die Zerreißung von Gefäßen sowie die direkte Schädigung des Nervengewebes durch bewegungsabhängige Scherbewegungen) können therapeutisch nicht beeinflusst werden. Es gilt daher, vorrangig durch Hirndruckanstieg bedingte Sekundärschäden zu vermeiden.

Ursachen extra- und intrakranieller Sekundärschäden

- Extrakraniell
  - Hypoxie
  - Hyperkapnie
  - Hypotension
  - Anämie
- Intrakraniell
  - Epi-, subdurale Hämatome
  - Posttraumatische Hirnschädigung
  - Hirnödem
  - Infektion

Literatur

Browne TR, Holmes GL (2001) Epilepsy. N Engl J Med 344 (15): 1145–1151

Chapman MG, Smith M, Hirsch NP (2001) Status epilepticus. Anaesthesia 56 (7): 648–659

Davella D, Brambilla GL, Delfini R et al. (2000) Guidelines for the treatment of adults with severe head trauma (part III). Criteria for surgical treatment. J Neurosurg Sci 44 (1): 19–24

Procaccio F, Stocchetti N, Citerio G et al. (2000a) Guidelines for the treatment of adults with severe head trauma (part II). Criteria for medical treatment. J Neurosurg Sci 44 (1): 11–18

Procaccio F, Stocchetti N, Citerio G et al. (2000b) Guidelines for the treatment of adults with severe head trauma (part I). Initial assessment; evaluation and pre-hospital treatment; current criteria for hospital admission; systemic and cerebral monitoring. J Neurosurg Sci 44 (1): 1–10

Smith BJ (2001) Treatment of status epilepticus. Neurol Clin 19 (2): 347–639

Gunnarsson T, Fehlings MG (2003) Acute neurosurgical management of traumatic brain injury and spinal cord injury. Curr Opin Neurol 16 (6): 717–723

B-2.6 Gynäkologie und Geburtshilfe

I. Correns, M. Kastrup, R. Bollmann, C. Spies

Präeklampsie, Eklampsie, HELLP-Syndrom

Definitionen

Milde Präeklampsie (Synonym: EPH-Gestose nach der 20. SSW)

- »Edema«:
  Generalisiert, Lidödeme
- Proteinurie:
  >1 g/l/Tag
- Hypertension
  $>140/90$ mmHg; bzw. erhöhter systolischer (>30 mmHg) bzw. diastolischer Blutdruck (>15 mmHg)
- Hyperirritabilität des ZNS

Schwere Präeklampsie

- »Edema«:
  Generalisiert, Lidödeme
- Proteinurie
  >5 g/l/Tag
- Hypertension
  $>160/110$ mmHg
- Organdysfunktion!
  – Oligurie <400 ml/Tag
  – Zeichen des HELLP-Syndroms (Thrombozytopenie, Oberbauchschmerzen, Anstieg der Transaminasen)
  – Zentrale Symptome (Hyperreflexie, Sehstörungen)
  – Respiratorische Symptome (Atemnot, Zyanose)

Eklampsie

- Wie Präeklampsie
  plus
- Konvulsionen

HELLP-Syndrom

- »Hemolysis«
- »Elevated liver enzymes«
- »Low platelet count«
- Stark rückläufige Diurese und rechtsseitiger Oberbauchschmerz!

Ätiologie

- Störung der Prostazyklin- und Thromboxansynthese (beide in der Plazenta produziert)
- PGI_2 erniedrigt, deshalb TXA_2 (relative Erhöhung), dies führt zu Thrombozytenaggregation, Ausschüttung vasoaktiver Substanzen, Vasospasmus (lokal und systemisch); es resultieren Endothel- und Organschäden (alle Organe betroffen).

Plazentainsuffizienz

- Fetale Retardierung
- Erhöhung der perinatalen Morbidität und Mortalität

Hämodynamik

- SVR erhöht, CI erniedrigt, Hypovolämie (Hkt erhöht)

Nierenfunktionsstörungen

- Kapilläre Endotheliose: renale Perfusion erniedrigt, Proteinurie: GFR erniedrigt: Oligo-/Anurie

Gerinnungssystem

- Gesteigerter Thrombozytenumsatz (Thrombozytopenie), Thrombozytendysfunktion, DIC nur selten (Mitaktivierung des fibrinolytischen Systems)

Zentrales Nervensystem

- Ödeme
- Zerebrale Blutungen mit ischämischen Arealen (50% bei Eklampsie)
- Ischämie der Retina
- Gestörte Autoregulation

Leber

- Periportale Blutungen
- Ischämie, Ödem
- Subkapsuläres Hämatom (**CAVE:** Ruptur)

❗ Bei der milden Präeklampsie ist keine intensivmedizinische Behandlung notwendig, bei der schweren Präeklampsie, der Eklampsie und dem HELLP-Syndrom ist eine intensivmedizinische Behandlung obligat.

Intensivmedizinische Basisüberwachung

- Häufige klinische Untersuchung (Reflexstatus, Abwehrspannung etc.)
- Respiration (BGA-Kontrollen)
- Hämodynamik (invasive Blutdruckmessung, ZVD, ggf. PICCO bei therapierefraktärem Lungenödem)
- Nierenfunktion (Stundendiurese, Retentionswerte)
- Überwachung des Fetus: CTG-Kontrollen
- Labor: Blutbild mit Thrombozyten, Gerinnung, Leberenzyme, Hämolyseparameter (freies Hb, Haptoglobin, LDH, α-HBDH), Retentionswerte, Elektrolyte im Serum, Urin (Na, K, Eiweiß, Kreatinin)
- Abdomensonographie (alle 8 h bzw. nach Klinik)
- Bei Hirndruckzeichen: ggf. cCT, intrazerebrale Druckmessung

Therapie

- Entbindung: Sectio caesarea
- Magnesiumsubstitution: 2–4 g Magnesium i.v. als Bolus; danach nach Klinik (Achillessehnenreflex) 1–2 g/h; therapeutischer Bereich im Serum: 2–4 mmol/l); Antidot: Ca-Gluconat
- ggf. Oxytocin erhöhen, falls verstärkter blutiger Wochenfluss
- Therapie der PGI_2-TXA_2-Imbalance:
  - PGI_2-Substitution (Flolan, umstritten: nur bei therapierefraktärer Eklampsie nach Rücksprache mit den Gynäkologen)
  - TXA_2-Inhibition mit ASS (1-mal 100 mg/Tag; nach Rücksprache mit den Gynäkologen)

Prophylaxe und Behandlung der Komplikationen

Hypertension

- Dihydralazin (Nepresol) 5–10 mg als Bolus i.v.; Wiederholung nach 20 min; Perfusor: 2,5–12,5 mg/h; **CAVE:** Reflextachykardie
- β-Blocker: z. B. Metoprolol (Beloc)
- Urapidil (Ebrantil): 5–10 mg als Bolus i.v.; dann 15–30 mg/h kontinuierlich
- Nifedipin (Adalat): Verdünnung: 5 mg/50 ml: 0,63–1,25 mg/h infundieren; maximale Gabe von 15–30 mg/Tag

❗ **CAVE**
Kein:
- Na-Nitroprussid
- ACE-Hemmer
- Kalziumantagonisten
- Clonidin

Lungenödem

Adäquate Oxygenierung sicherstellen abhängig von der Ursache des Lungenödems:
- Veränderungen des hydrostatischen/onkotischen Druckverhältnisses: Flüssigkeitsrestriktion, ggf. Diuretika
- Veränderungen der Kapillarpermeabilität (Triggerung durch Fruchtwasserembolie oder Sepsis): Diuretika, ggf. β_1-Mimetika nur erwägen, wenn Hypertension kontrolliert
- Linksherzversagen: Vasodilatatoren, positive Inotropika, Digitalis, Diuretika

Nierenversagen

- **CAVE:** Diuretika!
- Bei erniedrigtem ZVD: Gabe von HAES, bis der ZVD 8 mmHg beträgt
- Bei Oligurie: 500 ml Elektrolytlösung; bei persistierender Oligurie: Entbindung – diskutieren und differenzierte Volumentherapie
- Ersetzen des Blutverlustes unter der Geburt
- **CAVE:** Volumenüberladung! Lungenödem!

Konvulsionen

- Bei Konvulsionen unter Magnesiumtherapie: Benzodiazepine (Diazepam), Barbiturate erwägen
- Prophylaxe postpartal für 24 h mit Diazepam (+Mg!)

Hirndruckerhöhung

- 30° Oberkörperhochlagerung
- Osmotherapie (Mannitol) + Furosemid
- ggf. Hirndrucksonde

Gerinnungsstörungen

- Thrombozytensubstitution je nach Klinik bei Werten unter 30 000/nl (keine Blutungszeichen) bzw. bei Werten unter 50 000/nl bei Blutungszeichen
- Gabe von FFP bei disseminierter intravasaler Gerinnung bzw. bei Quickwert <60% und Blutungszeichen
- Fulminanter Verlauf, Plasmaphere diskutieren
- Bei ITS-Behandlung beachten: Rhesusprophylaxe mit Anti-D in den ersten 3 Tagen postoperativ

B-2.7 Abdominalchirurgie

M. Kastrup, J. Rundshagen

Akutes Abdomen

Im Rahmen der Intensivbehandlung sind 3 Formen möglich:
- Patient mit akutem Abdomen wird auf die Intensivstation aufgenommen
- Patient entwickelt während der Behandlung einer anderen Erkrankung die Zeichen eines akuten Abdomens
- Patient entwickelt postoperativ nach einem abdominalchirurgischen Eingriff ein akutes Abdomen

Allgemeine Maßnahmen

> Ziel ist die schnelle Entscheidung, ob eine chirurgische Intervention notwendig ist.

Ein Eingriff sollte nach Diagnosestellung möglichst zeitig erfolgen, bevor andere Komplikationen wie Störungen der Mikrozirkulation, der Blutgerinnung, der kardiopulmonalen Funktion oder der Nierenfunktion auftreten.

- Erhebung der Anamnese, Fremdanamnese
- Gründliche klinische Untersuchung:
  - Inspektion, Palpation, Auskultation

> **CAVE**
> Die Befundinterpretation ist unter Analgosedation oder Periduralanästhesie möglicherweise eingeschränkt.

  - Überwachung von Drainagesekret aus intestinalen Sonden oder Drainagen (Magensonde, Darmrohr, Wunddrainagen etc.)
  - Bewertung immer im Zusammenhang mit entsprechenden Zusatzinformationen: Körpertemperatur, Hypoxie, metabolische Azidose, Stoffwechselentgleisungen und Kreislaufinstabilität
  - Wiederholung der Untersuchung in kurzen Zeitabständen, am besten durch den selben Untersucher, um eine Verlaufsbeobachtung zu bekommen
- EKG-Ableitung, Thoraxröntgenaufnahme: Hinweise auf KHK, Perikarditis, Pneumonie etc.
- Laboruntersuchungen: Kleines Blutbild, Elektrolyte, Gerinnung, Nierenwerte, Leberwerte
- Weiterführende Diagnostik: Abdomenleeraufnahme (in Linksseitenlage), Röntgen mit Kontrastmittel (wasserlösliches KM), Ultraschallsonographie, Computertomographie, Angiographie, evtl. Punktion mit Ultraschallkontrolle, Endoskopie
- Diagnostische Laparotomie: Gelingt es nicht, mit der weiterführenden Diagnostik in vertretbarer Zeit die Diagnose zu erstellen, bleibt als Ultima ratio die diagnostische Laparotomie. Je kritischer der Zustand des Patienten ist, umso rascher sollte die Indikation gestellt werden und umso eher sollte der Eingriff durchgeführt werden!

Dringlichkeit der Operation

- Absolute dringende Indikation zum Notfalleingriff: Diffuse Perforationsperitonitis, massive intraabdominelle Blutungen etc.
- Dringende Indikation: Laparotomie innerhalb der nächsten 1–2 h: gedeckte Perforation, Dünndarmileus etc.

- Aufgeschobene Dringlichkeit: Dickdarmileus, akute Cholezystitis etc.
- Bei relativen Kontraindikationen, wie z. B. kardiopulmonaler Dekompensation, kann es notwendig werden, den Eingriff zu verschieben. Hier sollte der Zustand des Patienten präoperativ stabilisiert und verbessert werden: Volumentherapie, Verbesserung der Oxygenierung, Ausgleich von Störungen im Wasser-Elektrolyt-Haushalt, Optimierung der Gerinnungssituation etc.

Peritonitis

Definition

- Die Peritonitis ist charakterisiert durch ein lokales Krankheitsgeschehen und durch eine extraperitoneale Allgemeinreaktion im Sinne einer Sepsis
- Neben der Kausaltherapie wird eine allgemeine Intensivtherapie mit Unterstützung oder Ersatz insuffizienter Organsysteme durchgeführt

Kausaltherapie

- Die Kausaltherapie besteht in der chirurgischen Beseitigung der primären Infektionsquelle und der lokalen Sanierung der Bauchhöhle

Einzeitiges Vorgehen

- Herdsanierung durch eine einmalige Operation möglich: z. B. Stressgallenblase

Fokussanierung durch Drainagesysteme

- Infektiöses Material wird dauerhaft über eine Ultraschall- oder CT-gestützt platzierte Drainage nach außen abgeleitet

Fokussanierung und Drainage durch Kompartimentbildung

- Bei der infizierten Pankreasnekrose wird das Retroperitoneum unter Umgehung der Bauchhöhle nach außen drainiert

Fokussanierung und Peritonitistherapie durch geplante Relaparotomie

- Bei der diffusen Peritonitis ist ein aggressives Vorgehen notwendig
- Chirurgische Primärtherapie: Fokussanierung (Versorgung der eigentlichen Peritonitisursache)
- Anschließend erfolgt die Therapie der Peritonitis durch mechanisches Reinigen der Bauchhöhle: avitales Gewebe wird reseziert, ein Débridement wird durchgeführt, und das Abdomen wird ausgiebig gespült
- Ist die Fokussanierung nicht sicher oder die Bauchhöhle stark kontaminiert, wird zur Vermeidung einer Re-Infektion in einem festgelegten Zeitintervall (meist 24–48 h) eine Relaparotomie mit erneutem Débridement und erneuter Spülung durchgeführt
- Nach 48 h kann sich eine Kontrollrelaparotomie anschließen, um nochmals zu kontrollieren, ob der Primärfokus saniert und alles infektiöse Material aus dem Bauchraum entfernt worden ist

Ileus (intestinale Passagestörung)

Funktioneller Ileus

- Störung der Darmpassage primär durch eine Darmparese oder -paralyse
- Allgemeine Ursachen:
  - Metabolisch (K^+-Mangel, Urämie, Diabetes)
  - Reflektorisch (z. B. bei Myokardinfarkt, Gallen- oder Nierenkolik)
- Intraabdominelle Ursachen:
  - Blutung
  - Infektion
  - Ischämie
- Retroperitoneale Ursachen:
  - Blutung
  - Infektion
  - Reflektorisch
- Jeder mechanische Ileus, der nicht rechtzeitig behandelt wird, mündet terminal in eine Paralyse

Mechanischer Ileus

- Verwachsungen nach vorausgegangenen Laparotomien, Inkarzerationen einer Hernie

Spastische Motilitätsstörung

- Ist selten; kann z. B. durch eine Bleiintoxikation oder durch eine akute intermittierende Porphyrie hervorgerufen werden
- Folgezustände mit Verschiebungen im Wasser- und Elektrolythaushalt unterscheiden sich nicht vom funktionellen oder mechanischen Ileus

Diagnose und Therapie

- Hauptsymptom des mechanischen Ileus ist die Hyperperistaltik
- Durch Hypokaliämie oder reflektorisch kann der Darm allerdings in seiner Motorik so eingeschränkt sein, dass die Phase der Hyperperistaltik gar nicht oder nur sehr kurz in Erscheinung tritt
- Röntgen: wiederholte Röntgenübersichtsaufnahmen des Abdomens im Stehen können beim mobilen Patienten hilfreich sein, um zwischen einem mechanischen und einem paralytischen Ileus zu differenzieren:
  - Eine Spiegelbildung im Dünn- und Dickdarm spricht für eine Paralyse
  - Sind isolierte Spiegel im Dünn- oder Dickdarm nachweisbar, liegt am ehesten ein mechanisches Hindernis vor
- Noch aussagefähiger ist eine Röntgenaufnahme mit Kontrastmittel. Wenn das Kontrastmittel das Kolon nach einer Aufnahmeserie erreicht, kann ein kompletter mechanischer Dünndarmileus ausgeschlossen werden
- Therapie (s. auch B-7.4 »Obstipation«): Liegt ein mechanisches Hindernis vor, besteht die Therapie in der chirurgischen Intervention. Bei einem funktionellen oder paralytischen Ileus kann ein konservativer Behandlungsversuch unternommen werden

Intensivtherapie nach großen viszeralchirurgischen Eingriffen

Überwachung und Monitoring

- Wichtig sind 3 Teilaspekte der postoperativen Überwachung:
  - Beachtung der präexistenten Grundleiden des Patienten
  - Beachtung von operationsbezogenen Daten: Ausmaß und Dauer des Eingriffs, intraoperative Besonderheiten mit sich daraus ergebenden Konsequenzen
  - Als Summe dieser Punkte der zu erwartende postoperative Verlauf
- Klinische Untersuchung: Abdomen, Thorax, Bewusstseinslage
- Kontinuierliches Monitoring der Vitalfunktionen
- Labordiagnostik: Blutbild, Gerinnung, Harnstoff, Kreatinin, Elektrolyte, Bilirubin, ASAT, ALAT
- Bei Aufnahme von intubierten Patienten: Thoraxröntgenaufnahme
- Lage der Drainagen vom Operateur erfragen

❗ Ziel der postoperativen Überwachung ist die frühzeitige Erfassung von postoperativen Komplikationen, bevor sekundäre Organversagen eintreten.

- Weiterführende Diagnostik: Bei jedem Abweichen vom erwarteten postoperativen Verlauf ist eine weiterführende Diagnostik notwendig. Dies bezieht sich auf sämtliche Teilaspekte der intensivmedizinischen Betreuung: z. B. die Klärung der Ursachen, wenn sich ein Patient kardial, pulmonal oder renal verschlechtert, ohne dass vordergründig die Ursache für eine Verschlechterung bekannt ist
- Bei einem gestörten postoperativen Verlauf ist in der frühen postoperativen Phase immer an eine chirurgische Komplikation zu denken, ein frühzeitiges interdisziplinäres Vorgehen sollte immer angestrebt werden.

Komplikationen

- Der normale postoperative Verlauf bei den einzelnen Operationen muss bekannt sein
- Die Befunde und der postoperative Verlauf müssen neben der Operation auch die präoperativ bekannten Begleiterkrankungen des Patienten berücksichtigen. Nur so kann zwischen einem chirurgischen Problem und einer neu aufgetretenen Komplikation unterschieden werden

Besonderheiten in der Abdominalchirurgie

- Patienten mit deutlich eingeschränkten pulmonalen und kardialen Reserven profitieren von einer postoperativen intensiven Überwachung
- Leberchirurgie: Nachblutungen, Leberabszesse, Durchblutungsstörungen der Leber, Leberversagen
- Pankreaschirurgie: Nachblutungen, Infektionen, Fistelbildung
- Aortenchirurgie: Darmischämie, Entzündungen der Prothese, Blutungen
- Notfalleingriffe: Schwere Infektionen und nekrotisierende Gangrän

- Gallenblase:
Die Gallenblase kann bei Intensivpatienten einen Sepsisfokus darstellen. Eine akute Entzündung kann durch eine Sepsis eine hohe Mortalität erlangen
- Peritonitis:
Bei kritisch-kranken Patienten häufig offene Bäuche mit täglichen Lavagen
- Operationen am Dünndarm:
Die Fistelbildung hat eine hohe Letalität
- Die drei wichtigsten Komplikationen nach einem viszeralchirurgischen Eingriff sind:
  - Sepsis
  - Nachblutung
  - Postoperativer Ileus
- Anastomoseninsuffizienz:
Nach Resektionen am Gastrointestinaltrakt ist bei einem prolongierten postoperativen Verlauf die Anastomoseninsuffizienz die wahrscheinlichste Komplikation. Zur Diagnosesicherung wird versucht, einen Farbstoff oder ein wasserlösliches Kontrastmittel in einer Zieldrainage nachzuweisen. Gegebenenfalls kann die Drainageflüssigkeit auch einer laborchemischen Untersuchung unterzogen werden. Bei zugänglichen Stellen können Anastomosen auch direkt oder endoskopisch auf ihre Suffizienz und ihre Vitalität hin untersucht werden
- Weitere apparative Untersuchungsmöglichkeiten sind Ultraschalluntersuchungen oder Endosonographie. Die Sonographie und die Computertomographie eignen sich als Untersuchungsmethoden nach Eingriffen an parenchymatösen Organen, nach denen es zum Austritt organspezifischer Flüssigkeit mit sekundärer intraabdominaler Abszedierung kommt
- Als Ultima ratio bei unklarem postoperativem Befund und kritischem Zustand des Patienten empfiehlt sich die diagnostische Relaparotomie
- Postoperative Blutungen:
Der Zeitpunkt einer Blutung erlaubt Rückschlüsse auf deren Ursache: Innerhalb der ersten 24 h handelt es sich in der Regel um extraluminale Blutungen, die durch eine ungenügende Blutstillung im Operationsgebiet verursacht worden sind, im späteren postoperativen Verlauf sind Arrosionsblutungen durch Drainagen oder z. B. ein Tumoreinbruch die wahrscheinlichere Ursache. In der frühen postoperativen Phase können Blutungen auch durch Gerinnungsstörungen verursacht werden. Ursache ist hier meist ein mangelnder Ersatz von Gerinnungsfaktoren nach größeren Verlusten
- Die Behandlung einer postoperativen Blutung sollte kausal erfolgen: Eine chirurgische Blutung sollte chirurgisch versorgt werden, eine Blutung aufgrund von Gerinnungsstörungen sollte durch eine Optimierung der Gerinnungssituation behandelt werden
- Abdominelles Kompartimentsyndrom;
Therapie: Dekompression

Sepsis

- Fieber und Leukozytose finden sich häufig nach abdominellen Eingriffen. Ein frühes Warnzeichen für eine beginnende Sepsis kann eine trotz ausreichender Volumentherapie und Schmerzmedikation anhaltende Tachykardie sein. Nach dem 4. oder 5. postoperativen Tag sollten sich die Schmerzen bei einem normalen postoperativen Verlauf auf ein erträgliches Niveau reduziert haben
- Ein weiteres Warnzeichen ist schwierige Entwöhnung vom Respirator oder eine grenzwertige pulmonale Funktion nach der Extubation. Gelingt die Entwöhnung von der Beatmung nach dem 4. oder 5. Tag nicht, kann ein erhöhter Sauerstoffbedarf oder ein Lungenversagen im Rahmen einer Sepsis die Ursache sein
- Hyperglykämie kann ein weiteres Warnzeichen für eine beginnende Sepsis sein
- Flüssigkeitshaushalt:
In den ersten Tagen nach einem elektiven abdominellen Eingriff haben die Patienten (durch die Sequestrierung in den dritten Raum) häufig eine positive Flüssigkeitsbilanz. Im Verlauf des 3. oder 4. postoperativen Tages sollte die Bilanz langsam ausgeglichen sein und im weiteren Verlauf negativ werden. Hat der Patient einen anhaltend hohen Flüssigkeitsbedarf, kann dies auf ein septisches Geschehen hindeuten
- Ileus:
Ein postoperativer paralytischer Ileus bildet sich meistens nach dem 5.–7. Tag nach dem Eingriff zurück. Ein prolongierter Ileus kann auf einen intraabdominellen septischen Fokus hinweisen

Literatur

Bartels H, Barthlen W, Siewert JR (1992) Therapieergebnisse der programmierten Relaparotomie bei der diffusen Peritonitis. Chirurgie 63: 174–184

Bartels H, Siewert JR (1991) Diagnostisches Vorgehen bei postoperativen Komplikationen in der Visceralchirurgie. Langenbecks Arch Chir Suppl: 130–134

Berger H, Pratschke E, Grab J, Winter T (1989) Perkutane Drainagebehandlung von Abszessen und liquiden Retentionen nach abdominellen Eingriffen. Chirurg 60: 873–877

Freischlag J, Busutill RW (1983) The value of postoperative fever evaluation. Surgery 94: 358

Gottlieb JE, Menasche PI, Cruz E (1986) Gastrointestinal complications in critically ill patients: The intensivists overview. Am J Gastroenterol 81: 227

Grabner JN, Schulte WJ, Condon RE et al. (1982) Relationship of duration of postoperative ileus to extent and site of operative dissection. Surgery 31: 141

Grund KE (1982) Behandlung funktioneller Ileusformen: Sympathikolyse und Stimulation. Dtsch Med Wochenschr 107: 209–213

Hedderich G, Wexler M, McLean APH et al. (1986) The septic abdomen: open management with Marlex mesh with a zipper. Surgery 36: 182

Hinsdale JG, Jaffe BM (1985) Reoperation for intra-abdominal sepsis. Am Surg 51: 149

Hölscher A (1992) Sonographie im postoperativen Verlauf (Bauch und Thorax). Chirurg 63: 606–611

Huddy SP, Joyce WP, Pepper JR (1991) Gastrointestinal complications in 4473 patients who underwent cardiopulmonary bypass surgery. Br-J-Surg 78 (3): 293–296

Steinberg D (1979) On leaving the peritoneal cavity open in acute generalized suppurative peritonitis. Am J Surg 137: 216

Teichmann W, Wittmann DM, Andreone PA (1986) Scheduled reoperations (etappenlavage) for diffuse peritonitis. Arch Surg 121: 147

B-2.8 Pädiatrische Intensivmedizin

M. Kastrup, I. Rundshagen

Die pädiatrische Intensivmedizin ist von der der Erwachsenen abgetrennt. Es kann dennoch vorkommen, dass auf einer allgemeinen Intensivstation Kinder betreut werden müssen. Im Folgenden werden deshalb die Besonderheiten der pädiatrischen Intensivmedizin dargestellt.

Intubation

- Die meisten Kinder werden geplant nasotracheal intubiert. Im Notfall kann auch eine orotracheale Intubation durchgeführt werden. Vorteile der nasotrachealen Lage sind die sichere Fixierung des Tubus, die erleichterte perorale Nahrungsaufnahme und Mundpflege
- Bei Kindern unter 6 Jahren werden in der Regel Tuben ohne aufblasbaren Cuff verwendet. Bei richtig gewählter Größe ist ein ausreichender Abschluss des Tubus gewährleistet. Faustregel: Wenn bei einem Beatmungsdruck von 20–25 cm H_2O ein Luftaustritt zu hören ist, ist die Tubusgröße ideal
- Es sollte besonders auf die richtige Tiefe bei der Platzierung des Tubus geachtet werden. Eine zu tiefe Intubation führt zur endobronchialen Tubuslage mit der Folge von Atelektasen oder Barotraumen (interstitielles Emphysem, Pneumothorax)
- Wie bei Erwachsenen wird die Tubuslage durch Auskultation, Palpation und Inspektion der symmetrischen Thoraxexkursionen überprüft. Eine Thoraxröntgenaufnahme wird zur Lagekontrolle nur in Ausnahmefällen durchgeführt werden (**CAVE:** Strahlenbelastung)

Beatmung

- Für die Beatmung von pädiatrischen Patienten werden entweder adaptierte Erwachsenengeräte (sofern diese für diesen Einsatz zugelassen sind und über entsprechend kleine Schläuche verfügen, **CAVE:** Totraumventilation) oder spezielle Babyrespiratoren eingesetzt (z. B. Babylog, Fa. Dräger)
- Wie bei Erwachsenen werden die kleinen Patienten meist druckbegrenzt beatmet. Wichtig ist die sorgfältige Einstellung der Grenzen, weil die Gefahr eines Barotraumas bei Kindern wesentlich größer ist
- Entsprechend der höheren spontanen Atemfrequenz werden Kinder mit einer höheren Atemfrequenz beatmet: Jenseits des Neugeborenenalters mit 30–40/min und Schulkinder mit 10–20/min

Monitoring

- Ein sicheres Monitoring ist essenziell
- Sobald die kritische Phase überwunden ist, sollte das Monitoring nichtinvasiv durchgeführt werden

Zentrales Nervensystem

- ZNS: Engmaschige Erfassung des neurologischen Status und kindgerechte Erfassung der Sedierung und des Alters
- Bildgebende Untersuchungen haben einen ähnlichen Stellenwert wie bei Erwachsenen. Zusätzlich bietet sich die Ultraschalluntersuchung durch die noch offene Fontanelle an

Herz-Kreislauf-System

- Tachykardien:
  Sind meist Folge eines verminderten Herzminutenvolumens. Es ist selten notwendig, die Frequenz medikamentös zu senken. Wichtig ist es, die Ursache für die Tachykardie zu erkennen und zu behandeln (Schmerzen? Hypovolämie? Hypoventilation? Azidose? Krämpfe? Sepsis? Perikarderguss? etc.)
- Bradykardien:
  Bei Bradykardien unter 80/min sollte die Frequenz bei Säuglingen auf 120–150/min und bei älteren Kindern auf 90–120/min angehoben werden (positiv chronotrope Pharmaka oder Schrittmacher)
- Herzrhythmusstörungen sind, außer bei Kindern mit Vitien und nach Elektrounfällen, eine Seltenheit
- Blutdruck:
  Wird bei kritisch kranken Kindern, wie bei Erwachsenen, invasiv gemessen
- ZVD:
  Wichtig zur Steuerung der kardialen Medikation und zur Abschätzung des Flüssigkeitsbedarfs (s. auch A-6.5 »Kinderherzchirurgische Eingriffe«)
- Pulmonaliskatheter:
  Für Kinder meist nicht verfügbar: transthorakale Echokardiographie kann ähnliche Befunde in der Hand des Geübten liefern
- HZV:
  Wird ebenfalls meist echokardiographisch abgeschätzt. Ansonsten werden klinische Parameter zur Berurteilung des Volumenstatus und der kardialen Pumpfunktion herangezogen: Perfusion der Extremitäten, Diurese etc.
- Temperatur:
  Analog bei Erwachsenen, schnelle Schwankungen möglich, bei Kindern besonders auf Auskühlung achten
- Diurese:
  Wichtiger Parameter in der klinischen Routine
- Echokardiographie:
  Wichtiges nichtinvasives Bedside-Verfahren

Atmung und pulmonale Funktion

- Apnoealarm:
  Eine Apnoe kann bei Neugeborenen und Säuglingen durch z.B. eine Sepsis, eine Hirnblutung oder eine Meningitis bedingt sein. Wichtig ist das frühzeitige Erkennen von Apnoephasen, da meist der Atemstillstand vor dem Herzstillstand auftritt. Bewährt hat sich die Impedanzmessung über die EKG-Elektroden
- Pulsoxymetrie:
  Nichtinvasives Verfahren, bei Kindern allerdings häufig Bewegungsartefakte, bei Herzvitien sollten die Werte immer mit einer invasiven Sättigungsbestimmung verglichen werden
- Transkutaner CO_2-Partialdruck:
  Indirekte Überwachung des Atemminutenvolumens. Die Sonde hat eine Heiztemperatur von 42 °C und muss, um Verbrennungen zu vermeiden, regelmäßig an einer anderen Hautstelle angebracht werden. Ebenso regelmäßig muss eine Kalibrierung durchgeführt werden

Blutgasanalyse

- Sie liefert, wie beim Erwachsenen, Informationen über Lungenfunktion, Kreislauf und Metabolismus
- Bei guter peripherer Durchblutung (normalem Herzminutenvolumen) und sorgfältiger Hyperämisierung kann auch Kapillarblut dazu verwendet werden

Elektrolyt- und Flüssigkeitshaushalt

- Kinder neigen aufgrund des erhöhten Wassergehaltes im Interstitium stärker als Erwachsene zur Ödembildung
- Der Flüssigkeitsumsatz ist, bezogen auf das Gewicht, größer als beim Erwachsenen
- Kleine Fehler in der Flüssigkeitszufuhr können schwere Folgen haben
- Der Flüssigkeitsbedarf muss dem Krankheitsbild des Kindes angepasst werden: Intubierte Kinder benötigen weniger Flüssigkeit, bei Fieber muss die Zufuhr von Flüssigkeit entsprechend erhöht werden
- Durch Durchfall und Erbrechen können rasche Volumenverluste auftreten und zu einer Dekompensation führen
- Die Flüssigkeitstherapie wird durch Bilanzierung der Ein- und Ausfuhr, der Stuhlmenge, der Verluste über Drainagen und durch tägliche Bestimmung des Körpergewichts überwacht

Ernährung

- Sie erfolgt vorzugsweise enteral über eine Magensonde oder peroral
- Nach einem Versuch mit Elektrolytlösung erfolgt der schrittweise Aufbau bis zur normalen altersentsprechenden Ernährung
- Ausnahmen: Kinder mit Magen-Darm-Operationen oder -Erkrankungen, anstehende In- oder Extubation oder Narkose
- Kinder benötigen – bezogen auf das Gewicht – eine höhere Kalorien-, Eiweiß- und Fettzufuhr als Erwachsene
- Eine parenterale Ernährung muss den erhöhten Kalorienbedarf berücksichtigen. Das Legen und die Pflege des hierzu benötigten zentralen Venenkatheters kann u. U. zu vermehrten Komplikationen führen: Thrombosen, Embolien, Gefäßperforationen, Entzündungen und Sepsis.
  Bei zentralen Venenkathetern bei »Herzkindern« ist die Indikation zur Heparinisierung gegeben
- Glukose:
  Diabetische Entgleisungen sind sehr selten. Eine Hyperglykämie (infusionsbedingt) muss selten mit Insulin behandelt werden: Meist reicht es aus, die Glukosezufuhr zu verringern. Hypoglykämien sind relativ häufig und sollten sofort behandelt werden

Niereninsuffizienz

- Prävention, Diagnostik und Behandlung erfolgen analog zur Vorgehensweise bei Erwachsenen
- In der postoperativen Phase wird bei Kindern die Peritonealdialyse bevorzugt. Sie ist leichter als eine Hämodialyse/-filtration durchführbar (technisch einfacher und hämodynamische Stabilität etc.)

Literatur

Pollack MM, Getson PR, Ruttimann UE et al. (1987) Efficiency of intensive care. A comparative analysis of eight pediatric intensive care units. JAMA 258 (11): 1481–1486

Wilkinson JD, Pollack MM, Glass NL et al. (1987) Mortality associated with multiple organ system failure and sepsis in pediatric intensive care unit. J Pediatr 111 (3): 324–328

Glass NL, Pollack MA, Ruttimann UE (1986) Pediatric intensive care: who, why, and how much. Crit Care Med 14 (3): 222–226

Pollack MM, Ruttimann UE, Glass NL et al. (1985) Monitoring patients in pediatric intensive care. Pediatrics 76 (5): 719–724

Zentrales Nervensystem

B-3.1 Analgosedierung und Entzugssyndrom 422

B-3.2 Zerebrale Ischämie 432

B-3.3 Subarachnoidalblutung 433

B-3.4 Status epilepticus 437

B-3.5 Der Umgang mit nicht einwilligungsfähigen Patienten 441

B-3.6 Forcierter Opiatentzug in Narkose (FOEN) 442

B-3.7 Enzephalopathie 444

B-3.1 Analgosedierung und Entzugssyndrom

D. Krahne, K. Bäsell, C. Spies

Dieses Kapitel der SOPs basiert auf den einstimmig verabschiedeten S2 Leitlinien zur Analgesie und Sedierung in der Intensivmedizin (11/04) der Deutschen Gesellschaft für Anästhesiologie und Intensivmedizin (DGAI).

Durch eine effiziente Analgesie und Sedierung werden eine Toleranz der intensivmedizinischen Behandlung erreicht, vegetative Stressreaktionen des Patienten (Angst- und Unruhezustände) gedämpft und negative Auswirkungen für den Organismus begrenzt. Sympathikusaktivierung mit einem Anstieg der Katecholamin- und Kortisolproduktion kann zu unerwünschten Reaktionen wie einem Anstieg des Sauerstoffverbrauchs, dem gehäuften Auftreten von Dysrhythmien bis hin zu myokardialen Ischämien und Infarkten führen. Andererseits kann eine Überdosierung von Analgosedativa ebenfalls zu kardialer Instabilität sowie zu einer erhöhten Inzidenz von nosokomialen Infektionen mit konsekutiv verlängerter Intubations- und Beatmungsdauer führen.

Abgesehen von den medizinisch begründbaren Notwendigkeiten einer Analgosedierung ergibt sich den medizinisch Tätigen die ethische Verpflichtung, das Bewusstsein des Patienten vor möglicherweise schädigenden und schmerzhaften therapeutischen Maßnahmen zu schützen.

Die Analgosedierung kann als kontrollierte Dämpfung der Bewusstseinslage und effektive Ausschaltung des Schmerzempfindens bezeichnet werden [8, 12]. Sie sollte keine Fortführung einer Allgemeinanästhesie sein.

Ziele der Analgosedierung

- Anxiolyse
- Analgesie
- Amnesie
- Toleranz invasiver Behandlungsverfahren sowie intensiver Pflegemaßnahmen
- Verminderung des O_2-Verbrauchs
- Schnelle neurologische Beurteilbarkeit
- Erhaltung einer zirkadianen Rhythmik

Evidente Nachteile einer Analgosedierung

- Atemdepression
- Immobilisierung des Patienten

Monitoring des Sedierungsgrades – Ramsay-Sedation Scale	
Sedierungsgrad	Klinisches Bild
R1	Patient ist wach, ängstlich, agitiert und/oder ruhelos
R2	Patient ist wach, orientiert, kooperativ und ruhig (Beatmungstoleranz)
R3	Patient ist bedingt ansprechbar, reagiert nur auf Aufforderungen
R4	Patient ist nicht wach, Reaktionen auf laute Ansprache oder Beklopfen der Nasenwurzel sind lebhaft
R5	Patient ist nicht wach, träge Reaktionen auf laute Ansprache oder Beklopfen der Nasenwurzel
R6	Patient ist nicht wach, keine Reaktionen auf laute Ansprache oder Beklopfen der Nasenwurzel

- Unterschiedliche substanzspezifische Nebenwirkungen

Neben indirekten vegetativen Reaktionen (Tränenfluss, Pupillenweite, Herzfrequenz, Blutdruck, Atemfrequenz) ist eine sorgfältige Überwachung des Sedierungslevels mit Hilfe von Scoringsystemen unerlässlich, um unangemessene Überdosierungen mit erhöhtem Nebenwirkungsrisiko zu vermeiden. Praktikabel erscheint die routinemäßige Anwendung der Ramsay-Sedation Scale (RSS). Die Tabelle zeigt das Monitoring des Sedierungsgrades nach dem RSS.

Der Einsatz objektiver Messmethoden (z. B. bispektraler Index, akustisch evozierte Potenziale) sollte bei tiefst sedierten bzw. neuromuskulär blockierten Patienten angestrebt werden.

Ein erschwerender Umstand der bedarfsgesteuerten Analgesie ist die ungenügende *Quantifizierbarkeit der Schmerzen* des Intensivpatienten. Ein Vorteil bei wachen, kooperativen Patienten (R2) ist, dass die Option besteht, die Analgesie mittels der Visuellen Analog Skala (VAS) zu ermitteln. Bei der Beurteilung der Analgesie sind wir bei *nicht* wachen Patienten auf die Interpretation klinischer Zeichen und persönliche Erfahrungen angewiesen, die bei der Interferenz von Bewusstseins-

Behavioral-Pain-Scale		
Item	Beschreibung	Punkte
Gesichts-ausdruck	entspannt	1
	teilweise angespannt	2
	stark angespannt	3
	Grimassieren	4
Obere Extremität	keine Bewegung	1
	teilweise Bewegung	2
	Anziehen mit Bewegung der Finger	3
	ständiges Anziehen	4
Adaptation an Beat-mungs-gerät	Tolerieren	1
	seltenes Husten	2
	Kämpfen mit Beatmungsgerät	3
	kontrollierte Beatmung nicht möglich	4

ausschaltung und Schmerzempfinden der spezifischen Ermittlung des jeweiligen Bedarfs an Sedativa und Analgetika im Wege stehen. Empfohlen werden kann die Behavioral Pain Scale (BPS), die es ermöglicht, auch bei tiefer sedierten Patienten eine Quantifizierung der Schmerzintensität vorzunehmen.

Richtlinien zur Analgosedierung

Sedierungsprinzipien

❗ Analgosedierung statt Narkose (in der Regel RSS 2; VAS ≤3)!

- Grundsätzlich sollte ein RSS von 2 angestrebt werden. Indikationen für eine tiefe Sedierung (RSS 5-6) sind inadäquate Ventilation mit Schwierigkeiten bei der mechanischen Ventilation, Hirndrucksymptomatik mit drohender Einklemmung, Senkung des O_2-Verbrauchs bei Hypoxiegefahr
- Getrennte Verabreichung von sedierender und analgetischer Medikation zur Vermeidung einer fixen Medikamentenkombination, die keine bedarfsgesteuerte Dosierung erlaubt
- Tägliche Evaluation der Notwendigkeit von Analgosedierung und des Bedarfes an sedierender und analgetischer Medikation mit entsprechender Dosisanpassung
- Ausschleichendes Absetzen der Medikation nach langfristiger Analgosedierung

Geeignete Konzepte

Kurzzeitanalgosedierung (wenige Stunden postoperativ)

- Propofol (bis 4 mg/kg/h) oder bolusweise Applikation von Midazolam zur Sedierung und
- Piritramid (3–5 mg) intermittierend zur Analgesie oder
- Remifentanil (0,1–0,2 µg/kg/min)

Mittelfristige Analgosedierung (24–48 h)

- Propofol (bis 4 mg/kg/h) und Sufentanil (0,15–0,7 µg/kgKG/h)
- Midazolam (3–10 mg/h) und Sufentanil (0,15–0,7 µg/kgKG/h)

Langfristige Analgosedierung (>48 h)

- Midazolam (3–10 mg/h) und Fentanyl (0,05–0,1 mg/h)
- Midazolam (3–10 mg/h) und Ketamin (0,4–3,0 mg/kgKG/h)
- Propofol (bis 4 mg/kg/h) und Ketamin (0,4–3,0 mg/kgKG/h)
- Clonidin als Monotherapie Perfusor: 0,3–1,3 µg/kg/h oder
- Kombinationstherapie (Sedativum plus Clonidin oder Opioid plus Clonidin in der oben genannten Dosierung oder Therapie aus Sedativa, Opioiden und Clonidin).

Zusammenstellung gebräuchlicher Substanzklassen und ihrer Vertreter

Benzodiazepine

Wirkungen

- Anxiolytisch – antikonvulsiv – zentral relaxierend sedierend/hypnotisch
- Dosis-Wirkungs-Beziehung in niedrigem Dosisbereich; Amnesie (bei schneller Anflutung im ZNS)

Bemerkungen/Indikationen

- Langzeitsedierung
- Große therapeutische Breite
- Abhängigkeitspotenzial (auch in therapeutischer Dosierung) und Gefahr des akuten Entzugs
- »Ceiling-Effekt« (nach Sättigung der GABA-Rezeptoren führt eine Erhöhung der Dosis nur noch zur Verstärkung der Nebenwirkungen)

- Häufig aktive Metaboliten mit längerer HWZ als Grundsubstanz (Kumulationsgefahr!)
- Erheblich verlängerte HWZ im Alter (Diazepam bis zu 200%)
- Paradoxe Erregung (hohes Alter, Kinder)
- **CAVE:** Intraarterielle Injektion

Dosierung

- Perfusor: 45 (90) mg Midazolam/45 ml NaCl 0,9% = 1 (2) mg/ml
- Dosis: 2–10 (–15) mg/h (maximal 30 mg/h)

Propofol

Wirkungen

- Sedativ-hypnotisch, keine Analgesie

Bemerkungen/Indikation

- Kurzzeitsedierung: Induktion eines Tag-Nacht-Rhythmus in der Weaningphase
- Gut steuerbar aufgrund kurzer Halbwertszeit mit kurzer Aufwachzeit (10–20 min)
- Keine analgetische Wirksamkeit
- Keine Kumulation
- Keine aktiven Metaboliten
- Kein Einfluss auf Magen-Darm-Motilität
- Keine Histaminliberation
- Blutdruckabfall durch peripheren Widerstandsverlust
- Anstieg von Triglyceriden, Amylase, Lipase bei Langzeitsedierung (>24 h) möglich (10 bzw. 20%ige Fettemulsion!) – Kontrolle und Mitbilanzierung!
- Kontamination möglich

Dosierung

- (1,5)-2-(4) mg/kgKG/h als Erhaltungsdosis (ggf. initialer Bolus von 1 mg/kgKG)
- Dosisbegrenzung, da Gefahr des Propofolinfusionssyndroms (insbesondere bei Kindern) bei prolongierter Anwendung (>48 h) (mögliche Symptome: Herzrhythmusstörungen, Herzversagen, Rhabdomyolyse, schwere metabolische Azidose, ANV) [23]
- bei Auftreten von Symptomen des Propofolinfusionssyndrom, auch bei geringerer Dosierung, muss die Infusion sofort gestoppt werden. Alternativ können Benzodiazepine eingesetzt werden

Barbiturate

Wirkungen

- Ausschließlich hypnotisch

Bemerkungen/Indikationen

- Die Reduktion des Hirnstoffwechsels durch Senkung des Sauerstoff- und Glukoseverbrauchs führte zum favorisierten Einsatz der Barbiturate bei neurochirurgischen und neurotraumatologischen Indikationen
- Vorteil der Sedierung mit Methohexital: gute Steuerbarkeit
- Hirndrucksenkender Effekt
- Vergleichsweise geringere Nebenwirkungen auf das Gastrointestinum
- Atemdepression
- Kardiovaskuläre Depression (Herzzeitvolumen und Blutdruck erniedrigt)
- Histaminfreisetzung
- Enzyminduktion in der Leber: Dosissteigerung
- »Antianalgetischer« Effekt
- Gefäßreizung – obligater zentralvenöser Zugang
- Kontraindikationen: Hepatische Porphyrie, Asthma bronchiale, Leberversagen, katecholaminrefraktäre kardiozirkulatorische Insuffizienz
- Die höhere Lipophilie von Methohexital im Vergleich zu Thiopental bewirkt kürzere Halbwertszeiten, somit eine bessere Steuerbarkeit der Sedierungstiefe und hat dadurch Thiopental aus den intensivmedizinischen Sedierungskonzepten verdrängt
- Durch den oben genannten hyperalgetischen Effekt ist in der Regel die Kombination mit einem Opioid erforderlich

Dosierung

- Methohexital-Perfusor: 500 mg 50 ml NaCl 0,9% (10 mg/ml) Dosis: »loading dose« von 1–2 mg/kgKG – weiter durch kontinuierliche Gabe von 20–50 mg/h
- Phenobarbital: (orale Langzeitsedierung von Kindern) – Aufsättigung 10 mg/kgKG/Tag (am 1. Tag verteilt auf 2–3 ED) – 5 mg/kgKG/Tag (verteilt auf 2 ED) Perfusor: 25–50 mg/h bei angestrebter »burst suppression« im EEG (in Deutschland nicht im Handel)

Opioide

Wirkungen

- Ausgeprägte Analgesie
- Euphorie und Toleranz

Bemerkungen

- Atemdepression
- Abhängigkeit
- Gastrointestinale Nebenwirkungen (Übelkeit/ Erbrechen, paralytischer Ileus)

Dosierung

- Fentanyl-Perfusor: 2 mg/40 ml = 50 μg/ml, Dosis: 2–5 ml/h
- Sufentanil-Perfusor: 500 μg/50 ml = 10 μg/ml, 0,15–0,7 μg/kgKG/h
  Für Kinder: 50 μg/50 ml = 1 μg/ml, Dosis: 1–2 (–5) ml/h
- Remifentanil bei kurzfristigen schmerzhaften Eingriffen (z. B. Verbandswechsel, Tracheotomie etc.): Perfusor: 1 mg/50 ml NaCl 0,9% (1 ml = 20 μg) Dosis: 0,1–0,3 μg/kgKG/min

Ketamin

Wirkungen

- Ketamin wirkt in subanästhetischer Dosierung (0,25–0,5 mg/kgKG/h) ausschließlich analgetisch, eine höhere Dosierung (>0,5–2 mg/kgKG/h) bewirkt Somnolenz bis dissoziative Anästhesie

Bemerkungen/Indikationen

- Wegen der psychomimetischen Wirkungen der Substanz ist die Kombination mit einem Benzodiazepin sowie ggf. mit einem Vagolytikum zur Dämpfung der Salivation notwendig
- Sympathikusstimulierende Wirkungen
- ICP-steigernde Wirkung
- Indikationen:
  Analgosedierung des Asthmapatienten; Beatmung bei hypotensiver Kreislaufsituation nicht kardiogener Genese
- Kontraindikationen:
  Alle Erkrankungen/Verletzungen des ZNS, die mit einem erhöhten ICP einhergehen; kardiogener Schock/akuter Myokardinfarkt

Dosierung

- Ketamin-Perfusor: 2,5 g/50 ml = 50 mg/ml; Dosis: 0,5–3 mg/kgKG/h Ketamin
- Ketamin S: halbe Dosierung

Clonidin

Wirkungen

- Sedierung
- Analgesie
- Senkung des Sympathikotonus
- Unterdrückung des postoperativen Shiverings

Bemerkungen/Indikationen

- Basissedierung bei hypertonen Intensivpatienten
- Therapie sympathikoadrenerg-stimulierter und paradoxer Aufwachreaktionen
- Prophylaxe und Therapie von Entzugssyndromen nach Langzeitanalgosedierung
- Einsparung von anderen Sedativa und Analgetika
- Einsatz beim postoperativen Shivering

Dosierung

- Clonidin-Perfusor: 1,5 mg/50 ml NaCl 0,9% (0,03 mg/ml); Dosis: 1–5 ml/h (0,3–1,3 μg/kg/h)
- Zur Unterbrechung des postoperativen Shiverings sind 75–150 μg Clonidin i.v. in der Lage, bei ca. 90% der Patienten das Kältezittern zu unterbinden

Nebenwirkungen

- Bradykarde Herzrhythmusstörungen
- Mundtrockenheit
- Hemmung der gastrointestinalen Motilität, jedoch ohne Beeinträchtigung der Resorption
- Kreislaufdepression

Frühzeitiger Einsatz von Clonidin zur Reduktion der notwendigen Sedativa- und Analgetikadosierung, solange der Patient dies kardial (Verlängerung der Refraktärzeit des AV-Knoten-), hämodynamisch (Abfall des peripheren Widerstandes) und gastrointestinal (Hemmung der gastrointestinalen Motilität) toleriert!

Neuroleptika

 Cave
Verlängerung der QT-Zeit, EKG-Kontrolle insbesondere bei älteren und mit Antidepressiva behandelten Patienten

Butyrophenone (Haloperidol)

- Haloperidol wird bei produktiv-psychotischen Symptomen eingesetzt
- Dosierung: 2- bis 8-mal täglich Haloperidol [0,5–2,5 (Durchgangssyndrom) –20(–40) mg (Entzüge)] sehr langsam i.v. oder Dosis als Perfusor
- Dosisreduktion bei älteren Patienten (z. B. 2–4-mal 0,5–1 mg)

Phenothiazine

- Die sedierende, gering hypnotische und antiemetische Wirkung des Promethazins kann bevorzugt genutzt werden bei Patienten, die desorientiert und motorisch unruhig sind, ohne dass Vitalfunktionen beeinträchtigt werden
- Dosierung: 3-mal 1 Drg. (25 mg) bzw. 5–10–50 mg bei Bedarf sehr langsam i.v.

Relaxierung in der Intensivmedizin

Sowohl die intermittierende als auch die kontinuierliche Relaxierung sind nur noch besonderen Indikationen vorbehalten.

Indikation

- Der Einsatz von Muskelrelaxanzien bei Intoleranz der Beatmungstherapie trotz tiefer Sedierung bei Hypoxie ist kontrovers diskutiert, da eine Verbesserung der Lungenmechanik nicht zu erwarten ist
- Bei drohender zerebraler Herniation
- Tetanus, Tollwut, andere Muskelspasmen
- Als Relaxanzien für einen kurzfristigen diagnostischen oder therapeutischen Eingriff sollten Substanzen auf einen kürzest möglichen Zeitpunkt begrenzt eingesetzt werden, die organunabhängig metabolisiert werden (z. B. Cisatracurium)

Steuerung

Patienten, die Muskelrelaxanzien erhalten, sollten sowohl klinisch im Hinblick auf die Sedierungstiefe und den Relaxationsgrad als auch mittels Nervenstimulation (TOF-Blockade von 2/4 Reaktionen ausreichend) in regelmäßigen Abständen kontrolliert werden.

Dosierung

- Pancuronium: initial 0,07–0,1 mg/kgKG, Nachtitration nach Muskelrelaxometrie 0,015 mg/kgKG
- Cis-Atracurium bei Leber- und Nierenfunktionsstörungen; Perfusor: 50 mg/50 ml NaCl 0,9% (1 mg/ml);
  Dosis: 0,1–0,15 mg/kgKG
- bei repetitiven Gaben ist ein neuromuskuläres Monitoring obligat

Besonderheiten

Patienten, deren Behandlung den Einsatz von Muskelrelaxanzien erforderlich macht, bedürfen einer besonders intensiven Pflege, um Lagerungsschäden und Augenläsionen zu verhindern, und physiotherapeutischer Maßnahmen, insbesondere zur Vermeidung von Sekretretentionen, sowie einer Thromboseprophylaxe.

Regionalverfahren in der Intensivmedizin

Den Algorithmus zur Anwendung regionaler Analgesieverfahren zeigt ▪ Abb. B-7. Generelle Indikationen oder Kontraindikationen sind im Rahmen der Intensivmedizin nur schwer definierbar. Die Anwendung von regionalen Analgesieverfahren erfordert hier eine kritische und individuelle Risiko-Nutzen-Abwägung für jeden einzelnen Patienten und deren tägliche Überprüfung.

Indikationen im intensivmedizinischen Behandlungskonzept [24]

- Erzielung einer suffizienten Schmerztherapie mit positiver Beeinflussung des Outcomes ohne signifikante zentrale Opioidnebenwirkungen, insbesondere bei regional begrenzten Schmerzproblemen
- Nutzung zur kontinuierlichen Schmerztherapie mit Erweiterungsmöglichkeit bei rezidivierend erforderlichen lokalen operativen Eingriffen oder schmerzhaften Manipulationen wie Verbandswechseln oder physiotherapeutischen Maßnahmen
- Ermöglichung der Reduktion der systemischen Therapie mit Benzodiazepinen und Opioiden, die Atmung, Immunsystem und Darmmotilität negativ beeinträchtigen können
- Erzielung einer Sympathikusblockade

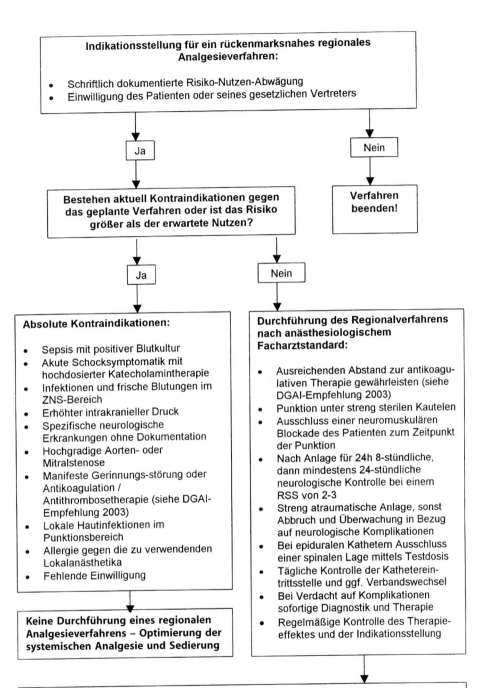

Abb. B-7. Diagnostik und Therapie bei der Subarachnoidalblutung

Absolute Kontraindikationen für die Durchführung von rückenmarknahen Analgesieverfahren bei intensivstationären Patienten [24]

- Sepsis bei positiver Blutkultur
- Schocksymptomatik mit hochdosierter oder progredienter Katecholamintherapie
- Infektionen oder frische Blutungen im ZNS-Bereich
- spezifische neurologische Erkrankungen ohne vorherige Dokumentation
- Erhöhter Hirndruck
- Hochgradige Aorten- oder Mitralstenose
- Klinisch relevante Gerinnungsstörung oder Antikoagulation, Antithrombosetherapie (Beachtung der DGAI-Empfehlungen 2003 [25])
- Lokale Infektionen im geplanten Anlagebereich des Katheters
- fehlende Einwilligung des Patienten oder seines gesetzlichen Vertreters (eine präoperative Ablehnung gilt auch noch postoperativ!)

Durchgangssyndrom und Entzugsdelir auf der Intensivstation

Relevanz

Entzugssyndrome nach Langzeitsedierung werden bei mehr als 60% der Patienten berichtet [1, 21]. Bei Alkohol- oder Drogenabhängigkeit treten Entzugssymptome unterschiedlichen Schweregrads bei nahezu allen Patienten auf [15]. Ursächlich werden Transmitterimbalancen exzitatorischer und inhibitorischer Rezeptorsysteme bei zu schnellem Absetzen von Analgosedativa bzw. bei akutem Entzug von Alkohol oder Drogen angenommen [15, 21].

Diagnose

Entzugssyndrome lassen sich nach dem Diagnostischen und Statistischen Manual Psychischer Störungen definieren [15]. Die Diagnose ist immer eine Ausschlussdiagnose, d.h. bei dem Patienten müssen andere Enzephalopathien abgeklärt werden, die u. a. durch Hypoxie, Fieber, metabolische Entgleisungen, Schmerzen und fokale neurologische Defizite auftreten können. Bei den Entzugssymptomen werden vegetative und psychotisch-produktive Symptome sowie Bewusstseinsstörungen unterschieden. Für die Einteilung des Schweregrads sollten Entzugsscores verwendet werden, um die Indikation zur Behandlung rechtzeitig zu bestimmen und eine eventuelle Therapie adäquat zu steuern [15].

Unbehandelt birgt der Entzugsstress lebensbedrohliche Gefahren durch ein erhebliches Selbstgefährdungspotenzial (Manipulation am Tubus oder an Kathetern durch den Patienten), eine verlängerte Beatmungsdauer (mangelnde Kooperation), Immunsuppression und erhöhte Infektionsinzidenz, Rhythmusstörungen und stressbedingte myokardiale Ischämien, gastrointestinalen Reflux (enterale Ernährung u. U. unmöglich) und Ulkusblutungen. Nierenersatzverfahren lassen sich aufgrund der motorischen Unruhe der Patienten oft nicht effizient steuern [13].

Entzugssymptomatik nach Langzeitsedierung

Benzodiazepine

- Agitation, Tachykardie, Hypertension, Tachypnoe, gastrointestinaler Reflux, Fieber, Schwitzen, visuelle Halluzinationen, Delir, Krampfanfälle (abhängig von der kumulativen Dosis – z. B. Midazolam >60 mg/kgKG – und nicht von der Infusionsdauer) [5, 6, 19, 20, 21]

Propofol

- Verwirrtheit, Tremor, Halluzinationen, Muskelzittern, tonisch-klonische Krampfanfälle (abhängig von der Dosis und der Infusionsdauer) [2, 4, 9, 21]

Opioide

- Gähnen, Rhinorrhö, Piloerektion, Schwitzen, Tränen, Mydriasis, Hitze- und Kältewallungen, Unruhe, Erbrechen, Tremor, Angst, Muskelzucken, abdominelle Krämpfe (abhängig von der Dosis und Infusionsdauer) [1, 10, 21]

Scores

Der Medikamentenentzug kann durch ein langsames Ausschleichen der Langzeitanalgosedativa oder durch adjuvante Therapie in seinem Schweregrad reduziert werden. Bei der Behandlung des Alkohol- oder Drogenentzugs richtet sich die medikamentöse Therapie nach dem Schweregrad. Um diesen festzustellen, ist ein Monitoring der Entzugssymptome erforderlich. Bei Alkohol- und Opiatentzug haben sich validierte Skalen etabliert [7, 15].

Für den *Alkoholentzug* wird der »Revised Clinical Institute of Withdrawal Assessment for Alcohol Scale« (CIWA-Ar) in psychiatrischen Einrichtungen standardisiert verwendet [15, 19]. Bei *Opiatentzug* wird die objektive (»Objective Opiate Withdrawal Scale« = OOWS) und subjektive Opiatentzugsskala (»Subjective Opiate Withdrawal Scale« = SOWS) angewendet [7]. Meist ist in der Intensivmedizin aufgrund von Intubation oder mangelnder Kooperationsmöglichkeit des Patienten allerdings nur die OOWS anwendbar.

Um den Schweregrad des *Entzugs nach Analgosedierung* zu monitoren, hat sich bei Kindern der Finnegan-Score etabliert, bei Erwachsenen ist der Delirium Detection Score validiert [21, 22].

Therapie

Anhand von Entzugsskalen, die den Schweregrad des Entzugs erfassen, sollte täglich eine individuelle Festlegung der Reduktion von Analgosedativa erfolgen.

Bei Kindern wird bei einer Dauer der Analgosedierung von 5–7 Tagen um 10–15% alle 6–8 h, bei einer Dauer der Analgosedierung von mehr als 10–14 Tagen um 10–15% täglich die Dosis der Analgosedativa reduziert [21]. Bei Erwachsenen wird eine initiale Reduktion der Analgosedativa um 25% und im Anschluss eine tägliche Reduktion um 10% als sicher erachtet [3, 16]. Bei jeder Entzugsbehandlung ist zu beachten, dass die zirkadiane Rhythmik verändert sein kann, sodass das gesamte Tagesprofil, insbesondere die Nachtstunden für die Steuerung der Entzugsbehandlung Berücksichtigung finden sollten, um nicht protrahierte Verläufe durch aggravierende nächtliche Entzüge zu induzieren [15].

Um atemdepressive Medikamente schneller ausschleichen zu können, d. h. die Beatmungsdauer reduzieren zu können und für den Patienten den Stress beim Abtrainieren vom Beatmungsgerät zu reduzieren, hat sich in den letzten Jahren zunehmend etabliert, möglich auftretende stressinduzierte Symptome präventiv zu behandeln. Dabei kommen zur Blockade der Stressachse a_2-Agonisten (Clonidin) zunehmend zum Einsatz [13].

Ausschleichen einer Langzeitsedierung

1. Monitoring von Entzugssymptomen
2. Individuelle tägliche Festlegung der Reduktion von Analgosedativa
3. Symptomorientierte Entzugsbehandlung
4. Zur symptomorientierten Therapie bieten sich an bei
   - Agitation: Benzodiazepine, Propofol
   - Sympathischer Hyperaktivität: a_2-Agonisten (Clonidin)
   - Halluzinationen/Durchgangssyndrom: Neuroleptika (Haloperidol)

Siehe Abb. B-8.

Alkoholmissbrauch und Alkoholentzug

Erhöhte Prävalenz von Alkoholmissbrauch bei folgenden Diagnosen

- Trauma
- Tumor des Bronchial- und oberen Gastrointestinaltraktes
- Pankreatitis
- Leberzirrhose
- Dilatative toxische Kardiomyopathie
- Epilepsie
- Polyneuropathie

Postoperative Morbidität

Alkoholkranke Patienten haben nach einem chirurgischen Eingriff ein 2- bis 5fach erhöhtes Risiko einer postoperativen Morbidität und Letalität im Vergleich zu Nichtalkoholikern [18]. Die häufigsten Komplikationen sind Infektionen, kardiopulmonale Insuffizienzen, Nachblutungen und eine erhöhte Anzahl von chirurgischen Zweiteingriffen. Die intensiv- und gesamtstationäre Behandlungsphase ist verlängert [18].

Alkoholentzugssyndrom

Ohne prophylaktische Behandlung können alkoholkranke Patienten bei plötzlicher Reduktion des Alkoholkonsums ein Alkoholentzugssyndrom entwickeln.

Bei alkoholabhängigen Patienten treten in der Regel 6–48 h nach dem letzten Alkoholkonsum Entzugssymptome auf. Diese umfassen vegetative und produktiv-psychotische Symptome sowie Bewusstseinsstörungen [15]. Die autonome Hyperaktivität beruht auf einer Enthemmung der sympathischen Aktivität des Locus coeruleus. Die Symptome sind Tremor, Schwitzen, Übelkeit, Erbrechen, Angst und Agitation. Epileptische Anfälle lassen sich durch Aktivierung des glutaminergen und Inhibition des GABAergen Systems erklären. Die Veränderungen im cholinergen System können kognitive Störungen, Bewusstseinsstörungen und Verwirrung hervorrufen, während die Veränderungen im dopaminergen System psychotische Symptome wie akustische und visuelle Halluzinationen bewirken. Für Patienten im Entzug ist eine depressive und ängstliche Grundstimmung typisch.

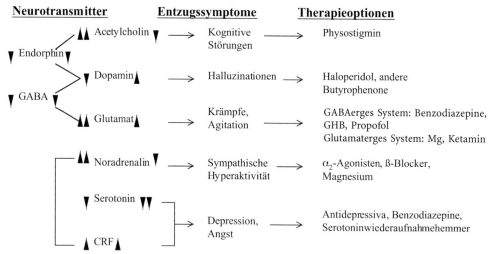

◘ Abb. B-8. **Neurotransmitterimbalancen**
Pfeile vor Transmittern: Frühphase eines Entzugs (erste Stunden); *Pfeile nach Transmittern:* Spätphase eines Entzuges (3.–5. Tag); CRF »corticotropin-releasing« Hormon (aus [11])

In der Intensivmedizin kann die Differenzialdiagnose schwierig sein, da viele Patienten intubiert und beatmet sind. Zentral wirksame Medikamente verschleiern die Diagnose zusätzlich. Andere allgemeine Komplikationen wie Blutungen, metabolische Störungen, Infektionen, Hypoxie, Schmerzen oder fokal neurologische Störungen müssen ausgeschlossen oder behandelt sein, bevor die Ausschlussdiagnose eines Alkoholentzugssyndroms gestellt werden darf [15].

Merkspruch für die Differenzialdiagnose des Alkoholentzugssyndroms

I watch death.

- **I** »infections« (Infektionen)
- **W** »withdrawal« (Entzug)
- **A** »acute metabolic« (akut metabolisch)
- **T** Trauma
- **C** »CNS pathology« (ZNS-Pathologie)
- **H** »hypoxia« (Hypoxie)

- **D** »deficiencies« (Mangelerscheinungen)
- **E** »endocrinopathies« (Endokrinopathien)
- **A** »acute vascular« (akut vaskulär)
- **T** »toxins/drugs« (Toxine/Drogen)
- **H** »heavy metals« (Schwermetalle)

CIWA-Ar (= »Clinical Institute Withdrawal Assessment for Alcohol Scale«); Score zur Klassifikation eines Alkoholentzugssyndroms

1. Übelkeit/Erbrechen
2. Tremor
3. Schwitzen
4. Ängstlichkeit
5. Agitation
6. Taktile Halluzinationen
7. Akutische Halluzinationen
8. Visuelle Halluzinationen
9. Kopfschmerzen
10. Orientierung

Bewertung

Die Fragen 1–9 werden mit 0–7 Punkten je nach Schwere der Symptomatik bewertet. Die Frage 10 mit 0–4 Punkten. Ab einer Punktzahl von ≥10 sollte eine Pharmakotherapie erfolgen. Ab einer Punktzahl von ≥20 muss eine Aufnahme auf die Intensivstation erfolgen. Die maximal erreichbare Punktzahl ist 67 [19].

Therapie des Alkoholentzugssyndroms

Nach Festlegung der Diagnose und des Schweregrads des Alkoholentzugssyndroms und sicherem Ausschluss anderer in Frage kommender Differenzialdiagnosen muss eine medikamentöse Therapie des Alkoholentzugssyndroms erfolgen. Die Schwere des Entzugs wird mittels CIWA-Ar-Score ermittelt. Beträgt der CIWA-Ar-Score >20, ist der Patient zur Weiterbehandlung und zur engmaschigen Überwachung auf die Intensivstation zu verlegen.

Der Zustand des Patienten und der Verlauf sind während der Therapie stündlich mittels CIWA-Ar-Score zu dokumentieren, ebenfalls müssen die Vitalzeichen und Laborparameter engmaschig überwacht werden (Herzfrequenz, Blutdruck, Temperatur, Natrium, Kalium, Magnesium, Blutzucker, arterielle Blutgasanalyse vor der Gabe von Glukoseinfusionen, Leukozyten, Hämoglobin, Hämatokrit). Thiaminapplikation (initial 250–1000 mg i.v., dann 100–250 mg/Tag i.v.) ist auf Intensivstationen dringend empfohlen, um eine Wernicke-Enzephalopathie zu vermeiden.

Wie in der evidenzbasierten Medizin belegt, sollte man auch bei chirurgischen Intensivpatienten bei der Behandlung des Alkoholentzugssyndroms mit Benzodiazepinen beginnen. β-Blocker, Clonidin und Neuroleptika sind als adjuvante Therapeutika zu verstehen und bei mehr als der Hälfte der chirurgischen Intensivpatienten erforderlich, sie sind aber nicht als Monotherapie zu empfehlen. Carbamazepin ist aufgrund der enteralen Applikation wegen des häufigen Reflux oft nicht einsetzbar.

Ein CIWA-Ar-Score von <10 sollte bei der Therapie angestrebt werden. Liegt der CIWA-Ar-Score zwischen 10 und 20, sollte eine symptombezogene Therapie mit Benzodiazepinen begonnen werden. 10–40 mg Diazepam werden fraktioniert verabreicht. Dies kann jede Stunde wiederholt werden, bis der CIWA-Ar-Score auf <10 fällt. Alternativ können Lorazepam, Chlordiazepoxid oder andere GABAerg wirksame Medikamente eingesetzt werden. Um zusätzliche vegetative Symptome zu kontrollieren, können Clonidin oder β-Blocker verwendet werden.

Zu beachten ist, dass Clonidin durch seinen α_2-agonistischen Effekt zu Bradykardie, Bradyarrhythmie bzw. Hypotension führen kann. Haloperidol kann zur Behandlung von Halluzinationen und psychotischer Symptomatik eingesetzt werden. Eine Kombination von Haloperidol und Clonidin kann zum Auftreten von Torsade-de-pointes-Arrhythmien und Krampfanfällen führen. Daher sollten vorher Benzodiazepine gegeben werden [13, 15].

Literatur

1. Arnold JH, Truog RD, Orav EJ, Scavone JM, Hershenson MB (1990) Tolerance and dependence in neonates sedated with fentanyl during extracorporeal membrane oxygenation. Anesthesiology 73: 1136–1140
2. Au J, Walker WS, Scott DH (1990) Withdrawal syndrome after propofol infusion. Anaesthesia 45: 741–742
3. Brown C, Albrecht R, Pettit H, McFadden T, Schermer C (2000) Opioid and benzodiazepine withdrawal syndrome in adult burn patients. Am Surg 66: 367–370 [discussion 370–371]
4. Cammarano WB, Pittet JF, Weitz S, Schlobohm RM, Marks JD (1998) Acute withdrawal syndrome related to the administration of analgesic and sedative medications in adult intensive care unit patients. Crit Care Med 26: 676–684
5. Fonsmark L, Rasmussen YH, Carl P (1999) Occurrence of withdrawal in critically ill sedated children. Crit Care Med 27: 196–199
6. Freda JJ, Bush HL Jr, Barie PS (1992) Alprazolam withdrawal in a critically ill patient. Crit Care Med 20:545–546
7. Handelsman L, Cochrane KJ, Aronson MJ, Ness R, Rubinstein KJ, Kanof PD (1987) Two new rating scales for opiate withdrawal. Am J Drug Alcohol Abuse 13 (3): 293–308
8. Hoffmann P, Schockenhoff B, Lierz P (1991) Analgosedation of the ventilated intensive care patient. Klin Wochenschr 69 Suppl 26: 72–79
9. Imray JM, Hay A (1991) Withdrawal syndrome after propofol. Anaesthesia 46: 704 [Letter]
10. Katz R, Kelly HW, Hsi A (1994) Prospective study on the occurrence of withdrawal in critically ill children who receive fentanyl by continuous infusion. Crit Care Med 22: 763–767
11. Ohe A, Kox WJ, Spies C (2001) Durchgangssyndrom und Entzugsdelir auf der Intensivstation. In: Martin J, Messelken M, Dieterle-Paterakis R (Hrsg) Göppinger Reihe, SeSAM. Zuckerschwerdt, München, S 36–39
12. Radke J (1992) Analgesia and sedation in intensive care patients. Anästhesist 41: 793–808
13. Spies C, Dubisz N, Funk W, Blum S, Müller C, Rommelspacher H, Brummer G, Specht M, Hannemann L, Striebel HW, Schaffartzik W (1995) Prophylaxis of alcohol withdrawal syndrome in alcohol dependent patients admitted to the intensive care unit following tumour resection. Br J Anaesth 75: 734–739
14. Spies C, Dubisz N, Neumann T, Blum S, Müller C, Rommelspacher H, Brummer G, Specht M, Sanft C, Hannemann L, Striebel HW, Schaffartzik W (1996) Therapy of alcohol withdrawal syndrome in intensive care patients following trauma: Results of a prospective, randomized trial. Crit Care Med 24: 414–422
15. Spies CD, Rommelspacher H (1999) Alcohol withdrawal in the surgical patient: prevention and treatment. Anesth Analg 88: 946–954 [Review]
16. Spies C, Vincent JL, Dossow von V, Roots I, Kern H, Lehmann Ch, Konertz W, Kox WJ (2000) Analgosedierung in der Intensivmedizin – ein Überblick über das aktuelle Management. J Anästh Intensivbeh 7 (3): 206–209 [Review]

17. Spies C, Kox WJ (2001) Entzugsbehandlung. J Anästh Intensivbeh 8: 244–246
18. Spies C, Tønesen H, Andreasson S, Helander A, Conigrave K (2001) Perioperative morbidity and mortality in chronic alcoholics. Alcohol Clin Exp Res 25: 164S–170S [Review]
19. Sullivan JT, Sykora K, Schneidermann J, Naranjo CA, Sellers EM (1989) Assessment of alcohol withdrawal: the revised clinical institute withdrawal assessment for alcohol scale (CIWA-Ar). Br J Addict 84: 1353–1357
20. Sury MR, Billingham I, Russell GN, Hopkins CS, Thornington R, Vivori E (1989) Acute benzodiazepine withdrawal syndrome after midazolam infusions in children. Crit Care Med 17: 301–302
21. Tobias JD (2000) Tolerance, withdrawal, and physical dependency after long-term sedation and analgesia of children in the pediatric intensive care unit. Crit Care Med 28: 2122–2132 [Review]
22. Otter H, Martin J, Bäsell K, Heymann von C, Vargas Hein O, Böllert P, Pattariya J, Behnisch I, Wernecke KD, Konertz W, Loening S, Blohmer J, Spies C. Validity and reliability of the DDS for severity of delirium in the ICU. Neurocrit Care (in Druck April 2005)
23. Vasile B, Rasulo F, Candiani A, Latronico N (2003) The pathophysiology of propofol infusion syndrome: a simple name for a complex syndrome. Intensive Care Med 29: 1417–1425
24. Martin J, Bäsell K, Bürkle H, Hommel J, Huth G, Kessler P, Kretz FJ, Putensen CH, Quintel M, Tonner P, Tryba M, Scholz J, Schüttler J, Wappler F, Spies C. S2-Leitlinien zur »Analgesie und Sedierung in der Intensivmedizin« – Kurzversion. Anäsh Intensivmed (in Druck Januar 2005)
25. Rückenmarksnahe Regionalanästhesien und Thrombembolieprophylaxe/antithrombotische Medikation – Überarbeitete Leitlinie der Deutschen Gesellschaft für Anästhesiologie und Intensivmedizin. Anäsh Intensivmed 44 (2003): 218–230

B-3.2 Zerebrale Ischämie

S. Marz

Einteilung und Definition nach Lokalisation und Morphologie

Makroangiopathien

Territorialinfarkte

Diese entstehen durch embolischen oder lokal thrombotischen Verschluss von großen Hirnoberflächenarterien.

Hämodynamische Infarkte

Diese entstehen durch signifikanten Abfall des Perfusionsdrucks und damit Verlust des Druckgefälles in der Gefäßperipherie durch hochgradige, hämodynamisch wirksame Stenosen bzw. Verschlüsse extra- oder intrakranieller großer Arterien.

Man unterscheidet zwischen Endstrom- und Grenzzoneninfarkten.

Mikroangiopathien

Lakunäre Infarkte

Diese entstehen durch isolierte oder multiple Thrombosierung kleiner, das Hirngewebe penetrierender Arterien und sind in der Regel Ausdruck einer Systemerkrankung (Bluthochdruck!).

Ursachen

- Arterielle Hypertonie (häufigste Ursache)
- Intrakardiale Thromben bei Vorhofflimmern, Herzwandaneurysmen
- Herzklappenerkrankungen, v. a. akute Endokarditis
- Zustand nach Operationen am offenen Herzen mit extrakorporaler Zirkulation
- Karotisstenosen
- Paradoxe Embolien
- Heparininduzierte Thrombozytopenie

Symptomatik

- Territorialinfarkt – Paresen bzw. Ausfälle der betroffenen Versorgungsgebiete

> Das Mediasyndrom mit armbetonter Hemiparese, Hemihypästhesie und Dysarthrie bzw. Aphasie ist die häufigste klinische Manifestation eines Schlaganfalls.

- Hämodynamische Infarkte:
  Kontralaterale Lähmung, oft fluktuierende Symptomatik (evtl. Abhängigkeit vom Blutdruck)
- Hirnstamminfarkt:
  Frühe Bewusstlosigkeit, Störungen der Okulo- und Pupillomotorik, Sehstörungen, bei bilateralem Infarkt Tetraparese und Ausfall der kaudalen Hirnnerven: *vitale Bedrohung*
- Kleinhirninfarkt:
  Bewusstseinseinschränkung, Erbrechen, Doppelbilder durch Abduzenslähmung; kann bei ausgedehntem Befund v. a. in der Frühphase zu lebensbedrohlicher Schwellung mit Kompression des Ventrikelsystems und druckbedingten Hirnstammfunktionsstörungen führen

> Die Symptomatik macht sich beim Intensivpatienten im Gegensatz zur Notfallmedizin oft

erst in den Aufwachphasen bemerkbar, sodass der Zeitpunkt des akuten Ereignisses in den meisten Fällen nicht bekannt ist.

Differenzialdiagnose

- Zerebrale Blutung (kann klinisch nicht sicher ausgeschlossen werden!)
- Sinusvenenthrombose

Diagnostik

- Genaue klinische Untersuchung (Seitendifferenzen?, Reflexstatus?)
- Neurologisch-konsiliarische Untersuchung
- Nach Rücksprache mit dem Neurologen zerebrales CT, ggf. MRT (bei unauffälligem CT-Befund evtl. Kontrolle in 2–3 Tagen, da sich frische Infarktareale erst im weiteren Verlauf demarkieren)

Therapie

- Eine Lysetherapie kommt aufgrund meist nicht möglicher zeitlicher Zuordnung des Akutereignisses in der Regel nicht in Frage.
- Blutdruckeinstellung:
  Aufrechterhaltung eines adäquaten arteriellen Mitteldruckes von >70 mmHg, ggf. Volumengabe oder Einsatz von Katecholaminen (hierbei müssen z. B. kardiale Vorerkrankungen bzw. vorausgegangene Operationen mit in Betracht gezogen werden!) Eine Blutdrucksenkung sollte nur bei systolischen Werten >220 mmHg und nicht unterhalb eines systolischen Druckes von 160 mmHg erfolgen
- Oberkörperhochlagerung von 30°
- Normothermie (≤37 °C)
- Normoglykämie
- Normovolämie (Vermeidung einer Exsikkose, ggf. leichte Hypervolämie zur Verbesserung der Mikrozirkulation und Senkung der Blutviskosität)
- Gewährleistung einer ausreichenden Oxygenierung (p_aO_2 >100 mmHg) und Normokapnie. Hyperkapnie ist zu vermeiden; der Nutzen einer Hyperventilation ist nicht belegt, wenn, dann nur als Akutmaßnahme bei Hirndruckzeichen nicht länger als 30 min; ansonsten sollte der p_aCO_2 im unteren Normbereich, d. h. zwischen 35 und 40 mmHg gehalten werden
- Antikoagulation (erfolgt in der Regel als kontinuierliche Heparinisierung mit einer Ziel-PTT zwischen 50 und 60 s). CAVE: Sekundäre Einblutung!

Komplikation – Hirndrucksteigerung mit Einklemmungsgefahr

Konservative Therapie

- Hyperventilation (nur als Akutmaßnahme über maximal 30 min!)
- Osmotherapie mit Mannitol 20% (4-mal 125 ml)
- Tris-Puffer (initialer Bolus von 1 mmol/kgKG, dann 0,25 mmol/kgKG über 7 h)
- Barbituratnarkose

Chirurgische Therapie

- Chirurgische Dekompressionsbehandlung

Literatur

Hamann GF (1997) Acute cerebral infarction: pathophysiology and modern treatment concepts. Radiologe 37/11: 843–852
Poeck K, Hacke W (2001) Neurologie, 11. überarbeitete Auflage. Springer, Berlin Heidelberg New York, S 185–237
Schranz C, Bonmann E (2002) Akuttherapie des ischämischen Schlaganfalls. Intensivmedizin 39: 161–170
Treib J, Grauer MT et al. (2000) Treatment of stroke on an intensive stroke unit: a novel concept. Intensive Care Med 26: 1598–1611

B-3.3 Subarachnoidalblutung

O. Vargas Hein

Klinik

- Leitsymptome einer akuten Subarachnoidalblutung (SAB) sind akut einsetzende Kopf- und Nackenschmerzen bei 85–95% der Patienten
- Eine akute Bewusstseinsstörung tritt bei 50% der Patienten auf
- Nackensteife, Übelkeit, Erbrechen, Atemstörungen sind häufig, können aber auch erst nach Stunden auftreten. Fokale neurologische Defizite sprechen für ein zusätzliches intrazerebrales Hämatom oder einen Vasospasmus

Ursachen

- Zu 80% Blutungen aus einem sackförmigen Aneurysma
- Lokalisation
  - 40% Ramus communicans anterior
  - 30% A. carotis interna
  - 20% A. cerebri media
  - 10% A. vertebralis und A. basilaris
- Zu 5% Blutungen aus arteriovenösen Fehlbildungen

- Selten Schädel-Hirn-Trauma, Dissektionen intrakranieller Arterien, mykotische Aneurysmen, Kokainabusus, Gerinnungsstörungen
- Bei 15–20% der Patienten ist keine Blutungsquelle auffindbar

Einteilungen

Die Einteilung nach Hunt u. Hess orientiert sich an den zum Zeitpunkt der Untersuchung vorliegenden Symptomen. Da der initiale Bewusstseinsgrad und das Vorhandensein fokaler Ausfälle die wichtigsten prognostischen Kriterien sind, orientiert sich die neuere Klassifikation der World Federation of Neurological Symptoms (WFNS) an diesen Symptomen. Die Tabelle zeigt die Einteilung nach Hunt u. Hess.

Bildgebende Diagnostik

- Eine CCT am 1. Tag weist eine Sensitivität von 95% auf
- Eine MRT hat in der Akutphase keinen Vorteil gegenüber der CCT, kann jedoch Tage zurückliegende Blutungen durch den Hämosideringehalt mit höherer Sensitivität aufzeigen
- Bei unauffälliger CCT, aber klinischem Verdacht auf eine SAB sollte eine Lumbalpunktion zum direkten Blutnachweis oder zum Nachweis einer Xanthochromie (Nachweis einer SAB 2 h bis 2 Wochen nach Ereignis) erfolgen
- Sofern es der Zustand zulässt, wird jeder Patient mit einer SAB zur Bestimmung der Lokalisation und Operationsplanung angiographiert

Inzidenz

- 6–8 von 10 000 Personen erleiden eine SAB
- Frauen sind häufiger betroffen als Männer (1,5:1). Der Altersgipfel liegt im 5.–6. Lebensjahrzehnt
- Lineare Risikofaktoren sind arterielle Hypertonie, Nikotin und Alkohol. Subarachnoidalblutungen machen etwa 10% der Schlaganfälle und mehr als 30% aller Hirnblutungen aus

Prognose

- Entscheidend ist der Grad der initialen Bewusstseinsstörung, die Menge des subarachnoidalen Blutes und die Lokalisation des Aneurysmas
- Aneurysmen im hinteren Hirnversorgungsgebiet und Blutungen >15 cm^3 haben eine schlechte Prognose. Die Letalität beträgt insgesamt innerhalb des ersten Monats über 40% und steigt von 13% bei initial wachen Patienten auf 75% bei initial komatösen Patienten an

Komplikationen

- Bei einer *erneuten Blutung* eines nicht geklippten Aneurysmas beträgt die Letalität 50%, wobei die Nachblutungsgefahr innerhalb der ersten 24 h am höchsten ist
- Ein *Hydrozephalus* kann sich in 15–20% bei Verschluss des Aquädukts, der Austrittsstellen des 4. Ventrikels oder als Hydrocephalus aresorptivus bei Verklebungen der Pacchioni-Granulationen ausbilden. Die höchste Wahrscheinlichkeit für einen Hydrozephalus besteht in den ersten Stunden und

Einteilung der Subarachnoidalblutungen					
WFNS	GCS	Fokale Zeichen	Einteilung nach Hunt u. Hess		
			Grad	Kriterien	
I	15	Nein	I	Asymptomatisch oder leichte Kopfschmerzen und leichte Nackenschmerzen	
II	14–13	Nein	II	Mäßiger bis schwerer Kopfschmerz, Nackensteife, keine neurologischen Ausfälle außer Hirnnervenparesen	
III	14–13	Ja	III	Somnolenz, Verwirrtheit oder leichtes fokalneurologisches Defizit	
IV	12–7	Ja/Nein	IV	Sopor, mäßige bis schwere Hemiparese, vegetative Störungen, evtl. frühe Dezerebrationszeichen	
V	6–3	Ja/Nein	V	Koma, Dezerebrationszeichen	

Stufenschema Diagnostik und Behandlung einer SAB

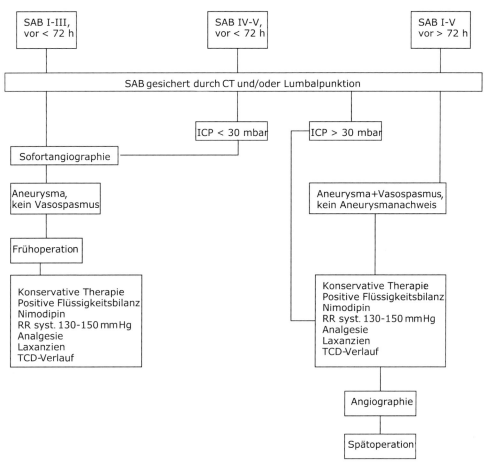

Abb. B-9. Diagnostik und Therapie bei der Subarachnoidalblutung

steigt bei intraventrikulären Blutungen und Tamponade der Cisterna ambiens weiter an
- Ein *Vasospasmus* tritt in 70% nach SAB auf und führt bei über 25% der Patienten zum Schlaganfall oder Tod durch zerebrale Ischämie. Der Beginn liegt typischerweise zwischen dem 3. und 5. Tag nach Ischämie, das Maximum dauert bis etwa 10 Tage und bildet sich nach 2 Wochen zurück. Ausgelöst wird die Gefäßverengung bzw. Intimaproliferation durch subarachnoidale Blutabbauprodukte. Beginn und Verlauf des Vasospasmus kann nichtinvasiv durch die transkranielle Dopplersonographie (TCD) festgestellt werden (Flussgeschwindigkeiten >120 cm/s). Eine Angiographie kann einen Vasospasmus verstärken und wird in dieser Zeit nur eingesetzt, wenn eine transluminale Angioplastie durchgeführt werden soll
- *Epileptische Anfälle* treten mit einer Inzidenz von 30% auf, 2/3 davon innerhalb des ersten Monats nach SAB
- *Hyponatriämie* tritt in 10–34% nach SAB auf und erhöht durch den damit verbundenen Flüssigkeitsverlust die Gefahr eines symptomatischen Vasospasmus. Natriumkonzentrationen <130 mmol/l können mit Desorientiertheit, Vigilanzminderung und epileptischen Anfällen einhergehen. Die kausale Genese der Hyponatriämie ist umstritten. Im Gegensatz zum klassischen »syndrome of inappropriate secretion of antidiuretic hormone« (SIADH) liegt ein vermindertes Plasmavolumen, ein erhöhter

- Hämatokrit und eine erhöhte oder normale Plasmaosmolalität vor. Flüssigkeitsrestriktion ist kontraindiziert
- Häufig sind *Arrhythmien* bei etwa 35% der Patienten, in 5% treten ventrikuläre Tachykardien auf. Kardial bedingte Lungenödeme werden bei bis zu 25% beobachtet

Therapie

Die Behandlung zielt auf die Vermeidung der wichtigsten Komplikationen Nachblutung, Hydrozephalus und Vasospasmus ab (Abb. B-9).

Aneurysmaoperation (»Aneurysma Clipping«)

Sie stellt die sicherste Behandlung dar, um eine Nachblutung zu verhindern. Umstritten ist der günstigste Zeitpunkt. Die Frühoperation im Zeitraum 48–72 h nach initialer Blutung verhindert frühe Nachblutungen und erlaubt es, einen symptomatischen Vasospasmus ohne erneute Rupturgefahr mit induzierter Hypertonie zu behandeln. Patienten mit SAB Grad I–III nach Hunt u. Hess und gut abschätzbarem, geringem Operationsrisiko werden einer Frühoperation zugeführt. Patienten mit SAB Grad IV und V werden zunächst konservativ stabilisiert und nach Verbesserung des neurologischen Status nach dem 10. Tag operiert. Interventionelle Therapie: Die endovaskulären Verfahren mit Platincoils werden zunehmend (v. a. im Bereich des operativ schwer erreichbaren hinteren Kreislaufs) eingesetzt.

Hydrozephalus

Besteht ein akuter Hydrozephalus mit Bewusstseinsstörung oder eine intraventrikuläre Blutung, liegt eine Indikation zur Anlage einer passageren Ventrikeldrainage vor. Erweiterte Liquorräume ohne Ventrikeleinblutung können sich spontan zurückbilden, sodass hier bei engmaschigen neurologischen Kontrollen abgewartet werden kann.

Vasospasmus

Zur Prävention eines Vasospasmus und konsekutiven Durchblutungsstörungen sollen alle Patienten mit einer SAB der Triple-H-Therapie zugeführt werden. Adäquate Hypervolämie, adäquate Hämodilution und adäquate Hypertonie (**CAVE:** Hirnödem, Lungenödem). Der Blutdruck muss bei noch nicht geklippten oder nicht gecoilten Aneurysmen niedriger als bei suffizient geklippten oder gecoilten Patienten gehalten werden. Absprache mit dem Operateur notwendig. Die prophylaktische Gabe von Kalziumkanalantagonisten (Nimodipin 3–4 mg/h i.v.) verbessert signifikant die Prognose durch Verminderung der Häufigkeit von zerebrovaskulären Infarkten und die Senkung der Letalität.

Literatur

Aschoff A, Kremer P, Hashemi B et al. (1999) The scientific history of hydrocephalus and its treatment. Neurosurg Rev 22 (2-3): 67–93 [discussion 94–95]

Bernardini GL, DeShaies EM (2001) Critical care of intracerebral and subarachnoid hemorrhage. Curr Neurol Neurosci Rep 1 (6): 568–576

Janjuja N, Mayer SA (2003) Cerebral vasospasm after subarachnoid hemorrhage. Curr Opin Crit Care 9 (2): 113–119

Juvela S (2000) Risk factors for multiple intracranial aneurysms. Stroke 31 (2): 392–397

Juvela S, Porras M, Poussa K (2000) Natural history of unruptured intracranial aneurysms: probability of and risk factors for aneurysm rupture. J Neurosurg 93 (3): 379–387

Kassell NF, Haley EC Jr, Apperson-Hansen C et al. (1996) Randomized, double-blind, vehicle-controlled trial of tirilazad mesylate in patients with aneurysmal subarachnoid hemorrhage: a cooperative study in Europe, Australia, and New Zealand. J Neurosurg 84 (2): 221–228

Matula C, Schoeggl A (2000) Cerebral protection before, during and after neurosurgical procedures. Stereotact Funct Neurosurg 75 (2-3): 142–146

Murayama Y, Malisch T, Guglielmi G et al. (1997) Incidence of cerebral vasospasm after endovascular treatment of acutely ruptured aneurysms: report on 69 cases. J Neurosurg 87 (6): 830–835

Raftopoulos C, Mathurin P, Boscherini D et al. (2000) Prospective analysis of aneurysm treatment in a series of 103 consecutive patients when endovascular embolization is considered the first option. J Neurosurg 93 (2): 175–182

Sen J, Belli A, Albon H et al. (2003) Triple-H therapy in the management of aneurysmal subarachnoid hemorrhage. Lancet Neurol 2 (10): 614–621

Steiner HH, Unterberg A (1999) Die akute Subarachnoidalblutung. In: Schwab S, Krieger D, Hacke W (Hrsg) Neurologische Intensivmedizin. Springer, Berlin Heidelberg New York, S 404–421

B-3.4 Status epilepticus

V. Eggers

Siehe auch Kap. D-6.8 (Notfallmedizin »Status epilepticus«).

Definition

- Kontinuierlicher Grand-mal-Anfall (tonisch-klonisch oder nonkonvulsiv) von mehr als 20 min Dauer
- oder
- Serie von Anfällen ohne Wiedererlangung des Bewusstseins zwischen den einzelnen Anfällen

⚠ Der Status epilepticus stellt eine vitale Bedrohung des Patienten dar, die umgehend durchbrochen werden muss, bevor irreversible Schäden entstehen.

Ätiologie

- Genuine Epilepsie, insbesondere nach Absetzen antikonvulsiver Medikation (Compliance, unerkanntes Erbrechen der Medikamente, z. B. bei einer Gastroenteritis)
- Entzug von Alkohol oder anderen Drogen
- Drogenabusus von Kokain, Heroin oder LSD
- Hypoglykämie (Kinder!)
- Infektion des ZNS (Meningitis, Enzephalitis)
- Intoxikationen (z. B. Alkohol, Kokain, Amphetamine, trizyklische Antidepressiva, Theophyllin, Antihistaminika)
- Hypoxischer Hirnschaden
- Intrazerebraler Tumor
- Elektrolytstörungen (Hyponatriämie)
- Schwangerschaftsgestose
- Selten: Hirninfarkt, Hirnblutung
- Medikamente, die die Krampfschwelle herabsetzen: Theophyllin, Neuroleptika, Penicilline und Cephalosporine, Imipenem-Cilastatin, Analeptika, Antidepressiva, Lokalanästhetika

⚠ Insbesondere bei Kindern ist eine symptomatische Ursache wie Hypoxie nach Aspiration, Hypoglykämie, Intoxikation oder Meningitis differenzialdiagnostisch in Betracht zu ziehen.

Pathophysiologie

- Imbalance zwischen exzitatorischer und inhibitorischer neuronaler Erregung: Versagen inhibitorischer Mechanismen (GABA) → Überwiegen exzitatorischer Neurotransmitter (Glutamat, Aspartat) → Steigerung des Gehirnmetabolismus bei gleichzeitiger Hypoxämie durch gestörte Atemmechanik im tonisch-klonischen Anfall → nach 20–60 min Versagen der Sauerstoff- und Energiezufuhr → Neuronenuntergang, zytotoxisches Hirnödem, erhöhter intrakranieller Druck
- Hypoxie bei Behinderung der Atmung
- Unkontrollierte Muskelkontraktion → CK-Erhöhung, Rhabdomyolyse, Hyperthermie, Frakturen
- Erhöhte Muskelarbeit → vermehrte CO_2- und Laktatproduktion → in Verbindung mit behinderter Atmung kombinierte respiratorische und metabolische Azidose
- Sympathotone Übererregung → neurogenes Lungenödem, kardiale Arrhythmien

Klinik

- Akut einsetzend aus völligem Wohlbefinden heraus, ggf. mit Aura oder komplex fokalem Beginn
- Beginn als primär oder sekundär generalisierter, in der Regel tonisch-klonischer Anfall
- Bewusstseinsverlust, zwischen den konvulsiven Phasen wird das Bewusstsein beim Status epilepticus nicht wiedererlangt
- Während der konvulsiven Phasen Apnoe, Zyanose, geöffnete Augen möglich
- Weite, lichtstarre Pupillen möglich
- Häufig lateraler Zungenbiss, Urinabgang, seltener Einkoten
- Im EEG-Monitoring epilepsietypische Potenziale, im Intervall postiktale Verlangsamung (»waxing and waning« von iktalen Entladungen)
- Postiktaler Dämmerzustand, u. U. über viele Stunden andauernd, insbesondere nach einem prolongierten Status. Die Differenzierung von einem nonkonvulsiven Status ist oft nur mit einem EEG möglich
- Todd'sche Parese: Bei fokalen oder generalisierten Anfällen über u. U. Stunden andauernde, vorübergehende Parese der betroffenen Extremitäten (Differenzialdiagnose: Hirninfarkt)

Komplikationen

- Rhabdomyolyse (CAVE: Crush-Niere!)
- Hyperthermie
- Respiratorische Insuffizienz durch Hypoventilation aufgrund der gestörten Atemmechanik
- Apnoe und/oder Atemwegsverlegung → Hypoxämie → hypoxische Organschäden (v. a. des ZNS)
- Aspiration
- Hirnödem
- Herzrhythmusstörungen

Diagnostik

🔔 Initiales diagnostisches Ziel ist es, die Ursachen des Grand-mal-Status zu ermitteln!

Anamnese (ggf. Fremdanamnese)

- Bekanntes Anfallsleiden, familiäre Belastung, Schädel-Hirn-Trauma, Infektion
- Krampfauslösende Situation: Schlafentzug, Fieber
- Entzugssyndrom: Alkohol, Drogen, Medikamente

Labor

- Routinelabor inkl. Glukose, Elektrolyte, Kreatininkinase (CK), Harnstoff, Kreatinin; bei unbekannter Anfallsursache: Alkoholspiegel (in der Regel niedrig) und Toxikologiescreening, bei bekanntem Anfallsleiden: Medikamentenspiegel

cCT

- Als Akutdiagnostik zur Ursachenabklärung bei unbekannter Ätiologie und zum Ausschluss von Schädel-Hirn-Verletzungen. Bei einem erstmaligen Status epilepticus reicht ein natives cCT allein nicht aus! Zusätzlich ist ein KM-cCT oder, insbesondere bei jüngeren Patienten, alternativ ein MRT des Schädels erforderlich. Bei Verdacht auf eine Sinusvenenthrombose an hohe kranielle Schichten und ggf. an ein KM-Akut-cCT oder MRT denken! Bei Verdacht auf Herpesenzephalitis ist ein Akut-MRT obligat!

Hirninfarkt

- Bei fehlenden Frühzeichen eines Hirninfarktes im cCT kann bei der Differenzialdiagnose eines Hirninfarktes und möglicher Indikation zur Lyse sogar ein Angio-MRT oder eine Angiographie indiziert sein (s. Therapie des Hirninfarkts)!

🔔 Ein cCT ist zum Ausschluss einer anderen Ursache bei einem Erstanfall oder einer Änderung der Anfallscharakteristik und/oder nach einem Status epilepticus obligat.

Lumbalpunktion

- Bei unklarer Ätiologie, insbesondere bei Anhaltspunkten für Meningitis/Enzephalitis (Meningismus, Fieber, andere systemische Infektzeichen, Wesensänderung) nach cCT bzw. MRT (Ausschluss einer intrakraniellen Druckerhöhung)

EEG

- Herdhinweise, Monitoring der Therapie bei Barbituratnarkose

🔔 Wenn sich ein Status epilepticus nicht mit einfachen Maßnahmen durchbrechen lässt (Stufe 1 und 2 der Stufentherapie), ist für die Steuerung der weiteren Therapie eine EEG-Überwachung notwendig.

Differenzialdiagnose

- Psychogene Anfälle als häufigste Differenzialdiagnose: schwierig! Augen werden aktiv zusammengekniffen, oder Patient fixiert nach dem Öffnen der Augenlider, Urinabgang selten, Zungenbiss selten
- Synkopen: evtl. präsynkopiales Syndrom mit Schwarzwerden vor den Augen, Schwindel, Unwohlsein, maximale Dauer 10–60 s mit kurzer partieller Amnesie für das Anfallsereignis
  Anmerkung: Konvulsionen sind häufiges Initialsymptom auch einer Synkope, dabei handelt es sich jedoch fast regelhaft um einige wenige und nicht um fortgesetzte tonisch-klonische Entäußerungen!
- Beuge-/Strecksynergismen (»Streckkrämpfe«) können als Anfälle fehlinterpretiert werden
- Generalisierter Tetanus: Muskelkontraktionen können ähnlich verlaufen, keine Bewusstseinsstörung

Therapie

Die Tabelle B-5 zeigt die Stufentherapie des Status epilepticus (Grand-mal-Status).

◻ Tabelle B-5. **Stufentherapie des Status epilepticus (Grand-mal-Status)**
(Nach Leuwer et al. 1999)

Schritt Bemerkung	Medikament	Bemerkung
1. Schritt	Diazepam 10–20 mg i.v. (maximal 5 mg/min), bis maximal 40 mg i.v.	Falls kein venöser Zugang möglich, Diazepam 10–20 mg rektal oder Midazolam 10–15 mg i.m.
	Clonazepam 1–2 mg i.v., bis maximal 6 mg i.v. (Clonazepam und Diazepam können sofort mit Phenytoin kombiniert werden)	Bei persistierendem Status epilepticus ggf. nach 10 min Dosiswiederholung bis Maximaldosis erreicht ist
2. Schritt (bei Versagen von 1)	Phenytoin 15–20 mg/kgKG i.v. (50 mg/min)	Bei Phenytoin sicherer venöser Zugang notwendig (Nekrosen bei paravasaler Injektion). Phenytoinkonzentrate erfordern in der Regel einen separaten Zugang, da sie auch bei Verdünnung ausflocken! Applikation möglichst unter EKG- und Blutdruckmonitoring (EKG-Veränderungen, bei zu schneller Applikation, ausgeprägte Hypotensionen und Gefahr lebensbedrohlicher Arrhythmien bis zur Asystolie)
	Alternativ: Midazolam 0,2 mg/kgKG i.v., gefolgt von 0,8–10 µg/kgKG/min als Dauerinfusion	
	Propofol 1–2 mg/kgKG i.v., gefolgt von 2–10 mg/kgKG/h als Dauerinfusion	Endotracheale Intubation und Beatmung bei Midazolam und Propofol in der angegebenen Dosierung
	Valproinsäure 15–20 mg/kgKG i.v., ggf. bis 30 mg/kgKG i.v.	Für Valproat i.v. liegen bislang keine größeren Erfahrungen vor bezüglich der vergleichenden Wirksamkeit im Status epilepticus, die Handhabung ist jedoch wesentlich einfacher
3. Schritt (bei Versagen von 2)	Narkoseeinleitung mit Thiopental 4–7 mg/kgKG i.v.	Phenobarbital ist wegen der Kumulationsgefahr weniger günstig
	Intubation und Beatmung, anschließend Thiopental 3–5 mg/kgKG/h i.v. bzw. 4–8 g/Tag über Perfusor für zunächst 25 h, dann Auslassversuch	EEG-Monitoring obligat (Dosiserhöhung bis zum Burst-suppression-Muster)
	Alternativ: Phenobarbital 100 mg/min bis zum Ende des Status epilepticus oder bis zur Maximaldosis von 20 mg/kgKG, anschließend bis zu 10 g/Tag über Perfusor nach EEG	
4. Schritt (bei Versagen von 3)	Muskelrelaxation mit nicht depolarisierendem Muskelrelaxans	Die Relaxierung beendet den Status nicht, unterbindet aber die Muskelaktivität → Verhindern von Rhabdomyolyse und Hyperthermie
		Nicht zu durchbrechender Status epilepticus: Refraktärer Status epilepticus (RSE)

Vitalfunktionen aufrechterhalten, Intensivüberwachung

- Sicherung der Atemwege: Sekret, Blut und Erbrochenes absaugen, ggf. Guedel-/Wendl-Tubus oder Intubation bei Aspirationsgefahr durch Sekret, Blut oder Erbrochenes
- Ausreichende Oxygenierung sicherstellen: O_2-Insufflation, endotracheale Intubation bei persistierender Hypoxämie (Zyanose, O_2-Sättigung < 90%)

Endotracheale Intubation beim Status epilepticus

- Hypnotikum + Muskelrelaxans verwenden, um eine traumatische Intubation mit schweren Verletzungen der oberen Atemwege zu vermeiden!
- Hypnotikum: Thiopental 4–7 mg/kgKG i.v.
- Muskelrelaxation: Succinylcholin 1–1,5 mg/kgKG i.v. (schneller Wirkungseintritt, kurze Wirkdauer)

CAVE
Beim prolongierten Status epilepticus könnte die Injektion von Succinylcholin mit lebensbedrohlichen Herzrhythmusstörungen einhergehen, wenn bereits eine schwere Azidose mit Hyperkaliämie und/oder eine Rhabdomyolyse vorliegt.

- Mögliche Alternativen: Rocuronium (0,6–0,9 mg/kgKG i.v.), das unter den nichtdepolarisierenden Muskelrelaxanzien bei hoher Dosierung einen vergleichsweise schnellen Wirkeintritt zeigt (**CAVE**: Wirkungsdauer jedoch deutlich länger: etwa 1 h!)

Zugang sicherstellen

- 2 Zugänge legen wegen hoher Dislokationsgefahr, Empfehlung: V. jugularis externa
- Bei persistierenden Konvulsionen engmaschig die intravasale Lage überprüfen, damit weitere Medikamente nicht versehentlich paravasal appliziert werden (Phenytoin!)
- Bei Hypotonie großzügige Volumensubstitution (Kolloide), ggf. auch Einsatz von Katecholaminen

Korrektur einer Hypoglykämie

- Falls keine Blutzuckerbestimmung möglich, prophylaktisch 50 ml Glukose 50% im Bolus i.v., bei Alkoholikern zusätzlich Thiamin verabreichen, z.B. initial 250–1000 mg i.v., bei Vorliegen eines Alkoholentzugssyndroms weiter mit 100–250 mg/Tag i.v. (zur Vermeidung einer Wernicke-Enzephalopathie)

Antikonvulsive Therapie

- Nach Beendigung des Status langsame Deeskalation und Durchführung eines cCT oder MRT, ggf. Therapie des Hirnödems/Hirndrucks

Ausgleich von Elektrolytstörungen und Rehydratation

- Bei Alkoholikern, Schwangeren und kachektischen Patienten auch an Magnesiumsubstitution denken (z.B. Magnesiumsulfat initial 1–2 g i.v.)

Bei Hyperthermie externe Kühlung

- Nach Beendigung des Status fällt die Temperatur auch ohne äußere Kühlung oft rapide ab, v.a. unter Barbiturattherapie

Prognose

- Abhängig von der Dauer des Status
- Unbehandelt innerhalb weniger Stunden Hirnödem, Hyperthermie, Rhabdomyolyse und zentrales Herz-Kreislauf-Versagen möglich

Literatur

Leuwer M, Schürmeyer TH, Trappe HJ, Zuzan O (Hrsg) (1999) Checkliste Interdisziplinäre Intensivmedizin. Thieme, Stuttgart
Brandt T, Dichgans J, Diener HC (Hrsg) (2003) Therapie und Verlauf neurologischer Erkrankungen. Kohlhammer, Stuttgart

B-3.5 Der Umgang mit nicht einwilligungsfähigen Patienten

D. Krausch

Diagnostische und therapeutische Maßnahmen stellen aus rechtlicher Sicht Körperverletzungen dar. Ihre Durchführung ist nur dann straffrei, wenn der Betroffene dazu seine Zustimmung gegeben hat. Sie muss freiwillig erfolgen.

Voraussetzungen

Der Betroffene muss:

- Im Vollbesitz seiner geistigen Fähigkeiten sein
- Über die geplante Maßnahme in einer für ihn verständlichen Form aufgeklärt worden sein
- Die Gelegenheit erhalten haben, Fragen zu stellen bezüglich
  - der Maßnahme und ihrer Teilschritte
  - der zu erwartenden Unannehmlichkeiten
  - des Verhältnisses von Nutzen und Risiko
  - möglicher Komplikationen
  - alternativer Verfahren und deren Risiko-Nutzen-Relation
- Ausreichend Zeit für eine Entscheidung haben, ggf. unter Einbeziehung seiner Angehörigen

Mit zunehmender Dringlichkeit werden diese Grundsätze nur teilweise realisierbar sein. Für Patienten auf einer Intensivstation trifft das häufig zu, weil negative Veränderungen in der Regel rasche Reaktionen erfordern, um größeren Schaden zu verhindern. In vielen Situationen wird man den Patienten zu einer raschen Entscheidung drängen, in manchen ihn nur noch davon in Kenntnis setzen können, dass zur Erhaltung seines Lebens sofort bestimmte Maßnahmen ergriffen werden müssen.

In Abhängigkeit vom Profil der Intensivstation gibt es dann noch eine Gruppe von Patienten, deren Zustimmung nicht mehr eingeholt werden kann, weil sie aufgrund dauerhafter oder vorübergehender zerebraler Funktionseinschränkungen nicht mehr zu einer Entscheidung fähig sind. Notfallbehandlungen mit dem Ziel der Lebenserhaltung werden als »im vermeintlichen Willen des Patienten« ausgelegt und sanktioniert. Bei weniger dringlichen Maßnahmen entsteht das Dilemma, dass der »vermeintliche Wille« nicht mehr so eindeutig zu bestimmen ist und deshalb durch die Behandlungsstrategie dominiert wird. Die Behandelnden begeben sich damit in eine juristische Grauzone, in der ihre Bemühungen durchaus anders eingeschätzt werden könnten.

> **Die nächsten Angehörigen sind nach deutschem Recht nicht befugt, für den Betroffenen eine Entscheidung zu treffen.**

Praktische Vorgehensweise

- Vorgehen in Anlehnung an das Betreuungsgesetz
- Einsetzen eines Betreuers zu Fragen der Gesundheit und des Aufenthaltes (wenn keine Notfallbehandlung notwendig ist) durch ein Gericht
- Da dieses Vorgehen bei den Verwandten in der Regel Aufregung bis Empörung (Kosten müssen von den Angehörigen getragen werden) hervorruft, wird ihnen die Absicht, das Vormundschaftsgericht einzuschalten, vorher mitgeteilt. Gleichzeitig wird ein Mitglied aus diesem Kreis gebeten, das nach ärztlicher Ansicht diesen Aufgaben gewachsen ist, sich dem Gericht als Betreuer zur Verfügung zu stellen
- In einem Antrag an das Vormundschaftsgericht, in dem der Arzt die Notwendigkeit einer Betreuung erläutert, wird dann von ihm diese Person als ein nach Auffassung der Ärzte geeigneter Betreuer vorgeschlagen. Die Gerichte schließen sich dieser Empfehlung fast ausnahmslos an
- Der Antrag wird an das für das Krankenhaus zuständige Gericht gefaxt. Von da aus wird er dann an das zuständige Amtsgericht weitergeleitet (dem Wohnort des Patienten entsprechend)

Patientenverfügung/Patiententestament

Zunehmend kommen Patienten mit einer Patientenverfügung bzw. einem Patiententestament in die Klinik, oder solche Dokumente werden später von den Angehörigen mitgebracht. In der Regel beziehen sich die dort angeführten Einschränkungen der Behandlungsmöglichkeiten auf lange Krankheitsverläufe und chronisches Leiden. Gelegentlich werden Eingriffe ausgeschlossen, derentwegen sich der Patient zur Operation begeben hat oder die zwangsläufig Folge des operativen Eingriffs sind (künstliche Beatmung, künstliche Niere, künstlicher Darmausgang).

Hier sollte in engem Kontakt mit den Angehörigen ein Konsens bezüglich der perioperativen Notwendigkeiten gesucht und die Grenze zum Übergang in den nicht gewünschten chronischen Verlauf festgelegt werden. Die Grundlage für die weiteren Entscheidungen sind dann die konkreten Festlegungen der Patientenverfügung. Sie sollten als gemeinsame Entscheidungen der behandelnden Ärzte mit den Pflegekräften getroffen und die Zustimmung der Angehörigen gesucht werden.

B-3.6 Forcierter Opiatentzug in Narkose (FOEN)

M. Hensel, U. Hartmann

Voraussetzungen

- Der forcierte Opiatentzug in Narkose erleichtert den akuten Drogenentzug, setzt aber eine daran anschließende längerfristige Therapie durch einen Suchttherapeuten voraus
- Abhängigkeit von Opiaten wie Heroin, Codein, Morphin, Methadon, Subutex
- Teilnahme an einem Drogensubstitutionsprogramm mit z. B. Methadon oder Codein
- Eine enge Kooperation zwischen Psychotherapeuten, Psychiatern und Intensivmedizinern ist notwendig
- Langfristiger Erfolg hängt von der weiteren ambulanten Betreuung durch auf diesem Gebiet erfahrene Suchttherapeuten ab
- Der Patient sollte eine hohe Eigenmotivation zum Entzug aufbringen
- Notwendig ist die Bereitschaft des Patienten zur langfristigen Therapie mit Naltrexon nach dem akuten Entzug und zur langfristigen psychotherapeutischen Behandlung

Kontraindikationen

- Schwangerschaft
- Anamnestische Unverträglichkeit von Propofol, Naltrexon oder Clonidin
- Bei schwerwiegenden Allgemeinerkrankungen (kardiovaskulär, pulmonal, hepatisch oder zerebrovaskulär) muss wie bei einer Allgemeinanästhesie eine sorgfältige Risikoabwägung durch den Anästhesist/Intensivmediziner vor dem Eingriff durchgeführt werden
- Schwere psychiatrische Krankheitsbilder wie z. B. akute Psychosen, chronischer Missbrauch von Alkohol, Amphetaminen oder Benzodiazepinen
- Keine Einwilligung durch den Patienten

Aufnahme des Patienten

- Die stationäre Aufnahme erfolgt am Tag vor der Entzugsbehandlung
- Die Aufnahmeuntersuchung des Patienten erfolgt durch die psychiatrische Abteilung
- Bei Aufnahme werden folgende Untersuchungen durchgeführt:
  - Gründliche körperliche Untersuchung
  - Thoraxröntgenaufnahme ($\varnothing$ Routine)
  - EKG
  - Routinelabor (Glukose, kleines Blutbild, Elektrolyte, Kreatinin, Harnstoff, Leberwerte, Gerinnungsstatus)
  - Schwangerschaftstest
  - Drogenscreening im Urin
- Ausführliches Aufklärungsgespräch über Vorgehen und Risiken und entsprechende Dokumentation

Prämedikation

- Letzte Opiatdosis ca. 24 h vor Therapiebeginn
- Am Abend des Aufnahmetages Beginn der oralen Prämedikation:
  - 21 Uhr: 0,075 mg Clonidin oral (wenn Blutdruck ≥90/60 mmHg und Herzfrequenz >60/min); 2 g Vitamin C p.o.; 10 mg Diazepam p.o.
  - 22 Uhr: 0,075 mg Clonidin p.o. (wenn Blutdruck ≥90/60 mmHg und Herzfrequenz >60/min)
  - 23 Uhr: 0,075 mg Clonidin p.o. (wenn Blutdruck ≥90/60 mmHg und Herzfrequenz >60/min); 40 mg Omeprazol p.o.; 10 mg Diazepam p.o.
  - 24 Uhr: 0,075 mg Clonidin p.o. (wenn Blutdruck ≥90/60 mmHg und Herzfrequenz >60/min)
  - 06 Uhr: 0,075 mg Clonidin p.o. (wenn Blutdruck ≥90/60 mmHg und Herzfrequenz >60/min)
  - 08 Uhr: 0,075 mg Clonidin p.o. (wenn Blutdruck ≥90/60 mmHg und Herzfrequenz >60/min); 40 mg Omeprazol p.o.; 10 mg Diazepam p.o.

Monitoring

- Analog dem üblichen Monitoring auf der Intensivstation bei beatmeten Patienten
- Herzfrequenz (EKG)
- EEG
- Arterieller Blutdruck (invasiv)
- Zentralvenöser Druck
- Arterielle Sauerstoffsättigung (pulsoxymetrische Bestimmung)
- Endexspiratorische CO_2-Konzentration

- Monitoring der Atemfrequenz
- Körpertemperatur
- Urinproduktion (Harnblasenkatheter)
- Messung des gastralen Refluxes über die Magensonde
- Arterielle Blutgaswerte (p_aO_2, p_aCO_2, S_aO_2)
- Metabolische Parameter (pH-Wert, Basenüberschuss, Standardbikarbonat)
- Natrium- und Kaliumkonzentrationen im Plasma
- Häufigkeit und Schwere von Entzugssymptomen (Entzugssymptomratingskala)

Therapieplan

- Legen eines peripheren Venenzugangs (häufig nach langjährigem Drogenabusus erschwert)
- Anlage einer Infusion (2000–3000 ml Ringer-Laktat über den gesamten Behandlungszeitraum, KCl-Zusatz nach aktuellem Kaliumwert)
- O_2-Voratmung über Gesichtsmaske (3 min)
- **3–5 mg Midazolam i.v.**
- **Kontinuierliche Propofolinfusion beginnen (0,1 mg/kgKG/min)**
- **Supplementierende Einzeldosen von Propofol (0,5 mg/kgKG), bis eine ausreichende Narkosetiefe erzielt wurde (fehlende Reaktion auf laute Ansprache, Verlust des Lidschluss- und des Cornealreflexes, Apnoe)**
- Orotracheale Intubation
- Perorale Anlage einer Magensonde
- Anschluss an high-flow-CPAP (continuous positive airway pressure)-System
- Assistierte Beatmung bei insuffizienter Spontanatmung (SIMV-Modus)
- Aufrechterhaltung der Anästhesie durch kontinuierliche Propofolinfusion (0,1–0,2 mg/kgKG/min)
- Medikation nach Intubation:
  – 0,1 mg Somatostatin s.c.
  – 4 mg Zofran i.v. (Ondansetron)
  – 50 mg Ranitidin i.v.
  – 2 g Vitamin C
  – 10 mg Diazepam
- Arterie, ZVK legen
- DK-Anlage
- Heparin »low dose«
- Clonidininfusion (2 µg/kgKG/h i.v.)
- Beginn der Naloxongaben: im Abstand von je 15 min 0,4 mg – 0,8 mg – 1,6 mg – 3,2 mg – 6,4 mg
- 15 min nach dem letzten Naloxonbolus erfolgt die kontinuierliche Naloxongabe über den Perfusor (8 mg/20 ml), d.h. 0,2 µg/kgKG/min für 5 h
- Wenn die Hypertonie durch Vertiefung der Narkose und Clonidingabe nicht zu durchbrechen ist, dann kontinuierliche Nitrogabe (0,5–2 µg/kgKG/min)

Steuerung der Propofolinfusion in Abhängigkeit von

- Ausprägung körperlicher Entzugssymptome (objektive Ratingskala)
- Herzfrequenz (Zielbereich: 60–90/min)
- Arteriellem Blutdruck (Zielbereich: systolisch 90–130 mmHg)
- Atemfrequenz (< 20/min)
- Visuelle Online-Analyse von EEG-Daten (»burst-suppression«)

Naloxontest

- Propofol reduzieren auf 400 mg/h, Clonidin und Naloxon beenden, 20 min später Propofol beenden – Naloxon 0,4 mg i.v. – 2 min warten
- Bei positivem Naloxontest erneute Vertiefung der Narkose
- Bei negativem Test (kein Blutdruckanstieg, kein Herzfrequenzanstieg, keine kutanen und motorischen Reaktionen) weitere Reduktion des Propofols möglich
- Danach Applikation von 10 mg Diazepam, 20 ml Loperamid und 30 Trpf. Novalgin über die Magensonde (Sonde für 20 min abklemmen)

Extubation

- Extubation des schlafenden, aber reflexaktiven Patienten nach weiteren 30 min in Seitenlage (Magensonde und Blasenkatheter vor Extubation entfernen)
- Weitere Sauerstoffinsufflation über die Gesichtsmaske

Verlegung

- Der Patient wird in der Regel noch für weitere 24 h auf der Intensivstation beobachtet
- Eventuell auftretende Entzugserscheinungen werden symptomatisch behandelt

- Entfernung der arteriellen Druckmessung und aller anderen Zugänge, wenn der Zustand des Patienten stabil ist und keine intravenösen Gaben von Medikamenten (im Rahmen der Entzugsbehandlung) mehr notwendig sind
- Wenn alle Vitalparameter stabil sind und der Patient keine klinischen Hinweise auf einen Entzug hat, kann er auf eine psychiatrische Station verlegt werden
- Nach Entlassung aus dem Krankenhaus weitere ambulante suchttherapeutische Behandlung
- Einnahme von Naltrexon (Nemexin) in einer Dosierung von 25–50 mg/Tag für mindestens weitere 9 Monate (unter ambulanter ärztlicher Betreuung)
- 1 Jahr nach Entzug follow up (Telefoninterview, Fragebogen)

Literatur

Hensel M, Kox WJ (2000) Safety, efficacy, and long-term results of a modified version of rapid opiate detoxification under general anaesthesia: A prospective study in methadone, heroin, codeine and morphine addicts. Acta Anaest Scand 44: 326–333

B-3.7 Enzephalopathie

V. Eggers, C. Spies

Enzephalopathien sind multifokale oder diffuse, meist reversible Hirnfunktionsstörungen, ohne dass eine strukturelle Läsion des zentralen Nervensystems (ZNS) vorliegen muss.

Ätiologie

Da sich die verschiedenen Enzephalopathien in der klinischen Symptomatik häufig nicht unterscheiden, ist es umso wichtiger, an delirante, verwirrte, agitierte und desorientierte Patienten nach einem festen Schema heranzugehen, um differenzialdiagnostisch zu entscheiden, welche Form der Enzephalopathie der Patient entwickelt. Für die Ursachen eines Delirs kann der Merksatz »I watch death« verwendet werden (Tabelle). Dieser Merkspruch veranschaulicht bereits sprachlich die imminente Gefahr dieser Erkrankungen.

Symptomatik

Allgemeine Symptomatik

Die klinische Symptomatik aller Enzephalopathien, Delirien, akuten Verwirrtheitszustände und Intensivpsychosen äußert sich ähnlich.

Ursachen eines Delirs/Enzephalopathie »I watch death«		
Infektionen	»Infections«	I
Entzug	»Withdrawal«	W
Akute metabolische Störungen	»Acute metabolic«	A
Trauma	»Trauma«	T
Pathologische Erkrankungen des ZNS	»CNS pathology«	C
Hypoxie	»Hypoxia«	H
Mangelerkrankungen	»Deficiencies«	D
Endokrinopathien	»Endocrinopathies«	E
Akute vaskuläre Erkrankungen/Ischämie	»Acute vascular«	A
Toxine/Drogen	»Toxins/Drugs«	T
Schwermetallvergiftungen	»Heavy metals«	H

Bei der Diagnosestellung eines Deliriums aufgrund einer medizinischen Erkrankung können die Kriterien des Diagnostischen und Statistischen Manual Psychischer Störungen (DSM-IV) der American Psychiatry Association zu Hilfe genommen werden (1994).

Frühe diagnostische Kriterien/Symptome zur Klassifikation eines Deliriums aufgrund einer medizinischen Erkrankung nach dem Diagnostischen und Statistischen Manual Psychischer Störungen der American Psychiatry Association (DSM-IV)

A) Reduzierte Fähigkeit, die Aufmerksamkeit gegenüber äußeren Reizen aufrechtzuerhalten
B) Denkstörungen
C) Mindestens 2 der folgenden Merkmale:
   1) Bewusstseinstrübung
   2) Wahrnehmungsstörungen: Wahrnehmungen, Illusionen oder Halluzinationen
   3) Störungen des Schlaf-Wach-Rhythmus mit Schlaflosigkeit oder Schläfrigkeit bei Tag
   4) Gesteigerte oder verminderte psychomotorische Aktivität
   5) Desorientiertheit zu Zeit, Ort oder Person
   6) Gedächtnisstörungen

D) Die klinischen Merkmale entwickeln sich innerhalb einer kurzen Zeitspanne und fluktuieren gewöhnlich im Laufe des Tages
E) Entweder 1) oder 2)
1) Hinweise aufgrund von Anamnese, körperlichem Befund oder dem Ergebnis zusätzlicher technischer Untersuchungen auf einen spezifischen organischen Faktor, die einen ätiologischen Zusammenhang mit der Veränderung nahelegen
2) Bei Fehlen derartiger Hinweise kann ein ätiologischer Faktor angenommen werden, wenn eine nicht organisch bedingte psychische Störung ausgeschlossen werden kann

CAVE: Frühzeitige Evaluation und intensive diagnostische Abklärung dieser Patienten ist unabdingbar. Alle biochemischen Tests sind bei der Diagnose einer Enzephalopathie nicht so hilfreich wie eine sorgfältige klinische Beobachtung und Evaluation des Patienten.

- Ausschluss einer respiratorischen (Hypoxie), kardiovaskulären (Hypotension) sowie renalen Störung, Elektrolytentgleisung oder Blutung
- Erfassung des Bewusstseinszustandes mit Beurteilung der Pupillengröße und -reaktion sowie der Okulomotorik und der Hirnstammreflexe
- Überprüfung der sensorischen und motorischen Funktionen mit Bestimmung von Muskeltonus und -stellung
- Meningismus weist in ca. 88% auf eine bakterielle Meningitis hin
- Wichtig: Verlaufsbeobachtung, um auf Veränderungen zeitnah reagieren zu können
- Ausschluss anderer Ursachen der Enzephalopathie

🅘 **CAVE**
Differenzialdiagnostisch sind alle Erkrankungen auszuschließen, die zu einer Bewusstseinsstörung führen können, insbesondere bei fokal-neurologischen Störungen, vorher darf nicht die alleinige Diagnose »Enzephalopathie« gestellt werden!

Die Enzephalopathien lassen sich in 4 verschiedene Schweregrade einteilen. Die Prognose und das klinische Outcome korrelieren mit dem Grad der Enzephalopathie.

Schweregrad der Enzephalopathie. (Nach Eggers et al. 2003)	
Grad	Merkmale
I	Wahrnehmungs- und Konzentrationsstörungen, Nachlassen der Gedächtnisleistung, Schreibstörung
II	Bewusstseinstrübung, Verwirrtheit, zeitliche und räumliche Desorientiertheit
III	Stupor oder Muskelrigidität, Krampfanfälle, Blicklähmungen, Hemiparesen
IV	Koma

Differenzialdiagnose und allgemeine Diagnostik

- Eine ausführliche Anamnese und körperliche Untersuchung sollte jeder apparativen Diagnostik vorausgehen (◘ Abb. B-10)
- Prüfung der Vitalparameter

Septische Enzephalopathie

Inzidenz

Die septische Enzephalopathie ist die häufigste Form der Enzephalopathie bei intensivmedizinisch behandelten Patienten (Bleck et al. 1993) und häufig die erste Manifestation einer Sepsis (Bolton et al. 1993). Die Inzidenz für die septische Enzephalopathie liegt im Mittel bei 23% (Sprung et al. 1990).

Ätiologie

- Die komplexen Zusammenhänge, die zur Entstehung einer septischen Enzephalopathie führen, sind bisher nur teilweise untersucht und verstanden
- Schwere Hypotension ist ein Prädiktor der septischen Enzephalopathie
- Weitere mögliche Faktoren: Effekte inflammatorischer Mediatoren auf das Gehirn, Veränderungen der Blut-Hirn-Schranke, inadäquater zerebraler Perfusionsdruck, Störungen der zerebralen Mikrozirkulation, zerebrale Ischämie aufgrund z. B. einer Hypokapnie, metabolische Veränderungen, veränderter Aminosäurenspiegel und Transmitterimbalancen, Gerinnungsstörungen, Multiorganversagen

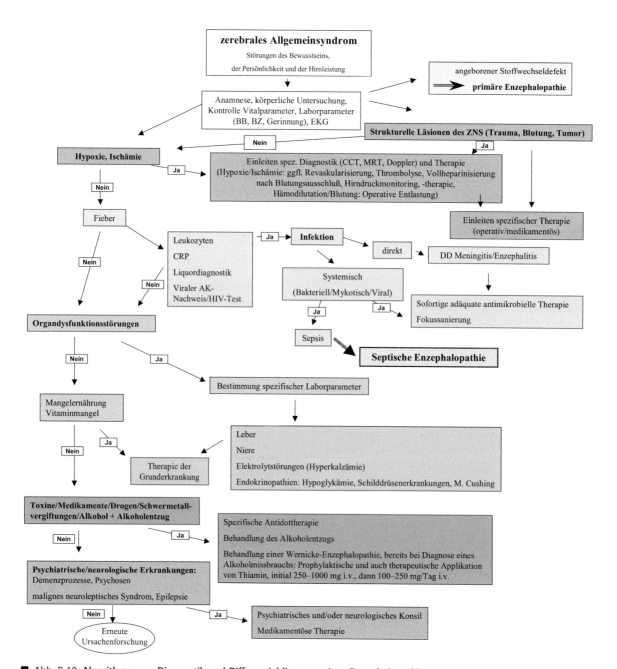

Abb. B-10. **Algorithmus zur Diagnostik und Differenzialdiagnose einer Enzephalopathie**

Symptomatik

- Geht anderen Symptomen einer schweren systemischen Infektion voraus
- Hohe Koinzidenz von Sepsis und Enzephalopathie

CAVE

Bei jedem Patienten, der die Kriterien eines »systemischen inflammatorischen Response-Syndroms« (SIRS) erfüllt, muss auf die ersten Symptome eines Delirs geachtet werden, es muss eine sorgfältige und engmaschige neurologische Kontrolle durchgeführt werden, um die ersten Anzeichen einer Enzephalopathie frühestmöglich zu erkennen und um die weitere Progredienz in eine Sepsis mit einer adäquaten Antibiotikatherapie behandeln zu können.

Diagnostik

- Bildgebende Verfahren und Laborparameter sind für die Diagnosestellung einer septischen Enzephalopathie oft wenig hilfreich

Labordiagnostik

- Es gibt bisher keine Laborparameter, die spezifisch auf eine septische Enzephalopathie hinweisen
- Routinelabor mit Differenzialblutbild (Leukozytose, Leukopenie, Neutrophilie, Linksverschiebung)
- Zusätzliche Entzündungsparameter: CRP, ggf. Procalcitonin
- In der Regel allgemeiner Anstieg oder Abfall der Entzündungsparameter entsprechend den SIRS-Kriterien:
  - Temperaturanstieg $>38\,°C$ oder -abfall $<36\,°C$
  - Tachykardie $>90/min$, Tachypnoe $>20/min$
  - Leukozytose $<12\,000/\mu l$ oder Leukopenie $<4\,000/\mu l$
- Laborbefunde wie Leukozytose oder Leukopenie können stark variieren und sogar in der Frühphase einer Sepsis völlig fehlen
- Bei Verdacht auf virale Genese: Antikörpernachweis zum Ausschluss einer Virusenzephalitis und/oder ein HIV-Test zum Ausschluss einer HIV-Enzephalitis

Liquordiagnostik

- Zum Ausschluss der Differenzialdiagnose Meningitis/Enzephalitis ist die Durchführung einer Lumbalpunktion notwendig
- Falls keine direkte Infektion des ZNS vorliegt, sind die Liquorparameter unauffällig
- Im Liquorpunktat geringgradige Erhöhung der Eiweißkonzentration möglich
- Bei Granulozytose am ehesten direkte bakterielle Infektion des Zerebrums

Bildgebende Diagnostik des Gehirns

- Unspezifisch, meist Normalbefund
- Gelegentlich Marklagerschädigung nachweisbar
- Uni- oder bilaterale Läsionen möglich frühestens nach 2 Tagen in der Magnetresonanztomographie (MRT), im cCT nach 4 Tagen bei direkter Infektion (Enzephalitis)

Elektrophysiologie

- Nach Young et al. (1992) ist das EEG sensibelster und frühester Parameter zur Diagnosestellung einer septischen Enzephalopathie mit unspezifischen Allgemeinveränderungen, deren Ausprägung gut mit dem Grad der Enzephalopathie übereinstimmen
- Das Ausmaß der EEG-Veränderungen – Theta-, Deltaaktivität und triphasische Wellen bis hin zum Burst-suppression-Muster – korreliert mit der Schwere der septischen Enzephalopathie
- Reversibilität der EEG-Veränderungen parallel zum klinischen Verlauf
- Keine prognostische Funktion in Bezug auf die Letalität
- Sensorisch evozierte Potenziale (SEP) korrelieren signifikant mit dem Schweregrad und der Letalität der Erkrankung

CAVE

Die elektrophysiologischen Untersuchungen sind allerdings klinisch nur dem geübten Untersucher vorbehalten und bei Agitation des Patienten nicht durchführbar.

Therapie

- Initial sollte geprüft werden, ob eine kausale Behandlung der Infektion möglich ist

- Für die septische Enzephalopathie gibt es, im Gegensatz zur hepatischen Enzephalopathie, bisher keine evidenzbasierten Therapieempfehlungen
- Primär ist darauf zu achten, dass während der Sepsis ein adäquater Perfusionsdruck aufrechterhalten und eine Hypoxie sowie Hypokapnie vermieden werden
- Frühzeitige adäquate Antibiotikatherapie, damit möglicherweise eine weitere Progression in einen fulminanten septischen Verlauf verhindert wird
- Kontroverse Diskussion der Infusion verzweigtkettiger Aminosäuren bei septischen Patienten; im Unterschied zur hepatischen Enzephalopathie bisher kein eindeutiger Vorteil nachweisbar
- Tierexperimentelle Abschwächung der Neurotoxizität der Chinolinsäure auf die NMDA-Rezeptoren durch die prophylaktische Gabe von Ketamin

Prognose

- Reversible zerebrale Dysfunktion, auch vollständige Erholung einiger Patienten ohne neurologische Ausfälle mit einem EEG mit Burst-Suppression-Mustern
- Gute Prognose, wenn keine makroskopischen Läsionen und keine Mikroorganismen nachweisbar sind
- Auftreten zerebraler Symptome bei Infektionen sowie Bakteriämie erhöhen die Letalität und korrelieren mit der Schwere der Erkrankung des ZNS
- Die Letalität bei schweren ausgeprägten Formen beträgt ca. 50%, bei Patienten ohne Enzephalopathie beträgt diese 0–26%
- Zunahme der Letalität in Abhängigkeit vom Glasgow Coma Score (GCS), Letalität 16% bei einem GCS von 15; 20% bei einem GCS von 13–14; 50% bei einem GCS von 9–12 und bei einem GCS von 3–8 sogar 63% [Eidelman et al. 1996]
- Entwickelt sich zusätzlich eine hypoxisch-ischämische Enzephalopathie, führt dies häufig zu neuronalem Tod verbunden mit einer hohen Letalität

Hepatische Enzephalopathie

Bis zu 50–70% der leberzirrhotischen Patienten sollen eine hepatisch bedingte, jedoch subklinische zerebrale Störung aufweisen.

Ätiologie

Akutes Leberversagen (s. auch Kap. B-7.3):
- Hepatitis 70% (Hepatitis B > Hepatitis C > Hepatitis A)
- Medikamente 25%: α-Methyldopa, Allopurinol, Amiodaron, Antidepressiva, Gold, Halothan, INH, Ketokonazol, MAO-Hemmer, NSAR, Paracetamol, Phenytoin, Sulfonamide, Tetracycline, Valproat
- Gifte 5%: Knollenblätterpilz, Herbizide, halogenierte Kohlenwasserstoffe
- M. Wilson
- Reye-Syndrom < 1%

Chronisches Leberversagen:
- Alkohol (s. Kap. B-3.1)
- Infektionen: Hepatitis, chronische Cholangitis
- Autoimmunerkrankungen: Autoimmunhepatitis, PBC, PSC
- Venöse Abflussstörung (Budd-Chiari-Syndrom, Venenverschluss, Rechtsherzinsuffizienz)
- Medikamente: α-Methyldopa, Amiodaron, INH, Methotrexat
- Stoffwechselstörungen: M. Wilson, Hämochromatose, $α_1$-Antitrypsinmangel, Glykogenose Typ IV, Mukoviszidose, erythropoetische Porphyrie, Galaktosämie

Symptome

- Ikterus, Palmarerythem, Spidernävi, Gynäkomastie, Caput medusae, Koagulopathie, Foetor hepaticus, »flapping tremor« (Asterixis), Splenomegalie, Aszites, Hypotonie, Juckreiz
- Bei Paracetamolintoxikation: primär Übelkeit, Erbrechen, danach evtl. Besserung für 1–2 Tage, dann Enzephalopathie
- Knollenblätterpilzvergiftung: 6–12 h nach Aufnahme: Bauchschmerzen, Übelkeit, Erbrechen, Diarrhö, Dehydratation, Elektrolytentgleisung, beschwerdefreies Intervall für 1–3 Tagen, dann Enzephalopathie (s. Kap. B-7.3)
- Hyperdyname Kreislaufsituation mit niedrigem vaskulärem Widerstand (HMV ↑), intestinale Durchblutung ↑, portalvenöser Druck ↑, Kreislauflabilität

Diagnostik

Labor

- Albumin, Quick-Wert ↓, PTT ↑, Faktor V ↑, ATIII ↓, Protein C ↓, Ammoniak ↑ >100 µg/dl, Methionin ↑, Laktat ↑, Bilirubin ↑, Blutzucker stündlich, Elektrolyte, BGA, GOT ↑, GPT ↑, CHE ↓, Kreatinin ↑, Harnstoff ↑, Blutbild, Virusserologie
- Hepatitis bei Lupus erythematodes: ANA, Anti-dsDNA-AK, Anti-Sm, LKM, LMA
- Primär biliäre Zirrhose: AP ↑, GGT ↑, AMA (Anti-M2)
- Primär sklerosierende Cholangitis: p-ANCA, AP ↑, GGT ↑ (keine AMA)
- M. Wilson: Serum-Cu^{2+} ↓, Serumcoeruloplasmin ↓, Urin-Cu^{2+} ↑
- Hämochromatose: Eisen ↑, Ferritin ↑, freies Transferrin ↓
- Leberzellkarzinom: AFP ↑
- $α_1$-Antitrypsinmangel: $α_1$-Antitrypsin ↓

Sonographie

- Lebergröße, -struktur, Blutfluss, Gallenwege, V. portae (portaler Hypertonus), Milz, Aszites

Ösophagogastroduodenoskopie

- Ausschluss und Therapie von Blutungen (Varizen, Stauungsgastritis)
- Gegebenenfalls ERCP

Leberpunktion/Aszitespunktion

- Zytologie, Protein, Cholesterin, Amylase, LDH, Bakteriologie bei unklarer Genese

Gegebenenfalls erweiterte neurologische Diagnostik
- EEG, CCT, Liquorpunktion

Epidurale Hirndruckmessung

- Steuerung der Hirnödemtherapie
- Beurteilung der Prognose bei geplanter LTX
- Indikation ab Stadium III und bei geplanter LTX

Therapie

Initial sollte geprüft werden, ob eine kausale Behandlung des Leberversagens möglich ist.

Symptomatische Behandlung

- Beseitigung auslösender Faktoren: GIT-Blutung, Infektionen, Absetzen von Medikamenten: v. a. Sedativa, Diuretika
- Engmaschige Überwachung und Korrektur des Wasser- und Elektrolythaushalts (ZVD)
- Reduktion ZNS-toxischer Metabolite und Verminderung des Eiweißkatabolismus
- Resorptionshemmung des intestinalen Ammoniaks und Reduktion ammoniakbildender Bakterien: salinische Abführmittel (Magnesiumsulfat), hohe Darmeinläufe (Lactulose, Laktitol), schwer resorbierbare Antibiotika: Neomycin 3-mal 2 g/Tag, dann 1- bis 2-mal 2 g/Tag/p.o. oder p.MS., CAVE: Oto- und Nephrotoxizität
- Parenterale Ernährung: Reduktion der Aminosäurezufuhr auf 20 g/Tag für 2–3 Tage, dann Steigerung um 10 g/Tag bis 1 g/kgKG/Tag erreicht wird, Infusion verzweigtkettiger Aminosäuren führte zur Verbesserung des klinischen Krankheitsbildes, ausreichende Kalorienzufuhr durch hochprozentige Glukoselösung
- Gerinnungssubstitution: Ziel: Quick-Wert >40%, Thrombozyten >50 000/µl
- Aszitestherapie
- Senkung des Hirndrucks bei zerebralem Ödem (v. a. Stadium III und IV), Oberkörperhochlagerung, hirndrucksenkende Therapie mit Mannitol, wenn Hirndruck >20 mmHg
- Flumazenil zur Beeinflussung einer GABA-Benzodiazepin-Interaktion
- Plasmapherese
- Lebertransplantation bei terminaler Leberinsuffizienz, v. a. bei akuter hepatischer Enzephalopathie einzig gesicherte therapeutische Maßnahme mit Senkung der Letalität von >80% auf <30%

> **CAVE**
> Bei hepatischer Enzephalopathie Grad 3–4 sollte aufgrund des zerebralen Ödems mit frühzeitiger kontrollierter Beatmung und einer Analgosedierung begonnen werden, ggf. Hirndruckmonitoring und hirndrucksenkende Therapie bei akutem Hirndruck.

Prognose

- Abhängig von der zugrundeliegenden Lebererkrankung, häufig reversible zerebrale Dysfunktion
- Überlebensrate:
    - Bei Hepatitis A 40 %, B 23 %, C 10 %, Intoxikation 10 %
    - Komastadium I–II 60 %, III–IV < 20 %
    - Bei Lebertransplantation, v. a. bei akuter hepatischer Enzephalopathie, ca. 70 %

Renale/urämische Enzephalopathie

Erkrankungen des ZNS, die infolge eines unbehandelten Nierenversagens oder trotz adäquater Dialysetherapie auftreten.

Akutes Nierenversagen

- Prärenal: 70–80 % durch Hypovolämie, Herz-Kreislauf-Insuffizienz, Schock
- Renal: Ischämie, Toxizität, Nephritiden, Präeklampsie
- Postrenal: Verschluss der ableitenden Harnwege

Dekompensiertes chronisches Nierenversagen

- Diabetische Nephropathie 35 %
- Hypertoniebedingte Nierenschädigung 25 %
- Chronische Glomerulonephritis 10 %
- Interstitielle Nephritis 5 %
- Analgetikanephropathie 1 %

Elektrolytstörungen, hyperkalzämische Enzephalopathie

- Selten
- Maligne Tumoren mit und ohne Metastasierung
- Plasmozytom, Sarkoidose, primärer Hyperparathyreoidismus
- Vitamin-D-Intoxikation

Symptome

- Veränderte Atemmuster mit Hyperpnoe, Hyperreflexie, Myoklonie und Tremor
- Myoklonien, Asterixis, Ataxie, Hyperreflexie, Tonussteigerung
- Generalisierte tonisch-klonische Anfälle heute nur noch selten infolge der Dialyse
- Urämischer Foetor, Pruritus
- Natrium- und Wasserretention mit Ödemen bis zum Lungen- und Hirnödem, Halsvenenstauung, häufig Hypertonie, Gerinnungsstörungen
- Perikarditis und Pleuritis, Herzinsuffizienz, Herzrhythmusstörungen

Diagnostik

- Initial: Ursachenforschung bei Diagnostik einer akuten Oligurie/Anurie
- Anamnese und körperliche Untersuchung: Ödeme, Dehydratation, Auskultation
- Adomensonographie: Ausschluss Obstruktion, Nierenstauung, Steine, Morphologie
- Labor: Elektrolyte, Blutbild, Kreatinin, Harnstoff, Myoglobin, Kreatininkinase
- Urin: Elektrolyte, Osmolalität, Protein, Myoglobin, Urinsediment, Mikrobiologie
- EKG: HRST, Hyperkaliämie, ERBS
- Thoraxröntgenaufnahme: »fluid lung«
- Echokardiographie

Therapie

- Therapie der Grunderkrankung
- Hämodialyse, Hämofiltration
- Bei Krampfanfällen zusätzlich: Lorazepam 0,1 µg/kgKG i.v. (2 mg/min) bis maximal 10 mg, Diazepam 10–20 mg i.v., Clonazepam 1–2 mg i.v., zur Anfallsprophylaxe: Diphenylhydantoin, Carbamazepin, Valproinsäure, **CAVE:** Phenobarbital – renale Elimination
- Korrektur des Volumen- und Elektrolythaushalts
- Gegebenenfalls Erhalt bzw. Erhöhung der Restausscheidung durch Dopaminperfusor, Diuretikagaben
- NTX

Prognose und Letalität

25–80 % bei ANV abhängig von der Grunderkrankung, häufigste Todesursache: Sepsis.

Hypoxisch-ischämische Enzephalopathie

Hirnfunktionsstörungen bedingt durch chronischen Sauerstoffmangel infolge hypoxischer oder ischämischer Bedingungen, insbesondere bei folgenden Grunderkrankungen: Anämie, pulmonale Erkrankungen (COPD), Herzvitien, Hypoventilation, kardiovaskuläre Erkrankungen, Hypo- und Hypertension, Hypoperfusion des ZNS, Apoplex, Sinusvenenthrombose.

Symptome

- Die Symptome werden bestimmt von der Hypoxie/Ischämie der betroffenen Hirnregion
- Zunächst Allgemeinsymptome mit initialer Desorientierung und Schläfrigkeit bis zum Koma, bei stärkerer Ausprägung auch neurologische Herdsymptome als Folge von Demyelinisierung oder Nekrosen
- Unterschiedlich ausgeprägte Atemstörungen möglich
- Multifokale Myoklonien, Hemi- und Monoplegien, Tonussteigerung der Muskulatur, Rigor
- Lance-Adams-Syndrom: Hypoxische Hirnschädigung mit Hirnstamm- und Kleinhirnbeteiligung, Auftreten nach schwerer, hypoxischer Hirnschädigung, mehrere Tage dauerndes Koma, generalisierte zerebrale Anfälle mit Myoklonien

Diagnostik

- Neurologischer Status
- Bildgebende Diagnostik:
  - cCT: Ausschluss intrazerebraler Blutungen, Ischämiezeichen meistens 4–6 h nach Symptombeginn erkennbar (Hypodensität)
  - MRT: bessere Lokalisierbarkeit eines Infarkts, z. B. bei infratentoriellen Läsionen
  - Doppler-/Duplexsonographie: Stenosenachweis der extra- und intrakraniellen Arterien
  - Arterielle DAS: bei Verdacht auf Basilaristhrombose, Sinusvenenthrombose
- EKG: AA bei VHF, Herzinfarkt
- Labor: BB, Gerinnung, CRP, ggf. weiterführende Gerinnungsdiagnostik, Vaskulitisparameter

Therapie

- Monitoring des Patienten: engmaschige Überwachung der Bewusstseinslage, Atmung, Blutdruckkontrolle
- Kontrolle des Flüssigkeits- und Volumenhaushalts
- Oberkörperhochlagerung 30°
- Vollheparinisierung und engmaschige Gerinnungskontrollen nach Ausschluss einer Blutung (cCT), relative Kontraindikationen: hämorrhagische Infarzierung, großer raumfordernder Infarkt
- Gegebenenfalls Hirndruckmonitoring und -therapie
- Gegebenenfalls Thrombolyse, Hämodilution
- Gegebenenfalls Revaskularisierung

Prognose und Letalität

- Bei raumforderndem Mediainfarkt: Letalität unbehandelt >80%
- Bei Überleben der Hypoxie/Anoxie sind in ausgeprägten Fällen bei Mittelhirnläsionen schwerste Defektsyndrome zu erwarten

Wernicke Enzephalopathie

(s. auch Kap. B.3-1 Entzugssyndrom)

- Vitamin-B_1-Mangelerkrankung

Symptome

- Akut auftretende Augenmuskel- und Blicklähmungen: Doppelbilder, Nystagmus, Pupillenstörungen
- Vegatative Dysregulation mit Hypothermie und Hypotension
- Epileptische Anfälle, evtl. zusätzlich Korsakow-Syndrom mit Gedächtnisstörungen

Therapie

- Bereits bei Diagnose eines Alkoholmissbrauchs: Prophylaktische und auch therapeutische Applikation von Thiamin, initial 250–1000 mg i.v., dann 100–250 mg/Tag i.v.

Literatur

Bleck TP, Smith MC, Pierre-Louis SJC et al. (1993) Neurologic complications of critical medical illnesses. Crit Care Med 21: 98–103

Bolton CF, Young GB, Zochodne DW (1993) The neurological complications of sepsis. Ann Neurol 33: 94–100

Sprung CL, Peduzzi PN, Shatney CH et al. and The veterans administration systemic sepsis cooperative study group (1990) Impact of encephalopathy on mortality in the sepsis syndrome. Crit Care Med 18: 801–806

Eggers V, Schilling A, Kox WJ, Spies C (2003) Septische Enzephalopathie – Differenzialdiagnose und therapeutische Einflussmöglichkeiten. Anaesthesist 52: 294–303

American Psychiatric Association (1994) Diagnostic and statistical manual of mental disorders, 4th edn. Washington DC

Young GB, Bolton CF, Archibald YM et al. (1992) The electroencephalogram in sepsis-associated encephalopathy. J Clin Neurophysiol 9: 145–152

Eidelman LA, Putterman D, Putterman C, Sprung CL (1996) The spectrum of septic encephalopathy. JAMA 275: 470–473

Herz-Kreislauf-System

B-4.1 Therapie der akuten Herzinsuffizienz 454

B-4.2 Myokardinfarkt 456

B-4.3 Intraaortale Ballonpumpe (IABP) 459

B-4.4 Algorithmus der kardiopulmonalen Wiederbelebung 460

B-4.5 Akutbehandlung von Rhythmusstörungen 460

B-4.1 Therapie der akuten Herzinsuffizienz

K. Stangl, H. Kern

Definition

Akutes systolisches und/oder diastolisches Herzversagen. Das Herz ist nicht mehr in der Lage, den Sauerstoffbedarf des Körpers zu decken, mit unzureichender kapillärer Perfusion, Gewebehypoxie und konsekutivem Anstieg an anaeroben Stoffwechselprodukten und Aktivierung von Mediatorsystemen.

Ursachen

- Herzrhythmusstörungen
- Hypoxie
- Ausfall kontraktiler Areale (z. B. Infarkt)
- Primäre Myokarderkrankungen
- Sekundär im Rahmen von Infektionserkrankungen, SIRS und Sepsis (»cardiodepressive factors«)
- Überdosierung kardiodepressiver Medikamente

Therapie

- Allgemeine Maßnahmen: Sauerstoffangebot optimieren durch
  - Erhöhung der inspiratorischen Sauerstoffkonzentration
  - Optimierung des Hämoglobingehaltes
  - Sedierung und maschinelle Beatmung und damit zusätzliche Senkung des Sauerstoffverbrauches durch Reduzierung der Atemarbeit
- Säure-Basen-Haushalt normalisieren
- Elektrolytstörungen korrigieren (hochnormales Serumkalium anstreben: 5–5,5 mval/l)
- Absetzen/beschleunigte Elimination kardiodepressiver Medikamente
- Spezifische kardiovaskuläre Therapie durch Beeinflussung der Determinanten der myokardialen Funktion: Preload, Afterload, Kontraktilität, Herzfrequenz

Mögliche Störungen

- Preload zu hoch oder zu niedrig
- Afterload zu hoch oder zu niedrig
- Kontraktilität zu niedrig
- Herzfrequenz zu hoch oder zu niedrig
- Kombination von Störungen mehrerer Determinanten

Beeinflussung der Vorlast

- Zu niedrige Füllungsdrücke (ZVD, PCWP) anheben durch Volumengabe. Vorsichtige Volumenzufuhr (vgl. »volume challenge«) unter Beachtung der hämodynamischen Auswirkungen
- Bei deutlichem Anstieg der Füllungsdrücke ohne adäquaten Effekt auf das Herzzeitvolumen (Frank-Starling-Mechanismus) oder Systemblutdruck Volumenzufuhr beenden, da die Füllungsdrücke den Punkt der optimalen Vordehnung überschreiten können und es dadurch dann zu einer Abnahme der Querbrückenverbindungen der kontraktilen Proteine mit konsekutiver Kontraktilitätsabnahme kommt
- Bei hohem Füllungsdruck Vasodilatatortherapie (z. B. Nitroprussidnatrium 0,1–4 µg/kgKG/min; unerreicht in der vasodilatatorischen Wirkung und im Rahmen der Intensivmedizin wegen der sehr kurzen Halbwertszeit sehr gut steuerbar)

Beeinflussung der Nachlast

- Bei hohem Strömungswiderstand arterielle Vasodilatation (Nitroprussid 0,2–1 µg/kgKG/min) anstreben, wodurch es zu einer Verringerung der Auswurfimpedanz, einer Erhöhung der Ejektionsfraktion und einem Anstieg des Herzzeitvolumens kommt bei gleichzeitiger Verminderung des myokardialen Sauerstoffverbrauches
- Nitroglyzerin ist bei niedrigen Füllungsdrücken zur Beeinflussung eines hohen peripheren Widerstandes kontraindiziert, da es bei niedriger Dosierung venös wirkt und zu einer Senkung des Preload mit konsekutivem Abfall des HZV in dieser Situation führt
- Eine adäquate Therapie stellt in dieser Konstellation der »volume challenge« dar

Beeinflussung der Herzfrequenz

- Unzureichender »cardiac output« durch bradykarde Rhythmusstörungen, wie Bradyarrhythmie bei Vorhofflimmern, höhergradige AV-Blockierungen, sind am effektivsten durch passagere Schrittmacherstimulation zu behandeln, wenn Versuche mit positiv-chronotropen und dromotropen Medikamenten (Atropin, Orciprenalin) keinen Erfolg zeigen
- Schwieriger ist die Therapie tachykarder Herzrhythmusstörungen. Ist die akute Herzinsuffizienz tachykardiebedingt, muss die Senkung der Herzfrequenz angestrebt werden: β-Blocker bei Sinusta-

chykardie; Amiodaron und Ajmalin bei Kammertachykardien. Hocheffizient sind die elektrische Kardioversion oder Defibrillation in der weiteren therapeutischen Eskalation
- Bei einer kritischen Hauptstammstenose, einer Aorten- oder Mitralklappenstenose und insbesondere bei hypertropher obstruktiver Kardiomyopathie (HOCM) ist die Senkung der Herzfrequenz, z. B. mittels β-Blockertherapie, von herausragender therapeutischer Bedeutung
- Eine postoperativ zunehmende Tachykardie kann neben Volumenmangel auch durch die Kompensation eines abnehmenden links- oder rechtsventrikulären Schlagvolumenindex hervorgerufen werden. In diesem Fall kann durch eine inotrope Therapie der Schlagvolumenindex wieder angehoben werden und im Einzelfall damit die kompensatorische Tachykardie gesenkt werden

Positiv-inotrope Medikamente

Voraussetzung für den Erfolg einer positiv-inotropen Therapie der akuten Herzinsuffizienz sind:
- Funktionelle Reserve des versagenden Myokards
- Stimulierbarkeit der funktionellen Reserve
- Aufrechterhaltung der verbesserten Myokardfunktion

Das hämodynamische Wirkungsprofil der Katecholamine wird durch die Rezeptorwirkung am Myokard und den peripheren Gefäßen bestimmt:

α_1	Vasokonstriktion (mäßig positiv-inotrop)
α_2	Präsynaptische Hemmung der NA-Freisetzung (Vasodilatation)
β_1	Positiv-inotrop und chronotrop, Verkürzung der AV-Überleitung
β_2	Vasodilatation, Bronchodilatation, positiv inotrop
DA_1	Vasodilatation (renal, mesenterial, zerebral)
DA_2	Hemmung der NA- und Prolaktinfreisetzung, Emesis

Von besonderer Bedeutung ist, dass die (chronische) neurohumorale Gegenregulation bei Herzinsuffizienz über eine ständige Erhöhung der Plasmakatecholaminkonzentration zu einer Downregulation der β_1-Rezeptoren führt.

- Adrenalin:
Wirkt in niedriger Dosierung (0,04–0,1 μg/kgKG/min) im Wesentlichen auf β_1- und β_2-Rezeptoren. Höhere Dosierungen führen zu einer α-Stimulation mit einer Zunahme der linksventrikulären Füllung und verminderter Organperfusion
- Dobutamin:
Wirkt vorwiegend auf kardiale β_1-Rezeptoren und damit positiv-inotrop und positiv-chronotrop
- Dopamin:
Verbessert den renalen Blutfluss in einer Dosierung von 2–3 μg/kgKG/min. Eine Steigerung der Dosis führt zuerst zu einer β-Rezeptoraktivierung, in einer Dosis > 8 μg/kgKG/min erfolgt dann eine vorwiegende Vasokonstriktion über α-Rezeptoren. Als Dauertherapie in der sog. Nierendosis nicht mehr indiziert
- Dopexamin:
Stimuliert neben β_2- auch DA_1- und DA_2-Rezeptoren. Neben einer geringen positiv-inotropen Wirkung kommt es zu einem Frequenzanstieg mit peripherer Vasodilatation und Abnahme des linksventrikulären Füllungsdrucks. Die renale und mesenteriale Perfusion wird gesteigert. Aufgrund der initial hohen Nebenwirkungsrate führten neuere Studien zur Anpassung einer »Nierendosis« von 0,5 μg/kgKG/min
- Noradrenalin:
Führt über α-Stimulation zu einer starken peripheren Vasokonstriktion mit einer nur mäßigen positiv-inotropen Wirkung
- Phosphodiesterase-(PDE-)III-Hemmer:
Durch Hemmung der PDE-III kommt es zu einem intrazellulären cAMP-Anstieg mit konsekutivem Ca^{2+}-Anstieg. Es kommt zur myokardialen Kontraktilitätssteigerung und einer verbesserten Lusitropie. Enoximon bewirkt zusätzlich eine periphere Vasodilatation durch Wirkung am cGMP-Rezeptor der glatten Muskulatur des Gefäßsystems (auch Amrinon)
  – Dosis Enoximon:
  »Loading dose«: 0,5–0,75 mg/kgKG über 5 min; Erhaltungsdosis: 5–10 μg/kgKG/min
  HWZ: 8 h. **CAVE:** Dosisreduktion auf 1/10 bei Nierenersatztherapie
  – Milrinon:
  »Loading dose«: 0,05 mg/kgKG über 5 min; Erhaltungsdosis: 0,5–1,0 μg/kgKG/min; Vorteil: kürzere HWZ

Besonders günstig scheinen PDE-III-Hemmer beim Rechtsherzversagen zu sein, da es neben der HZV-Steigerung auch zu einer signifikanten Senkung des

(erhöhten) PVR kommt. Eine Kombinationstherapie von PDE-III-Hemmern mit β_1-Agonisten ist pharmakologisch sinnvoll, da PDE-III-Hemmer den Abbau des durch adrenerge Stimulation produzierten cAMP verhindern und sich dadurch ein synergistischer Effekt ergibt. Der durch periphere Vasodilatation in seltenen Fällen hervorgerufene Blutdruckabfall ist durch adäquate Volumenzufuhr und ggf. Noradrenalintherapie zu behandeln. Eine ausgeprägte Thrombozytopenie als Nebenwirkung kann zur Beendigung der Therapie zwingen Kalziumsensitizer – Typ Levosimendan: Abhängig von der intrazellulären Ca^{2+}-Konzentration unterstützen Kalziumsensitizer den Zustand des Ca^{2+}-Troponin-Komplexes, wodurch die Querbrückenbildung zwischen Aktin und Myosin ermöglicht wird. Hierdurch kommt es zur Kontraktionsverbesserung der Myokardzellen in der Systole, während die Relaxation in der Diastole nicht beeinträchtigt wird. Der myokardiale O_2-Verbrauch wird hierbei nicht erhöht. An der Gefäßmuskulatur bewirken Kalziumsensitizer eine kaliumkanalinduzierte Relaxierung und damit Vasodilatation. Entsprechend diesem pharmakologischen Profil scheint Levosimendan besonders indiziert bei Herzinsuffizienzen ischämischer Genese, also infolge einer koronaren Erkrankung oder eines Plegie-traumas.
Levosimendan:
- »loading dose«: 20 µg/kgKG über 15 min
- Erhaltungsdosis: 0,05–0,2 µg/kgKG/min über maximal 48 h
- Nach dieser Applikation hält aufgrund pharmakologisch aktiver Metaboliten die Wirkung ca. 21 Tage an

Mechanische Unterstützungsverfahren

Ist die akute Herzinsuffizienz trotz Optimierung der konservativen Therapie therapierefraktär, muss die Indikation für ein mechanisches Unterstützungsverfahren geprüft werden.

Empfohlene Literatur

Braun JP, Dopfmer U, Kastrup M et al. (2004) Levosimendan, Klinische Indikationen einer neuen vasoaktiven Substanz. Anaesthesist 53 (2): 163–167
Follath F, Cleland JG, Just H et al. (2002) Efficacy and safety of intravenous levosimendan compared with dobutamine in severe low-output heart failure (the LIDO study): a randomised double-blind trial. Lancet 9328: 196–202
Goenen M (1999) Herzinsuffizienz: Therapieschemata und vasoaktive. In: Zerkowski H-R, Baumann G (Hrsg) HerzAkut-Medizin. Steinkopff, Darmstadt, S 311–336
Holubarsch C, Konstantinides S, Just H (1999) Herzinsuffizienz – aus intensivmedizinischer Sicht. In: Zerkowski H-R, Baumann G (Hrsg) HerzAkut-Medizin. Steinkopff, Darmstadt, S 280–311

B-4.2 Myokardinfarkt

K. Stangl, M. Kastrup

Diagnose

1. ST-Hebung ≥ 0,1 mV in mindestens 2 zusammenhängenden Extremitätenableitungen
2. Und/oder ST-Hebung ≥ 0,2 mV in mindestens 2 Brustwandableitungen
3. Oder neu aufgetretener Linksschenkelblock und infarkttypische (nitrorefraktäre) Angina pectoris
4. CK, CK-MB (8–10% der Gesamt-CK > 100 U), ggf. Troponin erhöht

Differenzialdiagnose der verschiedenen Schockformen

Die Differenzialdiagnose der verschiedenen Schockformen zeigt die Tabelle.

Differenzialdiagnose der verschiedenen Schockformen			
Parameter	Hypovolämischer Schock	Kardiogener Schock	Septischer Schock
RR	Erniedrigt	Erniedrigt	Erniedrigt
HZV	Erniedrigt	Erniedrigt	Erhöht (erniedrigt)
Afterload bzw. Gefäßwiderstand SVR	Erhöht	Erhöht	Erniedrigt (erhöht)
Preload bzw. Wedgedruck	Erniedrigt	Erhöht	Erniedrigt
peripherer Kreislauf	Vasokonstriktion	Vasokonstriktion	Vasodilatation
ZVD	Erniedrigt	Erhöht	Erniedrigt

Erste Maßnahme

> Sofortige Wiedereröffnung des infarktbezogenen Gefäßes anstreben.

Supportive Maßnahmen

- Bettruhe
- 2–4 l O_2/min über eine Nasensonde
- Rücksprache mit dem Kardiologen
- Nitroglycerin 10–20 µg/min (**CAVE:** systolischen Blutdruck > 90 mmHg, diastolischen Blutdruck > 50 mmHg halten)
- Morphin 5–10 mg i.v.; ggf. Diazepam 2,5–5 mg i.v.
- Engmaschige Laborkontrollen: Herzenzyme, Gerinnung, EKG-Kontrollen
- Aspisol 500 mg i.v. (wenn keine akute Blutung bzw. Vormedikation mit ASS)
- Antiarrhythmische Therapie, falls erforderlich
- Differenzierte Volumen- und Katecholamintherapie
- Optimierung des myokardischen Sauerstoffverbrauchs durch Betablockade (z. B. Metoprolol 5–20 mg i.v. repetitiv): Zielgrößen: RR_{syst} < 120 mmHg, HF < 90/min

Thrombolyse

- Unmittelbar postoperativ nur nach Rücksprache mit den operativen Disziplinen; frühzeitige Involvierung der Kardiologen zwecks Katheterintervention
- Thrombolyse nur nach eindeutiger Indikation (s. oben: »Diagnose«)
- Zeitpunkt nach Symptombeginn und Zeitgewinn entscheiden über Nutzen der Lyse
- Bevorzugt ≤ 6 h nach Beginn der Symptomatik; nach Rücksprache ≤ 24 h nach Symptombeginn
- Größter Nutzen durch Lyse: jüngere Patienten, kurze Symptomdauer, Vorderwandinfarkt bzw. große Infarkte (grobe Schätzung anhand der Summe der ST-Streckenhebung)
- Aufklärung über Nutzen/Risiken meist nur mündlich sinnvoll/möglich (aber mit Anwesenheit eines Zeugen) und nur soweit angemessen: schmerzgeplagter Patient, unter dem Einfluss von Sedativa/Analgetika
- Patienten > 75 Jahre: strenge Indikationsstellung, da diese ein erhöhtes intrakranielles Blutungsrisiko aufweisen
- Bei kardiogenem Schock primär interventionelle Therapie anstreben

Absolute Kontraindikationen

- Hirnblutung, Schlaganfall, SHT, neurochirurgischer Eingriff vor ≤ 6 Monaten
- Intrakranieller Tumor
- Aortendissektion
- Akute Pankreatitis
- Gastrointestinale oder innere Blutungen innerhalb des letzten Monats
- Bekannte hämorrhagische Diathese

Relative Kontraindikationen

- Chirurgischer Eingriff, Trauma, Biopsie
- Prolongierte traumatische Reanimation
- TIA in den letzten 6 Monaten
- Marcumartherapie
- Kurzfristig nach Retinalaserung

Durchführung

1. Alteplase:
   - Sofort 15 mg Bolus i.v.; anschließend 50 mg/30 min i.v.; anschließend 35 mg/60 min i.v. +
   - Vollheparinisierung! Bolus 5000 IE; Infusion 1000 IE/h (aPTT: 1,5- bis 2,5fach verlängert)
2. Tenecteplase:
   - Körpergewichtsbezogene Dosierung:
     < 60 kgKG: 30 mg
     ≥ 60 bis < 70 kgKG: 35 mg
     ≥ 70 bis < 80 kgKG: 40 mg
     ≥ 80 bis < 90 kgKG: 45 mg
     ≥ 90 kgKG: 50 mg Tenecteplase i.v. +
   - Heparinisierung:
     ≤ 67 kgKG: 4000 IE i.v., dann 800 IE/h kontinuierlich
     > 67 kgKG 5000 IE als Bolus und 1000 IE kontinuierlich
     (aPTT: 1,5–2,0fach verlängert)
3. Reteplase:
   - Körpergewichtsunabhängige Dosierung: 2-mal 10 U in Abstand von 30 min
   - Heparinisierung: 5000 IE als Bolus i.v.; 1000 IE/h als kontinuierliche Infusion (aPTT: 1,5- bis 2,0fach verlängert)
4. Adjuvant: Heparin i.v. (Ziel-PTT: 1- bis 2fach verlängert); ASS 100 mg/Tag
   - »Rescue-PCI«: Bei persistierender Angina pectoris oder ST-Hebungen nach Thrombolyse (2–4 h nach Lyse)

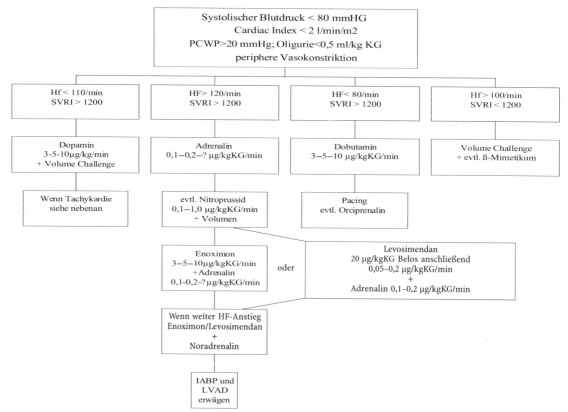

◘ Abb. B-11. Low-output-Syndrom

Primäre PCI

- Möglichst binnen 60 min nach Auftreten der Symptomatik
- Bei kardiogenem Schock ist die PCI der Fibrinolyse vorzuziehen
- Bei Kontraindikationen gegen eine Lyse
- Sofortige Information der Kardiologen (24-Stunden-Bereitschaftsdienst)

Relative Kontraindikationen

- Kontrastmittelallergie

Vorgehen bei Vorhandensein eines PAK

- PCWP <»best wedge«, CI >2,5
  Siehe erste Maßnahmen
- PCWP >»best wedge«, CI >2,5
  Flüssigkeitsrestriktion, Furosemid, Nitro
- PCWP <»best wedge«, CI < 2,5
  Vorsichtige Volumengabe, ggf. NA
- PCWP >»best wedge«, CI < 2,5
  Dopamin/Dobutamin/Adrenalin/Enoximon/Levosimendan ± IABP, ± Not-PCI; ± ACVB
  Das Low-output-Syndrom zeigt ◘ Abb. B-11.

Literatur

Degeare VS, Dangas G, Stone GW, Grines CL (2001) Interventional procedures in acute myocardial infarction. Am Heart J 141 (1): 15–24

Menon V, Berkowitz SD, Antman EM, Fuchs RM, Hochman JS (2001) New heparin dosing recommendations for patients with acute coronary syndromes. Am J Med 110 (8): 641–650

O'Rourke RA, Hochman JS, Cohen MC, Lucore CL, Popma JJ, Cannon P (2001) New approaches to diagnosis and management of unstable angina an non-st-segment elevation myocardial infarction. Arch Intern 161: 674–682

B-4.3 Intraaortale Ballonpumpe (IABP)

K. Stangl, M. Kastrup

- Bei der IABP wird perkutan und meist transfemoral ein Ballon in die thorakale Aorta eingelegt
- Dieser Ballon wird synchron zur Herzaktion in der Diastole mit Helium gefüllt und in der Systole entleert
- Dadurch kommt es zum einen zu einer Verbesserung der Koronarperfusion während der Diastole und zum anderen zu einer akuten Nachlastsenkung bei der Deflation des Ballons in der Systole
- Dieses Ziel wird durch die Gegenpulsation erreicht, indem die koronare und systemische Perfusion verbessert wird und das Pre- und Afterload reduziert wird

Indikationen

Medizinisch

- Kardiogener Schock und drohender Schock
- Drohende Ausweitung eines Myokardinfarktes
- Instabile Angina pectoris
- Unterstützung bei
  - Koronarangiographie
  - Koronarangioplastie
  - Thrombolyse
  - Hochrisikointerventionen
- Überbrückung bis zur Herztransplantation oder bis zum Einsatz von LVAD (»left ventricular assist device«)
- Unterstützung während eines Patiententransportes
- Herzfehler: Klappenstenose (Aorten-, Mitralklappe), Mitralklappeninsuffizienz, Papillarmuskelabriss, Ventrikelseptumdefekt, LV-Aneurysma (**CAVE:** bei Aorteninsuffizienz)

Chirurgisch

- Prophylaktische Vorbereitung für die Herzchirurgie bei Hochrisikopatienten mit EF < 20%
- Postoperative myokardiale Funktionsstörung
- Überbrücken bis zum Einsatz des LVAD
- Zur zusätzlichen Unterstützung des LVAD

Kontraindikationen

Absolut

- Hämodynamisch bedeutende Insuffizienz der Aortenklappe
- Aortenaneurysma oder Erkrankung der Aortenwand

Relativ

- Krankheiten im Endstadium – jedoch als Überbrückung bis zur Transplantation
- Arteriosklerose, v. a. PAVK
- Abdominales Aortenaneurysma

Komplikationen

- Extremitätenischämie durch Gefäßverschluss
- Beschädigung der Aortenwand
- Thrombose
- Embolusbildung
- Infektion
- Blutungen oder Thrombozytopenie
- Alle Komplikationen wie nach einer arteriellen Punktion der A. femoralis: z. B. AV-Fistel etc.
- Ruptur oder Verfangen des Ballons
- Gefäßruptur

Auswirkungen am Patienten durch die IABP

- Diastolischer Druck wird erhöht
- Enddiastolischer Druck wird erniedrigt
- Systolischer Druck wird erniedrigt (kann auch manchmal erhöht sein)
- Sauerstoffangebot für das Myokard wird erhöht
- Schlagfrequenz wird erniedrigt
- Schlagvolumen wird erhöht
- Wedge (Preload) wird erniedrigt
- Urinausscheidung wird erhöht

Anlage der Ballonpumpe

- Ein perkutanes Vorgehen (A. femoralis) oder ein offenes chirurgisches Vorgehen (femoral, transthorakal, transaxillär) ist möglich
- Auf der Intensivstation wird meist der perkutane Zugangsweg über die A. femoralis gewählt

> **CAVE**
> **Vorher pAVK ausschließen!**

- Vorgehen unter streng sterilen Kautelen mit Kopfbedeckung, Mundschutz, sterilen Handschuhen und großflächiger Desinfektion und großflächiges Abdecken mit sterilen Tüchern (**CAVE:** lange Drähte)
- Punktion der Arterie und Vorschieben des Drahtes in Seldinger-Technik

Timingfehler und ihre Auswirkungen bei der intraaortalen Ballonpumpe		
	Zu früh	**Zu spät**
Balloninflation	Vorzeitiger Aortenklappenschluss Reduziertes Schlagvolumen, d.h. niedrigeres HZV Anstieg des Restvolumens im linken Ventrikel *Gefährdung des Patienten, unverzügliche Korrektur des Inflationszeitpunktes notwendig!*	Niedriger diastolischer Spitzendruck Niedriger Perfusionsdruck in den Koronararterien Geringeres Sauerstoffangebot für das Myokard *Keine Gefährdung des Patienten, jedoch keine effektive Unterstützung!*
Ballondeflation	Geringe Afterloadreduzierung Höherer enddiastolischer Druck *Keine Gefährdung des Patienten, jedoch keine effektive Unterstützung!*	Arbeitsaufwand des linken Ventrikels steigt Herzminutenvolumen sinkt *Gefährdung des Patienten, unverzügliche Korrektur des Deflationszeitpunktes notwendig!*

- Nach Entfernung der Nadel:
  Stichinzision ca. 2 mm der Haut und Faszie
- Dilatation der Einstichstelle mit Dilatator aus Set
- Nach vollständigem Entlüften des Ballons und Spülung des Zentrallumens mit Kochsalzlösung Einführen des Ballons über den Seldinger-Draht unter Röntgenkontrolle oder unter gleichzeitiger Durchführung einer TEE

Optimale Lage: In der Aorta ca. 2 cm distal des Abganges der linken A. subclavia.

- Anschließen des Druckaufnehmers an den Katheter und Anschließen der Heliumleitung an den Ballon
- Nach sorgfältiger Überprüfung der Einstellung und Wahl des richtigen Triggermodus Beginn der Therapie

Timingfehler und ihre Auswirkungen

Timingfehler und ihre Auswirkungen bei der intraaortalen Ballonpumpe zeigt die Tabelle.

Literatur (IABP)

Allen RC, Schneider J, Longenecker L, Kosinski AS, Smith RB III, Lumsden AB (1993) Acute lower extremity ischemia after cardiac surgery. Am J Surg 166 (2): 124–129; discussion 129

Armstrong B, Zidar JP, Ohman EM (1995) The use of intraaortic balloon counterpulsation in acute myocardial infarction and high risk coronary angioplasty. J Interv Cardiol 8 (2): 185–191

Busch T, Sirbu H, Zenker D, Dalichau H (1997) Vascular complications related to intraaortic balloon counterpulsation: an analysis of ten years experience. Thorac Cardiovasc Surg 455 (2): 55–59

Georgeson S, Coombs AT, Eckman MH (1992) Prophylactic use of the intra-aortic balloon pump in high-risk cardiac patients undergoing noncardiac surgery: a decision analytic view. Am J Med 92 (6): 665–678

Ley SJ (1993) Myocardial depression after cardiac surgery: pharmacologic and mechanica l support. AACN Clin Issues Crit Care Nurs 4 (2): 293–308

Sangkachand P, Funk M, Sexton D L, Lacey KO (1997) Detecting vascular problems in patients with diabetes treated with an intra-aortic balloon pump. Diabetes Educ 23 (6): 656–663

Yuen JC (1991) Percutaneous intra-aortic balloon pump: emphasis on complications. South Med J 84 (8): 956–960

B-4.4 Algorithmus der kardiopulmonalen Wiederbelebung

Siehe Kap. D-1.

B-4.5 Akutbehandlung von Rhythmusstörungen

Siehe Kap. B-2.1 und D-2.4.

Volumen- und Blutkomponententherapie in der Intensivmedizin

B-5.1 Allgemeine Bemerkungen zur Volumentherapie   462

B-5.2 Therapie mit Blut oder Blutbestandteilen   462

B-5.3 Gerinnungsfaktoren   464

B-5.4 Andere gerinnungsaktive Substanzen   465

B-5.5 Antikoagulanzien   466

B-5.6 Heparin induzierte Thrombozytopenie (HIT II)   469

B-5.1 Allgemeine Bemerkungen zur Volumentherapie

C. von Heymann

Ziel

Das Ziel der Volumentherapie in der Intensivmedizin ist es, das Herzzeitvolumen zu normalisieren und die Mikrozirkulation zu optimieren.

Therapieschema

- Blutverlust bis 500 ml (ca. 10% des KG): Substitution mit Kristalloiden
- Blutverlust bis 1000 ml (ca. 20% des KG): Substitution mit Kristalloiden und Kolloiden im Verhältnis von 2:1
- Blutverluste >1500 ml: differenzierte Substitution mit Kristalloiden, Kolloiden, Erythrozytenkonzentraten und Frischplasma (zur Substitution von Thrombozytenkonzentraten: s. Indikationen unten)

Therapiekontrolle

- Die exakte Beurteilung des klinischen Zustandes des Patienten, der Kreislaufparameter, der Lungen- und Nierenfunktion sowie die kontinuierliche Kontrolle der laborchemischen Parameter (inkl. Hb, Hkt, Säure-Basen-Haushalt, Laktat, ggf. Herzenzyme als Ischämiemarker, KOD bzw. Osmolarität) sind die Voraussetzung für eine erfolgreiche Volumenersatztherapie
- Prinzipiell sollte die Volumenersatztherapie bei akuten Blutungen nicht vom Erreichen eines »kritischen« Laborwertes (Hb oder Hkt), sondern von der klinischen Stabilität des Kreislaufs (Qualität der Mikrozirkulation, Diurese, Katecholaminbedarf, Füllungsdrücke und Vitalparameter) geleitet werden.

Humanalbumin

- Hinsichtlich der Behandlung mit Humanalbumin ist eine englische Metaanalyse zu dem Ergebnis gekommen, dass die Substitution von Humanalbumin bei Hypovolämie, Verbrennungen und Hypalbuminämie bei kritisch kranken erwachsenen Patienten keine Reduktion der Mortalität mit sich bringt, eher ist ein Trend in Richtung einer Mortalitätssteigerung zu sehen [1]. Aus diesem Grunde halten wir den Einsatz von Humanalbumin in der Intensivmedizin für nicht mehr gerechtfertigt.

Hydroxyäthylstärke

In der wissenschaftlichen Diskussion um den Volumenersatz beim kritisch kranken Patienten sind für die Anwendung von Hydroxyäthylstärke (HAES) mehrere unerwünschte Nebenwirkungen beschrieben worden: Der Einfluss von HAES auf das Gerinnungssystem ist v. a. für die hochmolekularen (450 000–470 000 D), hochsubstituierten (0,62–0,7) Lösungen beschrieben worden, wozu auch Störungen der thrombozytären Gerinnung zählen. Die neueren niedermolekularen (70 000–200 000 D) HAES-Lösungen mit niedrigem Substitutionsgrad (0,5) zeigen sich in dieser Hinsicht als weniger bedenklich, wobei auch für diese Lösungen eine Verlängerung der aPTT durch eine Abnahme des Faktor-VIII-von-Willebrand-Komplexes [2] gezeigt wurde, sodass wir insgesamt einen Einsatz dieser Lösungen beim Intensivpatienten gemäß den allgemein gültigen Dosierungsempfehlungen für vertretbar halten.

Für die hochdosierte Anwendung von HAES ist eine akute Verschlechterung der Nierenfunktion mit Auslösung eines akuten Nierenversagens beschrieben worden (sog. Hyperviskositätssyndrom). In diesem Zusammenhang ist unbedingt auf die ausreichende Flüssigkeitssubstitution neben der Gabe von HAES zu achten, welche ein Hyperviskositätssyndrom mit einer kritischen Zunahme des kolloidosmotischen Drucks und der nachfolgenden Abnahme der glomerulären Filtrationsrate verhindern kann [3].

Die mögliche Auslösung eines generalisierten Juckreizes halten wir bei Intensivstationspatienten für ein tolerierbares Risiko.

B-5.2 Therapie mit Blut oder Blutbestandteilen

C. von Heymann

Neben der Therapie akuter Blutungen ist die Zielstellung der Substitution von Blutprodukten in der Intensivmedizin zum einen die Aufrechterhaltung einer ausreichenden Sauerstofftransportkapazität und zum anderen die Balance des plasmatischen und zellulären Gerinnungssystems zur Prävention akuter Blutungen.

Nach dem aktuell gültigen Transfusionsgesetz vom 1. Juli 1998 muss die Gabe von Blutprodukten im Narkoseprotokoll oder der Intensivstationskurve mit Eintrag der jeweiligen Konservenidentifikationsnummer dokumentiert werden. Der Bedside-Test des Empfängers muss vor jeder Transfusion erfolgen und mit Datum und Uhrzeit (Transfusionsprotokoll) dokumentiert werden [vgl. »Richtlinien zur Gewinnung von Blut und Blutbestandteilen und zur Anwendung von Blutprodukten (Hämotherapie)« aus dem Jahr 2000].

Wertvolle Hinweise zur Therapie mit Blutprodukten bieten auch die »Leitlinien zur Therapie der mit Blutkomponenten und Plasmaderivaten« der Bundesärztekammer aus dem Jahr 2003, die über die Homepage der Bundesärztekammer eingesehen werden können.

Transfusion von Erythrozytenkonzentraten

Die Indikation zur Transfusion von Erythrozytenkonzentraten sollte nach klinischer und nicht nach laborchemischer Indikation gestellt werden; nach der wissenschaftlichen Diskussion der letzten Jahre kann ein »kritischer Hb« von 10 g/dl ($\triangleq$ deziliter oder auch g%) nicht mehr aufrecht erhalten werden [4].

Indikationen zur Transfusion von Erythrozytenkonzentraten

- Kardiopulmonal gesunder Patient, ohne weitere organbezogene Ischämie:
  Hämoglobin (Hb) <7 g/dl (Hämatokrit =0,21)
- Kardiopulmonal erkrankter Patient mit eingeschränkter O_2-Transportkapazität:
  Hb <9 g/dl (Hkt =0,27)
- Bei schwerstkranken Patienten (APACHE II >20) ist Zielwert der Transfusionstherapie:
  Hb = 9 g/dl (Hkt =0,27)

Transfusion von Fresh-Frozen-Plasma

Die Indikation von Fresh-Frozen-Plasma (FFP) sollte immer engmaschig durch Gerinnungskontrollen überwacht, aber in Notsituationen nicht auf diese gewartet werden. Die Angaben zu Punkt 1 »Massivtransfusionen« (s. unten) verstehen sich als Richtwerte, von denen im Einzelfall abgewichen werden kann.

Indikationen

1. Massivtransfusion:
   - Frühestens nach 4 EK
   - Dann im Verhältnis von 2:1 (EK:FFP)
   - Ab 10 EK im Verhältnis von 1:1
2. Verdünnungskoagulopathie: wie 1
3. Nachgewiesene plasmatische Gerinnungsstörung
4. DIC: Bis heute gibt es keine gesicherte, auf Studien gestützte Empfehlung zum Einsatz von FFP bei DIC. Als indiziert gelten sie im Stadium des Verbrauchs
5. Faktor-V- und -XI-Mangel: Nicht als Gerinnungskonzentrate erhältlich. Notwendige Mindestaktivität zur Hämostase: Faktor V 10–15% und Faktor XI 20%
6. Lebererkrankungen: Nur bei durch Leberinsuffizienz bedingte manifeste Blutung
7. Notfallmäßige Antagonisierung von Vitamin-K-Antagonisten (**CAVE**: hohe Volumenbelastung)
8. Thrombotisch-thrombozytopenische Purpura

Transfusion von Thrombozytenkonzentraten

Bei der Indikation zur Substitution von Thrombozyten ist neben der Grunderkrankung auch immer die klinische Situation des Patienten zu berücksichtigen. Unmittelbar postoperativ ist bei drohender Blutung die Thrombozytensubstitution indiziert bei einem Grenzwert von 50 000/μl; wenn im Verlauf der postoperativen Intensivbehandlung die Thrombozytenzahlen ohne Zeichen einer Blutungsneigung abfallen, ist frühestens ab 20 000 Thrombozyten/μl zu transfundieren (Ausnahme: Patienten mit heparininduzierter Thrombozytopenie Typ II, s. unten).

Prinzipiell ist bei der Transfusion von Thrombozytenkonzentraten Rhesus-Faktor-positiver Spender auf Rhesus-Faktor-negative Frauen im gebärfähigen Alter an eine Anti-D-Prophylaxe mit einem Anti-D-Immunglobulinpräparat zu denken.

Indikation zur Gabe von Thrombozyten

1. Durch mangelnde Synthese bedingte Thrombozytopenie, z. B. AML, Zytostatika, Bestrahlung
2. Thrombozytopathien durch Fehlbildung (»intrinsic defekt«)
3. Neonatale Thrombozytopenie bei idiopathisch thrombozytopenischer Purpura der Mutter
4. Thrombozytopenie bei Massivtransfusionen
5. Thrombozytopenie als Folge erhöhten Umsatzes (DIC, Sepsis, ITP)
6. Thrombozytopathie durch Plasmafaktoren (»extrinsic«), z. B. von-Willebrand-Jürgens-Syndrom

Blutungen bei Patienten nach Anschluss an eine Herz-Lungen-Maschine (HLM) stellen aufgrund der Thrombozytenfunktionsschädigung nach der HLM eine Ausnahme dar, sodass die Indikation zur Transfusion in diesem Fall von der Schwere der Blutung abhängt. Sofern vorhanden, sollte in diesem Falle ein Hämostaseologe konsultiert werden. Zum Monitoring kann ein Thrombozytenfunktionsscreening mit dem PFA-100 durchgeführt werden.

1. Bei *ASS-induzierten Blutungen* ist die intravenöse Gabe von DDAVP (Minirin) in einer Dosis von 0,3 µg/kgKG über 30 min alle 12 h zu erwägen [5]. Nach DDAVP-Gabe ist ein vermehrtes Auftreten von Myokardinfarkten beobachtet worden [6], sodass das routinemäßige Monitoring von Herzenzymen und 12-Kanal-EKG-Aufzeichnungen angezeigt ist. Des Weiteren sollte aufgrund seiner thrombozytenstabilisierenden Wirkung unbedingt Aprotinin (500 000 KIE als Bolus über 15 min, dann 100 000 KIE/h) verabreicht werden.
   Alternativ kann aufgrund der besseren Wirksamkeit bei postoperativen Blutungen in der Herzchirurgie auch eine hochdosierte Aprotinintherapie mit einem Bolus von 2 Mio. KIE und einer anschließenden kontinuierlichen Gabe von 500 000 KIE/h in Erwägung gezogen werden [7]. Die Substitution von Thrombozyten wird nach Therapieerfolg (bis zu 3 oder mehr Konzentrate) gesteuert
2. Bei durch *Clopidogrel oder Abciximab induzierten Blutungen* gibt es bislang keine Hinweise auf eine erfolgreiche Behandlung mit DDAVP. Im Tierversuch wurde eine blutungszeitverkürzende Wirkung von Aprotinin bei clopidogrelinduzierter Blutungsneigung beschrieben [8], sodass in diesem Fall Aprotinin gegeben werden kann (Dosis s. oben). Der klinischen Erfahrung nach besteht die erfolgreiche Therapie in der Gabe einer ausreichenden Zahl von Thrombozytenkonzentraten (3 oder mehr Thrombozytenkonzentrate)

B-5.3 Gerinnungsfaktoren

C. von Heymann

Die Indikation zur Substitution von Gerinnungsfaktoren sollte – wenn klinisch möglich – im Konsil mit dem zuständigen Hämostaseologen gestellt werden.

Faktor VIII

- Bei der Hämophilie A sollte die Aktivität je nach Größe der zu erwartenden Operation bei 60–100% liegen
- Gemäß der Halbwertszeit von 10–18 h werden Wiederholungsdosen in Abständen von 6–12 h erforderlich.
- Ähnliches gilt auch für die viel seltenere Hämophilie B.
  Benötigte Faktor-VIII-Menge: 1 IE/kgKG erhöht die Plasmaaktivität um 1–2%; 1 IE/kgKG F IX erhöht die Plasmaaktivität um 1%.

Bei Hämophilie-Patienten mit bekannten Hemmkörpern gegen Faktor VIII oder IX sollte in Absprache mit einem Hämophilie-erfahrenen Hämostaseologen eine Therapie mit rekombinantem F VIIa (Novo Seven) versucht werden.
Dosis: 80–100 µg/kg z. B. (nach Absprache mit Hämostaseologie); häufig sind Repetitionsdosen zur erfolgreichen Blutungsprophylaxe oder -therapie notwendig.

Faktor I (Fibrinogen)

- Substitution als Faktorenkonzentrat bei Fibrinogen <0,1 g/dl und Tag [9].

PPSB (Prothrombinkomplex)

- Bei Blutungen Substitution nur, wenn mit alleiniger FFP-Gabe *keine* ausreichende Hämostase erreicht werden kann. Vor allem bei Verbrauchskoagulopathie muss eine vorherige Gabe von Antithrombin in äquivalenter Dosis bedacht werden, um überschießende Gerinnungsaktivierung zu vermeiden
- Zum notfallmäßigen Ausgleich von Phenprocoumon-induzierter (Vitamin-K-Antagonisten) Antikoagulation. Zur Substitution von Antithrombin vor Gabe von PPSB, wie sie in früheren Jahren empfohlen wurde [10], liegen keine kontrollierten Daten vor. Der Gehalt von aktivierten Gerinnungsfaktoren in den modernen Prothrombinkomplexpräparaten ist als sehr gering anzusehen, sodass eine generelle Empfehlung zur AT-Substitution nicht gegeben werden kann. Vielmehr sollte auch aus ökonomischen Gründen diese auf Risikopatienten (niedrige AT-Aktivität, prothrombotisches Grundleiden, DIC etc.) beschränkt werden.

Faktor XIII

- Bei anhaltender Blutungsneigung trotz ausreichender Substitution von Frischplasmen können nach Bestimmung des FXIII-Spiegels (Mindestaktivität 70%) 1250–2500 IE gegeben werden

AT III

- Bei DIC sollte (auch wenn hierzu keine kontrollierten Daten vorliegen) eine Aktivität von >70% erzielt werden
- Die KyberSept-Studie zur Behandlung der schweren Sepsis mit AT III hat keine Senkung der 28-Tage-Mortalität in der Intention-to-treat-Auswertung gezeigt. In der Subgruppe der Patienten, die kein Heparin zur Antikoagulation erhielten, hat sich ein signifikanter Überlebensvorteil für die mit AT III behandelten Patienten gezeigt [11]
- Aufgrund der hiermit vorliegenden Daten halten wir es auch aufgrund der damit verbundenen Kosten für derzeit nicht gesichert und vertretbar, Patienten mit schwerer Sepsis oder septischem Schock routinemäßig mit einer Hochdosis-AT III-Therapie zu behandeln

B-5.4 Andere gerinnungsaktive Substanzen

C. von Heymann

Desmopressin

Desmopressin mobilisiert Faktor VIII-C, v.-Willebrand-Faktor und t-PA aus den Endothelzellen

Indikation

- Milder Faktor-VIII-Mangel
- Mildes von-Willebrand-Syndrom (außer Typ 2B und 3)
- ASS-induzierte Thrombozytenfunktionsstörung (s. oben)

Dosierung

- 0,3 µg/kgKG über 30 min alle 12 h
- Zu beachten ist, dass zum einen nicht alle Patienten auf eine Therapie mit DDAVP ansprechen und zum anderen die Endothelspeicher von Faktor VIII:c und vWF nach einigen Gaben entleert sind und somit keine weitere Freisetzung durch DDAVP zu erwarten ist

Aprotinin

- Serinproteaseninhibitor. Wirkt antifibrinolytisch über eine Inhibition von Plasmin, einer Thrombozytenstabilisierung und Reduktion der inflammatorischen Reaktion bei HLM. HWZ: 2 h

Indikation

Nachblutung nach HLM

Dosierung

- 500 000 KIE als Bolus über 15 min, low dose-Protokoll, dann 100 000 KIE/h
  oder
- 2 Mio. KIE als Bolus über 15 min, high dose-Protokoll, dann 500 000 KIE/h

⚠ CAVE

Allergische Reaktion (v. a. bei wiederholter Gabe Hauttest).

Tranexamsäure

- Hemmung von Plasminogen durch Kopplung der Lysinbindungsstellen
- HWZ 80 min

Indikation

- Bei Aprotininunverträglichkeit kann Tranexamsäure angewendet werden

Dosierung

- 0,5–1 g als Bolus initial, weiter mit 1–5 mg/kgKG/h, bei Niereninsuffizienz Dosisreduktion

Vitamin K_1

- Vollständige Wirkung nach oraler Gabe erst nach 12–24 h, deshalb bei bedrohlichen Blutungen oder Akutoperationen/Interventionen PPSB oder FFP.

Indikation

- Vitamin-K-Mangel bei:
  – Parenteraler Ernährung
  – Malabsorption
  – Einnahme von oralen Antikoagulanzien und Cephalosporinen

Dosierung

- 10–20 mg Vitamin K_1 i.v. als Kurzinfusion oder p.o.

B-5.5 Antikoagulanzien

C. von Heymann

Heparin

Heparin wirkt über AT III und verstärkt dessen Wirkung um das 1000fache; HWZ 90 min unabhängig von der Dosis (im klinisch-therapeutischen Bereich).

High-dose-Heparinisierung (Embolie, mechanischer Herzklappenersatz)

Dosierung

- Initial Bolus: 5000–10 000 IE
- Anschließend kontinuierlich 375–1500 IE/h nach PTT
- Ziel-PTT: 50–70 s
- AT III-Aktivität auf >70% substituieren
- Bei Unterbrechung der Therapie (wegen Blutung oder Operation) evtl. Protamingabe: 1000 IE Protamin neutralisieren 1000 IE Heparin

Low-dose-Heparinisierung (Thromboseprophylaxe)

Dosierung

- 2- bis 3-mal/Tag 5000–7500 IE s.c.
- 250 IE/h i.v. (Steuerung mittels aPTT in der Regel nicht erforderlich)

Niedermolekulare Heparine (»Low Molecular Weight Heparin«, MW)

- MW: Hemmung von F Xa und F IIa im Verhältnis von 2–4:1 [15]. Die Hemmung von F Xa ist länger als die von F IIa
- Indikation:
  Thromboseprophylaxe vor und nach Operationen mit hohem Thrombose- bzw. Lungenembolierisiko (Hüft- und Knochenchirurgie)
- Monitoring:
  Die aktivierte partielle Thromboplastinzeit (aPTT) ist nicht zum Monitoring geeignet. Zur Therapiekontrolle eignen sich die selektive Anti-F Xa-Aktivität und die Hep-Zeit
- Therapie und Dosierung der LWMH richtet sich nach Indikation und Thromboserisiko. Bei Intensivstationspatienten ist von einem hohen Thromboserisiko (Immobilisierung, Katheter, Grunderkrankung) auszugehen:
  Enoxaparin 40 mg (1–2-mal tgl.)
  Dalteparin 2-mal 2500–5000 IE s.c. (je nach Blutungsrisiko)
  Nadroparin 1–2-mal 100 IE/kgKG
  Tinzaparin 75 IE/kgKG 1-mal tgl. [16, 17]
- Dosierung:
  Je nach Indikation und Präparat unterschiedlich (1- bis 2-mal tgl.)
  Für die perioperative Thromboseprophylaxe können verabreicht werden:
  - z.B. Enoxaparin (Clexane) 1–2-mal 40 mg s.c. tgl.
  - Dalteparin (Fragmin) 1–2-mal 2500 IE s.c. tgl.
  - Nadroparin (Fraxiparin) 1-mal 2850 IE s.c. tgl.

Aufgrund der längeren Halbwertszeit und der schlechteren Steuerbarkeit gegenüber dem unfraktionierten Heparin (UFH) ist beim Einsatz von LWMH in der Intensivmedizin v.a. bei Patienten mit Blutungsrisiko oder großen Wundflächen Vorsicht geboten.

LWMH kann nur partiell durch Protamin antagonisiert werden. Protaminchlorid antagonisiert überwiegend die Anti-IIa-Aktivität der LMWH, die Anti-Xa-Aktivität wird nur partiell inhibiert, sodass bei Überdosis oder LMWH-induzierter Blutung keine eindeutige Empfehlung für die Gabe von Protaminchlorid gegeben werden kann.

Fondaparinux (Arixtra)

- Fondaparinux ist eine neue (Zulassung in Deutschland ist erfolgt) synthetisch hergestellte Sequenz aus 5 Sacchariden (Pentasaccharid), welche eine hoch selektive Anti-Faktor-Xa-Aktivität aufweist
- Die HWZ beträgt 15–20 h, die Elimination erfolgt ausschließlich renal. Eine Niereninsuffizienz mit einer Kreatininclearance <30 ml/min ist aus diesem Grunde eine absolute Kontraindikation
- Die Gabe von Fondaparinux zur Prophylaxe tiefer Beinvenenthrombosen nach Hüft- und Kniegelenksersatz erfolgt frühestens 6 h postoperativ und dann einmal täglich. Es ist aufgrund des erhöhten Blutungsrisikos keine präoperative Gabe vorgesehen
- Fondaparinux (Arixtra 2,5 mg einmal tgl.) s.c.
- Aufgrund der erst kürzlichen Zulassung von Fondaparinux gibt es aus dem Bereich der operativen Intensivmedizin bislang wenig Erfahrungen mit dieser Substanz. Die lange Halbwertszeit der damit verbundenen eingeschränkten Steuerbarkeit und die renale Elimination lassen Fondaparinux für den

Bereich der operativen Intensivmedizin nur eingeschränkt einsetzbar erscheinen [17].

Danaparoid (Orgaran)

Danaparoid ist eine Mischung aus niedermolekularen Glykosaminoglykanen und bewirkt AT-III-abhängig eine Hemmung von F IIa und F Xa (1:20). Die HWZ beträgt 24 h. Es wird zu 50% renal unverändert eliminiert, sodass sich bei Niereninsuffizienz die HWZ verlängert. Das Monitoring erfolgt über die Anti-Faktor-Xa-Aktivität. Kein Routineverfahren. 10–20% Kreuzreaktivität mit HIT-II-Antikörpern.

Indikation

- Als Alternative zu Heparin zur Prophylaxe und Therapie von Thrombosen

Dosierung (in Anti-Xa-Einheiten)

- Thromboseprophylaxe:
  - ≤90 kgKG: 2- bis 3-mal 750/Tag s.c.
  - >90 kgKG: 2- bis 3-mal 1250/Tag s.c.
- Tiefe Beinvenenthrombose:
  - <55 kgKG: 1250 Bolus
  - 55–90 kgKG: 2500 Bolus
  - >90 kgKG: 3750 Bolus
  - Danach 400/h über 4 h i.v.
  - Danach 300/h über 4 h i.v.
  - danach 150–200/h i.v. als Erhaltungsdosis

Active-site-Thrombin-Inhibitoren

- Die reversiblen Active-site-Thrombininhibitoren vom Typ des Melagatran weisen eine hohe Selektivität für freies und gebundenes Thrombin auf. Die Halbwertszeit des Melagatran, welches als Ximelagatran auch in einer oral verfügbaren Form vorliegt, beträgt ungefähr 2–2,5 h
- Die antikoagulatorische Effektivität nach orthopädischen Eingriffen an Hüft- und Kniegelenk ist den LMWH vom Typ des Enoxaparin gleichzusetzen, wenn nicht sogar überlegen, ebenso ist die Rate an Blutungskomplikationen vergleichbar hoch
- Die Elimination findet überwiegend renal statt, deshalb ist bei niereninsuffizienten Patienten Vorsicht geboten. Zulassung in Deutschland zur Thromboseprophylaxe nach Hüft- und Kniegelenksersatz seit 2004
- Das Monitoring der Melagatrantherapie erfolgt mit der aPTT oder der Ecarin-Zeit
- Da es unter Melagatran/Ximelagatran zu einer unklaren Transaminasenerhöhung gekommen ist, ist die Kontrolle dieser Parameter angezeigt

Dosierung

- Melagatran: 3 mg 1–2-mal tgl. s.c.
- Ximelagatran: 24 mg 2-mal tgl. p.o.

Hirudine

Siehe B-5.6.

Prostacyclin

Prostacyclin wirkt über eine Thrombozytenaggregationshemmung antikoagulatorisch. Es kann als Alternative für Heparin, v.a. bei Patienten mit einer Blutungsneigung als Antikoagulanz z.B. zur CVVH angewendet werden (s. unter ANV).

Dosierung

- Iloprost (Ilomedin): 5–15 ng/kgKG/min zur Antikoagulation i.v. (**CAVE**: Hypotension)

Cumarinderivate

Im Anschluss an die Heparintherapie am Ende der akuten Krankheitsphase (z.B. nach thrombolytischer Therapie)

Reteplase

r-TPA (rekombinanter Gewebeplasminogenaktivator)

- Indikation:
  Akuter MI, akute Embolie, akute Thrombosen
- Dosierung:
  - Mit dem Gerinnungsdienst absprechen
  - Gleichzeitige Vollheparinisierung notwendig
- Monitoring:
  Die Heparintherapie sollte mit der aPTT oder der Hep-Zeit überwacht werden
- Ziel:
  Mit dem Gerinnungsdienst absprechen
- Eine lokale Lyse sollte unter Einbeziehung der behandelnden Disziplinen und des jeweiligen interventionellen Dienstes (Angiographie) erwogen werden.

Neuere Thrombozytenaggregationshemmer

- Thrombozytenaggregationshemmer werden zunehmend bei akuten Koronarsyndromen

auch im Zusammenhang mit interventionellen Katheteruntersuchungen eingesetzt
- Wird ein Patient notfallmäßig oder mit dringlicher Indikation einer Bypassoperation zugeführt, ist mit einer erhöhten Blutungsinzidenz zu rechnen

Abciximab

- Wirkung:
  - Hemmung des GP-IIb/IIIa-Rezeptoren (ca. 80%) und
  - Hemmung der ADP-induzierten Plättchenaggregation (<20%)
- Dosierung:
  - Bolusapplikation (0,25 mg/kgKG) und kontinuierliche Infusion (10 µg/min) über 12 h
- Plasmahalbwertszeit:
  - ca. 6–12 h
  - Nach 24 h noch 50% GP-IIb/IIIa-Rezeptorbindung
  - Plättchenaggregation (ADP) normalisiert in 24–36 h
- Nach EPIC-Studie [12]:
- Signifikante Reduktion der gemeinsamen Endpunkte (Tod, nichttödlicher Myochardinfarkt, ungeplante chirurgische Revaskularisation etc.) um 35% in der Bolus- und Infusionsgruppe vs. Plazebo
- Relevante Blutungen in 10,6 vs. 3,3% (wahrscheinlich durch Einfluss einer hohen Heparindosierung 10000–12000 IE)

Eptifibatide

- Wirkung:
  - Hochspezifischer GP-IIb/IIIa-Rezeptorblocker
  - Keine Blockade anderer Rezeptoren
- Dosierung:
  - Bolus (135–180 µg/kgKG) und Infusion (0,5–2,0 µg/kgKG/min) über 20–24 h
- Plasma-HWZ
  - ca. 2,5 h
  - Nach 4 h Wiederherstellung von 70% Plättchenaggregation
- Nach PURSUIT-Studie [13]:
- Signifikanter Vorteil (14,2% vs. 15,7% hinsichtlich Tod und Myokardinfarkt innerhalb von 30 Tagen) für Eptifibatide vs. Placebo
- Mehr transfusionspflichtige Blutungen in der Studiengruppe

Tirofiban

- Wirkung:
  - Spezifischer GP IIb/IIIa-Rezeptorblocker
  - Keine Blockade anderer Rezeptoren
- Plasma-HWZ:
  - 1–2 h
- Dosierung:
  - Bolus 0,4 µg/kgKG und Infusion mit 0,1 µg/kgKG/min für 12–48 h
  - Nach ca. 8 h ist die Plättchenaggregation normalisiert
- Nach TARGET-Studie [14]:
- Signifikante Reduktion akuter MI (5,4 vs. 6,9%, p=0,04) für Abciximab vs. Tirofiban
- Kein Unterschied bezüglich Blutungsrate oder Transfusionshäufigkeit

Clopidogrel und Ticlopidin

- ADP-Antagonisten (Clopridogrel: irreversible Bindung). ADP induziert die Thrombozytenaggregation und -adhäsion. Die Wirkdauer beträgt bis zu 7 Tage!

> *Therapie bei Blutungen* unter den oben genannten Präparaten: Gabe von Aprotinin und Substitution von Thrombozytenkonzentraten.

Literatur

1. Cochrane Injuries Group Albumine Reviewers (1998) Human albumine administration in critically ill patients: systematic review of randomized controlled trials. BMJ 317–235–240
2. Treib J, Baron JF, Grauer MT, Strauss RG (1999) An international view of hydroxyethy starches. Intensive Care Med 25:258–268
3. Boldt J (1998) Volumenersatz beim schwerkranken Intensivpatienten. Anästhesist 47: 778–785
4. Hebert PC, Wells G, Blajchmann MA et al. (1999) A multicenter, randomized, controlled clinical trial of transfusion requirements in critical care. N Engl J Med 340: 409–417
5. Czer LS, Bateman TM, Gray RJ, Raymond M, Stewart ME, Lee S, Goldfinger D, Chaux A, Matloff JM (1987) Treatment of severe platelet dysfunction and hemorrhage after cardiopulmonary bypass: reduction in blood product usage with desmopressin. J Am Coll Cardiol 9 (5): 1139–1147
6. McLeod BC (1990) Myocardial infarction in a blood donor after administration of desmopressin. Lancet 336 (8723): 1137–1138
7. Levi M, Cromheecke ME, de Jonge E et al. Pharmacological strategies to decrease excessive blood loss in cardiac surgery: a meta-analysis of clinically relevant endpoints. Lancet 354:1940–1947
8. Herbert JM, Bernat A, Maffrand JP (1993) Aprotinin reduces clopidogrel-induced prolongation of the bleeding time in the rat. Thromb Res 71 (6): 433–441

9. Reininger AJ, Reininger CB, Spannagl M, Mellinghoff A, Porr A, Heinzmann U, Wurzinger LJ (1995) Effect of fibrinogen substitution in afibrinogenemia on hemorheology and platelet function. Thromb Haemost 74 (3): 853–858
10. Blauhut B (1999) Indications for prothrombin complex concentrates in massive transfusions. Thromb Res 95 (4 Suppl 1): S63–S69
11. Warren BL, Eid A, Singer P et al. (2001) High-dose antithrombin III in severe sepsis. JAMA 286 (15): 1869–1878
12. EPIC Investigators (1994) Use of a monoclonal antibody directed against the platelet glycoprotein IIb/IIIa receptor in high-risk coronary angioplasty. New Engl J Med 330: 956–961
13. The PURSUIT Triol Investigators (1998) Inhibition of platelet glycoprotein IIb/IIIa with eptifibatide in patients with acute coronary syndromes. New Engl J Med 339: 436–443
14. Topol EJ, TARGET Investigators (2001) Comparison of two platelet glycoprotein IIb/IIIa inhibitors, tirofiban and abciximab, for the prevention of ischemic events with percutaneous coronary revascularization. New Engl J Med 344: 1937–1939
15. Barthels M, van Depha M (2003) Das Gerinnungskompendium. Thieme, Stuttgart New York, S 246
16. Clagett GP et al. (1998) Prevention of venous thromboembolism. Chest 114: 531–560
17. Weitz J (1997) Low-molecular-weight-heparins. N Engl J Med 337: 688–698

Weiterführende Literatur

Nuttall GA, Oliver WC, Santrach PJ, Bryant S, Dearani JA, Schaff HV, Ereth MH (2001) Efficacy of a simple intraoperative transfusion algorithm for nonerythrocyte component utilization after cardiopulmonary bypass. Anesthesiology 94 (5): 773–778

Laupacis A, Fergusson D (1997) Drugs to minimize perioperative blood loss in cardiac surgery: meta-analyses using perioperative blood transfusion as the outcome.The International Study of Peri-operative Transfusion (ISPOT) Investigators. Anesth Analg 85 (6): 1258–1267

Bidstrup BP, Hunt BJ, Sheikh S, Parratt RN, Bidstrup JM, Sapsford RN (2000) Amelioration of the bleeding tendency of preoperative aspirin after aortocoronary bypass grafting. Ann Thorac Surg 69 (2): 541–547

Godje O, Haushofer M, Lamm P, Reichart B (1998) The effect of factor XIII on bleeding in coronary surgery. Thorac Cardiovasc Surg 46 (5): 263–267

De Jonge E, Levi M (2001) Effects of different plasma substitutes on blood coagulation: A comparative review. Crit Care Med 29 (6): 1261–1267

Fourrier F, Jourdain M, Tournois A, Caron C, Goudemand J, Chopin C (1995) Coagulation inhibitor substitution during sepsis. Intensive Care Med 21 Suppl 2: S264–S268

Punjabi PP, Wyse RK, Taylor KM (2000) Role of aprotinin in the management of patients during and after cardiac surgery. Expert Opin Pharmacother 1 (7): 1353–1365

Llau Pitarch JV, Diaz Alvarez A, Polonio Enriquez F, Castro Santamaria M, Ruiz Moyano J, Garcia Enguita MA (2000) Reduction of blood transfusion need with aprotinin in orthopedic surgery. Spanish Study Group on the Use of Aprotinin in Hip Arthroplasty (GEEEAAC). Rev Esp Anestesiol Reanim 47 (7): 309–316

Staudinger T, Locker GJ, Frass M (1996) Management of acquired coagulation disorders in emergency and intensive-care medicine.- Semin Thromb Hemost 22 (1): 93–104

Menon V, Berkowitz SD, Antman EM, Fuchs RM, Hochman JS (2001) New heparin dosing recommendations for patients with acute coronary syndromes. Am J Med 110 (8): 641–650

Kaatz S (2000) The venous side: current directions in anticoagulant therapy. J Am Osteopath Assoc 100 (11 Suppl): S17–S21

Fareed J, Callas D, Hoppensteadt DA, Walenga JM, Bick RL (1998) Antithrombin agents as anticoagulants and antithrombotics. Implications in drug development. Med Clin North Am 82 (3): 569–586

Tsikouris JP, Tsikouris AP (2001) A review of available fibrin-specific thrombolytic agents used in acute myocardial infarction. Pharmacotherapy 21 (2): 207–217

Miller WL, Reeder GS (2001) Adjunctive therapies in the treatment of acute coronary syndromes. Mayo Clin Proc 76 (4): 391–405

B-5.6 Heparininduzierte Thrombozytopenie (HIT II)

O. Vargas Hein

Typ I

- Nicht immunologisch: geringgradiger Abfall der Thrombozytenzahl
- Therapie: keine

Typ II

- Immunologisch: Abfall der Thrombozytenzahl um mehr als 50% des Ausgangswertes
- Thrombembolien
- Protrahiertes Auftreten nach 5–10 Tagen Heparintherapie bei Ersteexposition
- Bei wiederholter Exposition Manifestation innerhalb von Stunden möglich

Therapie

- Heparin absetzen!
- Alternativ Antikoagulation ist ein Muss!
- Keine Thrombozytensubstitution (nur bei massiver Blutung)

> **CAVE**
> Heparin aus den Spülsystemen entfernen; keine heparinbeschichteten Katheter (PAK) und Heparin enthaltenden Gerinnungsfaktoren (PPSB, AT III) verwenden.

HIT-Diagnostik

- Fallen die Thrombozyten unter 50% des Ausgangswertes ohne weiteren sicheren Grund (DIC, Sepsis, Thrombozytopenien anderer Genese) ab, sollte der Verdacht auf eine HIT gestellt werden
- Laboruntersuchungen können die Diagnose einer HIT erhärten, allerdings schließt ein negatives Laborergebnis eine HIT nicht sicher aus, sodass auch bei Vorliegen negativer Labortests bei klinischem Verdacht eine alternative Antikoagulation durchgeführt werden muss
- Falls mehrere Ursachen für einen Thrombozytenabfall vorliegen, können allerdings die Laboruntersuchungen hilfreich sein
- Falls der dringende Verdacht auf eine HIT vorliegt, soll mit dem Absetzen des Heparins nicht bis zum Vorliegen der Testergebnisse gewartet werden
- Bei Verdacht auf eine HIT wird Blut in das Thrombozytenlabor geschickt und ein HIPA-Test durchgeführt (HIPA-Test: »heparin induced platelet activation-test«). Beachte: niedrige Sensitivität!
- Neben dem HIPA-Test gibt es noch einen ELISA-Test, um Antikörper gegen Heparin-Plättchenfaktor-4-Komplex nachzuweisen. Hinsichtlich der Sensitivität >95%; Spezifität unzureichend

Hirudin

- Direkter Thrombininhibitor; HWZ 60–90 min
- Bei Niereninsuffizienz verlängert sich die HWZ bis auf 100 h, weil Hirudin vollständig renal eliminiert wird

Indikation

- Kontraindikation für Heparin (Allergie)
- HIT II

Dosierung

- Lepirudin (Refludan) intravenös:
  - Indikation: Ersatz einer High-dose-Heparinisierung
  - 0,04 mg/kgKG als Bolus, weiter 0,01 mg/kgKG/h als Dauerinfusion je nach »ecarin clotting time« (ECT), PTT
  - Laborkontrollen:
    ECT: Zielbereich: 80–100 s; erste Bestimmung 2 h nach Behandlungsbeginn, weiter 4-mal tgl.
  - PTT: 40–60 s
    Wenn diese Werte erreicht sind, ist keine weitere Erhöhung der Hirudindosierung notwendig
    Gleichzeitig 4-mal tägliche Kontrolle der PTT (<60 s) TZ (>60 s). Werden diese Grenzwerte unterschritten bzw. überschritten, erfolgt keine weitere Erhöhung der Hirudindosierung; ggf. Reduktion
  - Bei Niereninsuffizienz Einschränkung Gabe von 10% der Dosis, zunächst nur als Bolus, ggf. kann nach ECT-/PTT-Kontrolle mit einer kontinuierlichen Applikation begonnen werden
  - Bei Patienten mit Gerinnungsstörungen muss wie oben angegeben auf die plasmatische Gerinnung geachtet werden, da die ECT nur die durch Hirudin induzierte Thrombinhemmung und nicht die gesamte Gerinnungssituation des Patienten wiederspiegelt
  - Antikoagulation bei kontinueirlicher Nierenersatztherapie (s. Kap. B-9.3)
- Subkutan:
  - Indikation: Ersatz für eine Low-dose-Heparinisierung
  - 2-mal 15 mg Desirudin (Revasc) s.c.

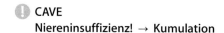
CAVE
Niereninsuffizienz! → Kumulation

Die niedermolekularen Heparine und das Danaparoid (Orgaran) sind keine Alternative bei HIT II, da sie eine 90%- bzw. 10%-Kreuzreaktivität mit HIT-II-Antikörper aufweisen.

Literatur

Baglin TP (2001) Heparin induced thrombocytopenia thrombosis (HIT/T) syndrome: diagnosis and treatment J Clin Pathol 54 (4): 272–274

Kleinschmidt S, Seyfert UT (1999) Heparin-induced thrombocytopenia (HIT). Importance for anesthesia and intensive care. Anästhesist 11: 771–785

Koster A, Meyer O, Hausmann H et al. (2000) In vitro cross-reactivity of danaparoid sodium in patients with heparin-induced thrombocytopenia type II undergoing cardiovascular surgery. J Clin Anesth 12 (4): 324–327

Vargas Hein O, von Heymann C, Lipps M et al. (2001) Hirudin vs. heparin for anticoagulation in continuous renal replacement therapy. Intensive Care Med 27 (4): 673–679

Vargas Hein O, Heymann C von, Diehl T et al. (2004) Intermittent hiridin versus continuous heparin for anticoagulation in continuous renal replacement therapy. Renal Failure (in press)

Warkentin TE (1999) Heparin-induced thrombocytopenia: a clinicopathologic syndrome. Thromb Haemost 82 (2): 439–447

Warkentin TF, Kelton JG (2001) Temporal aspects of heparin-induced thrombocytopenia. N Engl J Med 344 (17): 1286–1292

Respiratorisches System

B-6.1 Pathophysiologie von Lungenfunktionsstörungen 472

B-6.2 Diagnostik von Lungenfunktionsstörungen 472

B-6.3 Therapie bei Lungenfunktionsstörungen 472

B-6.4 Besonderheiten bei neurochirurgischen Patienten 475

B-6.5 Besonderheiten bei kardiochirurgischen Patienten 475

B-6.6 Deeskalation/Weaning 476

B-6.7 Aspiration 477

B-6.8 Lungenembolie 477

B-6.9 Pneumothorax 480

B-6.10 Punktionstracheotomien 481

B-6.11 Anwendung von inhalativem NO (Stickstoffmonoxid) 484

B-6.1 Pathophysiologie von Lungenfunktionsstörungen

H. Wauer, M. Hensel, H. Kern, W. J. Kox

Das Offenbleiben der Alveole und damit der Gasaustausch ist von einem funktionierenden Surfactantsystem abhängig. Fehlender oder nicht funktionsfähiger Surfactant führt zum Alveolarkollaps, dieser bei zusammenhängenden Arealen zur Atelektase, zu nachfolgend erhöhtem Shunt und verschlechterter arterieller Oxygenierung. Surfactantfunktionsstörungen können durch verminderte Produktion (Schädigung der Pneumozyten II durch Toxine, Infektion, Hypoxie, Stoffwechselstörungen), Inaktivierung (z. B. Proteine beim kardial bedingten Lungenödem) oder zu großen Verlust (hohe Zugvolumina, zu niedriger PEEP) entstehen.

Somit ist die Atelektasenentstehung die pathophysiologische Endstrecke vieler restriktiver postoperativer Störungen oder des frühen akuten Lungenversagens. Daher besteht das Behandlungsziel in der Eröffnung der Atelektasen, dem nachfolgenden Offenhalten der Lunge und der Verhinderung beatmungsassoziierter Folgeschäden (»ventilator induced lung injury«; VILI). Daneben richten sich die therapeutischen Bemühungen auf eine Kausaltherapie der zugrundeliegenden Störung mit Normalisierung des Surfactantsystems.

Definition ALI/ARDS
- Nach der amerikanisch-europäischen Konsensuskonferenz besteht ein akutes Lungenversagen (ALI) bei einem Oxygenierungsindex [Quotient aus arteriellem Sauerstoffpartialdruck (p_aO_2) und inspiratorischer Sauerstofffraktion (F_iO_2)] < 300 Torr
- Ein ARDS liegt bei einem Oxygenierungsindex < 200 Torr vor. Dazu gehören ein akuter Beginn, bilaterale Infiltrationen im Thoraxröntgenbild sowie der Ausschluss einer kardialen Genese.

Das Problem dieser Definitionen besteht darin, dass keine Angaben zu standardisierten Beatmungsbedingungen gemacht werden.

B-6.2 Diagnostik von Lungenfunktionsstörungen

H. Wauer, M. Hensel, H. Kern, W. J. Kox

Zuerst sollten die einfachen Dinge kontrolliert werden, danach erst invasive Diagnostik!

- *Klinik* (schweißiger?, zyanotischer?, tachykarder?, hypertoner? Patient)
- *Auskultation* (einseitige Ventilation durch einseitige Intubation, Sekretverlegung, Pneumothorax, Spastik, ohrnahe Rasselgeräusche bei Infiltration, Lungenödem)
- Kontrolle einer *ausreichenden Ventilation* (eingestellte Beatmungsparameter)
- *Blutgasanalyse*, periphere Sauerstoffsättigung, Kapnometrie
- *Bildgebende Verfahren* (Thoraxröntgenaufnahme a.p., Thoraxsonographie, Computertomogramm)
- *Bronchoskopie*
  - Diagnostisch: Sekretgewinn zur Erregerdiagnostik
  - Therapeutisch: Beseitigung von zähem obstruierendem Schleim

B-6.3 Therapie bei Lungenfunktionsstörungen

H. Wauer, M. Hensel, H. Kern, W. J. Kox

Step-by-step-Approach

1. Bei spontanatmenden Patienten Erhöhung des PEEP bzw. Beginn mit CPAP (Masken-CPAP bei extubierten Patienten), Geräte- oder High-flow-CPAP
2. Intubation und assistierende Verfahren (SIMV mit Druckunterstützung, BIPAP-SIMV etc.)
3. Kontrollierte (meist druckkontrollierte) Beatmung
4. Zusätzliche Maßnahmen: Lagerungstherapie (Bauch- und Seitenlage), NO- und Prostacyclininhalation, extrakorporale CO_2-Elimination bzw. Oxygenierung

Auf jedem Therapieniveau sollte durch Rekrutierungsmanöver versucht werden, kollabierte Alveolen zu eröffnen (initial mit 40 cm H_2O, höher nur nach Rücksprache mit Stations- bzw. Oberarzt). Das Offenhalten der Alveolen sollte durch ein adäquates PEEP-Niveau (bei Lungenfunktionsstörungen meist ≥10 cm H_2O) erfolgen. Die F_IO_2 ist so einzustellen, dass ein p_aO_2 von 70–100 Torr resultiert bzw. die Sauerstoffsättigung zwischen 90 und 95% beträgt.

Adjuvante Therapie

1. Sekretolyse (Acetylcystein bei sehr zähem Schleim, Ambroxol in der Routine)
2. Antibiose (rechtzeitiger kalkulierter Einsatz bei Anhalt für Pneumonie)
3. Anfeuchtung (passive Befeuchter in der Routine, aktiv bei Sekretretention)
4. Inhalationstherapie (routinemäßig Ambroxolvernebelung)
5. Physiotherapie (regelmäßige Vibrationsmassagen)

Prinzipielle Behandlungsstrategie

1. Unterscheidung zwischen restriktiver und obstruktiver Funktionsstörung. Oft liegen Kombinationen vor! Bei Vorliegen einer Obstruktion auf ausreichende Exspirationszeit achten (Entstehen eines intrinsischen PEEP). Ein ausreichend hoher externer PEEP erniedrigt die Atemwegswiderstände
2. F_IO_2 nur so hoch, um einen p_aO_2 zwischen 70 und 100 Torr bzw. eine S_aO_2 zwischen 90 und 95% zu erreichen. Bei sehr instabilen Patienten Sicherheitsbereich erwägen
3. Druckkontrollierte Beatmung mit Tidalvolumina von 6 ml/kg idealem Körpergewicht
4. Alveolarkollaps verhindern (keine Dekonnektion, Absaugen nur bei Sekretverlegung und dann nicht in Wedgeposition)
5. Hyperkapnie möglichst mit Atemfrequenzerhöhung vermeiden
6. Druckbegrenzung endinspiratorisch maximal 40 cm H_2O
7. Sedierung so flach wie nötig, Relaxierung nur im Ausnahmefall, möglichst assistierende Verfahren einsetzen
8. Für ausreichend Sauerstoffträger sorgen (Angebot ggf. durch Transfusionen verbessern)

Monitoring

Minimalmonitoring beatmeter Patienten

- Überwachung durch das Beatmungsgerät (untere Grenze für Atemminutenvolumen und F_IO_2 sowie obere Grenze für den Beatmungsdruck)
- Pulsoxymetrisch gemessene periphere Sauerstoffsättigung, Kapnometrie
- Arterielle Blutgasanalyse bei jedem beatmeten Patienten mindestens 6-stündlich, bei stabilen Patienten minimal 12-stündlich

Erweitertes Monitoring

- Pulmonaliskatheter beim Verdacht auf Herzinsuffizienz und Monitoring des pulmonalarteriellen Drucks

Praktisches Vorgehen

Basistherapie

- Druckkontrollierte Beatmung im BIPAP-Modus, möglichst assistierenden Modus mit SIMV nutzen
- PEEP ≥5 cm H_2O
- Atemzugvolumen 6 ml/kg ideales KG
- Atemfrequenz so, dass möglichst Normokapnie resultiert
- Atemzeitverhältnis (I/E-Ratio) so, dass es inspiratorisch zum kompletten Druckausgleich kommt (Flowkurve erreicht endinspiratorisch Null)

Rekrutierungsmanöver

- Rekrutierungsmanöver sollten nur beim frühen akuten Lungenversagen angewendet werden (innerhalb der ersten 72 h nach Auftreten)
- Beim Verdacht auf Atelektasen kurzzeitige Beatmungsdruckerhöhung initial bis 40 cm H_2O (je nach Beatmungsgerät entweder durch Erhöhung des PEEP oder durch Erhöhung des inspiratorischen Spitzendruckes)
- Gegebenenfalls wiederholen und steigern (Stationsarzt bzw. Oberarzt hinzuziehen)
- Zum Offenhalten der Lunge PEEP vor Rekrutierung erhöhen (10–15 cm H_2O)

Lagerungstherapie

- Wenn eine Verbesserung durch Rekrutierung und PEEP-Erhöhung (Versagerquote 20–30%) allein nicht zu erreichen ist bzw. die kardiozirkulatorischen Auswirkungen zu groß sind: Lagerungstherapie durchführen (Seitenlage, 135°-Lagerung, 180°-Lagerung)
- Zeitfenster: ca. 8 h
- Seitenlagerung bei Atelektasen auf die gesunde Seite, bei Pneumonie auf die kranke Seite
- Lagerung des Oberkörpers so, dass die Trachea abwärts geneigt ist, damit Sekret drainiert werden kann (Versagerquote ebenfalls 20–30%)

Bronchoskopie

Nur bei dringendem Verdacht auf Obstruktion bzw. radiologischem Nachweis des Verschlusses eines Lobus. Kleinere verschlossene Strukturen werden in der Regel durch die Entfernung obstruierenden Sekrets nicht effektiv geöffnet, wohl aber durch den Sog stärker kollabiert. Gefördertes Material der Erregerdiagnostik zuführen.

Physiotherapie

- Alle Patienten erhalten 2- bis 3-mal täglich aktive oder passive Physiotherapie
- Ausnahmen: Patienten mit offenem Thorax, Patienten am Operationstag oder in der postoperativen Aufwachphase, schwerst kreislaufinstabile Patienten
- *Aktiv:*
  Mitarbeit des Patienten, von Atemübungen (Triflo), Bewegungsübungen bis Mobilisation in den Sessel
- *Passiv:*
  Atemtherapie (Vibrationsmassage, Klopfmassagen, Setzen kutaner Reize, Inhalation), Bewegungstherapie und Lagerungstherapie durch die Physiotherapeuten
- *Inhalationen:*
  Unter Vernebelung von Ambroxol, 0,9% NaCl (jeweils 10 ml) 2-stündlich im Wechsel
- *Klimatisierung:*
  Der Atemluft (erwärmen und anfeuchten); kontinuierliche Anwendung von HME-Filtern
- *Absaugen:*
  So selten wie nötig, so schnell wie möglich. Bei Langzeitliegern verwenden wir geschlossene Absaugsysteme. Absaugen nur, wenn unbedingt nötig (z. B. Schleim/Pus in der Trachea), nie in Wedge-Position (Atelektasenentstehung)
- Abklemmen der endotrachealen Luftbrücke (Tubus, Trachealkanüle) in Inspiration vor Dekonnektierung, z. B. bei Wechsel des Beatmungsgerätes; Rekrutierungsmanöver nach dem Wechsel

Medikamentöse Therapie

- Bei pulmonaler Vorschädigung (chronische Bronchitis, berufliche Rauch- und Staubexposition) prophylaktischer Einsatz von Ambroxol (4-mal 60 mg) und Acetylcystein (2-mal 300 mg)
- Bei zähem oder eitrigem Sekret kontinuierliche Gabe von Ambroxol (1–2 g pro Tag) und Steigerung der Acetylcysteindosis auf 4-mal 300 mg/Tag
- NO-Gate erwägen

Bildgebende Diagnostik

- *Thoraxröntgenaufnahme* bei Verschlechterung der Klinik (Oxygenierung, Auskultationsbefund, Atemmechanik, kardiovaskulärer Befund), im Verlauf zur Befundkontrolle insbesondere bei Verschlechterung oder eingeschränkter Lungenfunktion
- *CT:* Indikation bei einem klinischen Befund, der sich mit einem Thoraxröntgenbild nicht erklären lässt oder unplausibel bleibt (oft: ventrale Pneumothoraces, nicht so oft: basodorsale Dystelektasen/Atelektasen)
- Die Aussagekraft des thorakalen CT bezüglich intrapulmonaler Veränderungen (Atelektasen, Entzündungen, Tumoren) und intrapleuraler Raumforderungen (Luft, Flüssigkeit, Gewebe) ist der der Röntgenaufnahme des Thorax weit überlegen.

Dokumentation

Bei einem beatmeten Patienten sollte in jeder Schicht mindestens einmal eine Auskultation der Lungen vorgenommen werden. Ergeben sich neu aufgetretene Seitendifferenzen der Atemgeräusche oder der Lautstärke, so sollte eine Röntgenaufnahme veranlasst werden. Lässt sich aus der Aufnahme eine klinische Verschlechterung nicht erklären, besteht die Indikation zum thorakalen CT.

> Die Notwendigkeit zur radiologischen Diagnostik sollte sich immer aus dem klinischen Befund ergeben, die Untersuchung nicht routinemäßig angesetzt werden (Summation der Strahlenbelastungen).

B-6.4 Besonderheiten bei neurochirurgischen Patienten

H. Wauer, M. Hensel, H. Kern, W.J. Kox

Grundsätzlich gefährdet jede respiratorische Insuffizienz, insbesondere bei erhöhtem intrakraniellem Druck (ICP), die Hirnfunktion. Jeder Patient sollte im sicheren normokapnischen und normoxischen Bereich (p_aCO_2 35–40 mmHg, p_aO_2 > 100 mmHg, S_aO_2 > 95%) ventiliert werden. Bei erhöhtem ICP kann eine moderate Hyperventilation (p_aCO_2 30–35 mmHg) durchgeführt werden. Eine Kapnometrie und häufige Kontrollen der Blutgase sind unerlässlich (alveoloarterielle CO_2-Differenz beachten!).

Der endexspiratorische Beatmungsdruck sollte weniger als 35 mmHg betragen; druckkontrollierte Ventilation wählen. Der PEEP sollte 5–10 mmHg betragen. Das obere Druckniveau und die Beatmungsfrequenz müssen an die oben genannten Grenzwerte angepasst werden. Ein Tidalvolumen von 6 ml/kgKG sollte jedoch nicht unterschritten werden.

Bei Patienten mit schwerem Lungenversagen muss eine Risikoabwägung zwischen der Aggressivität der Beatmung zur Erlangung einer ausreichenden Oxygenierung und den daraus folgenden Druckerhöhungen und der Kreislaufinstabilität durchgeführt werden. Auch bei Patienten mit erhöhtem ICP ist die Bronchialtoilette unter ausreichender Sedierung, nur kurz und nur so oft wie nötig, durchzuführen.

Gleichermaßen muss bei Patienten mit erhöhtem ICP in der Weaning-Phase auf die Vermeidung von Druckanstiegen geachtet werden (Hustenreiz). Eine CPAP-Maskenatmung sollte bei Patienten mit Verdacht auf Liquorfistel und bei transsphenoidalen Operationen nicht durchgeführt werden.

B-6.5 Besonderheiten bei kardiochirurgischen Patienten

H. Wauer, M. Hensel, H. Kern, W.J. Kox

Neben den mittlerweile etablierten Prinzipien einer modernen Beatmungstherapie, die gerade beim längerfristig respiratorisch insuffizienten Patienten einen lungenprotektiven Ansatz verfolgt und die in den vorhergehenden Abschnitten beschrieben worden sind, weist die Beatmung herzinsuffizienter und kardiochirurgischer Patienten aufgrund der engen physiologischen Interaktion der Zielorgane Lunge und Herz einige Besonderheiten auf:

- Überdruckbeatmung verringert durch Verschiebung von Volumen aus intrathorakalen in extrathorakale Gefäße das Schlag- und Herzminutenvolumen
- Positive intrathorakale Drücke erhöhen den pulmonalvaskulären Widerstand und *reduzieren* die *rechtsventrikuläre* Ejektionsfraktion, was beim rechtsherzinsuffizienten Patienten klinische Relevanz erlangen kann, indem die venöse Stauung vor dem rechten Herzen zunimmt bei paralleler Abnahme des systemischen Herzzeitvolumens (unzureichende Füllung des linken Ventrikels)
- In dieser Situation sollten die Einstellungen am Beatmungsgerät so gewählt werden, dass der intrathorakale Mitteldruck (oder der mittlere Beatmungsdruck) möglichst niedrig gewählt und der PEEP auf ein für die Oxygenierung ausreichendes Maß reduziert wird
- Diese Patienten können möglicherweise davon profitieren, das Inspirations-zu-Exspirations-Verhältnis (I:E-Verhältnis) zugunsten der Exspiration zu verlängern (z.B. 1:3 oder 1:4), da bei Überdruckbeatmung die überwiegende Perfusion der Lunge während der Exspiration mit niedrigem intrathorakalem Druck erfolgt
- Die Gewährleistung ausreichender Atemminutenvolumina zur Vermeidung einer respiratorischen Azidose mit nachfolgender pulmonaler Vasokonstriktion muss in dieser Situation durch die Erhöhung des inspiratorischen Druckniveaus zur Erlangung ausreichender Atemhubvolumina, die den vorbeschriebenen Prinzipien einer lungenprotektiven Beatmung zuwiderlaufen, erreicht werden.

> Beatmung bei schwerer Rechtsherzinsuffizienz:
> - Niedrige intrathorakale Mitteldrücke anstreben!
> - PEEP reduzieren, soweit die Oxygenierung gewährleistet ist!
> - Verlängerung der Exspiration erwägen (z.B. I:E 1:3)!
> - Sicherstellung eines ausgeglichenen Säure-Basen-Haushaltes!

Auf der anderen Seite haben positive intrathorakale Drücke für den *linksherzinsuffizienten* Patienten eine nachlastsenkende Wirkung, die je nach Ausprägung der Herzinsuffizienz klinisch relevant werden kann. Da dies den Weaningprozess vom Respirator beeinflussen kann, wird frühestmöglich nach Extubation eine Masken-CPAP-Therapie unter Verwendung von Highflow-CPAP-Systemen oder eine ventilatorgesteuerte druckunterstützte CPAP-Therapie (z. B. CPAP/ASB) zur Verringerung der Atemarbeit angestrebt, wobei der inspiratorische Spitzendruck 20 cm H_2O wegen Eröffnung des unteren Ösophagussphinkters mit Aspirationsgefahr nicht überschreiten sollte!

Allerdings ist dabei zu beachten, dass eine Erhöhung des intrathorakalen Drucks eine Abnahme der Koronarperfusion bewirkt, deren Auswirkung auf die myokardiale Sauerstoffversorgung bei ausgeprägter koronarer Herzkrankheit noch nicht ausreichend abgeschätzt werden kann. Klinische Zeichen eines abfallenden koronaren Perfusionsdruckes mit einsetzender Myokardischämie (Tachykardie, ST-Streckenveränderungen bis zum Anstieg der myokardialen Enzyme) müssen in diesem Zusammenhang engmaschig überwacht werden.

> **Beatmung bei schwerer Linksherzinsuffizienz:**
> - Nachlastsenkender Effekt intrathorakaler Drücke
> - Nach Extubation frühzeitig CPAP-Therapie z. B. druckunterstützt über Ventilator
> - Abnahme der Koronarperfusion durch Erhöhung der intrathorakalen Drücke (CAVE: Unterschreiten der kritischen Koronarreserve)

Nach herzchirurgischen Eingriffen sind durch den Kollaps der Lungen an der Herz-Lungen-Maschine, die oftmals bestehende Adipositas der Patienten und die Schmerzhaftigkeit einer tiefen Inspiration mitbedingt ausgeprägte Dystelektasen der basalen Lungenabschnitte mit erheblicher Verschlechterung der Oxygenierung zu beobachten. Frühzeitiges Masken-CPAP und Mobilisierung auf die Bettkante mit adjuvanter Physiotherapie und adäquate Analgesie (z. B. patientenkontrollierte Analgesie – PCA – mit Morphin oder Piritramid) sind bei den meisten Patienten erfolgreiche Therapieansätze.

> **Von allen postoperativen Patienten nach herzchirurgischen Eingriffen wird vor Verlegung eine Thoraxröntgenaufnahme angefertigt.**

B-6.6 Deeskalation/Weaning

H. Wauer, M. Hensel, H. Kern, W. J. Kox

Das Weaning erfolgt in umgekehrter Reihenfolge zur Eskalation der Therapie. Kriterien für Entwöhnungserfolg sind:
- p_aO_2 (bei einer $F_IO_2 \leq 0{,}40$) und p_aCO_2 bei nicht-COLD-Patienten im Normbereich, Af unter 40/min, ohne klinische Zeichen für Erschöpfung wie Tachykardie, Schwitzen oder interkostale Einziehungen
- Der Versuch der PEEP-Reduktion sollte bei länger beatmeten Patienten maximal alle 8 h um 1 cm H_2O erfolgen. Bei Misserfolg wieder Rekrutierung und mindestens 8 h abwarten. Die F_IO_2-Anpassung erfolgt so, dass ein p_aO_2 von 70–100 Torr resultiert
- Entwöhnung über BIPAP-Druckniveaureduktion oder klassisch SIMV-DU mit initialer SIMV-Frequenzreduktion und nachfolgend Reduktion der DU bis minimal 10 cm H_2O, dann Umstellung auf CPAP bei PEEP maximal 10 cm H_2O
- Gegebenenfalls kann ein Wechsel zwischen nächtlicher Beatmung und Spontanatmung am Tage sinnvoll sein

> **Bei Beatmung über 7 Tage Tracheotomie erwägen. Indikationen s. dort.**

Literatur

Bernard GR, Artigas A, Brigham KL et al. (1994) The American-European Consensus Conference on ARDS. Definitions, mechanisms, relevant outcomes, and clinical trial coordination. Am J Respir Crit Care Med 149: 818–824

Dos Santos CC, Slutsky AS (2000) Invited review: mechanisms of ventilator-induced lung injury: a perspective. Appl Physiol 89 (4): 1645–1655

Expertenforum Intensivmedizin (1997) Monitoring und Therapiekonzepte bei erhöhtem intrakraniellen Druck. Anästhesiol Intensivmed 38: 343–436

Hevroy O, Reikeras O, Grundues O et al. (1988) Cardiovascular effects of positive end-exspiratory pressure during acute left ventricular failure in dogs. Clin Physiol 8: 287–301

Knothe C, Huber T, Hiltl P et al. (2000) Beatmung nach dem »open-lung«-Konzept bei polytraumatisierten Patienten. Anasthesiol Intensivmed Notfallmed Schmerzther 35: 306–315

Kox WJ, Kern H, Hensel M (1999) Beatmungstherapie in der Intensivtherapie – besondere Aspekte beim kardial geschädigten Patienten. In: Zerkowski HR, Baumann G (Hrsg) HerzAkutMedizin. Steinkopff, Darmstadt, S 38–52

Magnusson L, Zemgulis V, Tenling A et al. (1998) Use of a vital capacity maneuver to prevent atelectasis after cardiopulmonary bypass. Anesthesiology 88: 134–142

McGuire G, Cossley D, Richards J et al. (1997) Effects of varying levels of positive endexpiratory pressure on intracranial pressure and cerebral perfusion pressure. Crit Care Med 25: 1059–1062

Rowbotham JL, Peters J: Mechanical effects of intrathoracic pressure on ventricular performance. In: Scharf SM, Cassidy SS (eds) Lung biology in heath and disease, vol 42. Marcel Decker, New York, pp 251–281

The Acute Respiratory Distress Syndrome Network (2000) Ventilation with lower tidal volumes as compared with traditional tidal volumes for acute lung injury and the acute respiratory distress syndrome. N Engl J Med 342: 1301–1308

B-6.7 Aspiration

H. Wauer, M. Hensel, H. Kern, W. J. Kox

Basismaßnahmen (Oxygenierung sichern)

- Absaugen des Oropharynx in Kopftief- und -linksseitenlage
- Sauerstoffzufuhr
- Intubation und Ventilation
- Endotracheales Absaugen
- Bronchoskopie (bei massiver Aspiration obligat)
- Blutgaskontrollen
- Thoraxröntgenaufnahme

Bronchodilatatoren

- β_2-Mimetika
- Methylxanthine (Theophyllin)

Antibiotikatherapie

- Nur bei gesicherter Infektion
- Keine routinemäßige »Prophylaxe« bei Verdacht auf Aspiration

Thoraxröntgenaufnahme

- Kontrolle ca. 6 h nach der Aspiration

B-6.8 Lungenembolie

H. Wauer, M. Hensel, H. Kern, W. J. Kox

Klinik

- Meist unspezifische Beschwerden
- Sehr variabel in Abhängigkeit vom Schweregrad und von der Lokalisation
- Thoraxschmerzen sind ein häufiges Zeichen (hervorgerufen durch Irritationen der Pleura)

> Bei jedem unklaren Krankheitsbild sollte frühzeitig an eine Lungenembolie gedacht werden.

Symptome und klinische Untersuchungsbefunde

Siehe Übersicht.

Einteilung der Lungenembolie

Die Einteilung der Lungenembolie nach Grosser zeigt die Tabelle.

Symptome und klinische Untersuchungsbefunde	
Dyspnoe	Husten
Tachykardie	Hämoptyse
Tachypnoe	Synkope
Thoraxschmerzen (Pleura, substernal)	Rasselgeräusche
	4. Herzton
Beinschmerzen	Betonter 2. Herzton
Thrombosezeichen	Pleurareiben
Fieber	Giemen
Zyanose	

Stadieneinteilung nach Grosser				
A Kriterien	Nichtmassive LE	Submassive LE Echokardiographisch: Rechtsherzbelastung	Massive Lungenembolie RR systolisch <90 mmHg RR-Abfall >40 mmHg für mehr als 15 min[a]	
B Klinik	Grad I Passagere, oft unbemerkte Symptomatik	Grad II Persistierende, leichte Symptomatik	Grad III Persistierende Symptomatik, hämodynamische Veränderungen	Grad IV Ausgeprägter Schockzustand, Reanimation
Arterieller RR	Normal	Normal – leicht erniedrigt	Erniedrigt	Stark erniedrigt
PA-Druck	Normal	Normal – leicht erhöht	Erhöht	Deutlich erhöht
ZVD	Normal	Normal	Ggf. gering erhöht	Erhöht

Arterieller RR *systemarterieller Blutdruck*; LE *Lungenembolie*; PA-Druck *Pulmonalarteriendruck*; ZVD *zentralvenöser Druck*.
[a] Arrhythmie, Sepsis, Hypovolämie nicht ursächlich

Diagnostik

- D-Dimere im Plasma
- Blutgasanalyse: Hypoxämie und durch Hyperventilation bedingte Hypokapnie (kann auch Normalwerte aufweisen: massive Lungenembolie und niedriges HZV)
- EKG: Zeichen der Rechtsherzbelastung:
  - Unspezifische ST-/T-Veränderungen
  - P-Pulmonale
  - Rechtsventrikuläre Hypertrophie
  - Rechtsschenkelblock
  - $S_I Q_{III}$-Typ
  - Vorhofflimmern und -flattern
  - Supraventrikuläre und ventrikuläre Extrasystolen
- Thoraxröntgenaufnahme: sehr variable und vielgestaltige radiologische Zeichen; als häufigster Befund lassen sich Atelektasen nachweisen
- FKDS (farbkodierte Dopplersonographie) bei fraglicher tiefer Beinvenenthrombose; ein fehlender Nachweis schließt allerdings eine Lungenembolie nicht aus
- TEE: Nachweis von kardialen und zentralen pulmonalarteriellen Thromben; typische Zeichen sind:
  - Dilatierter, hypokinetischer rechter Ventrikel
  - Paradoxe Septumbewegung (in Richtung des linken Ventrikels)
  - Dilatation der proximalen Pulmonalarterien
  - Trikuspidalinsuffizienz
  - Dilatation der V. cava inferior und fehlender inspiratorischer Kollaps
- Ventilations-/Perfusionsszintigramm (bei Spontanatmung): eingeschränkte Aussagekraft bei vorbestehenden Lungenerkrankungen
- Thoraxspiral-CT, Beckenspiral-CT: direkter Thrombennachweis bis zur Ebene der Segmentarterien
- Pulmonalangiographie: »golden standard« in der Diagnostik; trotzdem strenge Indikationsstellung in Abhängigkeit von der Verfügbarkeit nichtinvasiver Methoden und dem Zustand des Patienten; zusätzlich besteht die Möglichkeit einer lokalen Lyse oder einer Thrombusfragmentierung
- Blutgruppenbestimmung (vor Lyse Erythrozytenkonzentrate bestellen)

Klinisches Handlungskonzept

Siehe ◘ Abb. B-12.

Therapie

- Hämodynamische Stabilisierung des Patienten
- Verhinderung eines appositionellen Thrombuswachstums
- Rekanalisierung
- Behandlung der Hypoxämie
- Rezidivprophylaxe

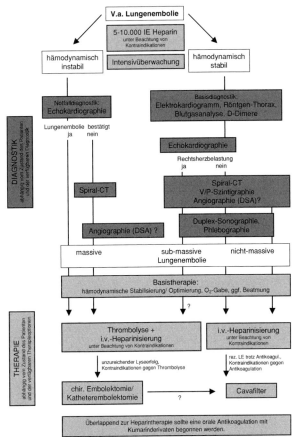

Abb. B-12. Überblick über ein mögliches klinisches Handlungskonzept in Ahängigkeit vom Zustand des Patienten, der verfügbaren Diagnostik und der verfügbaren Therapieoptionen

Hämodynamische Stabilisierung

- Noradrenalin ist das initiale Katecholamin der Wahl
- Falls erforderlich adjuvanter Einsatz von Dobutamin
- Senkung des pulmonalvaskulären Widerstandes: inhalative Applikation von NO oder Prostacyclin: Es liegen noch keine klinisch kontrollierten Studien vor; Gefahr der Senkung des systemvaskulären Widerstandes mit Senkung der Koronarperfusion
- Falls eine Intubation und Beatmung notwendig sein sollte: Verwendung niedriger Tidalvolumina um einer zusätzlichen Rechtsherzbelastung vorzubeugen

Hochdosierte Antikoagulation

- Außer bei absoluten Kontraindikationen
- Heparin: initial 5000–10 000 IE i.v. als Bolus, danach 500–1000 IE/h nach Gerinnung; Ziel-PTT: 1,5- bis 2fach verlängert
- Bei HIT II: Lepirudin (Refludan) initial 0,4 mg/kgKG als Bolus, danach 0,1–0,15 mg/kgKG/h nach Gerinnung; Ziel-PTT: 40–60 s. Kontrolle mit der ECT (»ecarin clotting time«). **CAVE:** Gravidität, Stillzeit; bei Niereninsuffizienz Bolus auf 0,01 mg/kgKG reduzieren, ab Kreatininclearance von 20 ml/min die Dosis auf 0,0001 mg/kgKG verringern!

Invasive Therapien

- V.-cava-Filter:
  Kommt nur noch in Einzelfällen in Betracht: z. B. bei dem Vorliegen einer absoluten Kontraindikation gegen eine systemische Antikoagulation
- Operative Embolektomie:
  Die Operationsindikation ist stets eine Einzelfallentscheidung
- Katheterembolektomie:
  Gute Behandlungsalternative bei überwiegend zentral gelegenen Embolien, bei Lysekontraindikationen und bei erfolgloser systemischer Thrombolyse

Thrombolyse

- Bei stabiler Hämodynamik und uneingeschränkter rechtsventrikulärer Funktion ist eine Heparinisierung ausreichend
- Kontraindikationen beachten
- Indikationen: Hypotonie, Zeichen der systemischen Minderperfusion, echokardiographische Zeichen der Rechtsherzbelastung (entspricht den Stadien III und IV nach Grosser)
- Wegen des erhöhten Blutungsrisikos sollte die Diagnose vor Beginn der Lysetherapie gesichert sein
- Wenn die Patienten für einen Transport zu instabil sind, kann eine TEE oder eine transthorakale Echokardiographie durchgeführt werden (auf Zeichen der Rechtsherzbelastung, Hypokinesie oder Dilatation des rechten Ventrikels achten). Allerdings müssen dann andere Ursachen für einen Schock, wie z. B. Linksherzversagen, Perikardtamponade oder Aortendissektion, ausgeschlossen werden

- rt-PA:
  50 mg i.v. als Bolus über 15 min; danach 50 mg über 1–2 h i.v.; gleichzeitig Vollheparinisierung!
- Urokinase:
  4400 IE/kgKG i.v. als Bolus über 10 min; danach 4400 IE/kgKG/h i.v. über 12–24 h; im Anschluss Heparin 500 IE/h
- Gegebenenfalls Streptokinase:
  Zuvor 250 mg Prednisolon i.v.! 250 000 IE i.v. als Bolus über 30 min; danach 100 000 IE/h über 12–24 h; Vollheparinisierung aussetzen!
- Bei der therapierefraktären fulminanten Lungenembolie mit Schock besteht nach Ausschöpfung aller konservativer Therapieoptionen die Möglichkeit der operativen Thrombektomie. Voraussetzung ist hierbei die Dokumentation eines oder mehrerer zentral sitzender Thromben durch mindestens ein bildgebendes Verfahren (Angiographie, Spiral-CT, TEE). Allerdings ist die perioperative Letalität mit 40–50 % sehr hoch

Interventionsmöglichkeiten bei Blutungen

- Stoppen der Lysetherapie
- rt-PA: ε-Aminocaproat
- Urokinase: absetzen
- Streptokinase: Aprotinin

Begleitende Therapiemaßnahmen

- Sauerstoffzufuhr (Intubation/Beatmung)
- Schmerztherapie
- Kreislaufunterstützung

Literatur

Arcasoy SM, Kreit JW (1999) Thrombolytic Therapy of Pulmonary Embolism: A comprehensive review of current evidence. Chest 115 (6): 1695–1705

Behr J (2000) Antithrombotische und fibrinolytische Therapie der akuten Lungenembolie. Intensivmedizin 37: 265–272

Laas J, Schmid C, Albes JM, Borg HG (1993) Chirurgische Aspekte zur fulminanten Lungenembolie Z Kardiol 82 (Suppl 2): 25–28

Walther A, Böttiger BW (2002) Die akute Lungenarterienembolie. Anästhesist 51: 427–445

B-6.9 Pneumothorax

H. Wauer, M. Hensel, H. Kern, W. J. Kox

Symptomatik

- Tachypnoe/Dyspnoe
- Zyanose
- Sauerstoffsättigungsabfall
- Tachykardie
- Blutdruckabfall
- Halsvenenstauung
- Eventuell Hautemphysem
- ZVD-Anstieg

Diagnostik

Die Diagnostik zeigt die Tabelle

Primärdiagnostik

- Auskultation, Perkussion
- Blutgasanalyse
- Thoraxröntgenaufnahme

Diagnostik bei Pneumothorax		
Klinisch	Laborchemisch	Radiomorphologisch
Atemexkursionen verkleinert oder aufgehoben	p_aO_2 erniedrigt	Kollabierte Lungenstruktur ist dichter
Beweglichkeit der betreffenden Seite vermindert	A_aDCO_2 erhöht	Luftgefüllter Raum ist ohne Lungenstruktur
Atemgeräusche leiser		Sichtbare Lungengrenzen im Pleuraraum
Hypersonorer Klopfschall		Zwerchfelltiefstand/verbreiterte Interkostalräume
		Hautemphysem (fakultativ)
		Mediastinalverlagerung kontralateral

> **CAVE**
> Bei einem Spannungspneumothorax ist die sofortige Anlage einer Thoraxdrainage indiziert, weitere Diagnostik ist kontraindiziert!

Therapie

Thoraxdrainage

- Bei chirurgischen Patienten durch einen Chirurgen legen lassen

Material

- Steriles Basisset mit Lochtuch, Desinfektionsutensilien, Spritzen und Kanülen für die Lokalanästhesie, Faden und Fadenhalter, steriler Kittel
- Drainage; bei Hämatoseropneumothorax wird eine Bülau-Drainage von 28 G verwendet (stumpf)

Punktionsorte

- 2. oder 3. ICR, Medioclavicularlinie, am Oberrand der Rippe, Mindestabstand zum Sternum: 2 Querfinger, stumpfe Präparation!
- Medioaxillarlinie (4./5. ICR): definitiv oberhalb der Mamille! Am Oberrand der Rippe, stumpfe Präparation

> Nach Anlage der Drainage immer Röntgenkontrolle.

B-6.10 Punktionstracheotomien

D. Krausch, M. Kastrup

Übersicht über die Methoden

Antegrade Technik

- Perkutane Dilatationstracheotomie
  - Mit einem Dilatatorset (Ciaglia I): Punktion der Trachea, Weitung des Punktionskanals mit abgestuften Dilatatoren (Seldinger-Technik)
  - Mit konischem Dilatator (Ciaglia II) »blue rhino«: Punktion der Trachea, Weitung des Punktionskanals mit einem einzigen Dilatator (Seldinger-Technik). Diese Methode wird derzeit bei uns präferiert
  - Mit Dilatationsschraube (Frova): Punktion der Trachea, Weitung des Punktionskanals mit einer Dilatationsschraube (Seldinger-Technik)
  - GWDF (»guide wire dilating forceps«)
    - Stumpf (Griggs): Punktion der Trachea, Weitung des Punktionskanals mit einer speziellen Spreizpinzette (Seldinger-Technik)
    - Scharf (Schachner) »Rapitrach«: Punktion der Trachea, Aufschneiden des Stichkanals mit einer speziellen scharfen Spreizpinzette (Seldinger-Technik)

Retrograde Technik

- Translaryngeale Tracheotomie (Fantoni): Punktion der Trachea, Weitung des Punktionskanals durch retrograden Durchzug der Trachealkanüle

Vorteile gegenüber der Langzeitintubation

- Bessere Tolerierung der Kanüle
- Der Bedarf an Analgetika und Sedativa ist geringer
- Weniger Larynx- und Trachealschäden
- Erleichterung des Weanings (Atemarbeit und Totraum werden reduziert)
- Erleichterung der Pflege (Reinigung von Mund- und Rachenraum, Bronchialtoilette, Lagerung, Hautpflege)
- Bessere Mobilisierung des Patienten
- Geringeres Risiko der akzidentellen Extubation
- Nach Abheilung einfaches Wechseln der Beatmungskanüle möglich
- Erhöhung des Komforts für den Patienten (und die Angehörigen durch verbessertes Aussehen)
- Ermöglichung der oralen Nahrungsaufnahme
- Verbesserung der Kommunikation (freies Gesichtsfeld, ggf. Einsatz einer Sprechkanüle)
- Verringerung des Infektionsrisikos

Optimaler Zeitpunkt der Tracheotomie

- Frühzeitig bei zu erwartender Langzeitbeatmung (z. B. Landry-Paralyse)
- Bei kompliziertem Verlauf sollte nach Ablauf der 1. Woche die Indikation täglich überprüft werden
- Für nicht einwilligungsfähige Patienten beim Amtsgericht die Einleitung einer Eilbetreuung beantragen

Kontraindikationen für perkutane Verfahren

> Die Tracheotomie ist ein elektiver Eingriff!

Absolute Kontraindikationen

- Notfall (schneller Zugang zu den Atemwegen wegen einer akuten Verlegung der Atemwege)
- Kinder (unter 18 Jahren) wegen kleiner und hochelastischer Trachea mit Gefährdung der Trachealhinterwand und der Speiseröhre
- Nicht intubierte Patienten (relativ)
- Hinweise auf Infektionen im Bereich des Weichteilgewebes der geplanten Punktionsstelle
- Instabile Halswirbelsäulenfrakturen
- Kanülengröße ≥10 mm ID erforderlich
- Anatomisch
  - Schilddrüse massiv vergrößert
  - Sehr kurzer und dicker Hals, Larynx nicht palpabel
  - Dokumentation oder Hinweise auf eine Tracheomalazie
  - Hämatome oder Tumoren im Bereich der Punktionsstelle
  - Kopf nicht reklinierbar (z. B. M. Bechterew)
  - Intubation unmöglich oder »schwierig« (bei akzidenteller Dekanülierung notwendig)
- Physiologisch
- Schwere Oxygenierungsstörungen erforderlich: PEEP >15 cm H_2O; $F_IO_2 > 0,8$; $p_aO_2/F_IO_2 \leq 100$
- Kardiale Insuffizienz (Druck-, Frequenz- und Rhythmusinstabilität)
- Schwere Gerinnungsstörungen (plasmatisch, thrombozytär), die nicht zu korrigieren sind

Voraussetzungen

- Indikationsstellung: grundsätzlich elektiver Eingriff
- Aufklärung des Patienten bzw. des Betreuers (ggf. Eilbetreuung beantragen)
- Kontrolle und Optimierung der Gerinnung
- Antikoagulation unterbrechen (Prostacyclin 2 h, Heparin 4 h, fraktioniertes Heparin 12 h präoperativ); vor dem Eingriff PTT-Kontrolle
- Verbesserung des Allgemeinzustands (soweit möglich)

Personalaufwand

- Zwei Ärzte: Operateur und Bronchoskopiker
- Zwei Helfer: Tubussicherung; unsterile Assistenz (Applikation von Medikamenten, evtl. notwendige Korrektur der Respiratoreinstellung, Beobachtung des Monitors)

Monitoring

- Blutdruck und Herzfrequenz
- SO_2 und exspiratorischer CO_2
- Beatmungsdruck, Af, AMV, V_T

Allgemeine Vorbereitung

- Bronchoskop, Bronchoskopieadapter, kräftige Saugung, Gleitgel oder Silikonspray
- Set für kleine sterile Eingriffe (wir nutzen ZVK-Set) mit sterilen Kitteln und Handschuhen, großem Lochtuch, Tuch 50 × 70 cm, Spritzen für LA (10 cm^3) und Luft (20 cm^3) zum Blocken der Manschette
- Tracheotomieset für die gewählte Technik
- Trachealkanüle Größe 8 (außer Fantoni-Technik), Trachealkanülenbändchen
- Für die Technik nach Fantoni zusätzlich sterile Schere, Laryngoskop, Magill-Zange, Ciaglia-I-Set in Reserve
- F_IO_2 1,0
- Grundsätzlich sollte bei jeder Tracheotomie das Instrumentarium für eine endotracheale Intubation bereitliegen. Bei unerwarteten Problemen kann der Eingriff zu jeder Zeit abgebrochen und die Sicherung der Atemwege mit einem geblockten Endotrachealtubus erfolgen.

Analgosedierung

- Propofol
- Fentanyl, Remifentanil
- Midazolam
- Cisatracurium (bei der Technik nach Fantoni mit 0,5 mg Atropin prämedizieren)
- Zusätzlich LA mit Lidocain (Punktions-, Inzisionsstelle und Trachea) und evtl. Adrenalinzusatz

Aufgaben des Operateurs

- Lagerung des Patienten
- Operationsfeld vorbereiten
- Letzte Kontrolle der anatomischen Verhältnisse
- Überprüfung der Blockungsmanschette(n)
- Durchführung der Tracheotomie
- Sicherung der Trachealkanüle

Aufgaben des Bronchoskopikers

- Aspirationsschutz
- Operationsfeld vorbereiten
- Operation beobachten und kommentieren

- Gegebenenfalls Tubuswechsel durchführen
- »Qualitätskontrolle«:
  - Distanz des distalen Endes der Trachealkanüle zur Carina
  - Blutung? Verletzungen? Fremdkörper?
- Gegebenenfalls Material für Erregerdiagnostik gewinnen

Nachsorge

- Trachealkanüle sicher fixieren
- Narkose beenden, Lunge blähen, dann F_IO_2 auf Ausgangswert zurückstellen
- Blutgasanalyse 1 h nach dem Eingriff
- Thoraxröntgenaufnahme 2 h postoperativ
- Antikoagulation kann in der Regel nach 2 h fortgesetzt werden
- Intubationsbesteck, Endotrachealtubus und Ciaglia-Set bettseitig deponieren (für den Fall einer akzidentellen Dekanülierung)
- Vor Verlegung in eine Rehabilitationsklinik *muss* – bei fortbestehender Abhängigkeit von der Trachealkanüle – operativ ein Tracheostoma angelegt werden

Hinweise

- Hilfspersonal genau einweisen
- Festlegung, wer
  - für die Narkose zuständig ist
  - die Beatmungsparameter ein- und wieder zurückstellt
  - die Vitalparameter überwacht
- Ständige Kommunikation zwischen Operateur und Bronchoskopiker
- Tracheale Illumination zur Positionierung der Tubusspitze
- Impression der Trachea zur Lokalisation des Punktionsortes (muss bronchoskopisch sichtbar sein als punktuelle Vorwölbung)

Bei der translaryngealen Tracheotomie

Die Punktionskanüle ist gebogen. Die räumliche Orientierung damit ist schwieriger als mit gerader Punktionskanüle. Die Punktion erfolgt im 90°-Winkel, wobei die konkave Seite der Kanüle kopfwärts weist. Nachdem das Tracheallumen erreicht ist (bronchoskopische Kontrolle), wird die Kanüle so gehalten, dass die Spitze den Führungsdraht in Richtung Larynx leitet.

Der Führungsdraht wird durch Larynx und Mund nach außen geführt, dann durch die Stahlspitze der Fantoni-Trachealkanüle gezogen und mit einem Doppelknoten am Drahtende versehen. In einem Zwischenschritt wird jetzt der Endotrachealtubus gegen einen im Set befindlichen dünnen Tubus ausgetauscht. Anschließend wird an dem so fixierten Draht die Fantoni-Kanüle durch die oberen Atemwege bis zur Punktionsstelle geführt und nach einem Hautschnitt von ca. 8 mm Länge so weit nach außen gezogen, dass der in der Trachea befindliche Teil senkrecht auf die Tracheahinterwand gerichtet ist.

Der aus der Haut ragende Teil der Trachealkanüle wird an einer Markierung quer durchtrennt. Mittels eines im Set befindlichen Stabes, der exakt die Länge des verbliebenen Restes der Trachealkanüle hat, wird diese aufgerichtet, 180° um die Längsachse gedreht, der Stab mit der Kanüle sanft kopfwärts geneigt und vorsichtig in Richtung auf die Carina vorgeschoben. Entfernung des Stabes, Anbringen eines Konnektors, Entfernung des dünnen Hilfstubus, Blockung der Trachealkanüle und Anschluss an das Beatmungsgerät sind die folgenden Arbeitsschritte.

Die Technik ist umständlich und hat mehrere verfahrenstypische Risiken.

In unserer Klinik wird derzeit ausschließlich die Methode nach Ciaglia II »blue rhino« durchgeführt.

Literatur

Fischler L, Erhart S, Kleger G-R, Frutiger A (2000) Prevalence of tracheostomy in ICU patients. A nation-wide survey in Switzerland. Intensive Care Med 26: 1428–1433

Quintel M, Roth H (1999) Tracheostomy in the critically ill: clinical impact of new procedures. Intensive Care Med 25: 326–328

Reilly PM, Shapiro MB, Malcynski JT (1999) Percutaneous dilatational tracheostomy under the microscope: justification for intra-procedural bronchoscopy? Intensive Care Med 25: 3

Stocchetti N, Parma A, Songa V et al. (2000) Early translaryngeal tracheostomy in patients with severe brain damage. Intensive Care Med 26: 1101–1107

Van Heurn LWE, Mastboom WBJ, Scheeren CIE et al. (2001) Comparative clinical trial of progressive dilatational and forceps dilatational tracheostomy. Intensive Care Med 27: 292–295

Walz MK, Peitgen K (1998) Punktionstracheostomie vs. translaryngeale Tracheostomie. Chirurg 69: 418–422

Walz MK, Schmidt U (1999) Tracheal lesion caused by percutaneous dilatational tracheostomy – a clinico-pathological study. Intensive Care Med 25: 102–105

Walz MK (2001) Die Tracheotomie. Indikationen, Methoden, Risiken. Chirurg 72: 1101–1110

B-6.11 Anwendung von inhalativem NO (Stickstoffmonoxid)

M. Kastrup, H. Wauer

Anwendung bei Neugeborenen mit hypoxisch respiratorischer Insuffizienz und pulmonaler Hypertension

Zugelassende Indikation.

Einschlusskriterien

- Keine Besserung des klinischen Zustandes trotz Optimierung der künstlichen Beatmung (s. auch SOP-Beatmung) und Anwendung von Surfactant

Dosierung

- Anfangsdosis 20 ppm, möglichst schnelle Reduktion auf 5 ppm (wenn möglich innerhalb von 4–24 h)

Weaning

- Wenn die F_IO_2 <0,6: Gabe von NO mit 1 ppm für 30–60 min. Falls keine Verschlechterung der Oxygenierung: Beendigung der NO-Gabe
- Sinkt der Oxygenierungsindex um mehr als 20%, dann Wiederaufnahme der NO-Gabe mit 5 ppm. Nach 12–24 h erneuter Weaningversuch

Besonderes Monitoring

Bei Neugeborenen muss innerhalb der 1. h nach Beginn einer Therapie mit NO der Methämoglobinwert bestimmt werden (reduzierte MetHb-Reduktaseaktivität von Neugeborenen im Vergleich zu Erwachsenen). Liegt der Wert über 2,5%, muss die NO-Dosierung reduziert werden. Diese Messungen sollten dann weiter täglich einmal durchgeführt werden.

Anwendung bei Erwachsenen mit Lungenversagen und pulmonaler Hypertension

CAVE
»Off label use«.

Voraussetzung

- Keine Besserung der Oxygenierung nach 24–76 h trotz optimierter Beatmungstherapie (s. SOP-Beatmung)

Einschlusskriterien (nicht durch Studien belegt)

- p_aO_2/F_IO_2 <150 mmHg
- PEEP >10 mbar
- Compliance <30 ml/bar
- p_aCO_2 >60 mmHg bei AMW >200 ml/kgKG (fakultativ)
- Beatmungsspitzendrücke >40 mbar (fakultativ)

Dosierung

- Beginn mit 20 ppm (>3 h), wenn keine Besserung: Steigerung auf 25 ppm bis maximal 35–40 ppm. Wenn keine deutliche Besserung nach der 1. h, kann der Patient ein Nonresponder sein

Weaning

- Mit dem Weaning kann begonnen werden, wenn die F_IO_2 <0,65 ist. Die Entscheidung ist individuell in Abhängigkeit von den Blutgasanalysen und der Funktion des linken/rechten Herzens zu treffen
- 20 ppm – 15 ppm (für 2 h) – 10 ppm (für 2 h), dann weitere schrittweise Reduktion auf 5 ppm
- Wenn es zu keiner Verschlechterung der Oxygenierung und der kardialen Funktion kommt, kann NO abgeschaltet werden
- Eventuell ist eine Erhöhung der F_IO_2 um bis zu 10% notwendig. Wenn eine weitere Erhöhung notwendig ist, muss das Weaning abgebrochen werden

Literatur

Zwissler B (2002) Inhalierte Vasodilatatoren. Anaesthesist 51 (8): 603–624

Gastrointestinaltrakt

B-7.1   Akute gastrointestinale Blutungen   486

B-7.2   Akute schwere Pankreatitis   487

B-7.3   Akutes Leberversagen   489

B-7.4   Obstipation   492

B-7.1 Akute gastrointestinale Blutungen

K. Duveneck

Definition und Einteilung

- Die akute gastrointestinale Blutung gehört zu den lebensbedrohlichen Erkrankungen und geht mit einer Letalität von 10% einher
- Akute gastrointestinale Blutungen werden nach ihrer Lokalisation in obere (proximal des Treitz-Bandes) und untere gastrointestinale Blutungen eingeteilt. Dabei sind die oberen gastrointestinalen Blutungen mit 85% wesentlich häufiger und schwerer im Verlauf. Die Erosions- bzw. Ulkusblutungen stellen mit 50–60% hierbei den Hauptanteil, gefolgt von Ösophagusvarizenblutungen mit 20%, Refluxösophagitis und Mallory-Weiss-Läsionen
- Bei Blutungen im unteren GI-Trakt überwiegen die Blutungsquellen im Dickdarm (90%) im Vergleich zum Dünndarm. Die Blutungsquellen sind dabei v. a. vom Lebensalter der Patienten abhängig. Im Dünndarm sind die Blutungsquellen in Tumoren und Angiodysplasien zu finden.

Diagnostik

Die Methode der Wahl in der klinischen Diagnostik der akuten gastrointestinalen Blutung ist die *Endoskopie* (Erfolgsrate bei oberen gastrointestinalen Blutungen 95%).

Die Anlage einer Magensonde zum Spülen ist obsolet, da bei einer aktiven Blutung das Magenaspirat in nur 50% rotes Blut, in 30% Kaffeesatz zeigt und in 20% unauffällig ist.

Endoskope mit 6 mm Arbeitskanälen erlauben problemlos, auch größere Blutmengen und insbesondere Koagel abzusaugen. Die endoskopische Beurteilung der Blutungsintensität von Ulkusblutungen erfolgt nach der *Forrest-Klassifikation*.

- Forrest Ia   Ulkus mit spritzender Blutung
- Forrest Ib   Ulkus mit Sickerblutung
- Forrest IIa   Ulkus mit Gefäßstumpf
- Forrest IIb   Ulkus mit Blutkoagel
- Forrest IIc   Ulkus mit hämatinbelegtem Grund
- Forrest III   Fibrinbelegtes Ulkus

Die Identifikation einer gastrointestinalen Blutung ist nur möglich, wenn mindestens eine Blutungsmenge von 1 ml/h vorliegt. Neben der relativ exakten Lokalisation bietet die Angiographie den Vorteil, eine Blutung auch interventionell mit Vasopressininfusion oder Chemoembolisation zu behandeln.

Die *Radionuklidszintigraphie* mit ^{99m}Tc-markierten Erythrozyten oder Albumin ist sensitiver als die Angiographie. Es lassen sich hierbei bereits Blutmengen von 0,4 ml/h nachweisen.

Als Ultima ratio kann es notwendig sein, eine *explorative Laparatomie* durchzuführen. Vor allem bei rezidivierenden Ulkusblutungen kann dies der Fall sein. Bei allen übrigen gastrointestinalen Blutungen sollte ein chirurgisches Vorgehen die Ausnahme bleiben, da es mit einer hohen Letalität verbunden ist. So ist bei nicht stillbaren Ösophagus- oder Magenvarizenblutungen der transjuguläre intrahepatische portosystemische Stentshunt (TIPS) einem chirurgischen Noteingriff vorzuziehen.

Therapie

- Evaluation des Patienten:
  - Volumentherapie notwendig?
  - Transfusionstherapie notwendig?
  - Gerinnungsstatus?
  - Vermutliche Quelle der Blutung?
  - Aspirationsgefahr?
    (dann Intubation und Ventilation)
  - Chronische Lebererkrankung?
  - Ulkusanamnese?
  - Medikamentenanamnese?
- Bei akuter schwerer gastrointestinaler Blutung ist die Kreislaufstabilisierung vordringlichstes Ziel
- Bei endoskopisch schwer zu therapierenden Blutungen aus Erosionen sollte an den Einsatz von Somatostatin gedacht werden. Der »golden standard« in der Therapie der Ulkusblutung ist die endoskopische Therapie. Dabei kommen verschiedene Techniken der Blutstillung zum Einsatz:
  - Injektionsverfahren:
    Einfach, schnell verfügbar mit verdünntem Adrenalin (1 : 10 000–100 000)
  - Thermische Verfahren:
    Laser, EHR-Sonden haben in den letzten Jahren an Bedeutung verloren
  - Hämoclip:
    Atraumatisches, mechanisches Verfahren zum direkten Einsatz bei Forrest-IIa-Blutungen oder Forrest-I-Blutung nach initialer Blutstillung.

B-7.2 Akute schwere Pankreatitis

C. von Heymann

Die akute Pankreatitis manifestiert sich mit den Symptomen gürtelförmiger Oberbauchschmerz, Übelkeit, Erbrechen, Fieber und einer Darmparalyse in unterschiedlicher Ausprägung. Ätiologisch sind Alkoholabusus und Gallenwegserkrankungen die häufigsten Ursachen. Aufgrund des unterschiedlichen klinischen Verlaufs werden unterschieden:
- Die ödematös-interstitielle Pankreatitis mit einer Prävalenz von ca. 80% und einer Letalität von 0–2% und die
- Die akute schwere Pankreatitis (früher hämorrhagisch-nekrotisierend) mit einer Prävalenz von ca. 20% und einer Letalität von 30–40% [1].

Eine schwere akute Pankreatitis ist mit dem konsekutiven Versagen anderer Organsysteme und der Ausbildung einer Nekrose oder eines Abszesses verbunden. Die Prognose der akuten Pankreatitis ist erheblich von der Infektionsrate der primär sterilen Pankreasnekrose abhängig, welche mit der Dauer der Erkrankung ansteigt [2].

Die frühzeitige Diagnose und Abschätzung der Verlaufsform ermöglicht die rechtzeitige Einleitung einer adäquaten Therapie, die alle therapeutischen Optionen der Organersatztherapie der modernen Intensivmedizin beanspruchen kann.

Diagnostik

- Neben der klinischen Befundkonstellation gehört die Bestimmung der Pankreasenzyme zur routinemäßigen Labordiagnostik der akuten Pankreatitis. Aufgrund ihrer höheren Spezifität zeigt die Lipase gegenüber der Amylase deutliche Vorteile hinsichtlich der diagnostischen Genauigkeit
- Zur Differenzierung einer schweren nekrotisierenden Verlaufsform der akuten Pankreatitis hat sich die Messung des C-reaktiven Proteins (CRP) bewährt, welches bei einem Wert >120 mg/l das Vorliegen einer nekrotisierenden Pankreatitis nahelegt [3]. Ein APACHE-II-Score >8 beschreibt ebenfalls eine schwere Verlaufsform der akuten Pankreatitis [4]
- Nach neueren Befunden zeigt auch die Messung von Procalcitonin (PCT) eine hohe Sensitivität und Spezifität in der Diagnostik der akuten Pankreatitis [5]
- Als radiologische Methode zum Nachweis von Pankreasnekrosen hat sich das kontrastmittelverstärkte Computertomogramm bewährt und kann ebenfalls zur Verlaufskontrolle der Pankreatitis eingesetzt werden

Therapie

Die konservative Intensivmedizin mit der Aufrechterhaltung der Herz-Kreislauf-Funktionen und der evtl. notwendigen Organersatztherapie stellt gegenüber einer frühzeitig operativen Therapie den wichtigsten Behandlungsgrundsatz dar [2].

Herz-Kreislauf-Funktion

- Stabilisierung über adäquate Flüssigkeits- und Elektrolytsubstitution, die nach ZVD (Zielwert 10–12 cm H_2O) und Diurese gesteuert werden sollte (kann bis zu 10 l Flüssigkeitsbedarf pro Tag umfassen), da diese Patienten erhebliche Mengen an Flüssigkeit in den peripankreatischen und retroperitonealen Raum sequestrieren
- Die Urinausscheidung sollte stündlich überwacht werden, um frühzeitig die Entwicklung eines akuten Nierenversagens zu erfassen. Die ausreichende Substitution von Flüssigkeit hat in dieser Situation eindeutig den Vorrang vor dem Einsatz von Katecholaminen.

Beatmung

- Bei respiratorischer Insuffizienz mit Oxygenierungsversagen ($p_aO_2 \leq 60$ mmHg, $SO_2 \leq 90\%$) ist die frühzeitige künstliche Beatmung indiziert

Nierenersatztherapie

- Bei Entwicklung einer Oligurie mit entsprechendem Anstieg der Retentionsparameter, die durch eine adäquate Flüssigkeitstherapie nicht erfolgreich behandelt werden kann, sollte eine Nierenersatztherapie erfolgen. Den kontinuierlichen Hämofiltrationsverfahren (CVVH, CVVHD bei begleitender Hyperkaliämie) ist aufgrund der größeren hämodynamischen Stabilität gegenüber den intermittierenden zunächst der Vorzug zu geben

Gastrointestinaltrakt

- Die Anlage einer *Magensonde* dient zur Entlastung des atonischen Magens. Die Anlage einer duodenalen oder jejunalen Ernährungssonde sichert die Vorteile einer enteralen Ernährungstherapie, ist jedoch bei leichteren Verlaufsformen kein obligater Bestandteil des Therapiekonzepts [6]
- Die *Säuremodulation* durch Gabe von Sucralfat, H_2-Antagonisten oder Protonenpumpeninhibitoren sollte nur bei endoskopisch gesicherten Ulzerationen vorgenommen werden, auch wenn die derzeit gültigen Richtlinien die Magensäureblockade zur Stressulkusprophylaxe empfehlen
- Hinsichtlich der *Ernährung* des Patienten mit akuter schwerer Pankreatitis kann das unbedingte Postulat einer parenteralen Ernährung nicht mehr aufrechterhalten werden [7, 8]. Mehrere kürzlich erschienene Arbeiten haben Vorteile einer jejunal applizierten Ernährung bei akuter Pankreatitis zeigen können (Übersicht bei [6]). Entscheidend ist die Schwere der Symptomatik des Patienten: Nach den derzeit gültigen Leitlinien der Arbeitsgemeinschaft wissenschaftlich-medizinischer Fachgesellschaften (AWMF) ist eine Nahrungskarenz bis zur Schmerzfreiheit des Patienten einzuhalten [9]
- Beim intubierten und beatmeten Patienten sollte aufgrund der anzunehmenden mukosaprotektiven Effekte der enteralen Ernährung endoskopisch eine Ernährungssonde distal des Treitz-Bandes platziert und ein langsamer enteraler Kostaufbau versucht werden (zur enteralen Ernährung s. Kap. B-8.2). Falls der enterale Kostaufbau nicht toleriert wird, sollte dieser pausiert und ein passagerer parenteraler Ernährungsaufbau begonnen werden (s. Kap. B-8.2).
Eine endgültige Empfehlung zum Zeitpunkt der Sondenkostgabe über eine duodenale bzw. jejunale Sonde kann nach vorliegender Studienlage noch nicht abgegeben werden.

Thromboseprophylaxe

- Eine Thromboseprophylaxe wird, auch wenn kein Einfluss auf den Heilungsverlauf der Pankreatitis erwartet werden kann, mit Heparin in einer Dosis von 5000–10 000 IE/Tag vorgenommen [9].

Antibiotikatherapie

Zur prophylaktischen Antibiotikatherapie haben die Britische Gesellschaft für Gastroenterologie [3] und die deutsche Gesellschaft für Stoffwechsel und Verdauungskrankheiten [9] Empfehlungen für die Therapie mit Cefuroxim, Ciprofloxacin und Metronidazol oder Imipenem und Vancomycin ausgesprochen. Die Dosis sollte sich an den für eine Antibiotikatherapie gültigen Empfehlungen, der Beeinträchtigung der weiteren Organsysteme (Leber- und Nierenfunktion) und v. a. der Schwere der Erkrankung orientieren (z. B. Cefuroxim 3-mal 1,5 g/Tag, Ciprofloxacin 3-mal 400 mg/Tag, Metronidazol 3-mal 500 mg/Tag, Imipenem 3-mal 1 g/Tag, Vancomycin bis zu 2-mal 1 g/Tag)

Schmerztherapie

Das Ziel einer adäquaten Schmerztherapie sollte die möglichst effektive und nebenwirkungsarme Linderung der Schmerzen sein. Hierzu eignet sich nach klinischen Erfahrungen die patientenkontrollierte Analgesie (PCA) mit einem Opioid (Morphin, Piritramid) oder Tramadol. Falls der klinische Zustand des Patienten eine patientenkontrollierte Analgesie nicht zulässt, sollte eine Analgetikatherapie mit festen Zeitintervallen (z. B. 4- bis 6-mal 3–5 mg Morphin/Tag oder Piritramid) oder kontinuierlich über eine Infusionspumpe erfolgen. Im Falle einer Verschlechterung der Beschwerdesymptomatik durch opioidbedingte Tonussteigerung am Oddi-Sphinkter kann auf die Gabe von Buprenorphin (Temgesic 4-mal 0,3 mg s.l. oder 4-mal 0,3 mg i.v. als Kurzinfusion) gewechselt werden [6]. Bei starken Schmerzzuständen ist eine Schmerztherapie über einen Periduralkatheter mit Lokalanästhetika (z. B. Bupivacain 0,25–0,375%) und Opioiden (z. B. Sufentanil in einer Konzentration von 0,5–1 µg/ml) möglich

Invasive Therapieoptionen

- Biliäre Pankreatitis:
Patienten mit einer biliären Genese der Pankreatitis, d. h. mit Steinnachweis im Ductus choledochus oder im Bereich der Papilla Vateri profitieren von einer elektiven endoskopischen Therapie (endoskopische retrograde Cholangiographie – ERC – mit Papillotomie und Steinextraktion). Patienten mit Ikterus

oder biliärer Sepsis werden frühzeitig einer ERC zugeführt (Übersicht bei [9])
Operative Therapie:
Das Ziel einer operativen Therapie der Pankreatitis ist die Entfernung der infizierten Nekrosen unter weitestgehender Erhaltung des vitalen Pankreasgewebes. In der Regel ist die primäre Nekrosektomie gefolgt von einer mehrfachen peritonealen Lavagebehandlung zur fortgesetzten Entfernung peripankreatischer Nekrosen und Sequestrationen.

Die Behandlung der schweren akuten Pankreatitis sollte nach Möglichkeit in einem multidisziplinären Ansatz von Intensivmedizinern, Gastroenterologen und Abdominalchirurgen vorgenommen werden, um frühestmöglich einer Aggravation des klinischen Verlaufes begegnen zu können. Hierzu zählen die Feinnadelaspiration bei Verdacht auf Infektion der Pankreasnekrosen als Fokus einer pankreatitisinduzierten Sepsis und die Indikationsstellung zur operativen Behandlung.

Literatur

1. Karimgani I, Porter K, Langevin R et al. (1992) Prognostic factors in sterile pancreatic necrosis. Gastroenterology 170: 459–467
2. Beger HG, Bittner R, Block S et al. (1986) Bacterial contamination of pancreatic necrosis. A prospective clinical study. Gastroenterology 91: 433–438
3. BSG Working Party (1998) United Kingdom guidelines for the management of acute pancreatitis. Gut 42 (Suppl 2): 1–13
4. Bradley III EL (1993) A clinically based classification system for acute pancreatitis. Arch Surg 128: 586–590
5. Kylanpaa-Back ML, Takala A, Kemppainen EA et al. (2001) Procalcitonin, soluble interleukin-2 receptor, and soluble E-selectin in predicting the severity of acute pancreatitis. Crit Care Med 29 (1): 63–69
6. Löser C, Fölsch UR (1999) Akute nekrotisierende Pankreatitis. Internist 40: 1257–1265
7. Lobo DN, Memon MA, Allison SP et al. (2000) Evaluation of nutritional support in acute pancreatitis. Br J Surg 87: 695–707
8. Foitzik T, Stufler M, Hotz HG et al. (1997) Glutamine stabilizes intestinal permeability and reduces pancreatic infections in acute experimental pancreatitis. J Gastrointest Surg 1: 40–47
9. Runzi M, Layer P, Buchler MW et al. (2000) Therapie der akuten Pankreatitis. Gemeinsame Leitlinien. Z Gastroenterol 38: 571–581

B-7.3 Akutes Leberversagen

A. Foer

Definition

- Als akutes Leberversagen bezeichnet man den Ausfall der Leberfunktion bei Patienten, die vorher keine chronische Leberkrankheit hatten
- Diese Definition trennt das akute Leberversagen von Endstadien chronischer Leberkrankheiten, bei denen es natürlich ebenfalls zu einem rasch progredient verlaufenden Leberausfall kommen kann
- Beim akuten Leberversagen handelt es sich um die Kombination aus schwerer Leberinsuffizienz und einer Bewusstseinsstörung im Sinne einer hepatischen Enzephalopathie
- Man spricht von einem fulminanten Leberversagen, wenn zwischen dem Ausfall der Leberfunktion und dem Beginn der Enzephalopathie weniger als 7 Tage liegen, vom akuten Leberversagen bei einer Zwischenzeit von 8–28 Tagen und von subakutem Leberversagen bei mehr als 4 Wochen. Diese zeitliche Einteilung ist für die Prognose maßgebend.

Ätiologie

Die häufigsten Ursachen eines akuten Leberversagens in Deutschland sind virale Hepatitiden und Medikamententoxizität, insbesondere die in suizidaler Absicht erfolgte Paracetamolvergiftung. Zu den selteneren Ursachen zählen Knollenblätterpilzvergiftungen, akute Manifestationen des M. Wilson, das Budd-Chiari-Syndrom, die akute Schwangerschaftsfettleber, das Reye-Syndrom und auch die Sepsis. In einer großen Anzahl der Fälle bleibt die Ätiologie jedoch unklar, sodass das medikamenteninduzierte akute Leberversagen oft als Ausschlussdiagnose erfolgt. Die potenziell hepatotoxischen Substanzen sind halogenierte Kohlenwasserstoffe, Tetrazykline, Sulfonamide, MAO-Hemmer, Rifampicin, NSAID, Gold, trizyklische Antidepressiva, Marcumar, Tetrachlorwasserstoff, Valproinsäure, Allopurinol, Ketonazol, INH etc.

Insgesamt ist das akute Leberversagen ein relativ seltenes Krankheitsbild. Man schätzt in Deutschland etwa 100–150 Erkrankungsfälle, entsprechend 40–60 Lebertransplantationen.

Klinik

- Charakteristisch für den klinischen Verlauf des akuten Leberversagens ist die rasche Entwicklung eines Multiorganversagens
- Das klinische Bild gleicht dem der Sepsis, mit Hypotension bis zum Schock und schweren Störungen der Mikrozirkulation. Als Folge der Gewebehypoxie treten sekundäre Schädigungen an extrahepatischen Organen auf, z. B. am Darm, mit weiterer Einschwemmung toxischer Substanzen und verstärkter Leberschädigung
- Die hepatische Enzephalopathie gehört zu den essenziellen klinischen Befunden eines akutes Leberversagens. Die hepatische Enzephalopathie wird in vier Schweregrade eingeteilt (Tabelle). Die Pathophysiologie ist multifaktoriell und nicht vollständig geklärt. Funktionell kommt es zu einer Verschlechterung des neuronalen Energiestoffwechsels (Astrozytenschwellung) und einer Störung der Blut-Hirn-Schranke (Endothelschaden). Eine Reihe von Substanzen (z. B. Ammoniak-Glutamin-Hypothese) wurde im Laufe der Jahre ursächlich diskutiert, jedoch ist die Pathologie letztendlich ungeklärt.
Die aktuelle Hypothese basiert auf folgendem Mechanismus. Glutamin entsteht in den Astrozyten im Rahmen des Ammoniakstoffwechsels aus Glutamat. Die intrazelluläre Konzentration von Glutamin steigt bei akutem Leberversagen stark an (Glutaminsynthetasemangel), sodass eine osmolare Zellschwellung resultiert. Bei chronischer langsamer Akkumulation des Glutamins kann der Anstieg der intrazellulären Osmolarität durch sukzessiven Verlust von Aminosäuren ausgeglichen werden. Gesichert ist aber, dass die Aufnahme stickstoffhaltiger Substanzen aus dem Darm die Symptomatik verschlechtert
- 80% der Patienten mit Enzephalopathie Grad 4 entwickeln ein Hirnödem. Klinisch findet man bei den Patienten, die ein Hirnödem entwickeln, initial einen systolischen Blutdruckanstieg, eine Hyperventilation, träge Pupillenreaktion und schließlich einen Ausfall der Hirnstammreflexe. Prognoseentscheidend sind die Schäden an Niere, Lunge und ZNS
- Entwickelt sich das Leberversagen fulminant, ist die Prognose besser als beim subakuten Verlauf. Schlecht ist die Prognose bei Kindern unter 10 Jahren und bei Patienten über 40 Jahren
- Die Überlebensrate nach Eintritt einer Enzephalopathie liegt bei konservativer Therapie bei 30–60%, sodass jeder zweite Patient einer Lebertransplantation zugeführt werden muss

Therapie

Der exakten und frühzeitigen Feststellung der Ursache des Leberversagens kommt entscheidende Bedeutung zu, da Prognose und Therapie, beispielsweise die Applikation von Antidoten, entscheidend von der Identifikation der auslösenden Noxe abhängen.

Bei Versagen der konservativen Therapie steht die Lebertransplantation als definitive Therapiemaßnahme zur Verfügung. Sie kann inzwischen als Standardtherapie des akuten Leberversagens bezeichnet werden.

Die Ernährung bei akutem Leberversagen verfolgt im Wesentlichen 2 Ziele:

Schweregrade der hepatischen Enzephalopathie				
Grad	Bewusstseinslage, Intellekt	Persönlichkeit, Auffälligkeiten	Neurologische Veränderungen	EEG
I	Unruhe, verschobener Wach-Schlaf-Rhythmus	Vergesslich, leichte Verwirrtheit, erregt, reizbar	Tremor, Apraxis, veränderte Handschrift	Verlangsamt, triphasische Wellen
II	Lethargie, langsame Reaktion	Zeitlich desorientiert, Amnesie, inadäquates Verhalten	Aserixis (Tremor), Ataxie, Dysarthrie, verminderte Reflexe	Verlangsamt mit triphasischen Wellen
III	Somnolent, erweckbar	Örtlich desorientiert, aggressiv, Babinski-Zeichen, Muskelrigor	Asterixis, gesteigerte Reflexe	Verlangsamt mit triphasischen Wellen
IV	Koma, nicht erweckbar	Keine Funktion	Dezerebration	δ-Wellen

- Verhinderung der Katabolie aufgrund des Leberausfalls und
- Unterstützung der Leberregeneration.

Glukoseinfusionen sind zur Vermeidung von Hypoglykämien notwendig, können aber auch zur raschen Verfettung des Leberparenchyms führen. Der Aminosäurenbedarf kann mit etwa 1,0–1,2 g/kgKG/24 h angesetzt werden und soll unabhängig vom Ammoniakspiegel berechnet werden, da der wesentliche Anteil des Ammoniaks aus dem Darm stammt und durch Laktuloseeinläufe effektiv gesenkt werden kann.

Die parenterale Ernährung mit Lipiden und Aminosäuren ist in der Lage, die negative Stickstoffbilanz zu korrigieren. Regelmäßige laborchemische Kontrollen der Triglyceride und des Blutzuckers sind erforderlich. Die Substitution wasserlöslicher Fette ist sinnvoll. Ob Spurenelemente und fettlösliche Vitamine substituiert werden müssen, ist fraglich, jedoch wird in der Regel zumindest Vitamin K verabreicht.

Die spezifischen Probleme und Therapieansätze beim akuten Leberversagen zeigt die Tabelle.

Spezifische Probleme und Therapieansätze beim akuten Leberversagen

Problem	Monitoring	Therapieoptionen
Enzephalopathie	Grad I–IV, Ansprache, neurologische Untersuchung	Nüchternheit, Laktuloseeinläufe, Flumazenil
Hirnödem	Systolische Blutdruckspitzen, intrakranielle Druckmessung	Oberkörperhochlagerung, Intubation, Hyperventilation, Mannitol, Thiopental, Oxygenierung verbessern
Hyperdyname Kreislaufsituation	Arterielle Druckmessung, Pulmonaliskatheter	Differenzierte Katecholamintherapie
Nierenversagen	Stündliche Bilanzierung, Retentionswerte	Hydration optimieren, CVVHD
Aszites	Klinische Untersuchung, Messung des Bauchumfangs	Bettruhe, Natriumrestriktion (< 20 ml/Tag); Flüssigkeitsrestriktion; Aldosteronantagonisten, bei Bedarf Furosemid
Hepatopulmonales Syndrom	p_aO_2/pCO_2, elektive Intubation	CAVE: Überwässerung
Gerinnungsstörungen	Regelmäßige Laborkontrollen, Prothrombinzeit, pTT, AT III, ggf. Faktorenanalyse, Thrombozyten	Quick-Wert >20%, FFP-Substitution, AT III >50%, Low-dose-Heparinisierung, Thrombozytensubstitution (Blutung), H_2-Blocker-Prophylaxe
Metabolische Entgleisung	Blutgasanalysen	Parenterale Ernährung, Glukoseinfusionen
Sepsis	Mikrobiologische Kulturen, Abstriche,	Infektsanierung, Katheterwechsel, Antibiose
Paracetamolintoxikation	Anamnese, Nachweis der Metaboliten im Serum	N-Azetylzystein
Knollenblätterpilzvergiftung	Anamnese, Toxinnachweis im Urin	Penicillin G, Silibenin (Legalon), forcierte Diurese, ggf. CVVHD, Toxinentgiftung aus dem Darm häufig zeitlich zu spät
Schwangerschaftsassoziiertes Leberversagen	Schwangerschaftstest	Entbindung, Schwangerschaftsabbruch
Hepatitiden	Serumantigen- bzw. Antikörpernachweis	Symptomatische Therapie, Interferontherapie

Literatur

Böker KHW (2001) Akutes Leberversagen. Internist 42: 545–563
Böker KHW, Manns MP (1998) Akutes Leberversagen. Internist 39: 442–452
Paar WD, Spengler U, Muller A, Hirner A, Sauerbruch T (1996) Diagnostik des akuten Leberversagens. Dtsch Med Wochenschr 121: 305–309
Riordan S, Williams R (1999) Cause and prognosis in acute liver failure. Liver Transpl Surg 5: 86–89
Bismuth H, Samuel D, Castaing D et al. (1996) Liver transplantation in Europe for patients with acute liver failure. Semin Liver Dis 16: 415–425
Lee WM (1996) Management of acute liver failure. Sem Liver Dis 16: 368–378
O'Grady JG (1997) Paracetamol-induced acute liver failure: prevention and management. J Hepatol 1: 41–46

B-7.4 Obstipation

M. Sander

Ätiologie

- Postoperative Darmatonie
- Paralytischer, mechanischer oder funktioneller Ileus
- Darmischämie
- Medikamentös induziert

Komplikationen

- Durchwanderungsperitonitis
- Bakterielle Translokation mit konsekutiver Sepsis
- Aspiration durch gastralen Reflux

Therapie

- Therapieindikation, wenn es zu keinem spontanen Stuhlgang bei Intensivpatienten kommt
- Therapie als Stufenschema: Beginn mit adjuvanten Maßnahmen wie Laxanzien und rektaler Applikation von Klistieren, Reduktion oder Beendigung einer Opioidsedierung sowie medikamentöse Therapie mit nebenwirkungsarmen Substanzen wie Metoclopramid und Dexpanthenol, dann Steigerung auf potentere, jedoch auch nebenwirkungsbehaftete Medikamente wie Pyridostigmin und Ceruletid
- Bei weiterem Misserfolg der Therapie Erwägung einer PDK-Anlage und weiteren adjuvanten Therapiestrategien zur Verbesserung der intestinalen Perfusion. Ausschluss von anderen Ursachen einer Obstipation (mechanisches Hindernis)

Medikamentöse Therapie

Metoclopramid

- Wirkungsweise: Agonist am Serotoninrezeptor
- Kontraindikationen: Kinder unter 2 Jahren; Phäochromozytom; Epilepsie; mechanischer Ileus
- **CAVE:** bei prädisponierten Patienten extrapyramidale Symptome
- Dosierung: 4- bis 6-mal 10 mg/Tag i.v.

Dexpanthenol

- Wirkungsweise: unklar
- Kontraindikationen: keine
- Dosierung: 4-mal 500 mg/Tag i.v.

Erythromycin

- Wirkungsweise: Motilinagonist (v. a. am oberen Verdauungstrakt wirksam)
- Kontraindikationen: Anwendung von Ergotaminen, Terfenadin (**CAVE:** lebensbedrohliche Herzrhythmusstörungen), Vorsicht bei Niereninsuffizienz und Leberfunktionsstörungen. Erythromycin kann Ursache eines Long-QT-Phänomens sein
- Die Gabe von Erythromycin erscheint nach dem heutigen Erkenntnisstand nur bei Oberbauchatonien mit hohem Reflux sinnvoll, da eine Wirkung nur für den oberen Gastrointestinaltrakt gesichert gilt und insbesondere die Entwicklung von Resistenzen nicht abschließend geklärt ist (Reignier et al. 2002)
- Dosierung: 4-mal 100 mg/Tag i.v.

Lactulose (z. B. Bifiteral)

- Wirkungsweise: osmotische Wirkung im Darm
- Kontraindikationen: Zuckerstoffwechselstörungen, akut-entzündliche Darmerkrankungen
- Dosierung: 4- bis 6-mal 10–20 ml/Tag per Magensonde

Natrium-Picosulfat (z. B. Laxoberal)

- Wirkungsweise: osmotische Wirkung im Darm
- Kontraindikationen: akut-entzündliche Darmerkrankungen, über längeren Zeitraum Verstärkung der Darmträgheit
- Dosierung: 1- bis maximal 3-mal 10–20 gtt./Tag per Magensonde

Rizinusöl

- Wirkungsweise: Antiabsorptive und hydragoge Wirkung durch freie Ricinolsäure, sowie Verstärkung der Synthese von Prostaglandin E2
- Kontraindikationen: akut-entzündliche Darmerkrankungen, über längeren Zeitraum Verstärkung der Darmträgheit
- Dosierung: einmalig ca. 50 ml per Magensonde

Pyridostigmin

- Wirkungsweise: Cholinergika
- Kontraindikationen: Asthma bronchiale, Thyreotoxikose, Myotonie, Parkinsonismus, Kreislaufinsuffizienz, Darmobstruktion; Vorsicht bei Bradykardien, Herzinsuffizienz und Myokardinfarkt
- Dosierung: 2- bis 4-mal 2,5–5 mg

Ceruletid (z. B. Takus 40 µg)

- Wirkungsweise: Aktivierung des parasympathischen Systems
- Kontraindikationen: schwere Kreislaufinsuffizienz, Darmobstruktion, akute Pankreatitis, Niereninsuffizienz; Vorsicht bei Niereninsuffizienz, Herzinsuffizienz und Myokardinfarkt
- Dosierung: 1- bis 2-mal 20–40 µg als Kurzinfusion über 1/2–1 h

Mechanische Therapie

- Rektale Applikation von Laxanzien (z. B. Klistier mit Sorbitol oder Natriumhydrogenphosphat); rektaler Einlauf, Darmrohr

Adjuvante und prophylaktische Maßnahmen

- Vermeiden einer Darmdistension durch Ableitung der Magensonde bei hohen Refluxmengen
- Anlage einer Duodenalsonde bei Oberbauchatonie
- Vermeidung bzw. Reduktion von Medikamenten, welche zu einer Hemmung der intestinalen Funktion führt (z. B. Opioide)
- Optimierung der intestinalen Perfusion durch optimierte Volumentherapie und Inodilatoren (z. B. Enoximon, Dopexamin)

PDK

- Durch die Aktivierung des afferenten Armes der spinalen Reflexbahn durch ein chirurgisches Trauma oder Schmerzen kann sich ein Ileus ausbilden. Die resultierende efferente spinale Antwort führt zu einer sympathisch gesteuerten Verlangsamung der gastrointestinalen Motilität. Durch Blockade der Segmente Th 5 bis L 2 werden beide spinalen Reflexbahnen ausgeschaltet, was zu einer Dominanz des Vagus und der Sakralnerven führt
- In vielen klinischen Studien konnte ein positiver Effekt des PDK auf die Inzidenz und die Dauer eines postoperativen Ileus gezeigt werden (Neal 2001)

Frühenterale Ernährung

- Frühenterale Ernährung scheint einer prolongierten Nahrungskarenz nach operativen Eingriffen zumindest nicht unterlegen zu sein
- Einige Studien konnten Vorteile einer frühenteralen Ernährung gegenüber einer parenteralen Ernährung zeigen. Da die enterale Schleimhautdurchblutung zu großen Teilen abhängig von der enteralen Nährstoffzufuhr ist, scheint auch hier die frühzeitige enterale Ernährung geeignet zu sein, Komplikationen wie die prolongierte Darmatonie vermeiden zu helfen (Neal 2001, Sherwood 2001, Reignier et al. 2002)

Literatur

Neal JM (2001) ASA Annual Meeting Refresher Course Lectures
Sherwood E (2001) ASA Annual Meeting Refresher Course Lectures
Reigner J et al. (2002) Erythromycin and early enteral nutrition in mechanically ventilated patients. Crit Care Med 30: 1237–1241

Ernährung des Intensivpatienten

C. von Heymann

B-8.1   Parenterale Ernährung des Intensivpatienten   496

B-8.2   Enterale Ernährung des Intensivpatienten   497

B-8.1 Parenterale Ernährung des Intensivpatienten

❗ Prinzipiell ist bei der Ernährung des Intensivpatienten der enteralen Nährstoffzufuhr der Vorrang zu geben bzw. ein möglichst schneller bedarfsdeckender Aufbau der enteralen Ernährung anzustreben [1].

Indikationen für eine vollständige parenterale Ernährung

- z. B. Kurzdarmsyndrom
- Gastrointestinale Ischämie
- Ausgeprägte Magen-Darm-Atonie jedweder Genese

Die akute Pankreatitis ist nach neueren Ergebnissen keine absolute Indikation mehr für eine parenterale Ernährung [1, 2]. Je nach Schweregrad der Pankreatitis und klinischem Zustand des Patienten sollte am Bett des Patienten die Ernährungstherapie festgelegt werden.

Für den Fall, dass ein Patient nur vorübergehend (3–5 Tage) keine Ernährung aufnehmen kann, ist aus der Literatur kein Benefit einer früh-enteralen oder supplementierenden parenteralen Ernährung gegenüber einer Nulldiät zu entnehmen. Daher kann bei vorbestehendem normalen Ernährungsstatus eine Nahrungskarenz in Kauf genommen werden, wobei bis zu 5 Tage auf eine Ernährung verzichtet und lediglich eine ausreichende Flüssigkeitstherapie implementiert wird [3, 4].

Es kann z. Zt. noch nicht abschließend beurteilt werden, ob eine begleitende supplementierende parenterale Ernährung einen Vorteil gegenüber dem alleinigen enteralen Nahrungsaufbau aufweist, der eine kurze Phase der nicht bedarfsdeckenden Kalorienzufuhr einschließt. Wenn ein kritisch kranker Patient aufgrund der Schwere seiner Erkrankung keine Nahrung zu sich nehmen kann, sollte eine enterale Ernährungstherapie bei Fehlen von Kontraindikation aufgebaut werden.

Falls über mehrere Tage kein kalorisch ausreichendes Volumen an enteraler Ernährung verabreicht werden kann, kann eine vorübergehende parenterale Ernährung (sog. partielle parenterale Ernährung, PPE) zur Deckung des Kalorienbedarfs begonnen werden. Hierfür gelten die weiter unten dargestellten Therapieempfehlungen.

❗ Die Ernährung sollte dabei nicht schematisch erfolgen, sondern individuell den Bedürfnissen und der Stoffwechselsituation des Patienten angepasst werden.

Ein engmaschiges *Monitoring* von Blutzucker, Harnstoff, Triglyceriden und ggf. Gesamteiweiß begleiten die Ernährungstherapie des Intensivpatienten und helfen, eine Hyperalimentation zu vermeiden [5]. Insbesondere der engmaschigen Einstellung der Blutzuckerspiegel kommt eine große Bedeutung zu. Die anzustrebenden Blutzuckerwerte sollten nach einer kürzlich erschienenen Arbeit in einem Bereich von 80–120 mg/Tag eingestellt werden [6]. In den ersten postoperativen Tagen wird die Ernährung kontinuierlich aufgebaut und die Zufuhr an Energieträgern gesteigert. Prinzipiell ist darauf zu achten, dass im Stress- oder Aggressionsstoffwechsel kritisch kranker Patienten eine mediator- und hormoninduzierte Substratverwertungsstörung besteht, die nach erfolgreicher Therapie der »proinflammatorischen Phase« der systemischen Inflammationsreaktion/Sepsis in eine Phase der erhöhten Substratverwertung übergeben kann. In dieser »rehabilitativen« Phase ist auf eine ausreichende Nährstoffzufuhr unter ständigem Monitoring zu achten, um eine prognostisch ungünstige, möglicherweise in Kachexie einmündende Hypodalimentation zu vermeiden.

In der klinischen Praxis gibt es wenige Kontraindikationen gegen den frühzeitigen Beginn einer niedrig dosierten (z. B. 20 ml/h ab 6 h postoperativ) postoperativen enteralen Ernährung. Diese sollte generell mit den operativen Disziplinen vor Beginn der enteralen Ernährung abgesprochen werden.

1. postoperativer Tag

- Kohlenhydrate, Aminosäuren, Elektrolyte, Spurenelemente und Vitamine
- Kohlenhydrate:
  50% des errechneten Bedarfs = 1–1,5 g/kgKG/Tag
  Glukose oder Glukose/Xylit im Verhältnis von 1:1
- Aminosäuren:
  50% des errechneten Bedarfs = 0,6–0,75 g/kgKG/Tag
- Na^+: 2 mmol/kgKG/Tag
- K^+: 1 mmol/kgKG/Tag
- Flüssigkeit: 40 ml/kgKG/Tag (bei kardial oder Nierenkranken auch weniger!)

Beispiel

- Patient 70 kgKG; Kohlenhydrate: 105 g; Aminosäuren: 53 g; Na^+: 140 mmol; K^+: 70 mmol; H_2O: 2800 ml

– Dies entspricht z. B.: 1000 ml Glukose 10%, 500 ml Aminosäurelösung 10% + 20 ml NaCl 11,7% + 1000 ml Vollelektrolytlösung + 5 ml Multivitaminpräparat + Spurenelementkonzentrat

2. postoperativer Tag

– Kohlenhydrate, Aminosäuren, Elektrolyte, Spurenelemente und Vitamine
– Kohlenhydrate:
100% des errechneten Bedarfs = 3 g/kgKG/Tag
Glukose oder Glukose/Xylit im Verhältnis von 1:1
– Aminosäuren:
100% des errechneten Bedarfs = 1,5 g/kgKG/Tag
– Na$^+$: 2 mmol/kgKG/Tag
– K$^+$: 1 mmol/kgKG/Tag
– Wasser: 40 ml/kgKG/Tag

3. postoperativer Tag

– Wie 2. postoperativer Tag und
– Fett: 50% des errechneten Bedarfs = 0,75 g/kgKG/Tag

Ab dem 4. postoperativen Tag

– Kohlenhydrate, Aminosäuren, Fette, Spurenelemente und Elektrolyte
– Kohlenhydrate: 100% des errechneten Bedarfs
– Aminosäuren: 100% des errechneten Bedarfs
– Fette:
100% des errechneten Bedarfs = 1,5 g/kgKG/Tag
– Na$^+$: 2 mmol/kgKG/Tag
– K$^+$: 1 mmol/kgKG/Tag
– Wasser: 40 ml/kgKG/Tag

Das Überschreiten von Normgrenzen der angegebenen Laborparameter kann eine Verwertungsstörung für die betreffenden Nährstoffe anzeigen, sodass dann eine Reduktion der Nährstoffzufuhr erfolgen sollte, auch wenn damit eine nicht bedarfsgerechte Zufuhr von Kalorien erreicht wird.

> **CAVE**
> Es gilt, unbedingt eine längerfristige Hyperalimentation des Intensivpatienten zu vermeiden. Dies ist auch dann zu beherzigen, wenn bei gestörtem Ernährungsstoffwechsel durch die reduzierte Kalorienzufuhr der kalorische Bedarf nicht gedeckt werden kann.

Glutamin

– Bei Patienten, bei denen eine langfristige parenterale Ernährung notwendig wird, sollte frühzeitig Glutamin substituiert werden [7, 8], welches in den herkömmlichen Aminosäurelösungen aufgrund von Inkompatibilitätsproblemen nicht vorhanden ist. Mittlerweile sind jedoch Glutaminkonzentrate bzw. glutaminhaltige Mischlösungen auf dem Markt (z. B. Dipeptamin 20%), die diesem Mangel Rechnung tragen
– Dosis: 0,3 g/kgKG/Tag i.v.

Vitamine

Die Substitution von Vitaminen [9] erfolgt üblicherweise mit einem Multivitaminpräparat (z. B. Cernevit). Da die meisten Vitamine lichtempfindlich und nur maximal 24 h in Lösung stabil sind, sollten diese lichtgeschützt (nach Möglichkeit in einer getrennten Kurzinfusion!) verabreicht werden. Das Multivitaminpräparat enthält kein Phyllochinon (Vitamin K$_1$) und sollte deswegen einmal pro Woche in einer Dosierung von 10 mg p.o. verabreicht werden.

Bei Verbrennungspatienten sowie Patienten mit kontinuierlicher Nierenersatztherapie muss aufgrund des hohen Vitaminverbrauchs bzw. der Filtration von Vitaminen über die Dialysemembran die Dosis auf 2 Ampullen pro Tag erhöht werden.

B-8.2 Enterale Ernährung des Intensivpatienten

Ernährungssonden

Die Ernährungssonden bestehen aus Polyurethan, Silikonkautschuk, Teflon (kein PVC, da im sauren Magenmilieu die Weichmacher herausgelöst werden).

Legen der Sonde

– Nasogastral (in der Regel) außer bei Kontraindikationen (bekannte Sinusitis, Voroperationen im Bereich der Nasennebenhöhlen etc.)
– Orogastrale Anlage (in Ausnahmefällen, s. oben)
– PEG-Anlage (bei Langzeiternährung)

Applikationsort

- Magen
- Bei konservativ nicht beherrschbarem Reflux frühzeitige gastroskopische Anlage einer Duodenal- oder Jejunalsonde

> **CAVE**
> Duodenal- und Jejunalsonden erfordern immer eine zusätzliche Magenableitung (doppellumige Sonde oder eine zweite Sonde)!

Probleme der Sondenernährung

Reflux

Gründe:
- Magenatonie
- Erhöhter Tonus des Pylorus

Therapie:
- Gastrokinetika
  - Metoclopramid i.v. 3- bis 4-mal 10–20 mg/Tag (maximale Tagesdosis: 0,5 mg/kgKG) und/oder
  - Domperidon (Motilium Tropfen 3-mal 20–40 mg/Tag)

Bei Therapieversagen nach spätestens 48 h Anlage einer Duodenalsonde.

Durchfall

- Bedingt durch Hyperosmolalität der Sondenkost (SK)
- Zu große Applikationsportionen, aber auch an Kontamination der SK denken
- Allergie oder Unverträglichkeit der SK
- Ausschluss einer infektiösen Genese
- Ausschluss einer nekrotisierenden Enterokolitis
- Therapie:
  - 1. Erhöhung des Tee-/Brüheanteils am Portionsvolumen
  - 2. Kleinere Portionen oder kontinuierliche Gabe mit 20 ml/h und evtl. steigern
  - 3. Wechseln der Sondendiät
  - 4. Medikamentöse Therapie (z.B. Loperamid)

Beginn der Sondenernährung

- Frühzeitig, um Durchblutung, Barrierefunktion und Motilität des Gastrointestinaltrakts zu fördern [10] und damit
- Einer septischen Komplikation [11] sowie einer Zottenatrophie [12] vorzubeugen
- Beginn 6–12 h postoperativ oder bei abdominellen Eingriffen (in Absprache mit dem Operateur)

Ernährungslösungen

Nährstoffdefinierte Sondenkost (Regelfall)

- Diese Diäten enthalten die Nährstoffe in hochmolekularer Form
- Die Osmolarität sollte unter 450 mosmol/l H_2O liegen
- Der Energiegehalt muss angegeben sein und variiert meist zwischen 1 und 1,6 kcal/ml

Chemisch definierte Sondendiät

- Spezielle Indikation, z.B. bei Zustand nach Dünndarmresektion, Kurzdarmsyndrom, Maldigestion, entzündlichen Darmerkrankungen, chemischer oder physikalischer Darmschädigung
- Diese Sondendiäten enthalten die Nährstoffe in niedermolekularer Form, sind also »vorverdaut«
- Chemische Diäten werden oftmals über Jejunalsonden appliziert
- Das Hauptproblem stellt die meist hohe Osmolarität dar (sollte nicht über 600 mosmol/l H_2O liegen)

Dosierung und Applikationsmodus der Sondenernährung

> **Bolusmethode als Modus der 1. Wahl.**

1. Tag

- 6-mal 50 ml Sondenkost + 6-mal 50 ml Tee (Brühe bei Elektrolytmangel) + 50 ml Joghurt
- Wenn unter diesem Regime kein Reflux beobachtet wird, kann zum Dosierschema des 2. Tages übergegangen werden
- Bei Reflux trotz Gastrokinetika wird zur kontinuierlichen Applikation übergegangen
- Ist diese Methode am 2. Tag ebenfalls mit Reflux verbunden, sollte die Indikation zur Duodenalsonde gestellt werden
- Die kontinuierliche Gabe von Sondenernährung, beginnend mit 20–30 ml/h, ist alternativ zur Bolusernährung möglich. Bei guter Verträglichkeit ist eine schrittweise Steigerung auf 100–120 ml/h über mehrere Tage möglich

2. Tag

- 6-mal 100 ml Sondenkost + 6-mal 50 ml Tee/Brühe + 50 ml Joghurt
- Wenn die Ernährung vertragen wird, dann kann täglich die Sondenkostportion um mindestens 50 ml gesteigert werden
- Bei Reflux sollte die kontinuierliche Gabe gewählt werden
- Ernährungspausen: alle 3–4 h für 30 min
- Die vollständige enterale Ernährung beim Erwachsenen ist in der Regel mit 1500–2000 ml/Tag (d. h. 25 kcal/kgKG/Tag bezogen auf das Norm-, nicht das Istgewicht des Patienten) gewährleistet, muss aber dem Krankheitsbild angepasst werden. Im Regelfall enthält 1 ml Sondenkost die Energie von 1 kcal, einige Präparate weichen jedoch nicht unerheblich von dieser Daumenregel ab.

Basismonitoring

- Täglich Bestimmung von Blutzucker, Kreatinin und Harnstoff im Serum
- 2- bis 3tägige Bestimmung von Triglyzeriden, Cholesterin, alkalischer Phosphatase, γ-GT

Magenulkusprophylaxe

Die enterale Ernährung selbst stellt bereits einen effektiven Ulkusschutz dar. Eine medikamentöse Ulkusprophylaxe sollte nur bei Patienten mit einem Ulkusleiden in der Anamnese oder bekannter Gastritis/Duodenitis erfolgen.

- Sucralfat kann vor den Ernährungsportionen gastral appliziert werden
  Dosierung: 4-mal 1–2 g/Tag, maximale Tagesdosis eines Erwachsenen 9 g (**CAVE**: Aluminiumbelastung)
- H_2-Pumpenblocker
  Dosierung: z. B. 4-mal 50 mg Ranitidin
- Protonenpumpeninhibitoren (PPI)
  Dosierung: z. B. 2-mal 20–40 mg Omeprazol (p.o./i.v.) oder 2- bis 3-mal 40 mg Pantoprazol (p.o./i.v.)
- Bei der oralen Ulkusprophylaxe mit PPI kann auch auf eine tägliche Gabe reduziert werden

> **CAVE**
> Irreversible Sehstörungen bis zur Erblindung nach intravenöser Applikation von Omeprazol sind beschrieben.

In der Aufbauphase der enteralen Ernährung, d. h. die enterale Ernährung deckt noch nicht den Kalorienbedarf des Patienten, kann eine bedarfs- und stoffwechseladaptierte parenterale Ernährung supplementiert werden: differenzierte Ernährung mit Glukose-, Aminosäuren- und Fettlösungen (vgl. auch Kap. B-8.1 »Parenterale Ernährung des Intensivpatienten«)

Sondenkost

Aus der Vielzahl an unterschiedlichen auf dem Markt erhältlichen Sondenkostangeboten können immer nur einige wenige auf einer Station zum Einsatz kommen. Daher sollte eine sorgfältige Auswahl der benötigten Präparationen für jede Intensivstation getroffen werden.

Inwiefern adaptierte Ernährungslösungen, die in ihrer Zusammensetzung (v. a. der Aminosäuren) einer bestimmten Grunderkrankung (Leber- oder Niereninsuffizienz, Diabetes mellitus) Rechnung tragen, für den Patienten von klinisch messbarem Benefit sind, kann zzt. noch nicht abschließend beurteilt werden. Hierzu verweisen wir auf die mittlerweile publizierte »Leitlinie Enterale Ernährung in der Intensivmedizin« der DGEM (Deutsche Gesellschaft für Ernährung in der Medizin)/DIVI [14], vor allen Dingen auch deshalb, um eine unnötige Expansion der Kosten für solche Diäten zu vermeiden.

In den letzten Jahren haben sich unterschiedliche Ernährungslösungen mit sog. immunmodulierenden Ernährungskomponenten auf dem Markt etabliert, die zur Prägung des Begriffes »Immunnutrition« beigetragen haben. Auch hier sollte aufgrund des nicht unerheblichen Preisunterschiedes zu den Standardlösungen die Veröffentlichung der »Leitlinie Enterale Ernährung in der Intensivmedizin« der DGEM abgewartet werden, in der Empfehlungen hinsichtlich der Patientengruppen und Erkrankungsbilder ausgesprochen werden, die von einer solchen immunmodulierenden Ernährungstherapie profitieren könnten (Abb. B-13).

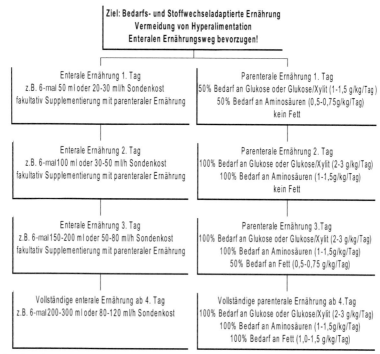

Abb. B-13. Übersicht über die enterale und parenterale Ernährung

Literatur

1. Zaloga GP. Early enteral nutritional support improves outcome: hypothesis or fact? Crit Care Med 1999; 27: 259–261
2. Lobo DN, Memon MA, Allison SP et al. (2000) Evaluation of nutritional support in acute pancreatitis. Br J Surg 87: 695–707
3. The Veterans Affairs Total parenteral Nutrition Cooperative Study Group (1991) Perioperative Total Parenteral Nutrition in Surgical Patients. New Engl J Med 325: 525–532
4. MacFie J, Woodcock NP, Palmer MD et al. (2000) Oral dietary supplements in pre- and postoperative surgical patients: a prospective and randomized clinical trial. Nutrition 16: 723–728
5. Senftleben U, Felbinger T, Suchner U (2000) Pathophysiologie der Substratverwertung im Stressstoffwechsel: Bedeutung einer vollwertigen hypoenergetischen Ernährungstherapie. Akt Ernährungsmed 23: 207–223
6. Fürst P, Pogan K, Stehle P (1997) Glutamine dipeptides in clinical nutrition. Nutrition 13: 731–737
7. Cerra FB, Benitez MR, Blackburn GL et al. (1997) Applied nutrition in ICU patients. A consensus statement of the American College of Chest Physicians. Chest 111: 769–778
8. Goeters Ch, Wenn A, Mertes N et al. (2002) Parenteral L-alanyl-L-glutamine improves 6-month outcome in critically ill patients. Crit Care Med 30: 2032–2037
9. Jolliet P, Pichard C, Biolo G et al. (1998) Enteral Nutrition in Intensive Care Patients: A Practical Approach. Working Group on Nutrition and Metabolism, ESICM. European Society of Intensive Care Medicine. Intensive Care Med 24: 848–859
10. Moore FA, Feliciano DV, Andrassy RJ et al. (1992) Early enteral feeding, compared with parenteral, reduces postoperative septic complications. The results of a meta-analysis. Ann Surg 216: 172–183
11. Foitzik T, Stufler M, Hotz HG et al. (1997) Glutamine stabilizes intestinal permeability and reduces pancreatic infections in acute experimental pancreatitis. J Gastrointest Surg 1: 40–47
12. Messori A, Trippoli S, Vaiani M et al. (2000) Bleeding and pneumonia in intensive care patients given ranitidine and sucralfate for prevention of stress ulcer, meta-analysis of randomised controlled trials. BMJ 321 (7269): 1103–1110
13. Cook D, Heyland D, Griffith L et al. (1999) Risk factors for clinically important upper gastrointestinal bleeding in patients requiring mechanical ventilation. Canadian Critical Care Trials Group. Crit Care Med 27 (12): 2812–2817
14. Kreymann G, Ebener C, Hartl W, von Heymann C, Spies C (2003) Leitlinie Enterale Ernährung in der Intensivmedizin. Deutsche Interdisziplinäre Vereinigung für Intensiv- und Notfallmedizin (DIVI). Aktuel Ernähr Med 28 (S1): S42–S50

Störungen der Nierenfunktion – Prophylaxe und Therapie des akuten Nierenversagens (ANV)

O. Vargas Hein

B-9.1   Allgemeine Maßnahmen   502

B-9.2   Medikamentöse Therapie   502

B-9.3   Apparative Therapie/Nierenersatztherapie (RRT)   503

Definition des akuten Nierenversagens (ANV)

- Oligurie: Diurese < 0,5 ml/kgKG/h; < 500 ml/Tag
- Anurie: Diurese < 100 ml/Tag
- Relative Erhöhung der Retentionswerte (Kreatinin und Harnstoff) [1]

B-9.1 Allgemeine Maßnahmen

- Korrektur von Schockzuständen durch adäquate Volumen- und ggf. Katecholamintherapie
- Korrektur einer Dehydratation

> Ziel: Ausreichender Perfusionsdruck.

- Korrektur von Elektrolytentgleisungen
- Behandlung von Sepsisherden
- Ausreichende Kalorienzufuhr; Vermeidung von Aminosäuren (AS) wie Lysin. AS: Glycin, Alanin hingegen renoprotektiv. Zurückhaltung bei AS-Zufuhr in den ersten 48 h des ANV. Verhältnis von essenziellen AS zu nicht essenziellen AS 2:1 bzw. 1:1 anstreben. Fettinfusionen möglich, jedoch auf das Doppelte verlängerte Eliminationskonstante bedenken
- Ausschluss eines obstruktiven ANV (prärenal, postrenal) [2, 3]

Vermeidung nephrotoxischer Substanzen

- Aminoglykoside, Gefahr der akuten Tubulusnekrose
- Vancomycin, v. a. in Kombination mit Aminoglykosiden; wenn Indikation: Gabe nach Spiegelkontrollen
- Amphotericin B, Tubulusschädigung, vermutlich durch renale Vasokonstriktion; Na-Zufuhr von 150–300 mmol/Tag als Prophylaxe
- Jodhaltige Kontrastmittel, Vasokonstriktion der Vas afferens
- ACE-Hemmer, bei Nierenarterienstenose Gefahr der Reduktion der GFR, Schädigung der Basalmembran, allergische Nephritis
- Furosemid, in seltenen Fällen Tubulusschädigung v. a. in Kombination mit Aminoglykosiden
- Nichtsteroidale Antiphlogistika, Reduktion des renalen Blutflusses durch Hemmung der Prostaglandinsynthese
- Cyclosporin A, Zerstörung des glomerulären Endothels, Mikrothrombenbildung
- Paracetamol und ASS, tubulotoxisch
- Allopurinol, toxisch-allergische Reaktion u. a.

Dosisanpassung nierengängiger Medikamente (Antibiotika!)

- Bestimmung der Medikamentenspiegel
- Veränderung der Dosierung und/oder des Dosisintervalls [5]

Alkalisierung des Harns

- Verringerung der tubulären Obstruktion
- Förderung der renalen Elimination durch Steigerung der Löslichkeit der nierengängigen Substanzen [6]

Medikamentöse Prophylaxe
Mannit

- Prävention der Schwellung ischämischer Tubuluszellen, osmotische Diurese, Radikalfänger, Induktion der intrarenalen Prostaglandinsynthese und Vasodilatation
- Dosis: 0,5–1 g/kgKG als Bolus
- Indikation: Nierenischämie, Clamping der Aorta, Crush-Niere
- Kontraindikationen: Dehydratation, Überwässerung, Hypertonie, kardiale Insuffizienz, Hyperosmolarität, Hypernatriämie [8]

B-9.2 Medikamentöse Therapie

Furosemid

- Diuretische Wirkung durch Hemmung der Na-Aufnahme im aufsteigenden Schleifenschenkel
- Hemmung der Sensitivität der Macula densa gegenüber hohen Na-Konzentrationen mit indirekter Hemmung der präglomerulären Vasokonstriktion, dadurch bewirkt es eine Steigerung des renalen Blutflusses bei konstanter GFR
- Dosis:
  - Bolus: maximal 4 mg/kgKG
  - Intermittierend: 5–20 mg/6 h
  - Kontinuierlich: maximal 20 mg/h
  - Bei Kindern: bis zu 10 mg/kgKG/Tag kontinuierlich
  - Bei Bolusgaben als Kurzinfusion über mindestens 30 min applizieren
  - Die Dosisanpassung erfolgt nach Wirkung

Kontraindikationen:
Bei Anurie absetzen [7, 8]

Etacrynsäure

- Pro-drug-Wirkung über Metaboliten am Na-Kanal
- Dosis:
0,5–1 mg/kgKG Einzelbolus initial, dann alle 12–24 h
- Indikation:
Bei Nichtansprechen auf Furosemid als adjuvante Therapie
- Kontraindikationen:
Bei Anurie absetzen, mögliche Kreuzallergie mit Sulfonamiden [9, 10]

Kaliumcanrenoat (Aldactone)

- Aldosteronantagonist
- Dosis:
2-mal 100–400 mg/Tag
- Indikation:
Adjuvant bei Hypernatriämie und Hypokaliämie unter Furosemidtherapie [11]

Metolazon (Zaroxolyn)

- Schleifendiuretikum mit synergistischer Wirkung bei der Therapie mit Furosemid
- Dosis:
0,2 mg/kgKG/Tag
- Indikation:
Adjuvant zur Furosemidtherapie beim kindlichen ANV [12, 13]

B-9.3 Apparative Therapie/Nierenersatztherapie (»renal replacement therapy«; RRT)

Indikation

- Anurie/Oligurie
- Hyperhydratation mit kardiorespiratorischer Insuffizienz
- Relative Kreatinin- und Harnstofferhöhung; absolut: Kreatinin > 6 mg/Tag, Harnstoff > 300 mg/Tag
- Bei intrakraniellem Druck > 20 mmHg, klinisch urämischer Zustand (Vigilanzstörung, Krampfanfälle): Harnstoff > 200 mg/Tag
- Hyperkaliämie (K > 6,5 mmol/l)
- Schwere metabolische Azidose (pH-Wert < 7,1)
- Hyperthermie
- Hyponatriämie/Hypernatriämie (Na > 160 oder Na < 115 mmol/l)
- Hyperkalzämie/Hyperphosphatämie
- Kardiochirurgische Patienten mit ANV rechtzeitige CVVH [14]

Lasix absetzen.

Kontinuierliche venovenöse Nierenersatztherapie (CRRT)

Primär in der Intensivmedizin (Vorteil: kreislaufschonend, stabile und langsame Elimination der harnpflichtigen Substanzen, unproblematische parenterale Ernährung bei starker Katabolie)

- CVVHF (kontinuierliche venovenöse Hämofiltration):
Routineverfahren, geeigneter bei Hyperhydratation, Hyperthermie
- CVVHD (kontinuierliche venovenöse Hämodialyse):
Höhere Eliminationsrate von niedermolekularen Substanzen (*Kalium*, Harnstoff, Kreatinin, MG < 1000 D)

Durchführung

- Übliche Blutflussrate:
120–150 ml/h
- Substituat-/Dialysatmenge:
1–2 l/h, Substituatlösung richtet sich nach Laktat- und K-Werten
- Entzug:
Routinemäßig: 100 ml/h, richtet sich nach der nötigen Flüssigkeitsbilanz [14–16]

Intermittierende venovenöse Nierenersatztherapie (IRRT)

Nach Stabilisierung der Kreislaufverhältnisse Umsetzen des Verfahrens auf ein diskontinuierliches Verfahren. Vorteil: freie Mobilisation und Verlegbarkeit des Patienten, geringere Blutungsgefahr durch diskontinuierliche Antikoagulation [14–16].

Antikoagulation zur CVVH

Die Antikoagulation wird vor den Filter als Bolus und als kontinuierliche Gabe appliziert.

Heparin

Die Heparintherapie richtet sich nach dem zellulären und plasmatischen Gerinnungsstatus des Patienten. Es sollte bei jedem Patienten individuell eine Antikoagulanziendosis festgelegt und nach den Erfordernissen und den entsprechenden Laboruntersuchungen angepasst werden. Weiterhin sollte eine AT III-Aktivität >70% angestrebt werden.

- Dosis:
  - Bolus: 0–5000 IE »pre-filter« vor Beginn der CVVH
  - Kontinuierlich: 125–1500 IE/h
- Monitoring: PTT; Zielbereich: 40–60 s

Hirudin

Hirudin ist ein direkter Thrombininhibitor. Hirudin ist eine Alternative bei vorliegender Kontraindikation gegen Heparin, z. B. bei der heparininduzierten Thrombozytopenie Typ II (HIT II). Zu bedenken ist, dass Hirudin unverändert renal ausgeschieden wird und deshalb bei ANV auch unter CVVH kumulieren kann. Besonders bei Hirudin sollte eine Dosisanpassung an die zelluläre und plasmatische Gerinnungssituation des Patienten durchgeführt werden

- Dosis:
  - Bolus »pre-filter«: 100 µg vor Beginn der CVVH
  - Bolusweise: 2–10 µg/kgKG
  - Kontinuierlich: 1–5 µg/kgKG/h
- Monitoring:
  »Ecarin clotting time« (ECT); Zielbereich: 80–100 s; bei PTT <60 s, TZ >60%, Thrombozyten >60/nl, Dosissteigerung bis zur Ziel-ECT

Es sollte mit einer Bolusapplikation begonnen werden und die ECT initial 2/h, dann 6/h gemessen werden. Steigt die ECT nach 3 Bolusgaben nicht adäquat an und ist die übrige zelluläre und plasmatische Gerinnung in den oben angegebenen Grenzen, so kann auf eine kontinuierliche Applikation gewechselt werden.

CAVE: Kumulation

Prostacyclin

Wirkt antikoagulatorisch über eine Thrombozytenaggregationshemmung.

Kann als Alternative zum Heparin bei z. B. HIT II eingesetzt werden, aber auch bei Patienten mit einer ausgeprägten Blutungsneigung, wenn auf eine weitere Antikoagulation verzichtet werden soll.

- Dosis: 1–10 ng/kgKG/h kontinuierlich

CAVE: Periphere Vasodilatation mit Kreislaufinstabilität.

Natriumzitrat

- Die Natriumzitratantikoagulation eignet sich sehr gut bei Patienten mit einer erhöhten Blutungsneigung (bei denen eine relative Kontraindikation gegen Heparin besteht)
- Es handelt sich um eine regionale Antikoagulation durch eine Chelatbildung des Natriumzitrats mit dem Kalzium und damit Ungerinnbarkeit des Blutes im Dialysesystem
- Dazu wird in den Ansaugschenkel dem Dialysesystem Natriumzitrat zugeführt
- Um die Gerinnungsinaktivierung wieder aufzuheben, wird dem Patienten über einen separaten Infusionsschenkel systemisch Kalzium zugeführt
- Die Kalziumkonzentration im Postfilterblut und im systemischen Blut muss in regelmäßigen Abständen überwacht werden. Bei Bedarf müssen die Infusionsgeschwindigkeiten des Natriumzitrats oder der Kalziuminfusion angepasst werden
- Gefahr: metabolische Entgleisung im Sinne einer Hypernatriämie, Hypokalzämie und einer metabolischen Alkalose/Azidose
- Da es sich um eine »regionale« Antikoagulation handelt, muss bei der HIT II zusätzlich eine systemische Antikoagulation durchgeführt werden

Literatur

1. Novis BK, Roizen MF, Aronson S et al. (1994) Association of Preoperative Risk Factors with Postoperative Renal Failure. Anesth Analg 78: 143–149
2. Sural S, Sharma RK, Singhal M et al. (2000) Etiology, prognosis and outcome of post-operative acute renal failure. Ren Fail 22 (1): 87–97
3. Druml W (2001) Nutritional management of acute renal failure. Am J Kidney Dis 37 (1 Suppl 2): 89–94
4. SelCuk NY, Odabas AR, Cetinkaya R et al. (2000) Frequency and outcome of patients with acute renal failure have more causes than one in etiology. Ren Fail 22 (4): 459–464
5. Appel GB (1990) Aminoglycoside nephrotoxicity. Am J Med 88 (3C): 16–20 and discussion 38–42

6. Abassi ZA, Hoffman A, Better OS (1998) Acute renal failure complicating muscle crush injury. Semin Nephrol 18 (5): 558–565
7. Aronson S, Blumenthal R et al. (1998) Perioperative Renal Dysfunction and Cardiovascular Anesthesia: Concerns and Controversies. J Cardiothorac Vasc Anesth 12 (5): 567–586
8. Lassnigg A, Donner E, Grubhofer G et al. (2000) Lack of renoprotective effects of dopamine and furosemide during cardiac surgery. J Am Soc Nephrol 11 (1): 97–104
9. Witte MK, Stork JE, Blumer JL (1986) Diuretic therapeutics in the pediatric patient. Am J Cardiol 24; 57 (2): 44A–53A
10. Lowenthal DT, Dickerman D (1983) The use of diuretics in varying degrees of renal impairment: an overview. Clin Exp Hypertens A 5 (2): 297–307
11. Doggrell SA, Brown L (2001) The spironolactone renaissance. Expert Opin Investig Drugs 10 (5): 943–954
12. Arnold WC (1984) Efficacy of metolazone and furosemide in children with furosemide-resistant edema. Pediatrics 74 (5): 872–875
13. Kroger N, Szuba J, Frenzel H (1991) Metolazone in the treatment of advanced therapy-resistant dilated cardiomyopathy. Med Klin 15; 86 (6): 305–308
14. Vargas Hein O, Spies C, Kox WJ (2000) Renal dysfunction in the Perioperative Periode. In: Gullo A (ed) Anaesthesia, pain, intensive care and emergency medicine (A.P.I.C.E.). Springer, Milano, Italy
15. Bellomo R, Ronco C (1998) Continuous vs. intermittent renal replacement therapy in the intensive care unit. Kidney Int 53 (S 66): 125–128
16. Vanholder R, Van Biesen W, Lameire N (2001) What is the renal replacement method of first choice for intensive care patients? J Am Soc Nephrol 12 (Suppl 17): S40–43
17. Vargas Hein O, Heymann C von, Diehl T et al. (2004) Intermittent hiridin versus continuous heparin for anticoagulation in continuous renal replacement therapy. Renal Failure (in press)
18. Vargas Hein O, Kox WJ, Spies C (2004) Anticoagulation in continuous renal replacement therapy. Nephrology (in press)

Antimikrobielle Therapie bei ausgewählten Infektionen

B-10.1 Allgemeine Richtlinien 508

B-10.2 Vorgehensweise bei unklarem Fieber 510

B-10.3 Schwere ambulant erworbene Pneumonie (»community acquired pneumonia«; CAP) 513

B-10.4 Therapiestrategien bei Verdacht auf nosokomiale Pneumonie (»hospital acquired pneumonia«; HAP) 514

B-10.5 Infektiöse Endokarditis (IE) 515

B-10.6 Urosepsis 518

B-10.7 Intraabdominale Infektionen 518

B-10.8 Fremdkörperassoziierte Infektionen (plastikassoziierte Infektionen) 519

B-10.9 Weichteilinfektionen 519

B-10.10 Hämatogene Osteomyelitis, septische Arthritis 520

B-10.11 Posttraumatische/postoperative Osteitis 520

B-10.12 Bakterielle Meningitis/Enzephalitis 520

B-10.13 Hirnabszess 521

B-10.14 Meningitis nach Schädel-Hirn-Trauma oder postoperativ, Liquorfistel nach Trauma 521

B-10.15 Ventrikulitis bei Liquorshunt 521

B-10.16 Pilzinfektionen 521

B-10.17 Perioperative Antibiotikaprophylaxe 522

B-10.18 Systematik der Präparate und alphabetisches Verzeichnis der generischen und Handelsnamen der in den Empfehlungen aufgeführten Präparate 522

B-10.19 Septischer Schock 531

B-10.20 Therapie mit Drotrecogin α (aktiviertem Protein C) in der Sepsis 533

B-10.1 Allgemeine Richtlinien

E. Halle, U. B. Göbel, M. Kastrup, C. Spies

Vorbemerkungen

In diesem Kapitel werden Empfehlungen zur Antibiotikatherapie schwerer Infektionen, insbesondere bei Intensivpatienten, gegeben. Werden bei den einzelnen Infektionen mehrere Therapieoptionen vorgeschlagen, so bedeutet das nicht, dass es sich um eine Therapie der 1. Wahl oder 2. Wahl handelt. Bei mehreren Optionen muss der behandelnde Arzt die Therapie dem Risikoprofil des Patienten anpassen und die Erreger- und Resistenzepidemiologie der entsprechenden Station und des Krankenhauses berücksichtigen.

Auf Intensivstationen kann bei Infektionen mit unbekanntem Erreger durch den alternierenden Einsatz von Antibiotika (-kombinationen) der Selektionsdruck vermindert und damit Antibiotikaresistenzen vorgebeugt werden. Abhängig vom klinischen Bild und von den Laborparametern muss die Antibiotikatherapie eskaliert oder deeskaliert werden. Die Dosisangaben entsprechen einer täglichen Dosierung und beziehen sich auf einen »normalen« Metabolismus. Dosisanpassungen können, z. B. bei Niereninsuffizienz, notwendig sein. Bei einigen Antibiotika (z. B. Aminoglykoside) werden Spiegelkontrollen empfohlen.

Kalkulierte Antibiotikatherapie

Die kalkulierte Antibiotikatherapie ist eine Initialtherapie, abhängig von der klinischen und mikrobiologischen Verdachtsdiagnose, der Pharmakokinetik und -dynamik sowie der Erreger- und Resistenzsituation des jeweiligen Bereiches. Weitere Aspekte sind Ergebnisse klinischer Therapiestudien, Toxizität, Interaktionen und pharmakoökonomische Gesichtspunkte.

> Es gilt als gesichert, dass eine adäquate, schnelle antimikrobielle Therapie das Outcome des Patienten verbessert. Eine inadäquate kalkulierte Therapie muss nach Vorliegen eines relevanten Erregers und der Resistenztestung in eine gezielte Therapie umgewandelt werden!

Allgemeine Prinzipien

- Bei Verdacht auf eine Infektion schnell (optimal innerhalb von 4 h) adäquate Therapie beginnen
- Antibiotika bei schweren Infektionen möglichst ausreichend hoch dosieren (Beipackzettel)!
- Die Behandlungsdauer sollte möglichst kurz sein. Im Regelfall können Antibiotika 48–72 h nach Entfieberung bzw. Besserung des klinischen Verlaufes und Normalisierung von z. B. CrP-Werten und Leukozyten abgesetzt werden. Die Gesamtbehandlungsdauer sollte in der Regel zwischen 7 und 10 Tagen betragen. Ausnahmen sind Endokarditis, Osteomyelitis, Protheseninfektionen u. a.
- Bleibt der Therapieeffekt 3 Tage nach Beginn der antimikrobiellen Therapie aus, so müssen Diagnose und Therapie hinterfragt werden
- Bestätigt sich der Infektionsverdacht nicht, ist die antimikrobielle Therapie sofort abzusetzen
- Bei unklarer Ätiologie (mikrobiologische Diagnostik: negativ) kann ein Auslassversuch sinnvoll sein (Antibiotika, wenn klinisch möglich, 3 Tage absetzen und dann erneut mikrobiologische Diagnostik veranlassen)
- Bei Kombination von 3 oder mehr Antiinfektiva ist die Notwendigkeit jedes einzelnen Präparates kritisch zu überdenken. Fieber muss nicht immer infektionsbedingt sein; Medikamente, auch Antibiotika, können z. B. das »drug fever« auslösen

Mikrobiologische Diagnostik

Patientenmaterialien (Blutkulturen u. a. relevante Proben), wenn möglich, vor Beginn der antimikrobiellen Therapie entnehmen. Wenn eine Indikation für die Probenentnahme bei laufender Therapie besteht, dann kurz vor der nächsten Antibiotikagabe asservieren, wenn die Spiegel niedrig sind.

Materialien aus tiefen Atemwegen [Trachealsekret, bronchioalveoläre Lavage (BAL), geschützte Bürste (PSB)]

Folgende Keimzahlen relevanter Erreger sprechen im Zusammenhang mit der Symptomatik, bildgebenden Verfahren und erhöhten Infektionsparametern für eine Pneumonie:
- Bei BAL
  10^4 koloniebildende Einheiten (KbE)/ml
- Bei Trachealsekret
  10^5–10^6 KbE/ml
- Bei geschützter Bürste
  10^3 KbE/ml

Das Auftreten folgender Mikroorganismen aus tiefen Atemwegen wird als Normalflora bzw. Ersatzflora angesehen. Eine antimikrobielle Therapie ist nicht indiziert bei:
- Vergrünenden Streptokokken
- Apathogenen Neisserien
- Apathogenen Korynebakterien
- Koagulasenegativen Staphylokokken (KNS)
- Enterokokken

ZVK-Spitze

- Bei Verdacht auf eine katheterassoziierte Infektion sollte der Katheter umgehend entfernt werden und die Spitze zur mikrobiologischen Diagnostik eingeschickt werden
- Bei Nachweis einer Keimzahl von >15 KbE an der ZVK-Spitze, dem Nachweis von relevanten Bakterien nach 1-tägiger Bebrütung oder Nachweis der gleichen Spezies an der Katheterspitze und in Blutkulturen sollte eine Antibiotikatherapie nach Resistenztestung v. a. bei folgenden Keimen erwogen werden:
- Enterobakterien (z. B. E. coli)
- Pseudomonas aeruginosa u. a. Nonfermenter
- Staphylococcus spp. (KNS = koagulasenegative Staphylokokken und S. aureus, inkl. MRSA = methicillinresistente S. aureus)
- Enterococcus spp.
- Candida spp. u. a.

Blutkultur

- Pro Infektionsepisode 2-mal 2 Paare (aerob und anaerob) zu unterschiedlichen Zeitpunkten und aus unterschiedlichen peripheren Venen im Abstand von ca. 15 min entnehmen
- Bei Verdacht auf katheterassoziierte Infektion (KAI) das 1. Paar aus der peripheren Vene und das 2. aus dem intravasalen Katheter entnehmen. Je Flasche ca. 10 ml Blut inokulieren
- Bei entsprechender Symptomatik und dem Nachweis folgender Spezies in der Blutkultur eines Intensivpatienten ist eine antimikrobielle Therapie, je nach klinischer Symptomatik, indiziert:
  - Enterobakterien (z. B. E. coli)
  - Pseudomonas aeruginosa
  - Staphylococcus spp. (KNS und S. aureus, inkl. MRSA)
  - Enterococcus spp.
  - Streptococcus pneumoniae
  - Streptococcus pyogenes
  - Vergrünende Streptokokken u. a.
  - Eine positive Blutkulturflasche mit Candida spp. ist eine Indikation für eine antimykotische Therapie!
- Häufige Kontaminanten in Blutkulturen sind:
  - Koagulasenegative Staphylokokken, wenn nur eine Flasche bzw. eine Blutkultur positiv ist und wenn die Blutkultur erst nach 72 h Bebrütung positiv wird
  - Aerobe Sporenbildner
  - Apathogene Korynebakterien
  - Propionibakterien
  - Mehr als 2 Spezies in einer Flasche

Urin

Bei klinischer Symptomatik, Leukozyturie und Bakteriurie und dem Nachweis folgender Keimzahlen bzw. Spezies im Urin ist eine antimikrobielle Therapie indiziert:
- Bei Intensivpatienten Nachweis von Keimzahlen
  - 10^5/ml oder 2-maliger Nachweis
  - 10^4/ml (CDC-Kriterien: einmaliger Nachweis 10^5/ml)
  - Enterobakterien (z. B. E. coli)
  - Pseudomonas aeruginosa u. a.
- Vor Beginn einer antimikrobiellen Therapie Blasenkatheter wechseln und aus dem neuen Katheter eine neue Probe gewinnen
- Bei Verdacht auf Legionellose Nachweis von Legionellenantigen im Spontanurin

Andere Körperflüssigkeiten

- Liquor und andere Punktate aus sterilen Kompartimenten sollten nativ in sterilem Plastikröhrchen (für mikroskopische Diagnostik) und in aerober Blutkulturflasche transportiert werden

Wundmaterialien

- Wundabstriche und Gewebeproben immer in Transportmedien geben (außer bei Tuberkuloseverdacht)
- Drainmaterialien sind nicht geeignet, da sie häufig mikrobiell besiedelt sind. Intra operationem oder durch Punktion entnommener Eiter oder Punktat hat eine bessere ätiologische Relevanz

Beurteilung mikrobiologischer Befunde

- Bei Vorliegen eines Erregers sollte immer eine kritische Prüfung der Plausibilität und der ätiologischen Relevanz der erhobenen Befunde stattfinden
- Wichtig ist die Unterscheidung zwischen Kolonisation (keine klinischen oder paraklinischen Infektionszeichen) und Infektion. Keine Antibiotikatherapie bei Kolonisation!
- Kolonisierende Mikroorganismen aus Mundhöhle oder Oropharynx wie vergrünende Streptokokken oder koagulasenegative Staphylokokken werden nicht als Erreger von Pneumonien angesehen
- Bei Nachweis von Enterokokken im Respirationstrakt handelt es sich um eine Kolonisation und nicht um eine Infektion
- Falscher Zusammenhang zwischen Erregernachweis und Klinik (z. B. koagulasenegative Staphylokokken in der Blutkultur und gleichzeitig bestehende Lungeninfiltrate)
- Bei typischen Mischinfektionen, z. B. sekundärer Peritonitis, und Nachweis von Monokulturen muss das gesamte Erregerspektrum (z. B. E. coli, B. fragilis, Enterococcus spp.) bei der antimikrobiellen Therapie berücksichtigt werden
- Bei nosokomialer Enteritis (Diarrhö und Fieber) in erster Linie an Clostridium difficile denken (Toxinnachweis im Stuhl)

Mikrobiologische Visite

- Festlegung der antimikrobiellen Therapie in der Frühvisite durch den Oberarzt der Station
- Einmal wöchentlich erfolgt eine Visite durch einen Arzt für Mikrobiologie. An Hand der aktuellen mikrobiologischen und klinischen Befunde wird das weitere Vorgehen hinsichtlich der Diagnostik und antimikrobiellen Therapie der Patienten mit Infektionen besprochen
- Dokumentation der mikrobiologischen Befunde und der Indikation für eine entsprechende antimikrobielle Therapie in den Patientenakten

B-10.2 Vorgehensweise bei unklarem Fieber

E. Halle, U. B. Göbel, B. Graf, M. Kastrup, C. Spies

Bei Temperaturen > 38,5 °C

- Blutkulturen abnehmen (s. oben: »Mikrobiologische Diagnostik«; »Blutkulturen«)
- Fiebersenkung durch:
  - Differenzierte Flüssigkeitszufuhr
  - Metamizolperfusor (maximal 4 g/Tag) oder andere Antipyretika
  - Physikalische Kühlung, u. U. erst nach Sedierung möglich
  - Sympathikusblockade durch lytischen Cocktail (0,1 ml/kgKG): 100 mg Pethidin (Dolantin) + 0,6 mg Dihydroergotoxin (Hydergin) + 20 mg Promethazin (Atosil) in 10 ml NaCl
- Bei Ausbleiben einer effektiven Temperatursenkung auf < 39 °C innerhalb von 12 h ggf. CVVH zur extrakorporalen Kühlung

ZVK-Wechsel

- Verband mit durchsichtigem, sterilem Pflaster und tägliche Inspektion der Kathetereinstichstelle, bei blutigen Wundverhältnissen täglicher Verbandswechsel (mit saugfähigen Baumwollkompressen)
- Kein Wechsel über Draht; Ausnahme: schlechte Venenverhältnisse
- Wenn ein ZVK notfallmäßig bei Reanimation oder im NAW oder im auswärtigen Krankenhaus gelegt wurde, wird innerhalb von 24 h eine Neuanlage durchgeführt
- Bei Verdacht auf ZVK-assoziierte Infektion: Entnahme von 2 Blutkulturen: 2 Flaschen (aerob/anaerob) aus peripherer Vene und 2 Flaschen (aerob/anaerob) aus dem verdächtigen ZVK, Uhrzeit der Entnahme angeben
- Bei Verdacht auf eine ZVK-assoziierte Infektion Spitze mikrobiologisch untersuchen

Gezielte Antibiotikatherapie

- Therapie nach Resistenztestung; die nach den häufigsten Erregern aufgelisteten Therapieempfehlungen sind in der Tabelle zusammengestellt

Gezielte Antibiotikatherapie: Therapie ausgewählter Infektionen nach Resistenztestung

Erreger	Bemerkungen	Empfehlungen zur Therapie
Staphylokokken: Koagulasenegative Staphylokokken (KNS) Staphylococcus epidermidis (S. haemolyticus u. a.)	Zu >70% oxacillin- bzw. flucloxacillinresistent; meist nur noch gegen Vancomycin, Teicoplanin, Linezolid und Quinupristin/Dalfopristin empfindlich. Infektionen durch KNS sind in der Regel plastikassoziiert, d. h. Katheter o. ä. sollten, wenn möglich, entfernt werden. In Rachen- und Trachealsekret, Sputum und Wundsekreten gehören KNS zur Normalflora, in Blutkulturen sind sie häufig Kontaminanten	Wenn möglich, Katheter etc. entfernen (führt häufig zur Sanierung). Bei Sensibilität gegen Flucloxacillin: Cefazolin, Cefuroxim oder Flucloxacillin, sonst Vancomycin oder Teicoplanin. Bei Endokarditis: Vancomycin + Rifampicin + Gentamicin
Methicillin = oxacillinsensible Staphylococcus aureus (MSSA)	Zu ca. 70% gegen Penicillin G resistent. Wichtiger Erreger (mit hoher Virulenz) von Weichteil- und Wundinfektionen, Pneumonien, Endokarditis, katheterassoziierten Infektionen u. a.	Cefazolin oder Cefuroxim oder Ampicillin/Sulbactam bzw. Amoxicillin/Clavulansäure oder Flucloxacillin. Bei Sensibilität gegenüber Penicillin G auch Penicillin G. Bei Allergie: Clindamycin oder Erythromycin
Methicillin = oxacillinresistente Staphylococcus aureus (MRSA)	Resistent gegenüber allen β-Laktamantibiotika. Meist auch gegen Ciprofloxacin, Erythromycin und Clindamycin resistent, gelegentlich auch gegen Gentamicin resistent. Vancomycin-, teicoplanin-, quinupristin-/dalfopristin- und linezolidsensibel	Bei Therapie von MRSA-Infektionen Rücksprache mit Mikrobiologie und Krankenhaushygiene! Häufig kommen nur Vancomycin oder Teicoplanin in Kombination mit Rifampicin bzw. Fosfomycin oder Linezolid in Frage. Hygienevorschriften beachten!
Pseudomonas aeruginosa	Wichtigster Erreger nosokomialer Pneumonien nach mehr als 5 Tagen Verweildauer im Krankenhaus. Indikation für Kombinationstherapie bei schwerer Infektion. Einzige Indikation für Tobramycin als Kombinationspartner	Cefepim bzw. Ceftazidim oder Piperacillin oder Imipenem bzw. Meropenem plus Tobramycin oder Cefepim oder Ceftazidim oder Piperacillin oder Imipenem bzw. Meropenem plus Ciprofloxacin oder Levofloxacin; Ciprofloxacin und Levofloxacin können auch oral appliziert werden
Andere Nonfermenter: Acinetobacter spp.	Wichtiger Erreger nosokomialer Pneumonien nach mehr als 5 Tagen Verweildauer im Krankenhaus	Imipenem bzw. Meropenem oder Ciprofloxacin oder Ampicillin/Sulbactam, bei ZNS-Infektionen Meropenem
Stenotrophomonas maltophilia (ehemals Xanthomonas)	Seltener Infektionserreger von nosokomialer Pneumonie und katheterassoziierten Infektionen, häufig Besiedler, dann nicht behandeln! Erreger ist extrem resistent, aber in der Regel sensibel gegen Cotrimoxazol	Wenn Pneumonie oder Sepsis, dann Indikation für Cotrimoxazol. Dosierung 15–20 mg/kgKG/Tag Trimethoprim bzw. 80–100 mg/kgKG/Tag Sulfamethoxazol in 4 Einzeldosen; evtl. Moxifloxacin

Erreger	Bemerkungen	Empfehlungen zur Therapie
(Fortsetzung)		
Enterobacteriaceae:		
E. coli, Klebsiella spp., Proteus spp. u.a.	Wichtige Erreger von intraabdominalen Infektionen, oft gemeinsam mit Anaerobiern und Enterokokken. Sie können die Atemwege kolonisieren, aber auch Infektionserreger nosokomialer Pneumonien sein (Keimzahl im Trachealsekret $\geq 10^5$/ml, in BAL $\geq 10^4$/ml). Wichtige Erreger von Harnwegsinfektionen	Cefotaxim bzw. Ceftriaxon oder Piperacillin/Sulbactam oder Piperacillin/Tazobactam oder Imipenem, Meropenem, Ertapenem v.a. bei Verdacht auf Mischinfektionen mit Anaerobiern, z.B. bei Peritonitis
Enterobacter spp., Serratia spp., Citrobacter spp.	Häufig resistent gegenüber β-Laktamantibiotika (sog. AmpC-β-Laktamasen)	Fluorchinolon Gruppe 2 oder 3 (Ciprofloxacin, Levofloxacin) oder Imipenem, Meropenem, Ertapenem oder Cefepim
A-Streptokokken (Streptococcus pyogenes)	Erreger schwerer Weichteilinfektionen (Fasziitis, Myositis)	Penicillin G plus Clindamycin. Bei Penicillinallergie: Linezolid
Streptococcus pneumoniae	Wichtigster Erreger ambulant erworbener Pneumonien, Erreger von Meningitis, zzt. in Deutschland nur ca. 2–5% gegen Penicillin G intermediäre, aber 15% makrolidresistente Stämme	Penicillin G, Ampicillin, Cephalosporin Gruppe 3a oder Cefepim. Bei Penicillinallergie: Linezolid, Makrolid, Ketolid
Enterokokken:		Endokarditis: s. ausführliche Darstellung im Text
Enterococcus faecalis (ca. 90% aller Enterokokken)	Erreger von Harnwegsinfektionen, abdominalen Infektionen, Endokarditis und Sepsis. Nicht relevant als Erreger von Atemwegsinfektionen	Ampicillin (bei schweren Infektionen plus Gentamicin: Achtung! Bei High-level-Resistenz gegen Gentamicin nicht als Kombinationspartner geeignet)
Enterococcus faecium (ca. 10% aller Enterokokken)		Teicoplanin oder Vancomycin. Vancomycinresistente Stämme (VRE; in Europa selten)! Dann Rücksprache mit Mikrobiologie, Indikation für Linezolid oder Quinupristin/Dalfopristin. VRE im Stuhl sind nicht behandlungsbedürftig!
Legionella pneumophila	Zu ca. 5% Erreger von ambulant erworbenen, seltener von nosokomialen Pneumonien. Disposition: Transplantations- und hämatologische Patienten, Patienten mit hohen Steroiddosen; Auslandsanamnese beachten!	Erythromycin plus (Rifampicin oder) Fluorchinolone Gruppe 3 oder 4 (Levofloxacin oder Moxifloxacin). Wichtig ist der Antigennachweis aus dem Urin (bei Verdacht 2-malige Untersuchung)
Anaerobier	Oft Mischinfektion mit aeroben Erregern, daher fast immer Kombinationstherapie, häufig bei allen Arten von Abszessen und Peritonitis	Metronidazol oder Clindamycin[a] oder Ampicillin/Sulbactam bzw. Amoxicillin/Clavulansäure bzw. Piperacillin/Tazobactam bzw. Piperacillin/Sulbactam oder Imipenem bzw. Meropenem bzw. Ertapenem oder Moxifloxacin

[a] **CAVE:** ca. 20% der Bacteroides-fragilis-Stämme sind gegenüber Clindamycin resistent!

B-10.3 Schwere ambulant erworbene Pneumonie (»severe community acquired pneumonia«; SCAP)

E. Halle, U. B. Göbel, M. Kastrup, C. Spies

ATS-Kriterien für eine schwere CAP
- Minorkriterien (positiv, wenn 2 von 3 Variablen vorhanden)
  - Schwere akute respiratorische Insuffizienz ($p_aO_2/F_IO_2 < 250$)
  - Multilobäre Infiltrate in Thoraxröntgenaufnahme
  - systolischer Blutdruck < 90 mmHg
- Majorkriterien (positiv, wenn 1 von 2 Variablen vorhanden)
  - Notwendigkeit der Intubation und der maschinellen Beatmung
  - Notwendigkeit der Gabe von Vasopressoren >4 h (septischer Schock)

> Aufnahme auf die Intensivstation, wenn mindestens 1 Majorkriterium vorhanden!

Schwere CAP, ohne Risiko für Pseudomonas aeruginosa

Erregerspektrum
- Streptococcus pneumoniae
- Legionella pneumophila
- Haemophilus influenzae
- Staphylococcus aureus
- Enterobakterien (z. B. E. coli, Klebsiella spp., Proteus spp.)
- Respiratorische Viren
- ca. 10% sind polymikrobiell

Kalkulierte Initialtherapie
- Cefotaxim bzw. Ceftriaxon plus Erythromycin bzw. Clarithromycin
- Piperacillin/Tazobactam bzw. Piperacillin/Sulbactam plus Erythromycin bzw. Clarithromycin
- Ertapenem plus Erythromycin bzw. Clarithromycin
- Ampicillin/Sulbactam oder Amoxicillin/Clavulansäure plus Levofloxacin bzw. Moxifloxacin
- Cefotaxim bzw. Ceftriaxon plus Levofloxacin bzw. Moxifloxacin
- Cefotaxim bzw. Ceftriaxon plus Erythromycin bzw. Clarithromycin
- Ertapenem plus Erythromycin bzw. Clarithromycin

Schwere CAP bei Patienten mit Risikofaktoren für Pseudomonas aeruginosa

Erregerspektrum
- Streptococcus pneumoniae
- Haemophilus influenzae
- Pseudomonas aeruginosa
- Enterobakterien (z. B. E. coli)
- Legionella pneumophila

Risikofaktoren für Pseudomonas aeruginosa bei CAP
- Pulmonale Komorbidität
  - Schwere COPD
  - Bronchiektasen
  - Zystische Fibrose
- Vorangegangene Hospitalisierung
- Malnutrition
- Glukokortikosteroidtherapie >4 Wochen (mindestens 10 mg Prednisolonäquivalent)
- Erhöhtes Aspirationsrisiko
- Breitspektrumantibiotikatherapie >7 Tage im letzten Monat

> Die wichtigsten Kriterien für eine CAP durch Pseudomonas aeruginosa sind pulmonale Komorbidität und vorausgegangene Hospitalisierung.

Kalkulierte Initialtherapie bei sCAP durch Pseudomonas aeruginosa
- Piperacillin/Tazobactam bzw. Piperacillin/Sulbactam plus Erythromycin bzw. Clarithromycin
- Cefepim plus Erythromycin bzw. Clarithromycin
- Imipenem bzw. Meropenem plus Erythromycin bzw. Clarithromycin
- Piperacillin/Tazobactam bzw. Piperacillin/Sulbactam plus Ciprofloxacin bzw. Levofloxacin
- Cefepim plus Ciprofloxacin bzw. Levofloxacin
- Imipenem bzw. Meropenem plus Ciprofloxacin bzw. Levofloxacin

B-10.4 Therapiestrategien bei Verdacht auf nosokomiale Pneumonie (»hospital acquired pneumonia«; HAP)

E. Halle, U.B. Göbel, M. Kastrup, C. Spies

Wie bei der CAP beträgt die Therapiedauer in der Regel (7)–10 Tage.

Definition von Risikofaktoren

- Nosokomiale Pneumonien sind Hospitalinfektionen, die sich nach mehr als 48 h Krankenhausaufenthalt oder innerhalb von 7 Tagen nach Entlassung manifestieren
- Auf der Intensivstation ist ein radiomorphologisches Korrelat zwingend zur Diagnosestellung erforderlich: Die Röntgenuntersuchung des Thorax zeigt ein neues oder progressives Infiltrat, Verdichtungen, Kavitationen oder Pleuraergüsse und eines der folgenden Zeichen:
    - Neues Auftreten von eitrigem Sputum oder Veränderung der Charakteristika des Sputums (Farbe, Menge, Geruch etc.)
    - Nachweis von relevanten Mikroorganismen aus BAL, Bronchial- und/oder Trachealsekret oder Biopsie
    - Histopathologischer Nachweis einer Pneumonie

Schwere Pneumonie

- Respiratorisches Versagen mit einer $F_IO_2 > 35\%$, um eine $S_pO_2 > 90\%$ zu erlangen
- Rapide radiologische Verschlechterung mit Beteiligung mehrerer Lungenlappen
- Vorliegen einer schweren Sepsis oder MODS

HAP (»hospital acquired pneumonia«)

Definition von Risikofaktoren

Entsprechend der Risikofaktoren erfolgt die kalkulierte Therapie nach 3 Gruppen. Die einzelnen Risikofaktoren assoziieren mit dem Schweregrad der Erkrankung und dem Erregerspektrum.

Punktebewertung von Risikofaktoren nach Bodmann et al.	
Risikofaktor	Punktwert
Alter > 65 Jahre	1
Strukturelle Lungenerkrankung	2
Antiinfektive Vorbehandlung	2
Beginn Pneumonie ab 5. Krankenhaustag	3
Schwere respiratorische Insuffizienz mit oder ohne Beatmung	3
Extrapulmonales Organversagen (Schock, Leber-, Nierenversagen, DIC)	4

Kalkulierte Initialtherapie der HAP entsprechend den Risikofaktoren

Gruppe I: bis 2 Punkte

Erregerspektrum

- Streptococcus pneumoniae
- Staphylococcus aureus (MSSA)
- Haemophilus influenzae
- Enterobacteriaceae

Kalkulierte Therapie

- In leichten Fällen: Cefuroxim oder Ampicillin/Sulbactam bzw. Amoxicillin/Clavulansäure
- In schweren Fällen: Cefotaxim bzw. Ceftriaxon oder Ciprofloxacin bzw. Levofloxacin

Gruppe II: Patienten mit 3–5 Punkten (nicht beatmete Patienten mit Risikofaktoren oder beatmete Patienten ohne Risikofaktoren)

Erregerspektrum

- Wie bei Gruppe I und zusätzlich
- Enterobacter spp.
- Serratia spp.
- Citrobacter spp.
- Pseudomonas aeruginosa
- Acinetobacter spp.
- Stenotrophomonas maltophilia
- Staphylococcus aureus

Kalkulierte Therapie

- Cefepim bzw. Ceftazidim
- Piperacillin/Tazobactam bzw. Piperacillin/Sulbactam

- Imipenem bzw. Meropenem
- Ciprofloxacin (hohe Dosis) oder Levofloxacin (hohe Dosis)

Gruppe III: Patienten mit 6 Punkten
Erregerspektrum
- Wie bei Gruppe II
- Vorkommen von multiresistenten Spezies

Kalkulierte Therapie
- Cefepim bzw. Ceftazidim plus Aminoglykosid oder Ciprofloxacin
- Piperacillin/Tazobactam oder Piperacillin/Sulbactam plus Aminoglykosid oder Ciprofloxacin
- Imipenem bzw. Meropenem plus Aminoglykosid oder Ciprofloxacin
- Bei hoher Prävalenz von MRSA zusätzlich Vancomycin plus Rifampicin

Aspirationspneumonie
- Therapie nur, wenn nach 3 Tagen im Thoraxröntgenbild ein pathologischer Befund oder wenn ein Erreger nachgewiesen wurde und ein auffälliger klinischer (Verschlechterung der Lungenfunktion, Erhöhung der F_IO_2 notwendig) oder Laborbefund vorliegt
- Bei klinischer Verschlechterung (Lungenfunktion, F_IO_2, Infektionsparameter im pathologischen Bereich) ist eine frühe, adäquate Gabe von Antibiotika indiziert
- Keine routinemäßige antimikrobielle Therapie bei Aspiration

Therapie
- Ciprofloxacin plus Clindamycin
- Cefotaxim bzw. Ceftriaxon plus Metronidazol i.v. (bei F_IO_2 >0,5 und pathologischem Atemgeräusch)
- Piperacillin/Tazobactam bzw. Piperacillin/Sulbactam
- Imipenem bzw. Meropenem bzw. Ertapenem

Therapie bei neutropenischen Patienten mit Fieber unklarer Genese (FUO)
- Neutropenie <500/µl für >5 Tage
  Entweder Monotherapie wie:
  – Cefepim oder Ceftazidim oder Imipenem oder Meropenem oder Piperacillin/Tazobactam
  Oder Kombinationstherapie wie:
  – Cefepim oder Ceftazidim oder Imipenem oder Meropenem oder Piperacillin/Tazobactam plus Aminoglykosid (Gentamicin, Tobramycin, Amikacin)
- Evaluation des Ansprechens der Therapie nach 72–96 h bei weiterhin FUO und klinischer Notwendigkeit einer Therapieumstellung:
  – Antimykotika wie Amphotericin B i.v. oder Fluconazol oder liposomales Amphotericin B oder Itraconazol i.v. oder Voriconazol oder Caspofungin
  Die empirische Zugabe eines Glykopeptids (z.B. Vancomycin zu einem Carbapenem) hat sich bei Patienten ohne Weichteil- oder katheterassoziierte Infektion als nicht effektiv erwiesen

B-10.5 Infektiöse Endokarditis (IE)

E. Halle, U.B. Göbel, M. Kastrup, C. Spies

Diagnostik
- Zur Sicherung der Diagnose sind vor Einleitung einer antimikrobiellen Therapie 3 Blutkulturpaare erforderlich. Die Therapie orientiert sich an der Bakterienspezies und den MHK-Werten
- Bei kardiochirurgischen Operationen wegen IE Klappenmaterial nativ in Plastikröhrchen mit sterilem NaCl in Mikrobiologie einsenden
- Diagnostische Maßnahme mit hoher Sensitivität: Transösophageale Echokardiographie

Kalkulierte Therapie der kulturnegativen IE
Nativklappen
- Vancomycin 2-mal 15 mg/kgKG/Tag i.v. (max. 2 g/d; Drugmonitoring) für 4–6 Wochen
- plus Gentamicin 3-mal 1 mg/kgKG i.v. für 2 Wochen

Kunstklappen IE
- Vancomycin 2-mal 15 mg/kgKG/Tag i.v. für 4–6 Wochen
- plus Rifampicin 3-mal 300 mg/Tag i.v. für 4–6 Wochen
- plus Gentamicin 3-mal 1 mg/kgKG/Tag für 2 Wochen

Kulturpositive IE
Therapie der Staphylokokkenendokarditis

Nativklappen-IE

Erreger	Arzneistoff	Behandlungsdauer
MSSA	Flucloxacillin 8–12 g/Tag i.v. in 3–4 Dosen	4–6 Wochen
	plus	
	Gentamicin 3 mg/kgKG/Tag i.v. in 2–3 Dosen	3–5 Tage
MSSA (bei Allergie)	Vancomycin 2-mal 15 mg/kgKG/Tag i.v	4–6 Wochen
	plus	
	Gentamicin 3 mg/kgKG/Tag i.v. in 2–3 Dosen	3–5 Tage
MRSA	Vancomycin 2-mal 15 mg/kgKG/Tag i.v.	6 Wochen
	plus	
	Gentamicin 3 mg/kgKG/Tag i.v. in 2–3 Dosen	3–5 Tage

Kunstklappen-/Schrittmacher-IE

Erreger	Arzneistoff	Behandlungsdauer
MSSA	Flucloxacillin 8–12 g/Tag i.v. in 3–4 Dosen	6–8 Wochen
	plus	
	Rifampicin 3-mal 300 mg/Tag i.v.	6–8 Wochen
	plus	
	Gentamicin 3 mg/kgKG/Tag in 2–3 Dosen	2 Wochen
MRSA/ MRSE	Vancomycin 2-mal 15 mg/kgKG/Tag i.v.	6(–8) Wochen
	plus	
	Rifampicin 3-mal 300 mg/Tag i.v.	6–8 Wochen
	plus	
	Gentamicin 2–3-mal 1 mg/kgKG/Tag i.v.	6–8 Wochen

Bemerkungen

- Bei Nativklappen-IE Drogenabhängiger sind 2 Wochen Flucloxacillin ausreichend
- Gentamicin maximal 240 mg/Tag
- Vancomycin: Infusion über 60 min; nicht mehr als 2 g/Tag, Drugmonitoring
- Bei Vancomycinunverträglichkeit: Linezolid 2-mal 600 mg i.v. oder p.o./Tag oder Quinupristin/Dalfopristin 7,5 mg/kgKG/Tag (via ZVK)
- Bei MSSE: Vancomycin durch Flucloxacillin ersetzen
- Bei MRSA Rücksprache mit Mikrobiologie
- Bei Nachweis anderer Erreger Rücksprache mit Mikrobiologie
- Bei kulturnegativer IE an seltene Erreger denken! Rücksprache mit Mikrobiologie ist erforderlich
- Serodiagnostik für folgende Erreger ist indiziert:
  - Bartonella spp.
  - Brucella spp.
  - Coxiella spp.
  - Legionella spp.
  - Chlamydia spp.
- Bei chirurgischer Intervention Klappen, Vegetationen, Emboli oder Abszessmaterial zur mikrobiologischen Diagnostik einschicken

Therapie der IE durch Enterokokken und penicillinresistente Streptokokken

Erreger	Arzneistoff	Behandlungsdauer
Penicillin MHK ≤8 mg/l, Gentamicin MHK <500 mg/l (GLR = Gentamicin-low-level-resistente Enterokokken)	Ampicillin 6-mal 2 g/Tag (12 g) plus Gentamicin 3 mg/kgKG/Tag in 2–3 Dosen	6 Wochen
Penicillinsensible und GLR-Enterokokken bei Penicillinallergie	Vancomycin 2-mal 15 mg/kgKG/Tag plus Gentamicin 3 mg/kgKG/Tag in 2–3 Dosen	6 Wochen
Penicillinresistente Stämme MHK >8 mg/l	Vancomycin 2-mal 15 mg/kgKG/Tag plus Gentamicin 2-mal 1,5 mg/kgKG/Tag oder Linezolid 2-mal 600 mg i.v. oder p.o.	6 Wochen

Therapie der Nativ- und Kunstklappen-IE durch Streptokokken

	Nativ-IE	Penicillinsensibel (MHK 0,125 mg/l)
Regime A		
Alter ≤65 Jahre; Serumkreatinin normal	Penicillin G 12–20 Mio. IE i.v. in 4–6 Dosen	4 Wochen
	plus Gentamicin 3 mg/kgKG i.v. in 2–3 Dosen	2 Wochen
Wie oben; unkomplizierter Verlauf; schnelle klinische Besserung	Penicillin G 12–20 Mio IE i.v. in 4–6 Dosen, nach 7 Tagen stationärer Therapie ambulant weiterbehandeln	4 Wochen
Alter ≥65 Jahre und/oder Serumkreatinin erhöht oder Penicillinallergie	Penicillin G (Dosisanpassung)	4 Wochen
	oder Ceftriaxon 1-mal 2 g/Tag i.v.	4 Wochen
Penicillin- und Cephalosporin-Allergie	Vancomycin 30 mg/kgKG/Tag i.v. in 2 Dosen	4 Wochen
Regime B		
	Nativ-IE oder Kunstklappen-IE	Penicillinsensibel (MHK 0,125–0,5 mg/l)
	Penicillin G 20–24 Mio. IE i.v. in 4–6 Dosen	4 Wochen
	oder Ceftriaxon 1-mal 2 g/Tag i.v.	4 Wochen
	plus Gentamicin 3 mg/kgKG/Tag in 2–3 Dosen anschließend weiter mit Ceftriaxon 1-mal 2 g/Tag i.v.	2 Wochen
	oder Vancomycin 30 mg/kgKG/Tag i.v. in 2 Dosen	4 Wochen
Regime C	Penicillinresistent (MHK >0,5 mg/l)	Konsultation mit Mikrobiologen

B-10.6 Urosepsis

E. Halle, U. B. Göbel, M. Kastrup, C. Spies

Erregerspektrum

- Escherichia coli
- Pseudomonas aeruginosa
- Proteus spp.
- Serratia spp.
- Enterobacter spp.
- Enterococcus spp. u. a.

Kalkulierte Initialtherapie bis 3–5 Tage nach Entfieberung bzw. Beseitigung des komplizierenden Faktors

- Cefotaxim bzw. Ceftriaxon oder Cefepim oder
- Ciprofloxacin oder
- Piperacillin/Tazobactam bzw. Piperacillin/Sulbactam oder
- Imipenem bzw. Meropenem

B-10.7 Intraabdominale Infektionen

E. Halle, U. B. Göbel, M. Kastrup, C. Spies

Sekundäre Peritonitis

- Lokal abgegrenzt und chirurgisch sanierbar
- Therapiedauer: 3–5 Tage

Erregerspektrum

- Escherichia coli u. a. Enterobakterien
- Anaerobier
- Enterokokken

Kalkulierte Initialtherapie

- Piperacillin/Tazobactam bzw. Piperacillin/Sulbactam oder
- Cefotaxim bzw. Ceftriaxon oder Cefepim plus Metronidazol (Enterokokkenlücke!) oder
- Imipenem bzw. Meropenem bzw. Ertapenem

Diffuse Peritonitis

- Dauer > 2–4 h
- Nicht vollständig chirurgisch sanierbar
- Trübes bis fäkulentes Exsudat
- Keimzahl 10^3–10^5/ml

Risikofaktoren

- Nachweis von Enterokokken in intraabdomineller Probe
- Organversagen
- Karzinom

Erregerspektrum

- Escherichia coli und andere Enterobakterien
- Enterokokken
- Anaerobier (z. B. Bacteroides fragilis)
- Staphylococcus aureus selten

Kalkulierte Initialtherapie (für 10–14 Tage)

- Imipenem bzw. Meropenem bzw. Ertapenem oder
- Piperacillin/Tazobactam bzw. Piperacillin/Sulbactam oder
- Ceftriaxon bzw. Cefotaxim oder Cefepim plus Metronidazol

Tertiäre Peritonitis (10–14 Tage) trotz adäquater chirurgischer Sanierung und antimikrobieller Therapie persistierend

Erregerspektrum

- Escherichia coli u. a. Enterobakterien
- Obligate Anaerobier (z. B. Bacteroides fragilis)
- Enterokokken
- Pseudomonas aeruginosa
- Staphylokokken
- Candida spp. u. a.

Therapie

- Auswahl der antimikrobiellen Therapie entsprechend mikrobiologischer Diagnose und Resistenztestung
- Intra operationem entnommene Proben obligat!

Infizierte Pankreasnekrose

Erregerspektrum

- Escherichia coli u. a. Enterobakterien
- Enterokokken
- Anaerobier (z. B. Bacteroides fragilis)
- Staphylococcus aureus
- Koagulasenegative Staphylokokken
- Candida spp.

Kalkulierte Initialtherapie

- Imipenem bzw. Meropenem oder
- Ciprofloxacin plus Metronidazol
- Piperacillin/Tazobactam bzw. Piperacillin/Sulbactam oder
- Bei Nachweis von Candida spp.: siehe Antimykotika

CAVE
Keine Aminoglykoside (z. B. Gentamicin, Tobramycin) – schlechte Gewebespiegel im Pankreas!

B-10.8 Fremdkörperassoziierte Infektionen (plastikassoziierte Infektionen)

E. Halle, U. B. Göbel, M. Kastrup, C. Spies

Bei Verdacht Katheter etc. wenn möglich ziehen bzw. wechseln!

Erregerspektrum

- Staphylococcus aureus
- Koagulasenegative Staphylokokken
- Enterobakterien
- Pseudomonas aeruginosa
- Candida spp. u. a.

Therapie

- Bei Fortbestehen der Symptomatik nach Entfernen des Katheters bzw. positiven Blutkulturen: s. gezielte Therapie bei Staphylococcus aureus
- Bei anderen Erregern gezielte Therapie
- Falls eine Entfernung des Katheters nicht möglich ist, wie bei implantierten Langzeitkathetern (z. B. Portsysteme, Broviac- oder Hickman-Katheter), kann neben der systemischen Therapie auch eine »Antibiotikablocktechnik« mit Vancomycin oder Teicoplanin durchgeführt werden:
  - Herstellung einer Lösung aus Vancomycin 2,0 mg/ml und 100 IE Heparin/ml und Applikation von 3 ml dieser Lösung in den Katheter oder Port
  - 1 ml einer Lösung von 100 mg Teicoplanin in 50 ml 0,9%iger NaCl-Lösung gemischt mit Heparin/NaCl-Lösung, 1-mal/Tag in den Katheter instillieren und 24 h belassen, ca. 6 Tage
  - Kontrollblutkulturen aus dem Katheter entnehmen! Therapie bis 48 h nach negativer Blutkultur fortsetzen

B-10.9 Weichteilinfektionen

E. Halle, U. B. Göbel, M. Kastrup, C. Spies

Eine radikale chirurgische Sanierung (»débridement«) entscheidet über die Prognose!

Schwere Weichteilinfektionen Typ I

Erregerspektrum

- Meist Mischinfektionen mit Streptokokken, z. B. S. anginosus-Gruppe (nicht Streptococcus pyogenes), Staphylococcus aureus, Enterobakterien, obligate Anaerobier u. a.

Kalkulierte Initialtherapie

- Piperacillin/Tazobactam bzw. Piperacillin/Sulbactam oder
- Imipenem bzw. Meropenem bzw. Ertapenem
- Cefotaxim bzw. Ceftriaxon plus Clindamycin oder
- Cefotaxim bzw. Ceftriaxon plus Metronidazol oder
- Ciprofloxacin bzw. Levofloxacin plus Metronidazol oder
- Ciprofloxacin bzw. Levofloxacin plus Clindamycin

Die Resistenz von Bacteroides fragilis gegenüber Clindamycin beträgt bis zu 20%!

Bei Clostridieninfektionen (Gasbrand, Zellulitis) ist der Erreger meist C. perfringens: Indikation für Penicillin G.

Schwere Weichteilinfektionen Typ II

Erregerspektrum

- Streptococcus pyogenes (A-Streptokokken)

Gezielte Therapie

- Penicillin G plus Clindamycin

Weichteilinfektionen durch MRSA

Gezielte Therapie
- Vancomycin plus Rifampicin oder
- Linezolid oder
- Fosfomycin

B-10.10 Hämatogene Osteomyelitis, septische Arthritis

E. Halle, U. B. Göbel, M. Kastrup, C. Spies

Erreger

- Staphylococcus aureus, seltener Streptokokken, Pseudomonas aeruginosa, seltener Salmonella spp., andere Enterobakterien
- Therapiedauer: 1–4 Wochen i.v. anschließend 2–6 Wochen oral, insgesamt mindestens 8 Wochen

Kalkulierte Initialtherapie

- Cefotaxim bzw. Ceftriaxon bzw. Cefepim bzw. Ceftazidim plus Clindamycin oder plus Metronidazol
- Ciprofloxacin plus Clindamycin oder
- Piperacillin/Tazobactam bzw. Piperacillin/Sulbactam oder
- Imipenem bzw. Meropenem

B-10.11 Posttraumatische/postoperative Osteitis

E. Halle, U. B. Göbel, M. Kastrup, C. Spies

Erreger

- Mischinfektionen durch Staphylococcus aureus, Streptokokken, Enterobakterien, Anaerobier
- Therapiedauer: 1–4 Wochen i.v., gefolgt von 2–6 Wochen oral, insgesamt mindestens 8 Wochen

Kalkulierte Initialtherapie

- Amoxicillin/Clavulansäure bzw. Ampicillin/Sulbactam oder
- Ciprofloxacin plus Clindamycin oder
- Cefotaxim bzw. Ceftriaxon plus Clindamycin oder
- Cefuroxim plus Clindamycin oder
- Imipenem bzw. Meropenem

B-10.12 Bakterielle Meningitis/Enzephalitis

E. Halle, U. B. Göbel, M. Kastrup, C. Spies

Erreger

- Neisseria meningitidis
- Streptococcus pneumoniae
- Haemophilus influenzae
- Listeria monocytogenes (bei Neugeborenen, Patienten >50 Lebensjahre, Alkoholikern oder immunkompromittierten Patienten)
- Therapiedauer:
  - Bei N. meningitidis 4 Tage
  - Bei anderen Erregern 7 Tage

Kalkulierte Initialtherapie

- Bei bakterieller Meningitis wird eine Kortikosteroidbehandlung empfohlen: Dexamethason 0,4 mg/kgKG 10 min vor Gabe des Antibiotikums, dann Dexamethason 10 mg 4–6-mal/Tag über 4 Tage
- Bei bakterieller Meningitis:
  - Im Neugeborenenalter bis 6 (–12) Wochen: Cefotaxim plus Ampicillin oder Piperacillin
  - Jenseits des 1. Lebensmonats bis 50. Lebensjahr: Cefotaxim 150–200 mg/kgKG/Tag in 3 Einzeldosen, bei Erwachsenen 3-mal 2 g pro Tag in 3 Einzeldosen oder Ceftriaxon 100 mg/kgKG als 1. Dosis, dann 1-mal täglich 70 mg/kgKG, bei Erwachsenen 2-mal 2 g/Tag
  - Älter als 50 Jahre, Alkoholkrankheit oder immunkompromittierte Patienten: Ampicillin 6-mal 2 g/Tag plus Cefotaxim (150–200 mg/kgKG/Tag in 3 Einzeldosen, bei Erwachsenen 3-mal 2 g/Tag) oder Ceftriaxon 100 mg/kgKG als 1. Dosis, dann 1-mal täglich 70 mg/kgKG, bei Erwachsenen 1-mal 4 g/Tag
- Bei Herpesenzephalitis Acyclovir 3-mal 10–15 mg/kgKG/Tag für mindestens 14 Tage

B-10.13 Hirnabszess

E. Halle, U. B. Göbel, M. Kastrup, C. Spies

Erreger

- Vergrünende Streptokokken (S.-aeruginosus-Gruppe)
- Obligate Anaerobier
- Staphylococcus aureus
- Häufig Mischinfektionen

Kalkulierte Initialtherapie

- Cefotaxim (6–8 g/Tag) bzw. Ceftriaxon (4 g/Tag) plus Metronidazol (1,5–2 g/Tag) plus evtl. Fosfomycin (10–15 g/Tag)

B-10.14 Meningitis nach Schädel-Hirn-Trauma oder postoperativ, Liquorfistel nach Trauma

E. Halle, U. B. Göbel, M. Kastrup, C. Spies

Erreger

- Meist Pneumokokken, S. aureus, Enterobakterien, P. aeruginosa

Therapie

- Bei Liquorfistel keine Antibiotikaprophylaxe
- Bei Patienten, die nicht immunkompromittiert sind und keine antibiotische Vorbehandlung haben: Flucloxacillin plus Cefepim
- Bei Patienten mit schwerem Immundefekt oder nach antibiotischer Vorbehandlung: Cefepim plus Vancomycin; alternativ: Meropenem

B-10.15 Ventrikulitis bei Liquorshunt

E. Halle, U. B. Göbel, M. Kastrup, C. Spies

Erreger

- S. epidermidis u. a. koagulasenegative Staphylokokken
- S. aureus
- Enterobakterien u. a.

Therapie

- Vancomycin plus Rifampicin
- Bei Nachweis von gramnegativen Bakterien aus dem Liquorpräparat: Cefotaxim oder Ceftriaxon

B-10.16 Pilzinfektionen

B. Graf

- Keine prophylaktische Routinegabe von Antimykotika bei Besiedlung mit Candida spp.
- Antimykotische Therapie bei:
  - Candida spp. in der Blutkultur, auch wenn nur 1 Flasche positiv ist
  - Klinische und mikrobiologische Zeichen einer systemischen Mykose, z. B. kein Effekt auf antibakterielle Therapie und Candida spp. mehrfach aus unterschiedlichen mikrobiologischen Proben nachgewiesen
  - Aspergillus spp. im TS oder der BAL bei immunsupprimierten Patienten mit klinischer Symptomatik
- ggf. Candida-/Aspergillusserologie in die Therapieentscheidung einbeziehen

Therapie

- Fluconazol (Diflucan) wirkt gut gegen Candida albicans, kann aber bei nicht gerechtfertigtem Einsatz die Selektion von resistenten Candida spp. begünstigen. Es wirkt nicht auf Candida krusei und bei einem Teil der Stämme nicht gegen Candida glabrata (Resistenztestung!)
- Bei Candida-albicans-Infektionen: Fluconazol
- Bei C.-glabrata-Infektionen: Amphotericin B initial (höhere Dosierung), weitere Therapie dann entsprechend der Resistenztestung
- Bei Aspergillose Voriconazol; alternativ Amphotericin B oder Caspofungin
- Candidasepsis und begleitende Immunsuppression
  - Fluconazol bei stabilen Patienten ohne vorherige Azoltherapie: 400–800 mg/Tag mit einer »loading dose« von 800 mg (nicht bei Candida krusei oder Candida glabrata). Alternativ Amphotericin B (0,7–1 mg/kgKG/Tag) evtl. in Kombination mit Flucytosin, oder Caspofungin oder Voriconazol

B-10.17 Perioperative Antibiotikaprophylaxe

E. Halle, U. B. Göbel, M. Kastrup, C. Spies

- Gesichert ist die Effizienz einer perioperativen Kurzzeitprophylaxe mit systemisch applizierbaren Antibiotika. Eine Antibiotikalangzeitprophylaxe zur Verhinderung von nosokomialen Pneumonien oder von plastikassoziierten Infektionen ist nicht evidenzbasiert
- Für die perioperative Prophylaxe gilt: Antibiotikaapplikation einmalig i.v. 30 min vor dem Hautschnitt. Bei Operationen, die länger als 4 h dauern, sollte dann noch intra operationem eine 2. Gabe erfolgen, z. B. bei Cefuroxim plus Metronidazol oder Ampicillin/Sulbactam

Kardiochirurgie

- Erwachsene: Cefuroxim 1,5 g i.v. (nach der Einleitung vor dem Hautschnitt), 1,5 g nach Abgang von der Herz-Lungen-Maschine, 1,5 g spätestens 8 h nach Operationsende, dann absetzen
- Kinder: Cefuroxim i.v. (100 mg/kgKG in 3 Dosen), bleibt bis zur Verlegung auf die Kinderstation

Ausnahmen

- Operation wegen Endokarditis; Näheres in Kap. B-10.5: »Infektiöse Endokarditis (IE)«

Orthopädische aseptische Operation

- Cefuroxim 1,5 g i.v. als Single-Shot

Urologie

- Ampicillin/Sulbactam 3 g oder Cefuroxim 1,5 g i.v. (je nach Eingriff)
- Nierentransplantation: Antibiotika nach Rücksprache mit den Nephrologen und streng an die Nierenfunktion angepasst

HNO

- Ampicillin/Sulbactam 3 g i.v., als Single-Shot

Abdominalchirurgie

- Prophylaxe: Cefuroxim 1,5 g i.v. plus Metronidazol 500 mg
- Bei vorhersehbarer langer Operationsdauer (>5 h) wird Ceftriaxon 2 g plus Metronidazol 500 mg i.v. als Single-Shot eingesetzt

Gefäßchirurgie/Lungenchirurgie

- Cefuroxim als Single-Shot 1-mal 1,5 g i.v.

Gynäkologie/Geburtshilfe

- Ampicillin/Sulbactam 3 g i.v. als Single-Shot (in der Geburtshilfe nach Abnabelung des Kindes)

B-10.18 Systematik der Präparate und alphabetisches Verzeichnis der generischen und Handelsnamen der in den Empfehlungen aufgeführten Präparate

E. Halle, U. B. Göbel, B. Graf, M. Kastrup, C. Spies

- W Wirkungsweise und Angriffspunkt
- E Elimination
- I Indikation
- D Dosierungen

Penicilline

Klassische Penicilline

Benzylpenicillin (Penicillin G)

- W: Bakterizid, Hemmung der Zellwandsynthese
- E: Überwiegend renal
- I: Streptokokkeninfektionen (Fasziitis, Myositis), schwere Infektionen durch Penicillin G-sensible Staphylococcus aureus, Gasbrand, Meningitis durch Neisseria meningitidis und Penicillin G-sensible Streptococcus pneumoniae (Diphtherie, Syphilis, Leptospirose)
- D: 4-mal 1 Mio. E, bei Gasbrand bis 4-mal 10 Mio. E/Tag

Penicillin G/Sulbactam

- W: bakterizid; Inhibition von β-Laktamasen durch Sulbactam (inhibitorgeschütztes Penicillin G)
- E: überwiegend renal
- I: Haut- und Weichteilinfektionen, HNO-Infektionen, β-Laktamase-produzierende Staphylokokken und β-Laktamase-bildende Anaerobier wie Bacteroides spp. und Prevotella spp.
- D: 4-mal 1 Mio. E plus 4-mal 0,5–1,0 g Sulbactam

Flucloxacillin (Staphylex)

- W: Bakterizid, Hemmung der Zellwandsynthese, β-Laktamase-fest
- E: 35% renal
- I: Nur Staphylococcus aureus (MSSA – Penicillin G-Resistenz)
- D: 4-mal 1–2 g/Tag oral oder i.v. als Kurzinfusion, bis 10 g/Tag, insbesondere bei Sepsis und Endokarditis

Aminopenicilline

Ampicillin (Binotal)

- W: Bakterizid, nicht β-Laktamase-fest
- E: 98% renal
- I: Infektionen durch Enterococcus faecalis und Streptococcus pneumoniae, evtl. Kombination mit Gentamicin, Listerieninfektionen, hohe Resistenzraten bei gramnegativen Bakterien (z. B. bei E. coli ca. 40% resistent)
- D: 4-mal 1,0–2,0 (–5,0) g/Tag

Piperacillin (Pipril)

- W: Bakterizid, Hemmung der Zellwandsynthese
- E: 70–80% renal
- I: Bei Escherichia coli besser als Ampicillin, Ampicillin/Sulbactam, Amoxicillin/Clavulansäure, bei Pseudomonas-aeruginosa-Infektionen in Kombination mit Tobramycin oder Ciprofloxacin bzw. Levofloxacin, Enterococcus faecalis-Infektionen, evtl. Kombination mit Gentamicin
- D: Erwachsene: 3–4-mal 2,0–4,0 g/Tag als Kurzinfusion (Aminoglykoside nicht in derselben Infusion applizieren)
  Kinder >1. Lebensjahr: 100–300 mg/kgKG/Tag verteilt auf 4 Dosen
  Neugeborene: 200–300 mg/kgKG/Tag verteilt auf 3 Dosen

Inhibitorgeschützte Penicilline

Ampicillin/Sulbactam (Unacid)

- W: Bakterizid, Inhibition von β-Laktamasen durch Sulbactam (inhibitorgeschütztes β-Laktam)
- E: Vorwiegend renal
- I: Acinetobacter spp., Staphylococcus aureus (MSSA), obligate Anaerobier, Mischinfektionen, perioperative Prophylaxe
- D: 2-mal 375–750 mg/Tag oral oder 3- bis 4-mal 1,5–3,0 g i.v.

Amoxicillin/Clavulansäure (Augmentan)

- W: Bakterizid, Inhibition von β-Laktamasen durch Clavulansäure (inhibitorgeschütztes β-Laktam)
- E: Vorwiegend renal
- I: Wie Ampicillin/Sulbactam, nicht bei Acinetobacter spp.
- D: 3-mal 500 mg Amoxicillin/125 mg Clavulansäure oral
  Kinder: 3-mal 15 mg/kgKG/Tag oral bzw. 3-mal 20 mg/kgKG/Tag i.v.

Sulbactam (Combactam)

- β-Laktamaseinhibitor zur freien Kombination
- W: Wirkspektrum ist abhängig von der Antibiotikakomponente; durch Zusatz von Sulbactam wird das gewählte β-Laktamantibiotikum vor der Hydrolyse durch β-Laktamasen geschützt und dessen Wirkspektrum erweitert
- E: 75–85% renal
- I: Bei β-Laktamasen-produzierenden Erregern, wie z. B. Staphylokokken und Anaerobiern
- D: 0,5–1,0 g alle 6, 8 oder 12 h nur in Kombination mit dem gleichzeitig i.v. verabreichten β-Laktamantibiotikum
  Bei Kindern, Kleinkindern und Säuglingen 50 mg/kgKG/Tag

Piperacillin/Tazobactam (Tazobac)

- W: Bakterizid, Hemmung der Zellwandsynthese, β-Laktamaseinhibition (inhibitorgeschütztes β-Laktam)
- E: 70% renal, 10–20% biliär
- I: Mittelschwere bis schwere nosokomiale Infektionen, auch bei Mischinfektionen: Enterobakterien (bei Escherichia coli besser als Ampicillin, Piperacillin, Ampicillin/Sulbactam, Amoxicillin/Clavulansäure), Pseudomonas aeruginosa, Anaerobier, Enterokokken, Staphylococcus aureus (MSSA)
- D: 3-mal 4,5 g/Tag

Piperacillin/Sulbactam

- W: Bakterizid, Hemmung der Zellwandsynthese, β-Laktamaseinhibition (inhibitorgeschütztes β-Laktam)
- E: 70% renal, 10–20% biliär
- I: mittelschwere bis schwere nosokomiale Infektionen, auch bei Mischinfektionen: Enterobakterien

(bei Escherichia coli besser als Ampicillin, Piperacillin, Ampicillin/Sulbactam, Amoxycillin/Clavulansäure, etwas schlechter als Piperacillin/Tazobactam), Pseudomonas aeruginosa, Anaerobier, Enterokokken, Staphylococcus aureus (MSSA)
— D: 3-mal 4 g Piperacillin plus 3-mal 1,0 g Sulbactam

Cephalosporine

Cephalosporine der Gruppe 1

Cefazolin (Elzogram)

— W: Bakterizid, Zellwandsynthesehemmung
— E: 90% renal
— I: Wirksam gegen grampositive Erreger (Staphylococcus aureus, MSSA), schlechter gegen gramnegative Erreger; perioperative Prophylaxe

⚠ **Enterokokkenlücke beachten!**

— D: 3-mal 1- bis 2-mal 2 g/Tag

Cephalosporine der Gruppe 2

Cefuroxim (Zinacef)

— W: Bakterizid, Zellwandsynthesehemmung
— E: 90% renal
— I: Gut wirksam gegen grampositive Erreger (Staphylococcus aureus, MSSA), besser wirksam gegen gramnegative Erreger (Escherichia coli – ca. 10% resistent) als Gruppe 1, perioperative Prophylaxe

⚠ **Enterokokkenlücke beachten!**

— D: Erwachsene: 3- bis 4-mal 0,75–1,5 g/Tag,
Kinder: 50–100 mg/kgKG/Tag in 3 Dosen,
Neugeborene: 50–100 mg/kgKG/Tag in 2 Dosen

Cephalosporine der Gruppe 3 a

Cefotaxim (Claforan)

— W: Bakterizid, Zellwandsynthesehemmung
— E: Überwiegend renal
— I: Bakterielle Meningitis (gute Liquorgängigkeit) größere β-Laktamasestabilität bei gramnegativen Stäbchen als Gruppe 2, bei Staphylococcus aureus (MSSA) schlechter als Cefazolin und Cefuroxim

⚠ **Enterokokkenlücke beachten!**

— D: 2- bis 3-mal 1,0–2,0 (–4,0) g/Tag
Erwachsene: 3,6 g/Tag, Höchstdosis 8,0 g
Kinder: 50–100 mg/kgKG, Höchstdosis 200 mg/kgKG

Ceftriaxon (Rocephin)

— W: Bakterizid
— E: Überwiegend renal
— I: Wie Cefotaxim

⚠ **Enterokokkenlücke beachten!**

— D: 1–2 g/Tag Meningitis bei Erwachsenen: 4,0 g/Tag
Meningitis bei Kindern: 80–100 mg/kgKG (maximal 4,0 g)

Cephalosporine der Gruppe 3 b

Ceftazidim (Fortum)

— W: Bakterizid, Zellwandsynthesehemmung
— E: Überwiegend renal
— I: Pseudomonas-aeruginosa-Infektionen, in Kombination mit Tobramycin oder Ciprofloxacin, schlecht wirksam gegen Pneumokokken und Staphylokokken

⚠ **Enterokokkenlücke beachten!**

— D: Erwachsene: 3-mal 1,0–2,0 g/Tag
Kinder:
  – Neugeborene und Kinder bis zum 2. Lebensmonat: 2-mal tgl. 25–50 mg/kgKG
  – Kinder > 2 Monate: 30–100 mg/kgKG in 2–3 Einzeldosen

Cephalosporin Gruppe 4

Cefepim (Maxipime)

— W: Bakterizid, Zellwandsynthesehemmung
— E: Überwiegend renal
— I: Gut wirksam bei grampositiven Spezies (Pneumokokken, Streptokokken, Staphylokokken MSSA, MSSE) und gramnegativen Erregern einschließlich Pseudomonas aeruginosa, Enterobacter spp., Citrobacter spp., Serratia spp., Morganella spp., Acinetobacter spp., erfasst auch teilweise grampositive und gramnegative Erreger, die gegen Cephalosporine der Gruppe 3a/b resistent sind
— D: Erwachsene: 2- bis 3-mal 2 g/Tag
Kinder: 1–2 Monate: 2- bis 3-mal 30 mg/kgKG/Tag
Kinder ab 2 Monate bis 40 kgKG: 2- bis 3-mal 50 mg/kgKG/Tag

Fluorchinolone

Fluorchinolone der Gruppe 2

Ciprofloxacin (Ciprobay)

- W: Bakterizid, Hemmung der Nukleinsäuresynthese, gute intrazelluläre Wirksamkeit
- E: 60–70% renal, 20–30% in den Fäzes
- I: Pseudomonas aeruginosa, Enterobakterien, relativ schlecht wirksam auf Staphylokokken, Enterokokken, Pneumokokken, oral gute Bioverfügbarkeit

❗ Anaerobierlücke beachten!

- D: 2-mal 250 mg oral, 2-mal 200 mg i.v., 2-mal 500 (750) mg oral
  Bei akutem Nierenversagen: 400–800 mg i.v.
  Bei schweren Infektionen: 2-mal 400–800 mg i.v. (bis 1600 mg/Tag)

Fluorchinolone der Gruppe 3

Levofloxacin (Tavanic)

- W: Bakterizid, Hemmung der Nukleinsäuresynthese, gute intrazelluläre Wirksamkeit
- E: Renal ca. 85%
- I: Bei Staphylokokken, Pneumokokken, Chlamydien, Mykoplasmen und Legionellen besser als Ciprofloxacin; bei Pseudomonas aeruginosa etwas schlechter als Ciprofloxacin

❗ Anaerobierlücke beachten!

- D: 1- bis 2-mal 250–500 mg/Tag

Fluorchinolone der Gruppe 4

Moxifloxacin (Avalox)

- W: Bakterizid, Hemmung der Nukleinsäuresynthese, gute intrazelluläre Wirksamkeit
- E: Renal 20% unverändert, biliär/Fäzes 25%
- I: Bei Staphylokokken, Pneumokokken, Chlamydien, Mykoplasmen und Legionellen besser als Ciprofloxacin. Auch wirksam gegen Anaerobier! Bei Pseudomonas aeruginosa nicht indiziert, oral gute Bioverfügbarkeit
- D: Bei normaler Nierenfunktion: 1-mal 400 mg/Tag

Linkosamine

Clindamycin (Sobelin)

- W: Bakteriostatisch/bakterizid (dosisabhängig), Proteinsynthesehemmung, gute intrazelluläre Wirksamkeit
- E: Vorwiegend metabolisiert
- I: Anaerobierinfektionen (ca. 20% der Anaerobier resistent), Aspirationspneumonie, Staphylococcus-aureus- und Streptokokkeninfektionen (auch oral applizierbar)
- D: 3- bis 4-mal 150–300 mg (oral, i.v., Kurzinfusion)
  Erwachsene: 0,6–1,2 g (–1,8 g) oral, in 3–4 Einzeldosen i.v.
  Kinder: 10–20 mg/kgKG/Tag

Sulfonamid/Trimethoprim

Cotrimoxazol (Cotrim), Kombinationspräparat aus Trimethoprim und Sulfamethoxazol

- W: Bakteriostatisch, teilweise bakterizid, Hemmung der Folsäurereduktion
- E: Trimethoprim: 40% unverändert, 60% glukoronidiert, Sulfonamid: 80–90% renal, 1/3 davon unverändert
- I: Infektionen durch Stenotrophomonas maltophilia, leichte nosokomiale Harnwegsinfektionen (ca. 30% der E. coli resistent)
- D: Bei Stenotrophomonas maltophilia und Pneumocystis carinii: 15–20 mg/kgKG
  Erwachsene: 2-mal 1 Tbl. à 400/800 mg, 2-mal 480 mg (1 h Infusion)
  Kinder: 48 mg/kgKG/Tag (Trimethoprim: Sulfamethoxazol 10:50)
  Säuglinge:
  - 2–5 Monate: 2-mal tgl. 1/2 Messlöffel
  - 6–12 Monate: 2-mal tgl. 1 Messlöffel
  (1 Messlöffel à 5 ml = 40 mg Trimethoprim und 200 mg Sulfamethoxazol)

Carbapeneme Gruppe 1

Imipenem/Cilastatin (Zienam)

- W: Bakterizid, Hemmung der Zellwandsynthese, Cilastatin hemmt die Inaktivierung von Imipenem in der Niere
- E: 65–80% renal
- I: Bei schweren Infektionen, wirkt auf grampositive und gramnegative Erreger, einschließlich Acineto-

bacter spp., Pseudomonas aeruginosa, Citrobacter spp., Enterobacter spp., Serratia spp. wirkt nicht auf Stenotrophomonas maltophilia, schlecht liquorgängig!
- D: Erwachsene: 3- bis 4-mal 0,5–1,0 g/Tag Kurzinfusionen
Kinder über 40 kgKG sollten die für Erwachsene empfohlene Dosis erhalten
Säuglinge: über 3 Monate und Kinder bis 40 kgKG: 60 mg/kgKG verteilt auf 4 Einzelgaben, Höchstdosis 2,0 g/Tag

Meropenem (Meronem)

- W: Bakterizid, Hemmung der Zellwandsynthese
- E: 70% renal
- I: Bei schweren Infektionen; s. oben: »Imipenem«, gut liquorgängig!
- D: Erwachsene: 3-mal 1 g/Tag, bei Meningitis 3-mal 2 g/Tag
Kinder: unter 50 kgKG: 20 mg/kgKG alle 8 h, bei Meningitis 120 mg/kgKG

Carbapeneme Gruppe 2

Ertapenem (Invanz)

- W: Bakterizid, Hemmung der Zellwandsynthese
- E: 80% renal, 10% Fäzes
- I: Wirkt auf aerobe und anaerobe grampositive und gramnegative Erreger, wirkt nicht auf Enterokokken, methicillinresistente Staphylokokken (MRSA und MRSE), Pseudomonas aeruginosa, Acinetobacter spp., Stenotrophomonas maltophilia, Chlamydien, Mykoplasmen
Zugelassen bei: intraabdominellen Infektionen, ambulant erworbenen Pneumonien, akuten gynäkologischen Infektionen
- D: Erwachsene: 1-mal 1 g/Tag

Makrolide

Erythromycin (Erythrocin)

- W: Bakteriostatisch, Hemmung der Proteinsynthese
- E: Überwiegend biliär (20–30%), Urin (2–5% oral, 12–15% bei i.v.-Applikation)
- I: Ambulant erworbene Pneumonien, Chlamydien- und Mykoplasmeninfektionen
- D: Erwachsene: oral 4-mal 0,25–0,5 g/Tag; i.v. 250–500 mg in 30 min oder 1–2,0 g in 500–1000 ml als Dauerinfusion

Kinder: oral 30–50 mg/kgKG in 2–4 Einzelgaben; i.v. 20–30 mg/kgKG

Roxythromycin (Rulid)

- Nur oral applizierbar, gute intrazelluläre Wirksamkeit
- W: Bakteriostatisch, Hemmung der Proteinsynthese, Bioverfügbarkeit besser als Erythromycin
- E: Überwiegend über Fäzes, z. T. mit Urin
- I: Ambulant erworbende Pneumonien, Chlamydien- und Mykoplasmeninfektionen, Tonsillitis, Otitis media, akute Sinusitis
- D: Erwachsene: 2-mal 150 mg/Tag oder 1-mal 300 mg/Tag
Kinder: 25 mg/kgKG/Tag oder 1-mal 5 mg/Tag

Clarithromycin (Klacid)

- W: Bakteriostatisch, Hemmung der Proteinsynthese, Bioverfügbarkeit besser als Erythromycin
- E: Überwiegend über Fäzes, z. T. mit Urin
- I: Ambulant erworbene Pneumonien, Chlamydien- und Mykoplasmeninfektionen, Tonsillitis, Otitis media, akute Sinusitis, Helicobacter-pylori-Infektionen (in Kombination), Mycobacterium-avium-intracellulare-Infektionen (in Kombination)
- D: 2-mal 0,5 g/Tag

Azithromycin (Zithromax)

- Oral applizierbar, soll in Kürze auch als parenterale Form zur Verfügung stehen. Gute intrazelluläre Wirksamkeit
- W: Bakteriostatisch, Hemmung der Proteinsynthese, Bioverfügbarkeit besser als Erythromycin
- E: Überwiegend über Fäzes, ungewöhnlich starke Anreicherung in den Geweben mit langsamer Freisetzung aus den Geweben. Ausscheidung über den Urin bis zur 4. Woche nach Therapieende
- I: So genannte atypische Pneumonien (Chlamydien, Mykoplasmen, Legionellen), andere Chlamydien- und Mykoplasmeninfektionen, Tonsillitis, Otitis media, akute Sinusitis, Helicobacter-pylori-Infektionen (in Kombination), Mycobacterium-avium-intracellulare-Infektionen (in Kombination)
- D: 2-mal 250 mg/Tag oral
Erwachsene: 1-mal tgl. 0,5 g (für 3 Tage) oder 1. Tag 1-mal 0,5 g und 2.–5. Tag 1-mal 0,25 g
Kinder: 1-mal tgl. 10 mg/kgKG für 3 Tage oder 1. Tag 10 mg/kgKG und 2.–5. Tag 5 mg/kgKG

Glykopeptide

Vancomycin (Vancomycin)

- W: Bakterizid, Hemmung der Zellwandsynthese
- E: 80% renal
- I: Staphylokokkeninfektionen: Methicillinresistente Staphylococcus aureus (MRSA) und KNS (MRSE), Enterococcus faecium
- D: Erwachsene: 2-mal 1000 oder 4-mal 500 mg/Tag, Infusionsgeschwindigkeit 500 mg/h
  Kinder: 20–40 mg/kgKG/Tag in 4 Dosen
  Neugeborene: 15 mg/kgKG/Tag in 2 Dosen
  > 1 Woche: 30 mg/kgKG/Tag in 2–3 Dosen p.o.
  Bei pseudomembranöser Enterocolitis:
  - Erwachsene 4-mal 125 mg
  - Kinder 4-mal 5 mg/kgKG/Tag
  Anpassung an eingeschränkte Nierenfunktion:
  - GFR > 80%: 2-mal 1 g (< 80 kgKG); 2-mal 1,5 g (> 80 kgKG) 1-malig Spitzenspiegel; Spiegelkontrollen nur am Beginn der Therapie, dann 1-mal/Woche
  - GFR < 80%: 1-mal 1,5 g, Spiegelkontrollen, Talspiegel alle 3 Tage
  - GFR < 30%: Patient an der CVVH 1-mal 1 g, am 2. Tag Talspiegel, dann alle 36–48 h, Dosierung nur nach Talspiegel (< 10 mg/l) alle 48 h

Teicoplanin (Targocid)

- W: Bakterizid, Hemmung der Zellwandsynthese
- E: 50% renal
- I: Staphylokokkeninfektionen: methicillinresistente Staphylococcus aureus (MRSA) und KNS (MRSE), Enterococcus faecium (bei Enterokokken besser als bei Staphylokokken)
- D: Erwachsene: Initialdosis 800 mg, dann 200–400 mg/Tag als Einmaldosierung
  Kinder: Initialdosis 2-mal 10 mg/kgKG/Tag, dann 1-mal 6–10 mg/kgKG/Tag
  Neugeborene: Initialdosis 16 mg/kgKG, dann 8 mg/kgKG/Tag in einer Dosis
  Anpassung an eingeschränkte Nierenfunktion:
  - 1-mal 800 mg, dann 400 mg alle 24, 48 h
  - Keine Spiegelbestimmungen notwendig

Imidazolderivate

Metronidazol (Clont)

- W: Bakterizid, Hemmung der Nukleinsäuresynthese
- E: 50% hepatisch als Metabolit, 10–50% renal
- I: Anaerobierinfektionen, sehr gute Liquorgängigkeit, Protozoeninfektionen (z. B. Entamoeba histolytica)
- D: Anaerobier: Erwachsene: oral 2- bis 3-mal tgl. 400 mg bzw. 3-mal 500 mg
  Kinder:
  - > 12 Jahre i.v. über 1 h 7–10 mg/kgKG/Tag bzw. i.v. 30 mg/kgKG/Tag in 3 Dosen über 1 h
  Trichomonaden: 4-mal 0,5 g (Einmaldosierung)
  Amöbenruhr: 3-mal 0,5 g/Tag

Aminoglykoside

Gentamicin (Refobacin)

- W: Bakterizid, Hemmung der Proteinsynthese
- E: 90% renal
- I: Kein Monotherapeutikum, nur in Kombination mit anderen Antibiotika
- Bei Endokarditis in Kombination mit β-Laktamen

⚠ Anaerobierlücke beachten!

D: Erwachsene: meist als Einmaldosierung 5 mg/kgKG/Tag i.v., (30–60 min Infusion)
Bei Adipositas dosiert man nach dem Sollgewicht + 40% des Übergewichtes
Neugeborene:
- 1.–4. Lebenswoche < 2000 gKG: 2 mg/kgKG
- 1. Lebenswoche > 2000 gKG: 2 mg/kgKG
- 4. Lebenswoche > 2000 gKG: 3 mg/kgKG

Anpassung an eine eingeschränkte Nierenfunktion:
- Immer Einmaldosierung 1-mal 5–8 mg/kgKG
- Bei Kindern und bei Endokarditis: 3-mal tägliche Gabe
- GFR > 80%: Talspiegel nicht erforderlich
- GFR < 80%: Talspiegel nach 3 Tagen erforderlich oder bei Bedarf
- GFR < 30%: Talspiegel (< 2 mg/l) nach der 1. Gabe, dann alle 48 h

Beachte unterschiedliche Tal- und Spitzenspiegel bei unterschiedlichen Applikationsintervallen:
- Zielbereich für den Talspiegel: < 1,0 mg/l
- Zielbereich für den Spitzenspiegel: 15–25 mg/l

⚠ Talspiegel zu hoch: Intervall verlängern
Spitzenspiegel zu niedrig: Einzeldosis erhöhen
Hohe Talspiegel sind nephrotoxisch, hohe Spitzenspiegel sind ototoxisch; deshalb engmaschige Kontrolle der Spiegel vor und nach Applikation (bei Kindern Mehrfachgaben).

Tobramycin (Gernebcin)

- W: Bakterizid, Hemmung der Proteinsynthese
- E: 90% renal
- I: Kein Monotherapeutikum, bei mittelschweren bis schweren Infektionen durch Pseudomonas aeruginosa meist in Kombination mit pseudomonaswirksamen β-Laktamen

❗ Anaerobierlücke beachten!

- D: Erwachsene: 5 mg/kgKG/Tag als Einmaldosierung i.v.
  Kinder: 6–7,5 mg/kgKG/Tag in 3 oder 4 gleichen Teilgaben
  Früh- und reife Neugeborene: 4 mg/kgKG/Tag in 2 gleichen Teilgaben

Amikacin (Amikacin)

- W: Bakterizid, Hemmung der Proteinsynthese
- E: 90% renal
- I: Kein Monotherapeutikum, Reserveaminoglykosid bei schweren Infektionen durch gentamicin-/tobramycinresistente Bakterien nur in Kombination mit anderen Antibiotika, meist β-Laktamen

❗ Anaerobierlücke beachten!

- D: Erwachsene: 15 mg/kgKG/Tag als Einmaldosierung i.v. (=1 g als i.v.-Infusion über 60 min); nie mehr als 1,5 g!

Rifampicin (Rifa)

- W: Bakterizid, Hemmung der RNA-Synthese
- E: Überwiegend biliär, 30% renal
- I: Bei schweren Staphylococcus-aureus-Infektionen in Kombination mit Vancomycin. **CAVE:** Monotherapie: Resistenzentwicklung! In Kombination mit Erythromycin bei Legionellenpneumonie (nicht gesichert), Tuberkulose (in Kombination mit Antituberkulotika)
- D: Erwachsene: 10 mg/kgKG/Tag als 1-malige Tagesdosis, im Durchschnitt 600 mg/Tag
  Kinder: 10–20 mg/kgKG/Tag, maximal 500 mg/Tag

Fosfomycin (Infectofos)

- W: Bakterizid, Hemmung der Zellwandsynthese (anderer Mechanismus als β-Laktame)
- E: 90% renal
- I: Hirnabszess, Shuntmeningitis, Osteomyelitis, gute Gewebegängigkeit (auch gute Liquorgängigkeit)
- D: Erwachsene: 2- bis 3-mal 3–5 g/Tag
  Früh- und Neugeborene bis 4 Wochen: 100 mg/kgKG/Tag in 2 Einzeldosen
  Säuglinge bis 1 Jahr (10 kgKG): 200–250 mg/kgKG/ Tag in 3 Einzeldosen
  Kinder 1–12 Jahre (10–40 kgKG): 100–200 (–300) mg/kgKG/Tag in 3 Einzeldosen

Streptogramine

Quinupristin/Dalfopristin (Synercid)

Zurzeit in Deutschland nur über internationale Apotheke erhältlich.

- W: Bakterizid, Kombination aus 2 Streptograminen, bei E. faecium nur bakteriostatisch
- E: 80% biliär
- I: Glykopeptid (vancomycin- bzw. teicoplanin-)resistente Enterococcus faecium: schwere Infektionen durch MRSA und KNS (MRSE); wirkt nicht auf Enterococcus faecalis!
- D: Infusion über ZVK 60 min 7,5 mg/kgKG alle 8 h; Träger: 5% Glukose/Dextroselösung, pH-Wert 3,5–5,5; keine Kochsalzlösung und keine gleichzeitige Gabe von Heparin

Oxazolidinone

Linezolid (Zyvoxid)

- W: Neue Substanzgruppe, bakteriostatisch, Hemmung der Proteinsynthese
- E: Renal (30–35% als Muttersubstanz, 50% als Metabolite)
- I: Schwere Infektionen durch grampositive Erreger (Staphylokokken und Enterokokken), insbesondere durch MRSA, KNS (MRSE), VRE, Penicillin G-resistente Pneumokokken
- D: 2-mal 600 mg/Tag p.o. und i.v.
  In USA: Kinder bis 11 Jahre 3-mal 10 mg/kgKG, ab 12 Jahre 2-mal 600 mg/Tag p.o. und i.v.

Antimykotika

Fluconazol (Diflucan)

- I: Bei Candida-spp.- (z.B. C.-albicans)-Infektionen, nicht bei Candida krusei (resistent); bei Candida glabrata nur nach Resistenztestung, höhere Dosierung (800 mg) erforderlich
- D: 1-mal 400–800 mg/Tag

Amphotericin B

I: Bei C.-glabrata-/C.-krusei-Infektionen (Dosierung: 1 mg/kgKG/Tag), weitere Therapie dann resistenzgerecht; bei Candida-spp.- (nicht glabrata/krusei)-Infektionen 0,6–1,0 mg/kgKG/Tag
Bei Aspergillen: 1-mal (0,5–) 1,0 mg/kgKG/Tag (Hämato-/Onkologie 1,0–1,5 mg/kgKG/Tag) kontinuierlich i.v. (inzwischen Second-line-Therapie)

AmBisome

I: Nur noch nach Leber- oder Nierentransplantation oder einer Niereninsuffizienz im Stadium der kompensierten Retention, bei der ein Nierenersatzverfahren vermieden werden kann, indiziert
Wenn ein Nierenversagen schon eingetreten ist, kann Amphotericin B genommen werden
D: 1–5 mg/kgKG/Tag

Caspofungin (Cancidas)

I. Neues Antimykotikum aus der Stoffklasse der Echincandine; zugelassen für die Behandlung invasiver Candida-Infektionen bei nichtneutropenischen Patienten (auch C.-glabrata- und C.-krusei-Infektionen) und die Second-line-Therapie von invasiven Aspergillosen bei Erwachsenen nach Versagen anderer Antimykotika bzw. bei deren Unverträglichkeit.
E: 41% renal (nur 1,4% unverändert), 34% fäkal
D: Am 1. Tag 70 mg, dann ab 2. Tag 50 mg/Tag (Gabe über 1 h); Medikament aufgelöst in 250 ml physiologischer NaCl-Lösung
Bei Patienten > 80 kgKG Tagesdosis 70 mg; bei mäßiger Leberinsuffizienz – Child-Pugh score 7–9 – ab 2. Tag Dosisanpassung mit 35 mg/Tag

Voriconazol (Vfend)

Breitspektrumantimykotikum.
I: Invasive Aspergillose und fluconazolresistente schwere invasive Candida-Infektionen (einschließlich durch Candida krusei und Candida glabrata)
E: Überwiegend hepatisch, < 2% unverändert renal
D: Erwachsene und Kinder >12 Jahre i.v. initial 6 mg/kgKG alle 12 h, ab 2. Tag 4 mg/kgKG alle 12 h
Erwachsene und Kinder >12 Jahre (> 40 kgKG) oral initial 400 mg alle 12 h, ab 2. Tag 200 mg alle 12 h
Erwachsene und Kinder >12 Jahre (< 40 kgKG) oral initial 200 mg alle 12 h, ab 2. Tag 100 mg alle 12 h
Kinder von 2–12 Jahren i.v. und oral initial 6 mg/kgKG alle 12 h, ab 2. Tag 4 mg/kgKG alle 12 h

⚠ Wechselwirkungen beachten!

Alphabetisches Verzeichnis der generischen und Handelsnamen der in den Empfehlungen aufgeführten Präparate.

Ein alphabetisches Verzeichnis der generischen und der Handelsnamen zeigt die Tabelle.

Generische und Handelsnamen der in den Empfehlungen aufgeführten Präparate	
Substanz	Handelsname
Amikacin	Biklin
Ampicillin	Binotal
Amoxicillin/Clavulansäure	Augmentan
Ampicillin/Sulbactam	Unacid
Amphotericin B	Amphotericin B
Aztreonam	Azactam
Benzyl-Penicillin	Penicillin G
Caspofungin	Cancidas
Cefazolin	Elzogram
Cefepim	Maxipime
Cefotaxim	Claforan
Ceftazidim	Forum
Ceftriaxon	Rocephin
Cefuroxim	Zinacef
Ciprofloxacin	Ciprobay
Clarithromycin	Klacid
Clindamycin	Sobelin
Cotrimoxazol	Cotrim
Ertapenem	Invanz
Erythromycin	Erythrocin
Flucloxacillin	Staphylex
Fluconazol	Diflucan
Fosfomycin	Fosfocin
Gentamicin	Refobacin
Imipenem	Zienam
Levofloxacin	Tavanic

(Fortsetzung)	
Substanz	**Handelsname**
Linezolid	Zyvoxid
Meropenem	Meronem
Metronidazol	Clont
Mezlocillin	Baypen
Moxifloxacin	Avalox
Quinupristin/Dalfopristin	Synercid
Piperacillin	Pipril
Piperacillin/Tazobactam	Tazobac
Rifampicin	Rifa
Roxithromycin	Rulid
Teicoplanin	Targocid
Tobramycin	Gernebcin
Vancomycin	Vancomycin
Voriconazol	Vfend

Literatur

American Thoracic Society (1996) Hospital-acquired pneumonia in adults: Diagnosis, assessment for severity, initial antimicrobial therapy and preventive strategies. Am J Respir Crit Care Med 153: 1711–1725

Bartlett JG, Dowell SF, Mandell LA et al. (2000) Practice guidelines for the management of community acquired pneumonia in adults. Clin Infect Dis 31: 347–382

Böhme A, Ruhnke M et al. (2003) Treatment of fungal infections in hematology and oncology – guidelines of the Infectious Diseases Working Party (AGIHO) of the German Society of Hematology and Oncology (DGHO). Ann Hematol 82 Suppl 2: 133–140. Epub 2003 Sep 09

Guidelines for the management of adults with community acquired pneumonia (2001) Diagnosis, assessment of severity, antimicrobial therapy and prevention. Am J Respir Crit Care Med 163: 1730–1754

Horstkotte D, Follath F, Gutschik E, Lengyel M, Oto A et al. (2004) Guidelines on prevention, diagnosis and treatment of infective endocarditis executive summary; the task force on infective endocarditis of the European society of cardiology. Eur Heart J 25: 267–276

Ioanas M, Ferrer R, Angrill J et al. (2001) Microbial investigation in ventilator-associated pneumonia. Eur Respir J 17 (4): 791–801 (Review)

Lode H, Schaberg T, Raffenberg M (1997) Therapie der nosokomialen Pneumonie. Dtsch Med Wochenschr 122: 93–96

Lorenz J, Bodmann KF, Bauer TT et al. (2003) German Society for Anesthesiology and Intensive Care (DGAI). Nosocomial pneumonia: prevention, diagnosis, treatment. Pneumologie 57: 532–545

Mandell LA, Bartlett JG, Dowell SF, File TM, Musher DM et al. (2003) Infectious Diseases Society of America. Updates of practice guidelines for the management of community-acquired pneumonia in immunocompetent adults. Clin Infect Dis 37: 1405–3143

Maschmeyer G, Böhme A, Buchheidt D et al. (2004) Diagnostik und Therapie von Infektionen bei Patienten in der Hämatologie und Onkologie. Leitlinien der Sektion Infektionen in der Hämatologie/Onkologie der Paul-Ehrlich-Gesellschaft e. V. Chemother J 13: 134–141

Mayer J, Campbell GD Jr (1996) ATS recommendations for treatment of adults with hospital-acquired pneumonia. Infect Med 13: 1027–1029, 1033–1036, 1044

Memel LA et al. (2000) Ann Intern Med 132: 391–402

Pappas PG, Rex JH, Sobel JD, Filler SG et al. (2004) Guidelines for Treatment of Candidiasis. Clin Infect Dis 38: 161–189

Paul M, Benuri-Silbiger I, Soares-Weiser K, Leibovici L (2004) Beta lactam monotherapy versus beta lactam-aminoglycoside combination therapy for sepsis in immunocompetent patients: systematic review and meta-analysis for randomised trials. BMJ 328: 668–682

Paul-Ehrlich-Gesellschaft für Chemotherapie e. V. (1994) Konsensuskonferenz: Cephalosporine zur parenteralen Applikation. Chemother J 3: 101–115

Vogel F et al. (1999) PEG-Empfehlungen. Parenterale Antibiotikatherapie bei Erwachsenen. Chemother J 1: 2–45

Vogel F et al. (2000) Rationale Therapie bakterieller Atemwegsinfektionen. Chemother J 9: 3–23

Vogel F, Bodmann K-F, und die Expertenkommission der Paul-Ehrlich-Gesellschaft (2004) Empfehlungen zur kalkulierten parenteralen Initialtherapie bakterieller Erkrankungen bei Erwachsenen. Chemotherapie Journal (in press)

Vogel F, Stille W, Tauchnitz C, Stolpmann R (1996) Positionspapier zur Antibiotikatherapie in der Klinik. Chemother J 5: 23–27

Literatur zur Antibiotic-Lock-Therapie bei Port-Systemen

Haimi-Cohen Y, Husain N, Meenan J et al. (2001) Vancomycin and ceftazidime bioactivities persist for at least 2 weeks in the lumen in ports: simplifying treatment of port-associated bloodstream infections by using the antibiotic lock technique. Antimicrob Agents. Chemother 45 (5): 466, 1565–1567

Literatur zu Steroiden bei Meningitis

de Gans J, van de Beek D, European Dexamethasone in Adulthood Bacterial Meningitis Study Investigators (2002) Dexamethasone in adults with bacterial meningitis. N Engl J Med 14, 347: 1549–1556

Molyneux EM, Walsh AL, Forsyth H, Tembo M, Mwenechanya JKK, Bwanaisa L, Njobvu A, Rogerson S, Malenga G (2002) Dexamethasone treatment in childhood bacterial meningitis in Malawi: a randomised controlled trial. Lancet 20, 360 (9328): 211–218

Literatur zu Pilzen

Ally R, Schurmann D, Kreisel W et al. (2001) A randomized double-blind double-dummy multicenter trial of voriconazole and fluconazole in the treatment of esophageal candidiasis in immunocompromised patients. Clin Infect Dis 33, 9: 1447–1454

Bohme A, Ruhnke M, Buchheidt D et al. (2003) Treatment of fungal infections in hematology and oncology – guidelines of the Infectious Diseases Working Party (AGIHO) of the German Society of Hematology and Oncology (DGHO). Ann Hematol 82 Suppl 2: 133–140

Denning DW (2003) Echinocandin antifungal drugs. Lancet 362 (390): 1142–1151

Denning DW, Ribaud P, Milpied N et al. (2002) Efficacy and safety of voriconazole in the treatment of acute invasive aspergillosis. Clin Infect Dis 34, 5: 563–571

Donnelly JP, De Pauw BE (2004) Voriconazole – a new therapeutic agent with an extended spectrum of antifungal activity. Clin Microbiol Infect 10 Suppl 1: 107–117

Herbrecht R, Denning DW, Patterson et al. (2002) Voriconazole versus amphotericin B for primary therapy of invasive aspergillosis. N Engl J Med 347, 6: 408–415

Kartsonis NA, Saah A, Lipka CJ et al. (2004) Second-line therapy with caspofungin for mucosal or invasive candidiasis: results from the caspofungin compassionate-use study. J Antimicrob Chemother 53, 5: 878–881

Maertens J, Raad I, Petrikkos G et al. (2002) Update of the multicenter noncomparative study of caspofungin (CAS) in adults with invasive aspergillosis (IA) refractory (R) or intolerant (I) to other antifungal agents: analysis of 90 Abstracts of the 41 Interscience Conference on Antimicrobial Agents and Chemotherapy, San Diego Sep 27, 30: 3269

Mora-Duarte J, Betts R, Rotstein C et al. (2002) Comparison of caspofungin and amphotericin B for invasive candidiasis. N Engl J Med 347, 25: 2020–2029

Pappas PG, Rex JH, Sobel JD et al. (2004) Guidelines for treatment of candidiasis. Clin Infect Dis 38, 2: 161–189

Rex JH, Bennett JE, Sugar AM et al. (1994) A randomized trial comparing fluconazole with amphotericin B for the treatment of candidemia in patients without neutropenia. Candidemia Study Group and the National Institute. N Engl J Med 331, 20: 1325–1330

B-10.19 Septischer Schock

E. Halle, U. B. Göbel, M. Kastrup, C. Spies

Definition

SIRS-Kriterien plus mikrobielle Infektion = Sepsis [1].

Modifizierte Kriterien (nach [1])

- Infektiöse Ätiologie der Inflammation: Diese kann mikrobiologisch gesichert, anhand klinischer Kriterien diagnostiziert oder auch nur nach operativen oder invasiven Maßnahmen wahrscheinlich sein
- Schwere inflammatorische Wirtsreaktion (zumindest 2 Kriterien):
  - Körperkerntemperatur $>38{,}5\,°C$ oder $<35{,}5\,°C$
  - Tachykardie: >100/min
  - Tachypnoe: >20/min oder Hyperventilation $p_aCO_2 < 32$ mmHg
  - Leukozyten: $>12\,000/mm^3$ oder $<4000/mm^3$ oder >10% unreife Formen

Schwere Sepsis/septischer Schock
Modifizierte Kriterien (nach [1])

- Zeichen der unkontrollierten Inflammation: akute infektionsortferne Organfunktionseinschränkungen
- Bewusstseinsveränderungen: Reduzierte Vigilanz, Unruhe, Desorientierung, Delir ohne Beeinflussung durch psychotrope Pharmaka
- Arterielle Hypotonie: systolischer Blutdruck mindestens 1 h lang <90 mmHg bei zuvor normotonen Patienten oder ein anhaltender Blutdruckabfall >40 mmHg gegenüber dem Ausgangsblutdruck bei Abwesenheit anderer Schockursachen; periphere Minderdurchblutung: Haut grau marmoriert
- Arterielle Hypoxie: $p_aO_2 < 75$ mmHg unter Atmung von Raumluft oder $p_aO_2/F_IO_2 < 250$ mmHg unter Sauerstoffgabe ohne manifeste pulmonale oder kardiale Erkrankung als Ursache
- Renale Dysfunktion/Oligurie: Urinausscheidung <0,5 ml/kgKG zumindest für 2 h oder ein Abfall der Kreatininclearance
- Metabolische Azidose: Basendefizit ≤5 mmol/l, das nicht anderweitig erklärbar ist, oder eine Plasmalaktatkonzentration außerhalb des Referenzbereiches des jeweiligen Labors

- Relative oder absolute Thrombozytopenie: Thrombozytenabfall >30% in 24 h oder Thrombozytenzahl <100 000 mm³ ohne Blutverluste als Ursache
- Septischer Schock: Zumindest 2 h lang bestehender systolischer arterieller Blutdruck <90 mmHg bei Abwesenheit anderer Schockursachen, kein Ansprechen auf adäquate Volumenzufuhr (nach Urteil des behandelnden Arztes), Einsatz von α-adrenerg wirkenden Katecholaminen erforderlich, um den mittleren arteriellen Blutdruck auf >60 mmHg zu stabilisieren

Therapie der Sepsis

❗ Fokussuche und wenn möglich, Fokussanierung zusammen mit einer möglichst frühzeitigen, adäquaten antimikrobiellen Therapie sind entscheidend für das Outcome des Patienten (auch: Kap. B-10.20).

Monitoring

Basismonitoring

- Urinkatheter, arterieller Katheter, ZVK
- Zielgrößen der Sepsistherapie
  - MAD >70 mmHg –<90 mmHg
  - ZVD (8–12 mmHg) individuell unterschiedlich, abhängig davon, ob »low-output« vorliegt
  - Urinausscheidung: Normurie: 0,8–1,2 ml/kgKG/h
  - Hkt ca. 30 Vol.-%
  - Temperatur 36–38 °C

Erweitertes Monitoring

- Bei Low-output-Syndrom (CI <2,5 l/min/m²) oder steigendem Katecholaminbedarf
  - Zentralvenöser Sättigungskatheter
  - PiCCO/LiMON
  - Echokardiographie
  - PAK (nur bei pulmonalem Hypertonus)

Differenzierte Volumen- und Katecholamintherapie

Volumenbedarf ausgleichen

- Zentralvenöse Sättigung (Rivers et al.): Ziel: $S_{cv}O_2$ >70% (bei ZVD 8–12 mmHg, MAD 65–90 mmHg, ggf. Blut, ggf. positive Inotropika)
- PiCCO/LiMON:
  Ziel: ITBVI 850–1000 ml/m² (falls EVLWI <10 ml/kgKG)
- Echokardiographie (transösophageal oder transthorakal):
  - Midpapilläre kurze Achse, Mitralklappe, rechte obere Pulmonalvene mit multiplaner Sonde
  - Transmitrale Flussgeschwindigkeit: Verhältnis frühe Füllungsphase (E) zu Vorhofkontraktionsphase (A): E:A = 1,0–1,6
  - Verhältnis der systolischen (S) zur diastolischen (D) pulmonalvenösen Flussgeschwindigkeit: S:D >1,0
- PAK:
  Ziel: »best wedge«, wegen möglicher Verschlechterung der Regionalperfusion nicht sinnvoll, daher PAK nur noch bei pulmonalem Hypertonus indiziert

Art des Volumens

- Kristalloide
- Kolloide
- Hb ca. 10 g/dl (falls niedriger: Gabe von Erythrozytenkonzentraten)
- Eventuell FFP, wenn die plasmatische Gerinnung eingeschränkt ist

Positive Inotropika/Vasopressoren

- Differenzierte Therapie nach den Werten der Hämodynamik (Monitoring beachten!)
- Falls MAD <70 mmHg: Gabe von Noradrenalin (mit ca. 0,1 g/kgKG/min beginnen, Steigerung, bis der Blutdruck im Zielbereich ist)
- Falls der CI <2,5 l/min/m² liegt, oder sich klinische Hinweise für ein erniedrigtes HZV ergeben:
  - Enoximon 1–3–6 µg/kgKG/min einschleichend dosieren (maximal 10 µg/kgKG/min); **CAVE:** Niereninsuffizienz: Dosis reduzieren oder
  - Dobutamin 2–20 µg/kgKG/min oder
  - Dopamin 5–6 µg/kgKG/min
  - Adrenalin (ab 0,5 µg/kgKG/min Noradrenalin und Hydrokortison additiv erwägen); **CAVE:** ICG-Clearance-monitor

Hydrokortison

- Bei Noradrenalinbedarf >0,1 µg/kgKG/min
- Dosierung
  - Einmalig 100 mg Hydrokortison im septischen Schock, danach
  - 10 mg/h Hydrokortison kontinuierlich fortsetzen

- Reduktion der Hydrokortisondosis 8–5–3 mg/h, falls Noradrenalindosis <0,1 µg/kgKG/min

Pulmonaler Hypertonus

- Gabe von (5–10 ppm) inhalativ NO oder Iloprost (1-2-5 ng/kgKG/min einschleichen), bei Thrombozytopenie <100 Gpt/l (= Gigapartikel pro Liter) kontraindiziert; Gabe erst, wenn der MAD auf >60 mmHg angehoben wurde
- Thrombozytenaggregationshemmung; **CAVE:** Verschlechterung der Oxygenierung durch vermehrte intrapulmonale Shuntbildung möglich: sorgfältige Risiko-Nutzen-Abwägung

Intubation und Beatmung

- Intubation und Beatmung in Abhängigkeit von der BGA und der Atemmechanik des Patienten
- Druckkontrollierte Beatmung (so einstellen, dass Atemzugvolumen 6 ml/kgKG beträgt)
- PEEP ausreichend hoch wählen, falls hohe Beatmungsdrücke erforderlich
- Inversed-ratio-Ventilation bei $F_IO_2 > 0,5$
- Permissive Hyperkapnie zulassen, falls aggressive Beatmung erforderlich
- Wechsel von Bauch-/Seitenlagerung rechts und links, Rückenlage alle 6–8 h bei $F_IO_2 > 0,5$
- Komplette Bauchlagerung nur, falls keine massiven Druckstellen vorhanden sind und sowohl hämodynamisch als auch operationsbedingt die Möglichkeit dazu besteht (bei Lagerungsmaßnahmen immer Abwägung; abhängig davon, ob der Oxygenierungsindex ansteigt)

Begleitmaßnahmen

- Antipyretische Therapie: Gabe von Metamizol i.v., wenn keine Zentralisation vorliegt: externe Kühlung, bei Erfolglosigkeit: CVVH oder Hypothermiekatheter mit Zieleinstellung der Temperatur überdenken
- Parenterale Ernährung: Fett- und Kohlenhydratzufuhr an Blutzuckerspiegel anpassen (80–100 mg/dl; Triglyceride), ASS 1,5–2,5 g/Tag

! Möglichst frühzeitiger enteraler Kostaufbau.

- Behandlung anderer Organversagen: z. B. zunehmendes Nierenversagen durch CVVH und Leberversagen durch das MARS-System

B-10.20 Therapie mit Drotrecogin α (aktiviertem Protein C) in der Sepsis

C. Spies

Neben der operativen Fokussanierung und der antimikrobiellen kausalen Therapie, ist die Therapie mit rekombinantem, humanem, aktiviertem Protein C (rh APC, Drotrecogin α – aktivert) die einzige adjuvante Therapie der Sepsis (Bernhard et al. 2001).

Therapie

Behandlungsrichtlinien für die Therapie mit Drotrecogin α (aktiviert) – praktische Umsetzung des Einsatzes von rekombinantem, humanem APC (rh APC)

- Kontinuierliche intravenöse Infusion mit 24 µg/kgKG/h für 96 h
- Für Prozeduren mit einem möglichen Blutungsrisiko sollte rh APC 2 h vor der Prozedur gestoppt werden; nach großen invasiven Eingriffen Beginn der Infusion nach 12 h; nach unkomplizierten kleinen Eingriffen unmittelbarer Beginn der Infusion möglich, wenn eine adäquate Hämostase erreicht ist
- Nach einem Infusionsstopp sollte rh APC mit einer Infusionsrate von 24 µg/kgKG/h wieder gestartet und fortgesetzt werden (Bolusdosen aufgrund Infusionsstopp sind nicht notwendig), bis die vollen 96 h erfüllt sind oder der inflammatorische Prozess nachweisbar rückläufig ist
- Dosisanpassungen hinsichtlich Alter, Geschlecht, hepatischer oder renaler Funktion sind nicht erforderlich

Indikationen

Die Indikationen für den Einsatz von Drotrecogin α (aktiviert) zeigt ▢ Abb. B-14.

Kontraindikationen und Risiko-Nutzen-Abwägung

(INR = »international normalized ratio«).
- Akute Blutung oder erhöhtes Risiko für eine lebensbedrohliche Blutung
- Intrakranielle oder rückenmarknahe Operation (<2 Monate)
- Hirninfarkt mit hämorrhagischer Infarzierung (<3 Monate)

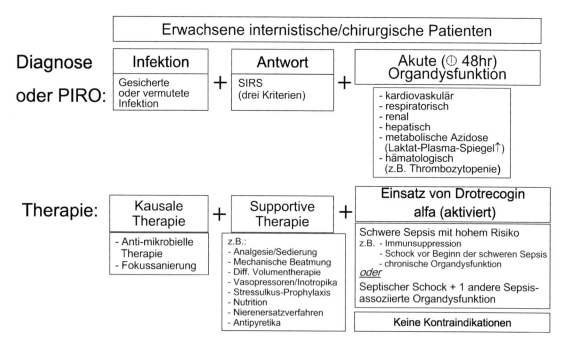

◘ Abb. B-14. Behandlungsrichtlinien für die Therapie mit Drotrecogin α (aktiviert). Indikation für den Einsatz (*PIRO* Prädisposition, Insult, »response«, Organdysfunktion, *SIRS* »systemic inflammatory response syndrome«)

- Intrakranielle Neoplasie/Läsionszeichen einer zerebralen Herniation
- Legen (<12 h) oder Entfernen eines Periduralkatheters (<4 h)
- Bekannte Überempfindlichkeitsreaktion
- Heparintherapie (>10 IE/kgKG/h)
- Thrombozyten <30/nl ohne und <50/nl nach chirurgischem Eingriff
- Prothrombinzeit INR >3,0
- Gastrointestinale Blutung (<6 Wochen)
- Thrombolytische Therapie (<3 Tage)
- Einnahme von oralen Antikoagulanzien oder Gabe eines Glykoprotein IIb/IIIa-Antagonisten (<7 Tage)
- Einnahme von ASS >650 mg/Tag (<3 Tage) oder anderer Plättcheninhibitoren (<5–7 Tage)
- Ischämischer Hirninfarkt (<3 Monate)
- Intrakranielle arteriovenöse Malformation oder Aneurysma
- Chronische Lebererkrankung
- Zustände, in denen eine Blutung ein signifikantes Risiko hat oder wegen ihrer Lokalisation schwierig zu stillen ist
- Schwangerschaft und Stillzeit

Literatur

Bernhard GR et al. (2001) Efficacy and safety of recombinant human activated protein C for severe sepsis. N Engl J Med 344: 699–709

Monitoring und Scores in der Intensivmedizin

B-11.1 Monitoringverfahren in der Intensivmedizin   536

B-11.2 Wertigkeit von Scoringverfahren in der Intensivmedizin   538

B-11.1 Monitoringverfahren in der Anästhesie und Intensivmedizin

M. Sander

Basismonitoring

Ein Basismonitoring muss bei allen Patienten verfügbar sein, wenn eine intensivmedizinische Therapie oder ein Anästhesieverfahren einschließlich eines anästhesiologischen Stand-by erfolgt. Dieses Basismonitoring kann ggf. nach Indikationsstellung des verantwortlichen Arztes erweitert werden. Während lebensrettenden Maßnahmen in Notfallsituationen kann nach Einschätzung des behandelnden Anästhesisten auf einzelne Komponenten des Basismonitorings verzichtet werden.

Ziel des Basismonitorings ist die kontinuierliche Einschätzung der Oxygenierung, der Ventilation, der Herz-Kreislauf-Funktion und der Temperatur des Patienten.

Oxygenierung

Die O_2-Sättigung des arteriellen Bluts muss mittels eines geeigneten Monitoringverfahrens (z. B. Pulsoxymetrie) kontinuierlich gemessen werden. Bei beatmeten Patienten muss die O_2-Konzentration in der Inspirationsluft kontinuierlich gemessen werden, und bei Unterschreitung eines Grenzwertes sollte durch das Beatmungsgerät ein Alarm erfolgen.

Ventilation

Eine ausreichende Ventilation bei nicht beatmeten Patienten muss erfasst werden. Die Atemfrequenz kann hier mittels Impedanzmessung über die EKG-Elektroden erfolgen.

Bei beatmeten Patienten sollten mittels kontinuierlicher endtidaler CO_2-Messung die korrekte Lage des Tubus bzw. der Larynxmaske evaluiert werden. Die Überwachung der ausreichenden Ventilation sollte anhand des gemessenen Tidal- und Minutenvolumens erfolgen. Während der Beatmung muss der Beatmungsdruck überwacht werden, um einen zu hohen Spitzendruck und eine Diskonnektion zu erkennen.

Herz- und Kreislauffunktion

Alle Patienten müssen mittels eines Elektrokardiogramms kontinuierlich überwacht werden.

Der arterielle Blutdruck und die Herzfrequenz müssen ausreichend häufig gemessen werden. Während Maßnahmen, die mit häufigen Schwankungen des Blutdrucks und der Herzfrequenz einhergehen (z. B. Anästhesieverfahren) müssen die entsprechenden Werte auch im intensivstationären Setting mindestens alle 5 min dokumentiert werden.

Zusätzlich zur Überwachung des Herz-Kreislauf-Systems sollte eine kontinuierliche Pulspletysmographie abgeleitet werden.

Temperatur

Wenn eine Änderung der Temperatur erwartet wird oder vorliegt, muss die Körpertemperatur gemessen werden.

Monitoring	Gemessene Parameter	Klinische Beispiele
EKG	Atemfrequenz, Herzfrequenz, Herzrhythmus, Ischämie	Myokardinfarkt, Rhythmusstörungen, Schock
Blutdruckmessung	Arterieller systolischer und diastolischer Blutdruck	Schock
Pulsoxymetrie	Arterielle O_2-Sättigung, periphere Durchblutung	Hypoventilation, Schock, Rhythmusstörungen, Lungenembolie
Kapnometrie	Atemfrequenz, endtidale CO_2-Konzentration	Tubusfehllagen, Hypo- und Hyperventilation, Lungenembolie
Beatmungsvolumina	Tidalvolumen, Atemminutenvolumen	Hypo- und Hyperventilation, Tubusfehllagen, Asthma, Allergie
Beatmungsdrücke	Spitzendruck, Mitteldruck, Plateaudruck, PEEP	Asthma, Allergie, Diskonnektion

Erweitertes Monitoring

Erweitertes Monitoring der Oxygenierung

Kontinuierliche Blutgasanalyse

- Indikation:
  Patienten im Lungenversagen, bei welchen trotz intensivierter Beatmungs- und Lagerungstherapie unter einer F_IO_2 von 1,0 kein ausreichender p_aO_2 erreicht werden kann

- Vorteile:
  Kontinuierliche Analyse von p_aO_2, p_aCO_2 und Parametern des Säure-Basen-Haushalts
- Nachteile:
  Gesonderter großlumiger arterieller Katheter nötig. Hohe Kosten, System ist störanfällig

Erweitertes hämodynamisches Monitoring

ZVD ggf. mit $S_{cv}O_2$

- Indikation:
  Patienten mit klinisch manifester Herzinsuffizienz, Patienten mit hochdosierter Volumen- und/oder vasoaktiver Therapie
- Vorteile:
  Kontinuierliche Überwachung des ZVD, Möglichkeit der Analyse der $S_{cv}O_2$ zur Abschätzung des HZV, relativ risikoarm
- Nachteile:
  Invasives Verfahren

PAK ggf. mit S_vO_2-Messung

- Indikation:
  Patienten mit klinisch manifester Herzinsuffizienz und/oder Pathologie der pulmonalen Strombahn, Patienten mit hochdosierter Volumen- und/bzw. vasoaktiver Therapie
- Vorteile:
  Überwachung der pulmonalen Strombahn, Abschätzung des linksventrikulären Füllungsdrucks (PCWD), Bestimmung des HZV und der Widerstände im kleinen und großen Kreislauf
- Nachteile:
  Teures, invasives Verfahren. Hinweise auf erhöhte Morbidität in einigen klinischen Studien, kein nachgewiesener Nutzen in Bezug auf das Outcome

PiCCO

- Indikation:
  Hämodynamisches Monitoring bei Patienten mit hohen Volumenumsätzen und bei hämodynamischer Instabilität
- Vorteile:
  Kontinuierliche, wenig invasive Überwachung des HZV durch arterielle Pulskonturanalyse, kein zusätzlicher Katheter zur arteriellen Druckmessung und dem ZVK notwendig, Bestimmung von statischen und dynamischen Volumenparametern (z. B. EVLW, ITBV, SVV) und Parametern der linksventrikulären Herzleistung (z. B. dp/dt)
- Nachteile:
  Arterielle Kanülierung bisher nur in großen Gefäßen (z. B. A. femoralis) routinemäßig möglich. Bisher kein Algorithmus für Patienten mit IABP

TEE

- Indikation:
  Instabile Patienten mit ungeklärter Hämodynamik, v. a. Aortenpathologien, Detektion von Embolien und Herzvitien, Abschätzung des Volumenstatus und der Herzfunktion, Detektion von regionalen Kinetikstörungen als Hinweis auf Ischämien, Beurteilung der diastolischen Funktion (z. B. Perikarderguss)
- Vorteile:
  Visuelle Abschätzung der globalen hämodynamischen Funktion, des Volumenstatus und Online-Erfassung von Therapieeffekten. Nichtinvasive Lagekontrolle von Kathetern und IABP
- Nachteile:
  Hohe Anschaffungskosten, hohes Maß an Expertise erforderlich. **CAVE:** bei Ösophaguspathologien

COLD-System

- Indikation:
  Hämodynamisches Monitoring bei Patienten mit hohen Volumenumsätzen und bei hämodynamischer Instabilität. Patienten mit Verdacht auf hepatosplanchnischer Pathologie
- Vorteile:
  Genaue Erfassung von Volumenparametern über eine Doppelindikatordilution (ICG und Kälte) sowie Bestimmung des HZV. Zusätzlich zum arteriellen Zugang (COLD-Katheter) und dem ZVK kein weiterer invasiver Zugang nötig. Bestimmung der PDR-ICG zur Abschätzung der hepatosplanchnischen Perfusion und Funktion möglich
- Nachteile:
  Nur diskontinuierliche Messung der Parameter möglich, aufwändige Technik mit gekühlten ICG, großlumige arterielle Schleuse notwendig. Benutzeroberfläche des Monitors gewöhnungsbedürftig

Erweitertes Monitoring des Hepatosplanchnikusgebiets

LiMON

- Indikation:
  Patienten mit Verdacht auf eingeschränkte Leberfunktion oder auf eingeschränkte Perfusion des Hepatosplanchnikusgebiets
- Vorteile:
  Nichtinvasives Verfahren zur Bestimmung der Plasma-Disappearance-Rate (PDR) von Indocyaningrün (ICG)
- Nachteile:
  ICG-Injektion notwendig (>0,25 mg/kgKG), bewegungsstöranfälliges System, jedoch mit neuester Softwareversion deutlich verbessert

Lebervenenkatheter

- Indikation:
  Patienten mit Verdacht auf eingeschränkte Leberfunktion oder auf eingeschränkte Perfusion des Hepatosplanchnikusgebiets
- Vorteile:
  Genaues Verfahren zur Bestimmung des hepatischen Blutflusses. Messung der hepatischen O_2-Extraktion möglich
- Nachteile:
  Invasives kompliziertes Verfahren, erfordert Expertise bei der korrekten Platzierung des Katheters

Tonometrie

- Indikation:
  Patienten mit Verdacht auf eine eingeschränkte Perfusion des Hepatosplanchnikusgebiets
- Vorteile:
  Nichtinvasive Abschätzung des gastralen mukosalen pH_i-Werts und der arteriell-regionalen pCO_2-Differenz über eine spezielle Magensonde
- Nachteile:
  Aufwändige, umständliche Untersuchungstechnik mit fraglicher klinischer Validität

Literatur

ASA (1998) Standards for basic anesthetic monitoring
AAGBI (2000) Recommendations for standards of monitoring during anesthesia and recovery
Practice guidelines (2002) for postanesthetic care. A report by the American Society of Anesthesiologists Task Force on Postanesthetic Care. Anesthesiology 96: 742–752
Schweizerische Gesellschaft für Anästhesiologie und Reanimation – Société Suisse d'anesthésiologie et de réanimation. Standards und Empfehlungen 2002. www.sgar-ssar.ch
McGee DC, Gould MK (2003) N Engl J Med 348: 1123–1133
Le Tulzo Y (1997) Intensive Care Medicine 23: 664–670
Edwards JD (1998) Critical Care Medicine 26 (11): 1769–1770
Kellum JA (1998) Critical Care Medicine 26 (11): 1783–1784
LE Rohde et al. (2002) Arq Bras Cardiol, volume 78 (No 3), 261–266
JW Kern et al. Crit Care Med 30, No 8
SG Sakka et al. Crit Care Med 30, No 8
E Rivers et al. N Engl J Med 345, No 19
SG Sakka et al. Chest 122: 1715–1720
H Rauch et al. Acta Anaesthesiol Scand 46: 424–429
De Backer. Intensive Care Med 29: 1865–1867
JD Sandham et al. N Engl J Med 348: 5–14
AF Connors. JAMA 276: 889–897

B-11.2 Wertigkeit von Scoringverfahren in der Intensivmedizin

H. Kern

In den letzten Jahren haben Intensivmediziner verschiedene Systeme von Prognosescores entwickelt. Während der Nutzen von Scoresystemen bei der Einschätzung der Effektivität und Qualität der intensivmedizinischen Behandlung von Patientengruppen heute unbestritten ist, werden die gegenwärtig existierenden Scores nicht eingesetzt, um Aussagen zum Einzelpatienten bzw. seiner individuellen Prognose zu treffen (Neugebauer 1996).

Etabliert haben sich Scoresysteme bei der Planung und Stratifikation vergleichender Behandlungsstudien, zur Erfolgsprüfung bei der Änderung der Therapie, in der ärztlichen und administrativen Qualitätskontrolle über die Zeit und im Vergleich zu anderen Einrichtungen sowie zur Durchführung von Leistungs- und Wirtschaftlichkeitsuntersuchungen (Burchardi 1995).

Als ein wertvolles Instrument in der Qualitätskontrolle und -sicherung gestaltet sich die Verwendung der »standardized mortality ratio« (SMR) bei der Prognoseeinschätzung durch Scores, die definiert ist als Quotient aus beobachteter und prognostizierter Sterberate (Burchardi 1995). Dadurch ist ein Vergleich unterschiedlicher Behandlungskonzepte unter Berücksichtigung des Schweregrades der Erkrankung der behandelten Patienten möglich.

Nachteile

Die Nachteile dieser formal statistisch oder empirisch ermittelten Scores liegen darin, dass sie zum einen nur für bestimmte Populationen (Nordamerika, Asien) und zum anderen nur für bestimmte Erkrankungen validiert wurden. Häufig wurden kardiochirurgische Patienten bei Validierungsverfahren von intensivmedizinischen Scores ausgeschlossen.

Das RIYADH-Intensive-Care-Programm (RIP; Chang 1988) wurde ursprünglich an 200 Patienten entwickelt und an 831 Patienten prospektiv validiert. Erstmals wurde der dynamische Charakter des Krankheitsverlaufes von Intensivpatienten durch die tägliche Erfassung von APACHE II (Acute Physiology and Chronic Health Evaluation)-Daten (Knaus 1985a), TISS (Therapeutic Intervention Scoring System)-Punkten (Keene 1983) und des Organ Failure Score (Chang 1994) berücksichtigt.

Der APACHE II ist der wohl bekannteste, am weitesten verbreitete und am besten evaluierte intensivmedizinische Score. Bei der Scoringprozedur finden 12 physiologische Parameter (0–4 Punkte), das Vorliegen chronischer Erkrankungen (2 Punkte) und das Alter (0–6 Punkte) Berücksichtigung.

SAPS und TISS

Einen für den europäischen Raum validierten und etablierten Score stellt der SAPS I/II (Simplified Acute Physiology Score; LeGall 1984, 1993) dar. In diesem Score werden 14 bzw. 17 klinische und laborchemische Parameter einschließlich Alter erfasst, die in Abhängigkeit von der Ausprägung der Parameter mit einem Punktwert zwischen 0 und 4 versehen werden.

Im Jahre 1974 publizierten Cullen et al. eine Liste von 57 therapeutischen Interventionen, die häufig während der intensivmedizinischen Therapie angewendet wurden. Entsprechend der dafür erforderlichen pflegerischen und ärztlichen Aufwendungen wurden Punktwerte zwischen 1 und 4 Punkten vergeben. Die Summe aller für einen Patienten vergebenen Punkten summierte sich zum täglichen TISS-Wert.

Im Jahre 1977 wurden 12 zusätzliche Variablen empfohlen (Cullen 1977), und 1983 erfolgte ein allgemeiner Update (Keene 1983). Die Gesamtzahl der erfassten therapeutischen und diagnostischen Interventionen erhöhte sich auf 76. Diese Version des TISS wurde allgemein akzeptiert und in vielen klinischen Studien validiert (Dick 1990; Gemke 1994; Girotti 1986; Mälstam 1992; Kox 1996; Burns 2000).

Ursprünglich wurde dieses Scoringsystem entwickelt, um die Erkrankungsschwere des Patienten und die zur intensivmedizinischen Therapie erforderlichen pflegerischen Aufwendungen zu dokumentieren. Mit der Entwicklung von aussagekräftigeren Scoringsystemen für die Dokumentation der Erkrankungsschwere von Intensivpatienten wie APACHE und SAPS, die nachfolgend beschrieben werden, wurde der Einsatz von TISS zunehmend limitiert.

Der Einsatz von TISS ermöglicht eine der Krankheitsschwere angemessene Dokumentation der pflegerischen und ärztlichen Maßnahmen während einer Periode von 24 h der intensivmedizinischen Therapie und kann als akzeptiertes Werkzeug für eine Kostenberechnung der intensivmedizinischen Behandlung dienen (Reis Miranda 1999). Nach Berechnungen von 1994 entspricht 1-TISS-Punkt 27 Britischen Pfund. Für Deutschland existieren noch keine konkreten Zahlen. Die bisherige Berechnungsgrundlage geht von 72,– DM pro Punkt aus (Kern u. Kox 1999).

»Organ Failure Score« (OFS)

Der »Organ Failure Score« (OFS) wurde eingeführt, um neben den täglichen Veränderungen des APACHE II auch das Auftreten und die Dauer der den Krankheitsverlauf erheblich komplizierenden Organversagen zu erfassen. Bei der Berechnung wurden die von Knaus et al. (1985b) an über 5500 Patienten ermittelten Koeffizienten zugrunde gelegt:

»Organ Failure Score«
= APACHE II × (1 + Organ-failure-Koeffizient).

Darüber hinaus werden mit Hilfe des RIP Diagnosen, Operationen, Operateure, Verlegungsmodus und Hospitaloutcome dokumentiert (Kox 1995).

Kardiochirurgische Patienten

Die Einbeziehung kardiochirurgischer Patienten in intensivmedizinische Scores erwies sich als bisher problematisch. Um diesem Sachverhalt gerecht zu werden, wurden eigens für das kardiochirurgische Patientengut hauptsächlich präoperativ orientierte Scoresysteme entwickelt.

Beispiele hierfür sind:
- Cleveland-Score (Higgins 1992; Kondruweit 1996)
- Parsonnet-Score (Parsonnet 1989) und
- Scores nach Paiement (Paiement 1983), O'Connor (O'Connor 1992) oder Tuman (Tuman 1992).

In unterschiedlicher Wichtung wurden neben demographischen Faktoren (Alter und Geschlecht) die linksventrikuläre Ejektionsfraktion, die Art der Operation (Bypass-, Herzklappenoperation etc.), die Dringlichkeit der Operation (elektiv vs. Notfalloperation), die Ausprägung der koronaren Herzerkrankung und der Angina pectoris (stabil vs. instabil) sowie das Vorliegen von relevanten Begleiterkrankungen wie Diabetes mellitus, renale Dysfunktion, zerebrovaskuläre Insuffizienz, chronische Lungenerkrankungen etc. berücksichtigt.

Optimistisch stimmende Versuche, präoperative Risikofaktoren und intra- bzw. postoperative Parameter bei der Outcomevorhersage zu verbinden, stellten die von Thompson et al. (1995), Turner et al. (1995) und Higgins et al. (1997) in den Jahren 1995 und 1997 veröffentlichten Studien dar. Sie zeigten, dass die Verbindung aller angeführten Faktoren die Treffsicherheit in Bezug auf die Vorhersage noch verbessern kann. Ein Vergleich rein präoperativer Scores mit perioperativen Scores, wie dem APACHE II, hinsichtlich ihrer Aussagekraft ist aufgrund der unterschiedlichen Ansatzpunkte nur begrenzt möglich.

Bei der Erstellung des APACHE-II-Scores zeigten sich bei Patienten nach einer Bypassoperation im Vergleich zur Gesamtpopulation
1. Eine sehr geringe Letalität
2. Im Gegensatz dazu hohe Scores bei der Aufnahme auf die Intensivstation, was das aufwändige chirurgische und anästhesiologische Management widerspiegelt, und
3. Auffallende laborchemische Entgleisungen in Abhängigkeit vom kardiopulmonalen Bypass

Aufgrund dieser Besonderheiten wurde genanntes Patientengut von der Datensammlung zur Entwicklung des APACHE-III-Scores ausgeschlossen (Becker 1995).

Der APACHE-II-Score wurde allerdings in einer Studie an 811 kardiochirurgischen Patienten postoperativ erfolgreich evaluiert (Turner 1991). Das Patientengut setzte sich zusammen aus Patienten nach koronaren Bypassoperationen (65%), nach Herzklappenoperationen (23%), thoraxchirurgischen (5%) und sonstigen (7%) Eingriffen. Es konnte gezeigt werden, dass ein steigender APACHE II mit einer wachsenden Mortalität positiv korrelierte, jedoch nur ein Score von > 30 Punkten mit einem tödlichen Ausgang vereinbart werden konnte.

Sicher die Mortalität beeinflussende Faktoren waren das Vorliegen chronischer Erkrankungen, Dauer der postoperativen Intensivtherapie und Notfalloperationen. Probleme, die das Ergebnis in unerwarteter Weise beeinflussten, ergaben sich zum einen aus den postoperativ physiologischen Veränderungen nach kardiopulmonalem Bypass, zum anderen aus der Maskierung der Kreislaufsituation durch zahlreiche Unterstützungssysteme, z. B. positiv-inotrope Substanzen, intraaortale Ballonpumpe, mechanische Unterstützungssysteme (LVAD = »left ventricular assist device«) etc. sowie Beatmung und Dialyse. Zum Dritten offenbarte diese Studie, dass Mortalität und Morbidität erheblich von der Ausprägung chronischer Vorerkrankungen (nur 2 Punkte im APACHE II) und unvorhersehbaren postoperativen Ereignissen abhängig sind.

In einer eigenen Studie an 1526 kardiochirurgischen Patienten konnte der APACHE-II-Score erfolgreich eingesetzt werden, um den Einfluss einer Optimierung des intensivmedizinischen Managements und der Einführung von intensivmedizinischen Standards auf die Effektivität der postoperativen intensivmedizinischen Behandlung zu dokumentieren (Kern u. Kox 1999).

Literatur

Becker RB, Zimmermann JE, Knaus WA, Wagner DP, Sennef MG, Draper EA, Higgins TL, Estafanous FG, Loop FD (1995) The use of APACHE III to evaluate ICU length of stay, resource and mortality after coronary bypass surgery. J Cardiovasc Surg 36 (1): 1–11

Burchardi H (1995) Brauchen wir die Vorhersage des »Outcome« in der Intensivmedizin? Anästh Intensivmed 36: 153–160

Burns SM, Ryan B, Burns JE (2000) The weaning continuum use of Acute Physiology and Chronic Health Evaluation III, Burns Weaning assessment Program, Therapeutic Intervention Scoring System, and Wean Index scores to establish stages of weaning. Crit Care Med 28: 2259–2267

Chang RWS, Bihari DJ (1994) Outcome prediction for the individual patient in the ICU. Unfallchirurg 97: 199–204

Chang RWS, Jacobs S, Lee B (1988) Predicting outcome among intensive care unit patients using computerised trend analysis of daily APACHE II scores corrected for organ systems failure. Intensive Care Med 14: 558–566

Cullen DJ (1977) Results and costs of intensive care. Anesthesiology 47: 203–216

Dick W, Pehl S, Tsanova I, Heinrichs W, Brost F, Eich P (1990) Therapeutic Intervention Scoring System (TISS). Untersuchung zur Bemessung des Pflegezeitaufwandes auf einer interdisziplinären operativen Intensivbehandlungsstation. Anästhesiol Intensivmed 31: 18–21

Gemke RJBJ, Bonsel GJ, McDonald J, van Vught AJ (1994) Patient characteristics and resource utilisation in pediatric intensive care. Arch Dis Child 71: 291–296

Girotti MJ, Brown SJL (1985) Factors predicting discharge from intensive care: a canadian experience. Can Anaesth Soc J 33: 294–299

Higgins TL, Estafanous FG, Loop FD, Beck GJ, Blum JM, Paranadi L (1992) Stratification of morbidity and mortality outcome by preoperative risk factors in coronary bypass patients. JAMA 267: 2344–2348

Higgins TL, Estafanous FG, Loop FD, Beck GJ, Lee JR, Starr NJ, Knaus WA, Cosgrove DM ICU (1997) Admission score for predicting morbidity and mortality risk after coronary artery bypass grafting. Ann Thorac Surg 64: 1050–1058

Keene R, Cullen DJ (1983) Therapeutic intervention scoring system: Update 1983: Crit Care Med 11: 1–3

Kern H, Kox WJ (1999) Impact of standard procedures and clinical standards on cost-effectiveness and intensive care unit performance in adult patients after cardiac surgery. Intensive Care Med 25: 1367–1373

Knaus WA, Draper EA, Wagner DP, Zimmermann JE (1985a) APACHE II: A severity of disease classification system. Crit Care Med 13: 818–829

Knaus WA, Draper EA, Wagner DP, Zimmermann JE (1985b) Prognosis in acute organ-system failure. Ann Surg 202: 685–693

Kondruweit M, Deng M, Roeder N, Middelbergt D, Hammel D, Scheld HH (1996) Anwendung des modifizierten Cleveland Score in einer herzchirurgischen Klinik. Journal für Anästhesie und Intensivbehandlung 3: 8–10

Kox WJ, Wauer H (1996) Grenzen der Intensivmedizin. Zentralbl Chir 121: 515–520

Le Gall JR, Loirat P, Alperovitsch A, Glaser P, Granthil C, Mathieu D, Mercier P, Thomas R, Villers DA (1984) simplified acute physiology score for ICU patients. Crit Care Med 12: 975–977

Le Gall JR, Lemeshow S, Saulnier FA (1993) New simplified acute physiology score (saps ii) based on a European/North American multicenter study. JAMA 270: 2957–2963

Miranda DR (1999) Outcome assessment- TISS as a tool to evaluate cost-effectiveness of immunological treatment. Eur J Surg Suppl 584: 51–55

Neugebauer E, Lefering R, Bouillon B (1996) Die Bedeutung von Scores für die Therapieplanung und Therapiebeurteilung beim individuellen Intensivpatienten – Grundsätzliches. Arch Chir 113 (Suppl II): 293–289

O'Connor GT, Plume SK, Olmstead EM, Coffin LN, Morton JR, Maloney CT, Nowicki ER, Levy DG, Tryzelaar JF, Hernandez F (1992) Multivariate prediction of in-hospital mortality associated with coronary bypass graft sur-gery. Circulation 85: 2110–2118

Paiement B, Pelletier C, Dyrda I, Maille JG, Boulanger M, Taillefer J, Sahab P, Delorme M, Dupont EA (1983) Simple Classification of the Risk in Cardiac Surgery. Can J Anaesth 30: 61–68

Parsonnet V, Dean D, Bernstein AD (1989) A method of uniform stratification of risk for evaluating the results of surgery in acquired adult heart desease. Circulation 79: I3–I12

Thompson MJ, Elton RA, Sturgeon KR, Manclarck SL, Fraser AK, Walker WS, Cameron EWJ (1995) The Edinburgh cardiac surgery score survival prediction in the long stay ICU cardiac surgical patient. Eur J Cardiothorac Surg 8: 419–425

Tuman KJ, Mc Carthy RJ, March RJ, Najafi H, Ivankowich AD (1992) Morbidity and duration of ICU day after cardiac surgery; a model for preoperative risk assessment. Chest 102: 36–44

Turner JS, Mudaliar YM, Chang RWS, Morgan CJ (1991) Acute Physiology and Chronic Health Evaluation (APACHE II) scoring in a cardio-thoracic intensive care unit. Crit Care Med 19:1266–1269

Schmerztherapie

C-1 Allgemeine Prinzipien der Schmerztherapie 545

C-2 Kopfschmerzen 551

C-3 Schmerzen am Bewegungsapparat 561

C-4 Neuropathische Schmerzen 567

C-5 Tumorschmerz 573

C-6 Postoperativer Schmerz 579

C-7 Schmerztherapie in der Schwangerschaft 591

Allgemeine Prinzipien der Schmerztherapie

M. Schenk, H. Urnauer

C-1.1   Schmerzanamnese   546

C-1.2   Schmerzdokumentation   547

C-1.3   Psychologische Schmerztherapie   550

In der Bundesrepublik geht man von 5 Mio. chronisch schmerzkranken Menschen aus, von denen ca. 600 000 Problempatienten sind. Diese Patienten haben bereits viele Ärzte und Therapieversuche in Anspruch genommen. Sie fühlen sich oft in ihrer allgemeinen Funktionsfähigkeit beeinträchtigt, haben starke psychische und soziale Belastungen und leiden häufig unter psychischen Störungen. Bei diesen Patienten stellen die chronischen Schmerzen ein eigenständiges Krankheitsbild dar, welches in spezialisierten schmerztherapeutischen Einrichtungen behandelt werden sollte.

Für diese chronifizierten Schmerzpatienten ist die Bereitstellung eines breitgefächerten Therapieangebotes notwendig, welches die individuelle Problematik in ihren biopsychosozialen Zusammenhängen berücksichtigt. Die Methoden in der Schmerztherapie unterliegen einem stetigen Wandel und bedürfen einer ständigen Überprüfung im Rahmen interdisziplinärer klinischer Studien. Ärzte und Psychologen, die in der Schmerztherapie arbeiten, sollten über die Zusatzbezeichnung »Spezielle Schmerztherapie« bzw. über die Zusatzausbildung »Psychologische Schmerztherapie« verfügen.

Interdisziplinarität in der Schmerztherapie

Die Behandlung chronischer Schmerzen in schmerztherapeutischen Einrichtungen erfordert interdisziplinäre Konzepte, die auf der Annahme basieren, dass bei Schmerzchronifizierungsprozessen neben somatischen auch immer soziale und psychologische Faktoren eine Rolle spielen. Zur Abklärung dieser Zusammenhänge ist eine interdisziplinäre Diagnostik notwendig. Das heißt, Ärzte verschiedener Fachrichtungen sowie Psychologen führen gemeinsam die Eingangsdiagnostik durch, sichten Befunde und erstellen einen individuellen Therapieplan, bei dem je nach Indikation sowohl medizinische als auch psychologische Behandlungsverfahren im Vordergrund stehen können. Die Koordination der Behandlung obliegt in der Regel dem anästhesiologischen Schmerztherapeuten.

Zur Optimierung des Therapieerfolgs ist unabdingbar, dass eine ständige Rückkoppelung zwischen den Therapeuten über den Therapieverlauf stattfindet, um ggf. Therapieziele neu bestimmen zu können (Abb. C-1). In die fachübergreifende Behandlung sind neben den anästhesiologischen Schmerztherapeuten und Psychologen häufig Neurologen, Ärzte für physikalische Therapie sowie Ärzte für psychosomatische Medizin eingebunden.

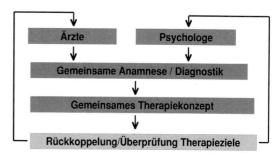

Abb. C-1. Interdisziplinarität in der Schmerztherapie

Die Realisierung dieser Therapiekonzepte wird durch interdisziplinäre Schmerzkonferenzen unterstützt, an denen auch niedergelassene Ärzte und Psychologen teilnehmen.

C-1.1 Schmerzanamnese

Die Schmerzanamnese ist neben der körperlichen Untersuchung die Basis für die Schmerzdiagnostik und -therapie. Als Vorbereitung auf das Anamnesegespräch erfolgt die Auswertung des vom Patienten ausgefüllten Schmerzfragebogens. Empfohlen wird der Fragebogen der Deutschen Gesellschaft zum Studium des Schmerzes (DGSS), der sowohl zur Diagnostik chronischer Schmerzen als auch zur Verlaufsmessung eingesetzt werden kann.

Dieser Fragebogen erhebt:
- Personenbezogene Daten
- Subjektive Schmerzbeschreibung (Lokalisation, Charakteristik, zeitlicher Verlauf, Intensität etc.)
- Schmerzlindernde und -verstärkende Bedingungen, Begleitsymptomatik
- Krankheitsverlauf inkl. bisherige Behandlungen, Medikamenteneinnahme und behandelnde Einrichtungen
- Medizinische Komorbidität
- Schul-/Berufsausbildung, aktuelle Arbeitssituation bzw. Rentenstatus; sozialer Status

Folgende psychometrische Tests sind in dem Fragebogen enthalten:
- Schmerzempfindungsskala (SES) von Geissner zur Erfassung der subjektiven Schmerzempfindung
- Allgemeine Depressionsskala (ADS) von Hautzinger und Bailer zur Erfassung des Ausmaßes an depressiver Symptomatik

- Fragebogen zum Allgemeinen Gesundheitszustand (Short Form 36) von Bullinger und Kirchberger zur Erfassung der Einschränkungen der gesundheitsbezogenen Lebensqualität
- »Pain Disability Index« (PDI) von Dillmann et al. zur Erfassung der schmerzbedingten Beeinträchtigung

Der Schmerzfragebogen kann nicht das Anamnesegespräch ersetzen. Eine Anamnese, die biopsychosoziale Aspekte des Schmerzgeschehens erhebt, ist Voraussetzung, den chronischen Schmerzpatienten ganzheitlich behandeln zu können. Das Anamnesegespräch ermöglicht es, Hypothesen über biopsychosoziale Zusammenhänge bei der Schmerzchronifizierung zu bilden. Die vom Psychologen durchgeführte psychosoziale Diagnostik beinhaltet Aussagen
- über das Vorliegen psychischer Erkrankungen, die in direktem Zusammenhang mit dem chronischen Schmerz stehen oder als Komorbidität vorhanden sind,
- über psychosoziale Faktoren, die maßgebend für die Entstehung und/oder Aufrechterhaltung der Schmerzen sind und/oder Folgeerscheinungen der chronischen Schmerzen.

C-1.2 Schmerzdokumentation

Dokumentationssysteme chronischer Schmerzen sind notwendig
- zum Verständnis des subjektiven Geschehens beim Schmerz, der nur auf dieser Ebene messbar ist,
- zur Erleichterung der Kommunikation zwischen den Therapeuten der verschiedenen Fachrichtungen,
- zur Qualitätssicherung von Diagnostik und Therapie.

Basisdokumentation bei Behandlungsbeginn

Der Schmerzfragebogen der Deutschen Gesellschaft zum Studium des Schmerzes (DGSS) ist als Instrument zur Basisdokumentation zu Beginn der Behandlung einzusetzen. Bei Patienten mit Kopfschmerzen findet der Kieler Kopfschmerzfragebogen nach Göbel Verwendung (Internetlink: www.schmerzklinik.de).

Schmerztagebücher

Zur Verlaufsbeobachtung ist das Führen von Schmerztagebüchern essenziell. Es gibt Schmerztagebücher für spezielle Schmerzarten (Migränetagebuch von Gerber et al. 1988), die spezifische Beschwerden wie Begleitsymptome bei Migräne miterfassen. Die im Folgenden aufgeführten Inhalte in Schmerztagebüchern helfen Patienten und Schmerztherapeuten, biopsychosoziale Wechselwirkungen zu verstehen:
- Schmerzintensität (visuelle Analogskala)
- Schmerzdauer
- Allgemeines Wohlbefinden
- Beeinträchtigung durch die Beschwerden
- Aktivitäten
- Medikamente

Schmerzklassifikation

Die Multiaxiale Schmerzklassifikation (MASK) wird zur Erfassung der Multidimensionalität chronischer Schmerzen mit ihren somatischen und psychischen Anteilen eingesetzt. Dieses Klassifikationssystem unterteilt sich in einen somatischen Diagnosekatalog für die einzelnen Schmerzsyndrome (MASK-S) (Maier u. Hildebrandt 1990) und in ein Achsensystem für psychosoziale Dimensionen (MASK-P; Klinger et al. 2000).

Die MASK-S basiert auf einem 5-ziffrigen Code, anhand dessen die Symptomatik phänomenologisch erfasst wird. Die MASK-P beschreibt psychische und soziale Anteile bei Schmerzentstehung und -aufrechterhaltung. Diese deskriptiven Merkmale lassen sich zu einer Schmerzdiagnose verknüpfen, die Annahmen über biopsychosoziale Wechselwirkungen und Zusammenhänge aus verhaltenstheoretischer, tiefenpsychologischer und/oder systemtheoretischer Sicht beinhaltet.

Aus der MASK-S- und MASK-P-Diagnose ergibt sich die interdisziplinäre Diagnose (z. B. radikulärer Rückenschmerz nach offener Bandscheibenoperation mit epiduraler Vernarbung bei ängstlich-vermeidender Schmerzverarbeitung und beziehungsstabilisierender Funktion).

Stadienmodell der Chronifizierung (Mainzer Pain Staging System – MPSS)

Das »Mainzer Pain Staging System« (MPSS) von Gerbershagen (1996) wird standardmäßig eingesetzt, um das Ausmaß der Schmerzchronifizierung zu bestimmen. Klinische Merkmale, die zur Schmerzchronifizierung beitragen, wie Auftretenshäufigkeit, Dauer, Intensitätswechsel, Lokalisation der Schmerzen sowie Medikamenteneinnahmeverhalten, Entzugsbehandlungen und Anzahl der bisherigen Behandlungsverfahren, werden bestimmt. Anhand des Summenscores errechnet sich, in welchem der 3 Chronifizierungsstadien der Patient sich befindet. Ab dem Stadium II sollte die Behandlung multimodal erfolgen (Internetlink: http://www.schmerzzentrum.de).

QUAST

Die Dokumentation in der Schmerztherapie wird durch das QUAST-Programm unterstützt, mit dem die Auswertung des Schmerzfragebogens erfolgt. QUAST ist die Abkürzung für Qualitätssicherung in der Schmerztherapie. QUAST ist das von der Deutschen Gesellschaft zum Studium des Schmerzes (DGSS) empfohlene Dokumentations- und Qualitätssicherungssystem. Dieses Dokumentationssystem dient der internen Qualitätssicherung und soll in Zukunft einen einheitlichen Dokumentationsstandard in Deutschland ermöglichen. Es stellt auch eine wichtige Unterstützung für die klinische Schmerzforschung dar.

Schmerzmessung

Zur Messung der subjektiv erlebten Schmerzintensität stehen in der klinischen Praxis 3 Instrumente zur Verfügung, bei denen die Patienten ihre Schmerzintensität einer Zahl oder einem Bild zuordnen. Diese Verfahren sind Bestandteil der Verlaufsbeobachtung in der Schmerztherapie und Voraussetzung für die Qualitätskontrolle.

Visuelle Analogskala (VAS)

Die Patienten stellen auf einem unskalierten Schiebelineal (◘ Abb. C-2) einen Wert zwischen schmerzfrei (VAS 0) und unerträglichem Schmerz (VAS 10 oder 100) ein. Der Untersucher liest auf der Rückseite des Lineals den entsprechenden Wert ab. Dieses Verfahren lässt sich bei Patienten mit Vigilanzeinschränkung nur bedingt durchführen (z. B. bei postoperativen Patienten).

Numerische Analogskala (NA)

Die Patienten werden gebeten, ihrer Schmerzintensität eine analoge Zahl zuzuordnen zwischen schmerzfrei (0), mittelstark (5) und unerträglich (10 oder 100). Dieses Verfahren lässt sich auch bei Patienten mit etwas eingeschränkter Vigilanz anwenden.

Verbale Ratingskalen (VRS)

Die Patienten werden gebeten, ihrer Schmerzintensität eines von 5 Adjektiven zuzuordnen (»schmerzfrei« bis »unerträglich«, s. ◘ Abb. C-3). Bei diesem Verfahren stellt

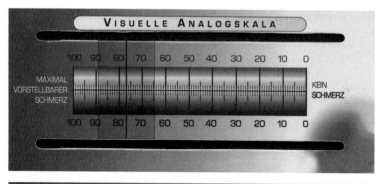

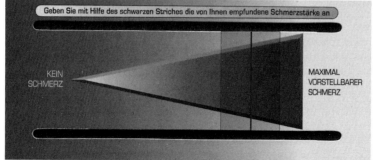

◘ Abb. C-2. Visuelle Analogskala (VAS)

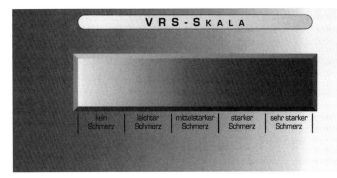

◘ Abb. C-3. **Verbale Ratingskala (VRS)**

	Psychologische Schmerztherapie	Psychotherapie
Psychologische Verfahren/Psychotherapie bei chronischen Schmerzen		
Indikation	Maladaptive Schmerzverarbeitung und Stressbewältigung	Psychische Störungen als Komorbidität bei chronischen Schmerzen
	Psychosoziale Probleme als Folge der chronischen Schmerzen, die zur Aufrechterhaltung der Schmerzen beitragen	Schmerz als Ausdruck einer psychischen Störung
		Psychosoziale Probleme sind maßgebliche Auslöser für Schmerzerkrankung
Verfahren	Schmerzbewältigung: — Psychoedukation	Verhaltenstherapie Tiefenpsychologisch/psychoanalytisch orientierte Therapien
	— Entspannung (Autogenes Training, Imaginative Verfahren, Progressive Muskelrelaxation nach Jacobson, Biofeedback) — Kognitive Strategien	Schmerzbewältigung (einleitend) zur Förderung der Motivation für Psychotherapie
	— Verhaltenstraining Stressbewältigung	
Ziele	Erarbeitung eines adäquaten Krankheitsmodells Veränderung des Schmerzerlebens	Behandlung der (dem Schmerz zugrundeliegenden) psychischen Störung
	Reduktion des Medikamentenbedarfs Rückfallprophylaxe Verbesserung von Lebensqualität Adäquater Umgang mit Schmerzerkrankung Veränderung der schmerzaufrechterhaltenden Bedingungen	Konfliktverarbeitung
Setting	Einzeltherapie/Gruppentherapie Ambulant oder stationär	Einzeltherapie/Gruppentherapie Ambulant oder stationär

sich als Hauptproblem, dass die Adjektive bei den Patienten sehr unterschiedliche Assoziationen auslösen, weshalb dieses Verfahren mit einem systematischen Fehler behaftet ist und kaum noch verwendet wird.

Konventionelle Aktenführung

Bei Patienten, die im Rahmen des APS (Acute Pain Service) oder nur kurzfristig im Rahmen des CPS (Chronic Pain Service) gesehen werden, erfolgt die Dokumentation in Patientenakten unter Verwendung von speziellen Formularen.

C-1.3 Psychologische Schmerztherapie

Der in der Schmerztherapie arbeitende Anästhesist benötigt ein Wissen über Inhalte der psychologischen/ psychotherapeutischen Tätigkeit, um Schmerzpatienten auf eine psychologische Behandlung vorbereiten und deren Notwendigkeit verdeutlichen zu können. Der Indikationsstellung für eine psychologische Therapie geht die vom Psychologen durchgeführte psychosoziale Diagnostik voraus, anhand derer die individuellen Therapieziele bestimmt werden.

Die psychologischen Behandlungsverfahren lassen sich unterscheiden in psychologische Schmerztherapie und in Psychotherapie. Zur psychologischen Schmerztherapie gehören im Wesentlichen Verfahren zur Schmerzbewältigung sowie solche verhaltenstherapeutischen Verfahren, die Verhaltensweisen verändern, welche die Schmerzen auslösen bzw. aufrechterhalten (z. B. lernen, sich abzugrenzen, Nein zu sagen).

Psychotherapie, bei der nicht die symptomorientierte psychologische Schmerztherapie im Vordergrund steht, ist indiziert, wenn chronische Schmerzen z. B. als Belastungsreaktionen im Sinne einer posttraumatischen Belastungsstörung, als Somatisierung psychischen Leidens oder auf der Basis früherer Belastungen zu verstehen sind (◘ Tabelle C-1).

> Beachte: Patienten mit Somatisierungstendenzen sind meist davon überzeugt, dass ihre Beschwerden ausschließlich organisch bedingt seien, auch wenn wiederholte Untersuchungen keine relevanten Organbefunde ergeben. Diese Patienten sind selten für ein herkömmliches psychotherapeutisches Verfahren zu gewinnen. In diesen Fällen ist es häufig sinnvoll, sie über den Aufbau von tragfähigen Beziehungen und das Erlernen von Schmerzbewältigungsstrategien in einem zweiten Schritt zur Aufnahme einer Psychotherapie zu bewegen.

Einzelne Schmerzsyndrome Kopfschmerzen

M. Schenk, H. Urnauer

C-2.1 Migräne 552

C-2.2 Kopfschmerzen vom Spannungstyp 554

C-2.3 Atypischer Gesichtsschmerz 555

C-2.4 Clusterkopfschmerz 556

C-2.5 Medikamenteninduzierter Kopfschmerz 557

C-2.6 Trigeminusneuralgie 558

Klassifikation

Die Klassifikation erfolgt nach den Richtlinien der International Headache Society (IHS) in 13 Gruppen.

Epidemiologie

- Migräne und Kopfschmerzen vom Spannungstyp sind für 92% aller Kopfschmerzen verantwortlich
- Die Lebenszeitprävalenz liegt bei 80%

Diagnostische Kriterien

Extrem wichtig ist der Ausschluss eines symptomatischen Kopfschmerzes. Die IHS-Kriterien müssen zur Erstellung einer Kopfschmerzdiagnose erfüllt sein. Hilfreich ist die Verwendung von Fragebögen, z. B. des Kieler Kopfschmerzfragebogens. Die Erstanamnese bei Kopfschmerzerkrankungen ist besonders zeitaufwendig und muss u. U. in mehreren Sitzungen durchgeführt werden.

Verlaufsbeobachtung

Sie erfolgt mit Kopfschmerztagebüchern, z. B. dem Kieler Kopfschmerzkalender. Er dient zur Verlaufs- und Erfolgskontrolle der Kopfschmerzerkrankung.

C-2.1 Migräne

Klassifikation

IHS 1.1–1.7.

Diagnostische Kriterien

Migräne ohne Aura

- Kopfschmerzattacken, wenigstens 5, mit einer Dauer von 4–72 h (unbehandelt)
- Lokalisation einseitig
- Qualität pulsierend
- Schmerzintensität mäßig bis stark
- Übliche Tagesaktivität erschwert oder unmöglich
- Verstärkung beim Treppensteigen oder üblicher körperlicher Arbeit
- Begleiterscheinungen Übelkeit und/oder Erbrechen und/oder Photophobie und Phonophobie

Migräne mit Aura

- Wie bei der Migräne ohne Aura
- Zusätzlich neurologische Symptome, die sich über 5–20 min entwickeln und <1 h andauern
- Sie sind eindeutig dem Hirnstamm oder dem zerebralen Kortex zuzuordnen

Typische Aura

- Homonyme Sehstörungen
- Dysphasie
- Halbseitensymptomatik, z. B. Sensibilitätsstörungen oder Hemiplegie
- Dauer <1 h

Prolongierte Aura

- Dauer >1 h und <1 Woche

Familiäre hemiplegische Migräne

- Ein Verwandter 1. Grades hat identische Attacken

Basilarismigräne

- Aurasymptome mit Zuordnung zum Hirnstamm oder den Okzipitalislappen

Status migraenosus

- Dauer unter Behandlung länger als 72 h

Epidemiologie

- Vorkommen bei ca. 12% der Erwachsenen in Deutschland
- Verhältnis Frauen zu Männer = 2 : 1
- Mittlere Attackenfrequenz 3 Tage/Monat
- Etwa 270 Krankheitstage pro 1000 Beschäftigte pro Jahr

Ätiologie

- Unbekannt
- Annahme einer neuronalen mitochondrialen Energiereserve-Problematik, die mit einer Reizüberempfindlichkeitsstörung gekoppelt ist
- Einfluss genetischer Faktoren

Pathophysiologie

- Interaktionen des trigeminalen Systems und anderer Systeme mit intra- und extrakraniellen Gefäßen und deren unmittelbarer Umgebung
- Kortikale Spreading-Depression durch Übergebot von exzitatorischen Neurotransmittern

- Vor und während der Aura Reduktion der zerebralen Perfusion mit nachfolgender Hyperämie
- Auslösung teilweise durch Triggermechanismen

Differenzialdiagnosen

- Symptomatischer (sekundärer) Kopfschmerz
- Zerebrale Ischämien
- Andere primäre Kopfschmerzformen

Medikamentöse Therapie
Leichte Migräneattacke

Übelkeit, Magen-Darm-Atonie

- Metoclopramid (1. Wahl)
  Dosierung: 20 mg Tropfen, Tablette oder Suppositorium
- Domperidon (2. Wahl)
  Dosierung: 20 mg Tropfen

Analgesie

- Acetylsalicylsäure (1. Wahl)
  Dosierung: 1000 mg p.o. als Brausetablette
- Ibuprofen (2. Wahl)
  Dosierung: 400–800 mg p.o. oder Supp.
- Paracetamol (2. Wahl)
  Dosierung: 1000 mg p.o. oder Supp.

Schwere Migräneattacke

Leichte Übelkeit ohne Erbrechen

- Naratriptan
  Dosierung: 2,5 mg p.o.
- Rizatriptan
  Dosierung: 10 mg p.o.
- Sumatriptan
  Dosierung: 50–100 mg p.o.
- Zolmitriptan
  Dosierung: 2,5–5 mg p.o.

Starke Übelkeit mit Erbrechen

- Rizatriptan
  Dosierung: 10 mg s.l.
- Sumatriptan
  Dosierung: 6 mg s.c., 10–20 mg nasal, 25 mg rektal
- Zolmitriptan
  Dosierung: 2,5–5 mg s.l.

Medikamentöse Therapie bei Notfallkonsultation (Status migraenosus)

- MCP
  Dosierung: 10 mg i.v.
- Lysinacetylsalicylat
  Dosierung: 1000 mg i.v. zusammen mit MCP über 3–5 min
- Alternativ: Sumatriptan
  Dosierung 6 mg s.c. oder 1–2 mg Dihydroergotamin s.c.
- Dexamethason
  Dosierung: 24 mg
- Furosemid
  Dosierung: 10 mg i.v.

Medikamentöse Prophylaxe

Bei Migräneattacken mit hoher Auftretenshäufigkeitsrate und Schwere und starker Reduktion von Lebensqualität und beruflicher Leistungsfähigkeit. Die Wirkungsmechanismen für diese Indikation sind nicht bekannt.

- Propanolol (1. Wahl)
  Dosierung: TD 200 mg p.o./Tag (Weber 1972)
- Metoprolol (1. Wahl)
  Dosierung: TD 200 mg p.o./Tag (Andersson 1983)
- Flunarizin (2. Wahl)
  Dosierung: 5–10 mg p.o./Tag (Drillisch 1980)

Interventionelle Schmerztherapie

- Keine Indikation

Psychologische Therapieverfahren und Prophylaxe

- Intervallprophylaxe
  Stress- und Reizverarbeitungstraining
  - Entspannungsverfahren:
    Progressive Muskelrelaxation nach Jacobson, Hypnose, autogenes Training
  - Kognitiv-verhaltensorientierte Verfahren:
    Wirksamkeit ist gut belegt (Gerber 1986)
- Anfallsbehandlung
  Biofeedback: Vasokonstriktionstraining (Wirksamkeit insbesondere in Verbindung mit kognitiv-verhaltensorientierten Verfahren), Hauttemperaturtraining

Gegenirritationsverfahren

- Akupunktur

Physikalische Verfahren

- Massagen
- Wärmetherapie
- Pfefferminzöl in äthanolischer Lösung
- Physiotherapie

C-2.2 Kopfschmerzen vom Spannungstyp

Klassifikation

- ISH-Code 2
- Episodischer Kopfschmerz vom Spannungstyp – ISH-Code 2.1: An weniger als 15 Tagen im Monat, an weniger als 180 Tagen im Jahr, Dauer Minuten bis Tage
- Chronischer Kopfschmerz vom Spannungstyp – ISH-Code 2.2: An wenigstens 15 Tagen im Monat an wenigstens 6 Monaten, an mehr als 180 Tagen im Jahr

Diagnostische Kriterien

- Qualität drückend, dumpf, ziehend, nicht pulsierend
- Lokalisation bilateral, Nacken–Hinterkopf oder Stirn-/Schläfenregion oder auch holenzephal
- Intensität leicht bis mittel
- Druckdolenz perikranialer Muskeln
- Vegetative Begleiterscheinungen gering oder fehlend
- Keine Steigerung bei körperlicher Aktivität

Epidemiologie

- Häufigste Kopfschmerzform
- Bevölkerung zu 40–90% betroffen, 3% der Bevölkerung hat chronischen Kopfschmerz vom Spannungstyp
- Etwa 920 Krankheitstage pro 1000 Beschäftigte pro Jahr

Ätiologie

- Muskulärer Stress, oromandibuläre Funktionsstörung
- Angst/Depression (in ca. 70% vorhanden)
- Kopfschmerz als Vorstellung, psychosozialer Stress
- Medikamentenabusus (besonders Kombinationspräparate)

Pathophysiologie

- Modell der Erkrankung der perikranialen Muskeln und Sehnen (mit klinischer Druckdolenz); initial muskuläre Hypoxien und folgende Mikroläsionen (ausgelöst durch unphysiologische muskuläre Beanspruchung)
- In Folge von Dauerschmerz Beginn zentraler Chronifizierungsmechanismen mit Versagen zentraler Inhibitionsmechanismen

Differenzialdiagnosen

- Symptomatischer (sekundärer) Kopfschmerz
- Andere primäre Kopfschmerzformen

Medikamentöse Therapie

Episodischer Kopfschmerz vom Spannungstyp

- Ibuprofen
  Dosierung: 200–400 mg p.o.
- Paracetamol
  Dosierung: 500–1000 mg p.o.
- Acetylsalicylsäure
  Dosierung: 500–1000 mg p.o.

> Analgetikaeinnahme an nicht mehr als 10 Tagen pro Monat!

Chronischer Kopfschmerz vom Spannungstyp

- Keine Analgetika!
- Amitriptylin (1. Wahl)
  Dosierung: 25–150 mg p.o./Tag (Lance 1964)
- Doxepin (2. Wahl)
  Dosierung: 25–150 mg p.o./Tag

Interventionelle Schmerztherapie

- Blockaden der Nn. occipitales majores, minores, supraorbitales

Psychologische Therapieverfahren und Prophylaxe

- Progressive Muskelrelaxation und EMG-Biofeedback (Metaanalyse nach Andrasik u. Blanchard 1987; Wirksamkeit belegt)
- Kognitiv-verhaltenstherapeutische Verfahren (Holyroyd u. Andrasik 1982)

Gegenirritationsverfahren

- Akupunktur
- TENS

Physikalische Verfahren

- Behandlung einer oromandibulären Dysfunktion
- Massagen
- Pfefferminzöl in äthanolischer Lösung

Physiotherapie

- Wärmetherapie

> Nichtmedikamentöse Therapiemaßnahmen stehen beim Kopfschmerz vom Spannungstyp im Vordergrund.

C-2.3 Atypischer Gesichtsschmerz

Klassifikation

- IHS-Code 13, Ausschlussdiagnose

Diagnostische Kriterien

- Dauerschmerz, zusätzliche Attacken möglich
- Qualität meist brennend, manchmal ziehend
- Lokalisation oft nur ungenau möglich, meist einseitig, keinem definierten Nerv zuzuordnen, nicht durch eine kausale Erkrankung zu begründen
- Häufige Assoziation mit psychischen Störungen

Ätiologie

- Nicht geklärt
- Ausschlussdiagnose
- Psychologische Faktoren werden als mitverursachend angenommen

Epidemiologie

- Alter meist über 30 Jahre
- Verhältnis Frauen zu Männer = 8:2

Pathophysiologie

- Nicht geklärt
- Möglicherweise eine Form des Kopfschmerzes vom Spannungstyp mit Lokalisation im Gesichtsbereich

Differenzialdiagnosen

- Symptomatischer (sekundärer) Kopfschmerz
- Andere primäre Kopfschmerzformen
- Ausschlussdiagnose

Medikamentöse Therapie

- Amitriptylin (1. Wahl)
  Dosierung: 25–75 mg p.o./Tag (Sharav 1987)
- Doxepin (2. Wahl)
  Dosierung: 10–75 mg p.o./Tag (Thomalske 1991)
- Carbamazepin
  Dosierung: 200–1200 mg p.o./Tag
- Tizanidin
  Dosierung: 3-mal 2–8 mg p.o./Tag

Interventionelle Schmerztherapie

- GLOA
- Stellatumblockaden

Psychologische Therapieverfahren und Prophylaxe

- EMG-Biofeedback
- Autosuggestive Verfahren
- Psychotherapie

Gegenirritationsverfahren

- Akupunktur
- (TENS)

Neurodestruktive Eingriffe

- Kontraindiziert

> Im Gesicht ist eine besonders hohe Innervationsdichte vorhanden, Gesichtsschmerzen haben eine starke emotionale Komponente, somit ein besonders hohes Chronifizierungsrisiko. Invasive Therapieverfahren können die Schmerzen verschlimmern. Psychische Auffälligkeiten liegen häufig vor (erhöhtes Ausmaß an Depression, Hypochondrie, abnorme Persönlichkeitsentwicklung). Psychotherapie ist indiziert. Patienten verneinen häufig psychische Aspekte. Ziel: Verhinderung unnötiger kieferchirurgischer Eingriffe.

C-2.4 Clusterkopfschmerz

Klassifikation

- IHS-Code 3
- IHS-Code 3.1.2 Episodischer Clusterkopfschmerz: Clusterperioden über 1 Woche bis höchstens 1 Jahr mit schmerzfreien Remissionsphasen von 6 Monaten bis 2 Jahren Dauer
- IHS-Code 3.1.3 Chronischer Clusterkopfschmerz: Clusterperioden über 1 Jahr, ohne schmerzfreie Remissionsphase von mindestens 14 Tagen

Diagnostische Kriterien

- Kopfschmerzattacken, wenigstens 5/Monat
- Häufigkeit jeden 2. Tag bis 8 pro Tag
- Dauer 15–180 min unbehandelt
- Qualität bohrend, brennend, vernichtend
- Intensität stark bis unerträglich
- Lokalisation einseitig orbital, supraorbital und/oder temporal
- Neurologische Begleitstörung im Sinne einer Sympathikusregulationsstörung (Lidödem, partielles Horner-Syndrom, Lakrimation, konjunktivale Injektion, Rhinorrhö), Bewegungsdrang, Trigger Alkohol, Vasodilatatoren, z. B. Nitroglycerin (zum Testen) oder Ca^{2+}-Antagonisten

Epidemiologie

- Prävalenz 0,9%, 10/100 000/Jahr
- Männer 15/100 000/Jahr, Frauen 4/100 000/Jahr, Verhältnis Frauen zu Männer = 1 : 9
- Das mittlere Alter beim erstmaligen Auftreten ist das 30. Lebensjahr

Ätiologie

- Unklar

Pathophysiologie

- Möglicherweise Entzündung (aseptisch) im Bereich des Sinus cavernosus und der V. ophthalmica superior mit mechanischer und inflammatorischer Alteration angrenzender Strukturen wie z. B. des N. ophthalmicus, sympathischer Fasern etc.

Differenzialdiagnosen

- Chronische paroxysmale Hemikranie
- Symptomatischer (sekundärer) Kopfschmerz
- Trigeminusneuralgie
- SUNCT-Syndrom (»shortlasting unilateral neuralgiform headache attacks with conjunctival injection, tearing sweating and rhinorrhoea«)

Medikamentöse Therapie

Medikamentöse Therapie im Anfall

- Sumatriptan
  Dosierung: 6 mg s.c. mit Autoinjektor, Erfolgsrate 74% (Kudrow 1980)

Nichtmedikamentöse Therapie im Anfall

- Sauerstoff
  Inhalation von reinem (100%igem Sauerstoff), 6–8 l über 15 min (Kudrow 1980)

Medikamentöse Therapie zur Prophylaxe des episodischen Clusterkopfschmerzes

- Verapamil (1. Wahl)
  Dosierung: 2-mal 240–360 mg p.o./Tag (Bussone 1990; Gabai 1989) oder
- Ergotamintartrat (1. Wahl)
  Dosierung: 2-mal 2–4 mg p.o. oder als Supp./Tag
- Prednisolon (2. Wahl)
  Dosierung: 2-mal 50 mg p.o./Tag, dann ausschleichend, nur Kurzzeitprophylaxe oder
- Lithium (2. Wahl)
  Dosierung: 1- bis 2-mal 400 mg p.o./Tag (Bussone 1990) oder
- Methysergid (2. Wahl)
  Dosierung: 2-mal 1/4–1/2 Retardtablette à 3 mg p.o./Tag, maximal 3–4 Monate

Medikamentöse Prophylaxe des chronischen Clusterkopfschmerzes

- Verapamil (1. Wahl)
  Dosierung: 2-mal 240–360 mg p.o./Tag
- Lithium (1. Wahl)
  Dosierung: 1- bis 2-mal 400 mg/p.o./Tag
- Prednisolon (2. Wahl)
  Dosierung: 2-mal 50 mg p.o./Tag, dann ausschleichend

Interventionelle Schmerztherapie

- Blockaden des N. maxillaris und des Ganglion pterygopalatinum (Devogel 1981)

Psychologische Therapieverfahren

- Nicht primär indiziert
- ❗ Medikamentöse Therapiemaßnahmen stehen im Vordergrund, psychische Einflüsse auf das Geschehen gelten als minimal.

C-2.5 Medikamenteninduzierter Kopfschmerz

Klassifikation
IHS-Code 8.2–8.4.

Diagnostische Kriterien
- Kopfschmerz an mindestens 15 Tagen im Monat
- Meist als täglicher Dauerkopfschmerz
- Qualität dumpf drückend, manchmal pulsierend
- Begleiterscheinungen: Übelkeit, Erbrechen, Photo- und Phonophobie, Müdigkeit, Schlafstörungen
- Tägliche Medikamenteneinnahme seit mehr als 3 Monaten und Abklingen des Kopfschmerzes innerhalb eines Monats nach Absetzen der Medikamente
- Nach Analgetikakarenz tritt zunächst immer ein sehr starker Entzugskopfschmerz auf

Epidemiologie
- Nicht eindeutig belegt; ca. 1% der deutschen Bevölkerung nimmt täglich Analgetika zu sich
- 8 der 20 meistverkauften Medikamente sind Analgetika
- Verhältnis Frauen zu Männer = 4 : 1

Ätiologie
- Analgetikainduzierter Kopfschmerz: Monatliche Einnahme von mindestens 50 g ASS oder eines anderen Analgetikums in gleicher Menge (Paracetamol, Ibuprofen) oder mindestens 100 Tabletten eines Kombinationspräparates mit Barbituraten oder anderen Nichtopioidanalgetika oder mehreren Opioidanalgetika
- Ergotamininduzierter Kopfschmerz: Tägliche Einnahme von Ergotalkaloiden, 2 mg oral/1 mg rektal mit holenzephalem pulsierendem, aber ansonsten nicht migränetypischem Kopfschmerz. Kombinationspräparate, speziell mit Koffein, haben ein besonders hohes algogenes Potenzial

Pathophysiologie
- Durch sehr häufige Einnahme von Analgetika in sehr hoher Dosis in Kombination mit psychotrop wirkenden Substanzen (z. B. Koffein) kommt es zu einer Reduktion (Downregulation) der Rezeptorsensitivität
- Zusätzlich Veränderungen der Schmerzwahrnehmung durch Fehlsteuerung der antinozizeptiven Systeme mit Hyperalgesie. Hierdurch induziert kontinuierliche Steigerung der Medikamentendosis

Differenzialdiagnosen
- Symptomatischer (sekundärer) Kopfschmerz
- Andere primäre Kopfschmerzformen

Entzugstherapie
- Den Patienten muss vermittelt werden, dass ihre Kopfschmerzen durch Analgetika induziert wurden
- Ein Schmerzmittelentzug muss stationär in einer spezialisierten Schmerzklinik über mindestens 14 Tage erfolgen. Der Versuch eines ambulanten Entzuges bleibt meist erfolglos
- 40% der Patienten werden innerhalb eines Jahres wieder rückfällig (Diener et al. 1989)
- Nach erfolgreichem Entzug ist das primäre Kopfschmerzleiden entsprechend den oben genannten Richtlinien zu behandeln

Medikamentöse Therapie
- Zur Dämpfung vegetativer Entzugssymptome können adjuvant Antidepressiva oder auch niedrigpotente Neuroleptika eingesetzt werden
- Amitriptylin
  Dosierung: 25–75 mg p.o./Tag

Interventionelle Schmerztherapie
- Keine Indikation

Psychologische Therapieverfahren
- Rückfallprophylaxe durch Edukation, Entspannungsübungen, Erarbeitung von Bewältigungsressourcen

C-2.6 Trigeminusneuralgie

Klassifikation
ISH-Code 12.2.

Diagnostische Kriterien
- Paroxysmale Schmerzattacken, Dauer wenige Sekunden bis 2 min
- Qualität stromstoßartig, stechend, brennend, oberflächlich
- Lokalisation streng einseitig im Versorgungsbereich eines oder mehrerer Äste des N. trigeminus
- In der Regel durch Trigger (nichtnoxischer sensorischer Input) ausgelöst
- Kein neurologisches Defizit
- Schmerzintensität sehr hoch

Epidemiologie
- Erkrankung der 2. Lebenshälfte, meist 40.–60. Lebensjahr
- Verhältnis Frauen zu Männer = 2 : 1

Ätiologie
- Nervenkompression und -läsion (durch Angiome, Arterien, Venen, Cholesteatome etc.)

Differenzialdiagnosen
- Symptomatischer (sekundärer) Kopfschmerz
- Andere primäre Kopfschmerzformen

Pathophysiologie
- Nicht eindeutig geklärt
- Durch Kompression segmentale Demyelinisation im Bereich der Trigeminuswurzel und ephaptische Erregungsübertragung von myelinisierten taktilen Fasern auf A_d- oder C-Fasern. Hierdurch ebenfalls Wegfall der hemmenden Wirkung von Neuronen mit konsekutiver übermäßiger Erregung von »Wide-dynamic-range (WDR-)Neuronen«

Medikamentöse Therapie
- Carbamazepin (1. Wahl)
  Dosierung: 200 mg, maximal 1600 mg p.o./Tag; Erfolgsrate über 80% bei erstbehandelten Patienten; Länge der Therapiedauer korreliert mit der erforderlichen Dosis
- Baclofen (2. Wahl)
  Dosierung: 3-mal 5–20 mg p.o./Tag; Erfolgsrate über 70% bei erstbehandelten Patienten
- Phenytoin (2. Wahl)
  Dosierung: 1- bis 3-mal 100–200 mg p.o./Tag; Erfolgsrate über 60% bei erstbehandelten Patienten
- Carbamazepin und Baclofen und Phenytoin (3. Wahl)
  Dosierung: s. oben

Interventionelle Schmerztherapie
- V1, V2: GLOA
- Blockade der peripheren Trigeminusäste mit LA, später u. U. Neurolysen:
  - V1: N. supraorbitalis, N. supratrochlearis
  - V2: N. maxillaris (inkl. Ganglion pterygopalatinum), N. infraorbitalis
  - V3: N. mandibularis (inkl. Ganglion oticum), N. mentalis

Psychologische Therapieverfahren und Prophylaxe
- Folgeerscheinungen sind starke Depressionen mit starken Rückzugstendenzen: Psychotherapie zur Depressionsbehandlung
- Schmerzimmunisierungsverfahren greifen aufgrund der geringen Schmerzdauer von wenigen Minuten nicht
- Stützende, beratende Gespräche

Invasive Therapie
- Chirurgische Therapieverfahren, z. B. mikrovaskuläre Dekompression nach Janetta, Radiofrequenzgangliolyse

Wegen der Irreversibilität der Läsionen ist jede medikamentöse Therapie eine Langzeittherapie. Leider kommt es oft nach initial sehr erfolgreicher medikamentöser Behandlung zu einem Wirkungsverlust.

Literatur

Andersson PG (1983) Cephalgia 3: 207–212
Andrasik F, Blanchard EB (1987) Biofeedback-studies in clinical efficacy, pp 1–79
Bussone G (1990) Headache 30: 411–417
Devogel JC (1981) Acta Anest Belg 32: 101–107
Diener HC et al. (1989) J Neurol Neurosurg Psychiat 236: 9–14
Drillisch C (1980) Med Welt 31: 1870–1872
Gabai IJ (1989) Headache 29: 167–168
Gerber WD (1986) Verhaltensmedizin der Migräne, Edition Medizin. VCH, Weinheim
Holyroyd KA, Andrasik F (1982) Cogn Ther Res 6: 325–333
Kudrow L (1980) Oxford University Press
Lance JW (1964) Lancet 2: 1236–1239
Sharav Y (1987) Pain 31: 199–201
Thomalske G (1991) Schmerz und Depression. Dtsch Ärzte-Verlag, S 61–67
Weber R (1972) Neurology 22: 366–369

Schmerzen am Bewegungsapparat

M. Schenk, H. Urnauer

C-3.1 Rückenschmerz 562

C-3.2 Radikuläres Wurzelreizsyndrom 563

C-3.3 Pseudoradikuläres Wurzelreizsyndrom 564

C-3.4 Fibromyalgie 564

C-3.5 Osteoporose 565

C-3.1 Rückenschmerz

Klassifikationen (ICD 10, SGB-V, Version 2.0)

- M 54.1 Radikulopathie
- M 54.2 Zervikalneuralgie
- M 54.3 Ischialgie
- M 54.4 Lumboischialgie
- M 54.5 Kreuzschmerz
- M 54.6 Schmerzen im Bereich der Brustwirbelsäule
- M 54.8 Sonstige Rückenschmerzen
- M 54.9 Chronischer Rückenschmerz

Epidemiologie

Die Lebenszeitprävalenz für Rückenschmerzen ist größer als 80%, die Punktprävalenz beträgt 40%. Die direkten Kosten von Erkrankungen des Skeletts, der Muskeln und des Bindegewebes betrugen 1998 43 Mrd. DM (Rang 2 der direkten Krankheitskosten). Hierbei betrug der Anteil der Dorsopathien 46%, der Arthrosen 24%. Indirekte Krankheitskosten (Arbeitsunfähigkeit, Invalidität, vorzeitiger Tod): 65 Mrd. DM.

Die Wahrscheinlichkeit, nach einer 6-wöchigen Arbeitsunfähigkeit wieder in den Arbeitsprozess eingegliedert zu werden, beträgt lediglich 50%. Die durchschnittliche Schmerzdauer beträgt bei Rückenschmerzen 10,8 Jahre, sodass von einer starken Chronifizierung bei Rückenschmerzpatienten auszugehen ist. Bei 90% aller Rückenschmerzen handelt es sich um unspezifische Rückenschmerzen, d.h. es kann kein relevanter pathologischer Befund identifiziert werden (Fordyce 1995).

Biopsychosoziales Therapiekonzept vs. pathomorphologisches Paradigma

Das biopsychosoziale Paradigma ist zu bevorzugen, da es die meistens auftretende Diskrepanz zwischen objektiver Behinderung und subjektiver Beeinträchtigung erklären kann. Anhand von Untersuchungen an Rückenschmerzpatienten mit radikulären Schmerzen im akuten Schmerzstadium und 6 Monaten nach Auftreten der Schmerzen konnten Risikofaktoren für eine Schmerzchronifizierung bestimmt werden (mechanische/psychische Belastungen, Verstärkung von Schon- und Vermeidungsverhalten, negative Emotionen; Hasenbring 1992).

Weitere psychosoziale Faktoren, die einen hohen prädiktiven Aussagewert haben, sind psychische Störungen (Depressionen, Angststörungen, Somatisierungsstörungen), Unzufriedenheit am Arbeitsplatz (Andersson 1999). Ist ein erhöhtes Risiko für eine Chronifizierung erkennbar, ist eine interdisziplinäre Therapie unter Einbeziehung von psychotherapeutischen Verfahren erforderlich.

 CAVE
Bei allen Rückenschmerzen, besonders plötzlich auftretenden, müssen destruierende Prozesse ausgeschlossen werden (Indikation für Bildgebung).

Frühbehandlung und Prävention

Frühzeitige körperliche Aktivierung des Patienten im Akutstadium reduziert u.a. Fehlzeiten am Arbeitsplatz (Linton et al. 1993). Es liegen Empfehlungen der DGSS zur Prävention der Chronifizierung bei Rückenschmerzen vor. Zur Prävention gehören Rückenschulprogramme, bei denen das Training von Bewegungsverhalten wichtig ist.

Multimodale Therapie chronifizierter Rückenschmerzen

Die Inhalte sind:
- Körperliches Training
- Kognitiv-verhaltenstherapeutische Verfahren
- Ergotherapeutische Maßnahmen entsprechend der Arbeitsplatzanforderungen

Eine Metaanalyse zeigt die Überlegenheit von multimodalen gegenüber monodisziplinären Ansätzen (Flor et al. 1992). Die Effektivität eines standardisierten Schmerzbewältigungstrainings in Gruppen in 12 Sitzungen wurde nachgewiesen (Basler et al. 1995). Die Effektivität eines 8wöchigen Trainings, welches neben psychologischen Verfahren u.a. Kraft- und Ausdauertraining einbezieht, ist ebenfalls nachgewiesen (Pfingsten et al. 1997).

C-3.2 Radikuläres Wurzelreizsyndrom

Diagnostische Kriterien

- Schädigung der Nervenwurzel distal des Myelons durch Bandscheibenprotrusion oder -prolaps
- Definierter zeitlicher Beginn (meist plötzlich)
- Schmerzlokalisation umschrieben, meist im Bereich eines oder mehrerer Dermatome, ins Bein ausstrahlend
- Qualität neuralgiform brennend, stechend, elektrisch einschießend, Schmerzintensität sehr stark, Schmerzauslösung durch Pressen, Niesen, Husten oder bestimmte Bewegungen, Reflexabschwächungen oder Reflexausfälle, Hypästhesien
- Apparative Untersuchungen:
  Die Elektromyographie als neurophysiologische Untersuchungsmethode ist das Verfahren der Wahl, sensitiv 2 Wochen nach Läsion, sie ermöglicht Unterscheidung zwischen alten und frischen (Spontanaktivität als positive, scharfe Wellen) Wurzelläsionen
- Bildgebung:
  Sehr geringer Zusammenhang zwischen klinischem und radiologischem Befund, meist überbewertet

Ätiologie

- Bandscheibenprotrusion oder -prolaps

Pathophysiologie

- Aus sequestriertem Bandscheibengewebe Freisetzung von immunmodulatorisch wirkenden Substanzen und Entzündungsmediatoren
- Mechanische Kompression der Nervenwurzeln steht eher im Hintergrund
- Reflektorischer Schmerz durch Muskelverspannung

Differenzialdiagnosen

- Pseudoradikuläres Wurzelreizsyndrom
- Blockierung der Iliosakralgelenke (ISG)
- Wirbelgelenkblockierungen
- Hypermobilität
- Kokzygodynie
- Entzündliche oder destruierende Prozesse (Tumoren)
- Knöcherne Kompressionssyndrome (zentrale oder periphere Spinalkanalstenose)
- Primäre neurologische Pathologie
- Periphere Nervenkompressionssyndrome (Mitschädigung des Sympathikus?, NLG)

Medikamentöse Therapie

- Valdecoxib
  Dosierung: 1-mal 10–20–40 mg
- Diclofenac
  Dosierung: 3-mal 50 mg p.o./Tag für maximal 3 Wochen (Wörz 2000)
- Flupirtin
  Dosierung: 3-mal 100–20 mg p.o./Tag (Herrmann 1993)
- Prednison
  Dosierung: 30 mg p.o./Tag über 5 Tage
- Tolperison
  Dosierung: 3-mal 50–100 mg p.o./Tag

Interventionelle Schmerztherapie

- Periduralanalgesie – LWS
  Dosierung: Ropivacain 0,2% 10 ml und Triamcinolon 80 mg (Matthews 1987; Breivik 1976; Serrao 1992)
- Lumbale Grenzstrangblockade (Sympathikusblockade)
- Paravertebralblockaden
- Wurzelumflutungen?

Gegenirritationsverfahren

- Akupunktur
- TENS mit niedriger Frequenz (2–10 Hz)!

Physikalische Verfahren

- Physiotherapie, frühfunktionell, keine Immobilisation
- Haltungsschulung
- Wärmetherapie
- Massagen
- Manuelle Therapie ist nicht indiziert

Psychologische Therapieverfahren und Prophylaxe

- Prävention der Chronifizierung:
  Verhaltenstraining in Arbeitsbereichen (Arbeitsorganisation, Haltung und Bewegung am Arbeitsplatz)
- Entspannungsverfahren

> Manuelle Medizin steht hier ganz im Vordergrund (Manualtherapie, Chirotherapie), da mit diesen Techniken teilweise eine kausale Therapie möglich ist.

C-3.3 Pseudoradikuläres Wurzelreizsyndrom

Diagnostische Kriterien
- Beginn chronisch
- Qualität diffus, schlecht abgrenzbar, dumpf
- Lokalisation oft beidseitig
- Schmerzauslösung durch längere statische Belastung, Schmerzfreiheit durch Entlastung

Epidemiologie
Siehe oben.

Ätiologie
- Blockierung der Iliosakralgelenke (ISG)
- Blockierungen der Wirbelgelenke im unteren Lumbalbereich mit Funktionsstörungen von Gelenken und Muskeln
- Hypermobilität
- Störungen der Statik durch echte Beinlängendifferenz
- Kokzygodynie
- Periphere Nervenkompressionssyndrome
- Korrelation mit depressiven und Angststörungen
- Neuromuskuläre Dysbalance

Pathophysiologie
- Störung von Funktionskreisen, reflektorische muskuläre Verspannungen und Blockierungen

Differenzialdiagnosen
- Radikuläres Schmerzsyndrom
- Entzündliche oder destruierende Prozesse

Medikamentöse Therapie
- Flupirtin
  Dosierung: 3-mal 100–200 mg p.o./Tag
  (Herrmann 1993)
- Amitryptilin (1. Wahl)
  Dosierung: 1-mal 25–75 mg p.o./Tag
- Doxepin (2. Wahl)
  Dosierung: 10–75 mg p.o./Tag
- Tramadol, Tilidin/Naloxon, Fentanyl, Morphin, Buprenorphin, Oxycodon oder Hydromorphon retardiert
  Dosierung: Nach Wirkung (Schulzeck 1993; Zenz 1992)
- Nach psychologischer Abklärung und eindeutigem Wirksamkeitsnachweis
- Regelmäßige Nachkontrollen

Interventionelle Schmerztherapie
- Paravertebralblockaden
- Periduralanästhesie

Gegenirritationsverfahren
- Akupunktur
- TENS mit niedriger Frequenz! (2–10 Hz)

Physikalische Verfahren
- Manuelle Therapie
- Physiotherapie
- Haltungsschulung
- Wärmetherapie
- Massagen

Psychologische Therapieverfahren und Prophylaxe
- Verhaltenstherapie
- Autogenes Training
- Progressive Muskelrelaxation nach Jacobson
- Hypnose
- Biofeedback

> Physiologische Therapieverfahren stehen hier ganz im Vordergrund (Manualtherapie, Chirotherapie), da diesen Techniken teilweise eine kausale Therapie möglich ist.

C-3.4 Fibromyalgie

Klassifikation (ICD 10, SGB-V, Version 2.0)
M 79.0 Rheumatismus, nicht näher bezeichnet, Fibromyalgie, Fibromyalgiesyndrom

Diagnostische Kriterien
- Ausgedehnte, multilokuläre Schmerzzustände
- Seit mindestens 3 Monaten
- Druckschmerz an mindestens 11 von 18 definierten Körperstellen (»tender points«), bilateral (Wolfe 1990)
- Ausschluss einer hinreichenden Organerkrankung
- Im Serum niedrige Serotonin- und Tryptophanspiegel, im Liquor hohe Substanz P-Werte

Epidemiologie

- 1% der Bevölkerung (Macfarlane 1999)
- Frauen sind häufiger betroffen als Männer

Ätiologie

- Nicht geklärt, Fibromyalgiepatienten sind psychisch auffälliger als Patienten mit chronischer Polyarthritis oder Gesunde (Wolfe et al. 1984)
- Erhöhte Prävalenz an klinisch relevanten Depressionen (Burckhardt et al. 1992), jedoch: Psychische Befunde sind ähnlich wie bei anderen chronischen Schmerzen (Birnie et al. 1991)

Pathophysiologie

- Nicht geklärt, zentralnervöse Übererregbarkeit wird diskutiert
- Erhöhung von Substanz P, Störung der Hormonregulation

Medikamentöse Therapie

- Amitriptylin
  Dosierung: 25–50 mg p.o./Tag (Carette 1994; Godfrey 1996)
- Flupirtin
  Dosierung: 3-mal 100–200 mg p.o./Tag

Interventionelle Schmerztherapie

- Nicht indiziert

Psychologische Therapieverfahren und Prophylaxe

- Unterstützende psychotherapeutische Behandlung (Depressionsbehandlung)
- Verhaltenstherapeutische Verfahren zur Erhöhung der Schmerztoleranz
- Kognitiv-verhaltensorientierte Schmerzbewältigungsprogramme (z.B. Steigerung des Aktivitätsniveaus)

> ❗ Ein multidisziplinärer mehrdimensionaler Therapieansatz steht hier besonders im Vordergrund, besonders Psychotherapie. Durch medikamentöse Therapie ist meist nur eine geringe Linderung möglich.

C-3.5 Osteoporose

Klassifikation (ICD 10, SGB-V, Version 2.0)

M 81: Osteoporose ohne pathologische Fraktur

Diagnostische Kriterien

- Klinische Manifestation als Knochenschmerzen
- Systemische Erkrankung des Skeletts mit Reduktion der Knochenmasse und Verschlechterung der Mikroarchitektur bei erhöhtem Frakturrisiko. Häufige Assoziation mit Schenkelhals-, Unterarm- und Wirbelfrakturen
- Als postmenopausale (Typ I) oder senile Osteoporose (Typ II), Frakturen und Größenabnahme
- Diagnose durch Röntgen (bei Abnahme der Knochenmasse >30%), Knochendichtemessung, u.U. Knochenszintigraphie

Epidemiologie

- In 95% der Fälle als primäre Osteoporose, 80% bei postmenopausalen Frauen

Ätiologie

- Primäre Osteoporose: zunehmendes Alter, weibliches Geschlecht, körperliche Inaktivität, Mangel an Kalzium oder Vitamin D, Nikotinabusus

Differenzialdiagnosen

- Malignome
- Primärer Hyperparathyreoidismus
- Osteomalazie

Medikamentöse Therapie

- Medikamente der WHO-Gruppe I
- Kalzium
  Dosierung: 1000–1500 mg p.o./Tag
- Alfacalcidol
  Dosierung: 1 µg p.o./Tag
- Alendronat
  Dosierung: 10 mg p.o./Tag, 70 mg po/w
- Calcitonin
  Dosierung: 200 IE als Nasenspray oder i.v./Tag
- Opiode retardiert nach WHO-Schema (z.B. Tramadol, Tilidin/Naloxon, Oxycodon) bei Schmerzen, die durch Basistherapie nicht ausreichend zu beherrschen sind

Interventionelle Schmerztherapie

- Keine Indikation (u. U. bei Frakturen mit Wurzelkompression)

Psychologische Therapieverfahren und Prophylaxe

- Schmerzimmunisierungsverfahren: Entspannungs-, Imaginationsverfahren, Aufmerksamkeitslenkung, Stressmanagement

Literatur

Basler HD et al. (1995) Ein Schmerzbewältigungsprogramm zur Gruppen- und Einzelbehandlung. Quintessenz, München
Birnie DJ et al. (1991) J Rheumatol 18: 1845–1848
Breivik HAT (1976) Adv Pain Res Ther 3: 927–932
Burckhardt CS et al. (1992) Arthritis Care Res 5: 216–222
Carette J (1994) Arthritis Rheum 37: 32–40
Flor H et al. (1992) Pain 49: 221–230
Fordyce WE (1995) Back pain in the workplace. IASP Press
Godfrey RG (1996) Arch Int Med 156: 1047–1452
Hasenbring (1992) Chronifizierung bandscheibenbedingter Schmerzen. Schattauer, Stuttgart
Herrmann MW (1993) Fortschr Med 111: 266–270
Linton et al. SJ (1993) Pain 54: 353–359
Macfarlane GJ (1999) IASP Press 113–123
Matthews SA (1987) Br J Rheumatol 26: 416–423
Pfingsten M et al. (1997) Schmerz 1: 30-41
Russell IJ (1997) Arthritis Rheum 40: 117
Schulzeck S (1993) Anästhesist 42: 545–545
Serrao JIM (1992) Pain 48: 5–12
Wolfe F (1990) Arthr Rheum 33: 160–171
Wolfe F et al. (1984) J Rheumatol 11/4: 500–506
Wörz R (2000) MMW Fortschr Med 142: 27–33
Zenz M (1992) J Pain Symptom Manag 7: 69–77

Neuropathische Schmerzen

M. Schenk, H. Urnauer

C-4.1 »Complex Regional Pain Syndrome« (CRPS) I 568

C-4.2 Phantomschmerz 569

C-4.3 Postzosterische Neuralgie 570

Diagnostische Kriterien

- Qualität brennend, kribbelnd, schneidend, einschießend, elektrisierend, eher oberflächlich, Allodynie, Hyperästhesie, trophische Störungen etc.

Ätiologie

- Schädigung von peripheren Nerven, Rückenmark oder Zerebrum
- Unterteilung: Deafferenzierungsschmerz mit und ohne zugehöriges Körperteil (Amputation, Neurolysen, Nervenexhäresen, Plexusläsion), erhöhte Reaktionsbereitschaft und Spontanaktivität von Anteilen des nozizeptiven Systems

Medikamentöse Therapie

- Kortikosteroide bei Nervenkompression, Carbamazepin, Antidepressiva, Gabapentin, Clonazepam, Opioide etc.

Psychologische Therapieverfahren und Prophylaxe

- Hypnotische Schmerztherapie: Veränderung von Schmerzqualitäten; Entspannungsverfahren, Aufmerksamkeitslenkung, Stressmanagement

C-4.1 »Complex Regional Pain Syndrome« (CRPS) I

Klassifikation (ICD 10, SGB-V, Version 2.0)

M 89.0 Neurodystrophie (Algodystrophie), Schulter-Hand-Syndrom, M. Sudeck, sympathische Reflexdystrophie.

Diagnostische Kriterien

- Sensible Störungen:
  Spontaner Brennschmerz, Allodynie, Hyperalgesie
- Motorische Störungen:
  Muskelatrophie mit Reduktion der Kraft und Verlust der Willkürmotorik
- Vegetative Störungen:
  Generalisierte Schwellung (Ödem), trophische Störungen, Temperaturunterschiede, Durchblutungsstörungen, Störungen der Sudomotorik
- Schmerzverstärkung bei Erhöhung des hydrostatischen Druckes
- Lokalisation meist an den Extremitäten, Kraftminderung, Funktionseinschränkung (Merskey 1994)
- Analgesie nach Ischämietest oder nach Sympathikusblockaden. Die Diagnosestellung erfolgt klinisch, Laboruntersuchungen sind nicht erforderlich
- Pseudo-Neglect-Phänomen

Epidemiologie

- Durchschnittsalter 40 Jahre,
- Verhältnis Frauen zu Männer = 2 : 1

Ätiologie

- Trauma, erhöhte Ängstlichkeit, emotionale Labilität, Depressivität, Erschöpfung zum Zeitpunkt des Traumas

Pathophysiologie

- Unterhalt des Schmerzes durch den Sympathikus, Ephapsen zwischen sympathischen Efferenzen und nozizeptiven Afferenzen
- Übliche Chronifizierungsmechanismen mit Spontanaktivität und Übererregbarkeit der Nozizeptoren
- Neurogene Entzündung

Differenzialdiagnosen

- Verzögerte Wundheilung
- Inaktivitätsatrophie

Medikamentöse Schmerztherapie

- Metamizol
  Dosierung: 6-mal 1 g p.o./Tag
- Amitriptylin
  Dosierung: 1-mal 25–75 mg p.o./Tag
- Mirtazapin
  Dosierung: 1-mal 30 mg p.o./Tag
- Prednisolon
  Dosierung: 40–80 mg p.o./Tag für 2 Wochen, dann ausschleichen (Kozin 1976)
- Calcitonin
  Dosierung: 100–200 IE i.v. oder als Nasenspray/Tag über 6 Wochen (Gobelet Waldburger 1992)
- Gabapentin
  Dosierung: 300–3600 mg p.o./Tag (Melnick 1995)
- Pregabalin
  Dosierung: 150–600 mg/Tag
- Opioide retardiert (z. B. Tramadol, Morphin oder Oxycodon) nach WHO-Schema
  Dosierung: nach Wirkung (Backonja 1994)

Interventionelle Schmerztherapie

- Sympathikusblockaden (Chelimsky 1995; Christensen 1982; Hogan 1997)
- Stellatumblockaden (Waldman 1987)
- Plexus-Blockaden
- Lumbale Periduralanalgesie mit Clonidin (Rauck 1993)
- Intravenöse Guanethidinblockaden
- «Spinal cord stimulation» (SCS; Kumar 1997)

Physikalische Verfahren

- Physiotherapie:
  Zur Wiederherstellung der verlorengegangenen Funktion, ohne Überschreitung der Schmerzgrenze
- Lymphdrainage
- Ergotherapie

Psychologische Therapieverfahren und Prophylaxe

- Körperwahrnehmungstraining:
  Patienten entwickeln Pseudo-Neglect-Beschwerden (Wahrnehmung für den betroffenen Körperteil geht verloren, Abscheu/Ekel entsteht)
- Bei akuter Symptomatik:
  Ruhe gönnen, nur das tun was gut tut, Belastungsregulation
- Nach Abklingen der akuten Symptomatik:
  Stressbewältigung, Veränderung von Selbstüberforderung, Verbesserung der emotionalen Wahrnehmung

Gegenirritationsverfahren

- Akupunktur
- TENS

❗ Oft undiagnostiziert oder sehr spät diagnostiziert, kann zum völligen Funktionsverlust führen. Multidisziplinäres Vorgehen mit Kooperation von Schmerztherapie, Physiotherapie und Psychotherapie erforderlich.

C-4.2 Phantomschmerz

Klassifikation (ICD 10, SGB-V, Version 2.0)

- G 54.6: Phantomschmerz
- G 54.7: Phantomglied ohne Schmerzen (ohne nähere Angaben in ICD 10)
- Phantomglied

Diagnostische Kriterien

- Meist Dauerschmerz
- Qualität brennend, krampfartig, elektrisierend, juckend, Attacken einschießend, elektrisierend
- Schmerzintensität sehr hoch (Saris 1985)
- Der Phantomschmerz ist eine schmerzhafte Empfindung eines nicht mehr vorhandenen Körperteiles (DD: Phantomerlebnisse)

Epidemiologie

- Nach Amputation 50–85% (Katz 1997), mit dem Alter zunehmend, nach Extremitätenamputationen, auch nach Zahnextraktionen, Mastektomien etc.

Ätiologie

- Amputation von Körperteilen (nicht nur Extremitäten)

Pathophysiologie

- Deafferentierungshypothese:
  Enthemmung exzitatorischer Neurone (zentraler nozizeptiver Systeme im Rückenmark, Thalamus und Kortex) durch den Wegfall des afferenten Einstroms im ZNS (Oberbegriff Deafferenzierungsschmerz)
- Die Intensität hängt ab vom Ausmaß der kortikalen Repräsentation und von der Stärke des nozizeptiven Input und dessen Dauer vor der Amputation

Differenzialdiagnosen

- Keine, Psychose

Medikamentöse Schmerztherapie

- Amitriptylin
  Dosierung: 25–150 mg p.o./Tag
- Carbamazepin
  Dosierung: 200–1200 mg p.o./Tag (Elliott 1976; Patterson 1988)
- Gabapentin
  Dosierung: 300–3600 mg p.o./Tag
- Calcitonin
  Dosierung: 200 IE i.v. oder als Nasenspray/Tag über 3–5 Tage (Jaeger 1992; Kessel 1987; Mertz 1983)
- Mexiletin
  Dosierung: initial 1-mal 400 mg p.o./Tag, dann 3-mal 200 mg p.o./Tag (Davis 1993)

- Amantadin
  Dosierung: 200 mg i.v. über 3 h, danach u. U. orale Fortführung (Pud 1998)
- Ketamin
  Dosierung: initial 50 µg/kgKG i.v., 1–24 h (Tag 1) 2 µg/kgKG/min, 25–72 h (Tag 2 und 3) 1 µg/kg/min kontinuierlich über Perfusor
- Opioide
  Dosierung und Art des Opioides: entsprechend WHO-Schema (s. unten: Abb. C-4)
- Methadon
  Dosierung: nach Wirkung. **CAVE:** initial schlechte Steuerbarkeit; dieses Opioid hat die Besonderheit eines besonders ausgeprägten NMDA-Antagonismus (Morley 1998)

Interventionelle Schmerztherapie

- Perioperative kontinuierliche Regionalanästhesie
- Ein protektiver Effekt im Sinne einer Phantomschmerzreduktion ist wahrscheinlich (Bach 1998; Jensen 1985; Katsuly-Liapis 1996; Lierz 1998)
- Sympathikusblockaden
  - Stellatumblockaden an der oberen Extremität
  - Blockaden des lumbalen Sympathikus an der unteren Extremität (in Form von PDA oder auch PVA möglich; Blankenbaker 1997)

Psychologische Therapieverfahren und Prophylaxe

- Verhaltenstherapeutische kognitive Schmerzbewältigungsverfahren (die Patienten getrauen sich oft nicht, über den Phantomschmerz zu sprechen)
- Progressive Muskelrelaxation nach Jacobson (Sherman et al. 1979)
- Hypnose (Siegel 1979)

Gegenirritationsverfahren

- Akupunktur
- Neuraltherapie
- TENS

> Die Therapie eines länger bestehenden Phantomschmerzes ist außerordentlich schwierig. Im Sinne einer Prävention ist somit eine effiziente perioperative Schmerztherapie essenziell. Die Schmerzfreiheit vor der Amputation ist anzustreben!

C-4.3 Postzosterische Neuralgie

Klassifikation (ICD 10, SGB-V, Version 2.0)

B 02: Zoster (Herpes zoster).

Diagnostische Kriterien

- Dauerschmerz
- Qualität brennend, bohrend, »wie rohes Fleisch«, Schmerzattacken neuralgiform-einschießend, dynamische Berührungsallodynie
- Schmerzintensität besonders hoch
- Sonderform: Zoster opticus mit Befall des N. facialis: (**CAVE:** Befall des inneren Gehörgangs)

Epidemiologie

- Die Inzidenz liegt bei älteren Menschen bei ca. 125/100 000/Jahr
- Sie steigt mit zunehmendem Alter und dem Ausmaß einer Immunsupression (Loeser 1986; Malin 1996)
- Verhältnis Frauen zu Männer = 1 : 1

Pathophysiologie

- Bei Zustand nach Infektionskrankheit durch das Varizella-zoster-Virus kommt es zur Reaktivierung latenter Varizellenviren durch forcierte Replikation in den Spinal- und Hirnnervenganglien mit Befall von Hirnnerven, peripheren Nerven und der Haut
- Die viral bedingte nekrotisierende Entzündung besonders myelinisierter Nervenfasern führt zu deren teilweisen Zerstörung mit neuropathischem Schmerz als klinischem Korrelat

Differenzialdiagnosen

- Trigeminusneuralgie
- Interkostalneuralgie
- Atypischer Gesichtsschmerz

Therapie

Medikamentöse Therapie

Medikamentöse Schmerztherapie des akuten Zosterschmerzes

- Famciclovir
  Dosierung: 1-mal 250 mg p.o./Tag für 7 Tage
- Aciclovir
  Dosierung: 5-mal 800 mg p.o./Tag oder 3-mal 5–10 mg/kgKG i.v./Tag für 7–10 Tage (Balfour 1983)

> Die antivirale Therapie verringert die Wahrscheinlichkeit chronischer Schmerzzustände.

- Amantadin
  Dosierung: 200–400 mg i.v./Tag bis zur deutlichen Schmerzlinderung (Galbraith 1973)
- Metamizol
  Dosierung: 4- bis 6-mal 500–1000 mg p.o./Tag
- Opioide, z. B. Oxycodon nach WHO-Schema (Watson 1998; s. unten: Abb. C-4)

Medikamentöse Schmerztherapie der postzosterischen Neuralgie

- Amitriptylin
  Dosierung: 25–75 mg p.o./Tag (Watson 1992)
- Gabapentin
  Dosierung: 300–1800–3600 mg p.o./Tag (Rowbotham 1998)
- Pregabalin
  Dosierung: 150–600 mg/Tag
- Carbamazepin
  Dosierung: 200–1200 mg p.o./Tag (Strian 1994)
- Opioide
  Dosierung und Art des Opioides entsprechend WHO-Schema (Watson 1988; s. auch Abb. C-4)
- Amantadin
  Dosierung: 2-mal 100–200 mg p.o./Tag (Barolin 1978)
- EMLA-Creme
  Dosierung: 2- bis 4-mal/Tag für 4–6 Wochen (Milligan 1989)

Interventionelle Schmerztherapie

Interventionelle Schmerztherapie des akuten Zosterschmerzes

- Sympathikusblockaden (Fine 1993)
- An der oberen Extremität Blockaden des Ganglion cervicale superius oder des Ganglion stellatum als GLOA (ganglionäre lokale Opioidapplikation) oder mit Lokalanästhetikum (nur Ganglion stellatum!), an der unteren Extremität PDA, PVA oder lumbale Sympathikusblockaden

Interventionelle Schmerztherapie der postzosterischen Neuralgie

- An der oberen Extremität Stellatumblockaden (Colding 1969; Milligan 1985), GLOA
- An der unteren Extremität PDA mit Kortikosteroiden (Forrest 1980), PVA oder lumbale Sympathikusblockaden

Psychologische Therapieverfahren und Prophylaxe

- Schmerzimmunisierung:
  Entspannungs-, Imaginationsverfahren, Aufmerksamkeitslenkung, Stressmanagement

Gegenirritationsverfahren

- Akupunktur
- Neuraltherapie
- TENS

> Die postzosterische Neuralgie ist, wie auch andere neuropathische Schmerzsyndrome, bei Chronifizierung außerordentlich schwer zu therapieren. Deshalb sollte unbedingt noch während der vitalen Replikationsphase zeitig antiviral therapiert werden, ein später auftretender postzosterischer Schmerz sollte schnell und aggressiv behandelt werden. Hierbei scheinen Serien von Sympathikusblockaden besonders effektiv zu sein.

Literatur

Bach S (1998) Pain 33: 297–301
Backonja MM (1994) Semin Neurol 14: 263–271
Balfour HH jr. (1983) N Engl J Med 308: 1448–1453
Barolin SG (1978) MMW 120: 757–780
Blankenbaker WL (1997) Anesth Analg 56: 842–846
Chelimsky TC (1995) Mayo Clin Proc 70: 1029–1040
Christensen K (1982) Acta Chir Scand 148: 653–655
Colding A (1969) Acta Anesth Scand 13: 133–141
Davis RW (1993) Orthopedics 16: 691–695
Elliott F (1976) N Engl J Med 295: 678
Fine PG (1993) Pain Res Clin Manag 8: 173–83
Forrest JB (1980) Can Anaesth Soc J 27: 40–46
Galbraith AW (1973) BMJ 4: 693–695
Gobelet Waldburger M (1992) Pain 48: 171–175
Hogan QH (1997) Anesthesiology 86: 216–241
Jaeger H (1992) Pain 48: 21–27
Jensen TS (1985) Pain 21: 267–278
Katsuly-Liapis I (1996) BJA 76: A401
Katz J (1997) Lancet 350: 1338–1339
Kessel C (1987) Pain 30: 79–87
Kozin F (1976) Am J Med 60: 321–331
Kumar K (1997) Neurosurgery 40: 503–508
Lierz P (1998) Anaesthesia 53: 92

Loeser JD (1986) Pain 25: 149–164
Malin JP (1996) Dtsch Ärztebl 93: A1269–1272
Melnick GA (1995) J Pain Symptom Manage 10: 265–266
Merskey H (1994) IASP Press
Mertz DP (1983) Dtsch Ärztebl 83: 3548–3552
Milligan KA (1985) Pain 23: 381–386
Milligan KA (1989) BMJ 298: 253
Morley JS (1998) Pain Rev 5: 51–58
Patterson JF (1988) South Med J 81: 1100–1102
Pud D (1998) Pain 75: 349–354
Rauck RL (1993) Anesthesiology 79: 1163–1169
Rowbotham MC (1998) J Am Med Assoc 280: 1837–1842
Saris SC (1985) J Neurosurg 62: 72–76
Sherman RA et al. (1979) Pain 6: 47–55
Siegel EF (1979) Am J Clin Hypn 21/4 : 285–286
Strian F (1994) Internist 35: 32–40
Waldman SD (1987) Reg Anaesth 12: 15–17
Watson CPN (1988a) Pain 33: 333–340
Watson CPM (1988b) Pain 35: 289–297
Watson CPN (1992) Pain 48: 29–36
Watson CPN (1998) Neurology 50: 1837–1841

Tumorschmerz

M. Schenk, H. Urnauer

Einleitung und allgemeine Prinzipien

Primäres Therapieziel bei Tumoren ist immer die kausale Behandlung (Operation, Chemotherapie, Radiatio) der Krankheit.

Die Tumorschmerztherapie ist eine symptomatische Therapie. Ziel ist die effektive Schmerzlinderung (Ruheschmerz VAS < 3, Belastungsschmerz VAS < 6), die Erhaltung einer ausreichend guten Lebensqualität (**CAVE:** unerwünschte Wirkungen der Therapie) unter Kontrolle und Behandlung der Symptome (Stichwort Palliativmedizin).

Wie aus der Schmerzforschung bekannt ist, können psychische Beeinträchtigungen sowie dysfunktionale Verhaltensweisen im Umgang mit Schmerzen das Schmerzgeschehen bei Tumorpatienten negativ beeinflussen. Werden Tumorschmerzen nicht ausreichend behandelt, kommt es zu Beeinträchtigungen in fast allen Lebensbereichen, was den Prozess der Krankheitsverarbeitung stören und zu fortschreitender sozialer Isolation führen kann. Die Lebensqualität kann auch unter nicht indizierter invasiver Schmerztherapie reduziert werden.

Epidemiologie

Häufigkeit

Tumorschmerzen haben ungefähr 50% aller Tumorpatienten, im fortgeschrittenen Stadium mehr als 70% (WHO 1990).

Intensität

Sie ist bei ca. 50% der Patienten mittel bis schwer und bei ca. 30% der Patienten unerträglich.

Bis zu 80% der Tumorschmerzpatienten erhalten keine adäquate Schmerztherapie (WHO 1990)!

Klassifikation nach Ätiologie

Die im Verlauf einer Tumorkrankheit auftretenden Schmerzen werden eingeteilt (Portenoy 1989) wie folgt.

Tumorbedingt

Anteil 60–90% durch
- Infiltration/Kompression von Nervengewebe
- Weichteilinfiltration
- Infiltration Hohlorgane
- Knochenarrosionen/-metastasen

Therapiebedingt

Anteil ca. 10–25%
- Medikamenteninduziert
- Strahlenbedingt
- Postchirurgisch

Tumorassoziiert

Anteil ca. 5–20% durch
- Paraneoplastisches Syndrom
- Fehlhaltungen

Tumorunabhängig

Anteil ca. 3–10%

Klassifikation nach Art des Schmerzes

Nozizeptorschmerz – somatisch

- Betroffene Strukturen:
  Haut, Muskulatur, Knochen, Bindegewebe
- Qualität: Gut lokalisierbar, stechend, bohrend, Verstärkung bei Belastung

Nozizeptorschmerz – viszeral

- Betroffene Strukturen:
  Parenchymatöse Organe, Hohlorgane, Peritoneum
- Qualität:
  Schlecht lokalisierbar, dumpf, drückend, kolikartig

Neuropathischer Schmerz

- Betroffene Strukturen:
  Noziozeptives System (periphere Nerven, Rückenmark, Zerebrum)
- Qualität:
  Neuralgieform einschießend, elektrisierend, blitzartig, brennend

Therapie

Therapieprinzipien – Zusammenfassung

Voraussetzung

- Erhebung einer gründlichen allgemeinen Anamnese und einer speziellen Schmerzanamnese
- Die Tumorschmerztherapie orientiert sich am WHO-Stufenschema der Schmerztherapie (s. ◘ Abb. C-4)

		Stufe III
	Stufe II	Opioide stark • Morphin • Oxycodon • Hydromorphon • Fentanyl • Buprenorphin • Methadon + Stufe I
Stufe I	Opioide mittelstark • Tilidin/Naloxon • Tramadol + Stufe I	
Nichtopioidanalgetika • Antiphlogistika • Paracetamol • Metamizol		
Koanalgetika/Kotherapeutika/nuklearmedizinische Verfahren		
Physikalische Therapie/psychologische, verhaltenstherapeutische Verfahren		
Menschliche Zuwendung		

◘ Abb. C-4. WHO-Stufenschema der Schmerztherapie

Analgetika – Auswahl

- Die Auswahl der Medikamente erfolgt nach Schmerzcharakter, Schmerzursache und Schmerzstärke
- Opioide der Stufen II und III sollen nicht kombiniert werden

Analgetika – Applikation

- Analgetika werden möglichst per os appliziert
- Transdermale Applikationssysteme werden erst nach enteraler oder parenteraler (s.c.-, i.v.-) Titration der erforderlichen Wirkstoffdosis eingesetzt
- Der Bedarf muss zumindest als Größenordnung bekannt sein. Es ist stets der für den Patienten angenehmste mögliche Applikationsweg zu bevorzugen

Analgetika – Basismedikation

- Analgetika sollen möglichst in retardierter Form nach einem festen Zeitschema (»nach der Uhr«) eingenommen werden
- Grundsätzlich sollte die Schmerztherapie antizipatorisch und nicht reaktiv erfolgen

Analgetika – Bedarfsmedikation

- Ein Schmerztherapieschema beinhaltet immer die Verordnung einer zusätzlichen Schmerzspitzenbehandlung mit nichtretardierten Analgetikaaufbereitungen

⚠ Fehler: Nur Bedarfsmedikation!

Analgetika – Therapie unerwünschter Nebenwirkungen

- Nebenwirkungen werden dokumentiert und prophylaktisch behandelt
- Die Verordnung eines Opioids muss eine Obstipationsprophylaxe beinhalten

Medikamentöse Schmerztherapie – häufigste Fehler

Opioide

- Irrationale Angst vor »Sucht« und Toleranz
- »Aufsparen« der Opioidanalgetika
- Verweigerung der Opioidanalgetika
- »Entzugsbehandlungen« bei opioidpflichtigen Schmerzen

- Unsinnige Opioidkombination (z. B. Agonisten + partielle Antagonisten)

Sonstige

- Tranquilizerdauermedikation
- Mischanalgetika
- Fehlende Komedikation

WHO-Stufenschema der Schmerztherapie

Das WHO-Stufenschema (◘ Abb. C-4) ist kein starres Therapieschema, vielmehr stellt es ein Gliederungskonstrukt für einzelne Bausteine der Schmerztherapie dar. In den einzelnen »Stufen« sind ähnliche Therapieverfahren zusammengefasst. Sie sind nicht unbedingt in zeitlicher Abfolge hintereinander durchzuführen, sondern einzelne Stufen können auch übersprungen und beliebig ergänzt werden (allerdings sollten Opioide der Stufen II und III nicht miteinander kombiniert werden). Bei Patienten mit stärksten Tumorschmerzen kann u. U. direkt mit Stufe III begonnen werden, auch ohne Mitmedikation von Stufe I. Für jeden Patienten ist in individueller Abwägung eine passende Therapie zu definieren.

Therapie mit Nichtopioidanalgetika (WHO-Stufe I)

- Valdecoxib
  - Indikation:
    Nozizeptorschmerz, besonders vom somatischen Typ (Knochenschmerz)
  - Dosierung: 1-mal 10–20 mg
- Ibuprofen
  - Indikation:
    Nozizeptorschmerz, besonders vom somatischen Typ (Knochenschmerz)
  - Dosierung:
    3-mal 400–800 mg p.o./Tag
- Diclofenac
  - Indikation:
    Nozizeptorschmerz, besonders vom somatischen Typ mit entzündlicher Komponente
  - Dosierung:
    3-mal 50 mg p.o. oder rektal/Tag
- Metamizol
  - Indikation:
    Nozizeptorschmerz, besonders vom viszeralen (Spasmolyse), auch vom somatischen Typ
  - Dosierung:
    6-mal 500–1000 mg p.o./Tag als Tabletten oder Tropfen
- Paracetamol
  - Indikation:
    Nozizeptorschmerz
  - Dosierung:
    6-mal 500–1000 mg p.o./Tag als Tabletten oder rektal als Supp.

Therapie mit Opioiden (WHO-Stufen II, III)

Basismedikation

- Tilidin/Naloxon retardiert
  - Indikation:
    Basisanalgesie, WHO-Stufe II
  - Applikation: p.o.
  - Dosierung:
    Entsprechend dem Bedarf, Tagesdosis 150–600 mg; Intervall: 2- bis 3-mal/Tag
- Tramadol retardiert
  - Indikation:
    Basisanalgesie, WHO-Stufe II
  - Applikation: p.o.
  - Dosierung:
    Entsprechend dem Bedarf, Tagesdosis 150–600 mg; Intervall: 3-mal/Tag
- Morphinsulfat Tabletten retardiert
  - Indikation:
    Basisanalgesie, »golden standard«, WHO-Stufe III
  - Applikation: p.o.
  - Dosierung:
    Entsprechend dem Bedarf; Intervall: 2- bis 3-mal/Tag oder 1- bis 2-mal/Tag
- Morphinsulfat-Granulat retardiert
  - Indikation:
    Basisanalgesie, WHO-Stufe III, Schluckstörungen oder Passagestörungen im Pharynx-/Ösophagusbereich
  - Applikation: p.o. oder über Ernährungssonde (z. B. PEG)
  - Dosierung:
    Entsprechend dem Bedarf; Intervall: 2- bis 3-mal/Tag
- Hydromorphon
  - Indikation:
    Basisanalgesie WHO-Stufe III

- Applikation:
  p.o. oder PEG-Sonde ab 15 Ch mit Sondennahrung
- Dosierung:
  Entsprechend dem Bedarf;
  Intervall: 2- bis 3-mal/Tag
- Oxycodon
  - Indikation:
    Basisanalgesie WHO-Stufe III
  - Applikation: p.o.
  - Dosierung:
    Entsprechend dem Bedarf;
    Intervall: 2- bis 3-mal/Tag
- Fentanyl-TTS (Pflaster)
  - Indikation:
    Basisanalgesie, WHO-Stufe III, enterale Passage- und/oder Resorptionsstörungen
  - Applikation: transdermal
  - Dosierung:
    Entsprechend dem Bedarf;
    Intervall: Wechsel des Pflasters alle 2–3 Tage
- Buprenorphin TTS-Pflaster
  - Indikation:
    Basisanalgesie, WHO-Stufe III, enterale Passage- und/oder Resorptionsstörungen
  - Applikation: transdermal
  - Dosierung:
    Entsprechend dem Bedarf;
    Intervall: Wechsel des Pflasters alle 2–3 Tage

Hinweis: Bei Kombination von Retardpräparaten mit schnell freisetzender Medikation die Kombination von Stufe II-Stufe-III-Präparaten meiden.

Bedarfsmedikation

- Tilidin-Tropfen
  - Indikation:
    Durchbruchschmerz, WHO-Stufe II
  - Applikation: p.o.
  - Dosierung:
    ca. 50% der Basiseinzeldosis;
    Intervall: Bei Bedarf alle 3–4 h
- Tramadol-Tropfen
  - Indikation:
    Durchbruchschmerz, WHO-Stufe II
  - Applikation: p.o.
  - Dosierung:
    ca. 50% der Basiseinzeldosis;
    Intervall: Bei Bedarf alle 3–4 h
- Morphinsulfat-Tabletten nichtretardiert
  - Indikation:
    Durchbruchschmerz, WHO-Stufe III
  - Applikation: p.o.
  - Dosierung:
    ca. 50% der Basiseinzeldosis;
    Intervall: Bei Bedarf alle 3–4 h
- Morphinsulfat-Tropfen
  - Indikation:
    Durchbruchschmerz, WHO-Stufe III
  - Applikation: p.o. oder Ernährungssonde (z. B. PEG)
  - Dosierung:
    ca. 50% der Basiseinzeldosis;
    Intervall: bei Bedarf alle 3–4 h
- Fentanyl Lutschtabletten (mit integriertem Applikator)
  - Indikation:
    Durchbruchschmerz, WHO-Stufe III
  - Applikation: zur Anwendung in der Mundhöhle
  - Dosierung:
    Entsprechend Schema der Fachinformation
- Buprenorphin-Sublingualtabletten
  - Dosierung:
    ca. 50% der Initialdosis;
    Intervall: bei Bedarf alle 3 h
- Opioidgabe subkutan oder intravenös – PCA-Pumpen
  - Indikation:
    Basisanalgesie, enterale Passage- und/oder Resorptionsstörungen, besonders dynamische Schmerzprogredienz
  - Applikation: i.v. (z. B. über Port, ZVK etc.), s.c.
  - Dosierung:
    nach Bedarf als Hintergrundinfusion mit Möglichkeit der Bolusgabe; Intervall: 20 (bis 60) min (Lock-out-Zeit) zwischen den Boli

Opioidtherapie – Therapie unerwünschter Medikamentenwirkungen

Atemdepression

Schmerz ist der physiologische Antagonist der opioidbedingten Atemdepression, deshalb Titrierung nach Schmerzintensität. Dies benötigt Zeit. Atemdepression tritt am ehesten bei sehr hohen Peakserumspiegeln auf, Vermeidung durch langsame Anflutung der Substanz im ZNS (Retardpräparate). Ein häufiges Problem stellt die mit zunehmender Krankheitsprogression abnehmende

Vigilanz der Patienten dar, die sich zu der durch Opioide bewirkten Sedierung addiert. Dies sollte aber gerade bei präfinalen Patienten nicht dazu verleiten, eine funktionierende Opioidtherapie abzusetzen und die Patienten starken Schmerzen auszusetzen.

- Naloxon
  - Opioidinduzierte Atemdepression
  - Dosierung:
    In Inkrementen à 0,04 mg i.v. bis zur Aufhebung der Atemdepression, **CAVE:** Rebound

Obstipation

- Makrogol
  - Dosierung:
    1–3 Beutel/Tag
- Natriumpicosulfat
  - Dosierung:
    2- bis 3-mal 5–20 Tropfen p.o. oder über Ernährungssonde
- Laktulose
  - Dosierung:
    2- bis 3-mal 10–20 ml p.o. oder über Ernährungssonde

Übelkeit/Erbrechen

- Haloperidol (1. Wahl)
  - Dosierung:
    3-mal 5 Tropfen p.o. oder über Ernährungssonde
- Metoclopramid (2. Wahl)
  - Dosierung:
    3-mal 10–20 Tropfen p.o. oder über Ernährungssonde
- Ondansetron (3. Wahl)
  - Dosierung:
    1- bis 2-mal 4–8 mg p.o. oder i.v.

Pruritus

- Opioidrotation

Therapie mit Koanalgetika

- Amitriptylin
  - Bei neuropathischen Schmerzen mit brennendem Charakter, Sedativum zur Nacht
  - Dosierung:
    25–75 mg p.o./Tag
- Carbamazepin
  - Bei neuropathischen Schmerzen mit blitzartig elektrisierend-einschießendem Charakter
  - Dosierung:
    200–1200 mg p.o./Tag
- Gabapentin
  - Bei neuropathischen Schmerzen
  - Dosierung:
    300–1800–3600 mg p.o./Tag
- Pregabalin
  - Dosierung:
    150–600 mg/Tag
- Dexamethason
  - Bei Kapseldehnungsschmerzen parenchymatöser Organe (durch Ödem und/oder Metastasenwachstum), Nervenkompression durch Tumor
  - Dosierung:
    Beginn am 1. Tag 32 mg p.o. oder i.v., dann in absteigender Dosierung bis zu einer Erhaltungsdosis von 4 mg p.o. oder i.v./Tag

Interventionelle Schmerztherapie

Neurolysen

- Neurolysen sind als Ultima Ratio möglich, z. B. bei Pankreaskarzinom (Neurolyse des Plexus coeliacus) oder bei Karzinomen im kleinen Becken (intrathekale Neurolysen)

Spinal- oder Periduralkatheter

- Deren Vorteil liegt in der möglichen Dosisreduktion der Opioide im Vergleich zu oraler oder parenteraler Gabe
- Nachteil ist der erhebliche technische Aufwand und das immanente Problem technischer Fehlfunktionen

Psychologische Therapie

- Unterstützende Gespräche, edukative Ansätze, Durchbrechen der Krebsschmerzspirale mit Hilfe von Schmerzbewältigungsstrategien, Krisenintervention, Depressionsbehandlung
- Angehörigenbetreuung
- Schmerzkontrollstrategien:
  Entspannungs-, Imaginationsverfahren, Aufmerksamkeitslenkung, Stressmanagement

Literatur

Portenoy RK (1989) Cancer 63 (11 Suppl): 2298–2307

Postoperativer Schmerz

M. Schenk, T. Machholz

C-6.1 Pflegepersonalkontrollierte Analgesie
(»Nurse-Controlled Analgesia«, NCA)   580

C-6.2 Patientenkontrollierte Analgesie (PCA)   582

C-6.3 Periduralanalgesie (PDA)   584

C-6.4 Kontinuierliche Plexusanalgesie
und Leitungsanalgesie   587

C-6.5 Systemische Analgesie   589

Auch schmerztherapeutische Maßnahmen erfordern ebenso wie jeder andere Eingriff in die Körperintegrität die Einwilligung des Patienten. Die Auswahl des geeigneten Verfahrens muss in Abhängigkeit von der Art des Eingriffs und von eventuellen Kontraindikationen in Absprache mit dem Patienten unter Berücksichtigung seiner Wünsche erfolgen. Die Aufklärung über Durchführung und Risiken der geplanten Verfahren der postoperativen Schmerztherapie sollte im Rahmen des Anästhesieaufklärungsgespräches vorgenommen und entsprechend auf dem Prämedikationsprotokoll dokumentiert werden.

Auf der Grundlage der Vereinbarung der Berufsverbände der Anästhesisten und Chirurgen existieren heute für die postoperative Schmerztherapie 4 verschiedene Organisationsmodelle:
1. Fakultative Konsultation des Anästhesisten im Einzelfall
2. Übernahme ausgewählter schmerztherapeutischer Leistungen durch Anästhesisten oder den akuten postoperativen Schmerzdienst/Acute Pain Service (APS)
3. Übertragung der gesamten postoperativen Schmerztherapie auf den Anästhesisten
4. Fachübergreifender Schmerzdienst

In unserer Klinik wird durch einen APS Organisationsmodell 2 realisiert, ergänzt durch eine Konsultation eines Anästhesisten im Einzelfall (Modell 1).

Die pflegepersonalkontrollierte (»nurse-controlled«) Analgesie (NCA) wird auf den Stationen von den Pflegekräften nach entsprechenden Anordnungen der ärztlichen Kollegen bzw. Empfehlungen des narkoseführenden Anästhesisten durchgeführt.

Im Unterschied dazu wird der APS von der Klinik für Anästhesiologie und Operative Intensivmedizin organisiert. Dieser übernimmt die Betreuung von Patienten, bei denen eines der unter Punkt 2–4 (s. unten) genannten Verfahren zur postoperativen Analgesie zur Anwendung kommt:
1. Pflegepersonalkontrollierte Analgesie (NCA)
2. Patientenkontrollierte Analgesie (PCA)
3. Periduralanalgesie (PDA)
4. Andere Katheterverfahren

Während des Tagesdienstes besteht der APS aus Arzt und Schwester aus der Schmerzambulanz, im Bereitschaftsdienst ist der Anästhesist einer besonderen Dienstgruppe (»Schmerzdienst«) für die Belange des APS zuständig. Sollte der verantwortliche Anästhesist im Bereitschaftsdienst akut verhindert sein, ist umgehend der diensthabende Anästhesieoberarzt zu verständigen, welcher sodann die Betreuung der Schmerzpatienten organisiert. Somit steht immer ein Ansprechpartner für die Behandlung von Patienten mit postoperativen Schmerzen zur Verfügung. Die Erreichbarkeit wird über Pieper gewährleistet.

Von Montag bis Freitag nimmt der für den APS verantwortliche Arzt der Schmerzambulanz täglich Visiten bei den entsprechenden Patienten vor, um die Qualität der postoperativen Schmerztherapie zu kontrollieren, die Dokumentation zu überprüfen und eventuelle Fragen in Zusammenarbeit mit den Kollegen auf den Stationen zu klären. Am Wochenende und an den Feiertagen werden diese Visiten vom Schmerzdienst durchgeführt.

C-6.1 Pflegepersonalkontrollierte Analgesie (»Nurse-Controlled Analgesia«, NCA)

Die NCA ist eine systemische medikamentöse Schmerztherapie. Auf der Grundlage des WHO-Stufenschemas kommen Nichtopioidanalgetika (z. B. Metamizol, Paracetamol, Parecoxib und Diclofenac) sowie Opioide (z. B. Piritramid, Morphin) zur Anwendung.

Die Applikation der Medikamente erfolgt durch die Pflegekräfte nach einem definierten Schema bzw. nach der jeweiligen Anordnung des Arztes im Einzelfall.

Indikationen

- Für die Anwendung der NCA kommen sowohl Kinder als auch Patienten mit Verwirrtheitszuständen unterschiedlichster Genese und Patienten, welche unter Pflegschaft stehen, in Frage
- Indiziert ist die Durchführung einer NCA selbstverständlich auch bei allen jenen Patienten nach operativen Eingriffen, die weder mit einer PCA-Pumpe noch mit einem Katheterverfahren versorgt worden sind

Durchführung

- Die NCA beginnt unmittelbar postoperativ im Aufwachraum (AWR): Die aktuell vorliegende Schmerzstärke wird von den Pflegekräften anhand einer visuellen Analogskala (VAS) ermittelt und auf dem Narkose- bzw. Aufwachraumprotokoll doku-

mentiert. Auf dieser Grundlage erfolgt zunächst die Gabe der Basistherapie (z. B. Metamizol, Parecoxib oder Paracetamol)
- Wenn notwendig, kann durch den verantwortlichen Anästhesisten bereits die Verabreichung der 1. Dosis Piritramid angeordnet werden

Nichtopioidanalgetika

Paracetamol
- Erwachsene: 1000 mg rektal (4- bis 6-stündlich)
- Schulkinder: 500 mg rektal
- Kleinkinder: 250 mg rektal
- Säuglinge: 125 mg rektal
Dosierungsanhalt: 20 mg/kgKG

Metamizol
- Dosierung: 3-mal 1000 mg rektal oder i.v. (als Kurzinfusion über 15 min)

Diclofenac
- Dosierung: 3-mal 50 mg rektal

Parecoxib
- Dosierung: 2-mal 40 mg i.v.

Piritramid
Empfehlung zur individuellen Dosistitration von im AWR:
- Für die NCA beträgt die empfohlene Konzentration von Piritramid 1 mg/ml (1 Amp. Dipidolor = 15 mg aufgezogen auf 15 ml Gesamtvolumen unter Ergänzung von 13 ml NaCl)
- Die individuell erforderliche Dosis wird durch Titration ermittelt: Durch das Pflegepersonal wird im Rahmen der postoperativen Kontrolle der Vitalparameter auch die Veränderung der Schmerzstärke zu definierten Zeitpunkten erfasst und dokumentiert. Bei Vorliegen einer Schmerzintensität auf der VAS >4 erhält der Patient einen Bolus von 3 mg Piritramid i.v., diese Bolusgaben können bei bewusstseinsklaren, atmungs- und kreislaufstabilen Patienten im Abstand von 10 min durch die Pflegekräfte wiederholt werden, bis die Schmerzstärke mit <4 angegeben wird bzw. Schmerzfreiheit erreicht ist. Die Höchstdosis von Piritramid liegt für die NCA bei 15 mg/h

Darüber hinausgehende Piritramidgaben müssen vom Anästhesisten angeordnet werden:
- Wenn nach einer Gesamtdosis von 15 mg Piritramid/h keine Schmerzfreiheit vorliegt, ist unbedingt mit dem zuständigen Oberarzt bzw. mit dem narkoseführenden Anästhesisten Rücksprache zu halten
- Aus der im AWR gegebenen Piritramiddosis kann der Bedarf für die nächsten Stunden errechnet und als Empfehlung für die Station mitgegeben werden (Beispiel: Hat der Patient im Aufwachraum bis zum Erreichen der Schmerzfreiheit und bei nur leichter Sedierung 15 mg Piritramid benötigt, so lautet die Empfehlung für die weiterführende Schmerztherapie auf der Station 10 mg Piritramid i.v. alle 4 h)
- Im weiteren postoperativen Verlauf kann in Abhängigkeit von Schmerzstärke und Sedierungsgrad ein Reduktionsversuch unternommen werden. Hierbei sollte eher die Dosis verringert als das Dosierungsintervall verlängert werden

Komplikationen
- Unverträglichkeits- bzw. allergische Reaktionen auf die applizierten Medikamente (insbesondere bei den Nichtopioidanalgetika)
- Überdosierungen bei den Opioiden

Verhalten bei Komplikationen
- Bei Auftreten von Anzeichen einer Medikamentenunverträglichkeit bzw. Allergie ist die Verabreichung des Arzneimittels sofort zu beenden. Gleichzeitig ist in Abhängigkeit vom Ausmaß der allergischen Reaktion mit der Sicherung der Vitalfunktionen zu beginnen und eine den geltenden Standards entsprechende Therapie einzuleiten
- Besteht der Verdacht des Vorliegens einer Opioidüberdosierung, müssen Vigilanz des Patienten sowie Atmung, Blutdruck und Herzfrequenz kontinuierlich überwacht werden. Je nach Ausprägung sollte die Gabe von Naloxon erwogen werden
- In jedem Fall muss der diensthabende Arzt benachrichtigt werden

Dokumentation
- Die Schmerzstärke (VAS-Score) wird ebenso wie Blutdruck, Herz- und Atemfrequenz des Patienten durch das Pflegepersonal in regelmäßigem (mindestens stündlichem) Abstand ermittelt und in der Optiplan-Pflegedokumentation protokolliert, dort

werden auch die Analgetikagaben (einschließlich Menge und Zeitpunkt) festgehalten

Qualitätskontrolle

Die Qualitätskontrolle bei dieser Form der Analgesie erfolgt durch die operativen Stationen selbst durch Eintragung in den postoperativen Optiplan-Bogen. Daraus ergibt sich die Möglichkeit der Überprüfung der Therapie in der Pflege/Visite

C-6.2 Patientenkontrollierte Analgesie (PCA)

Die PCA ist ebenfalls eine systemische medikamentöse Schmerztherapie. Der Patient kann sich seinen schmerzbedingten Bedürfnissen entsprechend das Schmerzmittel selbst in definierten Abständen über eine Pumpe intravenös verabreichen. Um mit diesem Verfahren eine zufriedenstellende Schmerzbehandlung zu erreichen, muss rechtzeitig eine genaue Unterweisung des Patienten im Umgang mit der Pumpe stattfinden.

Apparative Vorbereitungen

Verwendet werden PCA-Pumpen (z. B. der Firmen Vygon, Smith, Graseby etc.). Die Pumpen unterscheiden sich in ihrer technischen Ausstattung: solche mit hydraulischem Funktionsprinzip und elektronische programmierbare, welche elektrisch bzw. batterie- oder akkubetrieben sind.

Die Vorbereitung der PCA-Pumpe wird folgendermaßen vorgenommen:
- Medikament: Piritramid
- Konzentration: 30 mg/10 ml bzw. 60 mg/20 ml (= 3 mg/ml)
- Bolusgröße: 1,5 mg
- Sperrintervall: 5 min
- 4-h-Maximaldosis: je nach Pumpenfüllung

Die Pumpen werden vom Pflegepersonal des Aufwachraumes oder von den Schwestern der Schmerzambulanz befüllt. Die Nachfüllung der Pumpen erfolgt auf Station. Die hierfür erforderlichen Medikamente (Opioide) und die für die Vygon-Pumpe zum Wechsel erforderlichen Verschlusskappen werden von den Stationen bereitgestellt.

Indikationen

Die Mehrzahl der operativen Eingriffe in Allgemeinchirurgie, Orthopädie, Traumatologie, Herzchirurgie, Gynäkologie, Urologie, Kieferchirurgie und HNO stellen prinzipiell eine Indikation für eine postoperative Schmerztherapie mittels PCA dar.

Für die Durchführung einer PCA sollten die Patienten folgende Voraussetzungen erfüllen:
- Die Patienten müssen intellektuell und körperlich zur Bedienung der Pumpe in der Lage sein, die Patienten dürfen nicht unter Pflegschaft stehen
- Die Patienten müssen ihre Schmerzen mit Hilfe der VAS angeben können
- Es sollte keine Alkohol-, Medikamenten- oder Drogenabhängigkeit bestehen
- Schwere Funktionsstörungen von Leber, Nieren, Herz-Kreislauf-System und ZNS müssen ausgeschlossen sein
- Es darf keine Schlafapnoe vorliegen

Durchführung

Die postoperative Schmerztherapie in Form der PCA wird entweder im Aufwachraum oder auf der peripheren Station begonnen.

Beginn der PCA im AWR

Unmittelbar nach dem Eintreffen des Patienten im AWR wird die vorliegende Schmerzstärke ermittelt und mit der Verabreichung der Basisanalgesie begonnen (Nichtopioidanalgetika). Der Patient sollte vor Anschließen der PCA-Pumpe durch Gaben von Piritramid (durch Titrierung) schmerzfrei bzw. ausreichend schmerzgelindert sein.

Vor Anschließen der PCA-Pumpe sollte die Indikation vom zuständigen Anästhesisten nochmals überprüft werden und spätestens jetzt (falls präoperativ nicht erfolgt) die Einweisung des (wachen, orientierten und kooperativen) Patienten in die Bedienung des Gerätes stattfinden.

Während des Aufenthaltes im Aufwachraum werden bei stabilen Patienten nach Anschließen der PCA-Pumpe die Vitalparameter und die Schmerzstärke engmaschig, d.h. mindestens 10-minütlich, kontrolliert und auf dem Verlaufsbogen festgehalten.

Rechtzeitig vor Verlegung des Patienten auf die periphere Station muss der APS verständigt und über Namen des Patienten, Station, Art des Eingriffs, bisherige analgetische Therapie, aktuelles Schmerzniveau und eventuelle Probleme/Komplikationen informiert werden. Auf dem PCA-Protokoll wird protokolliert, von wem die Pumpe um welche Uhrzeit und an welche Person vom APS gemeldet wurde.

Der APS übernimmt dann die weitere Betreuung.

Beginn der PCA auf der (peripheren) Station

Sollte der für eine PCA vorgesehene Patient im Aufwachraum noch keine Analgetika benötigt haben oder aus anderen Gründen noch kein Gerät angeschlossen worden sein, muss der APS vor Verlegung des Patienten zur Station benachrichtigt werden.

Der Schmerzdienst schließt in diesem Fall den Patienten (nach Prüfung der Indikationsstellung und Einweisung des Patienten in die Bedienung des Gerätes) auf der Station an die PCA-Pumpe an und protokolliert Schmerzintensität sowie Blutdruck, Herz- und Atemfrequenz. Der APS muss sich solange in der Nähe des Patienten aufhalten, bis sichergestellt ist, dass der Patient mit dem Gerät problemlos umgehen kann.

Besonderheiten/typische Gefahren

- Es muss in jedem Fall eine Begleitinfusion als Trägerlösung (z. B. Thomaejonin) im Parallelfluss angeschlossen werden, bei welcher das Infusionssystem mit einem Rückschlagventil versehen ist, um eine Injektion des Schmerzmittels in die Infusion zu vermeiden
- Die Gabe von zusätzlichen Schmerz- und/oder Beruhigungsmitteln ist ohne Rücksprache mit dem APS während der PCA kontraindiziert
- Die Überwachung des Patienten ist Aufgabe der Station: Das Stationspersonal ist verpflichtet, für den Zeitraum von 4 h nach Beginn der PCA eine stündliche Kontrolle und Dokumentation der Vitalparameter vorzunehmen
- Auf allen Stationen müssen die für eine Reanimation benötigten Medikamente und eine entsprechende Ausrüstung vorhanden und zugänglich sein
- Wegen der möglichen opiatinduzierten Obstipation muss bei einer PCA-Anwendung über 24 h (in Absprache mit den behandelnden Ärzten auf der Station) prophylaktisch für eine ausreichende Darmstimulation gesorgt werden

Komplikationen

- Unverträglichkeits- und allergische Reaktionen
- Medikamentenüberdosierungen mit z. T. schweren Komplikationen
- Ursachen:
  - (unbefugte) Fremdbedienung der Pumpe
  - Falschbedienung des Gerätes durch den Patienten
  - Medikamentenrückstau im Infusionssystem mit nachfolgender unbeabsichtigter Bolusgabe

Verhalten bei Komplikationen

- Bei Vorliegen einer vitalen Bedrohung des Patienten muss unverzüglich mit der Sicherung der Vitalfunktionen bzw. mit der Einleitung der Reanimation begonnen werden. Gleichzeitig ist der Reanimationsdienst zu verständigen. Liegt der Komplikation eine Opioidüberdosierung zugrunde, sollte Naloxon verabreicht werden
- Bei Vorliegen einer nicht lebensbedrohlichen Komplikation wird der APS über die bekannten Telefon- bzw. Piepernummern benachrichtigt

Dokumentation

- Für die Dokumentation wird ein speziell für die PCA entwickeltes Überwachungsprotokoll verwendet. Die dort ermittelten Werte werden in das Protokoll der Optiplan-Pflegedokumentation der Station übertragen
- Für den Zeitraum des postoperativen Aufenthaltes des Patienten im Aufwachraum werden die Vitalparameter, die Schmerzstärke und die an der PCA-Pumpe eingestellten Parameter halbstündlich kontrolliert und in das Protokoll eingetragen
- Im Übrigen gilt: Während der ersten 4 h der PCA müssen Schmerzstärke, systolischer und diastolischer Blutdruck, Herz- und Atemfrequenz, kumulative Piritramidmenge sowie etwaige Nebenwirkungen stündlich dokumentiert werden. Auch wenn mit der Durchführung der PCA erst am 1. oder 2. postoperativen Tag begonnen wird, muss die Dokumentation oben genannter Parameter innerhalb der ersten 4 h ebenfalls stündlich erfolgen
- Nach 4 h PCA-Dauer sind die Erfassung und Protokollierung der Daten in 2-stündlichem Abstand ausreichend (insbesondere während der Nachtruhe brauchen schlafende Patienten nicht geweckt zu werden, um die Schmerzstärke zu eruieren; die

Kontrolle von Atemfrequenz, Blutdruck und Puls muss jedoch ebenso wie das Weiterführen des Verlaufsbogens in jedem Fall erfolgen)
- Die PCA-Überwachungsbögen und die Optiplan-Protokolle müssen sich ständig beim Patienten befinden!

Qualitätskontrolle

Der APS führt bei allen PCA-Patienten täglich mindestens eine Visite durch. Dabei werden Effektivität der analgetischen Therapie sowie eventuelle Nebenwirkungen eruiert und in den speziellen Überwachungsbögen dokumentiert. Diese Bögen werden in regelmäßigen Abständen ausgewertet.

C-6.3 Periduralanalgesie (PDA)

Bei dieser Art der regionalen Technik der postoperativen Schmerztherapie erfolgt die Anlage des Katheters – nach der üblichen Aufklärung des Patienten und Einholung seiner Einwilligung mit entsprechender Dokumentation – bereits präoperativ.

Bei der Mehrzahl der Patienten wird die Medikamentenapplikation über den PDK kontinuierlich mittels Perfusor vorgenommen. Im Wesentlichen kommen dabei Ropivacain 0,1% mit Sufentanil 0,5 µg/ml oder Ropivacain 0,2% zur Anwendung.

Apparative Vorbereitungen

Für die postoperative Schmerztherapie mittels PDA werden netz- und akkubetriebene Injektionsspritzenpumpen der Firmen IVAC, SIMS Deltec, Fresenius, Abbott oder Braun verwendet.

Nach Möglichkeit werden Patienten-kontrollierte Systeme verwendet.

Indikationen

Patienten, die für die Anwendung einer PDA zur postoperativen Schmerztherapie in Frage kommen, sollten folgende Bedingungen erfüllen:
- Sie sollten in der Lage sein, ihre Schmerzen mit Hilfe der VAS angeben zu können
- Es sollte keine Alkohol-, Medikamenten- oder Drogenabhängigkeit bestehen
- Schwere Funktionsstörungen von Leber, Nieren, Herz-Kreislauf-System und ZNS müssen ausgeschlossen sein (relative Kontraindikation, im Einzelfall abzuklären)
- Es darf keine Schlafapnoe vorliegen
- Vor Anlage des PDK sollten folgende Befunde üblicherweise ausgeschlossen sein:
  - Gerinnungsstörungen (s. SOP rückenmarknahe Verfahren, Kap. A-14 und A-15)
  - Allergien auf Lokalanästhetika
  - Schwere Funktionsstörungen von Leber, Nieren oder Herz-Kreislauf-System (relative Kontraindikationen)
  - ZNS-Erkrankungen (neuromuskuläre Erkrankungen und periphere Nervenläsionen)
  - Akute Wirbelsäulenerkrankungen
  - Degenerative Wirbelsäulenerkrankungen nur dann, wenn akute radikuläre neurologische Ausfälle bestehen (ein neurologischer Status ist in solchen Fällen zwingend erforderlich)
  - Septische Krankheitsbilder (Bakteriämien) oder lokale Hautinfektionen im Bereich der Punktionsstelle.

Als Alternative zu den angegebenen kontinuierlichen regionalen Verfahren kann auch eine i.v.-PCA erwogen werden.

Durchführung der Periduralanalgesie

Die Indikationen für eine postoperative kontinuierliche Regionalanästhesie zeigt die Tabelle.

Im Aufwachraum werden zunächst die Schmerzstärke anhand der VAS ermittelt, die Vitalparameter erfasst und die entsprechenden Werte im Überwachungsprotokoll festgehalten. Falls die korrekte Lage des PDK nicht bereits am Operationsende durch den narkoseführenden Anästhesisten überprüft wurde, muss spätestens jetzt vor Anschluss des Perfusors die Testung durchgeführt werden, wobei zum Ausschluss einer spinalen Fehllage eine Testdosis von 3 ml Bupivacain 0,5% in den Katheter injiziert wird. Liegt der PDK ordnungsgemäß, erfolgt eine fraktionierte Bolusgabe von 1- bis 2-mal 5 ml. Insbesondere PDK nach CSE sind zu testen.

Eine Austestung des Analgesieniveaus wird mittels Kältereiztest (Desinfektionsspray) oder der Pin-prick-Methode vorgenommen.

Die initiale kontinuierliche Laufrate liegt zwischen 5 und 10 ml/h. Bei nicht ausreichender Analgesie (und korrekter Katheterlage) kann die Laufrate des Perfusors bis auf maximal 16 ml/h (**CAVE:** toxische LA-Wirkungen oder Atemdepression durch Sufentanil, stets individuell entscheiden), gesteigert werden. Als patientenkontrol-

Indikationen für postoperative kontinuierliche Regionalanästhesie. Als Alternative zu den angegebenen kontinuierlichen regionalen Verfahren kann auch eine i.v.-PCA erwogen werden

Art des Eingriffs	Verfahren	Punktionshöhe	Empfohlene Therapiedauer postoperativ	Bemerkungen
Allgemeinchirurgie				
Oberbauchchirurgie	PDK	Th 5–8	5	
Kolorektalchirurgie	PDK	Th 8–12	3	
Große Narbenhernienoperation	PDK	Th 6–12	3	
Laparoskopie	PCA	–	3	
Thoraxchirurgie				
Thymektomie	PCA	–	3	
Offene Thorakotomie	PDK	Th 4–7	3[a]	
Thorakoskopie	PCA		4	
Kardiochirurgie				
CABG (»coronary arterial bypass graft«)	PDK	Th 2–5	3	
Urologie				
Nephrektomie offen	PDK	Th 7–9	3–5	
Nephrektomie laparoskopisch	PCA	–	3	
Prostatektomie offen	PDK	L 2/3	3	
Prostatektomie laparoskopisch	PCA	–	3	
Peniskarzinomoperation	PDK	L 2/3	3	
Nierenbeckenoperation offen	PDK	Th 7–9	3	Oder PCA
Zystektomie radikal, Ileumconduit	PDK	Th 8–12	4	
Orthopädie/Traumatologie				
Offener Eingriff Schulter	Winnie-Katheter	2–3		Bolusgabe zur KG!
Trichterbrust	PCA		3	
Hüft-TEP	PCA		2	
Knie-TEP	PDK	L 2/3	4	Gegebenenfalls Kombination PCA
	Femoraliskatheter + PCA		4	2. Wahl
	Psoaskompartmentkatheter+PCA		4	2. Wahl
Umstellungsosteotomien Bein	PDK	L 2/3	3	Oder Regionalverfahren

Art des Eingriffs	Verfahren	Punktionshöhe	Empfohlene Therapiedauer postoperativ	Bemerkungen
Gefäßchirurgie				CAVE: *Infektion bei Diabetikern*
Bauchaortenaneurysma offen	PDK	Th 8–10	4	
Aortobifemoraler Bypass	PDK	Th 8–10	3–4	
Peripherer Bypass Bein (femoropoplitealer Venenbypass)	PDK	L 2/3	3	
Amputationen	PDK	L 2/3	4–5	
HNO	«Neck dissection»	PCA	3	Nicht obligatorisch, erwägen
Gynäkologie				
Mammachirurgie	PCA		2	Nur Augmentationsplastiken
Vaginale Hysterektomie	PCA		2	
Abdominale Hysterektomie	PCA		3	PDK erwägen
Wertheim-Meigs-Operation	PDK	L 2/3	3–4	
Eviszeration	PDK	L 3/4	3–4	
Ovarialkarzinom	PDK	L 3/4	3–4	
Laparoskopie	PCA		2	Nicht obligatorisch, erwägen
Geburtshilfe				
Sectio caesarea	PDK/L 2–4			

[a] Bis nach Entfernung der Thoraxdrainagen.

liertes Verfahren (patientenkontrollierte Epiduralanalgesie; PCEA) gibt es für die Patienten zusätzlich zu der Hintergrundinfusion die Möglichkeit des Bolusabrufes (4 ml) mit einer Lock-out-Zeit von 30 min. Die Patienten dürfen nicht ohne klare Angaben über die Laufrate des Perfusors und ohne vorbereitete Perfusorspritze auf Station gehen.

Die Dokumentation von Schmerzstärke, Blockadehöhe, Kreislaufparametern und Atemfrequenz wird auf dem Überwachungsbogen zu den festgelegten Zeitpunkten vorgenommen.

Vor Verlegung des Patienten auf die Station muss der APS benachrichtigt werden, da dieser die weitere Betreuung des PDA-Patienten übernimmt.

Auf dem PDA-Protokoll wird protokolliert, von wem, um welche Uhrzeit und an welche Person vom APS der Patient gemeldet wurde.

Kompetenzen

Der APS ist verantwortlich für:

- Alle Änderungen der kontinuierlich applizierten Dosis bzw. für die Verabreichung eventuell notwendiger Einzelboli
- Tägliche Visiten und die Qualitätskontrolle

- Tägliche Kontrolle der Einstichstelle des PDK
- Eventuelle Verbandswechsel
- Dosisreduktion (»Ausschleichen«)
- Beendigung der PDA und Entfernen des PDK

Die Stationen sind zuständig für:

- Überwachung der Patienten
- Dokumentation der Überwachungsparameter
- Wechsel der Perfusorspritzen

Besonderheiten/typische Gefahren

- Die Gabe von zusätzlichen Schmerz- und Beruhigungsmitteln darf nur nach Absprache mit dem APS erfolgen
- Die Gabe von Benzodiazepinen ist kontraindiziert
- Der APS muss verständigt werden bei unzureichender Analgesie, Auftreten von Nebenwirkungen, mit der Therapie zusammenhängenden Komplikationen (z. B. neurologischen Symptomen) oder einer beginnenden Infektion

Voraussetzungen für die Entfernung des PDK

- Die letzte Heparingabe bei Low-dose-Heparinisierung muss mindestens 4 h, bei fraktioniertem Heparin mindestens 10 h zurückliegen, nach Gabe von ASS müssen 5 Tage vergangen sein
- Die Schmerzfreiheit sollte bereits 8 h ohne PDK-Bedienung (nach Ausschleichen) bestanden haben

Komplikationen

- Allergische oder Unverträglichkeitsreaktionen auf die applizierten Lokalanästhetika unterschiedlichen Schweregrades
- Neurologische Komplikationen können in Form von Kopfschmerzen, Blasenlähmung, motorischen und/oder sensiblen Störungen der unteren Extremität bis hin zu einer hohen Periduralanalgesie mit vitaler Bedrohung des Patienten auftreten

Ursachen für eventuelle neurologische Komplikationen sind beispielsweise
- Sekundäre Duraperforation
- Entwicklung eines epiduralen Hämatoms
- Entstehung einer Infektion
- Ferner kann es theoretisch durch Sufentanil zu einer Atemdepression kommen (äußerst selten). In diesem Falle sind die üblichen Maßnahmen zur Therapie einer Atemdepression durchzuführen (Naloxon fraktioniert bis zum Sistieren der Atemdepression, **CAVE:** Opioidrebound!)

Verhalten bei Komplikationen

- Der APS sollte im Falle einer unbefriedigenden Analgesie umgehend verständigt werden
- Bei Auftreten allgemeiner Komplikationen müssen je nach Ausmaß der vitalen Bedrohung der APS bzw. der Reanimationsdienst über die bekannten Piepernummern benachrichtigt werden
- Liegen neurologische Störungen vor, muss neben dem APS auch ein Neurologe konsultiert werden

Dokumentation

Die Erfassung der klinischen Parameter (Vigilanz, Atemfrequenz, Blutdruck, Herzfrequenz, Kontrolle von Motorik und Sensibilität der Beine) erfolgt nach Beginn der PDA bzw. nach jeder Neueinstellung des Perfusors über einen Zeitraum von 4 h in stündlichem Abstand durch das Pflegepersonal der Station; diese Daten werden in der Optiplan-Pflegedokumentation festgehalten.

Nach einer Bolusgabe ist eine Kreislaufüberwachung für mindestens 30 min erforderlich.

Für die Dokumentation der Schmerzpumpenparameter existiert ein gesondertes Protokoll.

Qualitätskontrolle

Wie bei PCA-Pumpen.

C-6.4 Kontinuierliche Plexusanalgesie und Leitungsanalgesie

Allgemeine Vorbemerkungen

Bei dieser Art der regionalen Technik der postoperativen Schmerztherapie erfolgt die Anlage des Katheters – nach der üblichen Aufklärung des Patienten und Einholung seiner Einwilligung mit entsprechender Dokumentation – bereits präoperativ.

Bei der Mehrzahl der Patienten wird die Medikamentenapplikation über den Katheter kontinuierlich mittels Perfusor vorgenommen. Im Wesentlichen kommt dabei Ropivacain 0,2% zur Anwendung.

Apparative Vorbereitungen

Es werden netz- und akkubetriebene Injektionsspritzenpumpen der Firmen IVAC, SIMS Deltec, Fresenius,

Abbott oder Braun verwendet. Es kommen Patientenkontrollierte Verfahren zur Anwendung.

Indikationen

Patienten, die für die Anwendung einer kontinuierlichen Leitungsanästhesie zur postoperativen Schmerztherapie in Frage kommen, sollten folgende Bedingungen erfüllen:
- Sie sollten in der Lage sein, ihre Schmerzen mit Hilfe der NA- oder VAS-Skala angeben zu können
- Schwere Funktionsstörungen von Leber, Nieren, Herz-Kreislauf-System und ZNS müssen ausgeschlossen sein (nur relative Kontraindikationen, im Einzelfall abzuklären)
- Vor Anlage der Leitungsanästhesie sollten folgende Befunde üblicherweise ausgeschlossen sein:
  - Gerinnungsstörungen (s. SOP rückenmarknahe Verfahren, Kap. A-14 und A-15)
  - Allergien auf Lokalanästhetika
  - Schwere Funktionsstörungen von Leber, Nieren oder Herz-Kreislauf-System (relative Kontraindikation)
  - ZNS-Erkrankungen (neuromuskuläre Erkrankungen und periphere Nervenläsionen)
  - Akute Wirbelsäulenerkrankungen
  - Bei akuten neurologischen Ausfällen sollte ein solches Verfahren aus forensischen Gründen eher nicht durchgeführt werden. Gibt es dennoch zwingende Gründe hierfür, muss vorher ein neurologischer Status erhoben werden
  - Septische Krankheitsbilder (Bakteriämien) oder lokale Hautinfektionen im Bereich der Punktionsstelle

Durchführung

Im Aufwachraum werden zunächst die Schmerzstärke anhand der VAS ermittelt, die Vitalparameter erfasst und die entsprechenden Werte im Überwachungsprotokoll festgehalten.

Falls die korrekte Lage des Katheters nicht bereits am Operationsende durch den narkoseführenden Anästhesisten überprüft wurde, muss spätestens jetzt vor Anschluss des Perfusors die Testung durchgeführt werden. Liegt der Katheter korrekt, erfolgt eine fraktionierte Bolusgabe von 10–30 ml.

Eine Austestung der Analgesieausbreitung wird mittels Kältereiztest (Desinfektionsspray) oder der Pinprick-Methode vorgenommen.

Die initiale kontinuierliche Laufrate liegt zwischen 6 und 14 ml/h. Bei nicht ausreichender Analgesie (und korrekter Katheterlage) kann die Laufrate des Perfusors bis auf maximal 16 ml/h (**CAVE**: toxische LA-Wirkungen, stets individuell entscheiden) gesteigert werden. Die Patienten dürfen nicht ohne klare Angaben über die Laufrate des Perfusors und ohne vorbereitete Perfusorspritze auf Station gehen.

Die Dokumentation von Schmerzstärke, Blockadeausdehnung und Kreislaufparametern wird auf dem Überwachungsbogen zu den festgelegten Zeitpunkten vorgenommen.

Vor Verlegung des Patienten auf die Station muss der APS benachrichtigt werden, da dieser die weitere Betreuung des Patienten übernimmt.

Auf dem Protokoll wird protokolliert, von wem, um welche Uhrzeit und an welche Person vom APS der Patient gemeldet wurde.

Der APS ist verantwortlich für:

- Alle Änderungen der kontinuierlich applizierten Dosis bzw. für die Verabreichung eventuell notwendiger Einzelboli
- Tägliche Visiten und die Qualitätskontrolle
- Tägliche Kontrolle der Kathetereinstichstelle
- Eventuelle Verbandswechsel
- Dosisreduktion (»Ausschleichen«)
- Beendigung der Therapie und das Entfernen des Katheters

Die Stationen sind zuständig für:

- Überwachung der Patienten
- Dokumentation der Überwachungsparameter
- Wechsel der Perfusorspritzen

Besonderheiten/typische Gefahren

Der APS muss verständigt werden bei unzureichender Analgesie, Auftreten von Nebenwirkungen, mit der Therapie zusammenhängenden Komplikationen (z. B. neurologischen Symptomen) oder einer beginnenden Infektion.

Folgende Voraussetzungen müssen für die Entfernung des Katheters erfüllt sein:

1. Es darf keine akute Blutungsneigung vorliegen
2. Die letzte Heparingabe bei Low-dose-Heparinisierung muss mindestens 4 h, bei fraktioniertem

Heparin mindestens 10 h zurückliegen, nach Gabe von ASS müssen 5 Tage vergangen sein
3. Die Schmerzfreiheit sollte bereits 8 h ohne Katheterbedienung (nach Ausschleichen) bestanden haben
- Regel 2 gilt nur bei peripheren Kathetern, bei denen im Falle der Blutung keine externe Kompression möglich ist

Komplikationen

- Allergische oder Unverträglichkeitsreaktionen auf die applizierten Lokalanästhetika unterschiedlichen Schweregrades
- Ursachen für eventuelle neurologische Komplikationen sind beispielsweise
  - Entwicklung eines Hämatoms
  - Entstehung einer Infektion

Verhalten bei Komplikationen

Der APS sollte im Falle einer unbefriedigenden Analgesie umgehend verständigt werden. Bei Auftreten allgemeiner Komplikationen müssen je nach Ausmaß der vitalen Bedrohung der APS bzw. der Reanimationsdienst über die bekannten Piepernummern benachrichtigt werden. Liegen neurologische Störungen vor, muss neben dem APS auch ein Neurologe konsultiert werden.

Dokumentation

Die Erfassung der klinischen Parameter (Blutdruck, Herzfrequenz, Kontrolle von Motorik und Sensibilität) erfolgt nach Beginn der Katheteranalgesie bzw. nach jeder Neueinstellung des Perfusors über einen Zeitraum von 4 h in stündlichem Abstand durch das Pflegepersonal der Station; diese Daten werden in der Optiplan-Pflegedokumentation festgehalten.

Nach einer Bolusgabe ist eine Kreislaufüberwachung für mindestens 30 min erforderlich. Für die Dokumentation der Schmerzpumpenparameter existiert ein gesondertes Protokoll.

Qualitätskontrolle

Siehe unter PCA-Pumpen.

Literatur

Ulsenheimer K (1997) Die rechtliche Verpflichtung zur postoperativen Schmerztherapie. Anesthesist (Suppl 3) 46: 138–142
Berufsverband Deutscher Anästhesisten und Berufsverband der Deutschen Chirurgen (1993) Vereinbarung zur Organisation der postoperativen Schmerztherapie. Anästh Intensivmed 34: 28–32
Wolf H, Neugebauer E, Maier C (Hrsg) (1997) Die Behandlung akuter präoperativer und posttraumatischer Schmerzen. Empfehlungen einer interdisziplinären Expertenkommission im Auftrag der Deutschen Gesellschaft für Anästhesiologie und Intensivmedizin (DGAI), der Deutschen Gesellschaft für Chirurgie (DGCh), des Berufsverbandes Deutscher Anästhesisten (BDA), des Berufsverbandes der Deutschen Chirurgen (BDC), der Deutschen Interdisziplinären Vereinigung für Schmerztherapie (DIVS). Georg Thieme, Stuttgart New York

C-6.5 Systemische Analgesie

Additiv zur i.v.-PCA-Periduralanalgesie und kontinuierlichen Plexus- und Leitungsanalgesie (C-6.2 bis C-6.4) können als Basisanalgesie Nichtopioidanalgetika supplementiert werden. Hierdurch kann die Analgesie verbessert und zusätzlich ein opioidsparender Effekt erzielt werden.

Nichtopioidanalgetika: präoperative Gabe (Prämedikation)

Parecoxib

Dosierung: 40 mg i.v.

Paracetamol

Dosierung: 1 g i.v.

Metamizol

Dosierung: 1 g i.v.

Nichtopioidanalgetika: intraoperative Gabe

Parecoxib

Dosierung: 40 mg i.v.

Paracetamol

Dosierung: 1 g i.v.

Metamizol

Dosierung: 1–2 g i.v.

Nichtopioidanalgetika: postoperative Gabe

Parecoxib

Dosierung: 2-mal 40 mg i.v. (alle 12 h)

Paracetamol

Dosierung: 1 g i.v. (alle 6 h)

Metamizol

Dosierung: 1 g i.v. (alle 4 h)

Anmerkung

NSAR und Coxiben beeinträchtigen die renale Perfusion und können bei ensprechend disponierten Patienten zum akuten Nierenversagen führen. Präoperativ vorhandene Faktoren sind eine bereits bestehende Niereninsuffizienz sowie ein präexistenter Volumenmangel (Dehydratation, Exsikkose). Intraoperative Faktoren sind größere Volumenumsätze mit der Möglichkeit einer Hypovolämie. Intraoperativ dürfen i.v. applizierbare Nichtopioidanalgetika erst dann gegeben werden, wenn sichergestellt ist, dass der Patient normovoläm ist und nicht mehr bluten kann.

Aus diesem Grund ist die Gabe von NSAR oder Coxiben bei Patienten mit bestehender Niereninsuffizienz oder antizipierten größeren Volumenumsätzen nicht indiziert.

Literatur

Gilron I, Milne B, Hong M (2003) Cyclooxygenase-2 Inhibitors in postoperative pain management. Anesthesiology 99: 1198–1208

Schmerztherapie in der Schwangerschaft

M. Schenk

C-7.1 Einleitung 592

C-7.2 Pharmakologische Schmerztherapie bei Schwangeren 593

C-7.1 Einleitung

Bei der Schmerztherapie in der Schwangerschaft und Stillzeit ist das Problem nicht die Behandlung der Mutter, sondern die nicht vermeidbare Mitbehandlung des ungeborenen (Embryo, Fetus) oder geborenen (Säugling) Kindes. Von einem plazentaren Transfer im Prinzip sämtlicher Pharmaka ist ausgehen.

Unbehandelte Schmerzen können per se ein Risiko für die Schwangerschaft darstellen. So ist selbstverständlich gerade auch bei schwangeren Schmerz-Patientinnen eine adäquate Schmerztherapie erforderlich. Diese gestaltet sich allerdings sehr schwierig, da der behandelnde schmerztherapeutisch tätige Arzt wenig valide Informationen hat. Aus diesem Grunde herrscht bezüglich der Durchführung einer pharmakologischen Schmerztherapie in der Schwangerschaft und Stillzeit eine sehr große Unsicherheit.

Quellen

Kontrollierte Studien

Es gibt zu den in der Schmerztherapie verwendeten Pharmaka fast keine kontrollierte Studien und nur wenige Fallberichte.

Fachinformationen

Die meisten Substanzen werden in den entsprechenden Fachinformationen als absolut kontraindiziert beschrieben, bzw. deren Anwendung ist nur bei »vitaler« Indikation zugelassen. Dies spiegelt vor allem den begreiflichen Wunsch der pharmazeutischen Unternehmen wieder, sich bei einer ungenügenden Studienlage juristisch abzusichern und sich so vor Regressen zu schützen. Bei einigen der als kontraindiziert geltenden Pharmaka wurden Tierexperimente mit Hinweisen für Embryo- oder Fetotoxizität durchgeführt, deren Ergebnisse sich allerdings nicht ohne weiteres auf den Menschen übertragen lassen. Es gibt allerdings auch Pharmaka, deren Toxizität eindeutig belegt ist (Carbamazepin, Phenytoin, Retinoide) und deren Gebrauch eindeutig kontraindiziert ist.

Nomenklatur der Roten Liste

Einstufung der Pharmaka in elf verschiedene »Chiffren« mit zugeordneten Risikograden: »Gr« (Gravidität) 1–11.

- Gr 1–3
Bei umfangreicher Anwendung am Menschen hat sich kein Verdacht auf eine embryotoxische/teratogene Wirkung ergeben
- Gr 1
Im Tierversuch keine Hinweise auf embryotoxische/teratogene Wirkungen
- Gr 2
Tierversuch wurde nicht durchgeführt oder war uneindeutig
- Gr 3
Hinweise auf embryotoxische/teratogene Wirkungen, scheinbar ohne Bedeutung für den Menschen
Kommentar: Arzneimittel, von denen mit an Sicherheit grenzender Wahrscheinlichkeit angenommen werden kann, dass sie von einer großen Zahl von schwangeren Frauen eingenommen wurden, ohne dass sich bis heute Hinweise auf eine erhöhte Rate an Missbildungen oder andere klinisch relevante Folgen für den Embryo ergeben hätten. Dem Grundsatz, dass Arzneimittel in der Schwangerschaft, besonders im 1. Trimenon, generell nur bei strenger Indikationsstellung unter Berücksichtigung des Risikos für Mutter und Kind angewendet werden sollen, tragen Hersteller Rechnung, die Einschränkungen in der Schwangerschaft angeben und dies mit Gr 1–3 begründen.
- Gr 4–6
Ausreichende Erfahrungen über die Anwendung beim Menschen liegen nicht vor
- Gr 4
Der Tierversuch erbrachte keine Hinweise auf embryotoxische/teratogene Wirkungen
- Gr 5
Der Tierversuch wurde nicht durchgeführt oder war uneindeutig
- Gr 6
Der Tierversuch erbrachte Hinweise auf embryotoxische/teratogene Wirkungen
Kommentar: Arzneimittel, von denen man annimmt, dass sie nur von einer kleinen Anzahl schwangerer Frauen eingenommen wurden, die aber nach den bisherigen Erfahrungen keine erhöhte Rate an Missbildungen oder andere schwerwiegende Folgen für den Embryo verursachten. Dazu gehören z. B. Arzneimittel, welche erst kurze Zeit im Handel sind, oder Arzneimittel, deren Indikationsbereich die Anwendung bei einer großen Zahl schwangerer Frauen ausschließt.

Gr 7
Es besteht ein embryotoxisches/teratogenes Risiko beim Menschen (1. Trimenon)
Kommentar: Unter »embryotoxisch« wird die Summe aller mittelbaren und unmittelbaren Wirkungen auf den Embryo verstanden, die Missbildungen, andere bleibende Schäden oder den Tod verursachen können.

Gr 8
Es besteht ein fetotoxisches Risiko beim Menschen (2. und 3. Trimenon)
Kommentar: Unter »fetotoxisch« wird die Summe aller mittelbaren und unmittelbaren Arzneimittel-Wirkungen auf den Fetus verstanden. Diese können vorübergehend (z. B. Elektrolytstörungen durch Diuretika) oder bleibend (z. B. Zahnverfärbung durch Tetracycline) sein. Als mittelbare Störung ist z. B. eine Minderdurchblutung der Plazenta anzusehen.

Gr 9
Es besteht ein Risiko perinataler Komplikationen oder Schädigungen beim Menschen.
Kommentar: Unter »perinatalen Komplikationen oder Schädigungen« werden Arzneimittelwirkungen verstanden, die den Geburtsvorgang beeinflussen oder Schädigungen des Feten/Neugeborenen hervorrufen können (z. B. uteruskontrahierende Wirkung durch Ergotalkaloide, verstärkte Blutungen durch Prostaglandinsynthesehemmer, Ikterus neonatorum durch Sulfonamide).

Gr 10, Gr 11
Es besteht das Risiko unerwünschter hormonspezifischer oder mutagener/karzinogener Wirkungen auf die Frucht beim Menschen. Dies scheint für Analgetika ohne große Relevanz zu sein

Beratungsstelle für Embryonaltoxikologie

Die Beratungsstelle für Embryonaltoxigologie in Berlin bietet eine sehr kompetente Beratung zu diesem Thema an. Es besteht ein eigenes Register, in welchem Schwangerschaftsverläufe von mit Analgetika behandelten Patientinnen dokumentiert sind. Adresse: Beratungsstelle für Embryonaltoxikologie, Haus 100, Spandauer Damm 130, Berlin, Telefon 0 30-30 30 81 11.

C-7.2 Pharmakologische Schmerztherapie bei Schwangeren

Die Tabelle gibt eine Hilfestellung zur pharmakologischen Schmerztherapie bei Schwangeren, ist jedoch keine Handlungsanweisung oder ein Standard. Indikationen und Dosierungen sind bewusst nicht angegeben. Jede Therapie muss im Einzelnen genau bezüglich ihrer Indikation, ihres Risikos juristischen Situation (Zulassungsproblematik!) und Dokumentation durchdacht sein und liegt in der individuellen Verantwortung des aufklärenden Arztes und der Patientin. Besonders empfiehlt sich eine eingehende Dokumentation der Aufklärung der Schwangeren. Viele der hier genannten Präparate (Opioide) sind in der Schwangerschaft und Stillzeit nicht zugelassen bzw. werden in den Fachinformationen (s. oben) als kontraindiziert beschrieben.

Schmerztherapie in der Schwangerschaft

WHO-Klassifikation	Pharmakologische Einordnung	Substanz	Präparatname	Rote Liste (s. dort)	Kommentar	Beurteilung
I	Salicylsäurederivat	Acetylsalicylsäure	z.B. Aspirin	Gr 6, 9	Nur Kopfschmerztherapie; **CAVE:** Reye-Syndrom!	2. Wahl
I	NSAR	**Ibuprofen**	z.B. Ibuprofen	Gr 4, 9	Meiste Erfahrung bei NSAR, sicher	1. Wahl
I	NSAR	Diclofenac	z.B. Diclofenac	Gr 4, 9	Sicher, weniger Erfahrung als Ibuprofen	2. Wahl
I	Anilinderivat	**Paracetamol**	z.B. BenUron	Gr 1	Sehr sicher, teilweise mäßige Wirksamkeit	1. Wahl
I	Pyrazolonderivat	Metamizol	z.B. Novalgin	M 17, Gr 9	Mögliche Teratogenität	Kontraindiziert
I	Selektive COX-2-Hemmstoffe	Celecoxib, Parecoxib, Rofecoxib, Valdecoxib	Celebrex, Dynastat, Bextra	Gr 6, 9 (Celecoxib)	Kaum Erfahrung	Kontraindiziert
II	»Schwaches« Opioid	Tramadol	z.B. Tramal long	Gr 5, 9	Viel Erfahrung	2. Wahl
II	»Schwaches« Opioid	Valoron/Naloxon	z.B. Valoron N retard	Gr 5, 9	Viel Erfahrung	2. Wahl
III	»Starkes« Opioid	**Buprenorphin**	Transtec, Temgesic	Gr 5, 9	Sehr viel Erfahrung bei Substitutionstherapie Drogenabhängiger	1. Wahl
III	»Starkes« Opioid	Morphin	z.B. MST, MSI	Gr 6, 9	Viel Erfahrung	2. Wahl
III	»Starkes« Opioid	Fentanyl	Durogesic, Actiq	Gr 6, 9	Wenig Erfahrung	3. Wahl
III	»Starkes« Opioid	Hydromorphon	Palladon	Gr 6, 9	Wenig Erfahrung	3. Wahl
III	»Starkes« Opioid	Oxycodon	Oxygesic	Gr 5, 9	Wenig Erfahrung	3. Wahl
Koanalgetikum	Antikonvulsivum	Gabapentin	Neurontin	Gr 4	Wenig Erfahrung, keine Hinweise auf Teratogenität	2. Wahl
Koanalgetikum	Antikonvulsivum	Carbamazepin	z.B. Tegretal	Gr 7	Schwerste Missbildungen möglich	Kontraindiziert
Koanalgetikum	Antidepressivum	**Amitriptylin**	z.B. Saroten	Gr 1	Sehr viel Erfahrung, sicher	1. Wahl
Koanalgetikum	Antidepressivum	Mirtazapin	Remergil	Gr 4	Wenig Erfahrung	2. Wahl

Notfallmedizin

D-1 Reanimationsalgorithmen 597

D-2 Kardiovaskuläre Notfälle 605

D-3 Respiratorische Notfälle 611

D-4 Traumatologische Notfälle 617

D-5 Schock 629

D-6 Neurologische und psychiatrische Notfälle 633

D-7 Spezielle pädiatrische Notfälle 641

D-8 Notfälle in der Schwangerschaft 649

D-9 Intoxikationen 651

Reanimationsalgorithmen

C. von Heymann, T. Schröder, K. Arden

D-1.1 Basismaßnahmen der kardiopulmonalen Reanimation Erwachsener 599

D-1.2 Erweiterte Herz-Lungen-Wiederbelebung Erwachsener (ACLS) 599

Definition Lebensalter

Erwachsene   >8. Lebensjahr
Kinder   1.–8. Lebensjahr
Säuglinge   <1 Jahr
Neugeborene 1.–28. Lebenstag

Alarmierung

Das Hinzuziehen professioneller Hilfe ist bei Anwesenheit von zwei Helfern sicher kein Problem; bei einem Ersthelfer sind Überlegungen über die Reihenfolge der Erstmaßnahmen mitunter gerechtfertigt. So ist die Wahrscheinlichkeit, einer plötzlich auftretenden Rhythmusstörung zu erliegen, für Erwachsene unvergleichlich höher und die Chance, durch sofortige Alarmierung des Rettungsdienstes eine frühzeitige Defibrillation zu ermöglichen, größer.

Da Erwachsene am häufigsten durch eine initial tachykarde Rhythmusstörung (die erst sekundär in eine Asystolie übergeht) einen funktionellen Herzstillstand erleiden, gilt in der Regel, dass zunächst das Rettungssystem alarmiert werden sollte, um eine möglichst frühzeitige Defibrillation zu ermöglichen.

Die offiziellen Kriterien sind folgende:

- »Phone first«
  - Sofortige Alarmierung
  - Anschließend Beginn der Reanimation
  - Bei vermuteter primär kardiogener Ursache:
  - Herzkinder = Kinder mit bekannter kardialer Grunderkrankung
  - Erwachsene = Personen ab dem 8. Lebensjahr ohne die 4 Ausnahmen (s. unten)
- »Phone fast«
  - Alarmierung erst nach 1-minütiger Reanimation
  - Bei vermutetem primär respiratorischen Versagen:
  - Kinder [Alter <8 Jahre]
  - Erwachsene in 4 Ausnahmefällen:
    1) Beinahe-Ertrinken
    2) Trauma
    3) Hypothermie
    4) Intoxikation

Kardiopulmonale Reanimation (CPR)

Relation Herzdruckmassage (HDM) zur Beatmung

Erwachsene   15:2
Kinder   5:1
Säuglinge   5:1
Neugeborene   3:1 bei pulmonaler Unreife

Eindrücktiefe der Thoraxkompressionen

Erwachsene   3–5 cm
Kinder   1/3 des Thoraxdurchmessers
Säuglinge/Neugeborene   1/3 des Thoraxdurchmessers

Frequenz der Herzdruckmassage

Erwachsene   100 Kompressionen/min mit interponierter Beatmung
Kinder   100 Kompressionen/min sind mindestens *effektiv* zu erreichen
Säuglinge   120 Aktionen/min,
Neu- und   davon 90 Thoraxkompressionen und
Frühgeborene   30 Beatmungen (bei Neugeborenen
bei pulmonaler   überwiegen aufgrund der pulmonalen Unreife primär respiratorische Störungen; eine suffiziente Oxygenierung ist daher vorrangig)
Unreife

Nach einer endotrachealen Intubation erfolgt die Herzdruckmassage kontinuierlich, d. h. ohne Unterbrechungen; die Beatmung wird fortgeführt!

Anmerkung: In der veröffentlichten deutschen Version der Reanimationsrichtlinien des European Resuscitation Councils aus dem Jahr 2000 (Dick 2002) wird für Erwachsene, Kinder und Säuglinge gleichermaßen eine Frequenz der Herzdruckmassage von 100/min empfohlen, d. h. die effektiv resultierende Frequenz liegt aufgrund der interponierten Beatmungen unter 100/min. In den International Guidlines aus dem Jahr 2000 wird für Säuglinge eine Frequenz der Herzdruckmassagen von »mindestens« 100 pro Minute vorgegeben.

Literatur

Dick WF (2002) Leitlinien des European Resuscitation Council 2000 für lebensrettende Sofortmaßnahmen bei Kindern. Anaesthesist 51: 400–405

International Guidelines (2000) for CPR (Cardiopulmonary Resuscitation) and ECC (Emergency Cardiac Care) – A Consensus on Science. Resuscitation 46: 1–448

D-1.1 Basismaßnahmen der kardiopulmonalen Reanimation Erwachsener

- Kreislaufstillstand erkennen
  Definition Kreislaufstillstand:
  - Indirekte Zeichen einer fehlenden Zirkulation
    Fehlende Atmung
    Fehlender Husten
    Fehlende Motorik
    (Fehlendes Bewusstsein)
- Kein Karotistastversuch durch Laien (möglicher Zeitverlust!)
- Hilferuf
- Beginn der Basismaßnahmen der CPR (BLS; s. oben:»Basismaßnahmen der CPR«)
- Kein obligatorisches Freimachen der Atemwege durch Laien mehr (möglicher Zeitverlust!)
- Initial 2 Beatmungshübe
  - Beatmungsvolumen (Raumluft) 700–1000 ml
  - Beatmungsvolumen (O_2 100%) 400–600 ml
- Beatmung (Mund-zu-Mund, Mund-zu-Nase) – Thoraxkompression 2:15
- Thoraxkompressionspunkt: unteres Sternumdrittel
- Thoraxkompressionen: 100/min
- Überprüfung der Herz-Kreislauf-Funktion nach 4 Reanimationszyklen (maximal 10 s Unterbrechung)
  - Keine Atmung oder Puls: Fortführung BLS
  - Atmung nein, Puls tastbar: supportive Beatmung (10–12/min), Überwachung Puls
  - Atmung ja, Puls ja: stabile Seitenlage, Sicherung der Atemwege, Überwachung von Puls und Atmung
- Automatischer externer Defibrillator (EKG-Diagnose): Defibrillation; auch durch geschultes Laienpersonal möglich

D-1.2 Erweiterte Herz-Lungen-Wiederbelebung Erwachsener (ACLS)

- Freimachen der Atemwege, Sauerstoffgabe über Gesichtsmaske
- Frühzeitige endotracheale Intubation (»golden standard« der Atemwegssicherung!) und Beatmung
- Überprüfung der korrekten Lage!
- Vorteile der frühzeitigen endotrachealen Intubation
  - Sicherer Atemweg
  - Hohe inspiratorische Sauerstofffraktion
  - Aspirationsschutz
  - Applikationsweg für Medikamente
  - Hände frei!
- Frühzeitige endotracheale Intubation nicht möglich
  - Verbesserung der Sauerstoffzufuhr (kein sicherer Atemweg, da kein Aspirationsschutz)
  - Larynxmaske
  - Combitube
  - Nasopharyngealtubus (Wendel)
  - Oropharyngealtubus (Guedel)
- Sicherung der Zirkulation: Beatmung und Thoraxkompression (100/min)
- Intravenöser Zugang
  - Katecholamine (Adrenalin vs. Vasopressin)
  - Gegebenenfalls Antiarrhythmika (Amiodaron, Sotalol)
- Frühestmöglich EKG-Diagnose (Defibrillator) und Defibrillation
- Indikationen zur Defibrillation
  - Kammerflimmern
  - Pulslose ventrikuläre Tachykardie
- Stromstärke der Defibrillationen:
  - 200 J, 200 J, 360 J monophasisch
  - 150 J biphasisch; äquivalent zu 200 J monophasisch (Angaben des Geräteherstellers beachten)
- Zeitpunkt der Defibrillation: Exspiration (niedrigerer Thoraxwiderstand!)
- Wenn die primäre Defibrillationsserie keinen Erfolg hatte, dann Fortführung der CPR. Bei Kammerflimmern/VT 1-mal/min in 3-er Serien defibrillieren; alle 3 min Adrenalin
- Wenn Kammerflimmern persistiert – an *Amiodaron* (5 mg/kg, z. B. 300 mg Bolus i.v.) denken!
- Einsatz von Hilfsmitteln zur Thoraxkompression erwägen
  - Interponierte abdominale Kompression: abdominale Kompression bei Thoraxdekompression
  - Westen-CPR: Oberkörperweste zur intrathorakalen Druckerhöhung
  - ACD-CPR: Thoraxkompression mit Abflusssaugglocke
  - »Inspiratory threshold valve« (ITV): Beatmungsventil verstärkt Abfall des intrathorakalen Drucks

Erläuterungen zu den Basis- und erweiterten Maßnahmen der kardiopulmonalen Reanimation (BLS und ACLS)

Statement der Consensus Konferenz der American Heart Association (AHA) und des European Resuscitation Council (ERC) vom Februar 2000 zum ersten Mal unter den Kriterien der »evidence based medicine« (EBM) (s. oben).

»Kein Pulscheck durch Laien« soll eine unnötige Zeitverzögerung bei der Einleitung kardiopulmonaler Reanimationsmaßnahmen verhindern helfen. Häufigste Ursache des Kreislaufstillstands ist das Kammerflimmern, welches mit einer frühzeitigen Defibrillation erfolgreich behandelt werden kann, sodass an diesem Punkt jede Zeitverzögerung, z. B. durch die frustrane Suche nach einem Karotispuls, vermieden werden soll.

Die Reduktion des Beatmungsvolumens bei Maskenbeatmung von 10 ml/kgKG (700–1000 ml/Atemhub) auf 6–7 ml/kgKG (ca. 500 ml/Atemhub) resultiert aus der schnellen Mageninflation bewusstloser Patienten (Absinken des Ösophagusverschlussdrucks), die zu einer weiteren Reduktion der alveolären Ventilation bei Überblähung des Magens führen kann. Die Mund-zu-Mund Beatmung bewusstloser Patienten soll weiterhin mit einem Atemzugvolumen von 10 ml/kgKG vorgenommen werden.

Die endotracheale Intubation ist der »golden standard« der Atemwegssicherung. Eine unbemerkte ösophageale Intubation bedeutete dagegen eine iatrogene Komplikation mit möglicherweise fatalem Ausgang. Daher wird eine sofortige Überprüfung der korrekten Tubuslage durch Maßnahmen wie bilaterale und gastrale Auskultation, Messung der exspiratorischen CO_2-Konzentration, Kapnometrie oder der Ösophagusdetektor empfohlen.

Der koronare Perfusionsdruck als entscheidender Prädiktor für den Erfolg der kardiopulmonalen Reanimation ist abhängig von der Rate der Thoraxkompressionen und fällt entscheidend ab, wenn die Thoraxkompression unterbrochen wird. Um eine möglichst hohe Anzahl von Thoraxkompressionen zu gewährleisten, wird in den neuen Richtlinien eine Thoraxkompressionsrate von 100/min empfohlen.

Zur Optimierung der Thoraxkompressionen können auch folgende Maßnahmen eingesetzt werden:
- Interponierte abdominale Kompression
- Westen-CPR
- Anwendung einer Abflusssaugglocke (ACD-CPR) sowie
- »Inspiratory threshold valve« (ITV)

Da alle diese Maßnahmen in den vorliegenden Untersuchungen keine konsistenten und auch keine positiven Langzeitergebnisse erzielen konnten, stellen sie eine Empfehlung der Klasse 2 B (»Alternative Intervention mit gut bewiesenem Vorteil«) dar.

Aufgrund der hohen Rate von Kammerflimmern als Ursache des Kreislaufstillstands und der Effektivität der Defibrillation hinsichtlich der Krankenhausentlassungsrate ist eine frühzeitige Defibrillation, auch durch geschultes Laienpersonal, anzustreben.

> Die Überlebenschance von Kammerflimmern sinkt um 10% pro Minute therapiefreien Intervalls.

Hier haben sich biphasische Defibrillationen mit einer Energie < 200 J den herkömmlichen monophasischen Defibrillationen mit 200–360 J als zumindest ebenbürtig oder überlegen erwiesen.

Aufgrund des niedrigeren Gesamtwiderstandes und des damit korrelierenden Stromflusses am Herzen sollte die Defibrillation prinzipiell während der Exspiration vorgenommen werden.

Die Gabe von Vasopressin als Alternative zu Adrenalin kann bei der jetzigen Studienlage nicht definitiv empfohlen werden. Eine höher dosierte Gabe von Adrenalin wird nicht empfohlen, da es Hinweise auf ein schlechteres neurologisches Outcome der Patienten gibt.

Lebensbedrohliche Herzrhythmusstörungen sind die häufigste Ursache des plötzlichen Herztodes und stellen eine potenziell lebensbedrohliche Komplikation des akuten Myokardinfarktes oder der instabilen Angina pectoris (»akutes Koronarsyndrom«) dar. Daher sind alle Maßnahmen zum kontinuierlichen Monitoring des Herzrhythmus am Unfallort wichtig. Die Ableitung eines 12-Kanal-EKG ermöglicht zusätzlich die frühzeitige Diagnose eines akuten Myokardinfarktes, der aufgrund mortalitätssenkender Ergebnisse bereits prähospital lysiert werden sollte, wenn ein Notarzt am Einsatzort ist oder die Transportzeit >60 min beträgt (Empfehlungsklasse 2 A »Intervention der Wahl bei sehr gut bewiesenem Vorteil«).

Hinsichtlich des Einsatzes von Antiarrhythmika zur Behandlung des therapierefraktären Kammerflimmerns und der pulslosen Kammertachykardie haben sich in klinischen Studien bislang keine gut dokumentierten Vorteile von Antiarrhythmika nachweisen lassen, sodass Antiarrhythmika (z. B. Amiodaron) in diesem Algorithmus nicht ausdrücklich empfohlen werden, sondern der Einsatz lediglich erwogen werden kann. Untersuchungen, die nach Publikation der Leitlinien erschienen sind, bestätigen eine signifikant höhere Rate von Krankenhausaufnahmen nach Amiodarontherapie bei therapierefraktärem präklinischem Kammerflimmern (Dorian et al. 2002).

Eine Aussage über eine Prognoseverbesserung der reanimierten Patienten durch die Therapie mit Amiodaron vs. Lidocain ist zu diesem Zeitpunkt noch nicht möglich.

Bei Tachykardien mit breitem QRS-Komplex und stabilem Kreislauf wird der Einsatz von Amiodaron und Procainamid (nicht auf dem deutschen Markt) empfohlen (Klasse 2 B).

Bei Patienten mit monomorpher und polymorpher ventrikulärer Tachykardie wird Amiodaron und Sotalol empfohlen (Klasse 2 A; ◘ Abb. D-1).

Während der kardiopulmonalen Reanimation

- Intubiere, kontrolliere anschließend die Lage des Tubus!
- Lege einen Zugang (i.v./i.o.), kontrolliere anschließend die Lage des Zugangs!
- Kontrolliere die Defibrillatorelektroden!
- Erwäge Antiarrhythmika, Puffer, Volumengabe, Pacing und Dosissteigerung des Adrenalins!
- Suche nach behandelbaren Ursachen (◘ Abb. D-2 bis ◘ Abb. D-5):

Die 4 H

- Hypoxie
- Hypovolämie
- Hyper-/Hypokaliämie und andere metabolische Störungen
- Hypothermie

Die 4 Hits

- Herzbeuteltamponade
- Intoxikation
- Thrombembolie
- Spannungspneumothorax

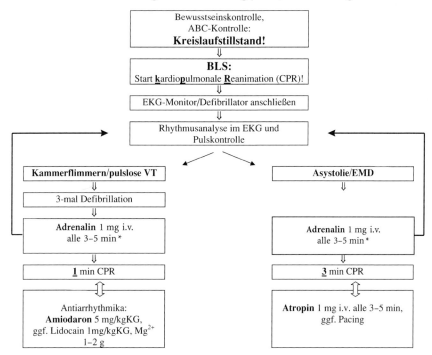

◘ Abb. D-1. Kreislaufstillstand bei Erwachsenen
* Nach den Richtlinien der Bundesärztekammer ist Vasopressin aufgrund der bisher nicht ausreichenden Studienlage nicht berücksichtigt (Reanimation – Empfehlungen für die Wiederbelebung 3. Auflage Deutscher Ärzteverlag, 2004)

D-1.2 · Erweiterte Herz-Lungen-Wiederbelebung Erwachsener (ACLS)

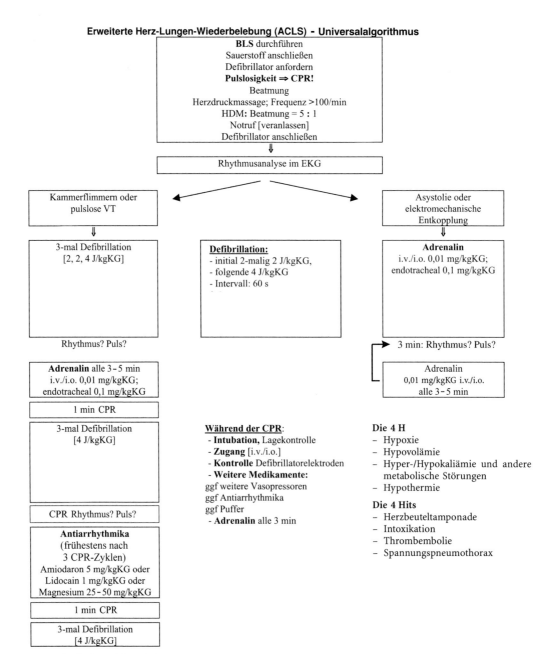

◘ Abb. D-2. Kreislaufstillstand bei Kindern

D-1 · Reanimationsalgorithmen

Erwachsene

| Primärer ABCD-Algorithmus |
| Basis-CPR und Defibrillation |
• Bewusstsein prüfen
• Alarmierung; Aktivierung des Rettungssystems
• Defibrillator anfordern
A   Atemwege freimachen
B   Beatmung mit 2 initialen Beatmungen
C   Zirkulation (»circulation«): Herzdruckmassage beginnen
D   **Defibrillation mit 200/200/360 J** bei Erwachsenen mit Kammerflimmern oder pulsloser VT [monophasisch]

⇓

Rhythmus? Puls? [nach 3 Schocks]

⇓

Persistierendes Kammerflimmern/Pulslose VT ?

⇓

Sekundärer ABCD-Algorithmus
ACLS
• Atemwege sichern, Intubation
• Beatmung: Überprüfen der korrekten Tubuslage
• Beatmung: Tubus sicher fixieren, Beatmung
• Beatmung: Ventilation und Oxygenation effektiv?
• Zirkulation: i.v.-Zugang legen bei Fortführung der HDM
• Zirkulation: Rhythmus mittels Monitor identifizieren
• Zirkulation: Medikamentenapplikation entsprechend der vorliegenden Rhythmusstörung
• Differenzialdiagnose: behandelbare Ursache ?

⇓

Adrenalin 1 mg i.v. [3 mg endotracheal] alle 3–5 min

⇓

1 min CPR

⇓

Defibrillation 360/360/360 J [monophasisch]

⇓

1 min CPR

⇓

Rhythmus? Puls? [nach 3 Schocks]

⇓

1 min CPR

⇓

Antiarrhythmika
ggf. **Amiodaron** [Cordarex] 3–5 mg/kgKG
ggf. Magnesium 1–2 g, ggf. Lidocain, ggf. Procainamid

⇓

1 min CPR

⇓

Defibrillation 360/360/360 J [monophasisch]

■ **Abb. D-3. Kammerflimmern/pulslose ventrikuläre Tachykardie (VT)**

Erwachsene

| Primärer ABCD-Algorithmus |
| Basis-CPR und Defibrillation |
- Bewusstsein prüfen
- Alarmierung; Aktivierung des Rettungssystems
- Defibrillator anfordern
- A   Atemwege freimachen
- B   Beatmung mit 2 initialen Beatmungen
- C   Zirkulation (»circulation«): Herzdruckmassage beginnen
-     »confirm«: Asystolie bestätigen
- D   Defibrillation bei Kammerflimmern/pulsloser VT [3-mal]

Sekundärer ABCD-Algorithmus
ACLS
- Atemwege sichern, Intubation
- Beatmung: Überprüfen der korrekten Tubuslage
- Beatmung: Tubus sicher fixieren, Beatmung
- Beatmung: Ventilation und Oxygenation effektiv?
- Zirkulation (»circulation«); »confirm«: Asystolie bestätigen
- Zirkulation: i.v.-Zugang legen bei Fortführung der HDM
- Zirkulation: Rhythmus mittels Monitor identifizieren
- Zirkulation: Medikamentenapplikation entsprechend der vorliegenden Rhythmusstörung
- Differenzialdiagnose: behandelbare Ursache?

Externer Schrittmacher; transkutan
bei Indikation sofort anlegen!

Adrenalin 1 mg i.v. [3 mg endotracheal] alle 3–5 min

ggf. **Atropin** initial einmalig 3 mg i.v.

Persistierende Asystolie:
Qualität der Reanimation ausreichend?

■ **Abb. D-4. Asystolie**

Nach der kardiopulmonalen Reanimation

Bewusstlose Patienten mit Spontankreislauf nach kardiopulmonaler Reanimation sollten für 24 h auf 32–34 °C gekühlt werden, wenn der initiale Rhythmus Kammerflimmern war. Kühlung ist evtl. auch bei anderen initialen Herzrhythmen oder nach Herz-Kreislauf-Stillstand im Krankenhaus nützlich.

Literatur

Dorian P, Cass D, Schwartz B, Cooper R, Gelaznikas R, Barr A (2002) Amiodarone as compared with lidocaine for shock-resistant ventricular fibrillation. N Engl J Med 21, 346 (12): 884–890

International Guidelines (2000) for CPR (Cardiopulmonary Resuscitation) and ECC (Emergency Cardiac Care) – A Consensus on Science. Resuscitation 46: 1–448

Wenzel V, Voelckel WG, Krismer AC et al. (2001) The new international guidelines for cardiopulmonary resuscitation: an analysis and comments on the most important changes. Anaesthesist 50 (5): 342–357

Wenzel V, Krismer AC, Voelckel WG et al. (2002) Der Einsatz von Arginin-Vasopressin bei der kardiopulmonalen Reanimation. Anästhesist 51: 191–202

Ndau JP, Morley RT, Vanden Hoek TL, Hickey RW, ALS Task Force (2003) Therapeutic hypothermia after cardiac arrest. An advisory statement by the Advanced Cite Support Task Force of the International Liaison Committee on Resuscitation. Resuscitation 57:231–235

Reanimation – Empfehlungen für die Wiederbelebung, 3. Auflage. Dt. Ärzte Verlag, 2004

Erwachsene

Bei elektrischer Monitoraktivität kein Puls tastbar

Primärer ABCD-Algorithmus
Basis-CPR und Defibrillation
- Bewusstsein prüfen
- Alarmierung; Aktivierung des Rettungssystems
- Defibrillator anfordern
- A Atemwege freimachen
- B Beatmung mit 2 initialen Beatmungen
- C Zirkulation (»circulation«): Herzdruckmassage beginnen
- D Defibrillation bei Kammerflimmern/pulsloser VT [3-mal]

Sekundärer ABCD-Algorithmus
ACLS
- Atemwege sichern, Intubation
- Beatmung: Überprüfen der korrekten Tubuslage
- Beatmung: Tubus sicher fixieren, Beatmung
- Beatmung: Ventilation und Oxygenation effektiv?
- Zirkulation (»circulation«): i.v.-Zugang legen bei Fortführung der HDM
- Zirkulation (»circulation«): Rhythmus mittels Monitor identifizieren
- Zirkulation (»circulation«): Medikamentenapplikation entsprechend der vorliegenden Rhythmusstörung
- Zirkulation (»circulation«): erneute Pulskontrolle; »okkulter Puls«?
- Differenzialdiagnose: behandelbare Ursache ?

Ursachensuche

Die 4 H
- Hypoxie
- Hypovolämie
- Hyper-/Hypokaliämie und andere metabolische Störungen
- Hypothermie

Die 4 Hits
- Herzbeuteltamponade
- Intoxikation
- Thrombembolie
- Spannungspneumothorax

3 min CPR

Adrenalin 1 mg i.v. [3 mg endotracheal] alle 3–5 min

3 min CPR

ggf. **Atropin** initial einmalig 3 mg i.v.

Abb. D-5. Atemwege sichern, Intubation

Kardiovaskuläre Notfälle

D-2.1 Empfehlungen zur Behandlung des akuten Koronarsyndroms (ACS) 606

D-2.2 Empfehlung für instabile Angina pectoris und den Non-Q-wave-Infarkt 607

D-2.3 Therapie des kardiogenen Schocks 607

D-2.4 Herzrhythmusstörungen 608

D-2.5 Hypertensiver Notfall 609

D-2.6 Arterieller Gefäßverschluss 610

D-2.1 Empfehlungen zur Behandlung des Akuten Koronarsyndroms

C. von Heymann

Akutes Koronarsyndrom (ACS)

Definition ACS

Instabile Angina pectoris, nichttransmuraler und transmuraler Myokardinfarkt.

Ursachen

- Rupturierte arteriosklerotische Plaque mit konsekutivem partiellen oder totalem thrombotischen Verschluss einer Koronararterie mit der Folge eines reduzierten oder unterbrochenen Blutflusses in den zugehörigen Stromgebieten und nachfolgenden Myokardzellnekrosen

Diagnose

Klinische Beschwerdesymptomatik

- Schmerz mit typischer Lokalisation und Ausstrahlung als Leitsymptom
- Luftnot
- Blässe
- Übelkeit, Erbrechen
- Hypotonie (Schocksymptom?)

EKG

- ST-Streckenhebung
- ST-Streckensenkung
- **CAVE:** Linksschenkelblock!

Troponinschnelltest

Ziel der Akuttherapie

- Reduktion und Begrenzung des Infarktareals
- Prävention schwerwiegender kardialer Komplikationen
- Frühzeitige Rhythmisierung bei Auftreten von tachykarden Rhythmusstörungen (Defibrillation)
- Kreislaufstabilisierung
- Schmerzbekämpfung

Therapie des akuten Koronarsyndroms

- Sauerstoff (Nasensonde, Maske)
- Aufsetzen des Patienten
- Lösen beengender Kleidung

> Die Therapie mit Vasodilatanzien und β-Blockern orientiert sich an hämodynamischen Parametern (Blutdruck syst >90 mmHg, Herzfrequenz >60/min)!

Vasodilatanzien

- Nitroglycerin sublingual (3 Hübe = 1,2 mg)
  Auch wenn Nitroglycerin ein häufig benutztes Vasodilatous in der Behandlung des akuten Koronarsyndroms darstellt, besteht keine Evidenz für eine Routinetherapie (Klasse II b, Empfehlungsgrad A)
- Nitroglycerin 0,1–2,0 µg/kgKG/min i.v.
- Nitroprussid-Natrium 0,05–2,0 µg/kgKG/min i.v. unter engmaschiger Blutdruckkontrolle

β-Blockade

- z. B. 3–15 mg Metoprolol i.v.
  Wenn keine Kontraindikationen vorliegen, ist die Gabe eines β-Blockers aufgrund einer nachgewiesenen Mortalitätsreduktion (4,3 vs. 3,7% bis Tag 7) (Klasse II b, Empfehlungsgrad A) von höchster Priorität!

Katecholamine bei hämodynamischer Instabilität (Blutdruck systolisch <90 mmHg, Herzfrequenz <60/min)

- Dobutamin: 5–15 µg/kgKG/min
- Adrenalin: 0,05–0,2 µg/kgKG/min

Analgetika

- z. B. Morphin 2–10 mg i.v. (fraktioniert und titrierend, niemals i.m.-Injektionen)

Antikoagulation

- ASS 250–500 mg i.v. (Bolus)
- Heparin 5000 IE i.v. (Bolus)
- Alternativ: »low molecular weight heparine« (LMWH), z. B. Dalteparin oder Enoxaparin s.c.
- LMWH haben sich bislang nur in der Therapie des akuten Koronarsyndroms und dem Non-Q-wave-Infarkt dem unfraktionierten Heparin (UFH) überlegen gezeigt.

> Die Erstversorgung eines akuten Myokardinfarkts (ST-Hebungen >1 mm in den BW-Ableitungen, infarkttypischer Anamnese und Symptomatik) sollte durch eine Akut-PCI (PTCA) erfolgen, v. a. dann, wenn der Patient im kardiogenen Schock ist. Wenn mehr als 90 min vom Beginn der Therapie bis zur Akut-PCI verstreichen werden, dann ist nach den europäischen Empfehlungen die prähospitale Fibrinolyse empfohlen, z.B. Reteplase: 2 Bolusinjektionen im Abstand von 30 min (10+10 U; s. auch B-4.2 »Myokardinfarkt«/Intensivmedizin).

Literatur

Huber K, Niessner N (2001) Low molecular weight heparins in acute coronary syndromes. Herz 26 (Suppl 1): 53–60
International Guidelines (2000) for CPR (Cardiopulmonary Resuscitation) and ECC (Emergency Cardiac Care) – A Consensus on Science. Resuscitation 46: 1–448
Tillmann H (2001) Nichtinvasive Akuttherapie des Herzinfarktes. Anästhesist 2001: 290–604
Van de Werf F et al. (2003) Management of acute myocardial infarction in patients with ST-segment elevation. Eur Heart 24: 28–66
Yusuf S et al. (1993) Primary and secondary prevention of myocardial infarction and stokes: an update of randomly allocated controlled trials. J Hypertens 11 (Suppl 4): 561–573

D-2.2 Empfehlungen für die instabile Angina pectoris und den Non-Q-wave-Infarkt

C. von Heymann

- Supportive Gabe eines *GP-IIb-/IIIa-Rezeptorblockers* (Abciximab, Tirofiban, Eptifibatid) zusätzlich zu Heparin und ASS empfohlen
- *Transport in geeignete* Klinik (24-h-Herzkatheterbereitschaft)
- Patienten mit Zeichen des *kardiogenen Schocks* (Herzfrequenz > 100/min, Blutdruck systolisch < 90 mmHg, Lungenödem)
  - Akut-PCI (»percutaneous coronary intervention«)
    oder
  - CABG (»coronary artery bypass graft«; Empfehlung der Klasse I)

Literatur

Tillmans H (2001) Nicht-invasive Akuttherapie des Herzinfarktes. Anästhesist 50: 590–604

D-2.3 Therapie des kardiogenen Schocks

C. von Heymann

Ursachen

- Infarktareal > 40% der linksventrikulären Muskelmasse
- Dekompensierte Herzinsuffizienz
- Herzrhythmusstörungen
- Vitien
- Kardiomyopathien
- Myokarditis
- Herzbeuteltamponade
- Extrakardial: Lungenembolie, Spannungspneumothorax

Inzidenz

Rund 7,1% aller Infarkte (Mortalität: 50–80%).

Symptomatik

- Hämodynamische Instabilität (Blutdruck systolisch < 90 mmHg, Herzfrequenz > 100/min)
- Lungenödem, obere Einflussstauung
- Schlechte periphere Mikrozirkulation (Zentralisation)

Therapie

- Reduktion von »pre-« und »afterload«
  - Nitroglycerin 0,1–2,0 µg/kgKG/min. i.v. (wenn hämodynamisch toleriert, Blutdruck >90 mmHg)
- Hämodynamische Instabilität
  - Dobutamin 5–15 µg/kgKG/min i.v.
  - Adrenalin 0,01–0,2 µg/kgKG/min i.v. (Blutdruck systolisch < 70 mmHg)
  - Akut-PCI; ggf. Anlage einer IABP (intraaortalen Ballonpumpe) und Akut-CABG (nur im Krankenhaus möglich)
- Reanimation nach den entsprechenden Algorithmen

Literatur

Figulla HR, Richartz BM (2001) Kardiogener Schock. Intensivmedizin und Notfallmedizin 38: 251–256
Figulla HR (2000) Perkutan implantierbare mechanische Kreislaufassistsysteme. In: Hess OM, Simon RWR (Hrsg) Herzkatheter. Einsatz in Diagnostik und Therapie. Springer, Berlin Heidelberg New York, S. 540–549
Goldberg RJ, Samad NA, Yorzebshi J et al. (1999) Temporal trials in cardiogenic shock complicating acute myocardial infarction. NEJM 340: 1162–1168

D-2.4 Herzrhythmusstörungen

C. von Heymann

Insbesondere für Herzrhythmusstörungen gilt, dass die Symptomatik des Patienten für die Entscheidung zu einer therapeutischen Intervention maßgebend ist.

Bradykarde Herzrhythmusstörungen

- Herzfrequenz < 60/min oder relative Bradykardie
- Neu aufgetretene bradykarde Rhythmusstörungen sind häufig ein Symptom einer frischen kardialen Ischämie (v. a. im Hinterwand- und Septumbereich) oder seltener auch einer (fulminanten) Lungenembolie

Maßnahmen

Primärer ABCD-Algorithmus

- Bewusstseinslage testen
- Atemwege, Atmung, Puls
- Externen perkutanen Stimulator anlegen
- i.v.-Stimulationselektrode vorbereiten
- Defibrillator bereithalten

Sekundärer ABCD-Algorithmus

- Sauerstoff, invasives Atemwegsmanagement indiziert?
- i.v.-Zugang legen
- Monitor anschließen
- Volumengabe erwägen
- Pulsoxymetrie anlegen
- Kontinuierliche Blutdruckkontrolle durchführen
- 12-Kanal-EKG schreiben und auswerten
- Nach Klinikaufnahme: Thoraxaufnahme anfertigen
- Symptomorientierte Anamneseerhebung und
- Symptomorientierte körperliche Untersuchung
- Ursachenforschung und Differenzialdiagnose

Symptomatische Bradykardie

Stufenschema

- Atropin 0,5–1 mg i.v. (**CAVE:** AV-Block II. Grades Typ II)
- Orciprenalin 0,5 mg langsam i.v.
- Dobutaminperfusor mit 3–15 µg/kgKG/min oder Adrenalinperfusor mit 0,05–0,2 µg/kgKG/min
- Transkutanen Schrittmacher anlegen

AV-Block II. Grades Typ II (Mobitz): meist 2:1- oder 3:1-Block, AV-Block III. Grades und AV-Dissoziation

- Potenzielle Gefahr der Asystolie, daher:
  - Transkutane Stimulationselektroden müssen angelegt und ein
  - Transvenöser Schrittmacher muss verfügbar sein!

Tachykarde Herzrhythmusstörungen

Puls tastbar; Herzfrequenz > 100/min.

Patientenevaluierung

- Ist der Patient instabil oder stabil?
- Bestehen schwerwiegende Symptome?
- Resultieren die Symptome aus der Tachykardie?

Instabiler und symptomatischer Patient

- Herzfrequenz > 150/min
- Kardioversion meistens erforderlich
- Kurznarkose
- Synchronisationstaste drücken
- Stromstärken z. B. 200/200/360 J monophasisch
- Gegebenenfalls additive Medikation (z. B. Amiodaron)

Stabiler asymptomatischer Patient

- Herzfrequenz < 150/min
- Rhythmuskontrolle, medikamentöse Frequenzsenkung
- Kardioversion stabiler Patienten erst in der Klinik

Supraventrikuläre Tachykardie

- Schmale Kammerkomplexe
- QRS < 0,12 s

Abstand der QRS-Komplexe unregelmäßig

Vorhofflimmern/Vorhofflattern

- β-Blocker, z. B. Metoprolol
- Ca-Kanalblocker, z. B. Verapamil oder Diltiazem
- Gegebenenfalls Digitalisaufsättigung
- Gegebenenfalls Amiodaron (maximal 5 mg/kgKG i.v.)

 CAVE
β-Blocker und Ca-Kanalblocker *nicht* kombinieren!

Abstand der QRS-Komplexe regelmäßig

Paroxysmale supraventrikuläre Tachykardie

- Vagusstimulation
- Adenosin 6 mg, dann 12 mg i.v. als Bolus
- β-Blocker, z.B. Metoprolol
- Ca-Kanalblocker, z.B. Diltiazem
- WPW-Syndrom: Ajmalin

CAVE
β-Blocker und Ca-Kanalblocker *nicht* kombinieren!

Ventrikuläre Tachykardie

- Breite Kammerkomplexe
- QRS > 0,12 s

Frequenzsenkung

- Bei normaler Ejektionsfraktion:
  - z.B. Sotalol oder Procainamid (in Deutschland nicht zugelassen)
  - Weitere Medikamente möglich
- Bei eingeschränkter Ejektionsfraktion:
  - Amiodaron oder Lidocain

Bei polymorpher VT mit verlängertem QT-Intervall immer an »torsades de pointes« denken!

- Zusätzlich mögliche Maßnahmen hier
  - Magnesium 1–4 g langsam i.v.
  - Gegebenenfalls »overdrive-pacing«

Anmerkung: Bei tachykarden Rhythmusstörungen besteht insbesondere nach mehr als 48 h Dauer ein hohes Risiko zur Bildung intrakavitärer Thromben, die bei Rhythmisierungsversuchen (Kardioversion) zu thromboembolischen Komplikationen führen können. Die Kardioversion erfolgt daher erst nach transösophageal-echokardiographischem Ausschluss von Vorhofthromben und nach einer effektiven Antikoagulation (PTT 60–70 s unter systemischer Heparin-Therapie), die über 4 Wochen fortzuführen ist!

D-2.5 Hypertensiver Notfall

K. Arden

Definition

Hypertensiv bedingte, lebensbedrohliche Beeinträchtigung von Organfunktionen:
- Enzephalopathie mit Sehstörungen, Bewusstseinsstörungen etc.
- Myokardinfarkt
- Instabile Angina pectoris
- Lungenödem
- Dissezierendes Aortenaneurysma
- Eklampsie bei Schwangeren

Klinik

Unruhe, Kaltschweiß, Kopfschmerz, Lungenödem, Atemnot, Angina pectoris

Komplikationen

Herzinfarkt (EKG!), akute kardiale Dekompensation, Hirnblutung

Differenzialdiagnose

EPH-Gestose, reflektorischer Blutdruckanstieg nach Hirninfarkt

Therapieziel

Blutdrucksenkung um ca. 25% in min und auf Normwerte innerhalb eines Tages

Maßnahmen

Sauerstoffgabe, Oberkörperhochlagerung, Kliniktransport unter Überwachung!

1. Wahl

- 5 mg Nitrendipin (Bayotensin) s.l. als Phiole (wirkt nach ca. 5 min)
- 0,4–1,2 mg Glyceroltrinitrat als Spray (wirkt nach ca. 1–2 min) insbesondere bei Lungenödem, APS oder Linksherzinsuffizienz
- 20–80 mg Furosemid (Lasix) i.v. sind beim hypertensiven Lungenödem indiziert
- 10 mg Urapidil (Ebrantil) i.v.

2. Wahl

- Clonidin (Catapressan) 0,05–0,075 mg i.v. (Nebenwirkungen: Bradykardie, Sedierung)
- Nipruss 10% mit 0,05–2 μg/kgKG/min (**CAVE:** Blutdruckabfall, Lichtempfindlichkeit!)
- Dihydralazin (Nepresol) 25 mg i.v. in der Spätschwangerschaft (teratogen!)
- Gegebenenfalls Anxiolyse mit niedrig potenten Neuroleptika (Atosil 25 mg)

Obsolet

- Nifedipin (Adalat) wird wegen ausgeprägter Reflextachykardien nicht empfohlen!

D-2.6 Arterieller Gefäßverschluss

K. Arden

Klinik (6-mal »P«)

- »Pain« (Schmerz)
- »Paleness« (Blässe)
- »Perishing with cold« (Absterben)
- »Paralysis« (Lähmungen)
- »Paraesthesia« (Sensibilitätsstörungen)
- »Pulselessness« (Pulslosigkeit)

Maßnahmen

- Tieflagerung der Extremität
- Keine Wärmezufuhr (Erhöhung des »metabolic demand«)
- Heparin 5000 I.E. i.v.
- Analgesie mit Opioiden (Morphin 5–10 mg i.v.)
- Polsterung (Minderperfusion erhöht die Gefahr von Druckläsionen)

Respiratorische Notfälle

D-3.1   Atemnot/Ateminsuffizienz   612

D-3.2   Hyperventilationssyndrom   614

D-3.3   Lungenödem   614

D-3.4   Lungenembolie   615

D-3.1 Atemnot/Ateminsuffizienz

T. Schröder, K. Arden

Allgemein

- Atemnot als Kardinalsymptom kann sowohl mit pulmonalen als auch kardialen Erkrankungen einhergehen. Da hier eine Vitalfunktion gestört ist, muss unverzüglich gehandelt werden
- Luftnot geht immer mit Angst bis hin zur Panik einher. Dies schließt zunächst eine Anamneseerhebung aus, und eine symptomatische Therapie muss sofort eingeleitet werden (unabhängig von der zugrunde liegenden Erkrankung)

Objektive Symptome

- Tachypnoe, Dyspnoe, Orthopnoe
- Eine vermehrte Atemarbeit ist zu erkennen an: Zuhilfenahme der Atemhilfsmuskulatur: Der Patient sitzt oder steht mit aufgestützten Armen
- Die Atmung erfolgt über den geöffneten Mund
- Es kann zu Einziehungen der Interkostalräume in der Inspiration kommen
- Zyanose, wenn mehr als 5 g/dl desoxygeniertes Hb vorliegt
- Bei Kindern ist »Nasenflügeln« hinweisend auf eine vermehrte Atemarbeit
- Panik kann Hinweis auf eine zerebrale Hypoxie sein! Schnelles Handeln ist dann nötig!
- Die Pulsoxymetrie ist ein geeignetes Mittel zur Objektivierung einer Atemnot und dient darüber hinaus dem Monitoring bei Diagnostik und Therapie einer Atemnot (sofern es nicht zu einem Schockzustand mit Zentralisation gekommen ist)

Symptomatische Therapie

- Aufrechte Lagerung
- Sauerstoff über eine Nasensonde oder Maske
- Intubation und Beatmung, wenn wegen fehlender Arbeitsdiagnose keine andere Therapie erfolgversprechend scheint
- Bei erschwerter Atmung kann bis zu 80% des Sauerstoffbedarfs allein für die Atemarbeit notwendig sein. Hierbei kann durch Intubation und Beatmung das Missverhältnis von O_2-Angebot und O_2-Bedarf, welches zur Hypoxie führt, wesentlich gebessert werden

Medikamentöse Therapie der schweren akuten Obstruktion

> In der Akutsituation besteht kein Unterschied in der Therapie von Asthma und COPD.

Basis

- Sauerstoffgabe kontinuierlich
- β_2-Mimetika inhalativ
- Systemische Steroide

Sauerstoff

- Eine Hypoxämie besteht bei allen Patienten mit schwerer Obstruktion und führt potenziell zu zerebralen und kardialen Schädigungen
- Die O_2-Gabe (6 l/min) erfolgt kontinuierlich über Maske mit Reservoir ($F_IO_2 > 60\%$)
- Bei Patienten mit chronischer Hyperkapnie kann die O_2-Gabe den Atemantrieb erniedrigen
- β_2-Mimetika sollten mit Sauerstoff vernebelt werden, wann immer möglich

β_2-Mimetika

- 1. Wahl!
- Anwendung hochdosiert inhalativ oder bei fehlendem Ansprechen i.v.
- Gabe von 10 Hüben mit je 30–60 s Abstand (!); Wiederholung nach 15 min
- Verneblung mit O_2; Salbutamol 5 mg bzw. Terbutalin 10 mg alle 15 min
- Bei wiederholtem Einsatz bieten Dosen > 10 mg Salbutamol/h meist keinen Vorteil
- β_2-Mimetika werden bereits initial mit einem i.v.-Kortikoid kombiniert
- β_2-Mimetika haben im Vergleich zu Methylxanthinen eine größere therapeutische Breite
- Therapiebegrenzende Nebenwirkung: Tachykardie

Steroide

- Steroide i.v. werden früh eingesetzt, bis zur vollen Wirkung vergehen Stunden!
- Steroide reduzieren den β-Mimetikabedarf, senken die Mortalität und Rückfallrate
- Im Gegensatz zum Einsatz bei Allergien sind hier 50 mg Prednisolon ausreichend

Anticholinergika

- Ipratropiumbromid führt in Kombination mit β_2-Mimetika zu einer besseren und schnelleren Bronchodilatation als die alleinige Gabe von inhalativen β_2-Mimetika
- Dosis: 0,5 mg alle 4–6 h inhalativ

Magnesium

- Die einmalige Gabe ist effektiv, Dosis und Wiederholung sind nicht gut untersucht
- Empfohlene Dosis: 1–2 (–4) g über 20–40 min i.v.

Theophyllin

- Führt gegenüber der Standardtherapie zu keiner zusätzlichen Bronchodilatation
- Die Nebenwirkungen wie Arrhythmien und Erbrechen nehmen jedoch zu
- Bei additiver Wirkung in seltenen Einzelfällen stellt es keine Primärtherapie dar
- Dosis: 5 mg/kgKG i.v., bei Vorbehandlung 2,5 mg/kgKG i.v.

Sedativa

- Benzodiazepine sind als zentrale Muskelrelaxanzien kontraindiziert
- Neuroleptika wie Atosil können vorsichtig zur Sedierung verwendet werden (z. B. 12,5 mg i.v.)
- Morphin mindert das Dyspnoeempfinden und ökonomisiert damit die Atemarbeit

Ketamin

- Es liegen bei wenig Untersuchungen positive Einzelfallberichte vor
- Dosis: 0,5–2 mg/kgKG; Ketamin-S (Razemat): Dosishalbierung

Sevofluran

- Es liegen positive Einzelfallberichte über Inhalationsanästhetika vor

Adrenalin

- Die endotracheale Applikation von Adrenalin ist wegen der schleimhautabschwellenden α-Wirkung bei schwerer bronchialer Obstruktion sehr gut wirksam

1. Wahl: Kombinationstherapie aus β_2-Mimetika plus Kortikoiden

β_2-Mimetika		
Fenoterol	Berotec	2 Hübe alle 2 min via Spacer bis 10. Hub
Salbutamol	Sultanol	2 Hübe alle 2 min via Spacer bis 10. Hub
Orciprenalin	Alupent	2 Hübe alle 2 min via Spacer bis 10. Hub
Terbutalin	Bricanyl	0,25–0,5 mg s.c.
Reproterol	Bronchospasmin	Perfusor mit 0,02–0,09 mg/h i.v. ggf. 0,09 mg langsam i.v.
Salbutamol	Salbulair	Perfusor mit 1–5 mg/h ggf. 0,25–0,5 mg langsam i.v.
Adrenalin	Suprarenin	1 mg ad 100 ml zur Inhalation
Kortikoide		
Prednisolon	Decortin H	50–100–500 mg i.v. Erhöhung der Rezeptordichte der β_2-Mimetika Entzündungshemmung

Bedenkenswert		
Ketamin	Ketanest	025–0,5 mg/kgKG i.v.
	S-Ketamin	Halbe Dosis (0,125–0,25 mg/kgKG i.v.)
Inhalationsanästhetika		Sevofluran, Isofluran, Halothan
Magnesium		Einmalig 1–2 (–4) g i.v., **CAVE:** Muskelschwäche

Therapie/Ablaufplan (Vorschlag)

- Asthmastatus
  - 1. Schritt: β_2-Mimetika inhalativ oder s.c. oder i.v. plus Kortikoide i.v., Kombination mit Ipratropiumbromid inhalativ
  - 2. Schritt: β_2-Mimetika i.v.
  - 3. Schritt: Variabel; Magnesium, Ketamin, Adrenalin inhalativ, Intubation

Anfallsschwere (grobe und nicht generell anwendbare Einteilung!)

- »Schwer«
  - Atemfrequenz >25/min
  - Herzfrequenz >110/min
  - Abgebrochene Sätze
  - PEF >33–50% vom Best-/Sollwert
- Lebensbedrohlich
  - Zyanose, S_pO_2 <92%, wenig/keine Atemgeräusche auskultierbar
  - Herzfrequenz bradykard (drohendes Rechtsherzversagen), Hypotonie
  - Verwirrtheit, Erschöpfung, Vigilanzminderung
  - PEF >33–50% vom Best-/Sollwert

D-3.2 Hyperventilationssyndrom

T. Schröder

Epidemiologie

- Hyperventilation führt durch respiratorische Alkalose zur Steigerung der neuromuskulären Erregbarkeit (Tetaniesyndrom)
- Auslöser können, neben vielen anderen, psychischer Stress oder auch Schmerzen sein

Symptome

- Erregungszustand, begleitet von Angst
- Hohe Atemfrequenz und/oder vertiefte Atmung, subjektiv Atemnot
- Kribbelparästhesien insbesondere perioral sowie an Händen und/oder Füßen
- Karpopedalspasmen, Pfötchenstellung, Karpfenmaul
- Normale Sauerstoffsättigung

Maßnahmen

- Beruhigung des Patienten, nach Auslöser forschen
- CO_2-Rückatmung
- Gegebenenfalls medikamentöse Sedierung: Promethacin 12,5–25–50 mg i.v.
- Aufklärung des Patienten über Ursache und mögliche Selbsttherapie

D-3.3 Lungenödem

K. Arden

Pathophysiologie

- Flüssigkeitsaustritt in den Alveolarraum und möglicherweise in das Interstitium
- Verlängerung der Diffusionsstrecke primär für O_2
- Daraus resultierende Hypoxämie

Symptome

- Dyspnoe
- Unruhe
- Kaltschweißigkeit
- Hypoxie
- Feuchte Rasselgeräusche
- Tachykardie
- Angst

Ursachen

- Pumpschwäche/Insuffizienz des linken Ventrikels (Infarkt, Myokarditis, Kardiomyopathie etc.)
- Hypertensive Entgleisung mit sekundärem Linksherzversagen
- Toxisches Lungenödem
- Allergisch bedingtes Lungenödem

Kardiales Lungenödem

- Linksherzinsuffizienz insbesondere beim akuten Myokardinfarkt
- Wegweisend: normaler oder erniedrigter Blutdruck bis zum kardiogenen Schock

Maßnahmen

- Sauerstoff
- Schleifendiuretikum: Furosemid 20–80 mg i.v.
- Dobutamin: 5–15 µg/kgKG/min
- Gegebenenfalls Morphin 5–10 mg i.v. bei starker Atemnot (**CAVE**: Ateminsuffizienz)
- Intubation und Beatmung bei therapierefraktärer Ateminsuffizienz
- Beatmung mit PEEP
- Nitro sublingual oder i.v. mit 0,3–1,8 µg/kgKG/min nur bei moderater Ausprägung

Hypertensive Krise

mit sekundärer Linksherzinsuffizienz

Klinik

- Hypertensive Blutdruckwerte mit entsprechenden klinischen Symptomen (s. D-2.5 »Hypertensive Krise«)

Therapie

- Sauerstoff
- Schleifendiuretika: z. B. Furosemid 20–80 mg i.v.
- Vasodilatanzien: Nitrospray 2–3 Hübe alle 5–10 min oder
- Nitroperfusor mit 0,3–1,8 µg/kgKG/min
- Antihypertensiva (Therapie der hypertensiven Krise; s. D-2.5)

Toxisches Lungenödem

Reizgasinhalation besonders bei Bränden oder Verbrennungen.

Therapie

- Sauerstoff, ggf. Therapie der akuten Obstruktion, notfalls Intubation und Beatmung
- Kortikoidspray (Wirksamkeit umstritten) alle 10 min 2 Hübe

Allergisches Lungenödem

Schwere anaphylaktische Reaktion.

Therapie

- Sauerstoff
- Therapie der Anaphylaxie (s. D-5.3 »Anaphylaktischer Schock«)

Seltene Ursachen

- Verminderter kolloidosmotischer Druck
- Höhenkrankheit

D-3.4 Lungenembolie

K. Arden

Mechanismen

- Verschluss von Lungenarterien mit konsekutivem Druckanstieg im kleinen Kreislauf
- Rechtsherzbelastung, reduziertes Blutangebot an das linke Herz (HZV verringert)
- Verschlechterter Perfusions-Ventilations-Quotient (dadurch Hypoxämie)

Klinik

- Anamnese mit Beinruhigstellung/Immobilisation früherer LE, familiärer Belastung
- Atemabhängige Schmerzen durch sekundäre Begleitpleuritis
- Atemnot, besonders bei plötzlichem Beginn
- Unruhe, Tachykardie
- Obere Einflussstauung
- Kaltschweißigkeit
- Hustenreiz
- Keine feuchten Rasselgeräusche
- Pleurareiben, gespaltener 2. Herzton (Rechtsherzbelastung)
- Rhythmusstörungen und Rechtsschenkelblock, S_I-Q_{III}-Typ, T_{neg} V_1–V_3
- Differenz etCO$_2$ zu p_aCO_2 > 15 mmHg
- D-Dimere > 0,5 mg/l
- Kollaps

Diagnosealgorithmus

Bei klinischem Verdacht (s. oben) D-Dimer ELISA-Test
- Bei positivem D-Dimer > 500 µg/l Kompressionssonographie der Beinvenen: bei fehlendem Nachweis Perfusions-/Ventilationsszintigraphie
- Bei instabilem Patienten wird therapiert bei Nachweis einer Rechtsherzbelastung im TEE

Ursachen

- Thrombembolien
- Fettembolie bei Frakturen (Endoprothesenoperationen)
- Fruchtwasserembolie
- Luftembolie (früher insbesondere bei Abtreibungen)

Maßnahmen

- Sauerstoff: 6–10 l (Maske)
- Aufrechterhaltung des koronararteriellen Perfusionsdrucks: Noradrenalin 0,02–0,5 µg/kg/min kont. i.v.
- Oberkörperhochlagerung
- Morphin 5–10 mg i.v. bei ausreichender Vigilanz des Patienten
- Heparin 10 000 IE i.v.
- APTT 1,5- bis 2,5-fach
- Bei Schock oder Reanimation Lysetherapie
- Gegebenenfalls Intubation und Beatmung
- Gegebenenfalls Schocktherapie
- Zirkulatorisch und respiratorisch stabile Patienten haben unter therapeutischer Antikoagulation eine gute Prognose

> Es ist ständig mit einer Verschlechterung zu rechnen!

Komplikationen

- Schock
- Herz-Kreislauf-Stillstand

Traumatologische Notfälle

D-4.1   Polytrauma – Versorgung durch den Notarzt   618

D-4.2   Schädel-Hirn-Trauma   620

D-4.3   Wirbelsäulentrauma   621

D-4.4   Thoraxtrauma   622

D-4.5   Bauchtrauma   622

D-4.6   Akutes Abdomen   622

D-4.7   Beckenfraktur   623

D-4.8   Extremitätenfraktur   623

D-4.9   Amputationen   623

D-4.10 Augenverletzungen   624

D-4.11 Verbrennungen   624

D-4.12 Unterkühlung   626

D-4.1 Polytrauma – Versorgung durch den Notarzt

K. Arden

Einsatzstichworte für den Notarzt (NAW/NEF/RTH)

- Bewusstlosigkeit (plötzliche)
- Brustschmerz (heftiger)
- Blutung (schwere)
- Atemstillstand/Atemnot
- Schwere Verletzung
- Schockzustand

Definition

- MANV
  Massenanfall an Verletzten; Zahl der vorhandenen Kräfte reicht für eine individualmedizinische Patientenbetreuung (zunächst) nicht aus.

Vorgehen des ersteintreffenden Notarztes (anfangs in Funktion eines leitenden Notarztes)

- Beurteilung der Unfallsituation
  - Selbst-/Fremdschutz gegeben? (Fahrbahnsperrung, Stromabschaltung etc.)
  - Zahl der Verletzten ermitteln oder (selten sinnvoll) Unfallhergang ergründen
- Entscheidung:
  Reichen die vorhandenen Rettungskräfte aus?
- Nachalarmierung
  - Lagemeldung an die Einsatzleitstelle der Feuerwehr u. U. mit der zu erwartenden Zahl Schwer-/Schwerstverletzter. Bei mehreren Verletzten (MANV) sorgt die Leitstelle nach einer entsprechenden Lagemeldung automatisch für die Nachforderung der notwendigen Einsatzkräfte
  - Gegebenenfalls eine weitere Erkundung der Unfallstelle veranlassen/organisieren
  - In Funktion des leitenden Notarztes keine Versorgung einzelner Verletzter, sondern Mitorganisation des Rettungseinsatzes (Arbeitsteilung mit Polizei und Feuerwehr – Ärzte sind in allen nichtmedizinischen Angelegenheiten Laien!)
  - Die Einrichtung und Organisation einer Verletztenablagestelle ist neben der medizinischen Lageerkundung sowie der Triagierung Hauptaufgabe des leitenden Notarztes
- Triage:
  Festlegung der Behandlungspriorität (Triage ggf. anfangs delegieren!)

»C2-Dienst«

Dem Notarzt steht in Berlin bei einem MANV ein »Organisationsleiter Rettungsdienst« (C2-Dienst) der Berufsfeuerwehr zur Seite, der ausschließlich für einen reibungslosen Ablauf der Menschenrettung zuständig ist, und bei einem MANV 3/4 zusätzlich ein leitender Notarzt, der den ersteintreffenden Notarzt von organisatorischen Aufgaben komplett entlastet. Bei einem MANV ist ein schnellstmöglicher Abtransport aller Verletzten in Krankenhäuser nicht oberstes Ziel, um das Chaos der Unfallstelle nicht dorthin zu verlagern.

MANV – Einsatzkräfte bei einem Massenanfall an Verletzten (Auszug; Berlin; automatische Mit-/Nachalarmierung durch die Leitstelle der Berliner Feuerwehr)

	Zahl der Verletzten	Einsatzkräfte					
		RTW = Rettungswagen	NAW = Notarztwagen	Leitender Notarzt	Löschfahrzeuge	Materialcontainer	Ärztliche Einsatzgruppen
MANV 1	3–5	3	1				
MANV 2	6–9	6	2				
MANV 3	10–30	10	3	×	1	×	
MANV 4	>30	15	4	×	3	×	2

D-4 · Traumatologische Notfälle

Triage: Behandlungs-/Transportpriorität bei MANV		
Sichtungskategorie		Konsequenz
I	Akute, vitale Bedrohung (rot)	Sofortbehandlung
II	Schwerverletzt/-erkrankt (gelb)	Aufgeschobene Behandlungsdringlichkeit
III	Leichtverletzt/-erkrankt (grün)	Spätere (ambulante) Behandlung
IV	Ohne Überlebenschance (grau oder blau oder schwarz)	Betreuende (abwartende) Behandlung; ggf. Nachtriage
Tote		Kennzeichnung

Anmerkung: Die Triage ist ein dynamischer Prozess. Sind z. B. alle Patienten der I. Behandlungskategorie versorgt, ist es durchaus möglich, dass Patienten der IV. Kategorie in die I. umklassifiziert werden können.

Sichtungsdokumentation

- Patientennummer
- Sichtungskategorie in römischen Zahlen, farbkodiert nach Ampelschema
- Kurzdiagnose einschließlich »Strichmännchen«

»10 Gebote«

1. Anfangs nicht behandeln
2. Kurze Erstrückmeldung
   - Unfallauslöser
   - Abschätzung der Beteiligtenzahl
3. Überblick verschaffen
   Lageerkundung; Meldung bei örtlicher Einsatzzentrale
4. Konkrete Zweitrückmeldung
   soweit/sobald sinnvoll/nötig (z. B. Fehleinschätzung)
5. Initialleitung übernehmen
   - Verletztenablagestelle einrichten und organisieren:
     Registrierung: Personalien, Verletzungen, Kategorie
     Behandlung nach Kategorie bei Kapazitäten
     Abtransport in Absprache mit der Leitstelle
6. Spontantransporte verhindern
7. Versorgung nach Priorität: Triage!
8. Nachrückende an-/einweisen
   - Auftrag
   - Schadensbereich
   - Verletztenablage(n)
   - Zu- und Abfahrtsweg(e)
   - Halteplatz (bzw. Warteraum)
9. Abtransport planen
   Rücksprache und Mithilfe durch Leitstelle
10. Übergabe an LNA
    - Stand der organisatorischen Maßnahmen (Probleme?)
    - Versorgungszustand (Zahl in den Triagegruppen)
    - Bereits erfolgte Abtransporte (mit Zielkliniken)
    - Nichtverletzte (betreuungsbedürftig?)

Polytrauma

Definition

Verletzung mehrerer Körperregionen oder Organsysteme, bei der eine Verletzung oder die Kombination der Verletzungen lebensbedrohlich ist.

Vorgehen

- Lebensrettende Sofortmaßnahmen
  - BLS und ACLS, aggressive Schocktherapie (Volumen, Katecholamine)
  - »Der erste Blick«: Auskultation, Inspektion, Pupillenbefund
- Spezifische Notfallmaßnahmen nach Leitsymptomen
- Rettung durch Feuerwehr nach Stabilisierung bei eingeklemmten Personen
  - Eröffnung = Zugang zur Sichtung und für Sofortmaßnahmen
  - Versorgungsöffnung = Schaffung eines Arbeitsraumes am Patienten
  - Befreiungsöffnung = Öffnung zur Rettung mit Rettungsgerät
- Befunderhebung: Diagnostischer Block von Kopf bis Fuß
- Kontinuierliche Patientenüberwachung, Dokumentation des Unfallherganges
- Schnellstmöglicher Transport in ein Traumazentrum nach Voranmeldung

Therapie

Präklinische Versorgung polytraumatisierter Patienten: aggressiv!

- Ausnutzen der ersten, der sog. »goldenen« Stunde der Schocktherapie

Standardmaßnahmen

- Sauerstoffgabe
- Anlage eines »stiff neck«
- Transport auf Vakuummatratze
- Venöse Zugänge, 2- bis 4-mal G 14 (orange), Volumengabe

Lebensrettende Sofortmaßnahmen

- Reanimation (ACLS, ABCD) mit aggressiver Volumengabe (Druckinfusionen)
- Hypoxiebekämpfung: Atemwege freimachen, großzügige Intubationsindikation
- Schock: Volumengabe! Kolloide (2–4 l/30 min), HyperHAES (4 ml/kgKG = 250 ml)
- Lunge auskultieren, Thoraxdrainage bei Verdacht auf Spannungspneumothorax legen
- Spritzende Blutung stillen (Druckverband, kein Abbinden!), Kompression zuführender Arterien
- Bei unstillbarer Blutung auch Tolerierung einer permissiven Hypotonie

Differenzierte Maßnahmen

- Intubation und Beatmung (mit 100% O_2) bei
  - Bewusstseinstrübung oder schwerem Schädel-Hirn-Trauma (GCS < 8)
  - Ausgeprägtem Schock (bei Volumenmangel Beatmung mit 100% O_2)
  - Thoraxtrauma oder respiratorischer Insuffizienz
  - Gesichtsschädelverletzungen (Schwellungsgefahr, Blutung)
- Schmerzbekämpfung: Analgetika (Opioide, Ketamin)
  - Wärmeverluste minimieren (Metalline-Folie)
  - Frakturstabilisierung (Lagerung, ggf. Reposition, Vakuummatratze)
  - Weitere spezifische Maßnahmen (Hirndrucktherapie, Herzbeutelpunktion etc.)

D-4.2 Schädel-Hirn-Trauma

K. Arden

Definition

- Einteilung des Schweregrades anhand der Glasgow Coma Scale (GCS-Score):
  - 3–8 Punkte: Schweres Schädel-Hirn-Trauma (SHT)
  - 9–12 Punkte: Mittelgradiges SHT
  - 13–15 Punkte: Leichtes SHT

Klinik

- Bewusstseinseintrübung
- Anisokorie/Pupillenstörung (Differenzialdiagnose: Bulbuskontusion)
- Bradykardie mit Hypertonie
- Neurologische Fokalsymptome
- Kalottenverletzungen
- Liquorrhö

Ursachen

- Epidurale Hämatome
- Traumatische Subarachnoidalblutung
- Parenchymblutungen
- Akute Subduralhämatome
- Diffuse Axonschäden bei Hypoxämie oder nach starker Beschleunigung/Dezeleration

Komplikationen

- Hirndruck mit »Einklemmung«
- Aspiration wegen unkoordiniertem Schluckreflex und Bewusstseinstrübung

Therapie

Zerebralen Perfusionsdruck (CPP) optimieren

- Blutdruckabfälle vermeiden! (CPP = MAP–ICP)
- Ziel: CPP > 80 mmHg; d. h. Blutdruck mindestens 130/100 mmHg bei einem ICP von 20 mmHg

Zerebralen Blutfluss optimieren

- Unkontrollierte Hyperventilation vermeiden (Kapnometrie)!
- Das intrakranielle Blutvolumen hängt neben dem mittleren arteriellen Druck linear von dem p_aCO_2 ab, eine Hyperventilation bewirkt eine Engstellung der Gefäße (die bis zur Ischämie führen kann)
- Zielgröße für den p_aCO_2 bei SHT *ohne* Hirndruckzeichen: 35–40 mmHg
- Zielgröße für den p_aCO_2 bei SHT *mit* Hirndruckzeichen: 30–35 mmHg

Volumengabe

- Keine großen Volumina oder hypotone Lösungen
- NaCl 0,9%, Kolloide, hypertone NaCl-Lösung (Ringer-Laktat ist hypoton!)

Intubation

- Großzügige Indikation (GCS < 8); Vorsicht wegen möglicher Verletzung der HWS
- Immer Immobilisation der HWS, ggf. durch Zweithelfer!
- Immer Beatmung mit 100% O_2
- Tiefe Narkose und Muskelrelaxierung, um Hirndrucksteigerung durch Husten oder Pressen zu vermeiden
- Bei isoliertem SHT möglichst kein Ketamin verwenden
- Lagerung: Oberkörperhochlagerung 15–30° ohne Abknickung des Kopfes (venöse Abflussbehinderung mit resultierendem Anstieg des ICP)
- Hirndruck: Bei Eintrübung und Mydriasis: Mannit 20% 250 ml zügig i.v. (**CAVE**: Mannit führt über eine osmotische Diurese zu Blutdruckabfällen!)
- Alternativ HyperHAES 2–4 ml/kgKG i.v. (Nebenwirkung: Hypernatriämie, daher nur einmalige Gabe bis zu 4 ml/kgKG!)

D-4.3 Wirbelsäulentrauma

K. Arden

> Jeder Verdacht auf eine Wirbelsäulenverletzung wird als solche behandelt!
> Wichtig ist die frühzeitige Befunderhebung (Dynamik?).

Klinik

- Lokalisierter Schmerz
- (In-)kompletter Querschnitt
- Neurologische Ausfälle
- Jedes Schädel-Hirn-Trauma ist bis zu dessen Ausschluss auch als Wirbelsäulentrauma zu behandeln!

Komplikationen

- Querschnittslähmung durch passive Bewegungen (z. B. Maskenbeatmung)

Therapie

- Immobilisation: Stiff-neck, Schaufeltrage, Vakuummatratze oder Spine-board
- Volumengabe großzügig (wegen der Vasodilatation im spinalen Schock mit versaltierendem Blutdruckabfall)
- Transport in ein Zentrum für Wirbelsäulenverletzte, ggf. Hubschrauber (RTH)

D-4.4 Thoraxtrauma

K. Arden

Definition

Rippenserienfraktur = 2 benachbarte oder mindestens 3 Rippen sind frakturiert.

Klinik

- Dyspnoe
- Instabile Hämodynamik mit oberer Einflussstauung
- Instabiler Thorax
- Hautemphysem
- Einseitig abgeschwächtes Atemgeräusch

Komplikationen

- Spannungspneumothorax
- Hämatothorax
- Bronchusabriss
- Aortenabriss
- Herzbeuteltamponade
- Zwerchfellruptur (**CAVE**: beim Legen einer linksseitigen Bülau-Drainage)

Therapie

- Sauerstoffgabe
- Volumensubstitution
- Großzügige Indikation zur Intubation und Beatmung bei Schmerz/Polytrauma
- Thoraxdrainage nach Probepunktion mit Kanüle immer oberhalb der Mamille! (**CAVE**: links: Zwerchfellruptur oder linker Ventrikel, rechts: Leber)

D-4.5 Bauchtrauma

K. Arden

Klinik

- Häufig nur blande Symptomatik, insbesondere bei jüngeren Patienten
- Schmerzintensität und Bauchumfang sind äußerst unsichere klinische Zeichen

Ursachen

- Organrupturen
- Gefäßrupturen
- Ischämien

Komplikationen

- Aortenruptur
- Milzruptur
- Sekundäre Organrupturen nach Tagen, Darmischämien mit Latenz

Therapie

- Aggressive Volumenzufuhr bis zur Besserung von Bewusstsein und Schock
- Intubation bei hämodynamischer Instabilität
- Ausreichende Analgesie bevorzugt mit Nichtopioidanalgetika wie z. B. Metamizol 1–2 g i.v. (Nebenwirkung: Blutdruckabfall)
- Zügiger Transport, keine Zeitverzögerung wegen überflüssiger Maßnahmen vor Ort!

D-4.6 Akutes Abdomen

K. Arden

Definition

Akute, klinisch behandlungsbedürftige Erkrankung mit abdominellen Schmerzen durch jedwede Erkrankung der Bauchorgane oder durch Organe mit abdomineller Projektion (Hinterwandinfarkt).

Klinik

Abdominalschmerz, Druckschmerz, Abwehrspannung, Übelkeit, Erbrechen, Ileus, Fieber, Exsikkose, Stuhlverhalt, Schockzeichen.

Ursachen

1. Abdominale Krankheitsbilder
   - Koliken (Galle, Harnwege, auch Magen-Darm-Trakt, auch Salpinx)
   - Pankreatitis
   - Appendizitis, Cholezystitis
   - Colitis ulcerosa mit toxischer Kolondilatation
   - Organinfarkte (Milz, Darm, Nieren)
   - Mesenterialarterienverschluss, Pfortaderthrombose
   - Blutungen (intra- oder retroperitoneal), z. B. akute gastrointestinale
   - Mechanischer Ileus

2. Extraabdominale Krankheitsbilder und Differenzialdiagnosen
   - Stoffwechselstörungen (Diabetes mellitus, Porphyrie, Hyperlipoproteinämie, Urämie, Hypokaliämie, Hyponatriämie)
   - Exogene Intoxikationen (Schwermetalle, pflanzliche Gifte, Pflanzenschutzmittel etc.)
   - Herzinfarkt (insbesondere Hinterwandinfarkt)
   - Basale Pneumonie, Pleuritis
   - Lungenembolie
   - Pneumothorax

Maßnahmen

- Klinische Untersuchung mit Befunddokumentation
- Differenzialdiagnosen erwägen
- Schocktherapie mit Volumengabe
- Analgesie mit Metamizol 1–2 g i.v.; wenn möglich, auf Opioide verzichten

Fallstricke

- Engmaschige Verlaufsbeobachtungen sind unbedingt erforderlich, da jederzeit mit einer rapiden Verschlechterung des Patienten zu rechnen ist!
- Schmerzerleichterung (»fauler Friede«) bei Mesenterialarterienverschluss ist ab ca. 6 h nach dem Ereignis (Wandnekrose) bis zum Einsetzen peritonitischer Zeichen nach ca. 12 h typisch!
- Es sind sowohl plötzliche Schmerz*zu*nahme (z. B. Aortenruptur) als auch Schmerz*ab*nahme (z. B. Gallenblasenruptur) als Zeichen einer Organruptur möglich!

D-4.7 Beckenfraktur

K. Arden

Klinik

- Instabilität oder Krepitation bei Kompression
- Volumenmangelschock

Komplikationen

- Akute vitale Gefährdung des Patienten durch assoziierte massive retroperitoneale Blutungen: Blutverlust von 5 l möglich!
- Verletzung von Harnröhre und Harnblase

Therapie

- Massiver Volumenersatz und schnellstmöglicher Transport in eine geeignete Klinik (RTH)

D-4.8 Extremitätenfraktur

K. Arden

Definition

Sichere Frakturzeichen: Fehlstellung (Deformität), Knochenreiben (Krepitation), abnorme Beweglichkeit, Sichtbarwerden von Weichteilverletzungen bzw. bei offener Fraktur von freien Knochenenden über der Frakturstelle.

Komplikationen

- Nervenkompression mit Sensibilitätsstörung
- Gefäßkompression mit Pulslosigkeit
- Volumenmangelschock durch Blutverlust auch bei geschlossenen Frakturen:
  - Oberarm: 1 l,
  - Unterarm: 0,5 l,
  - Oberschenkel: 2 l,
  - Unterschenkel: 1 l

Maßnahmen

- Vorsichtiger Repositionsversuch unter anschwellendem Zug über 2–3 min; absolute Indikation zur Reposition bei Sensibilitätsstörung oder Pulslosigkeit der Extremität
- Schienung (Retention) mit aufblasbaren Schienen oder der Vakuummatratze
- Sterile Wundabdeckung einer offenen Fraktur, Verband
- Analgesie

D-4.9 Amputationen

K. Arden

Maßnahmen

- Sterile Wundabdeckung oder Kompressionsverband
- Stumpfhochlagerung
- Volumengabe und Analgesie
- Suchen und Transportieren aller Amputate, auch von Hautablederungen; Kühlung der Amputate, jedoch kein direkter Kontakt zu Eis (Amputat steril

in wasserdichten Beutel, diesen Beutel dann in Eiswasser lagern und transportieren)
- Bei Blutung am Stumpf Kompression der prox. Arterie

D-4.10 Augenverletzungen

K. Arden

Stumpfe Augenverletzung

Definition

Augapfelprellungen bei Sport- oder Arbeitsunfällen, Faustkampf usw.

Klinik

- Verminderte Sehschärfe
- Pupillenentrundung
- Glaskörperblutungen

Komplikation

- Bulbusruptur mit palpatorisch weichem Bulbus

Maßnahmen

- Keine unnötigen Manipulationen!
- Keine Tropfen oder Salben!
- Anlegen eines Uhrglasverbandes oder einer Schutzschale
- Bei deutlich erhöhtem Augeninnendruck ggf. Azetazolamid 500 mg i.v.
- Kliniktransport

Perforierende Augenverletzung

> Jede mechanische Augenverletzung ist im Zweifel wie eine Perforation zu behandeln!

Komplikation

- Uvea- oder Glaskörperprolaps

Maßnahmen

- Fremdkörper belassen und ggf. stabilisieren
- Starre Augenschutzschale wenn möglich
- Keine Salben!

Augenverbrennung und -verätzung

Definition

Säureverätzungen (Koagulationsnekrosen) günstiger als Laugenverätzungen (Kolliquationsnekrosen).

Klinik

- Schmerz und häufig Lidkrampf

Therapie

- Spülung: mindestens 2000 ml mit jeglicher Flüssigkeit über >30 min (auch bei Verbrennungen des Bulbus zur Unterbrechung der Wärmezufuhr!)
- Bei Lidkrampf Lokalanästhetika einträufeln, ggf. Ketamin applizieren (bei Kindern)
- Bei ungelöschtem Kalk Versuch einer Entfernung der Kalkkörner, ggf. Ölspülung (durch Wasser wird der Ablöschvorgang initialisiert, Temperatur dabei bis 100 °C)
- Suffiziente Analgesie
- Schnellstmöglicher Transport (Augenklinik)

D-4.11 Verbrennungen

T. Schröder

Definition

Gewebeschädigung durch lokale Hitzeeinwirkung.

Als lokale Gewebsschädigung

- Primäre lokale Gewebsschädigung durch direkte Hitzeeinwirkung
- Sekundäre lokale Gewebsschädigung durch überhitztes umgebendes Gewebe (sog. »Nachbrennen«)
- Lokale Freisetzung gewebsschädigender Mediatoren.

Als Verbrennungskrankheit

- Systemische Auswirkungen der lokalen Verbrennung durch Mediatorfreisetzung (z. B. Zytokine, Proteinasen)
- Generalisierter Kapillarschaden; erhöhte Kapillarpermeabilität
- Entwicklung eines interstitiellen Ödems

Intravasaler Flüssigkeitsmangel

- Disseminierte intravasale Gerinnung (DIC)
- Organschädigung, z. B. Lunge, Niere: Multiorganversagen

Hypovolämischer Schock

- Flüssigkeitsverluste über die Wunde
- Flüssigkeitsverluste in das Interstitium

Rauchgasvergiftung

- Inhalationstrauma und/oder Vergiftung bei Feuer in geschlossenen Räumen
- Heiße Gase: Direkte thermische Atemwegs- und Lungenschädigung
- Reizgase: Atemwegsschwellung und Lungenödem
- Unvollständige Verbrennung: Kohlenmonoxidvergiftung
- Kunststoffverbrennung: Zyanidvergiftung; eine klinisch relevante Zyanidvergiftung im Rahmen einer Verbrennung ist jedoch selten

Symptomatik

Einteilung nach Verbrennungsgrad

- Grad I: Rötung, Schmerz
- Grad IIa: Blasen, Schmerz
- Grad IIb: Hautkolorit wird blass, Schmerz nimmt ab, Zerstörung des Stratum germinativum
- Grad III: Weiße bis bräunliche Färbung, lederartige Konsistenz, thrombosierte Gefäße; Schmerzhaftigkeit ist aufgehoben, alle Hautschichten betroffen
- Grad IV: Verkohlung, Zerstörung unter der Haut liegender Strukturen

Abschätzung der betroffenen Oberfläche: Neuner-Regel nach Wallace

Kopf:	9%
Je Arm:	9%
Rumpf vorn:	2×9%
Rumpf hinten:	2×9%
Beine:	je 2×9%
Hals, Perineum, Genitale:	1%

Bei Kindern unter 10 Jahre für jedes Jahr < 10: Kopf: +1%, jedes Bein: −1/2%.

In jedem Alter gilt: Die Handfläche entspricht 1% der Körperoberfläche.

Lokale Symptome

- Schmerzen (Verbrennungen I. und II. Grades)
- Hautrötung
- Blasenbildung
- Hautablösung
- Verkohlung

Allgemeinsymptome

- Tachykardie
- Hypotension (durch Schock) oder Hypertension (durch starke Schmerzen)
- Atemnot: Bronchospasmus und/oder Stridor bei Inhalationstrauma und Verbrennung der Atemwege
- Störung der Thoraxexkursionen bei zirkulären Verbrennungen des Thorax

Therapie

Kühlung

- Prinzip: Schmerzlinderung und Verminderung des Nachbrennens durch frühzeitige lokale Kühlung: Kaltes Wasser ca. 10–20 min über verbrannte Hautareale fließen lassen
- Alternativ wiederholt wassergetränkte Kompressen auflegen

> ⚠ **CAVE**
> Hypothermie, insbesondere bei Kindern!
> Zu intensive und zu lang andauernde Kühlung vermeiden!

Analgesie

- Opioide, z. B. Morphin 5–10 mg i.v., alternativ Ketamin 20–40 mg i.v
- Gegebenenfalls Narkose: Stets als Intubationsnarkose mit kontrollierter Beatmung: Narkoseeinleitung: z. B. Etomidate 0,15–0,3 mg/kgKG (15–30 mg) i.v.; Ketamin 1–2 mg/kgKG (50–200 mg) i.v.
- Narkoseaufrechterhaltung: Mehrere Möglichkeiten, z. B. Opioid-Benzodiazepin-Kombinationsnarkose: Fentanyl 1–4 µg/kgKG alle 10–30 min i.v. plus Diazepam oder Midazolam 0,1 mg/kgKG alle 10–30 min i.v.
- Ketamin-Benzodiazepin-Kombinationsnarkose (indiziert besonders im Schock): Ketamin 1 mg/kgKG alle 10–15 min plus Diazepam oder Midazolam 0,1 mg/kgKG alle 10–15 min i.v.

Verband
- Abdeckung verbrannter Körperareale (nach der Kühlungsbehandlung) mit steriler Folie (z. B. Metalline-Tücher)

Volumentherapie (nach der Parkland-Formel)
- 4 ml × KG × % verbrannter KOF in 24 h
  - Davon die erste Hälfte in den ersten 8 h: näherungsweise 1000 ml im Strahl
  - Dann 1000 ml/h
- Zusätzlich Deckung des Basisbedarfes: 30–40 ml/kgKG/Tag
- Tatsächliche Infusionsmenge vom aktuellen Volumenstatus (Urinausscheidung, ZVD, PCWP) und der Kreislaufsituation (z. B. Hypotension) abhängig machen
- Überinfusion vermeiden: Ödemverstärkung
- Zu geringe Infusionsmengen vermeiden: Hypoperfusion, Schock
- Faustregel: Anhalt für präklinische Infusionsmenge bei Patienten mit schwerer Verbrennung innerhalb der 1. Stunde nach Verbrennung im Schock: 20 ml/kgKG Vollelektrolytlösung, z. B. Ringer-Laktat (kreislaufangepasst u. U. mehr infundieren – Kinder)

> Eine adäquate Infusionstherapie ist neben der Atemwegssicherung die entscheidende präklinische Maßnahme!

Wahl der Infusionslösung
- Kristalloide: Vollelektrolytlösung, z. B. Ringer-Laktat; Volumenersatzlösung der 1. Wahl
- Kolloide wie HAES, Dextrane oder Gelatine können insbesondere im schweren hypovolämischen Schock und bei zusätzlichen Volumenverlusten, z. B. durch begleitendes Trauma, eingesetzt werden

> Kolloidale Volumenersatzmittel sind in der initialen Volumentherapie von Verbrennungen meist nicht erforderlich; jedoch nicht kontraindiziert!

Katecholamintherapie
- Nur bei infusionstherapierefraktärer Hypotension (schwerer Schock) indiziert: z. B. Akrinor 0,5–2 ml i.v. oder Adrenalin 0,02–0,5 µg/kgKG/min

An die Begleitverletzungen denken
- Frakturen (Wirbelsäulenverletzung nach rettendem Sprung aus dem Fenster)
- Barotraumen nach Explosionen
- Inhalationstraumen nach Zimmerbränden

Therapie der Rauchgasinhalation
- Inhalative Kortikosteroide, die Wirksamkeit zur Vermeidung eines toxischen Lungenödems konnte nicht nachgewiesen werden
- Bronchospasmolytika: z. B. Fenoterol 2 Hübe p.i. bei Bedarf
- Theophyllin 200–400 mg i.v.
- Sauerstoffgabe

Prognose
- Wenn eine Summe aus Alter und prozentualer Ausdehnung der Verbrennungsfläche > 100 resultiert: schlechte Prognose pro ad vitam
- Bei > 80 besteht Lebensgefahr
- Einweisung in eine Spezialklinik bei Verbrennungen > 10% KOF oder Verbrennungen an Gesicht, Händen und Genitalien

D-4.12 Unterkühlung

T. Schröder

Hypothermiestadien
- I: Erregungssteigerung und Gegenregulation
- II: Erregungsabnahme, Lähmung und »Kältenekrose«
- III: »Vita minima« (Scheintod)
- IV: Finalstadium mit Kälteschwellung des Gehirns

Gegenregulation
- Kältezittern
- Kreislaufzentralisation

Afterdrop
Weitere Abnahme der Körperkerntemperatur trotz Erwärmung der Peripherie. Die Kreislaufzentralisation führt bei Wiedererwärmung von außen durch Öffnung peripherer Blutgefäße zu einer weiteren Abnahme der Körperkerntemperatur, Umlagern und heftiges Bewegen

können zur Umverteilung kalter Blutpools und zu einer weiteren Abnahme der Körperkerntemperatur führen.

Therapie

- Weiteren Wärmeverlust verhindern
- Afterdrop reduzieren:
  - Schnelle Erwärmung vom Körperkern aus
  - Langsame Erwärmung von der Körperperipherie aus
- Zur Wärmeapplikation seitliche Thoraxwand bevorzugen; hier wird dem Körperkern am schnellsten Wärme zugeführt

Innere Erwärmung

- Magenspülung
- CAVHD, CVVHD (Dialyseverfahren)
- EKZ (extrakorporale Zirkulation = Herz-Lungen-Maschine)
- Spezieller zentraler Venenkatheter mit Wärmetauschersystem

Schock

S. Marz, T. Schröder

D-5.1   Hämorrhagischer/hypovolämischer Schock   630

D-5.2   Kardiogener Schock   630

D-5.3   Anaphylaktischer Schock   631

D-5.4   Septischer Schock   631

D-5.5   Neurogener Schock   632

Allgemeine Definition

Durch eine Mikrozirkulationsstörung bedingtes Missverhältnis zwischen Sauerstoffangebot und -bedarf der Organe und Gewebe, das zunächst zu funktionellen, dann auch zu morphologischen Organveränderungen (sog. Schockorgane) führt.

Der hypoglykämische Schock ist daher im strengen Sinne der Definition kein Schock, da die vitale Gefährdung hierbei nicht durch ein Missverhältnis in der Sauerstoffversorgung, sondern aufgrund eines Substratmangels im Gehirn bedingt wird. Ebenso ist der Terminus »psychogener Schock« medizinisch nicht korrekt. Umgangssprachlich ist damit eine psychische Belastungsreaktion gemeint, die nie zu einer Kreislaufinsuffizienz mit Organversagen führt.

Die Prognose des Schocks (Organdysfunktion? Multiorganversagen? Tod?) hängt von der Geschwindigkeit und der Effizienz der therapeutischen Maßnahmen ab.

D-5.1 Hämorrhagischer/hypovolämischer Schock

Ursachen

- Trauma
- Gastrointestinale Blutungen
- Aortenaneurysmaruptur
- Schwere Exsikkose (Gastroenteritis v. a. bei Kindern oder älteren Menschen)

Pathomechanismus

- Abfall des Herzzeitvolumens durch absolute Verminderung des zirkulierenden Blutvolumens

Anamnese

- Unfallhergang: Verletzungsmuster
- Vorerkrankungen: Teerstuhl, Hämatemesis, abdominelle, thorakale Schmerzen
- Arzneimitteleinnahme

Symptome

- Hypotonie
- Tachykardie
- Blässe, Marmorierung, Kaltschweißigkeit
- Bewusstseinsstörung oder -verlust (wie bei allen Schockformen)
- Verminderte Diurese

Maßnahmen

- Gegebenenfalls Blutstillung
- Schocklagerung
- Gabe von Sauerstoff
- Großlumiger Zugang und großzügige Volumensubstitution (>2 l)
- Schnellstmöglicher (schonender) Kliniktransport zur kausalen Behandlung (Operation, Endoskopie)

D-5.2 Kardiogener Schock

Ursachen

- Kardial:
  - Myokardinfarkt
  - Dekompensierte Herzinsuffizienz
  - Herzrhythmusstörungen
  - Vitien
  - Kardiomyopathien
  - Myokarditis
  - Herzbeuteltamponade
- Extrakardial:
  - Lungenembolie
  - Spannungspneumothorax

> Die häufigste Ursache ist der Myokardinfarkt. Ein kardiogener Schock tritt ein, wenn mehr als 40% der Herzmuskelmasse betroffen ist.

Pathomechanismus

- Abfall des Herzzeitvolumens durch direkte kardiale Funktionseinschränkung.

Anamnese

- Oft häusliche Umgebung
- Meist vorbestehende kardiale Erkrankungen
- Medikamentenanamnese: Nitrate, ACE-Hemmer, Diuretika, Digitalis, Antiarrhythmika, β-Blocker
- Herzschrittmacher, interner Defibrillator (ICD)
- Voroperationen

Symptome

- Blässe, Akrozyanose
- Kaltschweißigkeit
- Halsveneneinflussstauung (wichtigstes differenzialdiagnostisches Kriterium gegenüber anderen Schockformen)

- Herzrhythmusstörungen: Tachykardie, Bradykardie, Arrhythmie
- Hypotonie
- Dyspnoe, bei Lungenödem »brodelnde« Atmung
- Bewusstseinseinschränkungen, evtl. Desorientiertheit und Unruhe (wie bei allen Schockformen)
- Verminderte Diurese

Maßnahmen

- Sauerstoffgabe
- Basisdiagnostik: Blutdruckmessung, EKG, Pulsoxymetrie
- Halbsitzende Position
- Katecholamine
- Nitrate erst nach Kreislaufstabilisierung (Blutdruck >100 mmHg) in Kombination mit Katecholaminen
- Diuretika (40–120 mg Furosemid i.v.)
- Gegebenenfalls antiarrhythmische Therapie (z. B. Kardioversion bei absoluter Tachyarrhythmie oder ventrikulärer Tachykardie); medikamentöse (Atropin, Orciprenalin, Katecholamine, Amiodaron etc.) Frequenzstimulation oder passagerer externer Schrittmacher bei Bradykardien
- Behandlung der Grundkrankheit (z. B. spezifische Infarkttherapie, PTCA, Thoraxdrainagen)

❗ Da alle Antiarrhythmika negativ inotrop sind, ist deren Einsatz im kardiogenen Schock in der Regel kontraindiziert. Bei vital bedrohlichen primären Rhythmusstörungen kann eine medikamentöse antiarrhythmische Therapie sinnvoll sein, sollte aber immer sorgfältig überdacht werden.

D-5.3 Anaphylaktischer Schock

Ursachen

- Medikamente (Antibiotika, Kontrastmittel)
- Nahrungsmittel
- Insektenstiche (Bienen)
- Latex u. a.

Pathomechanismus

- IgE-vermittelte Antigen-Antikörper-Reaktion vom Soforttyp nach Sensibilisierung des Organismus: Relative (Vasodilatation) und absolute (Extravasation) Verminderung des zirkulierenden Blutvolumens durch vasoaktive Substanzen wie Histamin, Prostaglandine und Serotonin (Vasodilatation, Bronchospasmus, erhöhte Gefäßpermeabilität)

❗ Die Antigenmenge ist unbedeutend: Es gilt das »Alles-oder-Nichts-Gesetz«.

Anamnese

- Enger zeitlicher Zusammenhang zur auslösenden Ursache
- Allergieanamnese?
- Allergiepass?

Symptome

- Hypotonie
- Tachykardie
- Flush (fleckige Hautrötungen)
- Urtikaria bzw. allergisches Exanthem, Juckreiz
- Bronchospasmus
- Quincke-Ödem (massive Gesichts- und Zungenschwellung mit Erstickungsgefahr)
- Bewusstseinsstörung oder -verlust (wie bei allen Schockformen)

Maßnahmen

- Stoppen der Antigenzufuhr
- Schocklagerung
- Gabe von Sauerstoff
- Adrenalin i.v.: titriert nach Wirkung 0,05–0,1 mg, ggf. mehrfach wiederholen, ggf. kontinuierlich i.v.
- Volumengabe: zügig, mindestens 1 l
- Antihistaminika: H_1-Blocker (4–8 mg Dimetinden) und H_2-Blocker (50–100 mg Ranitidin) i.v.
- Glukokortikoide (500–1000 mg Methylprednisolon)

D-5.4 Septischer Schock

Ursachen

- Bakteriämie bei vorbestehender, meist bekannter Infektion
- Resistenzminderung (Neoplasien, insbesondere Leukämien, Zytostatikatherapie, HIV)
- Hochvirulente Erreger, z. B. Meningokokken

Pathomechanismus

- Störung der peripheren Zirkulation durch Endotoxine von Mikroorganismen durch Freisetzung von Mediatoren wie TNF, Interleukin-1 und -6, u. a. relativer (Vasodilatation) und absoluter Volumenmangel (Kapillarleck)

Anamnese

- In der Notfallmedizin sehr selten
- Meist vorbestehende Infektion
- Anamnese: Hinweise für eingeschränkte Immunabwehr?

Symptome

- Fieber, Schüttelfrost
- Hypotonie
- Tachykardie
- Leukozytose
- Bewusstseinsstörung oder -verlust (wie bei allen Schockformen)
- Verlauf in 2 Phasen:
  - Hyperdyname Frühphase mit erhöhtem Herzzeitvolumen, Haut trocken, warm (»gesundes« Aussehen)
  - Hypodyname Spätphase mit erniedrigtem Herzminutenvolumen, Haut blass, kaltschweißig

Maßnahmen

- Volumensubstitution
- Katecholamine (Noradrenalin)
- Wenn möglich, kausale intensivmedizinische Therapie: Antibiotika, operative Sanierung eines septischen Fokus, hämodynamische Optimierung

D-5.5 Neurogener Schock

Ursachen

- Spinales Trauma

Pathomechanismus

- Versagen der peripheren Zirkulation durch Sympathikusausfall: relative Vasodilatation

Anamnese

- Unfallhergang: Verdacht auf eine Wirbelsäulenverletzung
- Querschnittssymptomatik mit neurologischen Ausfällen

Symptome

- Hypotonie
- Tachykardie, u. U. Bradykardie
- Bewusstseinsstörung oder -verlust (wie bei allen Schockformen)

Maßnahmen

- Volumensubstitution
- Katecholamine

> **CAVE**
> Schocklagerung ohne Lageveränderung der Wirbelsäule.

Neurologische und psychiatrische Notfälle

K. Arden, J. Weber

D-6.1 Unklare Bewusstlosigkeit – persistierend   634

D-6.2 Synkope/kurzzeitige Bewusstseinsstörung   635

D-6.3 Hypoglykämie   635

D-6.4 Hyperglykämie   635

D-6.5 Hirninfarkt und Hirnblutung   636

D-6.6 Zerebrale Ischämie/Hirninfarkt   636

D-6.7 Bakterielle Meningitis   637

D-6.8 Status epilepticus   638

D-6.9 Psychiatrische Notfälle   638

Die Tabelle zeigt die Glasgow Coma Scale (GCS).

D-6.1 Unklare Bewusstlosigkeit – persistierend

Differenzialdiagnose Bewusstseinsverlust/ Bewusstseinsstörung

- *Kreislaufstillstand!*
- Hypo-/Hyperglykämie
- Intoxikation
- Schock
- Blutverlust
- Blutdruckabfall
- Myokardinfarkt
- Lungenembolie
- Elektrolytstörungen
- Aortenaneurysmaruptur
- Herzrhythmusstörungen
- Medikamentenfehldosierung
- Hirnstamminfarkt/-blutung
- Hirnblutung
- Hirndruck
- Epilepsie: Grand mal, Status epilepticus, postiktal
- Meningitis
- Enzephalitis
- Contusio cerebri
- Commotio cerebri
- Psychogene Ohnmacht
- Psychose, Katatonie
- Synkope

Vorgehen

Algorithmus »Basic life support« durchführen

- Bewusstseinslage testen (Patienten ansprechen; Patienten rütteln, Schmerzreiz setzen)
- Atemwege überprüfen (Atemwege öffnen, Fremdkörper entfernen)
- Atmung testen: sehen, hören, fühlen; ggf. 2 initiale Beatmungen applizieren
- Karotispulse beidseitig alternierend tasten, bei Pulslosigkeit CPR!
- Defibrillator anfordern/Rettungssystem aktivieren!
- Instabile Vitalparameter: Reanimations-/ACLS-Algorithmen anwenden!
- Wiederherstellen und Aufrechterhalten der Vitalfunktionen ist vorrangig!
- Kontinuierliche Überwachung der Vitalparameter des Patienten nicht vergessen

Bei stabilen Vitalparametern

- Bewusstseinsstörung kategorisieren: Somnolenz, Sopor, Koma; GCS-Score erheben
- Fremdanamnese erheben, soweit möglich
- Körperliche Untersuchung durchführen, auf äußere Verletzungen achten!
- Verfügbare Befunde interpretieren: Blutdruck, EKG, S_aO_2, Blutzucker, Körpertemperatur

Spezielle Maßnahmen

- Venöser Zugang, bei Volumenmangel (Schock) Flüssigkeitsgabe
- Intubationsindikation in der Regel ab einem GCS-Score < 8 Punkte (Aspirationsgefahr)

Therapie der Grunderkrankung – auch auf Verdacht

- Hypoglykämie < 60 mg/dl: Glukose 40%, zunächst 20–40 ml, Vene anschließend spülen!
- Benzodiazepinintoxikation: Flumazenil (Anexate) 0,2 mg fraktioniert i.v.; **CAVE**: Epilepsie
- Opiatintoxikation: Narcanti (Naloxon) 0,1–0,4 mg fraktioniert i.v.; **CAVE**: Entzug

Glasgow Coma Scale			
Augenöffnung	Sprache	Motorik	Punkte
–	–	Befolgt Aufforderungen	6
–	Orientiert	Lokalisiert Stimulus	5
Spontan	Verwirrt	Zieht Extremität zurück	4
Auf akustische Reize	Einzelne Laute	Flexionshaltung	3
Auf Schmerzreize	Nur Laute	Extensionshaltung	2
Fehlend	Fehlend	Fehlend	1

D-6.2 Synkope/kurzzeitige Bewusstseinsstörung

Klinik

- Schwarzwerden vor den Augen, Schwindel, Übelkeit, Schwitzen, Blässe, Hypotonie
- Häufig (1/3 der Fälle) wenige, jedoch nicht fortgesetzte klonische Entäußerungen

Ursachen

- Verminderung des venösen Rückstroms
    - Vasovagal: Blutdruck und/oder HF-Abfall bei Emotionen, Hitze, Abdominalschmerz (Kolik)
    - Orthostatischer Kollaps: typische Anamnese: schnelles Aufrichten
    - Vena-cava-Kompressionssyndrom in der Spätschwangerschaft
- Primäre Herzrhythmusstörungen
    - Meist Bradyarrhythmie oder kurzdauernde Asystolie
    - Selten Tachyarrhythmie
- Karotissyndrom mit sekundärer Rhythmusstörung
- Akut verminderte arterielle Zirkulation
    - Lungenembolie mit hochgradiger Verlegung der Lungenstrombahn
- Neurologische Krankheitsbilder
    - TIA im vertebrobasilären Stromgebiet (Hirnstamm-TIA)
    - SAB: häufig initiale Bewusstlosigkeit, bei schwersten Formen auch persistierend
    - Fokale Epilepsie: komplex-partielle Anfälle verschiedenster Ätiologie

Diagnose

- Anamnese
- EKG
- Blutdruckmessung
- Die Ursache ist im Nachhinein oft nur zu vermuten!

Therapie

- Therapie der Grunderkrankung
- In der Regel Volumengabe
- Weitere Überwachung: EKG und Blutdruck

D-6.3 Hypoglykämie

Klinik

- Sehr variabel: Bewusstseinstrübung bis zum Koma, Verwirrtheit, Kopfschmerzen
- Schwitzen
- Tachykardie
- Zittrigkeit, Unruhe, epileptische Anfälle, Hemiparesen

> - Die Blutzuckerbestimmung ist *Basisdiagnostik* bei allen neurologischen »Ausfällen«!
> - Bei Diabetikern an Insulinpumpen (umgehend abnehmen!) als Ursache denken!
> - Eine *Alkoholintoxikation* geht häufig mit einer *Hypoglykämie* einher!

Therapie

- 40% Glukose i.v. nach Klinik (Ziel: Wiedererlangung des Bewusstseins), in der Regel 10–40 ml
- Spülen des i.v.-Zugangs nach der Applikation von Glukose nicht vergessen!

> **CAVE**
> Hypokaliämie.

D-6.4 Hyperglykämie

Klinik

- Meist bekannte Diabetiker mit langsam progredienter Bewusstseinstrübung über Tage
- Azetongeruch und Kussmaul-Atmung bei Ketoazidose (Typ-I-Diabetes)
- Volumenmangel wegen osmotisch induzierter Diurese bei Hyperglykämie

> - Keine Insulingabe vor Bestimmung der Elektrolyte (Kalium!), d.h. erst in der Klinik!
> - Keine blinde Korrektur einer Azidose, z. B. mit Natriumbikarbonat!

Therapie

- Präklinisch in der Regel Blutzuckerbestimmung und Volumengabe (Kolloide/Ringer-Laktat) wegen des oft ausgeprägten Volumenmangels, keine Insulingabe (Gefahr der Hypokaliämie!)

D-6.5 Hirninfarkt und Hirnblutung

Synonym: »Schlaganfall« oder »Apoplex«

Allgemeine Maßnahmen

- Oberkörperhochlagerung (15–30°)
- Blutdruckmanschette
- Blutdrucksenkung nur, wenn Blutdruck >200/120 mmHg
- Venöser Zugang
- Pulsoxymetrie
- Sauerstoff
- Bei Beatmung: Capnographie (pCO$_2$)
- Blutzuckerbestimmung
- EKG

Klinik

- Hemiparese
- Aphasie
- Kopfschmerz
- Bewusstseinstrübung

Differenzialdiagnosen

- Hirninfarkt
- Subarachnoidalblutung
- Sinusvenenthrombose
- Enzephalitis

Komplikationen

- »Grand mal«
- Eintrüben mit Ateminsuffizienz bei Hirndruck/Einklemmung
- Symptome: Bewusstseinseintrübung, Pupillenstörungen, Hypertonie bei simultaner Bradykardie, pathologische Atmungsformen

Therapie

Blutdruck

- Senkung, wenn systolischer Wert >200 mmHg

Sauerstoff

- Gabe von Sauerstoff über eine Nasensonde/Gesichtsmaske

Analgesie

- **CAVE:** Beeinträchtigung der neurologischen Beurteilbarkeit!
- Metamizol (Novalgin): 1–2 g i.v. als Kurzinfusion
- Gegebenenfalls Opioide: z. B. Pethidin (Dolantin): 25–50 mg i.v.
- Kein ASS!

Hirndruck

- Oberkörperhochlagerung
- Halsvenen nicht komprimieren
- Kopf achsengerecht lagern
- Rechtzeitige Intubation
- Mäßige Hyperventilation (p$_{et}$CO$_2$: 30–35 mmHg)
- Gegebenenfalls HyperHAES 250 ml (Nebenwirkung: Hypernatriämie, Blutdruckanstieg) oder
- Mannit 20% 250 ml zügig i.v.; bis zu 4- bis 6-mal tgl. 125 ml (Obergrenze der angestrebten Osmolalität ca. 340 mosmol/l); wirkt maximal 3–4 Tage; ist nie Dauertherapie

D-6.6 Zerebrale Ischämie/Hirninfarkt

Definition

Territorialinfarkt

Meist embolischer Verschluss eines größeren Hirngefäßes, z. B. Mediainfarkt; diese Infarktform ist einer Lyse zugänglich!

Lakunärer Infarkt

In der Regel in den Stammganglien lokalisierter kleinerer Infarkt, der häufig Folge eines arteriosklerotischen Verschlusses einer der Aa. lenticulostriatae bei Arteriosklerose oder arterieller Hypertonie ist. Bei dieser Infarktform ist eine Lysetherapie selten indiziert.

Hirnstamminfarkt

Meist embolischer Verschluss der A. basilaris; vital bedrohlich. *Es besteht kein Zeitfenster! Lyse auch nach mehr als 6 h!*

Klinik

Territorialinfarkt

- Paresen plus kortikale Zeichen: Aphasie, Neglect
- Häufig auch Blickwendung (»déviation conjugée«)

Lakunärer Infarkt

- Häufig durchgehende Hemiparese oder Hemihypästhesie ohne Aphasie oder Neglect

Hirnstamminfarkt

- Oft gekreuzte Symptomatik (einseitige Hirnnervenausfälle mit kontralateraler Hemiparese oder Hemihypästhesie)
- Häufig dissoziierte Empfindungsstörung
- Babinski-Reflex (u. U. beidseits) oder Bewusstseinsstörung

Differenzialdiagnosen

- Hirnblutung (klinisch nicht sicher zu unterscheiden!)
- Sinusvenenthrombose
- »Migraine accompagnée«, Todt-Parese nach »Grand mal«
- Subarachnoidalblutung

Therapie

❗ Keine Kortisongabe bei zerebraler Ischämie.

Blutdruck

- Senkung um ca. 10–20%, wenn Blutdruck > 200 mmHg
- Steigerung, wenn Blutdruck systolisch < 90 mmHg: Volumen, Katecholamine

Sauerstoff

- Gabe von Sauerstoff über eine Nasensonde/Gesichtsmaske
- Gegebenenfalls Intubation und Beatmung:
  - Verbessertes Sauerstoffangebot
  - Aspirationsschutz
  - Gegebenenfalls mäßige Hyperventilation möglich

Basismaßnahmen

- EKG: Arrhythmie/frischer Herzinfarkt als Ursache einer Embolie?
- Blutzuckerbestimmung: Hypoglykämie? Gegebenenfalls Korrektur mit Glukose i.v.
- Lagerung: Oberkörperhochlagerung ca. 15–30°
- Temperatursenkung: ggf. Paracetamol oder Metamizol, kein ASS!

- Behandlung von Komplikationen: »Grand mal«, Hirndruck, Ateminsuffizienz
- Transport in ein Zentrum mit Akut-cCT und Möglichkeit zur Lysetherapie
- Das Zeitfenster zur Lysetherapie beträgt für bestimmte Lokalisationen der Ischämie deutlich mehr als die generell anzustrebenden 3 h ab Eintritt des Ereignisses

D-6.7 Bakterielle Meningitis

Klinik

- Kopfschmerz
- Lichtscheu
- Fieber
- Übelkeit und Erbrechen
- Verwirrtheit und Bewusstseinstrübung
- Nackensteifigkeit

Differenzialdiagnosen

- Fieber andere Ätiologie
- Bewusstseinseintrübung sonstiger Ursache
- Enzephalitis

Komplikationen

- Hirnödem, Hydrozephalus
- »Grand mal«
- Vasospasmen
- Sinusthrombose

Therapie

❗ Keine Antibiotikatherapie vor Blutkultur.

- Oberkörperhochlagerung 15–30°
- Flüssigkeitssubstitution, z. B. mit Vollelektrolytlösung
- Antipyrese: Paracetamol und Metamizol
- Gegebenenfalls Behandlung eines »Grand mal«
- CCT (> 45 min: Antibiose)
- LP (Patient wach, keine fokalneurologischen Zeichen; auch ohne CT möglich; > 45 min: Antibiose)
- Antibiose (zuvor immer Blutkultur)

D-6.8 Status epilepticus

Definition
- »Grand mal«, der länger als 20 min andauert
- Rezidivierende »Grands maux« ohne Wiedererlangung des Bewusstseins im Intervall

Klinik
- Bewusstseinsverlust
- Augen geöffnet, Pupillen weit, keine Lichtreaktion
- Unter Umständen: lateraler Zungenbiss, Einnässen, Einkoten
- Postparoxysmale Unruhe

Ursachen
- Hypoglykämie
- Genuine Epilepsie
- Alkoholentzug
- Gehirntumor
- Schwangerschaft: Gestosen

Komplikationen
- Atemstillstand im Anfall
- Hirnödem nach > 60 min
- Frakturen (insbesondere Wirbelkörperfrakturen)

Differenzialdiagnosen
- Psychogene Anfälle
- Status fokaler Anfälle
- Intoxikationen
- Hypoxie
- Synkopen

Therapie

Kinder
- Diazepam rektal: 5 mg (< 15 kgKG), 10 mg (> 15 kgKG); Wiederholung nach 10 min
- Paracetamol bei Fieber: 125 mg Supp. rektal applizieren; 250 mg ab 10 kgKG (nach dem 1. Lebensjahr)

> **CAVE**
> Überdosierung mit z.B. 1000 mg Paracetamol-Supp. für einen 5 kg schweren Säugling kann zu einem toxischen Leberzerfall führen!

- Ursachensuche!
  - Fieberkrampf
  - Hypoglykämie
  - Hypokalzämie
  - Schädel-Hirn-Trauma
  - Intoxikationen
  - Meningitis
  - Enzephalitis
  - Hypoxie

Erwachsene
1. Stufe:
   - Lorazepam (Tavor) 1–4 mg i.v. oder
   - Diazepam (Valium) 10–20 mg i.v. oder
   - Clonazepam (Rivotril) 1–2 mg i.v. oder
   - Midazolam (Dormicum) 5 mg i.v.

   Repetition der Benzodiazepinmedikation nach 10 min

2. Stufe:
   - Phenytoin (Phenhydan) 250 mg i.v. (15–20 mg/kgKG maximal 50 mg/min), falls der Anfall nach 20–30 min nicht sistiert, nach weiteren 1,5–6 h erneute Gabe möglich, Aufsättigung mit 750 mg/6–8 h möglich
   - Inoffizielle Alternativen: Valproat (Orfiril 1200 mg; 15–20 mg/kgKG, maximal 30 mg/kg i.v. in 30 min) oder Propofol 2–10 mg/kgKG/h i.v.

3. Stufe:
   - Phenobarbital (Luminal) 200 mg Boli, maximal 1 g i.v.
   - Thiopental (Trapanal) 100–500 mg i.v. (4–7 mg/kgKG i.v.)

> **CAVE**
> Durch Barbiturate (insbesondere nach vorheriger Benzodiazepinapplikation) in der Regel Ateminsuffizienz und damit Intubationspflichtigkeit!

D-6.9 Psychiatrische Notfälle

Eine Medikation sollte bei psychiatrischen Notfällen restriktiv und nur dann erfolgen, wenn der Transport in eine Klinik nicht durchführbar ist. Dies trifft praktisch nur bei psychomotorischen Erregungszuständen zu. Benzodiazepine besitzen ein Abhängigkeitspotenzial und sollten entsprechend zurückhaltend und überlegt eingesetzt werden. Zusätzlich kann ihr Einsatz eine Suizidalität kurzzeitig überdecken und somit in der Aufnahmepsychiatrie zu einer falschen Einschätzung des Gefährdungsgrades des Patienten führen.

Therapievorschläge

Erregungszustände

- Schizophrenie:
    - Promethazin (Atosil) 25–75 mg i.v./i.m.
    - Haloperidol (Haldol) 5–10 mg i.v.
    - Gegebenenfalls Diazepam
- Manie:
    - Promethazin (Atosil) 25–75 mg i.v./i.m.
    - Haloperidol (Haldol) 5–10 mg i.v. (notfalls i.m.)
- Alkoholrausch:
    - Haloperidol (Haldol) 5–10 mg i.v.
- Geriatrie:
    - Haloperidol (Haldol) 5–10 mg i.v.
- Panikattacken:
    - Diazepam (Valium) 5–10 mg i.v.
- Horrortrip:
    - Diazepam (Valium) 5–10 mg i.v.
- Delir:
    - Gegebenenfalls Haloperidol (Haldol) 5–10 mg i.v.

Suizidalität

- Keine Pharmaka!

Bewusstseinseintrübung

- Keine Pharmaka!

Spezielle pädiatrische Notfälle

S. Marz

D-7.1   Kinderreanimation   642

D-7.2   Krupp-Syndrom
         (Epiglottitis/stenosierende Laryngotracheitis)   646

D-7.3   Fremdkörperaspiration   647

D-7.1 Kinderreanimation

Anatomische und physiologische Besonderheiten im Kindesalter

Herz-Kreislauf-System

- Altersabhängig von Herzfrequenz – Regulation des HZV bis ins Kleinkindalter nur über HF möglich (HZV = SV × HF), d.h. ein Abfall der HF ist gleichbedeutend mit einem Abfall des HZV
- Altersabhängigkeit des Blutdrucks; wichtig: korrekte Manschettengröße (Oberarmlänge)
- Puls
  - Neugeborene und Säuglinge: Innenseite des Oberarms (A. brachialis), ggf. A. femoralis
  - Ältere Kinder: A. carotis

Neugeborene	(120)	140	(160)
Säuglinge (= Kinder bis 1 Jahr)	(90)	110	(150)
Kleinkinder	(80)	100	(120)
Schulkinder	(70)	90	(100)

Respiratorisches System

- Neugeborene und Säuglinge sind Nasenatmer
- Anatomie des Kehlkopfes
- Der Kehlkopf liegt je nach Alter 1–2 HWK höher als beim Erwachsenen (besser einsehbar, aber u. U. ungünstigerer Winkel zur Intubation)
- Konfiguration kegelförmig: engste Stelle subglottisch (Erwachsener: Glottis)
- Bei Neugeborenen und Säuglingen oft sehr lange und überhängende Epiglottis
- Frühe Zeichen der respiratorischen Erschöpfung: Nasenflügeln und thorakale Einziehungen
- Altersabhängigkeit der Atemfrequenz

Neugeborene	35–50/min
Säuglinge	24–45/min
Kleinkinder	20–30/min
Schulkinder	12–20/min

Thermoregulation

- Fähigkeit zur physikalischen Wärmeproduktion (Kältezittern) ist bei Neugeborenen und Säuglingen nicht vorhanden
- Kopfbedeckung bei Neugeborenen/Säuglingen (18% der Körperoberfläche!)
- Metallfolien zur Verhinderung von Wärmestrahlungsverlusten

Ursachen des Herzkreislaufstillstandes im Kindesalter

- Im Kindesalter selten plötzlich
- Nichtkardiale Ursachen überwiegen
- Altersabhängigkeit der Ursachen
  - Neugeborene
    Respiratorisches Versagen
  - Säuglinge
    SIDS
    Respiratorische Erkrankungen inkl. Fremdkörperaspiration
    Ertrinken
    Sepsis
  - Kinder >1 Jahr
    Verletzungen und Unfälle

> Ursache des Kreislaufstillstandes im Kindesalter ist in den meisten Fällen eine Hypoxie, die überwiegend über eine Bradykardie schnell zur Asystolie führt. Kammerflimmern ist bei Kindern <8 Jahren eine Seltenheit.

Durchführung der Reanimation

ABC-Kontrolle

Wie beim Erwachsenen gilt zuerst:
Überprüfung der Vitalfunktionen (»ABC-Regel«)
- Atmung
- Bewusstsein
- Zirkulation (»circulation«)

> Die Pulskontrolle bei Kindern <1 Jahr erfolgt an der A. brachialis.

Basismaßnahmen

Beatmung

- Mund-zu-Mund-und-Nase-Beatmung bei Kindern <1 Jahr
- Bei älteren Kindern Mund-zu-Mund- oder Mund-zu-Nase-Beatmung
- Bei vorhandenen Hilfsmitteln Maskenbeatmung möglich (Vorteil: O_2-Applikation), erfordert aber etwas Übung

!> Eine suffiziente Maskenbeatmung ist genauso effektiv wie eine Beatmung über einen Endotrachealtubus.

Herzdruckmassage

- Säuglinge/kleinere Kleinkinder
  - Umfassen des Thorax und Kompression des Sternums mit beiden Daumen um bis zur Hälfte des Thoraxdurchmessers
  - Kompressionsrate >100/min
  - Kompressions-Beatmungs-Rate 5:1
- Größere Kleinkinder/Kinder bis 8 Jahre
  - Thoraxkompression mit einer Hand um bis zur Hälfte des Thoraxdurchmessers
  - Kompressionsrate 100/min
  - Kompressions-Beatmungs-Rate 5:1

BLS-Algorithmus

Den BLS-Algorithmus zeigt ◘ Abb. D-6.

Erweiterte Reanimationsmaßnahmen (ACLS)

Intubation

Vorteile

- Adäquate Ventilation mit 100% O_2
- Aspirationsgefahr ↓
- Applikationsweg für Medikamente
- Effektivität der CPR ↑ (simultane Beatmung und HDM!)
- Hände sind wieder frei

BLS-Algorithmus

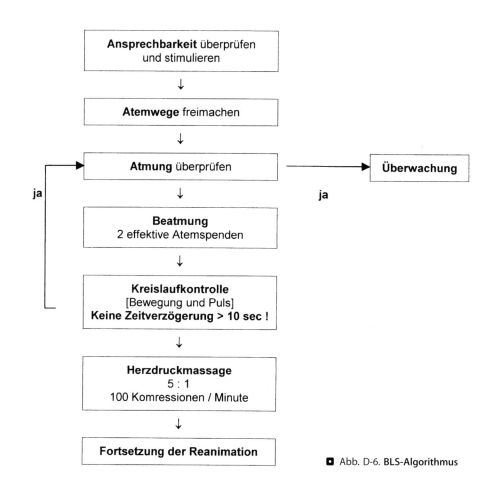

◘ Abb. D-6. BLS-Algorithmus

! Eine suffiziente Maskenbeatmung ist genauso effektiv wie eine Beatmung über einen Endotrachealtubus.

Tubusgröße

- Errechnet
  Tubusgröße = (Alter/4) + 4
- Geschätzt
  Kleinfinger des Kindes entspricht ungefähr dem Tubus-ID (Tuben 0,5 mm kleiner und größer sollten bereitliegen!)

Gefäßzugänge

Möglichkeiten

1. Peripher
2. Zentralvenös
   (unter Reanimationsbedingungen unpraktikabel)
3. Intraossär

Wenn nach 90 s die periphere Venenpunktion erfolglos ist, sollte der intraossäre Zugangsweg gewählt werden.

Intraossäre Punktion

Die Intraossäre Punktion zeigt ◘ Abb. D-7.

- Punktionsort proximale Tibia, 1 cm distal und medial der Tuberositas tibiae; Punktion im Winkel von 45° weg von der Epiphysenfuge
- Schneller und sicherer Notfallzugang für Medikamente und Volumen
- Erfolgsrate bei Kindern bis 3 Jahre >85%, aber bei Kindern und sogar Erwachsenen immer noch 50% (Punktionsort hier direkt oberhalb des medialen Malleolus)
- Zeichen der korrekten Lage: Widerstandsverlust bei Punktion, federnde Fixation im Knochen, Infusion läuft frei, kein Extravasat (Extremität wird nicht dick), eine Aspiration von Knochenmark muss nicht in jedem Fall möglich sein
- Komplikationen wie Osteomyelitis, Kompartmentsyndrom, Frakturen, Störung des Knochenwachstums, Fett- und Knochenmarkembolien steigen mit Zunahme der Liegedauer; die intraossäre Nadel muss daher so schnell wie möglich durch einen i.v.-Zugang ersetzt werden

Medikamente

Sauerstoff

Adrenalin

- Verbesserung der koronaren Durchblutung und zerebralen Perfusion durch periphere Vasokonstriktion
- Erhöhung der myokardialen Kontraktilität
- Senkung der Defibrillationsschwelle
- Dosierung
  - 1. Gabe: 0,01 mg/kgKG (=10 µg/kgKG) i.v./i.o. oder 0,1 mg/kgKG (=100 µg/kgKG) endotracheal
  - Jede weitere Gabe mit 0,1 mg/kgKG (=100 µg/kgKG)

Atropin

- Therapie von Bradykardien/Asystolie nach Ausschluss einer Hypoxie
- Dosierung: 0,02 mg/kgKG (minimale Dosis 0,1 mg) i.v.

Amiodaron

- Behandlung supraventrikulärer und ventrikulärer Tachykardien; therapierefraktäres Kammerflimmern
- Dosierung: 5 mg/kgKG (»loading-dose«) i.v. bis zu einer Tagesdosis von 15 mg/kgKG

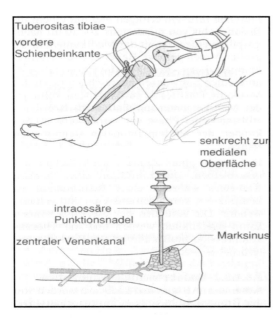

◘ Abb. D-7. Intraossäre Punktion

D-7 · Spezielle pädiatrische Notfälle

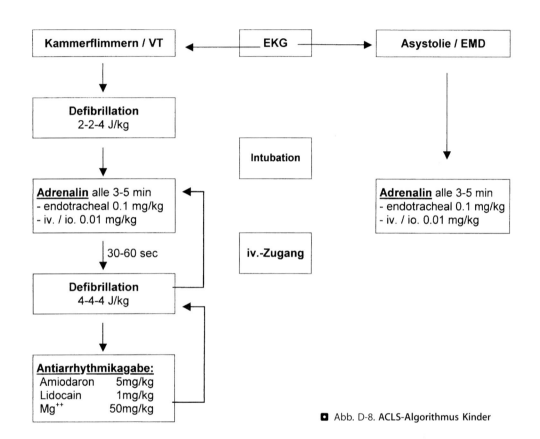

Abb. D-8. ACLS-Algorithmus Kinder

Natriumbikarbonat

- Gabe erwägen bei gesicherter metabolischer Azidose, Hyperkaliämie, Intoxikation mit trizyklischen Antidepressiva

⚠ CAVE
Erhöhte respiratorische Azidose, verminderte O_2-Abgabe durch Verschiebung der O_2-Bindungskurve durch Überpufferung.

- Dosierung: 1 ml/kgKG 8,4%ige Lösung (Neugeborene 1:1 verdünnt)

Lidocain

- Behandlung ventrikulärer Tachykardien; schockrefraktäres Kammerflimmern
- Dosierung: 1 mg/kgKG

Die erweiterten Reanimationsmaßnahmen (ACLS-Algorithmus) zeigt ◘ Abb. D-8.

Obsolet

- Kalzium
  - Keine Verbesserung des Outcomes
  - Reperfusionsschaden durch Akkumulation im Zytoplasma

- Ausnahmen: gesicherte Hypokalzämie, Hyperkaliämie, Intoxikation mit Kalziumkanalblockern
- Glukose
  - Nur bei gesicherter Hypoglykämie (engmaschige Kontrollen!)
  - Wenn, dann Applikation als Glukoseinfusion
  - Hyperglykämie verschlechtert neurologisches Outcome
- Orciprenalin
  - Verschlechterung des Outcome durch Abfall des peripheren Widerstandes (β_2-Wirkung)

Literatur

Helm M, Brechinski W, Lampl L, Frey W, Bock KH (1996) Intraosseous puncture in preclinical emergency medicine. Experiences of an air rescue service. Anaesthesist 45 (12): 1196–1202

D-7.2 Krupp-Syndrom (Epiglottitis/stenosierende Laryngotracheitis)

Differenzialdiagnose

Die Differenzialdiagnostik kann schwierig sein; s. auch Tabelle.

Notfallmaßnahmen bei Epiglottitis

- Keine Laryngoskopie
- Keine Racheninspektion oder andere Manipulationen wie Absaugen oder Legen von venösen Zugängen
- Sitzender Transport auf dem Schoß der Mutter
- O$_2$-Inhalation, ggf. vorsichtige assistierte Maskenbeatmung (fast immer möglich)

> ❗ Nur im äußersten Notfall bei Totalverlegung der Atemwege und Unmöglichkeit der Maskenbeatmung ist ein Intubationsversuch gerechtfertigt. Die Intubation bei Epiglottitis ist außerordentlich schwierig und bedingt durch die Manipulation selbst ein weiteres Zuschwellen der Atemwege! Als Ultima Ratio bleibt dann nur noch die Notfallkoniotomie.

Notfallmaßnahmen bei Laryngotracheitis

- Fiebersenkende Maßnahmen (z. B. Paracetamol-Supp.)
- O$_2$-Gabe
- Anfeuchtung der Atemluft
- Beruhigung des Kindes und der Eltern
- Adrenalin-Inhalation (2–5 ml unverdünntes Adrenalin über Düsenvernebler)
- Glucocorticoidgabe (100 mg Prednisolon rektal)
- Bei Unklarheiten (unklare Differenzialdiagnose zur Epiglottits) Klinikeinweisung

Differenzialdiagnose Krupp		
Charakteristika	Epiglottitis	Laryngotracheitis
Risiko	Lebensbedrohlich!	Meist harmlos
Erreger	Bakterien (v.a. Haemophilus influenzae)	Viren
Alter	3–6 Jahre	3–12 Jahre
Beginn	Hochakut	Protrahiert
Atmung	Langsam, ruhig	Schnell, angestrengt
Stridor	Leise, inspiratorisch	In- und exspiratorisch
Husten	Kaum	Bellender Husten
Allgemeinzustand und Verhalten	Schwerkrank, ruhig, sitzend, Atmung konzentriert	Kaum beeinträchtigt (Kinder laufen umher, evtl. Agitiertheit)
Fieber	Hoch	Mäßig bis fehlend
Stimme	Kloßige, leise Sprache	Heiserkeit
Sonstiges	Speichelfluss, Schluckbeschwerden	

D-7.3 Fremdkörperaspiration

- Altersgipfel: Kinder zwischen 1 und 3 Jahren
- Häufigster Fremdkörper sind Erdnüsse
- Bei Kindern sind linker und rechter Bronchialbaum gleich häufig betroffen

Symptomatik

- Initialer Hustenanfall (Anamnese)
- Stridor, bei trachealer Lokalisation ggf. »Flopp«-Geräusch
- Atemnot
- Zyanose (selten)

Diagnostik

- Auskultation

CAVE
Bei 40% der Patienten kein pathologischer Untersuchungsbefund!

- Thoraxröntgenaufnahme (in In- und Exspiration)
- Bronchoskopie

Notfallmaßnahmen bei Erstickungsgefahr

- Direkte Laryngoskopie: Wenn der Fremdkörper vor der Glottis sichtbar ist, ist evtl. eine Extraktion möglich
- Heimlich-Manöver oder beim Säugling Schläge zwischen die Schulterblätter
- Bei trachealem Fremdkörper Intubation und Vorschieben in einen Hauptbronchus

Notfallmaßnahmen ohne Erstickungsgefahr

- Sitzender Transport unter Sauerstoffgabe in die Klinik

Jeder Verdacht auf eine Fremdkörperaspiration muss stationär abgeklärt werden!

Literatur

Nicolai T (1999) Airwaymanagement bei Kindern in Notfallsituationen. Notfall & Rettungsmedizin 2: 212–215

Notfälle in der Schwangerschaft

D-8.1　Schwangerschaftsinduzierter Hypertonus (SIH), Präeklampsie, Eklampsie　650

D-8.2　Wehen　650

D-8.1 Schwangerschaftsinduzierter Hypertonus (SIH), Präeklampsie, Eklampsie

Begriffe

- Gestose = Gestationstoxikose: durch Schwangerschaft begünstigte Erkrankungen
- Hypertonus: prognostisch entscheidender Faktor der meisten Gestosen
- Präeklampsie: zusätzlich Proteinurie, Unruhe, Kopfschmerz, Augenflimmern, Sehstörungen, Hyperreflexie, Bauchkrämpfe
- Eklampsie: tonisch-klonische Anfälle, u. U. Hirnödem (verminderte Plazentaperfusion!)
- HELLP-Syndrom:
    - Hämolyse
    - »elevated liver-enzymes«
    - »low platelets«:
  Sonderform der Gestose im letzten Schwangerschaftsdrittel; Entwicklung innerhalb von Stunden mit Leberkapselschmerz (Hämatome!), Thrombozytopenie, Hämolyse, massivem Transaminasenanstieg und ANV möglich.

Komplikationen

- Blutung
- Schock
- Herzversagen
- Lungenödem
- Akutes Nierenversagen
- Hirnödem

Maßnahmen

- Magnesium hochdosiert: initial 2–4 g langsam i.v., dann 2 g/h kontinuierlich
- Benzodiazepine bei eklamptischem Anfall, möglichst keine zusätzlichen Antikonvulsiva
- Antihypertensivagabe schrittweise und nur bei massiv erhöhten Blutdruckwerten: Ziel: Blutdruck diastolisch nicht unter 90 mmHg; **CAVE:** hypotoniebedingte Minderperfusion des Uterus!
- Dihydralazin 5–12,5 mg langsam i.v.
- Alternativ: Urapidil in 10-mg-Boli i.v.
- Kliniktransport bei Verdacht auf SIH, Präeklampsie, Eklampsie oder HELLP-Syndrom

D-8.2 Wehen

Begriffe

- Austreibungsphase: Dauer 1/2–3 h
- Pressphase: Presswehen alle 2 min, Dauer < 1/2 h bis zur Geburt

Maßnahmen

- Linksseitenlagerung zur Verhinderung eines Vena-cava-Kompressionssyndroms
- Mutterpass: Geburtsunmögliche Lage? Dann immer Kliniktransport, Nottokolyse
- Kliniktransport oder Nachalarmierung des »Storchenwagens«
- In der Regel kein Transport (mehr) indiziert bei unmittelbar bevorstehender Geburt:
    - Wehenabstand < 3 min
    - Kindlicher Kopf in der Scheide sichtbar

Tokolyse

- Restriktive Indikationsstellung im Rettungsdienst!
- Notfalls:
    - Fenoterol (Partusisten intrapartal Injektionslösungskonzentrat) 25 µg/ml i.v. (**CAVE:** Partusisten-Infusionslösungskonzentrat: 50 µg/ml)
    - Fenoterolspray 2 Hübe à 0,2 mg per inhalationem (Wirksamkeit umstritten)

Geburt

- Maßnahmen zur Geburtsunterstützung abhängig von der Erfahrung des Notarztes
- Bei Verfügbarkeit: mit Hebamme besetzten »Storchenwagen« unbedingt hinzurufen!

Intoxikationen

S. Marz

D-9.1 Allgemeines Vorgehen 652

D-9.2 Alkohol 652

D-9.3 Alkylphosphate (organische Phosphorsäureester: E 605, Nervenkampfstoffe) 654

D-9.4 Kohlenmonoxidvergiftung (CO-Vergiftung) 654

D-9.5 Paracetamolvergiftung 655

D-9.1 Allgemeines Vorgehen

- Sicherung der Vitalfunktionen: Bewusstseinslage, Atmung, Kreislauf
- Anamnese/Fremdanamnese
- Asservierung von Material zur toxikologischen Untersuchung: Tabletten, Speisereste, Magenspülflüssigkeit, Urin, Blut

Primäre Giftelimination
Induziertes Erbrechen

- Mittel der Wahl ist Ipecacuanhasirup, Dosierung:
  - Erwachsene: 30 ml
  - Kinder 1–3 Jahre: 20 ml
  - Kinder >3 Jahre: 30 ml
    Jeweils mit 100–200 ml Wasser oder Tee trinken lassen
- Alternativen: Apomorphin i.m./s.c. (**CAVE:** Nicht geeignet für Kinder unter 1 Jahr, bei Asthma bronchiale, Wirkungsverstärkung von zentral dämpfenden Substanzen möglich)
- Hypertone NaCl-Lösung ist möglich, gilt aber in der Literatur als obsolet (**CAVE:** Kontraindiziert bei Kindern, da Gefahr der Natriumintoxikation; diese ist auch bei Erwachsenen möglich)
- Kontraindikationen:
  - Eingeschränkte Bewusstseinslage (**CAVE:** Kann sich v.a. bei Vergiftungen mit Benzodiazepinen, Clomethiazol, trizyklischen Antidepressiva erst sehr rasant entwickeln!)
  - Ingestion von Säuren, Laugen, Schaumbildnern, Benzin

Magenspülung

- Bei eingeschränktem Bewusstsein erst nach der Intubation
- Kontraindiziert bei Säuren/Laugeningestion: Perforationsgefahr!
- Durchführung:
  - Große Magensonde oral
  - Mit lauwarmem Leitungswasser spülen, bis das Spülwasser klar ist, mindestens 10 l
  - Aus erster Portion ggf. Asservierung von Spülflüssigkeit zur toxikologischen Untersuchung

! Der Trend geht zzt. hin zur primären Adsorbenziengabe (Aktivkohle), da die Effizienz mit der des induzierten Erbrechens/Magenspülung vergleichbar ist.
Bei vital bedrohlichen Intoxikationen sollten jedoch immer beide Methoden angewandt werden.

Giftbindung durch Gabe von Adsorbenzien

- Aktivkohle 0,5–1 g/kgKG p.o. oder über die Magensonde
- Glaubersalz (=Na_2SO_4) 20 g zur Beschleunigung der Darmpassage
- Gabe ggf. alle 4 h wiederholen (1/2 Dosis)

Sekundäre Giftelimination
Beschleunigung der Elimination

- Forcierte Diurese
- Unterbrechung des enterohepatischen Kreislaufs mit Austauscherharzen
- Hämodialyse/Hämoperfusion
- Eventuell Austauschtransfusion oder Plasmapherese je nach aufgenommener Substanz

! Wenn möglich, immer Rücksprache mit der Giftzentrale.

Spezifische Antidottherapie

- Antidote sind Pharmaka, die den Giftstoff chemisch oder physikalisch inaktivieren oder die Giftwirkung am Rezeptor oder im Gewebe aufheben.

! Frühestmögliche Antidotgabe bei Alkylphosphaten, Zyaniden, CO (s. auch Tabelle).

In den Abschnitten D-9.2 bis D-9.5 werden einige ausgewählte Intoxikationen behandelt. Die Auswahl erfolgte nach Kriterien der Häufigkeit und nach der Relevanz der therapeutischen Entscheidungen.

D-9.2 Alkohol

! Die Alkoholintoxikation ist die häufigste Intoxikation.

! **CAVE**
Die schwere Alkoholintoxikation ist ein lebensbedrohlicher Zustand.

Antidotschema

Gift	Antidot	Dosierung
Alkylphosphate	Atropin, Obidoxim	2–20 mg i.v. (Titration), 3–4 mg/kgKG i.v. (nur innerhalb der ersten 8 h)
Zyanide	4-DMAP, Na-Thiosulfat	250 mg (3–4 mg/kgKG) nach Gabe von 4-DMAP 50–100 mg i.v.; Wiederholung möglich
Kohlenmonoxid	Sauerstoff	F_iO_2: 1,0
Atropin	Physiostigmin	1–2 mg i.v., Wiederholung möglich
Benzodiazepine	Flumazenil	0,5–3 mg i.v. (langsam titrieren)
Opioide	Naloxon	5–40 µg/kgKG (titrieren)
Paracetamol	N-Acetylcystein	Initial: 150 mg/kgKG in 200 ml Glukose 5% in 15 min; 50 mg/kgKG in 4 h, dann 100 mg/kgKG in 20 h
Digitalispräparate	Digitalisantitoxin	Nach Rücksprache mit Giftzentrum: ca. 6 Flaschen à 80 mg
Methanol	Ethanol	Initial 0,5 g/kgKG Ethanol 10% über 30 min, dann 0,25 g/kgKG/h

Symptomatik

- Typischer Foetor alcoholicus (CAVE: nicht durch alle Alkoholsorten: z. B. Gin)
- Abhängigkeit der Symptomatik von der Plasmakonzentration
    - < 0,5 Promille: Euphorie, Enthemmung, Hyperventilation
    - 0,5–2 Promille: Vermindertes Reaktionsvermögen, z. T. Aggressivität, Dysarthrie, Ataxie
    - 2–4 Promille: Bewusstlosigkeit, Analgesie, Erbrechen (Aspirationsgefahr!), Harn- und Stuhlinkontinenz
    - > 4 Promille: Tiefes Koma mit Areflexie, Herz-Kreislauf-Versagen, Hypothermie (Vasodilatation!), Atemstillstand
- Diese Einteilung gilt nur für sog. »Nichtalkoholiker« (bei Alkoholikern sind Werte > 3 Promille ohne Symptomatik keine Seltenheit)
- Variation durch verschiedene Faktoren (Alter, Geschlecht, Nahrungsaufnahme etc.) ist möglich

Differenzialdiagnose

- Neurologische Erkrankungen (z. B. intrakranielle Blutungen)
- Endokrin-metabolische Störungen (Hypo- oder Hyperglykämie)
- Andere Intoxikationen
- Mischintoxikationen, v. a. mit Benzodiazepinen und Clomethiazol sind häufig!

Diagnostik

- Kontrolle des Alkoholspiegels (korreliert der Spiegel mit dem Zustand des Patienten?)
- Kontrolle des Blutzuckers obligat (Alkohol hemmt Glukoneogenese, daher sind schwere Hypoglykämien möglich)
- Klinische Untersuchung: auf Verletzungen im Rahmen von alkoholbedingten Stürzen achten (CAVE: v. a. Schädelverletzungen: subdurale Hämatome!)
- Verschleierung der neurologischen Symptomatik durch den Alkohol; Ausnüchterung unter engmaschiger neurologischer Kontrolle, im Zweifelsfall cCT
- An Mischintoxikationen denken, ggf. weiterführende toxikologische Untersuchungen
- Messung der Körperkerntemperatur

Therapeutische Besonderheiten der schweren Alkoholintoxikation

- Magenspülung (Alkohole sind gut wasserlöslich)
- Gegebenenfalls Hämodialyse

D-9.3 Alkylphosphate (organische Phosphorsäureester: E 605, Nervenkampfstoffe)

Symptomatik

- Endogene Acetylcholinvergiftung durch irreversible Hemmung der Cholinesterase
- Cholinerges Syndrom mit
  - Miosis
  - Hypersekretion (Bronchialsekretion, Lungenödem, Tränen- und Speichelfluss, Schweißsekretion)
  - Bronchospasmus
  - Bradykardie bis hin zur Asystolie
  - Diarrhö und Erbrechen
  - Erregungszustände, Krämpfe, Koma

Diagnose

- Anamnese (Suizid?)
- Typisches Umfeld (Weinberg, etc.)
- Blaue Warnfarbe und typischer Geruch (Knoblauch)
- Achtung: Kontaktgift: Handschuhe tragen, keine Mund-zu-Mund- oder Mund-zu-Nase-Beatmung
- Inhalative und orale Aufnahme sind ebenfalls möglich

Therapie

- Titrierte Atropingabe, bester Kontrollparameter ist eine abnehmende Bronchialsekretion
- Nach Atropingabe (> 10 min) in der Frühphase bis 24 h nach Ingestion Obidoxim (Enzymreaktivator durch Dephosphorylierung der Azetylcholinesterase)
- KI: Vergiftung mit Carbamatinsektiziden (irreversible Hemmung der Azetylcholinesterase, keine sog. Alterung)
- Symptomatische Therapie der Krampfanfälle
- Gegebenenfalls Hämoperfusion versuchen

> **CAVE**
> Ein sofortiger Therapiebeginn ist prognoseentscheidend.

D-9.4 Kohlenmonoxidvergiftung (CO-Vergiftung)

- Häufigste akzidentelle Vergiftung
- Farb- und geruchloses Gas
- CO hat eine hohe Affinität zum Hämoglobin (300-mal stärker als O_2) und verdrängt O_2 reversibel aus der Fe^+-Bindung
- Weitere Effekte: Verschiebung der O_2-Bindungskurve und Hemmung der Enzyme der Atmungskette (Zytochromoxidase)
- Die Symptomatik resultiert aus Gewebshypoxie und Azidose

> **CAVE**
> Die Symptomatik ist vielfältig und unspezifisch und bereitet deshalb differenzialdiagnostisch oft Schwierigkeiten.

Symptomatik

- Besonders betroffen sind obligat aerobe Organe mit hoher Stoffwechselaktivität
- Kardial: Angina pectoris, akute Herzinsuffizienz neurologisch: Kopfschmerzen bis Bewusstlosigkeit
- Im klassischen Fall kirschrote Hautfarbe bzw. »Totenflecken« (wird aber in der Praxis eher selten beobachtet: Voraussetzung sind hohe akute CO-Konzentrationen)

Ursachen

- Ofenheizung
- Brände (neben Zyaniden und Reizgasen)
- Autoabgase (Suizide)
- Früher Stadtgas (Erdgas enthält fast kein CO)
- Zur Vermeidung weiterer Unfälle möglicherweise mit Todesfolge ist eine Ursachenforschung unerlässlich!

Diagnose

- Sofort Blutentnahme zur Bestimmung des CO-Hb-Gehaltes
- Weiterführende Diagnostik:
  - Nierenversagen?
  - EKG: Myokardischämie?
  - Rhythmusstörungen?
  - Thoraxröntgenaufnahme: Lungenödem?
  - Neurologische Untersuchung: Hirnödem?

> **CAVE**
> Die klinische Symptomatik korreliert oft nicht mit den gemessenen CO-Hb-Werten.

Therapie

- Entfernung des Patienten aus der CO-haltigen Umgebung (Achtung: Selbstschutz!)
- O_2-Gabe mit F_IO_2 1,0, ggf. Intubation und Beatmung
- Hirnödemprophylaxe
- Therapie der Wahl: *Hyperbare Oxygenierung* (großzügige Indikationsstellung, v. a. bei neurologischer Symptomatik)

> Bei Verdacht auf CO-Intoxikation schneller Transportbeginn, um multiple, z. T. irreversible Organschäden (v. a. neurologische Spätschäden) zu vermeiden.

D-9.5 Paracetamolvergiftung

- Toxischer Metabolit führt zu toxischer Zelldegeneration (v. a. Leber, Niere)
- Toxische Dosis: 200 mg/kgKG
- Versehentliche Gabe einer Erwachsenendosis (1000 mg Paracetamol-Supp.) führt bei einem Säugling von 5 kgKG relativ sicher zum Leberversagen
- Erhöhte Toxizität durch Alkohol
- Oft akzidentelle Intoxikation (Überdosierung bei Fieber und Schmerzzuständen)

Symptomatik

- 1. Frühphase: möglicherweise symptomlos, oft unspezifische gastrointestinale Beschwerden (Übelkeit/Erbrechen)
- Ab dem 2. Tag: Oberbauchschmerzen (Leberkapselschmerz), Leberfunktionsstörungen (Transaminasen und Bilirubin erhöht), beginnende Niereninsuffizienz
- Spätphase: fulminantes Leberversagen mit Ikterus, Syntheseleistungsstörung (gestörte Gerinnung), Leberkoma

Diagnostik

- Toxikologische Analyse zum Paracetamol-Nachweis bzw. zur Spiegelbestimmung (4-Stunden-Wert: 200 mg/l)
- Weitere Blutentnahmen: Gerinnung, Transaminasen, Kreatinin, BGA

Therapie

- Siehe Antidotschema (Kap. D-9.1).

Literatur

Muggenthaler K-H, Busch R, Helm M, Lackner CK (1999) Akute Kohlenmonoxidvergiftung. Notfall & Rettungsmedizin 2: 51–59

Menzner A, Weilemann LS (1999) Akute Medikamentenvergiftungen – Neue Ergebnisse und Trends (1996–1998). Intensivmed 36: 5–14

Thiermann H, Szinicz L, Eyer F, Worek F, Eyer P, Felgenhauer N, Zilker T (1999) Modern Strategies in therapy of organophosphate poisoning. Toxicology Letters 107: 233–239

Stichwortverzeichnis

A

Abciximab 468
Abdominalchirurgie, postoperative Besonderheiten 413
Abortcurettage 288
Abszesstonsillektomie 190
ACLS 599
ACS 606
ACT, bei CABG 98
ACT, Activated clotting time 121
Adenotomie 194
Adrenalektomie, laparoskopisch 340
Adrenalin, bei der Herzinsuffizienz 455
AKE, postoperativer Verlauf 399
Akustikusneurinom, in der HNO 206
Akute Blutung, in der HNO 192
Akutes Abdomen
– Notfallmaßnahmen 622
– postoperativ 413
Akutes Koronarsyndrom 606
– Diagnose 606
– Therapie 606
akutes subdurales Hämatom 146
Alkohol, Intoxikation 654
Alkoholentzug 429
Alkoholentzugssyndrom 429
– Therapie 430
Alkylphosphate, Intoxikation 656
Allgemeine Hinweise zur Neuroanästhesie 134
Alpha-Stat-Messmethode 122
Alteplase, bei Myokardinfarkt 457
Ambulante Operationen, Anästhesie bei 38
Amputationen, Notfallmaßnahmen 623
Analatresie, Operation bei Kindern 160
Analbereich, Operationen im 42
Analgosedierung 422
– Richtlinien 423
Anästhesiearbeitsplatz, Basisausstattung 9

Aneurysmaclipping 136
Aneurysmaclipping in der Neurochirurgie 136
Angina pectoris, instabil 607
Antihistaminika, zur Stressulkusprophylaxe 389
Antikoagulanzien 466
Antikoagulation 121
Anwendung von inhalativem NO (Stickstoffmonoxid) 484
Anxiolyse, präoperativ 5
Aortenclamping, bei Bauchaortenaneurysma 71
Aortendeclamping, bei Bauchaortenaneurysma 72
Aortenisthmusstenose
– Operation bei Kindern 118
– postoperativer Verlauf 404
Aortenklappenersatz, Anästhesie bei 104
Aortenstenose, Operation bei Kindern 118
Aortenstents 70
APACHE II 540
Apnoealarm, in der Pädiatrie 418
Appendektomie
– konventionell 44
– laparoskopisch 44
Aprotinin 465
Arrhythmien, postoperativ, Herzchirurgie 397
arteriovenöse Fehlbildungen 140
ASD, postoperativer Verlauf 403
Aspiration 477
Assistdevice 121
Assistimplantation, post-operative Besonderheiten 400
AT III 465
Atemdepression, bei der Opioidtherapie 577
Ateminsuffizienz 612
– symptomatische Therapie 612
Atemnot 612
– symptomatische Therapie 612
atypische Lungenresektion
– thorakoskopische Operation 86
– Thorakotomie 88
äußere Wendung 330

Aufbauplastik bei Mammahypoplasie 296
Aufwachraum
– Maßnahmen 18
– Schmerztherapie 18
Augenverätzung 624
Augenverbrennung 624
Augenverletzungen perforierend, Narkose bei 238
Austastung, in der Geburtshilfe 304
AV-Block 397
AV-Kanal, Operation bei Kindern 114
AV-Tachykardie 397
Axialpumpen 119

B

Bankart-Läsion 268
Barbiturate, zur Analgosedierung 424
Basismaßnahmen, der kardiopulmonalen Reanimation 599
Bauchaortenaneurysma 70
Bauchtrauma 622
Beatmung, in der Pädiatrie 417
Beckenfraktur 623
Benzodiazepine, zur Analgosedierung 423
β-Blocker 6
Bewegungsapparat, Schmerzen 562
Bewusstlosigkeit, unklar, Notfallbehandlung 634
Bidirektionale Glenn-Operation 115
Bier, intravenöse Regionalanästhesie nach 28
Blasenresektion, transurethral 332
Blasenresektionen, offen 344
BLS 599
Blutgasanalyse 122
Blutkardioplegie 124
Blutzuckereinstellung, perioperativ 390
Bronchialkarzinom, Thorakotomie 88

Bronchialkarzinom, thorakoskopische Operation 86
Bronchiektasen
– thorakoskopische Operation 86
– Thorakotomie 88
Brückenplastik, vordere/hintere 294

C

CABG 96
– postopertiver Verlauf 399
Calafiore 124
Caspofungin 529
Cerclage, in der Geburtshilfe 306
Ceruletid, bei Obstipation 493
Cholesteatom 206
Cholezystektomie
– konventionell 44
– laparoskopisch 44
chronisch subdurale Hämatome 142
Ciaglia, Tracheotomie nach 481
Cito-Sectio, in der Geburtshilfe 318
CIWA-Ar 430
Clonidin, zur Analgosedierung 425
Clopridogrel 468
Clusterkopfschmerz 556
– diagnostische Kriterien 556
– medikamentöse Prophylaxe 556
– medikamentöse Therapie 556
CO-Intoxikation 656
Cochleaimplantat 206
Condylome, perianal 42
CPR 598
CRPS 568
CRRT 503
CSE, geburtshilfliche 310
Cumarinderivate 467
CVVHD 503
CVVHF 503

D

Damus-Kaye-Stenzel-Operation 118
Dauermedikation, perioperativ 5
Dekortikation, Thorakotomie 88
Desmopressin 465
Dexpanthenol, bei der Obstipation 492
Diabetes insipidus 134
Diabetes mellitus 7
Diagnostische Entnahme, Lumpektomie, Mamma-PE 296
Diagonalpumpen 119
Dialyseindikationen 503
Dialyseshunt, Anlage 78
Dialyseverfahren, Antikoagulation 503
DiGeorge-Syndrom 116
Dobutamin, bei der Herzinsuffizienz 455
Dokumentation 12
Dopamin, bei der Herzinsuffizienz 455
Dopexamin, bei der Herzinsuffizienz 455
Double-outlet right ventricle 115
Drainageverluste, Vorgehen bei erhöhten 398
DSM-IV 444
Dupuytren-Kontraktur 274
Durchfall, bei Sondennahrung 498

E

E 605, Intoxikation 656
Echokardiographie
– Indikation 33
– Kardioanästhesie 33
– Standardeinstellungen 33
– transösophageal 33
EEG 447
Einklemmung 433
Einwilligung, bei Intensivpatienten 441
EKG, präoperativ 4
Eklampsie 411
– Notfallbehandlung 650
Endometriumablation 288

Endoskopie 372
Endourologische Eingriffe 332
Enoximon, Dosierung bei Herzinsuffizienz 455
Entzugsdelir 428
Entzugssymptomatik, nach Langzeitsedierung 428
Entzugssyndrom 422
Enzephalopathie 444
– hepatische 448
– hypoxisch-ischämische 450
– renale/urämische 450
– septische 445
Enzephalopathiehepatisch 490
EPH-Gestose 411
epidurales Hämatom 146
Epiglottitis 646
epilepsiechirurgische Eingriffe 157
Erbrechen 18
– bei Intoxikationen 654
– klinische Risikofaktoren 18
– Therapie 19
Ernährung
– enteral 497
– in der Pädiatrie 419
– parenteral 496
Erregungszustände, Notfallbehandlung 639
Erschwerte Intubation 15
Erweiterte Herz-Lungen-Wiederbelebung 599
Erythromycin, bei der Obstipation 492
Erythrozytenkonzentrat, Transfusionsindikation 463
ESWL 336
Etacrynsäure, beim Nierenversagen 503
Eviszeration, ventrale 284
Extrakorporale Zirkulation 119
extrakorporalen Membranoxygenierung (ECMO) 128
Extrakorprale Zirkulation 119
Extremitätenfraktur 623
Extubationskriterien 11

F

Faktor I 464
Faktor VIII 464
Faktor XIII 464
Fallot-Tetralogie, Operation bei Kindern 117

Fallot-Tetralogie (TOF), postoperativer Verlauf 404
Fantoni, Tracheotomie nach 481
Fast-track-Kolonchirurgie
– konventionell 52
– laparoskopisch 52
Femurfraktur 248
Femurkopfnekrose 248
FES 196
Fiberoptische Intubation 14
Fibrinogen 464
Fibromyalgie 564
– medikamentöse Therapie 565
Fissuren, anal 42
Flüssigkeitskarenz, präoperativ 6
Flüssigkeitstherapie, postoperativ, bei Herzpatienten 396
FOEN 442
Fontan 116
Fontan-Operation, postoperativer Verlauf 404
Forceps, in der Geburtshilfe 308
Forrest-Klassifikation, bei GI-Blutungen 486
Frakturen, im Bereich der unteren Extremitäten 276
Fremdkörperaspiration, bei Kindern 647
Fresh-Frozen-Plasma, Indikation 463
Frova, Tracheotomie nach 481
FTMV, in der Geburtshilfe 306
Fußblock 30
Furosemid, beim Nierenversagen 503

G

Gastrektomie 48
gastrointestinale Blutungen 486
Gastroschisis 176
GCS 634
Geburtsverletzungen, Narkose für 314
Gefäßverschluss
– arteriell 610
– Klinik 610
– Therapie 610
Gelatinelösungen 387

Gelenkluxationen, Narkose bei 264
Gerinnungsfaktoren 464
Gesichtsschmerz 555
– diagnostische Kriterien 555
– medikamentöse Therapie 555
Giftelimination
– primär 654
– sekundär 654
Glasgow Coma Scale 634
Glenn-Operation, postoperativer Verlauf 404
Glutamin 497
Grauer Star 230
Griggs, Tracheotomie nach 481

H

Hallux 246
Hals-Nasen-Ohren-Heilkunde 366
Halswirbelsäule, Operationen an der 280
Hämodilution 119
Hämorrhoidaloperationen 42
Hand:Operationen an der 274
Handblock 28
Harnsteinleiden 336
HELLP-Syndrom 411
Hemifontan 115
Heparin 466
heparininduzierte Thrombozytopenie 469
Heparinmanagement 122
Herz-Lungen-Maschine 119, 125
– AKE 106
– CABG 98
– Mitralklappenoperationen 110
Herzchirurgie, postoperativer Verlauf 396, 422
Herzdruckmassage, Frequenz 598
Herzinsuffizienz, Therapie der akuten 454
Herzrhythmusstörungen 608
– bradykard 608
Herztransplantation (HTX), postoperativer Verlauf 401
HILP 130
Hirninfarkt 636
– Notfalltherapie 637

Stichwortverzeichnis

Hirnstamminfarkt 636
Hirudin 470
– zur Dialysetherapie 504
HIT II 469
HIT-Diagnostik 470
HNO, postoperative Besonderheiten 405
HTX, bei Kindern 404
Hüft-TEP, Narkose bei 248
Hüft-TEP-Wechsel, Narkose bei 252
Humanalbumin 462
Hunt u. Hess: Einteilung nach 136
Hydroxyäthylstärke 462
Hydroxyethylstärke 387
Hydrozele, bei Kindern 180
Hydrozephalus: Operation zur Ventileinlage 144
Hyperglykämie, Notfallbehandlung 635–636
Hyperglykämien, Insulinmenge bei 391
Hypertension, bei HELLP 412
hypertensive Krise 609
Hypertherme, isolierte Extremitätenperfusion 130
Hyperventilationssyndrom 614
Hypoglykämie, Notfallbehandlung 635
Hypoplastisches Linksherzsyndrom, Operation bei Kindern 115
Hypospadie, Operation bei Kindern 162
Hypotension: kontrollierte, in der Neurochirurgie 138
Hypothermie 119
Hysterektomie
– abdominal 292
– vaginal 292
Hysteroskopie 288

I

IABP 459
IABP: intraaortale Ballongegenpulsation 128
Ileumconduit 344
Ileus
– funktionell 414
– mechanisch 414
Ileuseinleitung 13
Iliosakralgelenk, Blockierung im 564

Infarkt, Non-Q-wave 607
Inspiratory threshold valve (ITV) 599
Intensivmedizin, pädiatrische 417
Interruptio 288
Interventionelle Radiologie 360
Intoxikationen 654
Intraaortale Ballonpumpe 459
– Indikationen 459
– Komplikationen 459
– Timingfehler 460
Intraarterielle Injektion, Vorgehen bei 31
intrakranielle Blutung 146
Intubation 11
– Erschwerte 15
– in der Pädiatrie 417
Intubationsnarkose, Standard für 10
IRRT 503
Ischämieverdacht, Vorgehen bei 398
IVF 288
IVRA 28

J

Jetventilation 200

K

Kaliumcarenoat, beim Nierenversagen 503
Kammerbradykardie 397
Kammertachykardie 397
Kanülen
– für Erwachsene 129
– für Kinder 129
Kanülierung 129
kardiogener Schock 607
– Therapie 607
Kardiologie 356
Kardiomyoplastie, postoperativer Verlauf 400
Kardioplegie 124
Kardiopulmonale Reanimation 598
Karotisoperationen 74
Karzinomchirurgie, urologisch 344
Kataraktoperation 230
Kaudalanästhesie

– bei Hypospadie 162
– bei kindlichen Leistenhernien 165
– Dosierung von Lokalanästhetika 25
– Monitoring 25
– Standard für 25
Kaudalkatheter
– bei Gastrochisis 176
– bei Malrotation/Volvulus 166
– bei Mekoniumileus 168
– bei Ösophagusatresie 173
Ketamin, zur Analgosedierung 425
KHK, CABG-Operation 96
Kieferchirurgie, postoperative Besonderheiten 405
Kieferhöhlenoperation 196
Kielbrust, Korrekturoperation 272
Kinderkardiologische Eingriffe 112
Knie-TEP 256
Kniegelenkarthroskopie 254
Kniegelenkersatz 256
Knollenblätterpilzvergiftung 448
Kochsalzlösung, hypertone 388
Kohlenmonoxid, Intoxikation 656
kolloidosmotischer Druck 120
Kolpussuspension 294
Kombinierte Spinal-/Epiduralanästhesie, Standard 22
Komplikationen
– nach kinderkardiochirurgischen Eingriffen 402
– postoperativ, Herzchirurgie 397
Kondylomabtragung, in der Urologie 338
Kondylomoperationen, in der Gynäkologie 288
Konisation 288
Konsile 5
Kontrollierte Hypotension, bei Wirbelsäulenoperationen 281
Kopfschmerz, medikamenteninduziert 557
Kopfschmerzen
– diagnostische Kriterien 552
– Epidemiologie 552
– Klassifikation 552
Kopfschmerzen vom Spannungstyp 554

– diagnostische medikamentöse Therapie 554
– Pathophysiologie 554
Korrekturosteotomie am Femur 248
Kreislaufstillstand in tiefer Hypothermie 121
Kreislaufunterstützende Systeme 128
Kreuzbandplastik 260
Krupp-Syndrom 646

L

Laboruntersuchungen, präoperativ 5
Lagerung 11
Lakunäre Infarkte 432
lakunärer Infarkt 636
laminarer Fluss 119
Lance-Adams-Syndrom 451
laparoskopische Eingriffe
– in der Gynäkologie 290
– in der Urologie 340
Laryngoskopie 198
Laryngotracheitis 646
Larynxmaske 12
– Größen 13
LAUPP 202
Lebendnierenspende (laparoskopisch) 350
Leberteilresektion 54
Leberversagen 489
Leistenhernie, bei Frühgeborenen 164
Leistenhernienreparation 60
Leitungsanalgesie
– Indikationen für postoperativen Einsatz 588
– postoperativ 587
Leitungsanästhesie, untere Extremität 29
Leitungsanästhesien, obere Extremität 26
Lobektomie
– thorakoskopische Operation 86
– Thorakotomie 88
Lordosierungsspondylodese 280
Low-output, bei CABG-Operation 99
Low-output-Syndrom 458
– postoperativ 398

Luftembolien: bei sitzender Lagerung 152
Luftembolien: Therapie 152
Lumbalpunktion 447
Lungenabszess, Thorakotomie 88
Lungenembolie 477
- in der Notfallmedizin 615
- Klinik in der Notfallmedizin 615
- Stadieneinteilung nach Grosser 477
- Therapie 616
- Thrombolyse 479
- Ursachen 615
Lungenödem 614
- Klinik 614
LV-Dysfunktion, in der Kinderkardiochirurgie 403
Lymphadenektomie
- bei Hodentumor 340
- Laparoskopisch bei Prostatakarzinom 340

M

Magenspülung, bei Intoxikationen 654
Malrotation 166
Mamma, tumordiagnostische Entnahme 298
Mamma-Operationen 296
Mammatumor, Mastektomie, Mammaradikaloperation 296
Maskennarkose 12
Mayfield-Klemme 134
MECC 126
mechanischen Kreislaufunterstützung (VAD) 128
Mediastinoskopie 84
Mekoniumileus 168
Meningitis, Notfalltherapie 637
Metformin 7
Metolazon, beim Nierenversagen 503
MIDCAB 127
Migräne 552
- diagnostische Kriterien 552
- Epidemiologie 552
- medikamentöse Prophylaxe 553
- Pathophysiologie 552
- prolongierte Aura 552

- psychologische Therapieverfahren 553
- typische Aura 552
Migräneattacke, medikamentöse Therapie 553
Mikrolarynxchirurgie 198
Mikulicz-Tamponade 205
Milrinon, Dosierung bei der Herzinsuffizienz 455
Minimal-invasive Chirurgie 127
minimal-invasiver Off-pump-Techniken 121
Mitralklappenersatz 108
Mitralklappenrekonstruktion 108
Mittelhandfrakturen 274
MKE, postoperativer Verlauf 399
Monitoring
- Basismonitoring 10
- erweitertes 10
- in der Pädiatrie 417
Monitoring: beim Opiatentzug 442
Myasthenia gravis, Thymektomie 90
Myokardinfarkt
- Akutmaßnahmen 456
- Thrombolyse 457

N

N.-femoralis-Block 29
N.-obturatorius-Block 29
NA 548
Nachbeatmung, Indikationen 384
Nachlast, Beeinflussung der 454
Nachtastung, in der Geburtshilfe 304
Nahrungskarenz, präoperativ 6
Naloxontest: beim Opiatentzug 443
Narbenhernienreparation (Netzimplantation) 62
Nasen-Rachen-Fibrom 204
Nasennebenhöhlen 196
Nasenoperationen 196
NCA 580
Nebenniereninsuffizienz, perioperatives Management 6
Nebennierenrindensuppression, perioperatives Management 6

Nekrotisierende Enterokolitis 170
Nephrektomie
- laparoskopisch 340
- offen, retroperitoneal 344
Nephrolitholapaxie 336
Nephrostomie, perkutan 336
Nervenkampfstoffe, Intoxikation 656
Nesbit-Operation 338
Neuner-Regel nach Wallace, bei Verbrennungen 625
Neuralgie, postzosterische 570
Neurochirurgie, postoperative Besonderheiten 409
Neuroleptika, zur Sedierung 426
Neurologische Notfälle 634
Neurologische Störungen, nach Herzchirurgie 399
Neuropathische Schmerzen 568
Nierensteinentfernung 336
Nierentransplantationen 348
Nierenversagen
- akutes 502
- medikamentöse Therapie 502
Noradrenalin, bei der Herzinsuffizienz 455
Norwood-Operation 121
- postoperativer Verlauf 404
Norwood-Prozedur, bei hypoplastischem Linksherz 115
Notfall-Sectio 318
Notfalluntersuchungen, erweiterte, bei Polytrauma 407
Nottracheotomie, bei HNO-Patienten 221
Nucleus pulposus Prolaps, Narkose bei 266
Numerische Analogskala 548

O

Obstipation 492
- Therapie 492
Obstipation bei der Opioidtherapie 578
Octopus-System, bei MIDCAB 100
OFS 539
Ohroperationen 206

Omeprazol, bei Stressulzera 389
Omphalozele 176
OPCAB 100
OPCAP 127
Opiatentzug, in Narkose 442
Opiatentzug: Therapieplan 443
Opioide, zur Analgosedierung 425
Opioidtherapie, unerwünschte Nebenwirkungen 577
Orchidopexie, bei Kindern 180
Orthopädie, postoperative Besonderheiten 406
Ösophagusatresie 172
Ösophagusresektion 56
- Stumpfe Dissektion mit Magenhochzug 57
- Thorakoabdominale Resektion 57
Ossermann-Klassifikation, Myasthenia gravis 90
Osteoporose 565
- medikamentöse Therapie 565
Otoclisis 206
Ovarialkarzinom 284
Ovarialtumoren, benigne 290
Oxygenator 125–127
Oxygenatoren 125

P

PA-Banding, bei AV-Kanal 115
PAK 32
Palacos, Besonderheiten bei 250
Panendoskopie 198
Pankreas, Operationen am 58
Pankreatitis 487
- Therapie der 487
Pansinusoperationen 196
Paracetamolintoxikation 448
Paracetamolvergiftung 489, 657
paradoxer Embolien 150
Parkland-Formel, zur Volumentherapie bei Verbrennungen 626
Pars-Plana-Vitrektomie 240
patientenkontrollierte Analgesie 582
- Besonderheiten 583
- Durchführung 582
- Indikationen 582

Stichwortverzeichnis

Patientenübergabe auf der Intensivstation 382
Paukenhöhlenpunktion 194
PAVK 76
PCA 582
PCA-Pumpen 582
PCI, bei Myokardinfarkt 458
PDA 584
- geburtshilfliche 310
- Operation bei Kindern 118
Penis, Operationen am 338
Periduralanalgesie
- in der postoperativen Schmerztherapie 584
- Indikationen 584
- Komplikationen 587
Periduralanästhesie, Standard 22
Periduralkatheter, Entfernung des Katheters 24
perioperativen β-Blockade 6
periphere Bypässe 76
Periphere Leitungsblockaden, Standards 26
Persistierender Ductus arteriosus, Operation bei Kindern 118
persistierendes Foramen ovale 150
pflegepersonalkontrollierte Analgesie 580
Phantomschmerz 569
- medikamentöse Therapie 569
- Pathophysiologie 569
Phosphodiesterase- (PDE-)III-Hemmer, bei der Herzinsuffizienz 455
Phosphorsäureester, Intoxikation 656
Physiostigmin 19
Piritramid, Dosierung im AWR 581
Plazentalösung, in der Geburtshilfe 316
Pleuraempyem, Thorakotomie 88
Pleurodese, thorakoskopische Operation 86
Plexusanalgesie
- Indikationen für postoperativen Einsatz 588
- postoperativ 587
Plexusanästhesie
- axillär 27
- interskalenär 26
Pneumektomie, Thorakotomie 88

Pneumothorax 480
Polytrauma 407
Polytrauma: Versorgung durch Notarzt 618
Polytraumaversorgung, allgemeine Grundlagen 408
PONV 18
postoperative Beatmung, Indikation bei Herzpatienten 396
postzosterische Neuralgie, medikamentöse Schmerztherapie 571
PPSB 464
PPV 240
Präeklampsie 411
Prämedikation: für Opiatentzug 442
Prämedikationsvisite 4
Präoperative Untersuchungen 4
PRECiSe 126
Priming 120–121, 125–127
Propofol, zur Analgosedierung 424
Prostacyclin 467
Prostataresektion, transurethral 332
Prostatektomie
- laparoskopisch 340
- retropubisch 344
Prothrombinkomplex 464
Psoas-compartment 29
Psychiatrie 374
psychiatrische Notfälle 638
Pulmonale Hypertension, in der Kinderkardiochirurgie 402
Pulmonaliskatheter 32
- Indikationen 32
Pulmonalvenenanomalie, postoperativer Verlauf 403
Punktionstracheotomien 481
Pyeloplastik, laparoskopisch 340
Pylorusstenose 178

Q

Qualitätskontrolle 12
QUAST 548

R

r-TPA 467
Radialpumpe 128
Radialpumpen 119, 128
Radiologische Diagnostik 364
Radiusfrakturen 274
Rastelli-Procedure 118
Rauchgasvergiftung 625
Reanimationsalgorithmen 598
Reduktionsplastik bei Mammahyperlasie 296
Reteplase, bei Myokardinfarkt 457
Retrograde Kanülierung 130
Rhinoplastik 196
Rizinusöl, bei Obstipation 493
Ross-Operation, postoperativer Verlauf 399
Rotatorenmanschette 268
Rückenschmerz 562
- pseudoradikuläres Wurzelreizsyndrom 564
- radikuläres Wurzelreizsyndrom 563

S

SAPS 539
Schachner, Tracheotomie nach 481
Schädel-Hirn-Trauma 620
- Definitionen 410
- Intensivmedizin bei 410
- postoperative Besonderheiten 409
- Therapie 621
Schenkelhalsfraktur 248
Schieloperation 242
Schilddrüse, Operation 64
Schmerz, postoperativ 580
Schmerzdokumentation 547
Schmerzklassifikation 547
Schock
- anaphylaktischer 631
- Differenzialdiagnose 456
- hämorrhagischer 630
- kardiogener 630
- neurogener, in der Notfallmedizin 632
- septischer, in der Notfallmedizin 631
Schulterarthroskopie 268

Schulterendoprothese 268
Schulteroperationen 268
Schwangerschaftsabbruch, in der Geburtshilfe 326
Scores, beim Entzug 428
Scoring, Intensivmedizin 538
Sectio 322
- eilig 322
- elektiv 322
Sedierungsprinzipien 423
Sedierungsschemata 423
Septumplastik 196
Siebbeinhöhlenoperation 196
Sinus pilonidalis 42
Sinusbradykardie 397
Sinustachykardie 397
SIRS, postoperativ, Herzchirurgie 397
sitzende Position 150
Skolioseoperationen 280
Soforteinschätzung, bei Polytrauma 407
Sondenernährung 498
Sondenkosten 499
Spinalanästhesie
- Lagerung bei der Punktion 20
- Standard 20
Sprunggelenk 270
Stapesplastik 206
Status epilepticus 638
- intensivmedizinische Behandlung 437
- Notfalltherapie 638
Status migraenosus 552
- medikamentöse Therapie 553
Stenteinlage, in der HNO 208
Stentimplantation, bei Bauchaortenaneurysma 72
Sterilisation, bei der Frau 290
Sterilisation, beim Mann 338
Stirnhöhlenoperation 196
Strabismuskorrektur 242
Strahlentherapie 368
Stressulkusprophylaxe
- Durchführung 388
- Indikationen 388
Subarachnoidalblutung, intensivmedizinische Betreuung 433
Subarachnoidalblutung: Vorgehen bei 136
Subarachnoidalblutungen, Einteilung 434
Sucralfat, zur Stressulkusprophylaxe 389

Suizidalität 639
sympathische Reflexdystrophie 568
Synkope 635

T

Tageschirurgie, Anästhesie bei 38
TEE 33
Tenecteplase, bei Myokardinfarkt 457
Territorialinfarkt 432, 636
TGA
- Operation bei Kindern 117
- postoperativer Verlauf 404
Thoraxtrauma 622
Thrombektomie, bei peripheren Bypässen 76
Thromboseprophylaxe, postoperativ 389
Thrombozytenkonzentrate 463
Thymektomie 90
Ticlopidin 468
Tiefenelektroden 154
TISS 539
Tokolyse, als Notarzt 650
Tonsillektomie 194
Tracheotomie
- in der HNO 220
- Kontraindikationen 481
Tranexamsäure 465
Transfusion, Erythrozytenkonzentrate 463
Transport, von Herzpatienten 396
Transposition der großen Arterien, Operation bei Kindern 117
Trepanationen bei Kindern 158
Trichterbrust: Korrekturoperation 272

Trigeminusneuralgie 558
- diagnostische Kriterien 558
- interventionelle Schmerztherapie 558
- medikamentöse Therapie 558
Truncus arteriosus
- Operation bei Kindern 116
- postoperativer Verlauf 404
Tumornephrektomie
- thorakoabdominal 344
- transperitoneal 344
Tumoroperationen
- in Bereich der HNO 216
- in der HNO 212
Tumorschmerz 574
Tumorschmerzen
- interventionelle Schmerztherapie 578
- Therapieprinzipien 574
TUR-Syndrom 333
TVT 294
Tympanoplastik 206

U

Übelkeit 18
- klinische Risikofaktoren 18
- Therapie 19
Ulcogant 389
Unterarm, Operationen am 274
Unterkühlung 626
Unterstützungsverfahren, mechanische 405
UPPP 202
Ureterorenoskopie 338
Ureterotomia interna 338
Ureterozystoskopie 338
Ureterschieneneinlage 338
Ureterschienenentfernung 338

Urogynäkologische Eingriffe 294
Uteruskarzinom 284
Uterusmyom 292
Uvulopalatopharyngoplastik 202

V

Vakuumextraktion 330
Varikosis 80
Varikozelenoperation, laparoskopisch 340
Varizenstripping 80
VAS 548
ventrale Derotationsspondylodesen 280
Ventrikelseptumdefekt (VSD), postoperativer Verlauf 403
Ventrikelverkleinerung, postoperativer Verlauf 400
ventrikuloatrialer Shunt 144
Ventrodorsale Fusionen 280
Verbale Ratingskalen 548
Verbrennungen 624
- Notfalltherapie 625
Vertikaler infraklavikulärer Plexus 27
visuelle Analogskala 548
Vitamin K 465
Vitamine, parenterale Ernährung 497
Volumenreduzierte Systeme 126
Volumentherapie 462
Volvulus 166
Vorhofflattern 397
Vorhofflimmern 397
Vorhoftachyarrhythmie 397
Voriconazol 529
Vorlast, Beeinflussung der 454
VRS 548

W

Wachkraniotomie 154
Wehen, Notfallbehandlung 650
Wernicke Enzephalopathie 451
Wertheim, Operation nach 284
Whipple-Operation 58
WHO-Stufenschema
- Basismedikation 576
- Bedarfsmedikation 577
WHO-Stufenschema Schmerztherapie 576
Wirbelsäule, Operationen an der 280
Wirbelsäulentrauma 621

Z

Zentraler Venenkatheter, Standard 31
Zentrales anticholinerges Syndrom 19
Zentrifugalpumpen 128
zerebrale Aneurysmen 140
Zerebrale Ischämie 432, 636
- Diagnostik 433
- Therapie 433
Zervixkarzinom 284
Zirkumzision, bei Kindern 180
Zitrat, zur Dialysetherapie 504
Zosterschmerz, medikamentöse Therapie 570
Zystektomie, laparoskopisch 340
Zystoskopie, bei Kindern 184
Zystoskopiein der Urologie 338

Druck- und Bindearbeiten: Stürtz GmbH, Würzburg